骨科手术操作技术丛书



# 创伤骨科手术技术

## Operative Techniques: Orthopaedic Trauma Surgery

# 创伤骨科手术技术

## Operative Techniques: Orthopaedic Trauma Surgery

（平装版）

原　著　Emil H. Schemitsch
Michael D. McKee
主　译　姜保国
副主译　马信龙　吴新宝　沈惠良
张殿英　付中国

北京大学医学出版社
Peking University Medical Press

**图书在版编目（CIP）数据**

创伤骨科手术技术 /（加）埃米尔·史密斯（Emil H. Schemitsch），（加）米歇尔·麦基（Michael D. McKee）著；姜保国译．—北京：北京大学医学出版社，2017.1（2018. 7重印）

书名原文：OPERATIVE TECHNIQUES：ORTHOPAEDIC TRAUMA SURGERY

ISBN 978-7-5659-1494-2

Ⅰ．①创…　Ⅱ．①埃…②米…③姜…　Ⅲ．①骨损伤-外科手术　Ⅳ．①R683

中国版本图书馆CIP数据核字（2016）第255370号

北京市版权局著作权合同登记号：图字：01-2011-7725

ELSEVIER

Elsevier (Singapore) Pte Ltd.
3 Killiney Road, #08-01 Winsland House I, Singapore 239519
Tel: (65) 6349-0200; Fax: (65) 6733-1817



**创伤骨科手术技术（平装版）**

**主　　译：**姜保国
**出版发行：**北京大学医学出版社
**地　　址：**（100191）北京市海淀区学院路38号　北京大学医学部院内
**电　　话：**发行部 010-82802230；图书邮购 010-82802495
**网　　址：**http://www.pumpress.com.cn
**E-mail：**booksale@bjmu.edu.cn
**印　　刷：**中煤（北京）印务有限公司
**经　　销：**新华书店
**责任编辑：**冯智勇　安　林　　**责任校对：**金彤文　　**责任印制：**李　啸
**开　　本：**710mm × 1000mm　1/16　　**印张：**52.5　　**字数：**1336千字
**版　　次：**2017年1月第1版　2018年7月第2次印刷
**书　　号：**ISBN 978-7-5659-1494-2
**定　　价：**285.00元

## 译校专家组名单（按姓氏笔画排序）

马信龙　天津医科大学总医院
王　钢　南方医科大学南方医院
王天兵　北京大学人民医院
王文良　天津武警医学院附属医院
王光林　四川大学华西医院
付中国　北京大学人民医院
刘海春　山东大学齐鲁医院
李振峰　山东大学齐鲁医院
杨　明　北京大学人民医院
杨　波　北京协和医院
吴新宝　北京积水潭医院
余家阔　北京大学第三医院
沈惠良　首都医科大学宣武医院
张培训　北京大学人民医院
张殿英　北京大学人民医院
陈允震　山东大学齐鲁医院
陈世益　复旦大学附属华山医院
陈建海　北京大学人民医院
陈爱民　上海第二军医大学附属长征医院
武　勇　北京积水潭医院
周谋望　北京大学第三医院
姜保国　北京大学人民医院
顾立强　中山大学附属第一医院
党　育　北京大学人民医院
徐向阳　上海交通大学医学院附属瑞金医院
徐海林　北京大学人民医院
唐康来　第三军医大学西南医院
薛　峰　北京大学人民医院

**译校秘书：** 张培训　韩　娜　北京大学人民医院

## 译者名单（按姓氏笔画排序）

马先贵　山东潍坊中医院
王　刚　北京大学人民医院
王志永　北京大学人民医院
王艳华　北京大学人民医院
王振威　北京大学人民医院
邓　磊　北京大学人民医院
邓久旭　北京大学人民医院
白　露　北京大学人民医院
白春宏　天津武警医学院附属医院
华英汇　复旦大学附属华山医院
安　帅　北京大学人民医院
芦　浩　北京大学人民医院
李　轩　中国医学科学院阜外心血管病医院
李　涛　北京大学第三医院
李恒超　北京大学人民医院
杨贵博　北京大学人民医院
肖鸿鹄　复旦大学附属华山医院
谷　莉　北京大学第三医院
冷坤鹏　北京大学人民医院
张忠礼　山东潍坊市人民医院
张振军　北京大学人民医院
陈旭红　北京大学人民医院
金开基　北京大学人民医院
周　靖　北京大学人民医院
周兵华　第三军医大学西南医院
顾航宇　北京大学人民医院
徐　雷　北京大学人民医院
徐小东　北京大学人民医院
徐春归　北京大学人民医院
殷晓峰　北京大学人民医院
黄　伟　北京大学人民医院
寇玉辉　北京协和医院
彭建平　北京大学人民医院
韩　娜　北京大学人民医院
韩大成　北京市通州区潞河医院
傅　国　中山大学附属第一医院
熊　建　北京大学人民医院
黎庆佃　北京大学人民医院
颜勇卿　浙江省宁波市第二医院

谨以此书，献给我的妻子 Maureen和我们优秀的孩子，Laura，Geoffrey，Christine，Thomas.

Emil H. Schemitsch

献给我的妻子Debra，和我们的四个孩子，Sacha，Tyler，Robbin，Everett.

Michael D. Mckee

# 著者名单

**Henry Ahn, MD, FRCSC**
Assistant Professor, University of Toronto Spine Program, Department of Surgery, University of Toronto; Consultant Spine Surgeon, St. Michael's Hospital, Toronto, Ontario, Canada
Stabilization of Thoracic, Thoracolumbar, and Lumbar Fractures

**Ghassan B. Alami, MD**
Clinical Fellow, University of British Columbia; Clinical Fellow, Division of Orthopaedic Trauma, Department of Orthopaedics, Vancouver Coastal Health Authority, Vancouver General Hospital, Vancouver, British Columbia, Canada
Tibial Shaft Fractures: Intramedullary Nailing

**Sahal Altamimi, MD, FRCS(C)**
Clinical Fellow, Division of Orthopaedic Surgery, Department of Surgery, St. Michael's Hospital and University of Toronto, Toronto, Ontario, Canada
Supracondylar Humeral Fractures: The Role of Arthroplasty

**George S. Athwal, MD, FRCSC**
Assistant Professor of Surgery, University of Western Ontario; Consultant, Hand and Upper Limb Centre, London, Ontario, Canada
Terrible Triad Injuries of the Elbow

**Greg K. Berry, MDCM, FRCSC**
Assistant Professor, Faculty of Medicine, McGill University; Staff Orthopaedic Surgeon, Montreal General Hospital, McGill University Health Centre, Montreal, Quebec, Canada
Open Reduction and Internal Fixation of Olecranon Fractures; Proximal Tibia Fractures: Intramedullary Nailing; Fractures of the Talus

**Mohit Bhandari, MD, MSc, FRCSC**
Canada Research Chair in Musculoskeletal Trauma, and Associate Professor, Division of Orthopaedics, Department of Surgery, McMaster University, Hamilton, Ontario, Canada
Femoral Neck Fractures: Open Reduction and Internal Fixation

**Piotr A. Blachut, MD, FRCSC**
Clinical Professor, Department of Orthopaedics, University of British Columbia; Vancouver General Hospital, Vancouver, British Columbia, Canada
Radial Head Fractures: Open Reduction and Internal Fixation; Treatment of Open Fractures

**Richard A. Boyle, MD, MBBS(Hons), FRACS**
Orthopaedic Surgeon, Institute of Rheumatology and Orthopaedics, Royal Prince Alfred Hospital, Sydney, Australia
Femoral Neck Fractures: Arthroplasty

**Henry M. Broekhuyse, MD, FRCS(C)**
Clinical Associate Professor, University of British Columbia; Active Staff, Division of Orthopaedic Trauma, Vancouver General Hospital, Vancouver, British Columbia, Canada
Plate Fixation of Tibial Shaft Fractures

**Richard E. Buckley, MD, FRCS(C)**
Clinical Professor, Orthopedic Trauma Surgery, University of Calgary; Head, Orthopedic Trauma, Department of Surgery, Foothills Medical Centre, Calgary, Alberta, Canada
Calcaneus Fractures: Open Reduction and Internal Fixation

**Chad P. Coles, MD, FRCSC**
Assistant Professor, Dalhousie University; Orthopaedic Surgeon, Queen Elizabeth II Health Sciences Centre, Halifax, Nova Scotia, Canada
Humeral Shaft Fractures: Open Reduction and Internal Fixation and Intramedullary Nailing; Femoral Shaft Fractures: Intramedullary Nailing

**Paul J. Duffy, MD, FRCS(C)**
Assistant Professor, University of Calgary; Academic Staff Surgeon, Foothills Medical Centre, Calgary, Alberta, Canada
Distal Radius Fractures: External Fixation

**Willliam N. Dust, MD, BMedSc, FRCSC, FACS**
Professor of Surgery, University of Saskatchewan, Saskatoon, Saskatchewan, Canada
Pelvic External Fixation

**Alun Evans, MD, MSc, FRCS(Tr and Ortho)**
Trauma and Orthopedic Fellow, Dalhousie University; Trauma Fellow, and Staff, Orthopedic Division, Department of Surgery, Queen Elizabeth II Health Sciences Centre, Halifax, Nova Scotia, Canada
Unstable Intertrochanteric Hip Fractures: Open Reduction and Internal Fixation; Anterior Pelvic Internal Fixation

**Wade Gofton, MD, MEd, FRCSC**
Assistant Professor of Surgery, University of Ottawa Hospital, Ottawa, Ontario, Canada
Intertrochanteric Hip Fractures: Intramedullary Nailing; Subtrochanteric Femur Fractures: Intramedullary Nailing

**Christina Goldstein, MD**
Resident, Division of Orthopaedics, Department of Surgery, McMaster University, Hamilton, Ontario, Canada
Femoral Neck Fractures: Open Reduction and Internal Fixation

**Chris Graham, MD, FRCSC**
Assistant Professor, University of Manitoba; Staff Orthopaedic Surgeon, Health Sciences Centre, Winnipeg, Manitoba, Canada
Operative Treatment of Fractures of the Patella; Operative Management of Ankle Fractures

**Pierre Guy, MD, MBA, FRCSC**
Assistant Professor, Division of Orthopaedic Trauma, Department of Orthopaedics, University of British Columbia, Vancouver, British Columbia, Canada
Glenoid Fracture: Open Reduction and Internal Fixation and Arthroscopically Assisted Fixation; Proximal Humerus Fractures: Open Reduction and Internal Fixation and Arthroplasty; Treatment of Open Fractures

**Jeremy A. Hall, MD, MEd, FRCSC**
Assistant Professor, University of Toronto; Staff Orthopaedic Surgeon, St. Michael's Hospital, Toronto, Ontario, Canada
Open Reduction and Plate Fixation of Displaced Clavicle Fractures; External Fixation of Distal Tibial Fractures

**Edward J. Harvey, MD, MSc, FRCSC**
Associate Professor, Division of Orthopaedic Surgery, McGill University; Staff Surgeon, Head, Section of Trauma and Section of Upper Extremity Surgery, Division of Orthopaedic Surgery, McGill University Health Centre, Montreal, Quebec, Canada
Distal Radius Fractures: Open Reduction and Internal Fixation; Scaphoid Fracture Fixation

**Michael A. Hickey, MD**
Chief Resident, Division of Orthopaedic Surgery, Department of Surgery, McMaster University, Hamilton, Ontario, Canada
Supracondylar Femur Fractures: Retrograde Intramedullary Nailing

**Richard Jenkinson, MD, FRCSC**
Lecturer, University of Toronto; Orthopaedic Surgeon, Division of Orthopaedic Surgery, Sunnybrook Health Sciences Centre, Toronto, Ontario, Canada
Open Reduction and Internal Fixation of the Acetabulum: Posterior Approaches

**Michael Kelly, MD**
Clinical Fellow, University of British Columbia; Clinical Fellow, Division of Orthopaedic Trauma, Department of Orthopaedics, Vancouver Coastal Health Authority, Vancouver General Hospital, Vancouver, British Columbia, Canada
Tibial Shaft Fractures: Intramedullary Nailing

**Graham J. W. King, MD, MSc, FRCSC**
Professor, University of Western Ontario; Chief of Orthopaedics, St. Joseph's Health Centre, London, Ontario, Canada
Terrible Triad Injuries of the Elbow

**Hans J. Kreder, MD, MPH, FRCS(C)**
Professor, Department of Orthopaedic Surgery and Health Policy Evaluation and Management, University of Toronto; Chief, Holland Musculoskeletal Program, and Marvin Tile Chair and Chief, Division of Orthopaedic Surgery, Sunnybrook Health Sciences Centre, Toronto, Ontario, Canada
Subtrochanteric Fractures: Plate Fixation; Open Reduction and Internal Fixation of the Acetabulum: Posterior Approaches; Total Hip Replacement for Intertrochanteric Hip Fractures

**Paul R. T. Kuzyk, MD, MASc, FRCS(C)**
Clinical Fellow, St. Michael's Hospital and University of Toronto, Toronto, Ontario, Canada
Open Reduction and Internal Fixation of Intra-Articular Fractures of the Distal Humerus; Open Reduction and Internal Fixation of Forearm Fractures

**G. Yves Laflamme, MD, FRCS(C)**
Assistant Professor, Department of Surgery, University of Montreal; Assistant Professor and Head of Orthopaedic Trauma, Hôpital du Sacré-Coeur de Montreal, Montreal, Quebec, Canada
Open Reduction and Internal Fixation of the Acetabulum: Posterior Approaches; Fixation of Periprosthetic Femoral Fractures Using Locked Plates Combined with Minimally Invasive Insertion; Acute Total Hip Arthroplasty for Acetabular Fractures; Optimizing Perioperative Fracture Care

**Abdel-Rahman Lawendy, MD, FRCSC**
Assistant Professor, Division of Pediatric Surgery, Division of Orthopaedics, Department of Surgery, University of Western Ontario; Victoria Hospital, London Health Sciences Centre; Associate Scientist, Lawson Health Research Institute, London, Ontario, Canada
Compartment Syndrome

**Kelly A. Lefaivre, MD**
Assistant Professor, University of British Columbia; Orthopaedic Surgeon, Division of Orthopaedic Trauma, Vancouver Coastal Health Authority, Vancouver General Hospital, Vancouver, British Columbia, Canada
Proximal Tibia Fractures: Open Reduction and Internal Fixation

**Ross K. Leighton, MD, FRCS(C), FACS**
Professor of Surgery, Dalhousie University; Professor of Surgery, and President of Doctors Nova Scotia, Queen Elizabeth II Health Sciences Centre, Halifax, Nova Scotia, Canada
Unstable Intertrochanteric Hip Fractures: Open Reduction and Internal Fixation; Anterior Pelvic Internal Fixation

**Allan S. L. Liew, MD, FRCS(C)**
Assistant Professor of Surgery, University of Ottawa; Director of Orthopaedic Trauma, The Ottawa Hospital, Ottawa, Ontario, Canada
Tibial Plafond Fractures: Open Reduction and Percutaneous Plating

**Mark D. MacLeod, MD, FRCSC**
Associate Professor, Department of Surgery, University of Western Ontario; Orthopaedic Surgeon, London Health Sciences Centre, London, Ontario, Canada
Proximal Tibia Fractures: External Fixation I: Temporary Knee Bridging External Fixation; Proximal Tibia Fractures: External Fixation II: Circular External Fixation

**Dean G. Malish, MD, FRCSC**
Clinical Instructor, Department of Orthopaedics, University of British Columbia, Vancouver; Clinical Staff, Division of Orthopedics, Kelowna General Hospital, Kelowna, British Columbia, Canada
Radial Head Fractures: Open Reduction and Internal Fixation

**Scott J. Mandel, MD, FRCSC**
Assistant Clinical Professor, McMaster University, Hamilton, Ontario, Canada
Proximal Humerus Fractures: Hemiarthroplasty Operative Technique; Knee Dislocations

**Gerard March, MD**
PGY5—Orthopaedic Resident, Memorial University of Newfoundland, St. John's, Newfoundland, Canada
Proximal Humerus Fractures: Hemiarthroplasty Operative Technique

**Rod Martin, MD, FRCSC**
Clinical Professor, Memorial University of Newfoundland, St. John's, Newfoundland, Canada
Proximal Humerus Fractures: Hemiarthroplasty Operative Technique

**Paul A. Martineau, MD, FRCSC**
Assistant Professor, Division of Orthopaedic Surgery, McGill University; Staff Surgeon, Section of Upper Extremity Surgery and Section of Sports Medicine, Division of Orthopaedic Surgery, McGill University Health Centre, Montreal, Quebec, Canada
Distal Radius Fractures: Open Reduction and Internal Fixation; Scaphoid Fracture Fixation

**Randy Mascarenhas, MD**
Orthopaedic Surgery Resident, Section of Orthopaedic Surgery, University of Manitoba, Winnipeg, Manitoba, Canada
Operative Treatment of Fractures of the Patella

**Paul K. Mathew, MD, FRCSC**
Assistant Clinical Professor, McMaster University; Consultant, Cambridge Memorial Hospital, Cambridge, Ontario, Canada
Terrible Triad Injuries of the Elbow

**Robert G. McCormack, MD, FRCS(C), DipSportsMed**
Associate Professor, University of British Columbia, Vancouver; Associate Department Head, Royal Columbian Hospital, New Westminster, British Columbia, Canada
Humeral Shaft Fractures: Open Reduction and Internal Fixation and Intramedullary Nailing

**Michael D. McKee, MD, FRCS(C)**
Professor, Division of Orthopaedics, Department of Surgery, St. Michael's Hospital and University of Toronto, Toronto, Ontario, Canada
Open Reduction and Plate Fixation of Displaced Clavicle Fractures; Supracondylar Humeral Fractures: The Role of Arthroplasty; Radial Head Arthroplasty

**Peter J. O'Brien, MD**
Associate Professor, Department of Orthopaedics, University of British Columbia; Head, Division of Orthopaedic Trauma, Vancouver Coastal Health Authority, Vancouver General Hospital, Vancouver, British Columbia, Canada
Proximal Tibia Fractures: Open Reduction and Internal Fixation; Tibial Shaft Fractures: Intramedullary Nailing

**Kostas P. Panagiotopoulos, MD, FRCSC**
Clinical Instructor, University of British Columbia, Vancouver; Orthopaedic Surgeon, Lion's Gate Hospital, North Vancouver, British Columbia
Treatment of Open Fractures

**Steven Papp, MSc, MDCM, FRCSC**
Assistant Professor, University of Ottawa; Orthopaedic Trauma, Ottawa Civic Hospital, Ottawa, Ontario, Canada
Radial Head Arthroplasty; Intertrochanteric Hip Fractures: Intramedullary Nailing; Subtrochanteric Femur Fractures: Intramedullary Nailing

**Brad Petrisor, MD, MSc, FRCSC**
Assistant Professor, Department of Surgery, McMaster University; Orthopaedic Trauma Service, Hamilton Health Sciences: General Hospital, Hamilton, Ontario, Canada
Supracondylar Femur Fractures: Retrograde Intramedullary Nailing; Repair of Tarsometatarsal Joint (Lisfranc) Fracture-Dislocation

**Brad Pilkey, MD, FRCSC**
Assistant Professor and Director of Orthopaedic Trauma, University of Manitoba; Adult Orthopaedic Surgeon and Director of Orthopaedic Trauma, Health Sciences Centre, Winnipeg, Manitoba, Canada
Perilunate Injuries: Combined Dorsal and Volar Approach

**Rudolf Reindl, MD, FRCSC**
Assistant Professor, Orthopaedic Surgery, McGill University; McGill University Health Centre, Montreal, Quebec, Canada
Cervical Spine: Anterior and Posterior Stabilization

**Dominique M. Rouleau, MD, MSc, FRCSC**
Associate Professor, University of Montreal; Director of Orthopaedic Clinical Research, Hôpital du Sacré-Coeur de Montreal, Montreal, Quebec, Canada
Optimizing Perioperative Fracture Care

**Marie-Ève Rouleau, MPS**
University of Quebec at Montreal, Montreal, Quebec, Canada
Optimizing Perioperative Fracture Care

**David W. Sanders, MD, MSc, FRCSC**
Associate Professor, Division of Orthopaedic Surgery, University of Western Ontario; Orthopaedic Trauma Surgeon, Victoria Hospital, London Health Sciences Centre, London, Ontario, Canada
Compartment Syndrome

**Emil H. Schemitsch, MD, FRCS(C)**
Professor of Surgery, and Head, Division of Orthopaedic Surgery, Department of Surgery, St. Michael's Hospital and University of Toronto, Toronto, Ontario, Canada
Open Reduction and Internal Fixation of Intra-Articular Fractures of the Distal Humerus; Open Reduction and Internal Fixation of Forearm Fractures

**Rajrishi Sharma, MD**
Chief Resident, Division of Orthopaedic Surgery, Department of Surgery, McMaster University, Hamilton, Ontario, Canada
Repair of Tarsometatarsal Joint (Lisfranc) Fracture-Dislocation

**David J. G. Stephen, MD, FRCS(C)**
Associate Professor, Department of Surgery, University of Toronto; Director of Orthopaedic Trauma, Sunnybrook Health Sciences Centre, Toronto, Ontario, Canada
Anterior Approaches to the Acetabulum

**Trevor B. Stone, MD, FRCS(C)**
Clinical Professor, University of British Columbia, Faculty of Medicine, Department of Orthopaedics, Royal Columbia Hospital, Vancouver, British Columbia, Canada
Pelvic External Fixation

**Ayman M. Tadros, MD, FRCSI**
Orthopaedic Trauma Fellow, Division of Orthopaedic Trauma, Department of Orthopaedics, University of British Columbia, Vancouver, British Columbia, Canada
Glenoid Fracture: Open Reduction and Internal Fixation and Arthroscopically Assisted Fixation

**Max Talbot, MD, FRCSC**
Assistant Professor, McGill University; Staff Surgeon, Montreal General Hospital, McGill University Health Centre; Major, and Medical Director, Canadian Forces Trauma Centre (East); National Defence, Government of Canada, Montreal, Quebec, Canada
Proximal Tibia Fractures: Intramedullary Nailing; Fractures of the Talus

**James Vernon, MSc, MBBS**
Orthopaedic Surgery Resident, University of Manitoba, Winnipeg, Manitoba, Canada
Operative Treatment of Fractures of the Patella

**James P. Waddell, MD, FRCSC**
Professor, Division of Orthopaedic Surgery, University of Toronto, Toronto, Ontario, Canada
Femoral Neck Fractures: Arthroplasty

**Don W. Weber, MD, FRCS(C)**
Assistant Clinical Professor of Orthopaedics, University of Alberta; Site Chief of Orthopaedics, University of Alberta Hospital, Edmonton, Alberta, Canada
Supracondylar Femur Fractures: Open Reduction and Internal Fixation

**Neil J. White, MD, FRCSC**
Chief Resident, Foothills Medical Centre, Calgary, Alberta, Canada
Distal Radius Fractures: External Fixation

**Jeff Yach, MD, FRCS(C)**
Assistant Professor of Surgery, Queen's University at Kingston; Orthopaedic Trauma Service Chief, Kingston General Hospital, Kingston, Ontario, Canada
Open Reduction and Internal Fixation of Intra-articular Iliac Fracture-Subluxation (Crescent Fracture); Open Reduction and Internal Fixation of Sacral Fractures

# 译者前言

由加拿大多伦多大学St. Michael’s Hospital的Emil H. Schemitsch和Michael D. McKee教授等编写的《Operative techniques：orthopaedic trauma surgery》一书共分三部分52章节。全书共介绍了上肢、下肢和脊柱、骨盆的多种创伤骨科的手术技术。每个章节都包括手术适应证与治疗选择的争议、术前准备、重要相关解剖、手术步骤与手术要点、术后处理和预期结果。每章后均对与该章节内容关系密切的重要参考文献进行了概述，利于读者深入阅读。

此书以介绍手术技术为主。参与翻译的作者不乏国际、国内知名的创伤骨科专家，内容几乎涉及了创伤骨科所有重要领域，所介绍的也都是较为成熟和广受认可的手术技术。原书作者采用大量的手术照片对手术步骤进行了详细的讲解，对重要手术解剖和手术关键点还同时采用大量彩色插图予以突出，十分利于读者理解学习，具有很强的实用性。

本书由全国多家医院的多名译者分别完成，文笔上难达一致；而且由于译者水平有限，不足与错误之处，恳请读者予以谅解和指正。

姜保国

教授、博士生导师

北京大学人民医院院长

北京大学人民医院创伤骨科主任

北京大学交通医学中心主任

# 原著序言

在过去的20年中，针对创伤骨科患者的治疗发生了令人印象深刻的改变。近期，对其相关“治疗标准”的修订也十分值得关注。

加拿大骨外伤学会（Canadian Orthopaedic Trauma Society，COTS）作为加拿大骨科学会的分支机构，正是促成这一改变的中坚力量。仅在2008年，在骨外伤领域，来自加拿大学者的论文在一级论文中的数量就已占到30%，其中绝大部分是由COTS的成员（独立或合作）发表的。

作为这一骨外伤领域变革的主要参与者，该团队在多中心前瞻性随机试验方面的成功得到了加拿大骨科学会和骨外伤学会的高度肯定，具体情况在Injury（创伤）杂志2009年的一篇特约报道中有详细叙述。COTS团队在其相关领域中进行了出色的临床随机试验，并且促成了临床骨折治疗方面的改变，因此，作为对其杰出贡献的一种肯定，他们几乎获得了相关国际组织颁发的所有奖项。

与此同时，Emil Schemitsch博士尝试对住院医师及护士在临床中可能采用的各类治疗方式加以总结，以期为患者找到一种可获取最佳治疗方案的方法。本书就是这样一本参考指南，将其内容以一种非常易于使用的方式呈现。对于完成这一工作的COTS和出版社（Elsevier Inc.和Bermedica Production, Ltd.）成员的聪明才智，我表示非常赞赏。通过精彩的临床图片（和绘画者的演绎）使书中的内容得到了强化，也使本书在临床中的使用变得非常方便。将每个领域的临床手段通过“要点”和“注意事项”的方式来加以说明，对于所有参与患者诊治的成员而言是很大的帮助。我相信本书会成为每一位创伤骨科医生的必备读物。

COTS是一支卓越的创伤骨科团队，我很荣幸能成为其中的一员。他们在治疗患者和钻研专业方面兢兢业业，极其重视外科手术技术的研究，渴望在本地、国内和国际上作为演讲者将其在骨科学中的发现与同行分享。他们通过教学、技能指导和撰写本书来达成这一愿望。未来5年之内，本书必将成为一部创伤骨科领域的“参考大全”，对于所有专注于骨折患者治疗的健康从业者大有裨益。

在此，COTS谨向我们的家人们表示由衷的感激，尽管由于我们特殊的工作性质，我们不得不长时间工作，错过很多家庭大事，但家人却依然给予我们一如既往的支持。他们的支持是我们不断获得成功的不可或缺的保障。

这本可读性很强的专著会成为您日常工作的好帮手，我对此深信不疑。

Ross K. Leighton, MD, FRCS(C), FACS

President of COTS

President elect of the COA

Professor of Surgery

Department of Surgery, Dalhousie University

Division of Orthopedics, QE II HSC

Halifax, Nova Scotia

Canada

# 著者前言

在骨科医生心目中，骨折手术占据了非常重要的位置。本书正是一部涵盖了各类常见骨折手术规程的专著，既易于应用又贴近临床实践。对骨科医师而言，无论其专注于何种分支专业，都需要在知识方面掌握或在临床当中参与骨折患者的处理。值班医师在临床常会遇到各种情况，他们希望能够对相关的外科处理知识加以巩固，这也是我们撰写本书的初衷之一。

关于骨折手术的知识体系日渐复杂，显然，在临床中，应用外科介入技术取得的成败常饱受争议。然而，对骨折外科技术层面的理解仍然具有非常重要的意义。本书的作者阐述了很多充满智慧的经验之谈，并希望这些方法可以处理在很多情况复杂的骨折患者身上所发现的潜在风险。

本书各章均由加拿大骨外伤学会（Canadian Orthopaedic Trauma Society，COTS）的成员撰写。COTS是一个骨外科专家组织，其成员均具有高超的外科技术，是各自领域的领军人物。此外，这些专家还进行了各类前瞻性随机试验，一直处于骨折患者治疗研究的第一线。本书各章均从技术角度进行了综合阐述，并采用该领域的最佳例证佐以支持。

我们已尽己所能来使本书的内容质量达到最高的水准。特别需要提出的是，书中美轮美奂的插图均明晰地呈现了骨折手术中复杂的技术层面。我们想在此感谢所有参与本书编写工作的COTS成员，他们出色的工作使本书的成功出版变为现实。我们预感到，在今后的若干年内，本书一定会成为现代骨折治疗的“参考大全”。无论是希望在本领域中术业有专攻的年轻医师，还是那些希望技艺更为精湛的资深专家，抑或是水平处于二者之间的医师，本书都具有很高的参考价值。

Emil H. Schemitsch, MD, FRCS(C)

Michael David McKee, MD, FRCS(C)

# 目　录

## 第一部分　上　肢



## 第二部分　下　肢

## 第三部分　脊柱、骨盆和髋臼

# 第一部分

# 上　肢

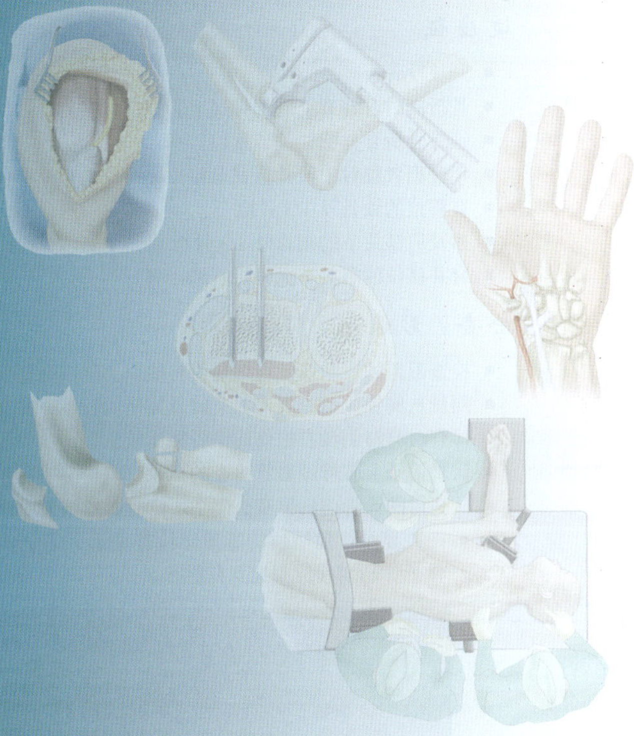

# 1 上肢切开复位接骨板内固定治疗移位的锁骨骨折

*Jeremy A. Hall and Michael D. McKee*

**要点**

- 手术治疗锁骨骨折必须考虑到患者及骨折的双重影响因素
- 手术的相对禁忌
  - 依从性差
  - 高龄（> 60 岁）
  - 内科合并症，尤其是糖尿病
  - 酒精成瘾者
  - 前期做过放疗
  - 皮肤 / 软组织条件不佳

**争议**

- 目前在临床上，对于是否需要手术治疗锁骨骨折仍然存有争议，这是因为自从 20 世纪 60 年代，非手术治疗锁骨骨折就成为标准的治疗方法。
- 另外有争议问题是：在治疗锁骨骨折中采用髓内钉固定还是板钉固定。
- 还存在的一个问题是：2cm 之内的骨折断端的短缩移位是否是手术治疗的指征。

## 适应证

- 开放性骨折
- 骨折同时合并有上肢的神经血管损伤
- 锁骨骨折合并胸锁关节脱位
- 年轻患者锁骨中段骨折完全移位，特别是短缩移位
- 有移位的锁骨外 1/3 骨折
- 累及肩锁关节的锁骨外 1/3 骨折
- 合并移位的肩关节盂骨折（漂浮肩）

## 检查 / 影像

- 检查覆盖的皮肤及软组织是否有缺损、陈旧性瘢痕及旧的切口。
- 测量从胸锁关节到肩锁关节锁骨损伤的长度，并在临床和影像学检查时与对侧没有损伤的锁骨相比较。
- 认真记录上肢神经血管检查的结果，以排除术前损伤。
- 从获得的锁骨前后位及头向 20° 位的影像结果中评估骨折形态。
  - 图 1 显示：前后位的影像学检查显示了完全移位的锁骨中段骨折，断端移位明显并有旋转 。

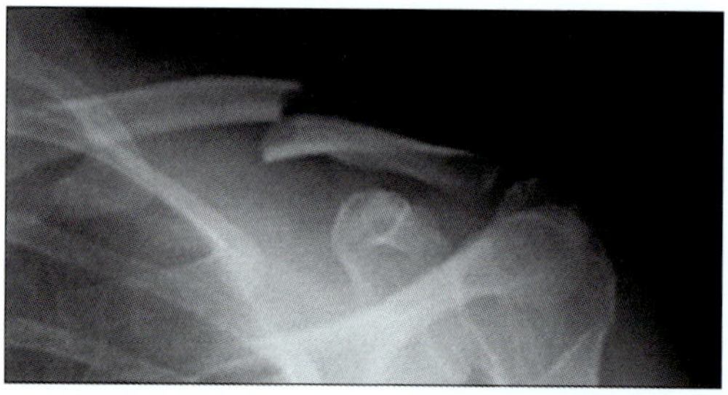

图1

**治疗方案**

- 移位性锁骨骨折的治疗方法包括：切开复位内固定，休息位悬吊固定。
- 手术治疗锁骨骨折的方法中，切开复位内固定在维持长度和防止旋转等方面优于髓内固定。
- 非手术治疗：在休息位下进行患肢的悬吊固定。
- 如果 8 字绷带不适当的应用可能导致臂丛神经症状，对骨折的预后没有影响。

## 外科解剖

- 锁骨是维持肩与胸廓正常关系的前方稳定结构（图 2）。
  - 锁骨是全骨弯曲的“S”形骨。
  - 锁骨下静脉和臂丛神经从锁骨的后方及后下方、喙突下方通过锁骨区进入上臂。
  - 肺尖位于锁骨的后方及后下方。
  - 在浅层，锁骨上中间神经的皮支支配锁骨中 1/3 的前上方区域
- 胸锁关节为可动关节允许在水平位及垂直位活动，以及相对于胸骨柄有 20° ～ 40° 的旋转活动，并依靠关节囊维持其稳定性。
- 肩锁关节是一个平面关节，允许有相对于肩峰将近 20° 的旋转活动。通过关节囊、囊内的韧带以及喙锁的锥状韧带、三角韧带维持关节稳定性。
- 加在一起，这些关节允许锁骨在垂直面向上、向下运动 60°，在水平面向前、向后运动 20°，旋转 40°。

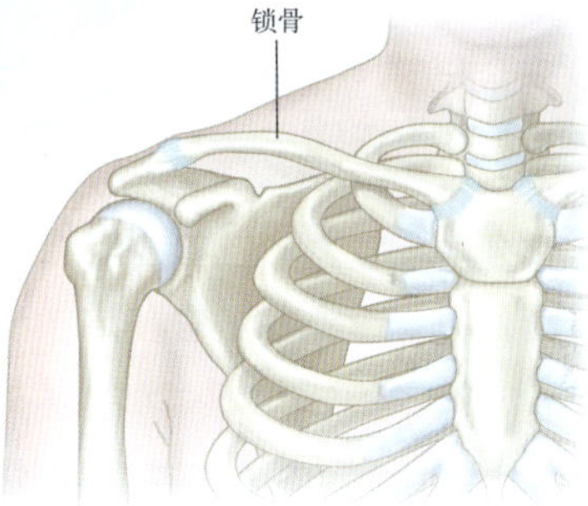


图2

## 体位

- 最好使用全身麻醉
- 患者采用沙滩椅体位，用脚踏板帮助支撑患者身体重量，用安全带绑住膝关节，防止膝关节屈曲（图 3）。
- 在肩胛骨的后内侧下方放置垫子。
- 锁骨术区消毒并铺儿科剖腹手术单盖住上臂。
- 手术侧的上臂可以不盖手术单，但是这个步骤并不是必须完成的。

**要点**

- 在肩胛骨下面垫枕可以帮助锁骨骨折复位，也帮助肩部及外侧骨块向外侧移位，从骨折断端移开。
- 调整头部和气管插管的位置尽量远离术区更易于锁骨的显露。
- 用绑带将前额固定能够更好地稳定头部的位置。

**注意事项**

- 将患者头部及气管插管的位置置于不影响手术操作的位置，以有利于完成手术过程中的钻孔、攻丝和螺钉的拧入。

**器械**

- 在经济条件允许的情况下可以使用肩关节体位架，如使用特耐肩关节手术床。

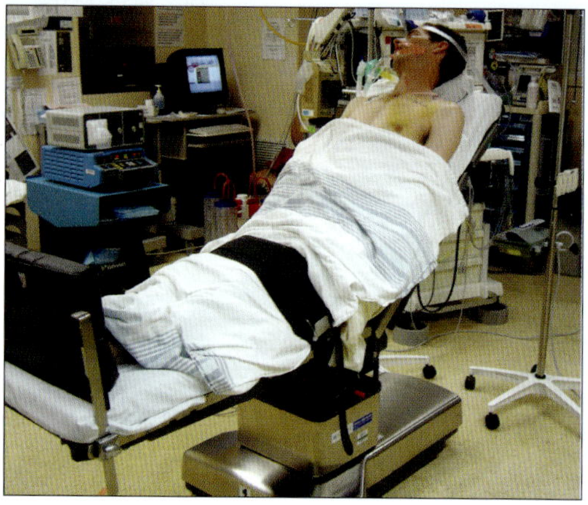

**图3**

## 入路 / 显露

- 沿着锁骨前上缘进行显露。
- 以骨折断端为中心做长 5 ~ 10cm 切口（图 4）。 随着经验的逐渐丰富，切口越小越好。
- 在皮肤上进行标记，尽可能将锁骨上神经的浅支显露并保护。
- 在皮下组织层进行适当分离，帮助显露骨折断端。
- 筋膜层及骨膜层常常受到破坏，筋膜层及骨膜层的缺损通常位于内侧，所以向外侧、前方及后方分离软组织皮瓣能够更好地帮助显露和观察骨折断端。

**要点**

- 锁骨上方入路可以在不做软组织过度剥离的情况下清楚显露骨折。
- 双层缝合关闭切口，能够很好地将软组织覆盖内植物及骨折断端，从而减少感染发生率，即便是皮肤发生感染，内植物表面仍然有软组织覆盖。

**器械**

- 使用对软组织干扰较小，已经预弯的解剖接骨板。
- 用于骨盆重建的接骨板强度较小，尤其对体重超过70kg的患者。
- 粗大的直型加压接骨板通常强度太大。

**争议**

- 如前面所述，锁骨前下方入路的优势在于能够避开神经血管结构，直接钻孔、拧入螺钉，并且可以使用较长的螺钉。

**要点**

- 对肩部和骨折外侧部施加向后的力有助于使骨折恢复原来的长度。
- 复位钳固定远、近端骨块也有利于恢复锁骨的长度。

**注意事项**

- 仔细分离骨折块，尽量保留软组织的附着，在复位时尽量防止骨折块上的血管被完全剥离。
- 在锁骨骨折块的下方分离时要十分小心，防止损伤肺尖、锁骨下血管及臂丛神经。

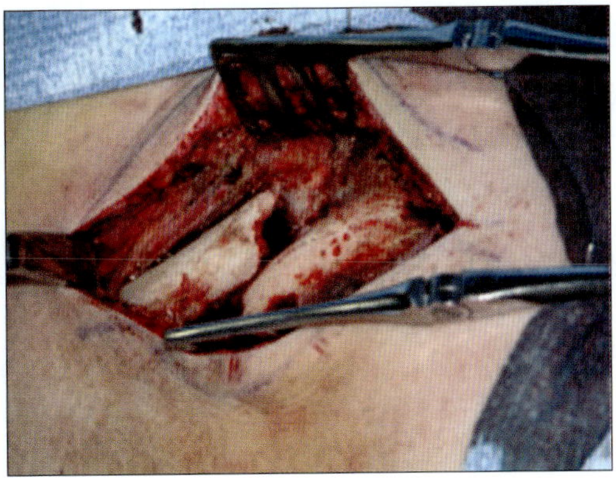

图4

## 手术步骤

### 步骤 1

- 暴露骨折断端，清除骨折断端间的血肿及软组织。
- 在克氏针帮助下复位骨折断端或者蝶形骨块（图5），用拉力螺钉垂直于骨折线固定骨折断端（如果可能）。

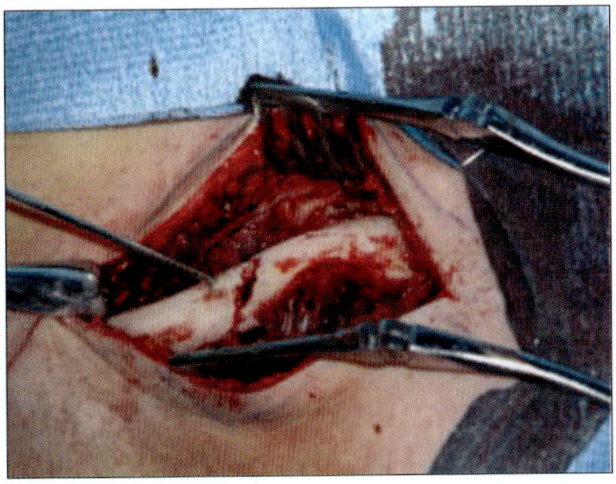

图5

## 器械 / 植入物

- 许多配有微型螺丝钉的锁骨固定器可作为拉力螺钉应用。

## 要点

- 预弯的锁骨解剖接骨板可用于辅助复合型或粉碎性骨折的复位。
- 超长钻头、丝锥和螺丝刀能够帮助用螺钉固定锁骨的头部和颈部，特别是针对锁骨内侧 1/3 的骨折。

## 注意事项

- 当钻孔、攻丝和测量螺钉深度的时候注意防止突入损伤临近的肺尖，锁骨下血管和臂丛神经。
- 在骨折牵拉复位的过程中需要仔细保护周围的组织结构。

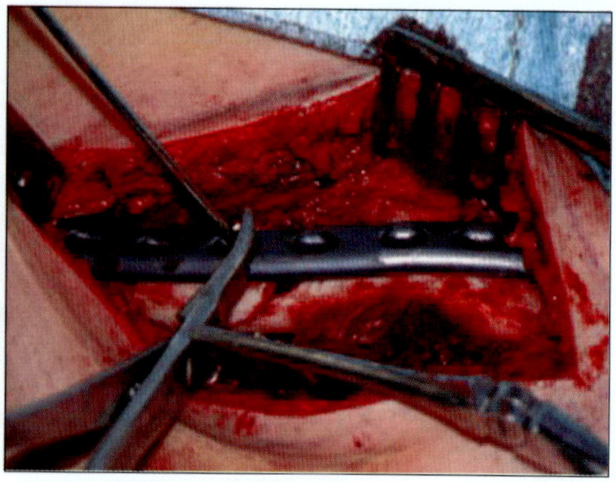

A

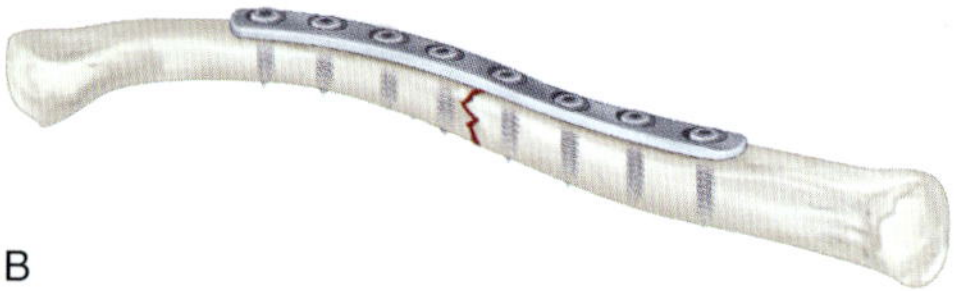

B

图6

## 步骤 2

- 为了固定骨折块，沿锁骨上缘放置一片预弯的、低切迹锁骨接骨板，并使用适当长度的螺钉固定以帮助接骨板与锁骨贴合（图 6A）。
- 在骨折的两侧至少需要 6 枚皮质骨螺钉及 1 枚拉力螺钉，或者总共 8 枚皮质骨螺钉。

## 器械 / 植入物

- 预弯的解剖接骨板能够帮助治疗锁骨骨折，可以选用各种长度及形状的接骨板。
- 外侧 1/3 的骨折和包括肩锁关节在内的关节内骨折如果骨折远端的长度不能够使用预弯的接骨板治疗时，可以尝试使用肩锋下钩接骨板。
- 骨盆重建接骨板可以用于固定体重较轻的患者（70kg 以下）。

## 争议

- 关于锁骨接骨板应该放置在锁骨上方还是前下方还是采用髓内钉固定技术的争议仍在继续。
- 作者推荐使用预弯的低切迹解剖接骨板放置于锁骨上方，这样能够更加直接显露骨折断端，以利于骨折复位，并且接骨板固定能够提供最大程度的轴向稳定及旋转稳定性。

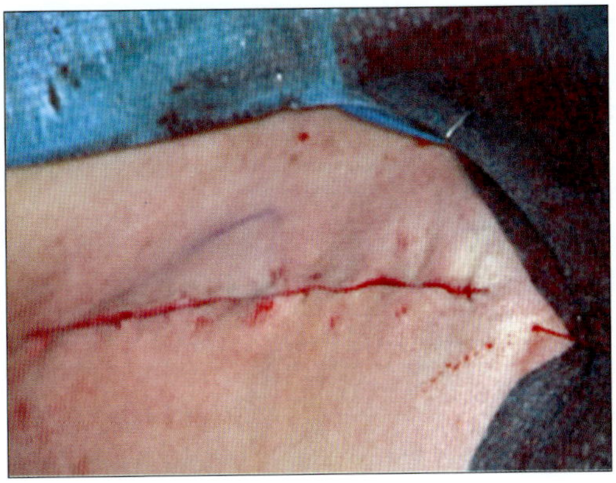

图7

## 要点

- 双层缝合关闭切口帮助更好完成软组织对接骨板、骨折断端的覆盖。

## 注意事项

- 堵鼻鼓气法（瓦氏动作，Valsalva maneuver）可以为术中气胸的出现提供证据，但是不作为保证。术后如果患者出现呼吸道症状则需要进行胸部 X 线检查（非常罕见）。

### 步骤 3

- 评估骨折固定的稳定性。
- 进行伤口冲洗及瓦氏动作试验，以评估胸膜的完整性。
- 双层缝合关闭筋膜层及皮肤层（图 7）。

## 术后护理及预后

- 术后伤口放置引流管，上臂吊带保护于舒适的位置。
- 术后影像学检查进行骨折复位及固定评估并进行记录（图 8）。
- 术后 2 周对患者进行第一次随访，让患者开始功能锻炼。术后 6 周，影像学检查认为合适的情况下逐渐增加锻炼的强度。
- 8 ~ 12 周后开始进行运动。

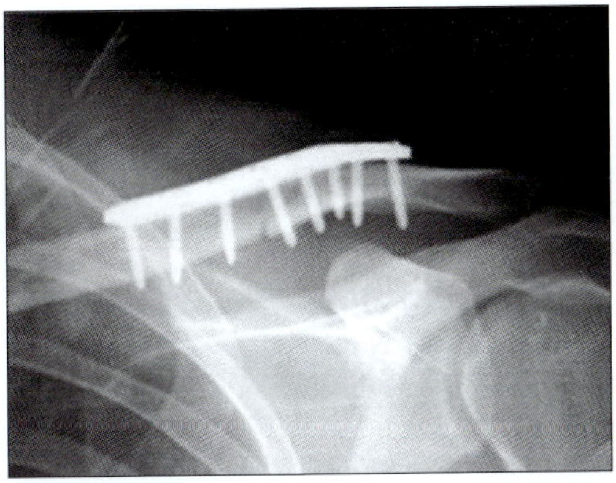

图8

## 要点

- 很多患者会在锁骨下区域出现麻木，这是由于锁骨上神经受到牵拉或损伤所致，患者在术前就应被告知出现这种情况的可能性。
- 神经的症状会随时间逐渐消失，也会有极少数的患者出现神经瘤。

## 注意事项

- 早期过度锻炼以及患者不配合治疗有可能导致固定失败。

## 证据

Canadian Orthopaedic Trauma Society. Nonoperative treatment compared with plate fixation of displaced midshaft clavicular fractures: a multicenter，randomized clinical trial. J Bone Joint Surg [Br]. 2007；89:1-10.

这项前瞻性多中心随机试验研究比较了吊带治疗和切开复位内固定治疗完全移位的中间 1/3 锁骨骨折的疗效。作者认为活动较多的年轻人行手术治疗可以获得功能改善，并降低伴有症状的畸形愈合和不愈合率。同时手术并发症发生率也较低。(A 类推荐)

Hill E，McGuire M，Crosby L. Closed treatment of displaced middle-third fractures of the clavicle gives poor results. J Bone Joint Surg [Br]. 1997；79:537-9.

这项前瞻性队列研究评估了 242 个连续的非手术治疗的锁骨骨折的疗效：66 例中间 1/3 移位的锁骨骨折，52 例进行了随访。放射学和患者主观疗效显示 15% 的不愈合率以及 31% 的中间 1/3 完全移位的锁骨骨折患者表示不满意。(B 类推荐)

McKee MD，Wild LM，Schemtisch EH. Midshaft malunions of the clavicle. J Bone Joint Surg [Am]. 2003；85:790-7.

这项病例研究报道了 15 例中间 1/3 有症状的锁骨骨折进行锁骨截骨内固定后出现畸形愈合的病例。放射学和患者主观疗效术前和术后进行了评估。术后锁骨平均短缩长度从 2.9cm 改善到 0.4cm，并且平均 DASH 评分从 32 分降到 12 分，表明可能引起显著的残留发病率的锁骨骨折畸形愈合能够通过手术矫正给予改善。(C 类推荐)

Robinson CM，Court-Brown CM，McQueen MM，Wakefield AE. Estimating the risk of nonunion following nonoperative treatment of a clavicular fracture. J Bone Joint Surg [Am]. 2004；86:1359-65.

这项前瞻性队列观察研究评估了锁骨骨折非手术治疗后不愈合发生率的情况。作者报道不愈合整体发生率为 6.2%。但是，完全移位的粉碎骨折有较高的不愈合发生率。(B 类推荐)

# 2 肩盂骨折

*Pierre Guy and Ayman M. Tadros*

**注意事项**

- 需优先处理有生命威胁的损伤：头部、脊柱/脊神经、胸部、臂丛、血管损伤
- 根据患者损伤情况、患者的健康状况和功能需求施行个体化治疗
- 切开复位内固定的禁忌证：感染、之前存在肩关节关节炎，严重的粉碎性骨折不允许稳定固定者

**争议**

- 如果盂肱关节保持稳定，关节盂前缘骨折可以采取保守治疗。
- 没有明确的证据支持保守治疗和手术治疗哪个更好，手术适应证是以关节损伤治疗的原理为基础，而不是由高水平的临床试验结果决定的。

## 切开复位内固定和关节镜辅助下内固定

### 适应证

- 一般指征
  - 开放骨折
  - 需要探查的血管神经损伤
  - 有症状的假关节形成
- 特殊指征：主要涉及关节盂损伤的程度
  - 关节盂窝骨折（盂肱关节关节内骨折）
    - 关节面骨折形成 4mm 或更高的台阶
    - 关节面的间隙超过 10mm（有骨不连的风险）
    - 超过关节窝前缘 1/4 的骨折和超过关节盂后缘 1/3 的骨折
    - 造成肩关节持续性脱位和半脱位的骨折
  - 关节盂颈部的骨折（关节外骨折）
    - 骨折移位超过 2cm
    - 骨折造成明显的成角：轴位和冠状位成大于 20° ~ 40° 或盂极角（GPA）小于 20°（正常值，30° ~ 45°）(Romero 等，2001)。GPA 角正位 X 线片上测量，定义为：关节盂最上面一点和最下面一点的连线与肩胛体的最上面一点和最下方一点连线的夹角（肩胛骨的外侧缘）（图 1）

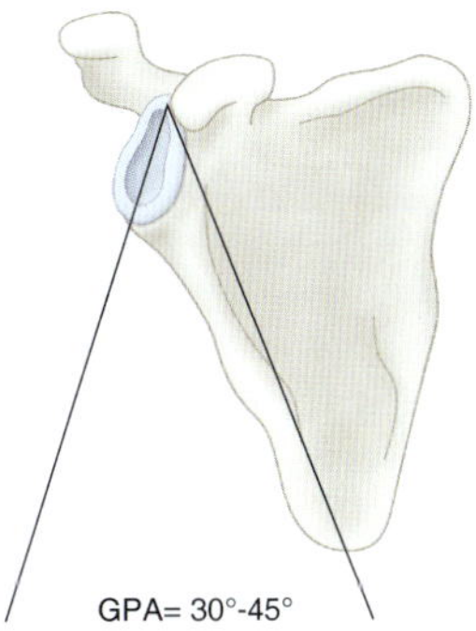


**图1**

- 相对指征
  - 伴随移位的锁骨骨折（> 2 cm）包括短缩和严重粉碎性骨折
  - 伴随肩锁韧带、喙肩韧带或喙锁韧带损伤
  - 伴随肩关节上方悬吊复合体损伤

## 检查和影像

### 体格检查

- 目标：明确或排除伴随损伤
- 同时需要做的评估：
  - 神经方面损伤：头颅、脊柱 / 脊神经、臂丛
  - 血管方面损伤
    - 脉搏和血液灌注的望诊和触诊
    - 双侧血压对比（特别是出现第一肋骨骨折）；如果不正常考虑血管造影和 CT 血管成像
  - 开放骨折伴或不伴同侧肩胛骨骨折：决定治疗时机
  - 其他系统损伤：原发性和继发性疾病的调查

### X 线平片检查

- X 线胸片
  - 评估胸部创伤非常重要
  - 是肩胛骨骨折和肩胸关节脱位的初步检查
  - 对肩胛骨骨折不能提供充分的术前评估
- 颈椎影像检查：X 线或 CT 检查
- 肩部创伤系列
  - 前后位 X 线片（X 线束与肩胛体垂直与关节盂成切线）、侧位片、轴位片。

- 如果因为临床上患者肩关节不能外展，不能获得标准轴位片可考虑“穿肩胛位”（bumped-up view）（图 2A-C）。

■ 评估肩胛骨 - 关节盂骨折情况并诊断有无肩胛带骨的合并损伤包括：锁骨、肱骨近端、肩锁关节、盂肱关节、胸锁关节、肩胛胸骨关节、肩胛悬吊带复合体的损伤。

■ 明确是关节盂窝骨折还是关节盂前缘、后缘的骨折非常重要。

- 关节盂前、后缘骨折（Ⅰ型；见手术解剖）比骨性 Bankart“损伤稍大”，其机制为：肱骨头前脱位造成盂肱关节失去匹配性，肱骨头产生对关节盂窝前或后方边缘一个偏心力造成。

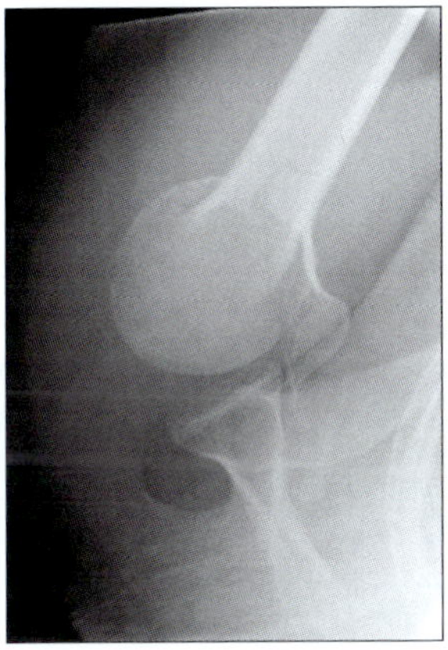

A

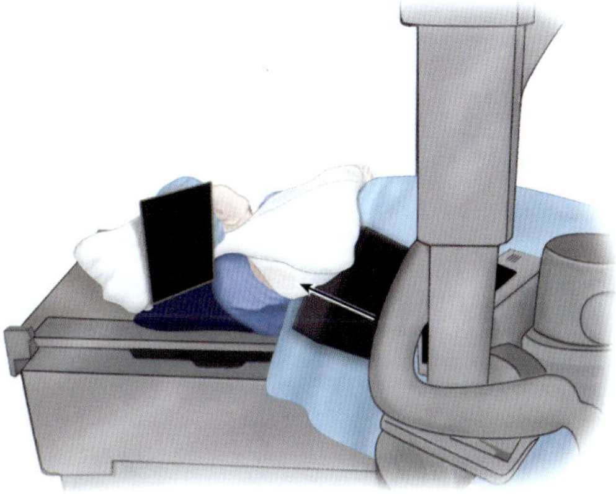

B

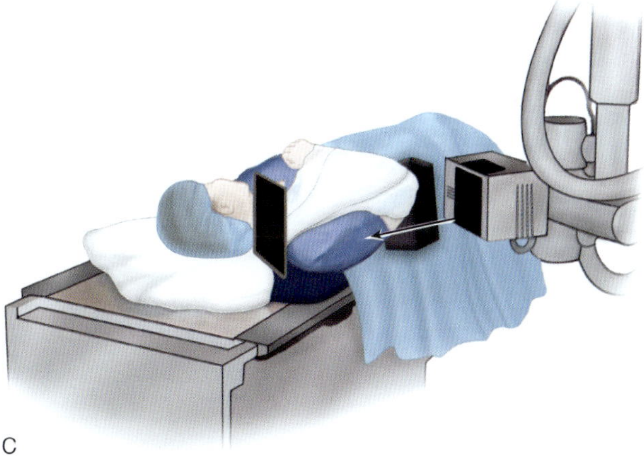

C

图2

◆ 图 3A-C 显示了的是一个经过保守治疗 63 岁女会计师关节盂前缘骨折，但盂肱关节仍处于向心位置（病例 1）。

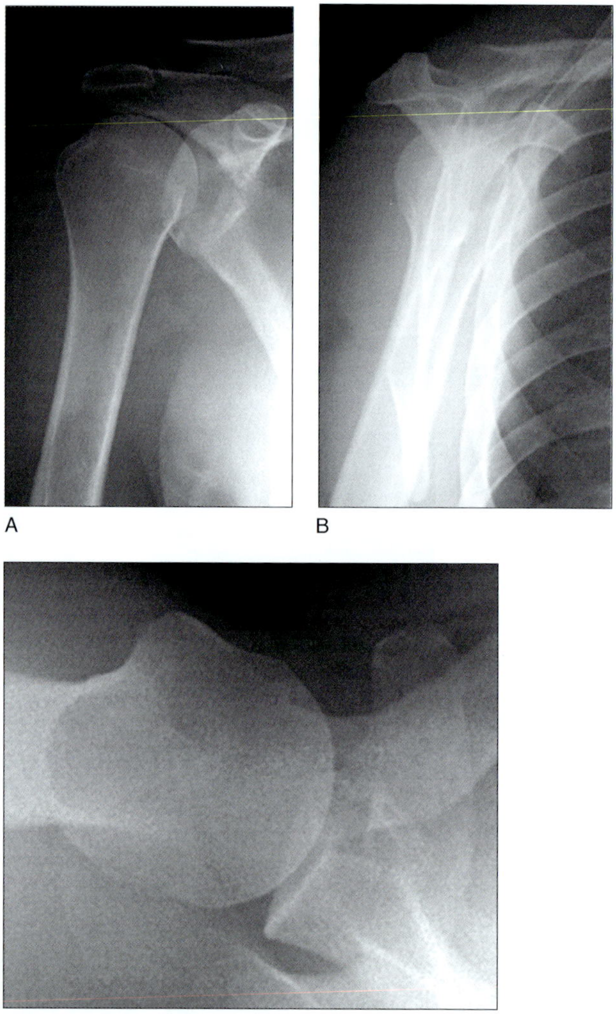

A B C

图3

- 图 4A-C 显示的一个 36 岁的中年女性在滑板运动受伤，肩关节脱位并自动复位后发现，关节盂缘骨折并盂肱关节力线异常（病例 2）。
- 同关节盂骨折Ⅰ型相比，外侧的一个向心力导致了真正的关节盂窝骨折（Ⅱ-Ⅵ型；见外科解剖），大多数的关节盂横行骨折患者其他的骨折线主要是决定于当时负重的方向。

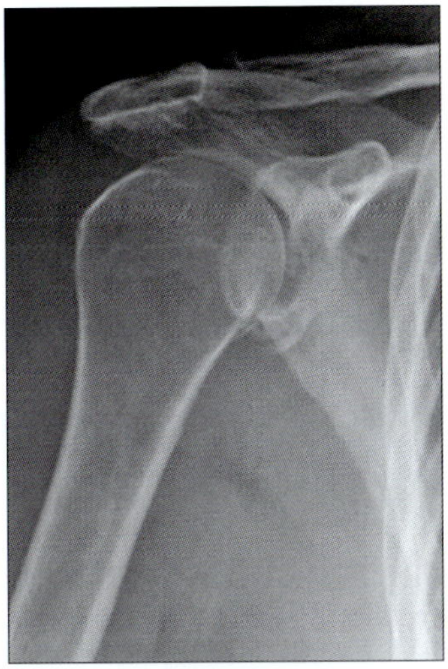

A

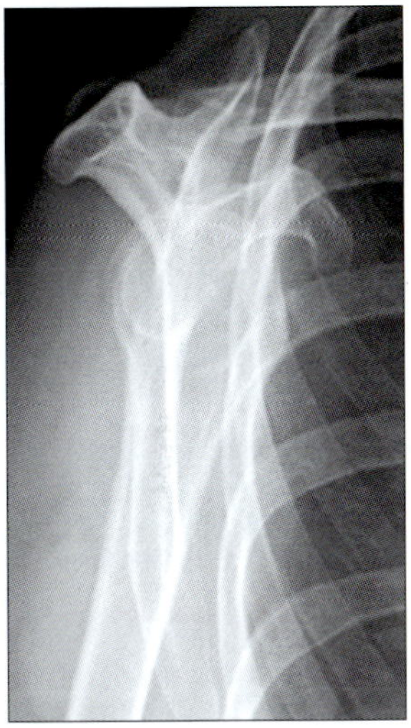

B

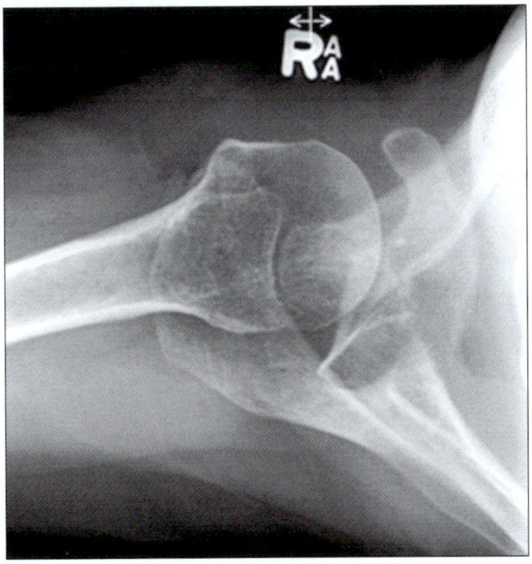


C

**图4**

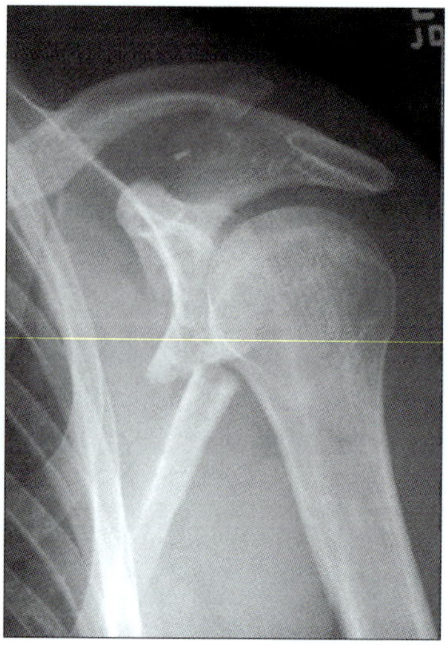


A

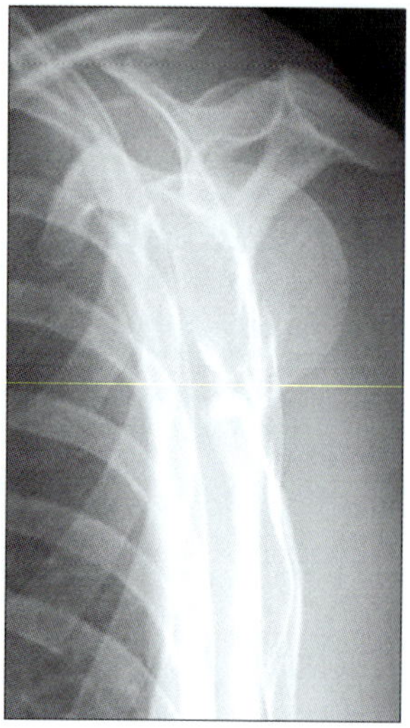

B

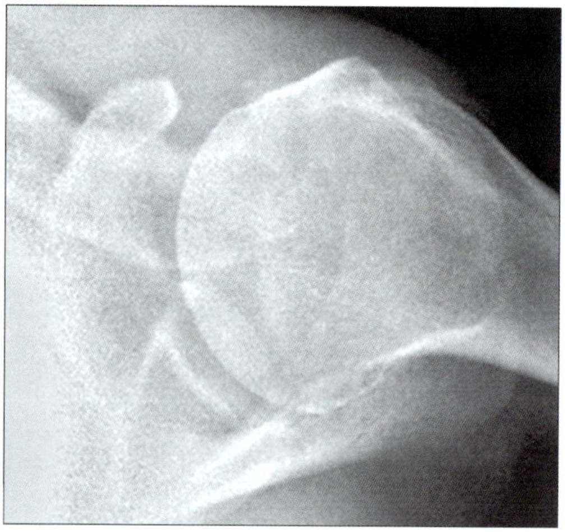

C

**图5**

- 图 5A-C 显示了一个 31 岁需要经常做肩关节过头活动的工作者（电气工）在山地自行车运动后肩胛骨的关节外骨折（病例 3）。他曾经因为肩锁关节损伤而施行了远端锁骨切除。

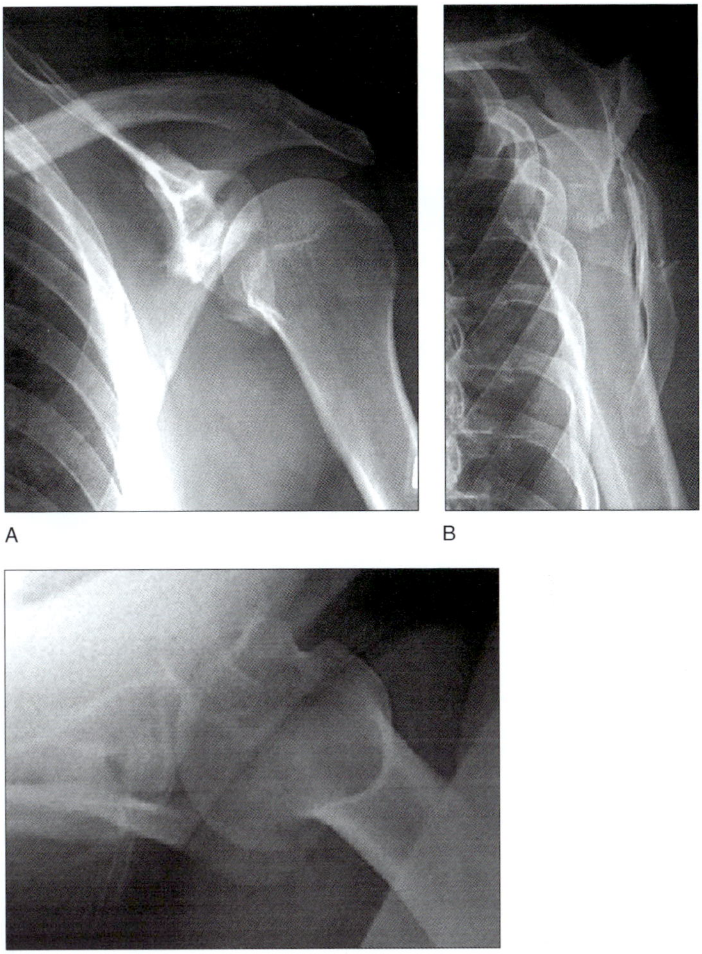

A　B　C

图6

- 图 6A-C 显示了一个 39 岁男性从自行车摔下后造成的肩胛骨粉碎性移位的关节内骨折(关节盂窝骨折 Ⅵ型)(病例4)。
- 图 7 显示了一个 36 岁的铁人三项运动员在公路自行车赛受伤造成的移位的关节盂窝横行骨折（Ⅲ型）合并锁骨和第一肋骨骨折（病例 5)。该患者上肢血管神经完整，受损双上肢血压对称。

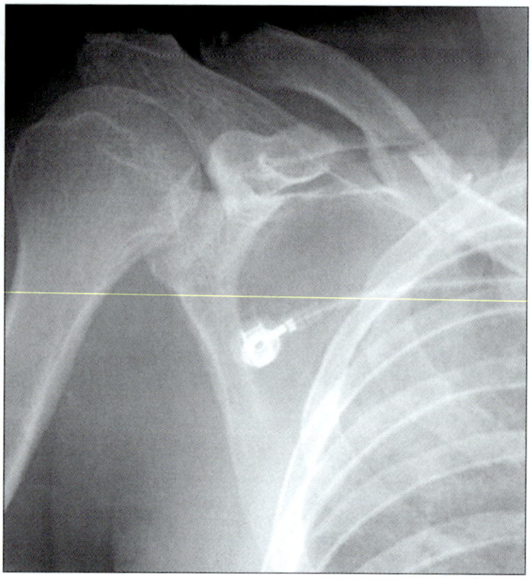

图7

## CT 和 MRI 检查

- 二维 CT 重建可用于术前评估关节盂的骨折碎片及其移位情况。
  - 图 8A-C 显示了病例 2 因为滑板而受伤的关节盂前缘的二维 CT 图像。

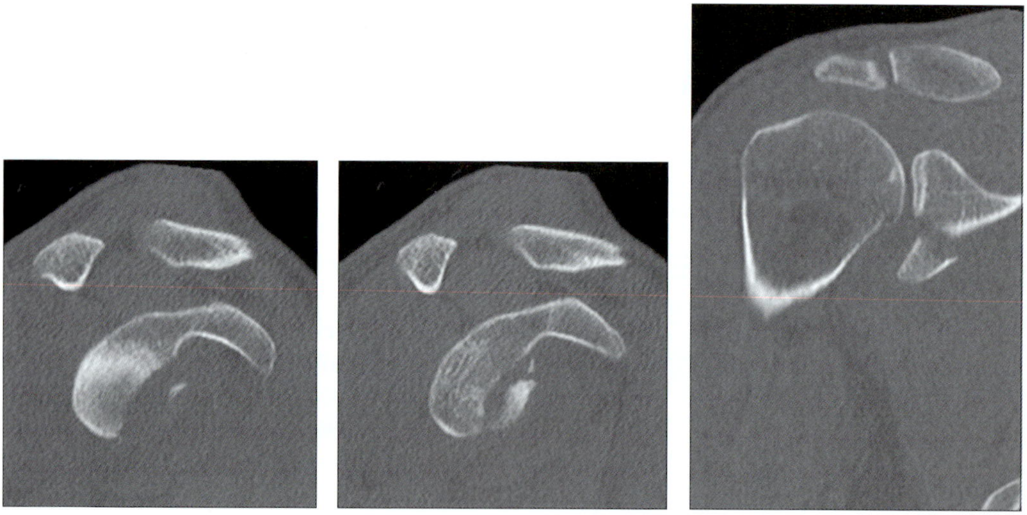

A B C

图8

- 图 9A-D 显示了病例 5，一位铁人三项运动员关节盂损伤的二维 CT 图像。

■ 轴位 CT 图像及三维重建对于评估骨折和制定术前计划最为有用。 同时可以对胸部创伤进行 CT 检查（节约时间，资源利用最大化，减少射线暴露）。

- 图 10A 和 10B 显示的是职业会计师的病例 1 关节盂前缘骨折的 CT 图像。
- 图 11A 和 11B 作为滑板运动员的病例 2 较大关节盂前缘骨折的 CT 图像。

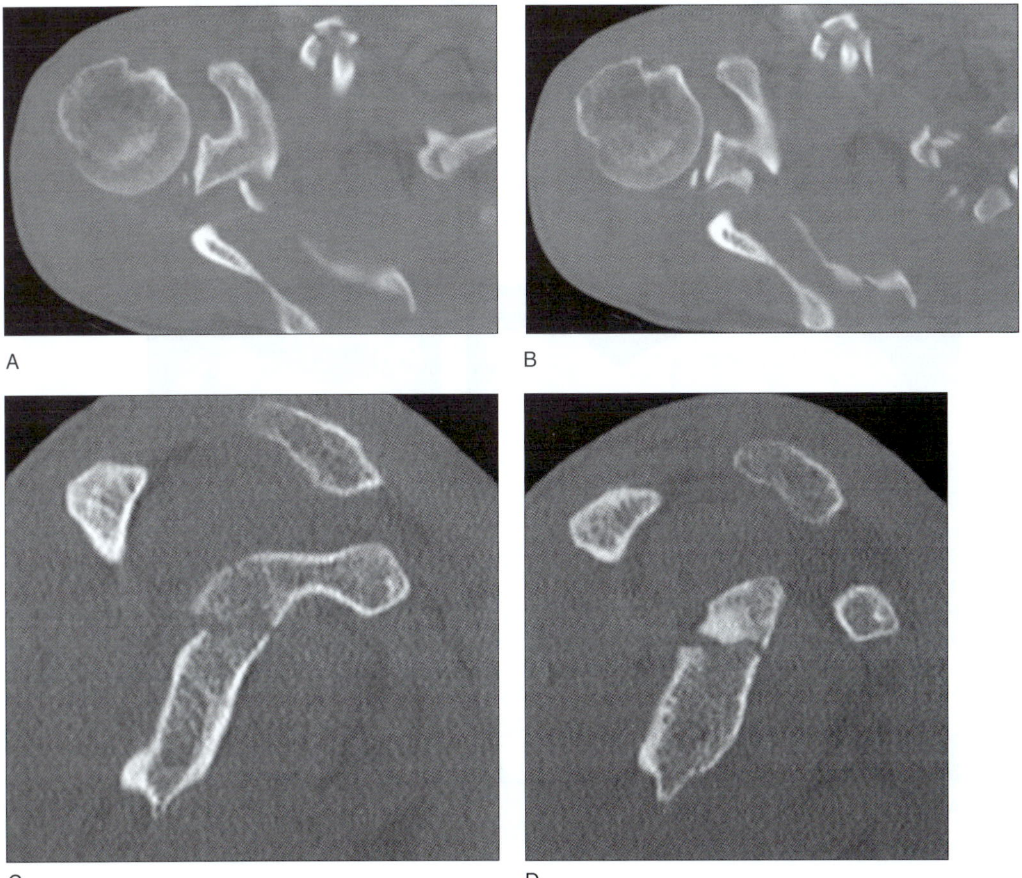

A B C D

图9

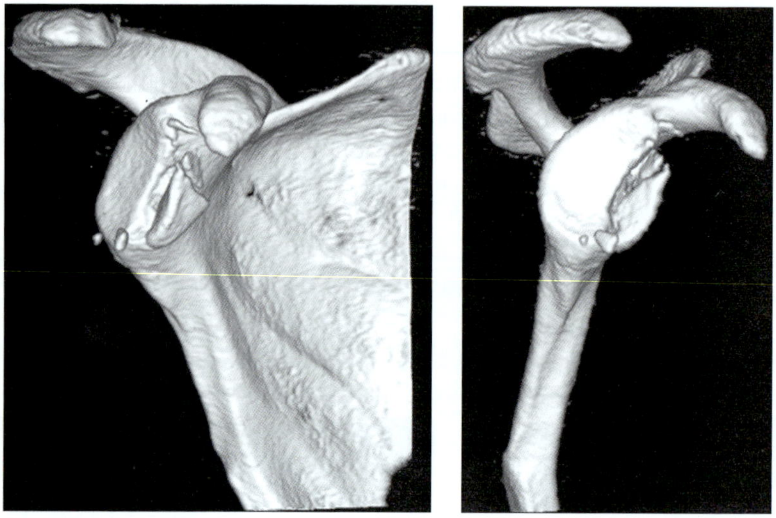

A B

图10

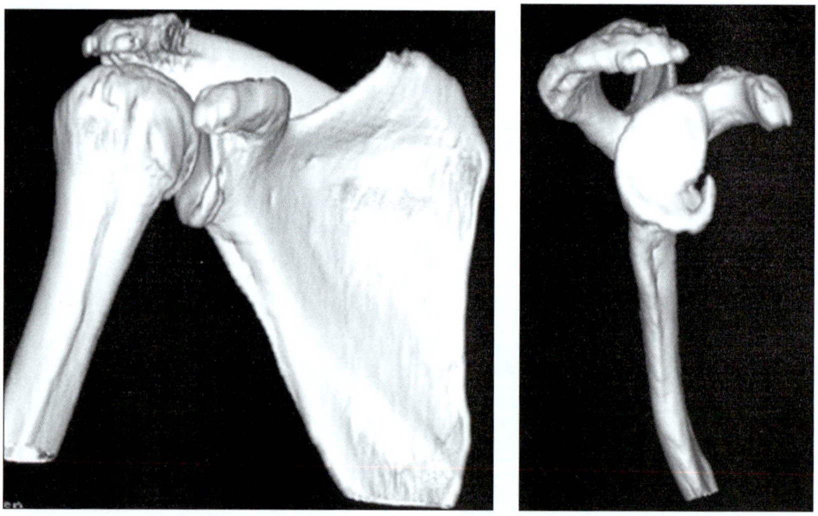

A B

图11

## 治疗方案

- 非手术治疗的适应证为关节盂无移位、较小的骨折或移位很小的骨折，严重的粉碎性不可能重建的骨折（即不可能期望得到稳定固定的骨折），以及对受损肩关节没有功能要求的患者。
- 手术治疗包括开放手术，闭合复位、经皮固定技术和关节镜辅助下固定技术。图 14A 和 14B 显示的是 63 岁的会计师病例 1 关节盂前缘骨折的术后 X 线，结果显示盂肱关节力线正常。

- 图 12 显示的病例 3 电气工在山地自行车运动中造成的关节盂颈部的三维 CT 图像。
- 图 13A 和 13B 病例 4 一个自行车运动员关节盂Ⅵ型骨折的三维 CT 图像。

■ MRI 图像对肩袖损伤和韧带损伤具有一定的价值，但是对于急性外伤并不具有实际价值。

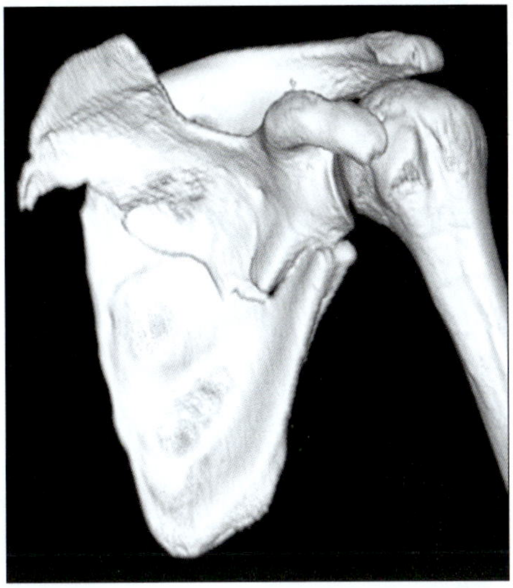

**图12**

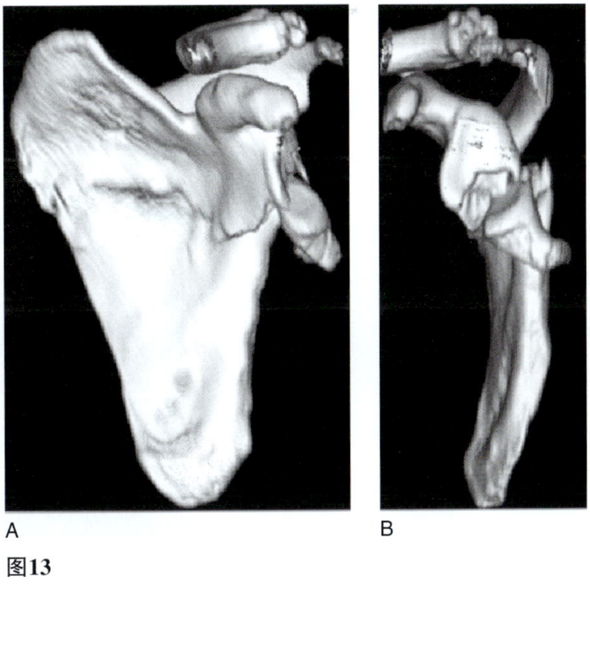

A　　B

**图13**

## 外科解剖

■ 骨性解剖

- 因为肩胛骨骨性结构较薄，内固定的使用受到一定限制。
- 适合使用内固定的部位是盂结节、喙突结节、肩峰/肩胛骨体部、肩胛骨体部的外侧缘（图 15）。

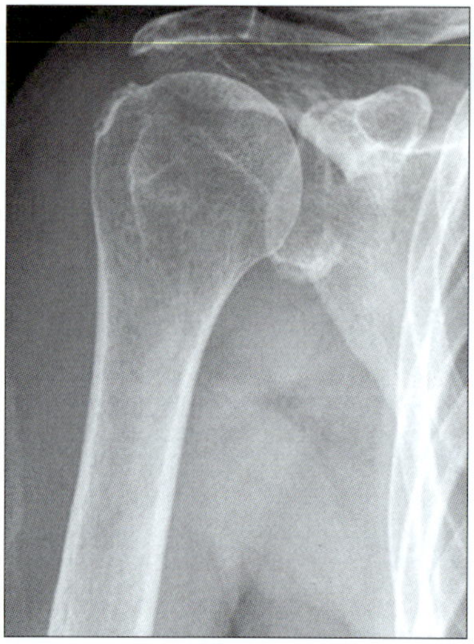

A

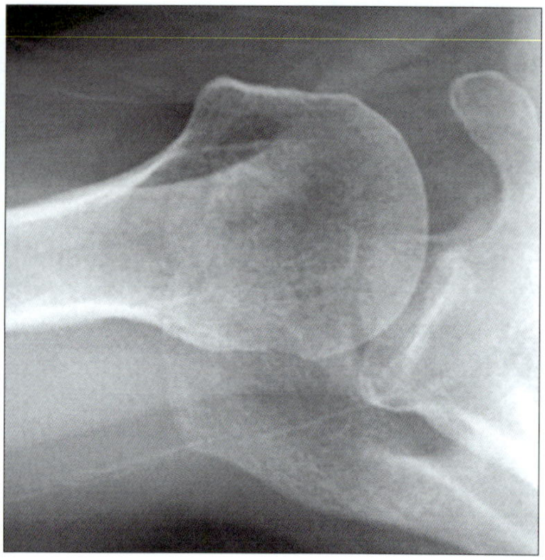

B

**图14**

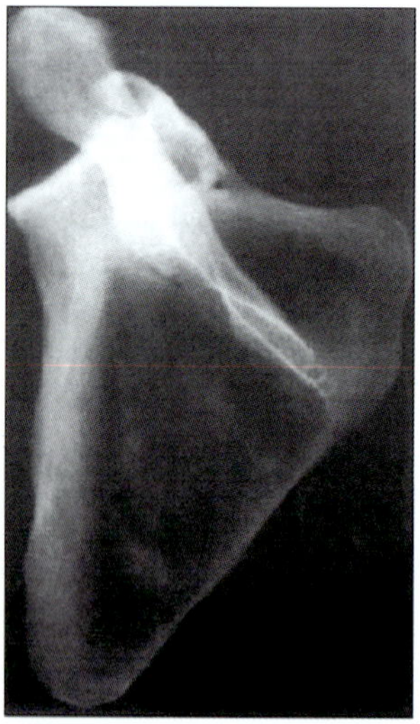

**图15**

- 软组织解剖
  - 肩被肌肉覆盖，周围有血管神经结构。在切开时血管、神经结构必须被保护。

## 关节盂骨折的分类

- 术前计划重点
- 关节盂窝骨折（关节内骨折）
  - Goss（1992，1995）修改了 Ideberg's 最初的分类，Ideberg's 分类对于决定手术入路非常有用。
  - 关节盂窝骨折类型（图 16）：
    - ⅠA 型—关节盂前缘骨折；IB 型—关节盂后缘骨折。
    - Ⅱ型—骨折：经过关节盂窝骨折线延续到肩胛骨外侧缘。
    - Ⅲ型　骨折：经过关节盂窝的骨折线延续到肩胛骨上缘。
    - Ⅳ型—骨折：经过关节盂窝的骨折线延续到肩胛骨内侧缘。
    - VA 型—Ⅱ型和Ⅳ型的复合型；VB 型—Ⅲ 型和 Ⅳ型的复合型；VC 型—Ⅱ型，Ⅲ型，和 Ⅳ型的复合型。
    - Ⅵ型—粉碎性骨折。

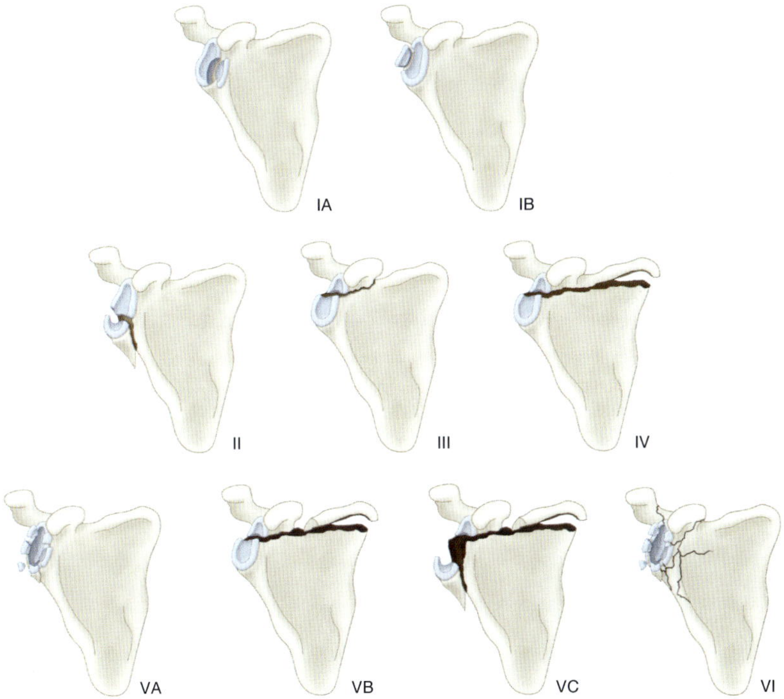


图16

- 关节盂颈部骨折（关节外骨折）
  - 典型的移位表现是轴位和冠状面上在中线位置成角。
  - 切开复位内固定的指征是在 Ada 和 Miller（1991）的建议以及关节盂骨折Goss 分类(图17)（1994）(移位和成角)的基础上。
    - Ⅰ型：包括所有移位不明显骨折。
    - Ⅱ型：包括所有移位骨折（移位≥ 1 cm；成角≥ 40°）。
  - 肩胛骨外侧缘相对关节盂的移位可以造成关节盂明显的内侧移位（Obremsky et al.，2007；Patterson et al.，2007）。

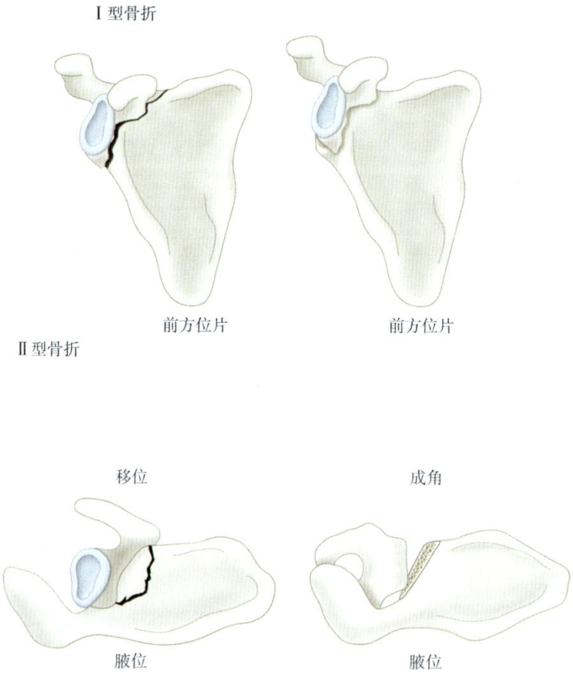


**图17**

## 体位

- 后侧入路
  - 俯卧位或侧卧位将术侧暴露。
  - 更多医生在创伤病人手术时使用侧卧位。
    - 图 18A 显示的是侧卧位，手术入路计划采用后侧入路，使用了沙包垫在需要使用的地方，并用 Mayo 支架支撑术侧肘关节。
    - 图 18B 显示的是手术时患者体位手术者位置的示意图。
- 前侧入路采用沙滩椅位。
- 关节镜下手术：沙滩椅位或侧卧位，侧卧位时术侧需牵引，并轻度外展和屈曲。

**要点**

- 体位选择应该允许一个安全的手术入路（由后向前），良好的肢体活动度以及允许术中透视。

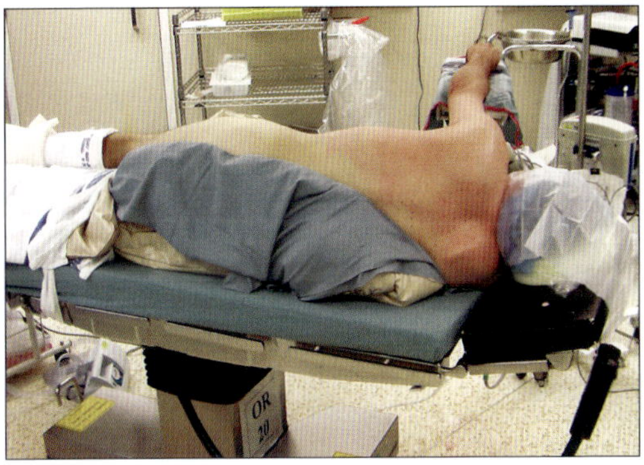

A

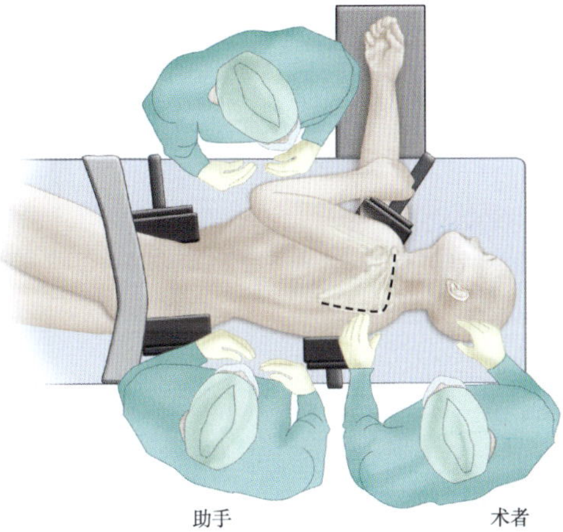


B

**图18**

## 入路／显露

- 入路的选择取决于骨折的类型
  - IA 型骨折可以采用前方入路和关节镜下手术操作。
  - 其他类型的关节盂窝骨折和关节盂颈骨折更多地采用后侧入路。对于关节盂窝的横行骨折若需要螺钉固定，可在关节盂上方作一辅助入路。

**注意事项**

- 考虑到体位对胸部、头部和颈椎的重大影响，患者的体位和手术入路应该术前由麻醉医师、麻醉室的工作人员以及外科医师共同决定。
- 沙滩椅位是采用关节镜手术的常用体位，如果需要的话，其可以很方便地转为开放手术。

- 单独的Ⅲ型关节盂骨折可以经皮间接复位，然后经皮从上向下使用螺钉固定（图 21C 切开复位内固定的手术步骤）。

■ 后侧入路
- 关节盂骨折的两种后方入路
- Judet 提出的延长入路（作者偏爱的入路）（见图像 1）；
  - 皮肤入路从肩峰的后外侧角延伸，沿着肩胛冈直到肩胛冈的后内角，然后沿着肩胛骨内缘切口弧形向下（图 19A）。
  - 然后翻起整个皮瓣，可以暴露后侧的三角肌和冈下肌（图 19B）。

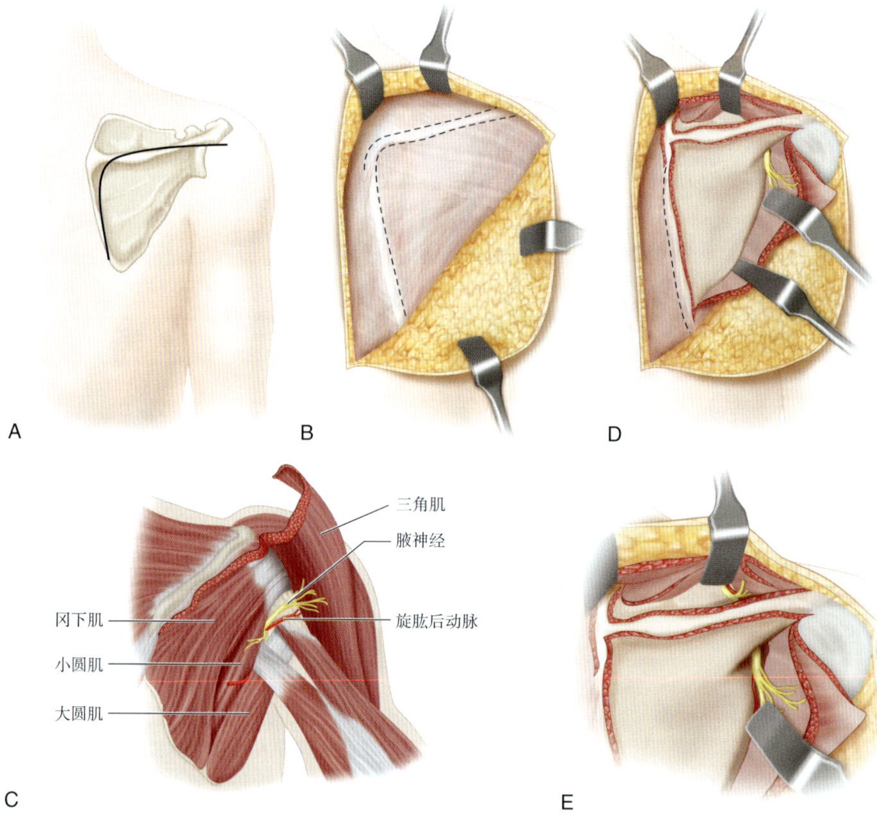


**图19**

### 器械

- 传统的手术床以及能够提供固定的沙包对于大多数骨折都能满足手术体位需要以及术中透视需要（图 18A）。
- Mayo 支架可以提供一个可调节的术侧肢体的支撑（见图 18B）。

### 注意事项

- 摆体位时必须小心，以避免神经损伤，包括肩胛上神经、腋神经；后侧入路时要注意第 11 副神经，前方入路需小心臂丛和腋动脉。为了减轻神经的牵拉，可适度延长手术切口。
- 当肩外展 90°，后侧入路时会受到限制，原因是外展手臂时更加靠外并且与手术切口靠近。
- 关节镜辅助下骨折复位手术液体的灌注需严密监测。

### 争议

- 关节镜辅助下切开复位内固定的临床效果并不优于标准的三角肌胸大肌肌间沟路。

  - 打开三角肌和冈下肌间隙，将三角肌后部从肩胛冈掀起（图 19C，见录像 2）。
  - 冈下肌和小圆肌肌间隔比较安全（分别由肩胛上神经和腋神经支配见图 19C），其可暴露肩胛骨的外侧缘和关节盂的下方，并且可很方便地将冈下肌延伸切口。
  - 冈下肌和小圆肌肌腹起源于肩胛骨内侧缘和冈下窝（见图 19D）。
  - 冈下肌向上和向外牵拉时必须小心，保持组织为湿润状态并避免对来自肩胛冈关节盂切迹的神经血管束的牵拉（图 19E）。冈上肌向上翻起也应小心。
  - 后方关节囊的切开可以直视下观察关节面的复位。
- 有限后方入路（由 van Noort 提出并倡导的）
  - 为了避免 Judet 入路将冈下肌向上翻起，van Noort 等 2004 年提出了新的入路：切口起自肩胛冈内侧 2/3 向外侧延伸，在肩峰后角内侧 2cm 处弧型向尾端延伸 10cm。通过肩关节外展 90°，三角肌的下方边界可以抬起，这样可以很容易牵引暴露。
  - 肩胛冈内侧松解可能需要一个小切口的帮助。
  - 冈下肌和小圆肌各自由肩胛上神经和腋神经支配，通过他们之间的间隙可以暴露肩胛骨的外侧缘和关节盂的下方。
  - 从后方将关节囊垂直切开，可以直视观察盂肱关节。
  - 插入一个牵开器将肱骨头向前牵引。
- 前方入路
  - 标准前方入路为三角肌胸大肌肌间沟入路。
  - 传统的 Bankart 损伤开放手术修复需要施行肩胛下肌肌腱切断术，但要注意保护肩胛下肌肌腱下方通过的血管。
  - 经长轴或 H- 型关节囊切开可以获得一个很好的视野，以便于行复位和固定。

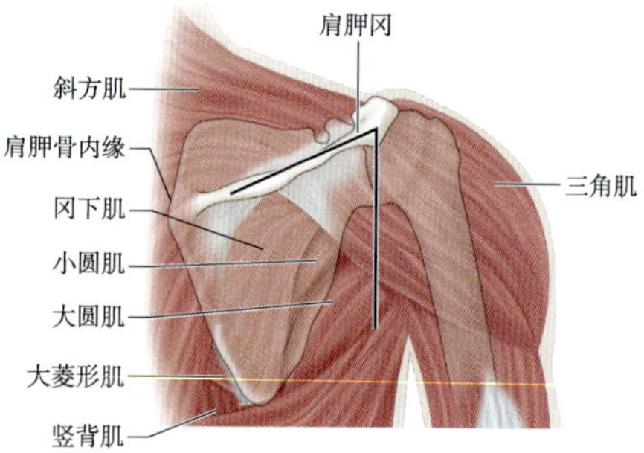


A

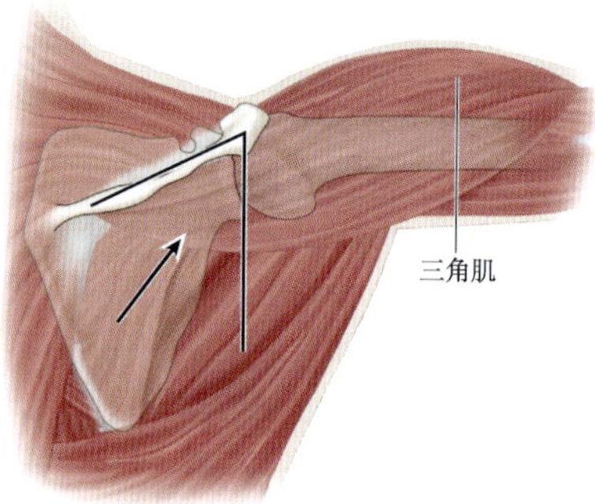


B

**图20**

- 上方入路
  - 上方入路主要用于通过前方入路或后方入路间接经皮操作后需要切开复位的情况（见图 21C）。
  - 因为这些关节盂骨折经常伴发锁骨或肩锁关节损伤，所以选择上方入路可以同时施行锁骨骨折切开复位内固定。
- 关节镜辅助下关节盂骨折固定
  - 标准的后方关节镜入路和两个前方工作通道，后方工作通道在肩峰前外侧缘内侧 2cm，下方 1cm。前方工作通道紧靠喙突外侧（见录像 3）。

## 要点

- 从后方关节囊切开可了解复位情况。
- 对于Ⅲ型骨折可以考虑借助喙突手法操作间接复位。
- 关节镜辅助下操作，第 1 步最好建立后方和前方的通道，通过灌注清除血肿以帮助复位。

## 要点

- 使用体积较小的内植物（2.0 ~ 2.7 mm）也可以达到充分的固定和防止撞击。
- 关节面固定也可以用蝶形接骨板固定，可增加刚度。

# 手术步骤：切开复位内固定

## 步骤 1

- 明确骨折线，清除血肿或游离碎片，并注意保护附着的软组织。
- 首先复位关节面，直视下或在透视下运用克氏针临时固定。图 21A 和 21B 显示了借助喙突运用撬拨技术经皮固定关节盂（病例 5）。

## 步骤 2

- 明确带有较大骨折块的关节盂关节面骨折需要使用内固定，最常用的固定方式是拉力螺钉。
- 大多数固定采用的都是经后侧入路由后向前固定，而关节镜辅助下固定和经前路固定采用的固定方式为从前向后固定。
- 因为大多数骨折都有横行的碎片，所以采用经上方入路（也可采用经皮的方式）由上向下拉力螺钉固定是个不错的选择，具体位置在锁骨的外侧缘。图 21C 显示了病例 5，一位铁人三项运动员经上方入路采用拉力螺钉固定。
- 植入物开始方向为由锁骨后方向外侧置入，然后从上向下穿过冈上肌肌腹或冈上肌肌腹和肌腱结合部固定关节盂窝的横行骨折（见图 21C）。

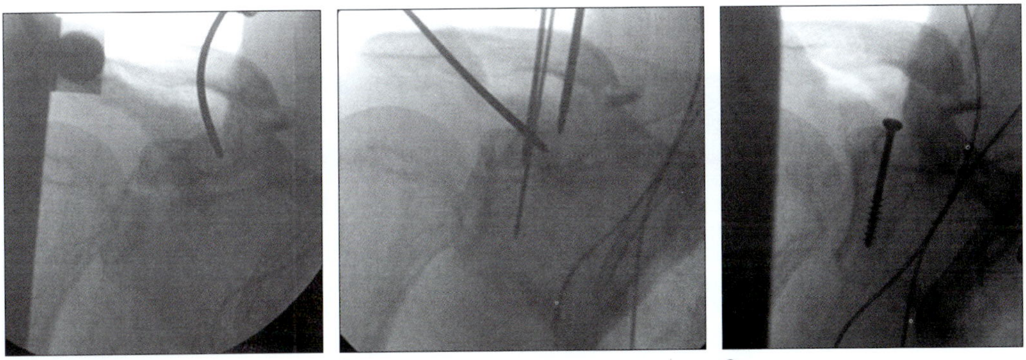

A B C

图21

**注意事项**

- 尽量避免大的植入物以免影响关节活动。
- 当复位关节盂骨折时要考虑到关节盂的后倾角和 GPA 角。

## 步骤 3

- 当内固定置入后，应该能使骨折碎片稳定在肩胛冈和肩胛体。
- 当内固定置入后应用 C 形臂确认骨折复位和内置物位置。
  - 图 22A 和 22B 显示了病例 3，一个山地车运动员关节盂颈部骨折的术后 X 线。
  - 图 23A 和 23B 显示了病例 4，一位自行车运动员关节盂Ⅵ型骨折的术后 X 线。

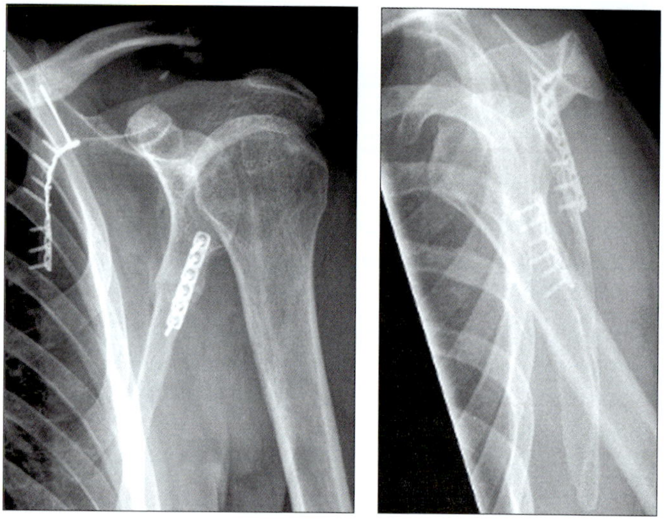

A　　B

图22

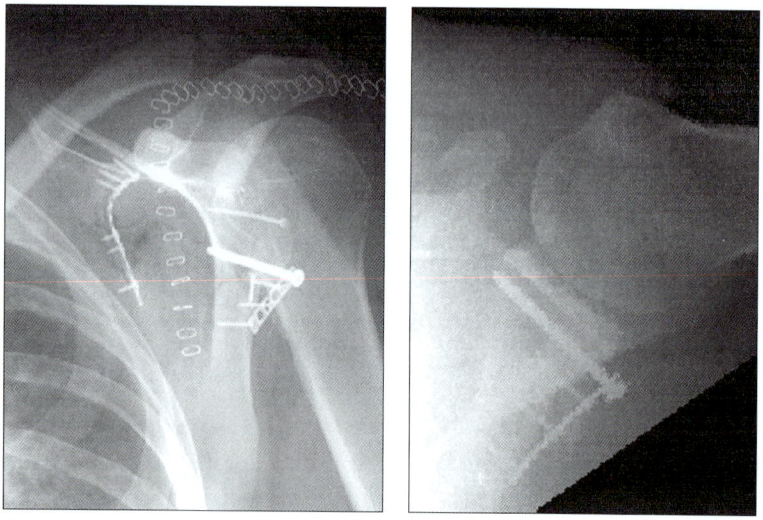

A　　B

图23

### 器械／植入物

- 体积较小的内植物运用在关节周围（直径 2.4 ~ 2.7 mm），直径 3.5mm 的内置物也可以运用于较大的骨折块。

- 图 24A-C 显示了病例 5，一位铁人三项运动员的术后 X 线证实骨折已经复位，并且内置物未对关节活动产生影响。

■ 切口缝合

- 后方入路：在内固定置入完成后，使用可吸收线修复冈下肌的内侧缘，并将小圆肌缝合至肩胛骨内侧缘和将后侧的三角肌缝合至肩胛冈。
- 前方入路需要将关节囊和筋膜各层逐层缝合。

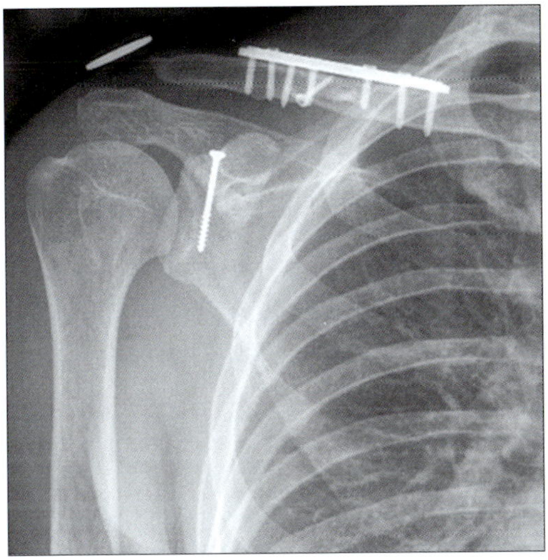

A

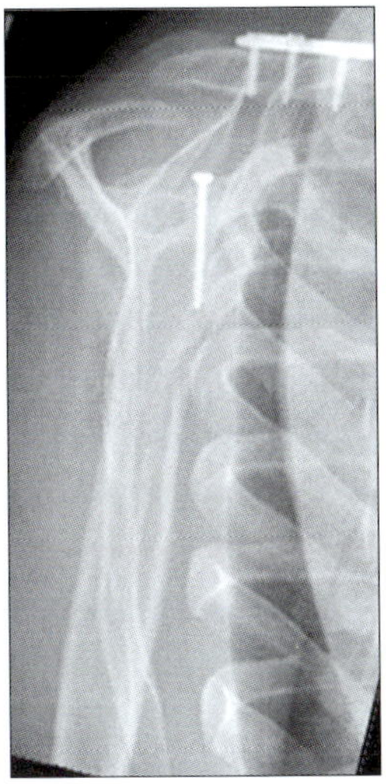

B

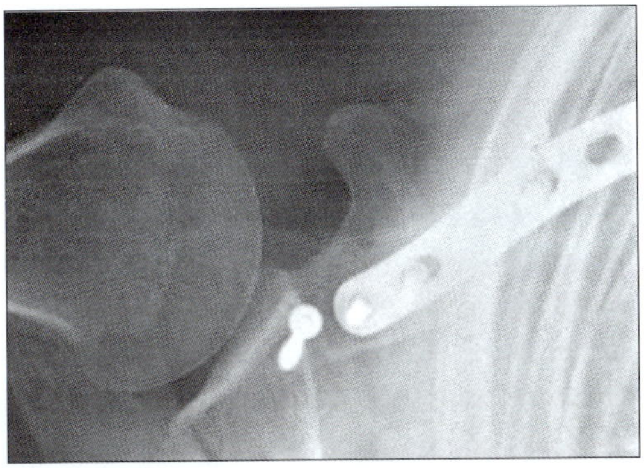

C

图24

## 关节镜辅助下关节盂骨折固定

- 主要用于关节盂 IA 型骨折，具体步骤将通过病例 2 的图示详细说明。

### 步骤 1

- 建立关节镜通道。
- 在关节充分灌注后，行诊断性关节镜探查。
- 通过前方的工作鞘管使用探钩清除积血和骨折碎片。

### 步骤 2

- 复位骨折并用克氏针临时固定。
- 可以通过直视下或使用透视确认骨折复位。

### 步骤 3

- 有效的骨折固定手段：
  - 在使用临时固定后，通过导针经皮使用螺钉固定（图 25A 和 25B）。
  - 另外也可以使用或联用非可吸收线穿过盂唇和关节囊将骨折碎片缝合固定至关节盂。使用从前向后的缝合技术，线结打在冈下肌上面（与 Caspari 提出的 Bankart 损伤修复技术相似）。

**要点**

- 经工作通道使用两枚克氏针临时固定。
- 如果使用经皮空心钉固定，当空心钉经导针插入时，则至少需要一根临时固定器械（克氏针）。
- 使用长的导针和短的套管

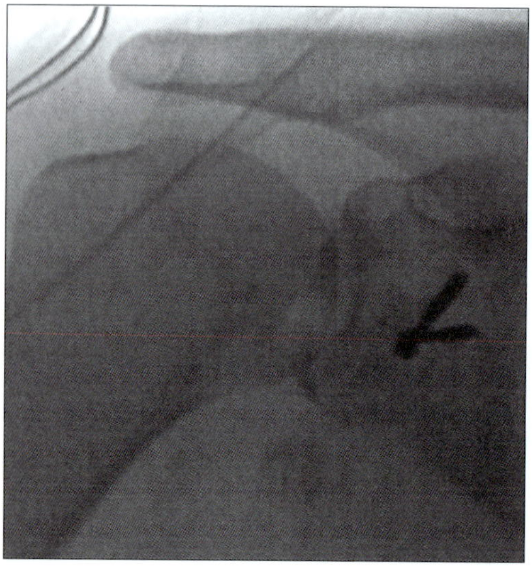

A

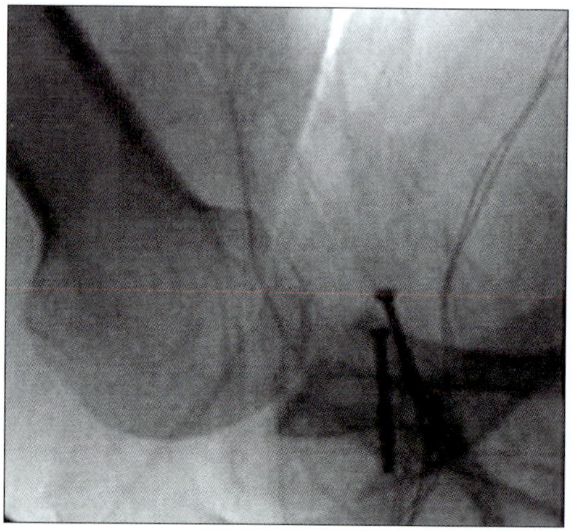

B

**图25**

- 最后的复位效果通过关节镜和透视影像来了解和评价（见图 25），（图 26A 和 26B）。

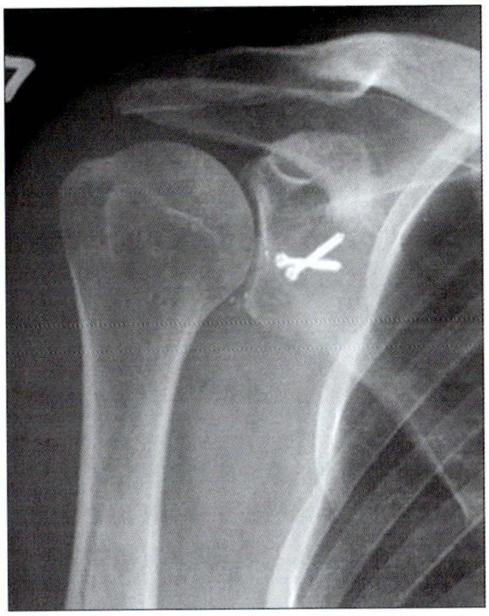

A

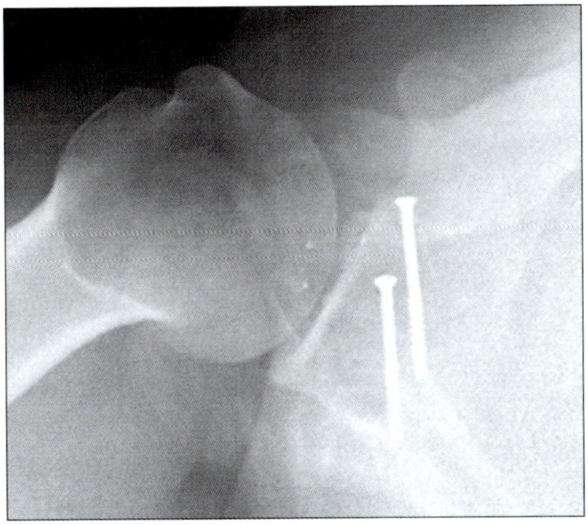

B

**图26**

**要点**

- 坚固内固定可以允许关节的早期活动，可以预防术后关节僵硬。

**注意事项**

- 术后 6 周内骨折再次移位或内固定失败要调查有无感染因素。
- 骨折后可能出现异位骨化和粘连性关节囊炎。虽然对于异位骨化没有特别的治疗方法，但早期活动及锻炼可减少术后肩关节僵硬的发生率。

## 术后护理和预后

- 患侧上肢术后可用一个吊带悬吊，直到疼痛减轻可以允许三阶段的康复训练。
- 阶段 1
  - 如果实现了完全复位和牢固固定，术后可先行简单的屈伸功能锻炼 4 周，包括钟摆型运动锻炼和被动功能锻炼。目标是达到 90° 的前屈上举和 30° 的外旋，内旋目标则是达到：患者的拇指可到胸腰段脊柱。
  - 术后 2 周对病人进行肩关节的早期临床功能和放射学检查（肩关节前后位、侧位和轴位 X 线）用以评估内固定的稳定性、盂肱关节的复位和匹配性（见图 24）。
- 阶段 2
  - 阶段 2 指的是术后 4 周至术后 10 ～ 12 周。
  - 如果临床上和放射学上都已经确认内固定的稳定性，即可行主动功能锻炼以及主动的内、外旋锻炼。
- 阶段 3
  - 术后 10 ～ 12 周再次对患者评估，如果骨折已经愈合，则可行对抗性功能锻炼。

- 注意：如果骨折粉碎严重，或不能达到坚固内固定，则阶段 1 功能锻炼可延长到术后 6 周，并仔细行放射学评价发现有无内固定失败情况出现。如果内固定稳定，则根据临床评估和放射学评估决定何时行主动功能锻炼和对抗性训练。
- 术后康复的目标是达到最大的运动功能幅度和恢复最大的力量，完成这些目标的康复期一般为 16 ~ 24 周。术后 6 个月内禁止做重体力劳动和禁忌性体育运动。

■ 根据目前推荐的手术指征，大多数关节盂骨折患者切开复位内固定术后获得很好的临床效果，70% ~ 98% 疼痛完全缓解。患者术后功能的好坏与患者受伤类型及术后并发症密切相关（特别是术后肩关节僵硬）。

## 证据

没有更高的临床研究结果指导临床决策，对于手术治疗和非手术治疗没有比较性研究（随机控制试验或比较队列试验）。目前发表文献大多局限于以外科医师为主的单一队列回顾性研究，也有少量评价术后临床功能效果为主的回顾性研究和一些前瞻性研究。根据建立在诊断和治疗上的临床研究结果做了分类标准体系有助于术前计划的制订。

### 分类体系

Goss TP. Fractures of the glenoid cavity. J Bone Joint Surg [Am]. 1992；74:299-305.

Goss TP. Fractures of the glenoid neck. J Shoulder Elbow Surg. 1994；3:42-52.

Goss TP. Scapular fractures and dislocations: diagnosis and treatment. J Am Acad Orthop Surg. 1995；3:22-33.

Obremsky WT，Armitage B，Corr B. Glenoid fractures do not medialize. Paper #54，Annual General Meeting，Orthopedic Trauma Association，Boston，2007.

Patterson JMM，Galatz L，Toman J，Torretta P Ⅲ，Ricci WM. CT evaluation of extra-articular glenoid neck fractures: Does the glenoid medialize or does the scapula lateralize? Paper #55，Annual General Meeting，Orthopedic Trauma Association，Boston，2007.

Romero J，Schai P，Imhoff AB. Scapular neck fracture: the influence of permanent malalignment of the glenoid neck on clinical outcome. Arch Orthop Trauma Surg. 2001；121:313-6.

The authors reported that a GPA less than 20° was associated with poorer functional outcome，hence suggesting it as a relative indication for ORIF.

## 解剖

Mallon WJ, Brown HR, Vogler JB 3d, Martinez S. Radiographic and geometric anatomy of the scapula. Clin Orthop Relat Res. 1992;(277):142-54.

## 非手术治疗

Ada JR, Miller ME. Scapular fractures: analysis of 113 cases. Clin Orthop Relat Res. 1991;(269):174-80.

Khallaf F, Mikami A, Al-Akkad M. The use of surgery in displaced scapular neck fractures. Med Princ Pract. 2006;15:443-8.

Maquieira GJ, Espinosa N, Gerber C, Eid K. Non-operative treatment of large anterior glenoid rim fractures after traumatic anterior dislocation of the shoulder. J Bone Joint Surg [Br]. 2007;89:1347-51.

Nordqvist A, Petersson C. Fractures of the body, neck, or spine of the scapula. Clin Orthop Relat Res. 1992;(283):139-44.

## 浮肩

Herscovici D, Fiennes AG, Allgöwer M, Rüedi T. The floating shoulder: ipsilateral clavicle and scapular neck fractures. J Bone Joint Surg [Br]. 1992;74:362-4.

## 有限后方入路

Van Noort A, Van Loon CJM, Rijnberg WJ. Limited posterior approach for internal fixation of a glenoid fracture. Arch Orthop Trauma Surg. 2004;124:140-4.

## 关节

Bauer T, Abadie O, Hardy P. Arthroscopic treatment of glenoid fractures. Arthroscopy. 2006;22:569.

---

图 3 改良于 Romero J, Schai P, Imhoff AB 肩胛颈骨折：长期肩胛颈畸形对临床疗效的影响 . Arch Orthop Trauma Surg. 2001;121:313-6.

图 15 改良于 Mallon WJ, Brown HR, Vogler JB 3d, Martinez S：肩胛骨的影像和几何解剖 . Clin Orthop Relat Res. 1992;(277):142-54.

图 16 来源于 Goss TP. 关节盂骨折 . J Bone Joint Surg [Am]. 1992;74:299-305.

图 17 来源于 Goss TP. 关节盂颈部骨折 . J Shoulder Elbow Surg. 1994;3:42-52.

图 20 来源于 Van Noort A, Van Loon CJM, Rijnberg WJ. 后方小切口内固定治疗关节盂骨折 Arch Orthop Trauma Surg. 2004;124:140-4.

# 3 肱骨近端骨折

*Pierre Guy*

## 切开复位内固定及关节置换

### 适应证

#### 一般适应证

- 患者的年龄及功能要求，骨折的移位情况以及手术对骨折片复位及固定（骨质量）的可能性等因素决定最终是否选择手术治疗。
- 绝对适应证：开放骨折，血管神经损伤需要手术探查。

#### 特殊适应证

- 无移位的一部分骨折可选择保守治疗。
- 移位的两部分骨折（见外科解剖部分）大多选择切开复位内固定治疗。
  - 肱骨大结节骨折
    - 年轻患者，功能要求高，运动员，及工作以“过肩运动”为主的人群中，移位大于 5mm 的大结节骨折可考虑手术治疗。
    - 高龄患者大结节骨折移位大于 10mm 考虑手术治疗。
  - 小结节骨折（少见）
    - 移位大于 10mm
  - 外科颈骨折
    - 横行移位超过 75%，短缩超过 10 ~ 20mm，干骺端粉碎，内翻畸形的年轻患者均需手术治疗。
  - 解剖颈骨折
    - 成角大于 45°
    - 合并肩关节脱位的两部分骨折
- 移位的三 / 四部分骨折（见外科解剖部分）
  - 内翻嵌插型骨折
    - 年轻患者：切开复位内固定
    - 老年患者：保守治疗
  - 三部分 / 四部分骨折（合并肩关节脱位）
    - 如果可能，选择切开复位内固定。
    - 如难以固定，选择关节置换（见有争议内容：术后骨坏死和预期结果）

**注意事项**

- 向后方移位的大结节骨折块在普通 X 线平片上很难观察到（CT 扫描的敏感度更高）。
- 如果观察到小结节骨折，应注意患者可能同时合并肩关节后脱位（不稳定，癫痫发作，酒精戒断症状等）。
- 在肱骨大结节骨折的病例中，往往会忽视同时合并的解剖颈骨折。

**争议**

- 临床工作中，往往很难对骨折块数量进行精确定义；三部分及四部分骨折常在一起讨论因为其手术治疗方式类似。
- 一期关节置换治疗肱骨近端骨折仍存在争议，关节置换有时因内固定失败而在术中决定。明显的关节面骨折，肱骨头劈裂骨折，急 / 慢性骨折合并脱位可以考虑关节置换。

## 治疗方案

- 保守治疗：无移位骨折非手术治疗后虽遗留一定的功能障碍但临床结果仍可接受，部分高龄，手术耐受力差的患者亦可选择保守治疗。
- 切开复位内固定是“一线治疗”；对于难以修复的骨折和难以固定的病例可采用关节置换。

## 检查及影像

- 一般检查
  - 排除其他伴发伤。
  - 评估全身情况，判断是否耐受手术。
  - 视诊：排除开放骨折及严重的内出血，对脱位进行评估。
  - 触诊：排除血管及神经损伤。
- 肩关节创伤类 X 线平片
  - 前后位 X 线片（放射线管球正对关节盂，垂直于肩胛骨体所在平面，图 1A），肩胛骨侧位（图 1B）、腋位（图 1C）可对绝大多数病例进行较为全面的评估。

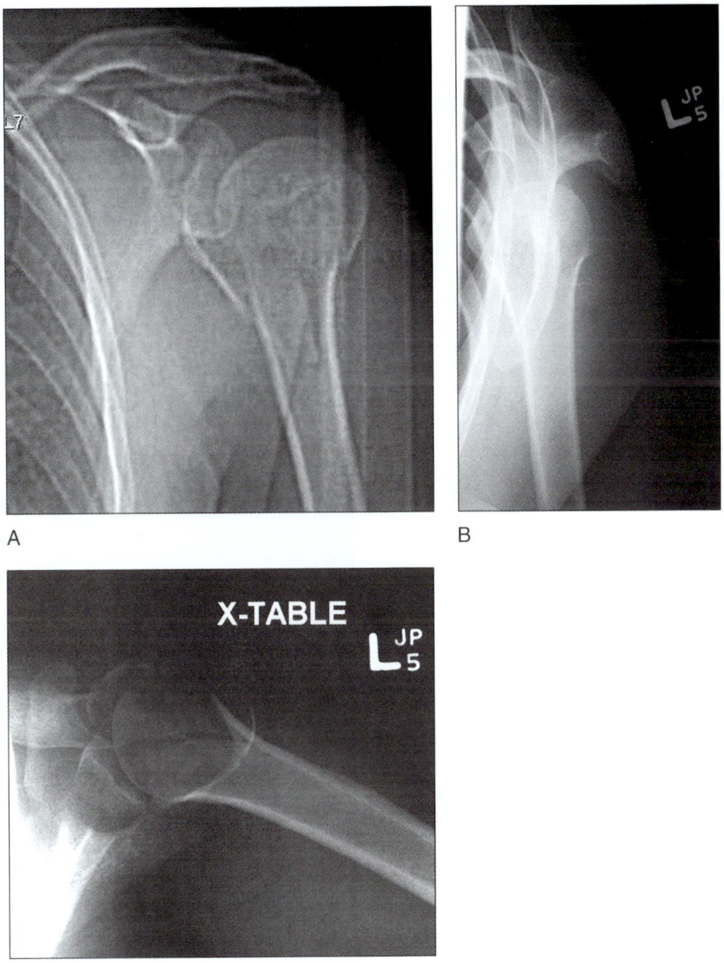


A B C

图1

- 图 2A-C 显示肱骨大结节骨折（病例 1）。
- 图 3A，3B 所示：一位 29 岁的多发伤的女性患者，肱骨外科颈粉碎骨折，骨折线延及骨干（病例 2）。

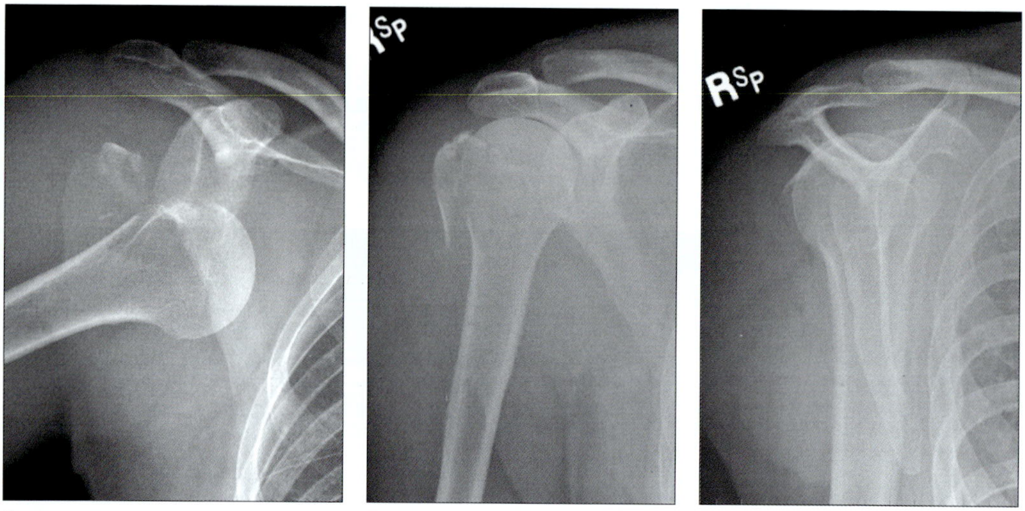


A　　B　　C

图2

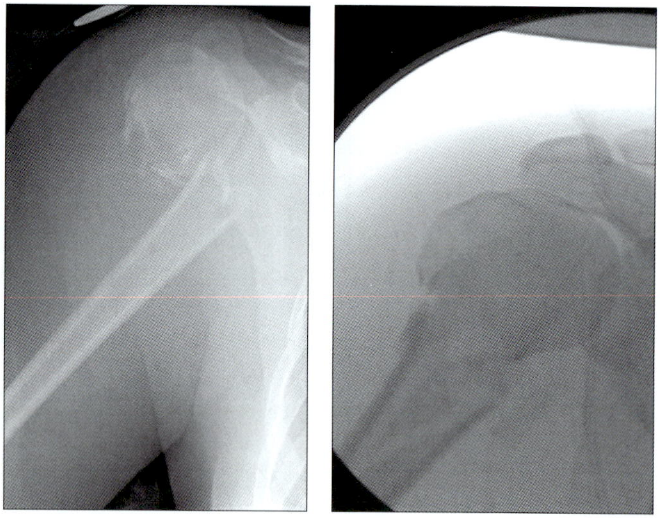

A　　B

图3

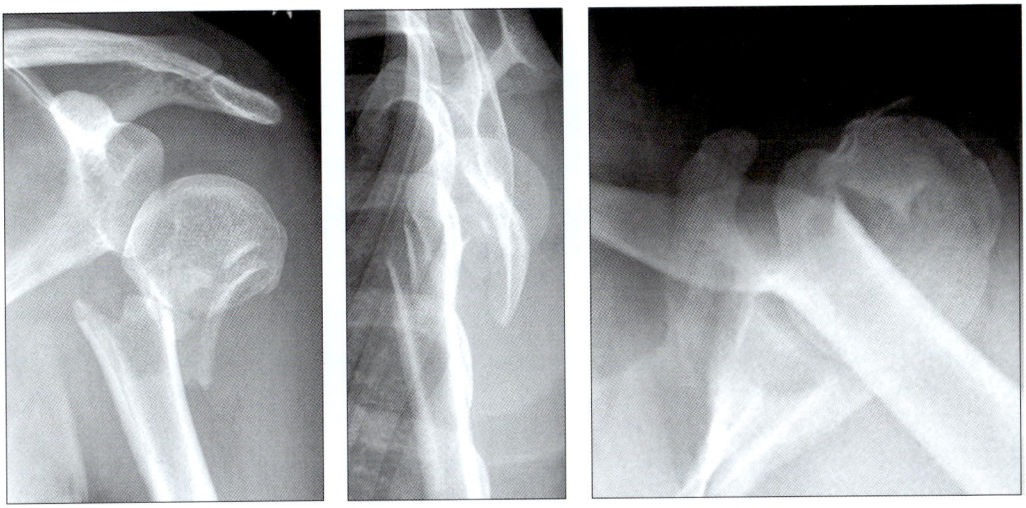

A　B　C

图4

- 图 4A-C 所示：一名 25 岁的女性患者，外科颈骨折，难以闭合复位（病例 3）。
- 图 5A，5B 所示：一位 47 岁女性患者，摔伤肩部导致肱骨近端外翻嵌插型骨折（Case 4）。

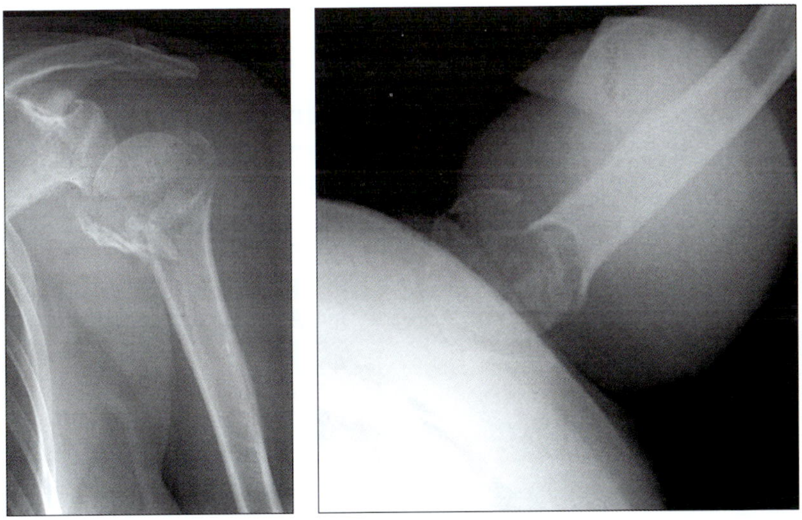

A　B

图5

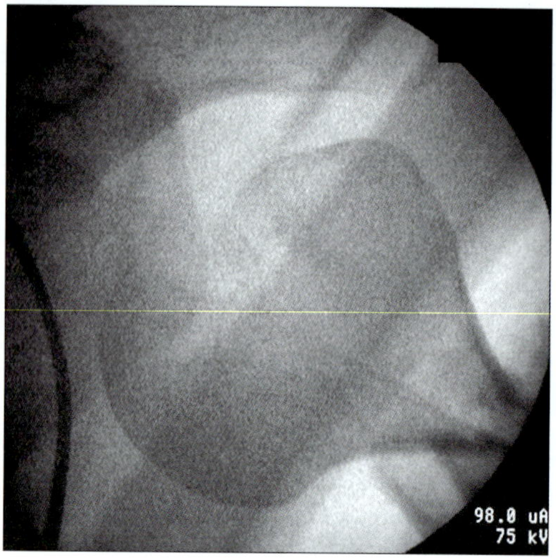


**图6**

- 图 6 所示一例肱骨近端骨折合并脱位患者术中透视像（病例 5）。
- 如因患者疼痛肩关节难以外展造成腋位片拍摄受限，可以考虑拍摄“bumped-up 位像”(aka“鸡翅位像 chicken wing” view)
  - 在患者已经石膏固定的情况下，如需拍摄腋位片，可将 X 线暗盒置于肩关节上方，放射线管球置于患者平躺的水平线以下并对准头侧及前方，以腋窝为中心拍摄可获得较为理想的摄片（图 7A-C）。
  - 这样拍摄的好处是，患者可以保持石膏固定同时进行拍片，并可以在患者仰卧位时进行。
- 在肱骨内旋（图 8A）及外旋位（图 8B）进行肩胛骨正位拍片可消除肱骨头与肩胛盂的重叠，以获得高质量的 X 线片，并可在术后随访中观察骨折的愈合情况。

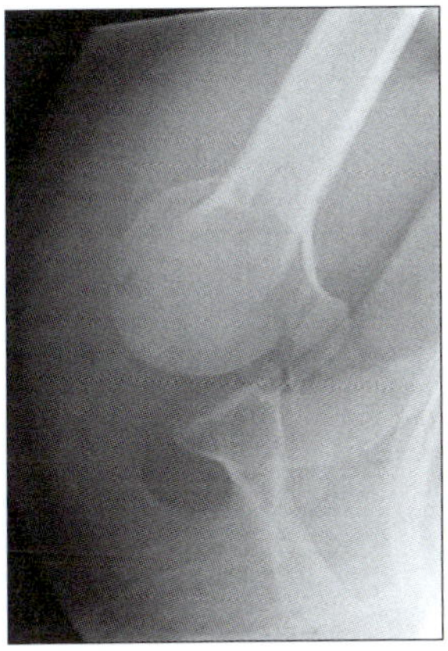

A

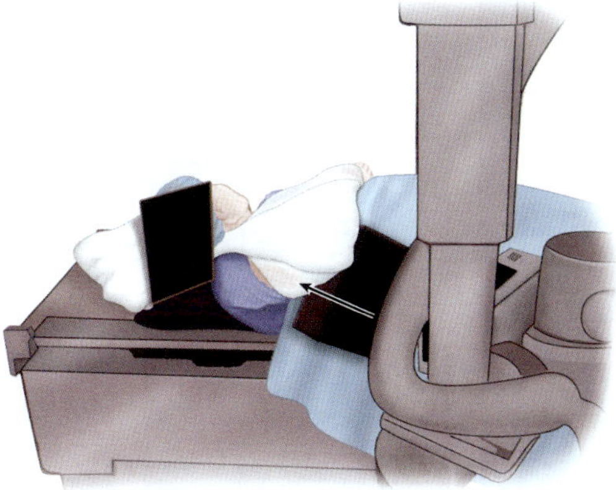

B

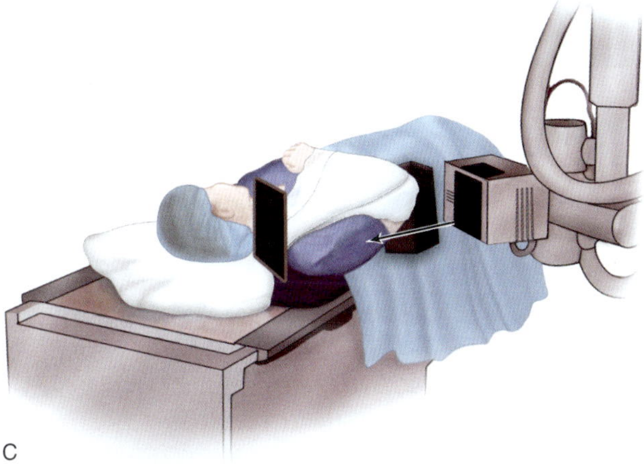

图7 C

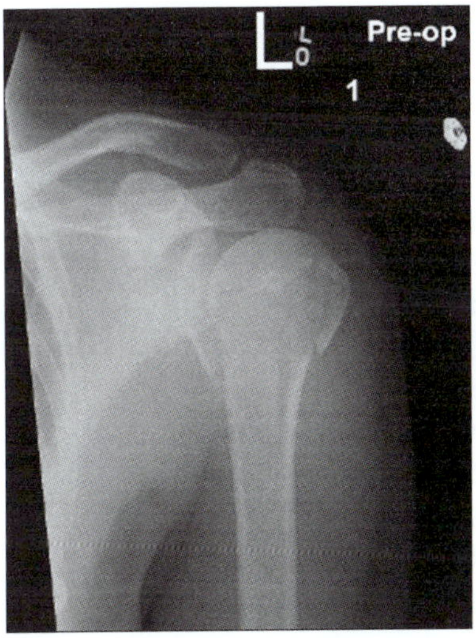


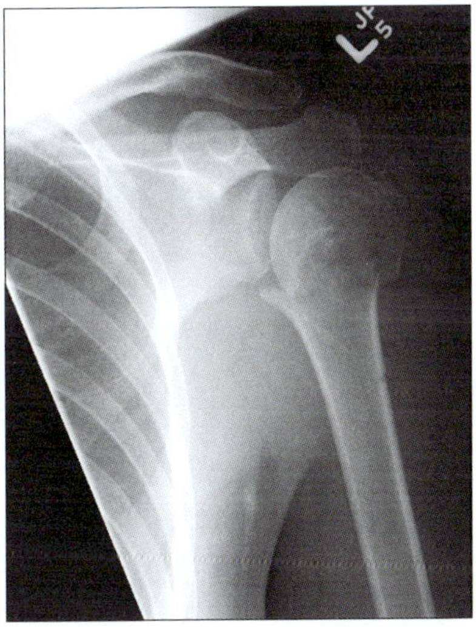

图8 A B

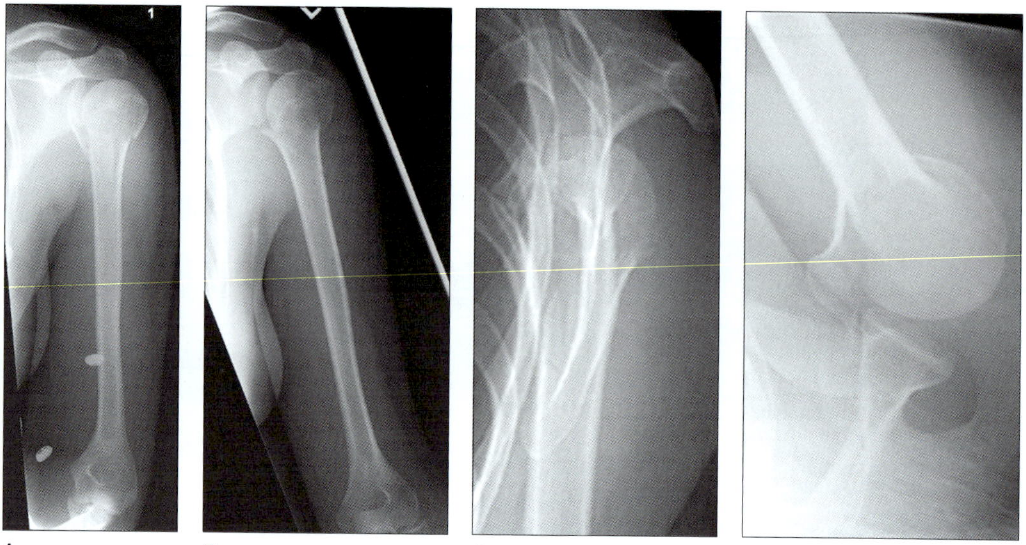
A B C D
图9

- ◆ 图 9 所示：一名 27 岁的女性患者滑雪时摔伤左肩（病例 6）导致肱骨近端移位性骨折（图 9A，9B）及复位情况（图 9C，9D）。拍片时采用肱骨内旋及外旋确认复位情况。

- ■ 计算机体层扫描（CT）
  - ● 轴位 CT 加二维或三维重建对骨折的评估和手术计划的制订很有帮助。
    - ◆ 图 10 所示：病例 4 的患者（肱骨近端外翻嵌插型骨折）进行肩关节轴位 CT 扫描（图 10A-C）及三维重建（图 10D-F）
  - ● 多平面扫描对于移位的骨折片（如单纯大结节骨折）的判断及术前计划的制订很有帮助。
- ■ 核磁共振扫描
  - ● MRI 有利于评估骨折合并的肩袖损伤及肩关节周围韧带的损伤（肩锁关节，喙锁韧带）；但该检查在急性创伤的病例中并不常用。
  - ● 决定手术治疗的主要因素是骨性结构的损伤及患者的全身情况。
  - ● 软组织损伤（肩袖撕裂）如在术中发现，可予以相应处理，或可在骨折固定后二期治疗。

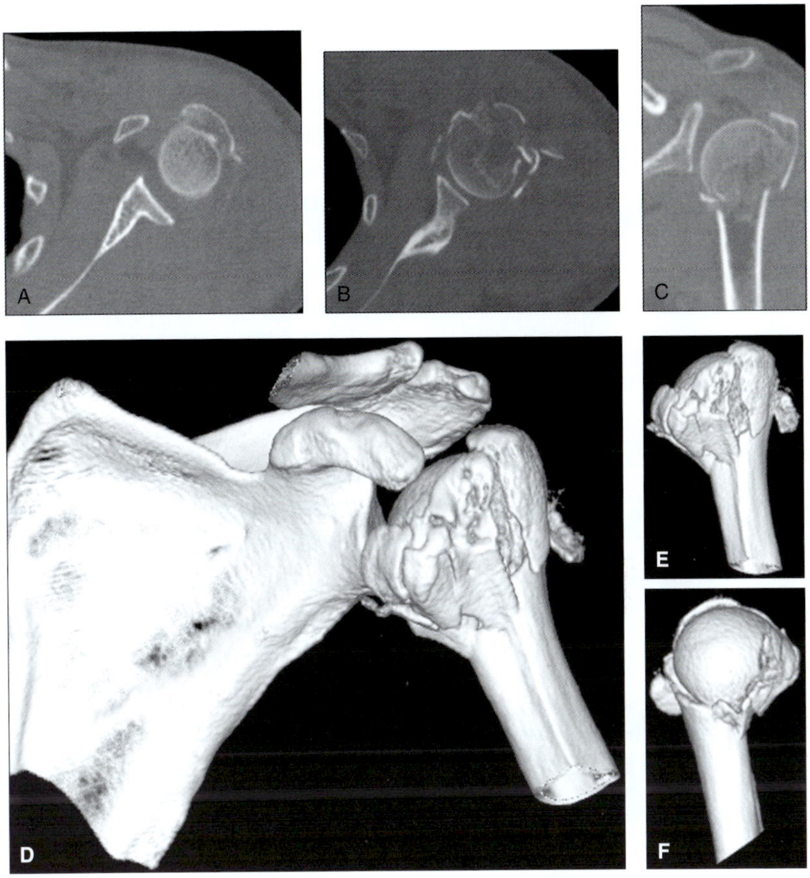


图10

## 外科解剖

- 如 Codman 所描述，肱骨近端的解剖主要由四个部分组成（图11）。
  - 肱骨近端骨折分型对于手术方案的制订十分关键。
  - Codman 将肱骨近端及其损伤划分为四部分结构，是基于该部位的胚胎学起源及生长期的发育成骨特点。
- 图 12 显示的是肱骨近端的骨性结构及周围的肌肉、血管、神经的解剖学特点。
  - 肩袖：冈上肌、冈下肌、小圆肌（止于大结节）、肩胛下肌（止于小结节）。
  - 神经：腋神经、臂丛（图中未显示）
  - 血管：旋肱前动脉、侧升支
- 松质骨及软骨下骨在肱骨近端的分布对内固定的选择具有重要的意义。
  - 内固定物在松质骨丰富的部位（如肱骨距区域，软骨下骨及干骺端）有更好的把持力。

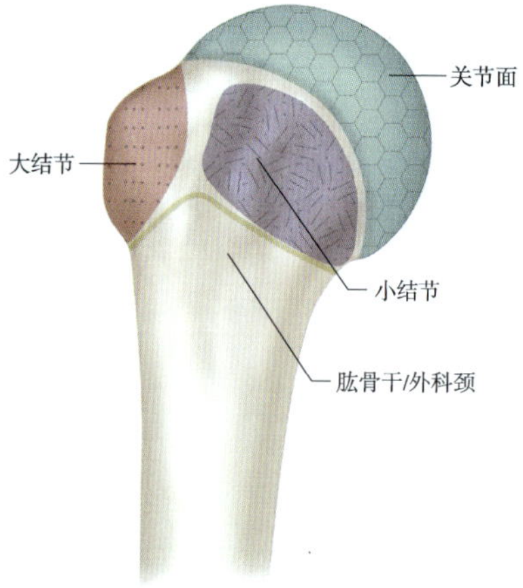


图11

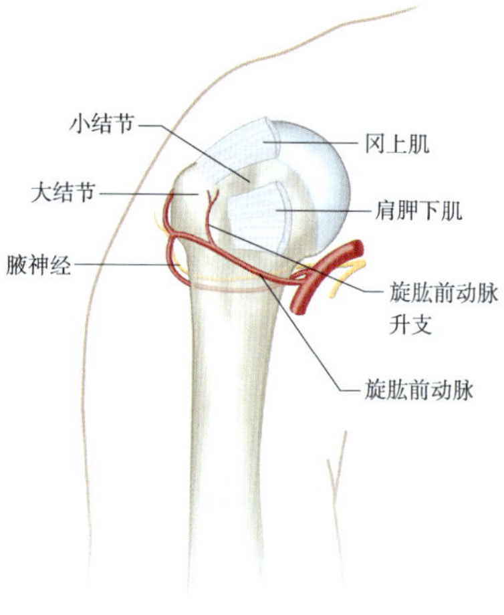


图12

**要点**

- 术前完善影像学检查。
- 术中透视机器位置摆放得当，以便获得理想的透视图像。
- 如果可能，将透视机放在手术肢体的对侧，这样便于透视且不影响手术操作。（图 13）。

## 体位

- 无论采用何种入路，均可选择沙滩椅体位或仰卧位。
- 手术床应透 X 线，术中透视机的位置应精心设计，以便于术中透视。
  - 透视机可放置在患者受伤肢体的对侧（图 13A，13B）或近端（图 14A，14B）。

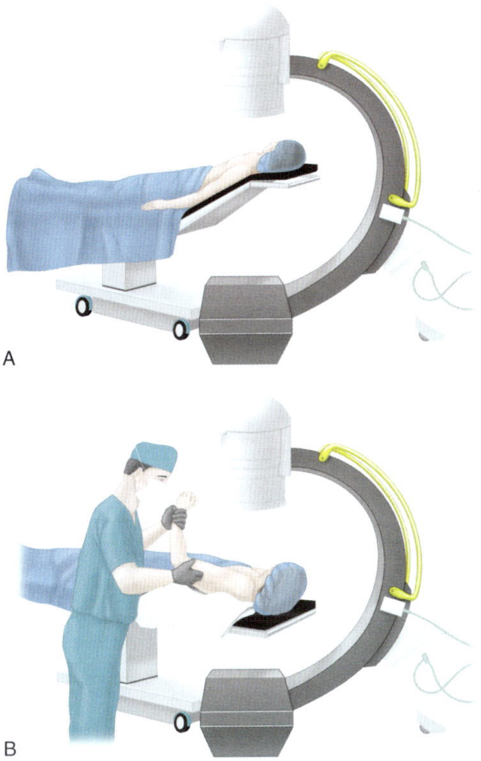


图13

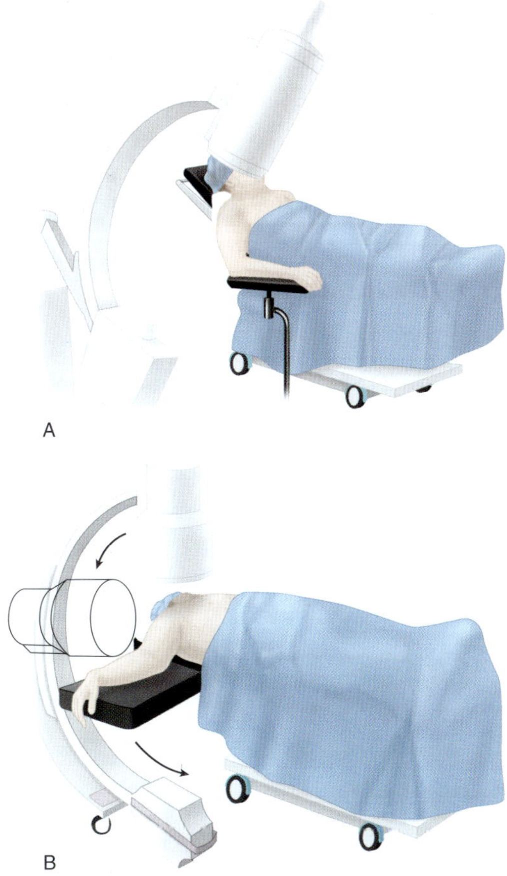


图14

## 注意事项

- 老年患者在沙滩椅体位时，避免头部抬起过高（有脑和/或视网膜供血不足的潜在风险）。
- 如计划实施肩关节置换手术，在体位的摆放时，应使得患侧肩关节可自由活动。

## 器械

- 肩关节置换的器械应常备。

## 要点

- 在劈三角肌的肩关节外侧入路中，上臂外展可放松三角肌对肱骨的牵拉，有助于内固定的放置和打钻。

## 注意事项

- 在劈三角肌的肩关节外侧入路中，通过对周围软组织的分离显露和保护腋神经。

## 争议

- 劈三角肌的入路中，仔细地对深部软组织、肌肉进行分离有助于保护腋神经。该思想应贯穿整个手术过程。最近的文献介绍了该入路的临床应用并强调了内固定的放置位置。

## 入路/显露

- 劈三角肌的肩关节外侧入路（图 15A；视频 1）
  - 适应证
    - 单纯大结节骨折或外科颈骨折
    - 三/四部分骨折（主要是外翻压缩）
  - 切口（图 15B）
    - 切口近端起自肩峰的前外侧角，切口纵行向下最多延伸 5cm。劈开三角肌，切除肩峰下滑囊，清除血肿（图 15C）。
    - 可向近端分离，在锁骨外端部分剥离三角肌前部在锁骨上的起点。
    - 远端的切口位于三角肌粗隆。
  - 辨认肩袖的腱性部分，使用缝线缝合标记。打开肩袖间隙有助于对深部的骨折片或肩关节内结构的显露。
  - 术中对肩关节的内旋/外旋有助于对大结节的显露，复位及固定。
  - 如需要将切口进一步向远端延伸以利接骨板的放置，可用手指对三角肌在肱骨干上段皮质的止点进行钝性分离，此时，可显露腋神经并加以保护。腋神经有时可在直视下观察。通常情况下，术者用手指即可触及和保护腋神经。
  - 缝合关闭伤口时，三角肌/斜方肌软组织瓣要很好地进行缝合。
- 三角肌前方入路（图 16A）
  - 适应证
    - 移位的肱骨近端三/四部分骨折
    - 骨折合并脱位
    - 肩关节置换，或很可能进行关节置换的手术。
  - 这是肩关节显露的一种经典入路，用于一些特殊类型骨折的复位和固定。
  - 切口起自喙突尖止于三角肌粗隆。通常将头静脉牵拉至外侧。在联合腱的外侧切开胸锁筋膜（图 16B）。
  - 去除所有的血肿，分离肱二头肌长头肌腱及大小结节骨折块，并用缝线缝合标记。
  - 外展肩关节，打开三角肌下间隙，在喙突尖放置一把 Hohmann 拉钩以利显露。
  - 如需向下方显露，可将三角肌止点的前部进行一定地剥离。

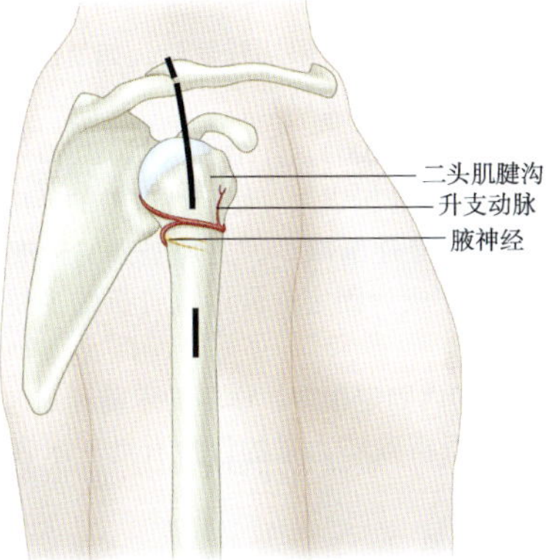


A

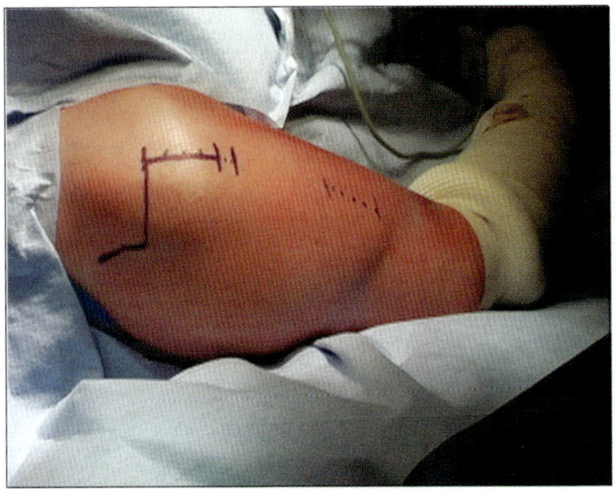

B

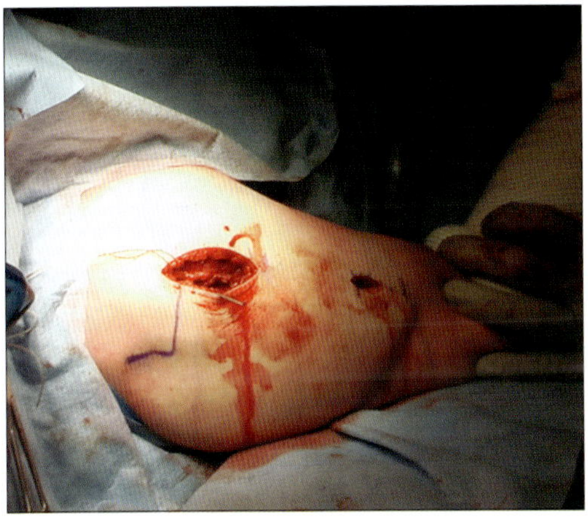

C

图15

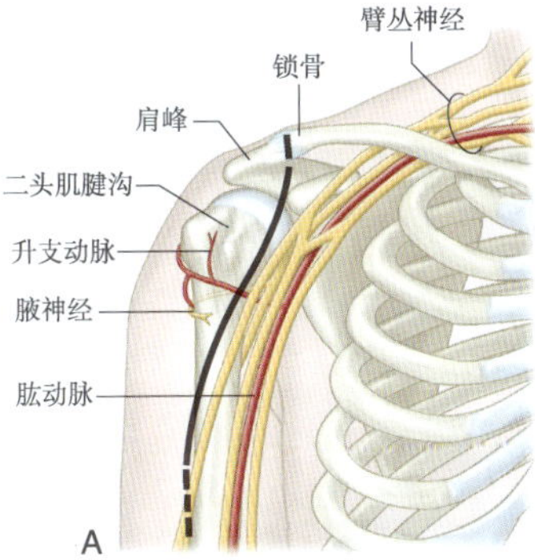


A

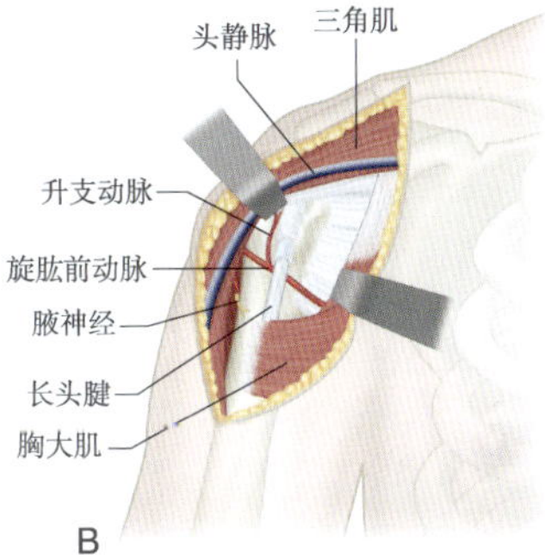


B

图16

## 要点

- 大结节骨折块往往向后方移位。

## 注意事项

- 大结节骨折常伴有肩关节前脱位，小结节骨折常伴有肩关节后脱位。
- 在麻醉下检查使用透视机对肱骨近端骨折的检查要明确肩关节有无脱位及有无隐匿性的解剖颈骨折。

## 器械 / 植入物

- 粗的可吸收缝线（2#，5#）

## 肱骨近端骨折的手术治疗：基本技术

- 可尝试对骨折进行闭合复位或有限切开复位。如复位良好，可使用经皮克氏针固定。但固定强度较差。
- 自从 Lill 等学者 Lill et al.（2004）介绍了微创小切口经肩关节外侧劈三角肌固定肱骨近端骨折以来，稳定性较差的经皮穿针固定肱骨近端骨折的手术已经逐渐减少。更加坚强的标准接骨板及锁定接骨板（图 17）已成为固定肱骨近端骨折的主要方式（图 18A，18B）。
- 肱骨近端骨折可选择的内固定很多，详尽的术前计划，对骨折块的个体化分析以及对骨折致畸力量的评价有助于术者选择适宜的内固定。

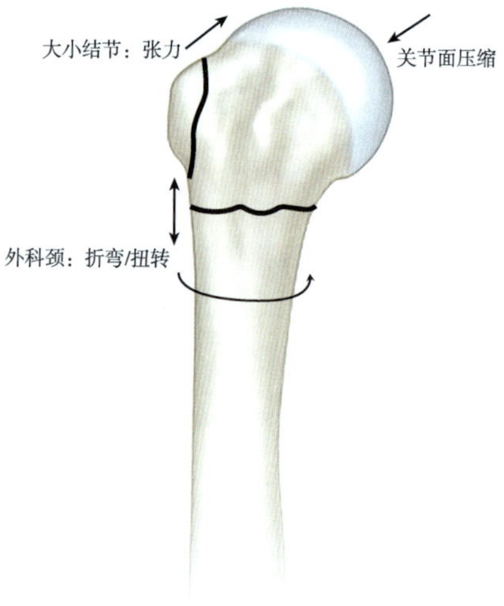


图17

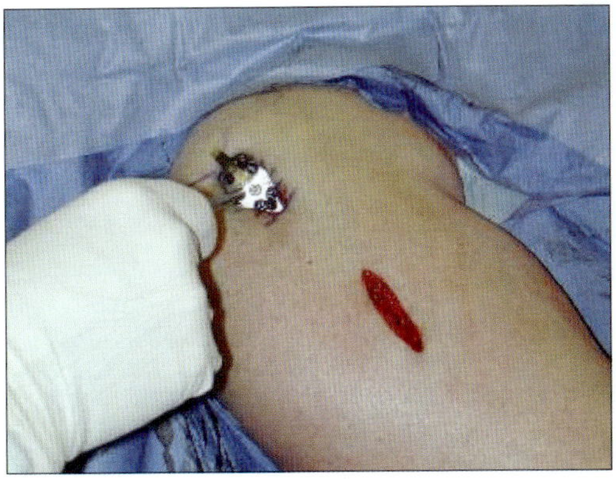

A

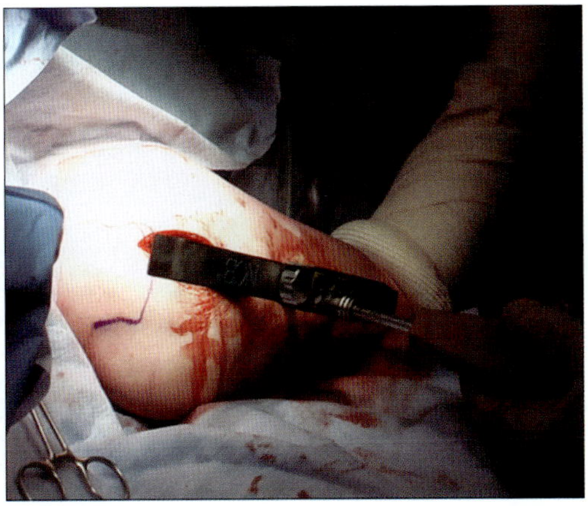

B

图18

要点

- 如骨折粉碎，应将内固定放置在最大的骨折块上。

器械 / 植入物

- 粗的可吸收缝线（2#，5#）
- 克氏针

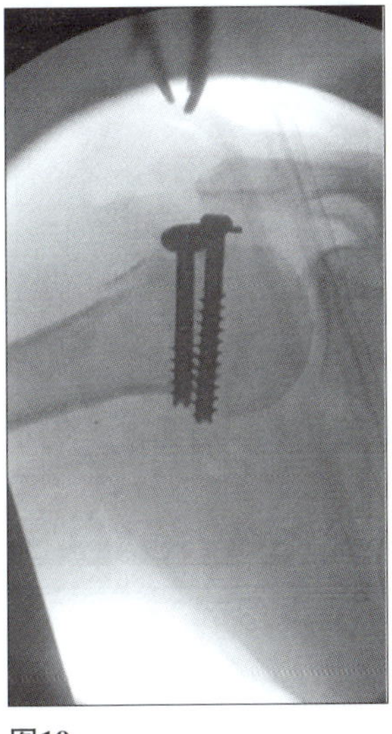

图19

## 手术步骤：单纯大结节 / 小结节骨折的切开复位内固定

### 步骤 1：骨折的复位

- 大结节骨折常选用劈三角肌入路，小结节骨折常选用三角肌 / 胸大肌入路。
- 清除血肿，显露骨折块。
- 用粗的 2# 或 5# 可吸收缝线缝合标记结节骨折块。缝线应穿过腱 - 骨结合部的肩袖腱性组织。
- 清理骨折端作为复位的标志。

### 步骤 2 ：复位和临时固定

- 使用克氏针进行复位和临时固定。
- 使用术中透视确认复位是否满意。

### 步骤 3：最终固定

- 内固定取决于骨折的部位
  - 大结节—通过导针打入大直径的空心钉，也可使用张力带固定。
  - 小结节—小结节骨折片通常是一个菲薄的骨片，最好使用缝线或加垫片的螺钉固定。
- 术中要使用透视确认复位情况及内固定位置。可参照图 19 对病例 1 的治疗。

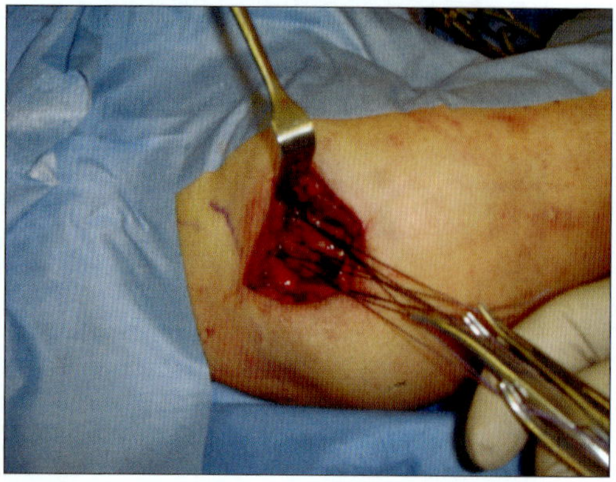
A

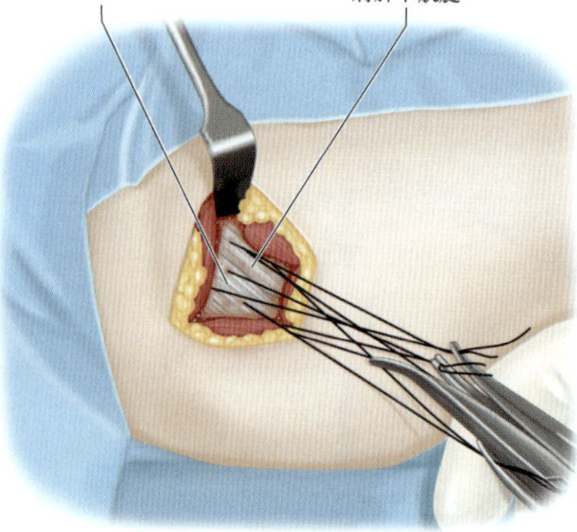

B

图20

## 要点

- 空心钉固定大结节（图 20），空心钉螺纹把持远端（内侧）皮质。注意腋神经在此处的走形。
- 当骨折继发肩袖间隙撕裂时，对肩袖间隙进行缝合修补（缝合肩袖腱性组织之间的间隙）

## 注意事项

- 避免螺钉头突出（肩峰下撞击）。
- 在透视下评估有无肩峰下撞击。（图 22）。

## 器械 / 植入物

- 内植物应承载大结节处的载荷（肩袖张力，图 18）。
- 大空心钉，张力带和 / 或粗的不可吸收缝线均可采用。

- 将冈上肌的前缘和肩胛下肌的上缘进行连续缝合关闭肩袖间隙（图 20A，20B）。
- 术后 X 线摄片显示骨折修复良好，并评估骨折的愈合情况：见病例 1（图 21A ，21B）。

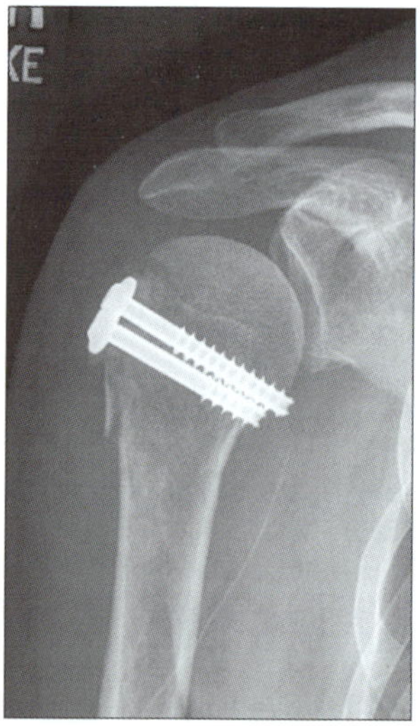

A

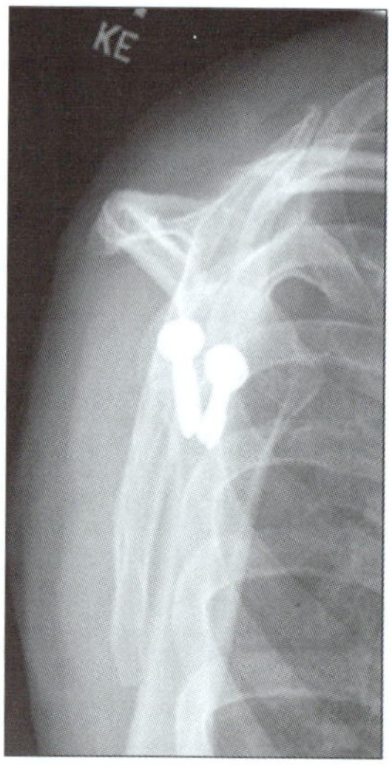

B

图21

### 要点

- 肱二头肌长头肌腱可能卡在外科颈骨折的骨折缝中，影响复位。

### 注意事项

- 如果骨折部分较为粉碎，在采用劈三角肌的外侧入路可能难以完全显露骨折的远端。

### 要点

- 临时固定应远离计划内植物的位置（结节间沟）。

### 注意事项

- 在外科颈向近端和前方移位的骨折的病例中，肱骨近端前缘皮质（肱骨干和小结节的交界处）往往是粉碎的。但此处仍可以作为复位的标志。

### 器械 / 植入物

- 克氏针

## 手术步骤：外科颈骨折的切开复位内固定

### 步骤 1：骨折的复位

- 在闭合复位失败或复位难以维持的病例，应选择切开复位内固定进行治疗。
- 可采用三角肌 - 胸大肌入路或者劈三角肌外侧入路。
- 清除血肿，辨明肱二头肌长头肌腱。
- 术中必须明确有无合并结节骨折（直视下观察或透视确认）。
- 肱骨头干角（颈干角）需准确复位。

### 步骤 2：复位及临时固定

- 使用克氏针做临时固定。
- 克氏针应远离最终放置接骨板肱骨干外侧部，通常是从结节间沟远端至近端，从前向后固定。

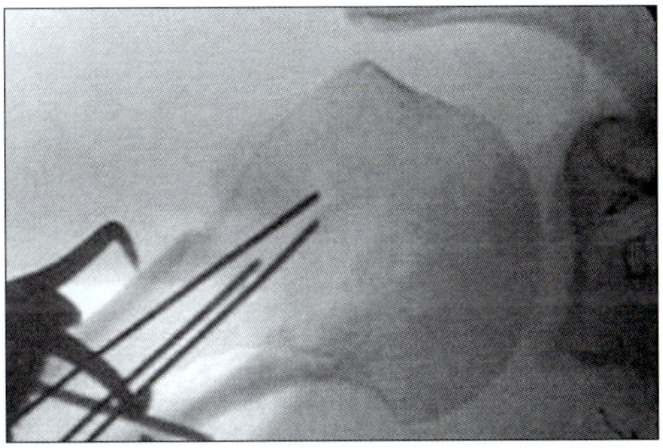

图22

**要点**

- 尽量使用低切迹的解剖塑型接骨板（锁定板或普通接骨板）以避免肩峰下撞击。

## 步骤 3：最终固定

- 使用锁定板或普通板固定取决于内固定的把持力、术者的个人经验以及内固定器械。
  - 图 23，24 所示两例肱骨外科颈粉碎骨折病例：由于肱骨干骨折断端嵌入肱二头肌及喙肱肌形成“钮扣效应”导致闭合复位失败，改用切开复位内固定。
  - 病例 2 采用了微创经三角肌外侧入路内固定（图 23A，23B）。
  - 例 3 采用了三角肌 - 胸大肌入路复位和固定骨折（图 24A–D）。
- 如肱骨外科颈低位骨折累及肱骨干，或肱骨近端病理性骨折可以考虑髓内钉固定。
- 术后拍 X 线片显示骨折解剖复位。肱骨内旋位及外旋位拍片有助于评价骨折的愈合情况。如病例 2（图 25A，25B）及病例 3（图 26A，26B）所示。

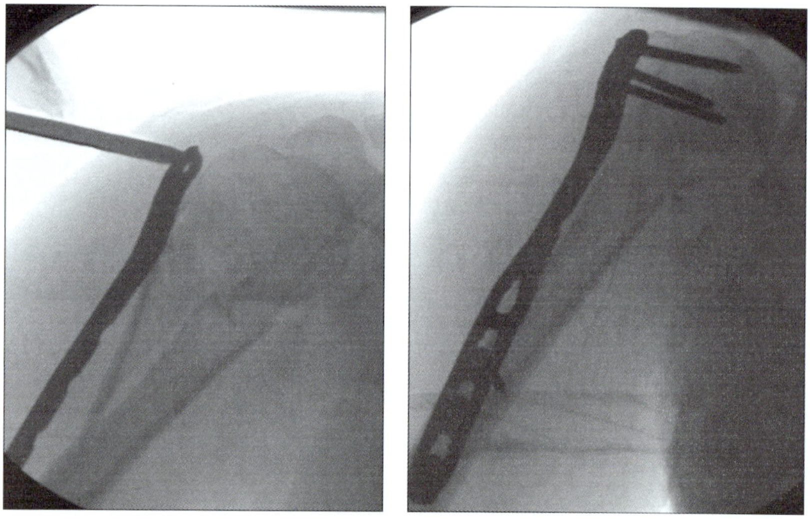

A　　B

**图23**

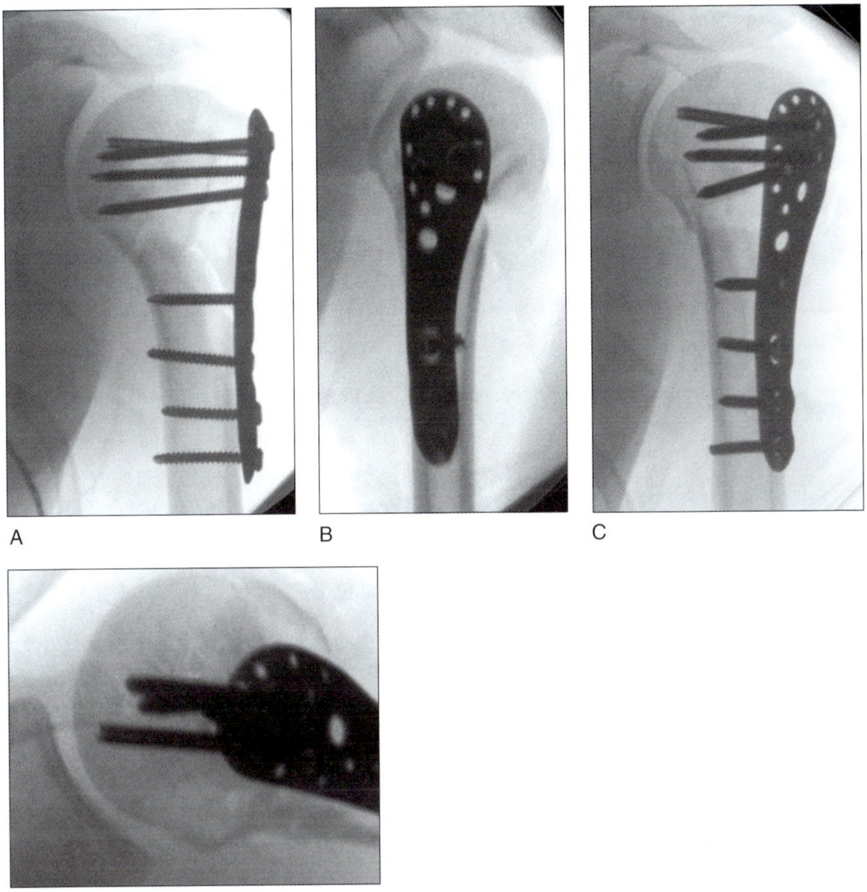

A B C D

图24

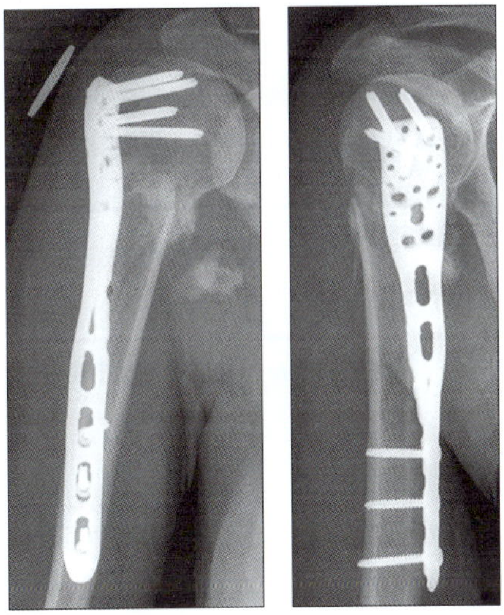

A B

图25

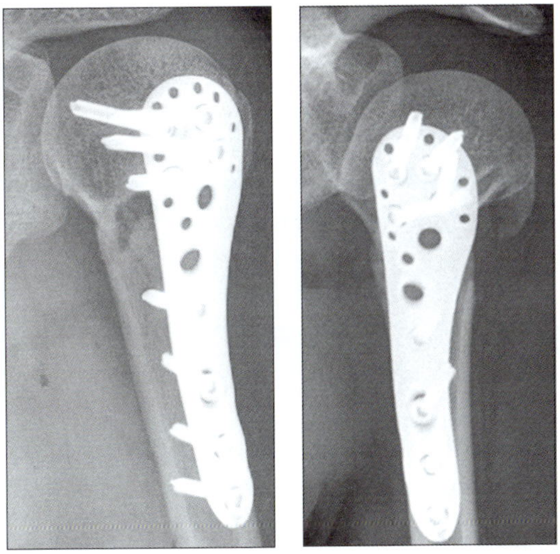

A B

图26

## 手术步骤：两部分解剖颈骨折及三/四部分外翻嵌插型骨折（合并脱位），以及其他三/四部分骨折的切开复位内固定。

- 上述所有类型的骨折均可在三角肌 - 胸大肌入路下完成。
- 在一些三 / 四部分骨折及外翻嵌插型骨折的治疗中可以考虑采用劈三角肌的肩关节外侧入路。
- 骨折脱位的病例如骨折累计解剖颈或解剖颈有明显的移位应考虑关节置换术（下一部分内容）。该类型的损伤最好在入路是三角肌 - 胸大肌入路。

### 步骤 1：骨折的初步复位

- 清除骨折端所有的血肿，找到肱二头肌长头肌腱。
- 辨明大小结节骨折块，用粗的可吸收性缝线（2# 或 5#）在腱骨结合部缝合标记每一块结节骨折块。
- 找到关节面骨折块（articular fragment AF）复位还原关节面。

### 步骤 2：复位及临时固定

- 手术治疗的目的是重建关节的力线及肱骨上段内侧皮质（肱骨距），恢复大结节的高度和偏心距以及关节盂的对线（肱骨头内翻及后倾）。

#### 注意事项

- 影像增强器可用于：
  - 排除内植物进入关节的可能性
  - 可以在正位透视下观察肩关节在矢状面（弯曲 / 伸展）上的活动。

#### 器械 / 植入物

- 接骨板可以很好地承载外科颈部位的应力（内翻、外翻、轴向扭力）（见图 17）。

#### 争议

- 手术治疗的指征目前尚未得到一致的认可。上述骨折的治疗中，一些作者也主张进行保守治疗。
- 锁定接骨板是否优于其他内固定尚无权威的临床证据。

#### 要点

- 缝线固定把持力最强的部位在于肩袖在结节骨折块止点的腱骨结合部位。
- 打开肩袖间隙(之后缝合 [图 21])以显露结节骨折块及直视关节面。
- 找到关节面骨折块病复位，恢复关节盂对线。如果内侧软组织铰链及血供未被破坏，应力争在操作中对其进行保护。术野周围的重要结构（如臂丛及大血管）也应注意保护避免损伤。

#### 注意事项

- 在有的病例中，内固定的把持力是很差的。

#### 争议

- 行切开复位内固定术的骨折合并脱位病例和肱骨头缺血性坏死（见术后护理和预后一节中的骨坏死讨论争议框）。

- 关节骨折块的移位情况是决定复位技术的关键。
  - 外翻嵌插：
    - 采用间接复位，在肱骨近端外侧及大结节放置支撑接骨板（图 27A，27B），自外向内固定大结节，并对关节骨折进行复位。
    - 术中透视（图 28A-C）：在接骨板上方打入一枚克氏针以避免接骨板移位。

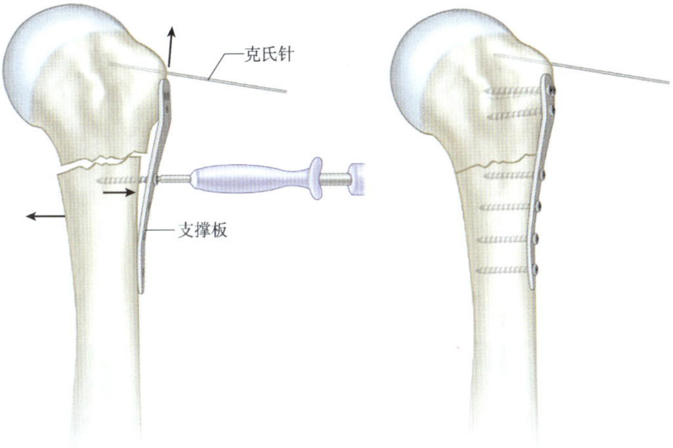


图27　A　B

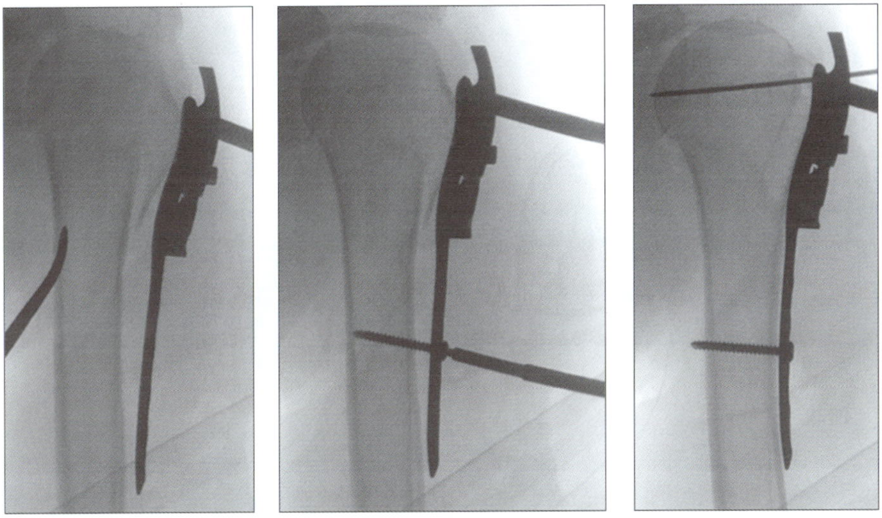

A　B　C

图28

- 在骨折严重压缩的病例中，采用接骨板可能难以完全复位关节囊内骨折。术者还需自结节骨折块之间抬起关节骨折块，以重建肱骨干 - 结节 - 关节盂力线，以及肱骨距。之后再次评估大结节位置及关节的复位情况。
- 内翻
  - 将预弯好的接骨板置于肱骨近端外侧。
  - 将肱骨头骨折块及大结节从内翻的位置上复位。用克氏针从接骨板上方打入大结节及肱骨头（图 29A，29B）。
- 脱位
  - 当肱骨头复位后，应在操作中着重保护肱骨头内侧的血运，并维持关节盂力线。
  - 肱骨头于关节盂的力线复位后，使用光滑克氏针临时固定，维持复位。克氏针应穿过大小结节间的骨折线，以免影响结节的复位。

■ 评估结节的复位情况，将结节骨折块用缝线或克氏针临时固定在肱骨头或肱骨干上。

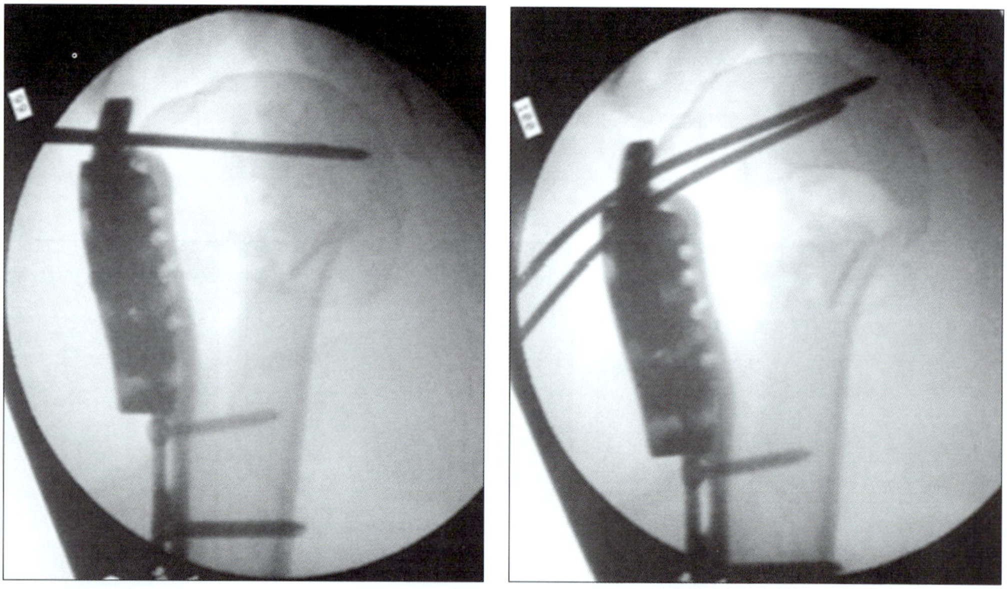

A　　B

**图29**

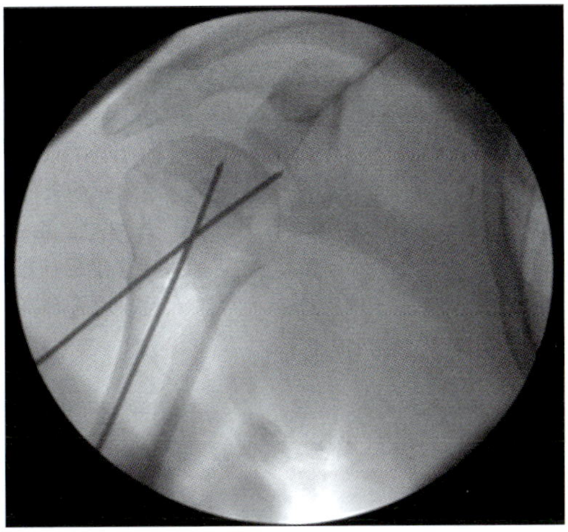

图30（COURTESY OF DR. G, KOUNT）

- 肱骨近端的骨折块恢复对线。如还未放置接骨板，临时固定的克氏针可从肱骨干向肱骨头及结节内打入。克氏针打入应避免影响接骨板的位置（图22，图30）。
- 在维持肱骨头的位置时，应在肱骨距打入一枚克氏针维持肱骨头-肱骨干之间的复位（图31A-C）。

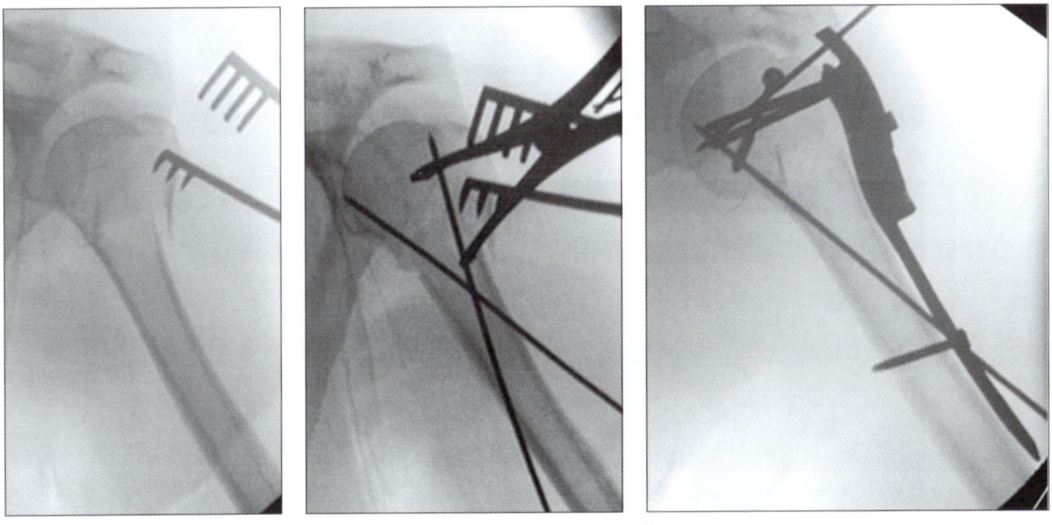

A B C

图31

## 要点

- 打开肩袖间隙有利于对结节骨折块的显露。
- 临时固定的克氏针位置应仔细选择，以避免影响最终接骨板的放置。
- 当肱骨头 - 关节盂力线恢复后，使用光滑克氏针临时固定（图32）。一枚斜穿肱骨距的克氏针有利于维持肱骨头的复位。

## 步骤 3：最终固定

- 接骨板固定效果优于髓内钉，穿针固定以及经骨缝合。
- 外侧接骨板螺钉加上对结节的缝合可以提供稳定的内固定。
    - 图 32A-D 所示：病例 4 中的肱骨近端外翻嵌插型骨折。经劈三角肌的外侧入路，支撑接骨板及锁定螺钉固定。
    - 图 33A ，33B 所示：病例 6 通过切开复位普通（非锁定）三叶草接骨板螺钉固定。通过肩关节内旋及外旋确认骨折的复位、愈合情况，以及内固定位置。

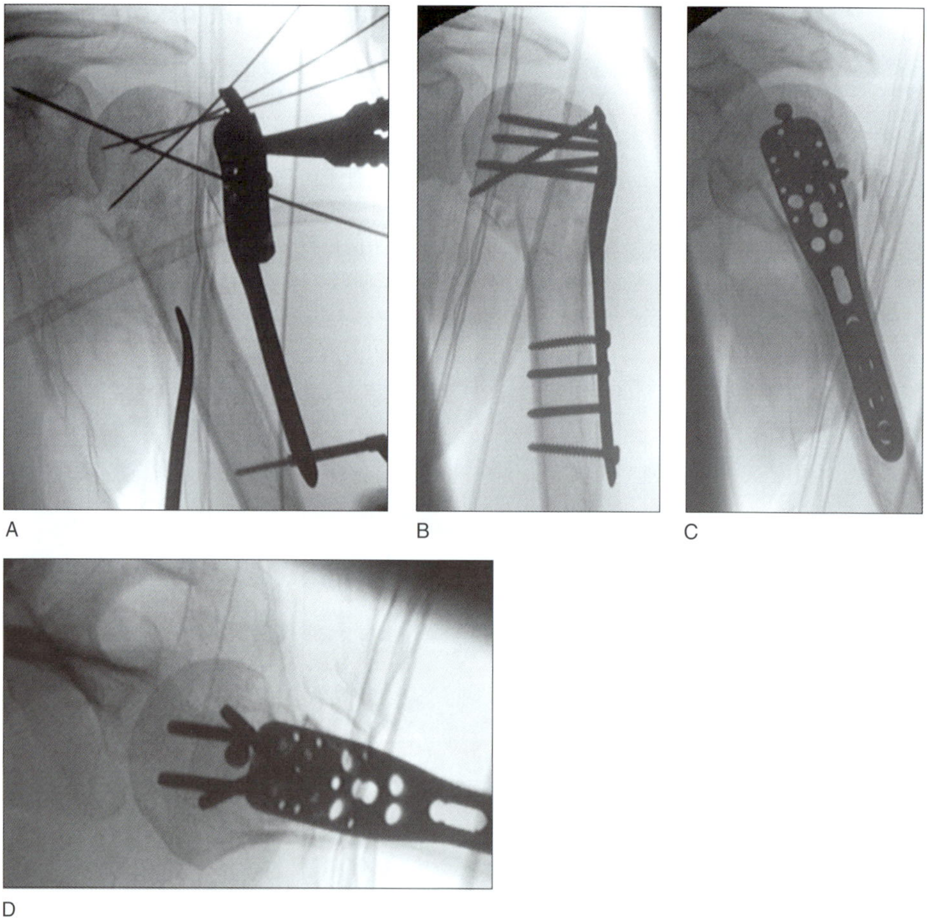


图32

## 要点

- 注意：将克氏针自接骨板上方打入大结节及肱骨头，以避免接骨板因远端软组织的牵拉而产生移位（图 27）。

## 注意事项

- 临时固定后，术中透视确认复位的时候，有可能出现复位的移位。所以，事先对透视机器的摆放以及肩关节透视时的角度都应当有完备的计划。
- 要记住整复外科颈的屈曲及过伸移位。

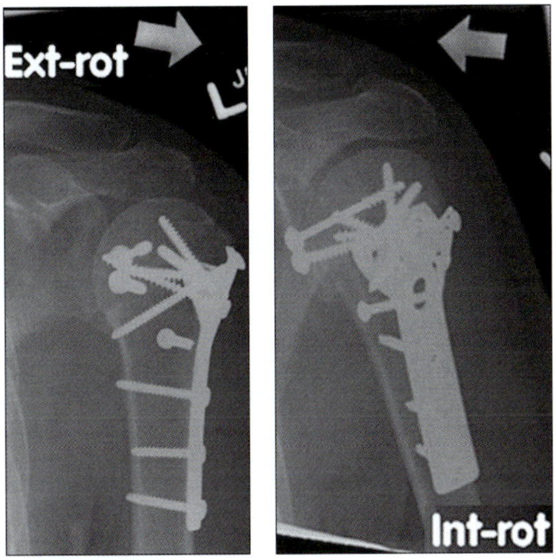


A B

**图33**

## 器械 / 植入物

- 对一些内翻 / 外翻型骨折使用接骨板复位。
- 克氏针临时固定。

- 图 34A-C 所示：病例 5 肱骨近端骨折合并脱位采用切开复位内固定术。手术使用锁定接骨板对骨折近端的骨折块进行支撑，桥接固定外科颈于肱骨干之间的骨折。术后 9 个月的功能像见图 35A-D。

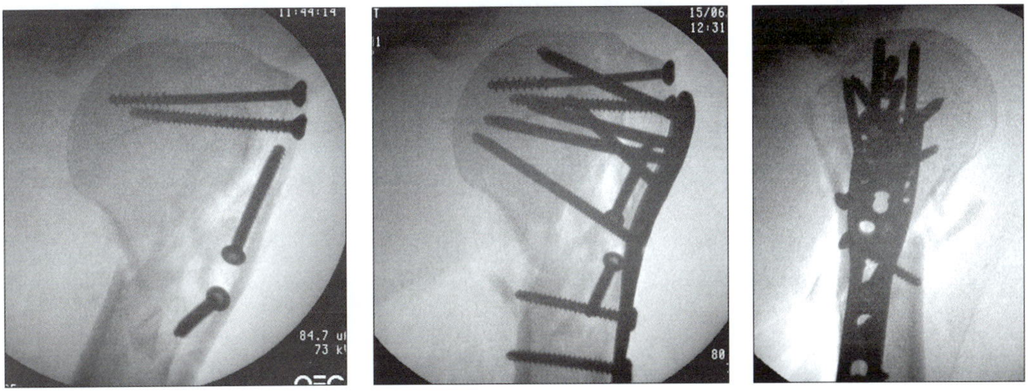


A B C

**图34**

■ 术后影像可见骨折基本解剖复位。肱骨内旋位及外旋位拍片有助于评价骨折的愈合情况。如病例 4（图 36）、病例 5（图 37）、病例 6（图 38）所见。

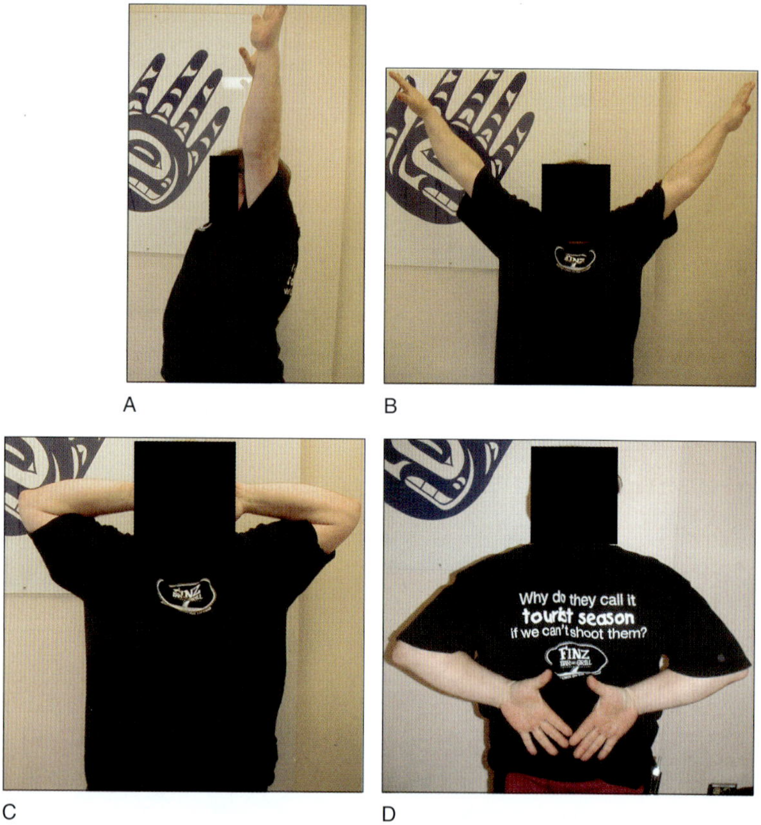


图35

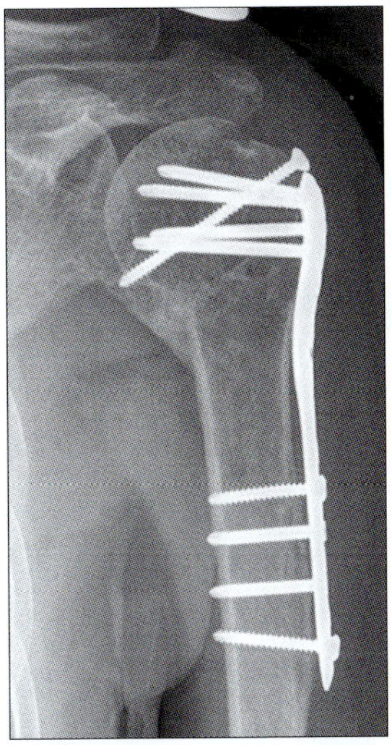

图36

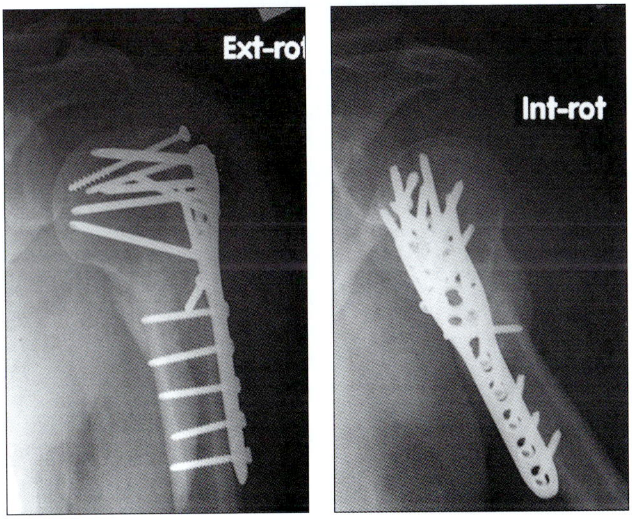


A B

图37

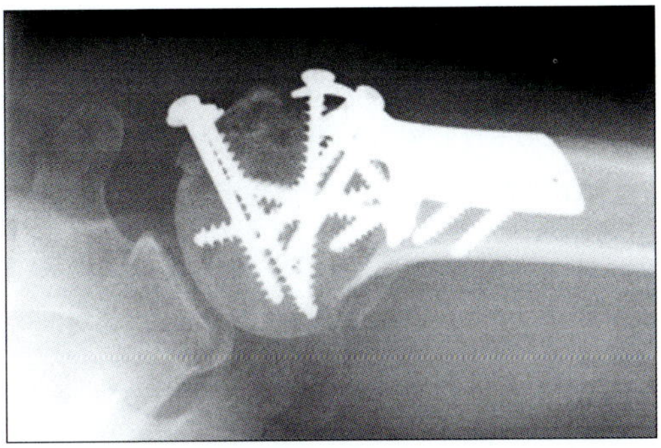

图38

### 注意事项

- 透视机可用于：
  - 排除内植物进入关节内的可能性
  - 可以在正位透视下观察外科颈矢状面(弯曲/伸展)上的复位。
  - 确认无植入物撞击(动态透视)。

### 要点

- 无论是关节置换还是切开复位内固定，结节的解剖复位以及稳定地维持复位直至骨折愈合都是最好的临床结果。
- 固定最好采用粗的可吸收缝线（#2, #5）加上低切迹的接骨板（锁定或非锁定）。
- 可采用植骨（磷酸钙及其混合物）填充干骺端间隙以增加固定的强度。

### 器械 / 植入物

- 内植物应承载肱骨近端多个骨折块的应力。包括大小结节（张力）、外科颈（内翻 / 外翻的弯曲应力）、关节骨折片（压缩应力）。最好的选择是接骨板螺钉加上缝线固定。

### 争议

- 锁定接骨板相对于普通接骨板（非锁定）的优势尚无权威的临床证据。

### 器械 / 植入物

- 内植物放置的位置应同时顾及肱骨干及大结节。
- 内植物的设计应考虑到肱骨头的后倾角（> 10°，< 40°）。
- 如术前患者合并慢性复发性后脱位，术后应将上肢固定于中立位。
- 大小结节应牢固地固定于肱骨干和接骨板上。

## 手术步骤：关节置换治疗三 / 四部分骨折 – 脱位

- 当内固定不稳定或无法固定时才考虑关节置换治疗。
- 决定关节置换手术成功与否的因素有：手术时机（< 14 天），结节骨折块的复位和愈合以及假体的位置（图 39）。（参考康复计划，术后处理以及临床结果部分）。

### 步骤 1

- 骨折合并脱位累及解剖颈或解剖颈骨折移位明显的病例应考虑关节置换。且最好采用胸大肌 - 三角肌间入路。
- 图 40 所示：65 岁女性患者，3 天前摔伤导致肱骨近端异型解剖接骨板合并脱位。 该类型骨折由于内固定把持力差而很难获得牢固的内固定。

### 步骤 2

- 关节置换术中，应避免骨水泥外溢至大小结节间，应确保大小结节有骨性接触（可从肱骨头取松质骨植骨）以争取术后良好的功能。
- 可在术中使用 X 线拍片或透视机确定假体的位置。如图 39 病例所示：术中透视确认结节复位满意，无假体与肩峰撞击（图 41A，41B）。

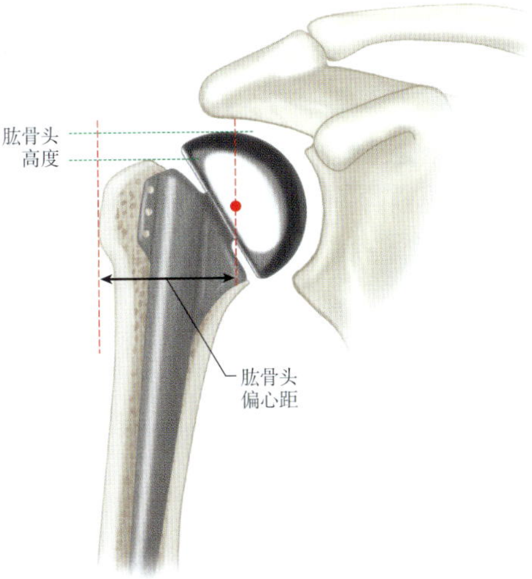


图39

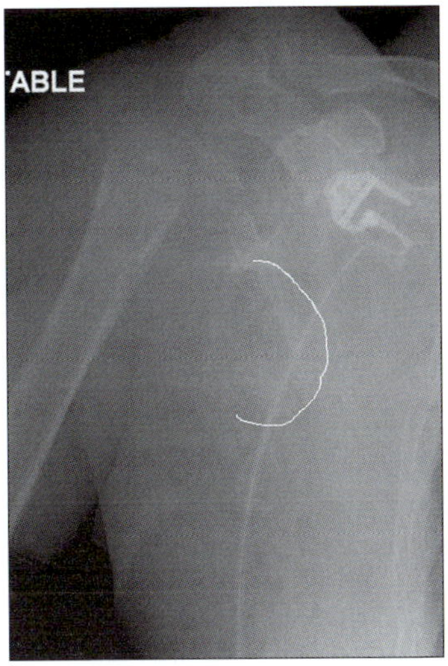


图40

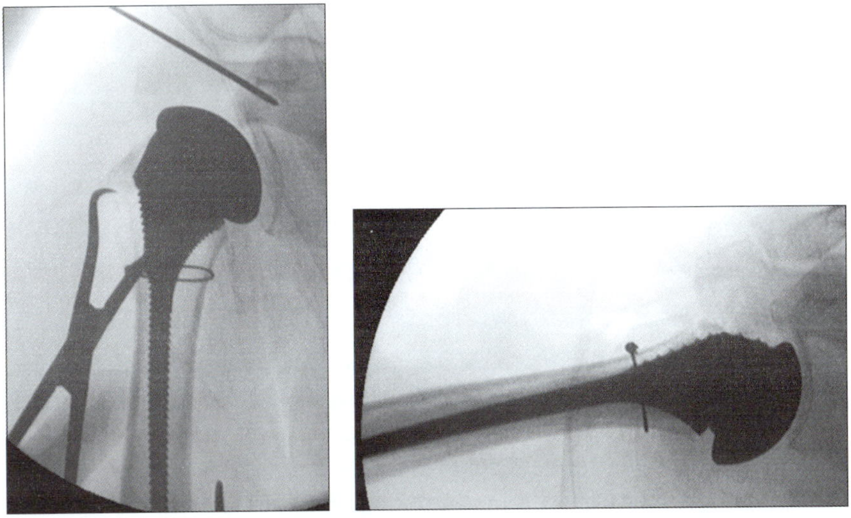

A

B

图41

## 术后护理和预后

- 无论是手术治疗还是保守治疗。都需要逐渐增加活动和加强康复训练。
- 对于手术治疗的病例，应告之患者手术固定很牢固可以早期进行钟摆样功能锻炼。该治疗方案也适用于保守治疗的患者。一般在伤后 10 ~ 14 天开始练习。

### 康复计划

- 第一阶段 0 ~ 3 周
  - 钟摆（弯腰）练习。
  - 在康复师的帮助下进行轻微地主动活动度练习。
  - 避免外旋活动 6 周。
  - 支具保护 2 ~ 3 周。
- 第二阶段 3 ~ 9 周：
  - 在临床上已有骨折愈合的证据，且骨折无移位便可开始第二阶段的练习。
  - 在康复师的帮助下进行主动活动度锻炼，如上举和外展。
  - 在六周的时候进行无辅助的主动活动度练习。
  - 在 6 周的时候开始肌肉等张收缩练习。
- 第三阶段：10 周以后
  - 拍片见骨折愈合，肩关节无僵硬可开始第三阶段的练习。
  - 在被动活动度锻炼的基础上增加“手法治疗”。
  - 增加肌肉在等张收缩时的向心及非向心力量的练习。

### 注意事项

- 常见并发症：肩关节僵硬，肱骨头坏死。
- 不太常见的并发症：血管神经损伤（熟悉局部解剖，术中拉钩、骨撬的位置）。

### 争议

- 考虑到肱骨头坏死的风险，一期选择内固定还是关节置换？
  - 一些学者推荐采用关节置换术治疗移位的肱骨近端骨折（包括骨折合并脱位，解剖颈骨折且移位明显）。因为上述类型的骨折术后肱骨头坏死的可能性很大。肱骨近端三 / 四部分骨折总的肱骨头坏死率大约是 35%（文献报道从 6% ~ 75% 不等）。虽然发生率很高，但多数的肱骨头坏死患者症状都相对较轻：77% 的肱骨头坏死患者术后功能评分为优或良。相对而言，文献报道 80% 的一期关节置换的患者功能评分是“可接受”。
  - 多数学者将切开复位内固定作为外科治疗肱骨近端骨折的首选。切开复位内固定的目的是将肱骨近端多个骨折块力争解剖复位，坚固固定，维持肩关节力线直至骨折愈合以获得肯定的临床疗效。如术后出现肱骨头缺血坏死，其肩关节功能往往与肱骨头坏死继发的骨折不愈合 / 畸形愈合相关。肱骨头坏死合并骨折畸形愈合的患者肩关节功能往往很差。上述临床证据支持对复杂肱骨近端骨折进行解剖复位，坚固固定。

- 肩关节僵硬的预防及处理：自从 Codman 提出肩关节康复锻炼的“弯腰活动”以来，绝大多数学者支持对手术及保守治疗的患者在早期进行肩关节活动度练习。随着骨折的逐渐愈合，可采用渐进性的抗阻力练习。早期功能锻炼的理念目前受到“有限活动、少量练习、被动辅助康复”挑战。该理念认为早期积极的练习不利于结节的愈合，还可能产生不愈合以及畸形愈合。目前尚无对上述两种康复锻炼方案优劣的临床比较研究。

## 证据

目前尚无高等级的临床证据指导肱骨近端骨折的治疗。几项大规模的临床回顾性研究分析了保守治疗的临床结果，认为保守治疗可以作为老年肱骨近端骨折的治疗方案之一。尚无对手术治疗和保守治疗优劣的临床研究。一些随机对照研究（RCT）对术后的功能康复方案进行了比较，推荐早期活动。还有一些随机对照研究（RCT）对关节置换和张力带，缝线固定进行了比较。遗憾的是，目前还没有随机对照研究（RCT）对关节置换和接骨板内固定（尤其是具有角度稳定性的锁定接骨板）的临床疗效进行比较。

### 非手术治疗

Codman EA. The Shoulder: Rupture of the Supraspinatus Tendon and Other Lesions in or about the Subacromial Bursa. Boston: Thomas Todd and Company，1934.（Reprinted: Malamar，FL: Krieger，1984.）

Court-Brown CM，Cattermole H，McQueen MM. Impacted valgus fractures（B1.1）of the proximal humerus: the results of nonoperative treatment. J Bone Joint Surg [Br]. 2002；84:504-8.
（Ⅳ级证据［回顾性大量病例系列］）

Court-Brown CM，Garg A，McQueen MM. The translated two-part fracture of the proximal humerus: epidemiology and outcome in the older patient. J Bone Joint Surg [Br]. 2001；83:799-804.
（Ⅳ级证据［大量病例系列］）

Gaebler C，McQueen MM，Court-Brown CM. Minimally displaced proximal humeral fractures: epidemiology and outcome in 507 cases. Acta Orthop Scand. 2003；74:580-5.
（Ⅳ级证据［大量病例系列］）

### 劈三角肌入路

Lill H，Hepp P，Rose T，et al. [The angle stable locking proximal humerus plate（LPHP）for proximal humeral fractures using a

small anterior-lateral deltoid-splitting approach—technique and first results.] Zentralbl Chir. 2004；129:43-8.
（Ⅳ级证据［病例系列］）

Smith J，Berry G，Laflamme Y，et al. Percutaneous insertion of a proximal humeral locking plate: an anatomic study. Injury. 2007；38:206-11.
（解剖学研究）

## 切开复位内固定的临床疗效

Gerber C，Werner CM，Vienne P. Internal fixation of complex fractures of the proximal humerus. J Bone Joint Surg [Br]. 2004；86:848-55.
（Ⅳ级证据［回顾性大量病例系列］）

## 关节置换的关键因素

Boileau P，Krishnan SG，Tinsi L，et al. Tuberosity malposition and migration: reasons for poor outcomes after hemiarthroplasty for displaced fractures of the proximal humerus. J Shoulder Elbow Surg. 2002；11:401-12.
（Ⅳ级证据［病例系列］）

Demirhan M，Kilicoglu O，Altinel L，Eralp L，Akalin Y. Prognostic factors in prosthetic replacement for acute proximal humerus fractures. J Orthop Trauma. 2003；17:181-8.
（Ⅳ级证据［病例系列］）

## 肱骨头坏死

Gerber C，Hersche O，Berberat C. The clinical relevance of posttraumatic avascular necrosis of the humeral head. J Shoulder Elbow Surg. 1998；7:586-90.
（Ⅳ级证据［回顾性病例系列］）

Wijgman AJ，Roolker W，Patt TW，et al. Open reduction and internal fixation of three and four-part fractures of the proximal part of the humerus. J Bone Joint Surg [Am]. 2002；84:1919-25.
（Ⅳ级证据［回顾性病例系列］）

Figure 41 modified from Demirhan M， Kilicoglu O， Altinel L， Eralp L， Akalin Y. Prognostic factors in prosthetic replacement for acute proximal humerus fractures. J Orthop Trauma. 2003；17:181-8.

# 4 肱骨近端骨折

*Gerard March, Rod Martin, and Scott J. Mandel*

**注意事项**

- 肱骨近端骨折行半肩关节置换的禁忌证：
  - 活动性软组织感染
  - 慢性骨关节炎
  - 肩袖肌肉麻痹或者巨大型肩袖撕裂
  - 骨折或者关节炎造成关节盂严重损伤，需要行全肩关节置换
  - 患者不能参加术后康复计划（相对禁忌证）

## 半肩关节置换技术

### 适应证

- 严重的骨质量不佳、骨折的类型难以获得稳定的内固定或者影响肱骨头血运的骨折患者可以采取肱骨近端假体置换术
- 肱骨近端假体置换术的适应证包括：
  - 肱骨头四部分骨折（发生缺血性坏死的概率高）
  - 发生肩关节骨折 - 脱位的老年患者，生活要求较低
  - 肱骨头劈裂
  - 骨折累及肱骨头关节面超过 40%
  - 肱骨头三部分骨折且骨的质量差
  - 生活要求低的老年患者发生肱骨解剖颈骨折

**争议**

- 单独的三角肌麻痹不是肱骨近端骨折关节置换的禁忌证——手术效果有限但是患者满意
- 首选保留肱骨头的方法治疗肱骨近端三部分骨折，但是在下列患者中关节置换的愈后更好：
  - 关节面明显损伤
  - 血液供应受损
  - 严重骨质疏松或者其他骨质问题
- 对部分外翻型四部分骨折患者推荐采用切开复位内固定：
  - 在这些骨折中，肱骨头紧贴肱骨干。尽管大小结节骨折，但是相对于肱骨头，肱骨干并无明显移位
  - 在这些骨折中，肱骨头并无侧方移位，肱骨头与关节盂之间部分接触
  - 如果出现侧方移位，供应关节面的内侧骨膜血管破裂，发生缺血性坏死的可能性更大。因此，治疗时并不选择内固定
  - 根据 Neer 分型，一些四部分骨折并不是真正的四部分骨折

## 治疗方案

- 闭合复位固定或者不固定
- 切开复位非锁定钉内固定
- 切开复位锁定钉内固定
- 反式肩关节置换
- 髓内钉固定

## 检查／影像

### 详细的病史和体格检查

- 评估患者昏迷或者头部外伤史非常重要
- 全面的神经血管检查，重点检查肩袖肌
  - 必须牢记：腋神经、腋动脉非常容易受损
    - 损伤腋动脉会影响肢端的血液运输，必须当做急诊处理
    - 立即行血管造影评估血管情况，必要时采取血管重建手术
  - 继发性神经功能不全应该在 4 ~ 6 周时行肌电图检查，必须指出：神经功能的评估不影响骨折的治疗

### 影像检查

- 患肩的创伤系列 X 线摄片包括：
  - 真正的肩胛骨前后位，与身体的冠状面呈 30° ~ 40°（图 1）
  - 穿肩胛骨侧位片或者肩胛骨 Y 形位片
  - 腋位片，肩关节外展 20° ~ 30°，X 线球管置于腋窝，X 线片盒置于肩上部

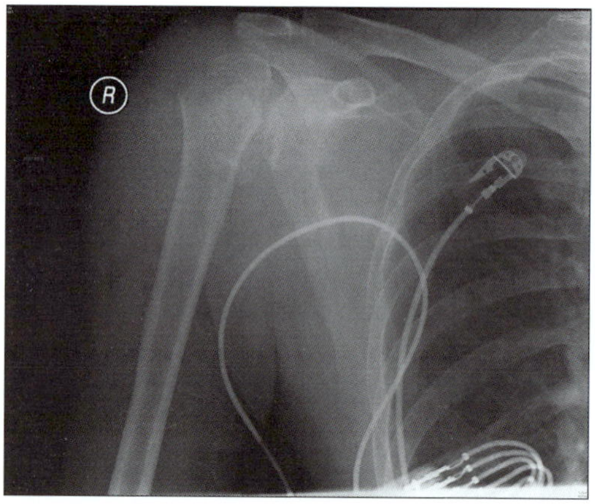


图1

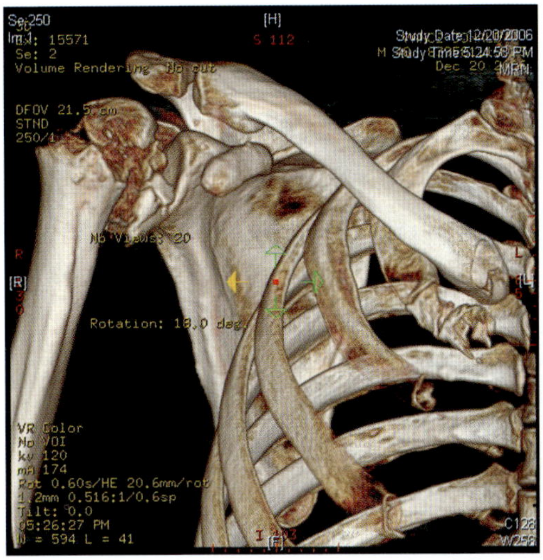


图2

- 当 X 线片上骨折线位置、骨折移位、关节面显示不清楚时，CT 就显得非常重要，图 2 是图 1 骨折的三维重建。
- 记录对侧肩影像资料非常重要，因为其有利于确定适当的长度，对假体植入非常重要。

## 外科解剖

- 患者的年龄或者一般健康状况会影响骨质以及肱骨头的血运（图 3）。在下列情况中，优先选择假体置换，其次考虑行内固定。

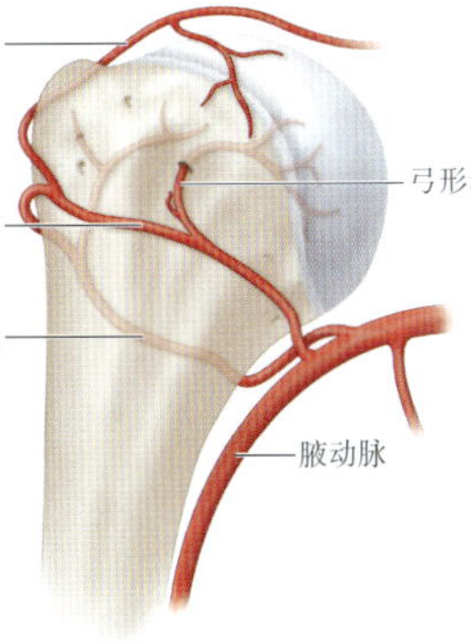


图3

- 弓状动脉（旋肱前动脉外侧升支的延续）从结节间沟进入肱骨头，它的分支同时供应大小结节的血运。
- 旋肱后动脉供应肱骨头小部分血运。

## 体位

- 整体目标是：能够充分暴露患肩。
- 将患肢抬高以离开手术床并适当固定。
- 通常采用改良沙滩椅位，手术台在患肩后部架空，这样可以充分暴露患肩后部（图 4A and 4B）。
- 患者半坐位躯干抬高约呈 45°。
- 头部固定在中立位。
- 充分准备手术区域，从锁骨中线至腋窝以下。上臂自然下垂，允许手术中向各个方向运动。

**要点**

- 消过毒的 Mayo 支架有助于上臂外展，降低三角肌张力。这样有利于从后面将缝线穿过大结节。

**注意事项**

- 保证肩关节能进行全方位的活动，尤其是伸直位，使肱骨干前伸进入切口以便扩髓和填充骨水泥。

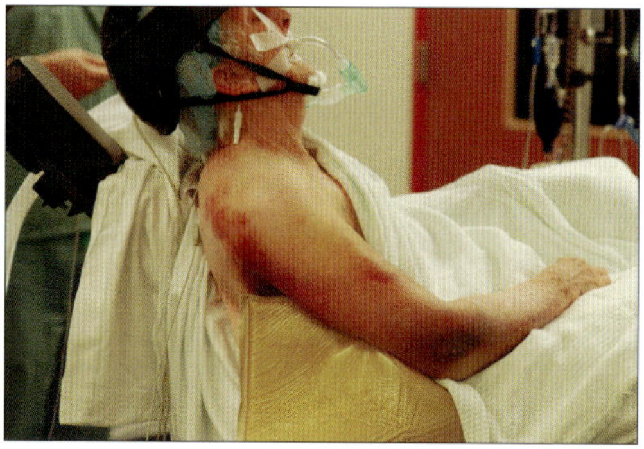

A

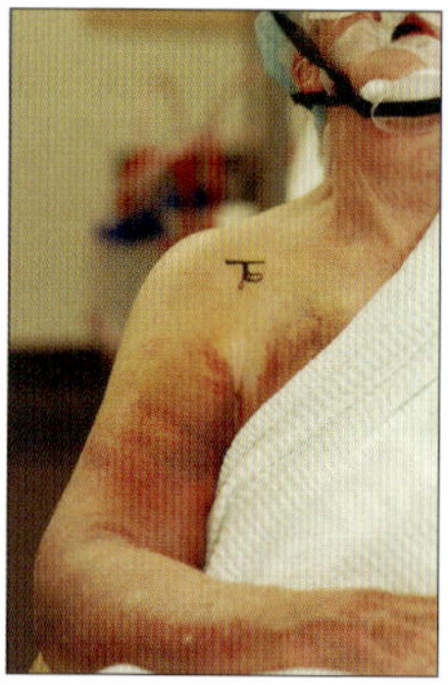

B

图4

## 器械

- 手术床能够调整为改良沙滩位
- 体位固定架可以将手臂固定在任何位置（可选择性的）
- 带垫 Mayo 支架

## 入路 / 显露

- 所有两部分，绝大多数三部分，一些四部分急性肱骨近端骨折行闭合复位或者切开复位内固定均取得了良好的效果
- 三角肌胸大肌间隙长切口用于半肩关节置换

### 手术切口

- 切口起于锁骨下缘（图 5A、5B）
- 切口从喙突表面通过，止于肱骨干外侧缘
- 可以根据需要将切口向锁骨延伸或者沿肱骨向远端延长

### 分离

- 首先在三角肌胸大肌间沟确认头静脉（图 6A、6B）
  - 通常在头静脉的浅层有一层脂肪组织，这些脂肪组织有利于头静脉的定位
  - 通常将头静脉拉向外侧
- 弄清楚喙突和起自喙突的肌肉（联合腱）可以确定组织分离的内侧界限
  - 将宽牵开器置于联合腱与肌肉的深面用于保护内侧的神经血管

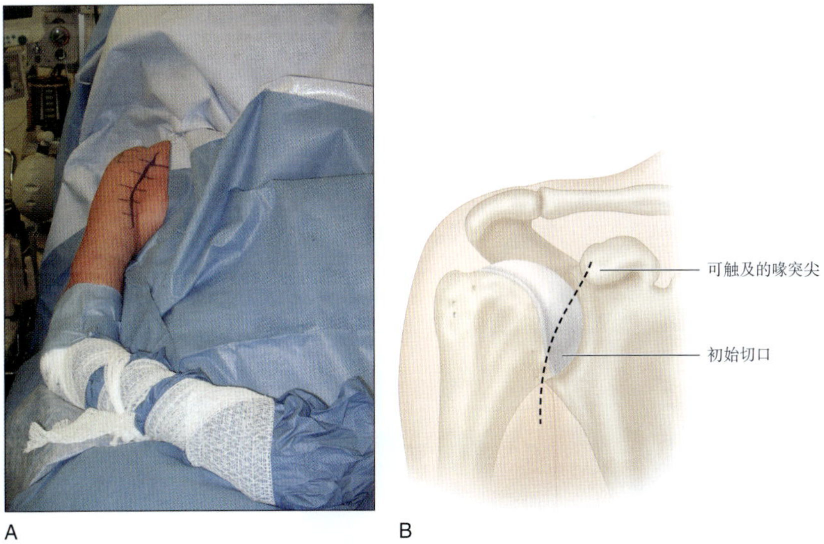


图5

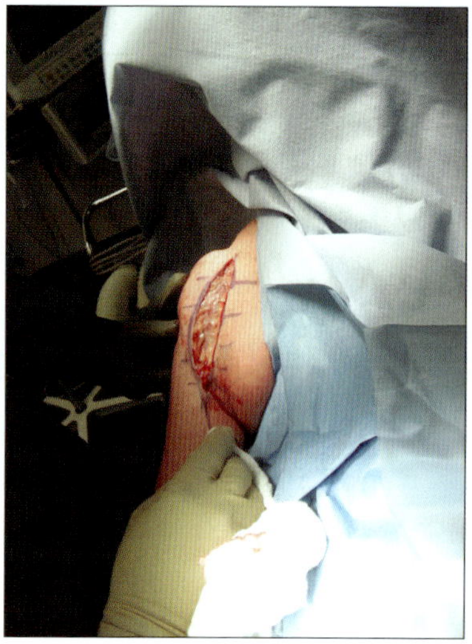

A

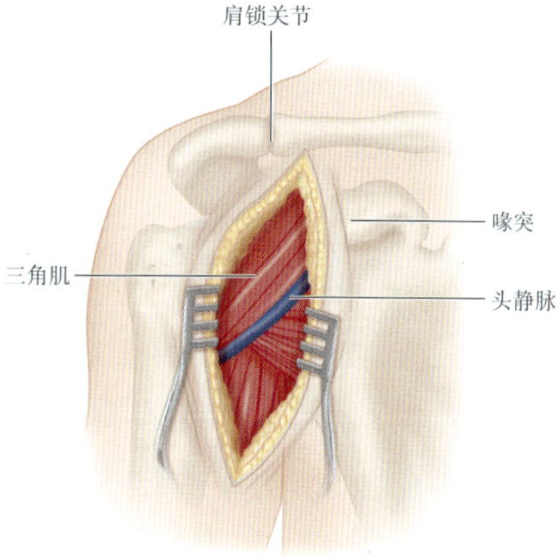


B

图6

- 可以使用 Charnley（Hawkins-Bell）一样的自动牵开器

- 将第二个宽牵开器置于三角肌下面，作为外侧的分离界限
- 找到肱二头肌长头肌腱可以轻易明确盂肱关节，沿肱二头肌长头向近端追踪至关节盂的上表面

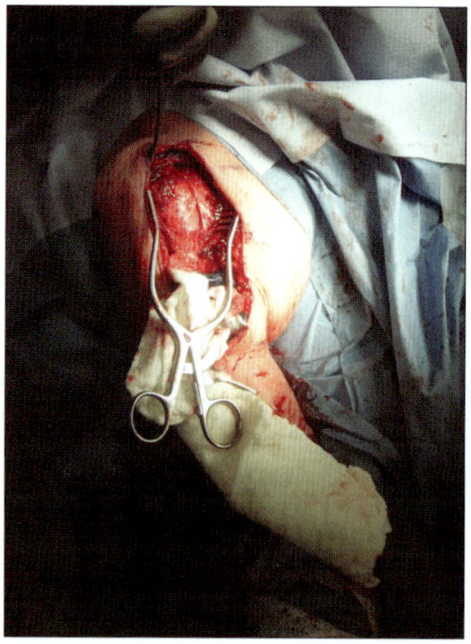

A

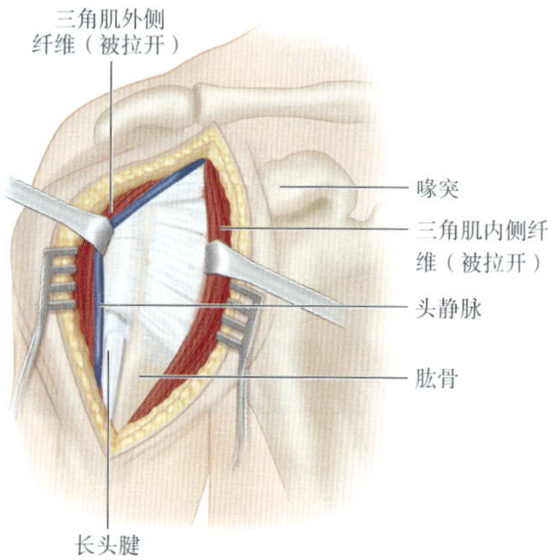


B

图7

- 部分外科医生为了减轻术后疼痛，喜欢在关节置换的过程中常规的切断肱二头肌腱。但是，这不是我们推荐的手术方式。

## 骨折显露

- 通常需要识别骨折周围血肿并轻柔地清除这些血肿。
- 尽量保留大的骨折块，这些骨折块能够帮助确定假体的高度。
- 通常根据与肱二头肌腱长头的相对位置来确定骨折块的正确位置。
- 可以在肱二头肌间沟处分离肩袖间隙。通常骨折已经导致肩袖间隙的分开。
- 在冈上肌与肩胛下肌之间的肩袖间隙处，可以将肱二头肌间沟处的肩袖撕裂端向近侧牵拉，暴露肱骨头的骨折块。
  - 冈上肌止于大结节
  - 肩胛下肌止于小结节
- 肱骨头常位于大、小结节之间，通常取出肱骨头用于测量假体头的尺寸（图 8A and 8B）。
  - 在取出肱骨头之前需要评估软组织附着情况：强健的软组织附着表明肱骨头稳定，可能是内固定的指证而不需要关节置换
  - 肱骨头可以用于骨移植

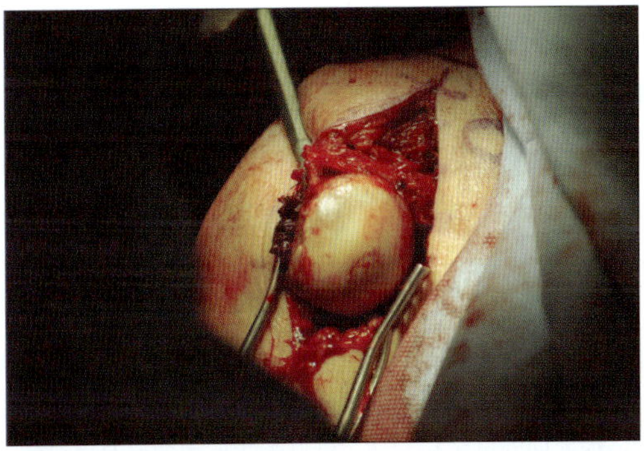

A

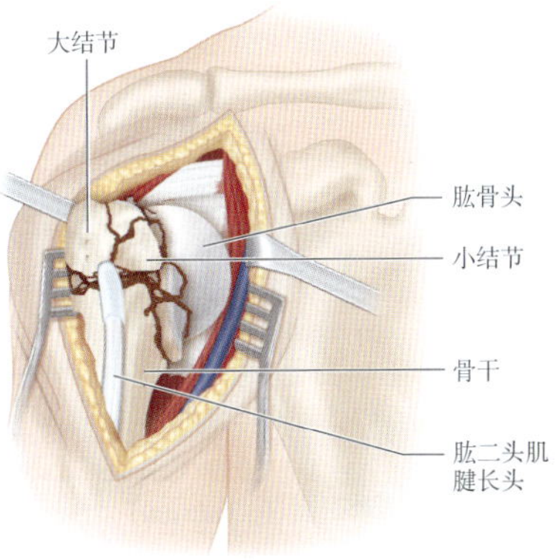


B

**图8**

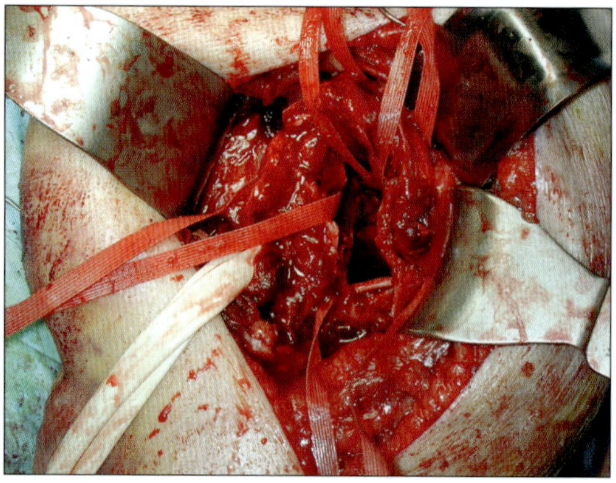

A

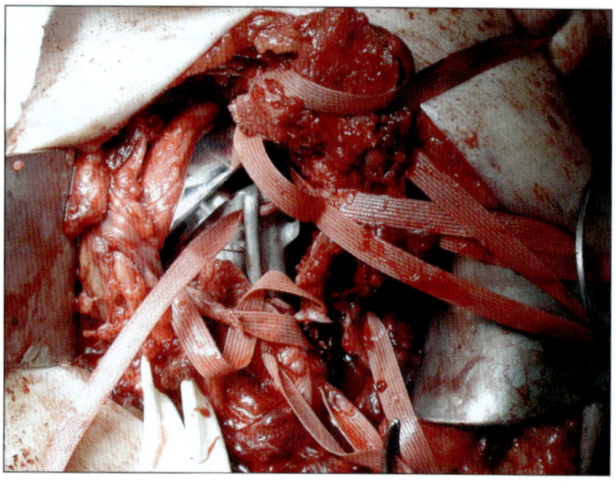

B

图9

- 如果肱骨头向外侧方移位，有可能不损伤肩袖间隙、大结节、小结节而直接把肱骨头取出

■ 需要标记并保护肱二头肌肌腱。

■ 游离肱骨结节并用不可吸收线固定（例如 #5 Ethibond 缝线 or Mersilene 编织带）。在合适的位置固定肱骨结节以及修复肱骨结节均需要适当游离肱骨结节。往往低估了活动的重要性，需要在适当的体位下进行固定与修复。

■ 需要检测患者是否存在肩峰撞击或者是否有需要清除的肩峰下骨刺。

■ 需要事先检查肩袖是否撕裂，若存在撕裂则标记撕裂处并在假体植入之后修复肩袖。

**器械**

- 自动拉钩
- 大的钝性手持牵引器(Richardson)

**要点**

- 一般将头静脉牵向外侧，但是建议将头静脉牵向相对容易牵拉的方向，无论是内侧或者外侧。从解剖上看，头静脉在内侧的属支较外侧少，因此向外侧牵拉会减少静脉系统的损伤以及出血量
- Gelpi 大拉钩用于帮助显露深部组织，如果这些拉钩边缘锋利，外科医生需要小心安放
- 如果有必要向内侧分离组织时，分离不能超过喙突的内侧

## 要点（续）

- 如果需要更广泛的暴露，可以分离胸大肌肱骨止点的近端 1/3。如果剥离了胸大肌的止点，需要对其进行标记，以便最后进行修复或者将其重新缝在止点上。在这种情况下，不能分离三角肌的锁骨止点。
- 为了更好的暴露肩袖肌，可以切断喙肩韧带的前方部分。如果喙肩韧带的整体结构受到破坏，则会影响到肩关节的稳定性。

- 辨认肱二头肌长头有利于确认肱骨大、小结节（图 7B）。
  - 肱骨小结节常常位于肱二头肌长头的内侧
  - 肱骨大结节常常位于肱二头肌长头的外侧
- 尽可能保留大小结节与骨干之间的骨膜止点，这样有利于保护血运。

## 注意事项

- 肱骨近端骨折时没必要分离三角肌在锁骨和肩峰上的止点，这样做可能会影响切开复位内固定或者关节置换的预后。如果需要更广泛的暴露，建议部分分离三角肌的止点。
- 如果肱骨头骨折块出现喙突下前脱位，到达肌肉深面。此时需要仔细分离，因为常常存在粘连，特别是延迟手术时。
  - 在这种情况下，锐利的骨折块边缘对附近的神经血管是一种危险因素。
  - 盲目的分离可能是灾难性的，推荐最好从外侧向内侧做钝性分离。
- 如果肱骨头骨折块出现后脱位，就将肱骨干和肱骨结节轻柔的向外侧牵开，以便进入后侧关节囊。如果此时存在粘连或者瘢痕，需要将肱骨头骨折块分散取出或者采用后路小切口取出肱骨头。

## 手术步骤：

### 步骤 1，准备肱骨干

- 术者需要仔细检查肱骨干的近端，确保不存在非移位骨折
  - 如果发现肱骨干骨折，在假体植入之前必须要稳定固定肱骨干。
  - 通常，成功植入肱骨头假体以及肱骨干的固定，帮助产生整体结构的稳定。
- 通过后伸外旋，从切口中显露肱骨干近端。
- 由于典型的患者常常都存在严重的骨质疏松，在用骨锉准备髓腔时一定要动作轻柔。
- 为了用粗的不可吸收线将肱骨结节固定在肱骨干上，也可以在肱骨干近端钻孔。
  - 固定孔应该位于大、小结节处。

### 步骤 2：假体植入——肱骨头大小

- 可以通过对侧肩关节 X 线摄片或者使用完整取出的肱骨头测量的方法估计假体头的尺寸
  - 同其他部位关节置换一样，植入的假体头不能太大这一点非常重要，以免影响正常功能。

#### 要点

- 用 Raytec 海绵疏松的缠绕上臂尝试牵引复位。
- 理想情况下，肱骨头的顶点与关节盂应该在同一条轴线上，并且比肱骨大结节高出 4 ~ 6 mm

#### 注意事项

- 需要注意，需要根据骨折的特点将肱骨头假体直接插入肱骨干，通常会产生肱骨高度的丢失。更加重要的是不能够在适当的位置重建大、小结节。

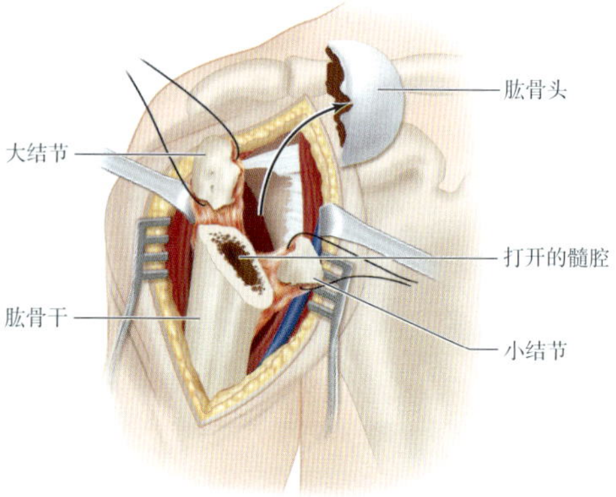


图10

### 步骤 3：假体植入——假体高度

- 可以通过术前对侧肢体 X 线摄片，采用骨折模具定位技术确定假体高度。
  - 一般来说，因为三角肌有效长度缩短，在肱骨干上植入肱骨头假体会导致肩关节功能不良。
  - 术中观察肱二头肌长头、三角肌等软组织的张力也可以作为假体高度的参照。
- 在大部分患者中，需要将肱骨头抬高到肱骨干近端以上，为重新固定肱骨大小结节预留空间。
  - 可以使用假体系统提供的软垫模拟肱骨头的抬高幅度。
  - 软垫可以将假体抬高到合适的高度，允许复位肱骨结节、估计软组织张力。
- 最后，应该向下移动肱骨头，贴近关节盂。
  - 肱骨头的上缘不能低于关节盂的中点。
  - 一种新的方法：使用胸大肌主要止点（PMI）的上缘作为肱骨高度的参照物，肱骨头应该比 PMI 上缘高 5 ~ 6cm。

**器械 / 植入物**

- 骨折模具帮助确定肱骨头高度以及后倾角

### 步骤 4：假体植入——后倾角

- 将假体外侧缘对准肱二头肌间沟可以准确的测量后倾角。
  - 需要注意：大部分肱二头肌间沟近端部分被骨折破坏，但是绝大部分肱二头肌间沟的远端部分可以识别。
- 另外，可以通过肱骨内植工具附带的参照轴确定合适的旋转方向。
  - 将假体头的试模对准关节盂，其插入柄使前臂保持中立位，肘关节屈曲 90°，建议后倾度在 20° 和 40° 之间。
  - 通过插入柄，将前臂维持理想的后倾 30° 角
  - 减小后倾角（比如 20°）可以使肱骨大结节复位到假体上更容易，因为此时修复张力较小。
- 复位的假体在内旋、外旋 40° ~ 50° 以内是稳定的。

**要点**

- 如果存在骨折后脱位，建议肱骨后倾角减少 5° ~ 10°（即 20° ~ 25°）
- 相似的，如果存在骨折前脱位，建议肱骨后倾角增加 5° ~ 10°(即 35° ~ 45°)

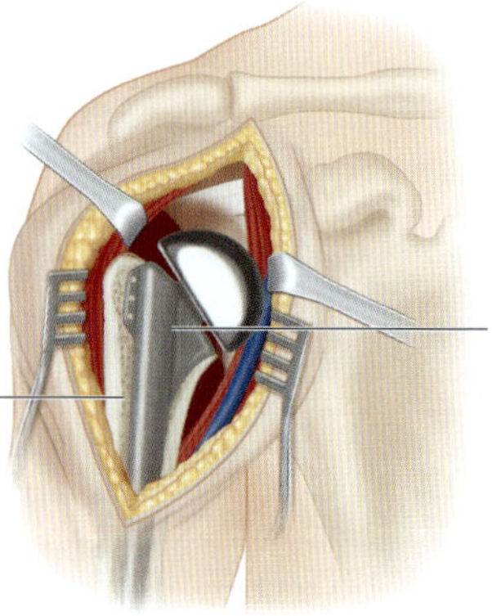


图11

## 争议

- 一般认为 30° ~ 40° 后倾角是合适的。更小的后倾角使结节复位更容易，在骨折合并后脱位也是合适的

## 要点

- 在骨水泥固定之前用假体的试模进行肱骨结节的复位，确定肱骨头高度
- 一般用骨水泥固定肱骨的各个组成部分，非骨水泥固定的假体出现松动的危险性较大
- 在骨水泥固定之前确保固定肱骨结节的不可吸收线穿过肱骨干近端预先钻好的孔
- 使用可调整的肱骨头可以降低患者肩袖的张力。可调整的肱骨头非常有用，因为肱骨干的中心常常相对于肱骨头中心侧移或者前移

## 步骤 5：骨水泥固定假体

- 准确测量肱骨头的大小、高度、后倾角之后，选择合适的假体并固定（图 11）。
- 大部分情况，肱骨干或近端没有足够的骨质固定假体，因此有必要行骨水泥固定。
  - 在假体近端使用骨水泥而远端不使用骨水泥，不能让骨水泥流入到骨折线，从而影响骨折的愈合。
  - 假体远端至骨折线的距离至少长于骨皮质直径的两倍。
  - 在使用捆绑带接骨板及生物植骨的时候，需要考虑到延伸到骨干的骨折情况。
- 使用假体所产生的问题包括：假体放置位置过高、过度后倾，大节结位置太低。
- 当骨水泥固化以后，在轴向和旋转方向稳定和保护肱骨干与假体，这一点非常重要。

## 注意事项

- 在骨水泥固定之前，不能控制肱骨结节或者不能确定关节可以复位，最终会导致修复失败。
- 假体位置不良包括：假体的角度或者高度不佳——过高或者过低。假体位置不良有时难以避免，因为放置假体时所需要的参照物大多已经在受伤的过程中受到破坏，比如肱二头肌间沟。

### 注意事项（续）

- 需要注意：肘关节在屈曲 90°，前臂内、外旋正中位时，植入的肱骨头应该正对患者的肩胛盂。
- 如果假体太高，会导致肩峰或者盂上结节撞击。
- 如果假体太低，三角肌会因为张力过低而失去功能，导致不能外展肩关节。而且，肱骨大结节会变得相对过高导致肩峰撞击。

### 器械 / 植入物

- 骨水泥固定装置（真空搅拌装置、抗生素骨水泥）

### 要点

- 植骨可以帮助固定肱骨结节。所植入的骨包括：取下来的肱骨头或者同种异体骨、生物替代物等

### 注意事项

- 肱骨结节移位、被吸收、复位不良是术后肩关节功能不良的最常见原因

## 步骤 6：修复肱骨结节

- 越来越认识到重建肱骨结节的重要性，肱骨结节的重建是术后功能恢复的重要因素。
- 大部分现代化的关节假体模件可以改善软组织的张力，修复大小结节。
- 肱骨结节必须同时固定在假体边缘和肱骨干近端上。
- 利用肱骨结节上预置的非吸收线将骨折块拉向手术区（图 12；也见图 9A 和 9B）。
- 肱骨结节常在张力下固定，常常使用不锈钢丝或者 #5 Ethibond 线。或者 #5 Mersilene 带（用 2-0 的不可以吸收线缝合 Mersilene 以免松开），（图 13A 和 13B）。

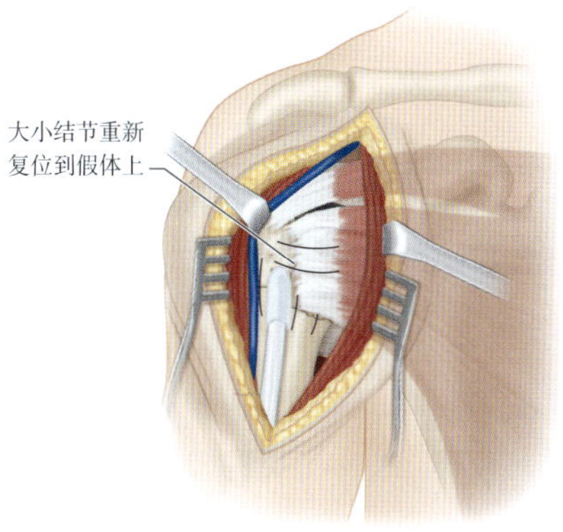


图12

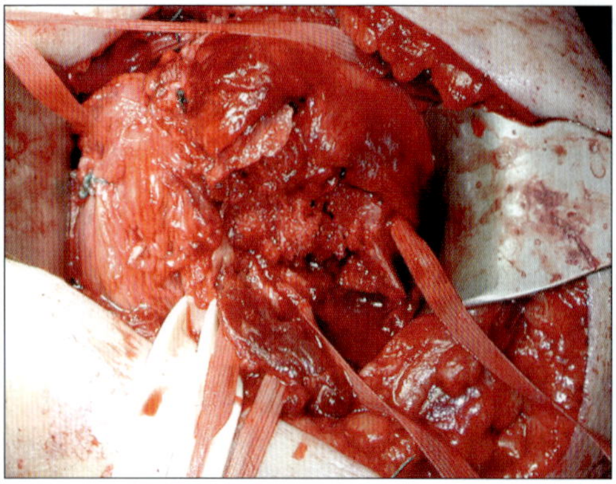

A

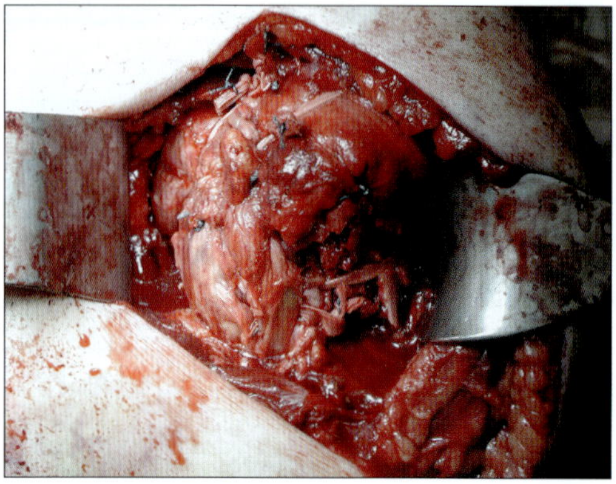

B

**图13**

- 先使用 3 ～ 4 根粗的不可吸收线固定大结节。
- 再使用 2 根粗的不可吸收线固定小结节。

■ 植骨可以促进肱骨结节、肱骨干愈合。

■ 一旦肱骨结节固定，前臂应该固定在轻度屈曲外展位。

■ 将大小结节固定好以后，将肱二头肌肌腱置入重建好的结节间沟中。

■ 在肱二头肌肌腱上方缝合之前切开的肩袖间隙，修复撕裂的肩袖肌。在直视下轻柔的活动肩关节，观察肩关节的稳定性。

### 步骤 7：关闭伤口

■ 缝合原切口，修复胸大肌止点。

■ 逐层关闭伤口，从三角肌胸大肌间隙到皮下组织，最后是皮肤。

■ 如果要放置皮下引流管，应该放置在三角肌外侧以免损伤腋神经。

- 引流管放置时间不要超过 48 小时，以避免增加感染机会。

## 术后护理和预后

### 术后护理

■ 肩关节活动对取得良好的功能至关重要。

■ 术后复查影像学资料，确认肱骨结节位置正常。

- 出院前复查影像学资料，可以确认肱骨结节移位不是发生在医院内被动活动度锻炼期间。

■ 肩关节康复锻炼的关键要素：

- 在肩关节的稳定性没有完全获得之前，只进行被动活动度锻炼
  - ◆ 根据术中对骨折稳定性的评估决定早期活动的范围。
  - ◆ 一般情况，从重力帮助下的钟摆样运动逐渐过渡到被动前屈以及水平外旋运动。
  - ◆ 在康复训练期间，鼓励进行肘、腕、手部运动。

## 要点

- 以往，肩关节置换患者出院前的目标是：前屈超过130°，外旋超过30°。更现实的目标是：恢复轻度的日常生活能力，如生活的自理、进食。
- 如果术后早期使用吊带固定前臂，推荐固定在中立位而不是内旋。因为这样可以降低肱骨大节结的张力。
- 如果患者术后突然出现活动范围减少，应该考虑急性肩袖撕裂或者结节撕脱骨折。肩袖功能逐渐丧失和肱骨结节吸收的患者一般预后较差。

## 注意事项

- 疼痛消失是一项可靠的治疗效果（73% ~ 97%），功能恢复的变化更大（平均38 ~ 68/100 Constant评分）。

- 术后6周，影像学和临床检查表明肱骨结节愈合后可以进行辅助的力量训练。
  - 力量训练，首先进行等长收缩然后行轻度的抗阻力运动。
  - 患者功能锻炼一直持续进行到术后3个月，影像学和临床检查评估骨折的愈合情况。
  - 鼓励进行日常生活锻炼。
- 最后，通过持续的伸屈运动和力量训练来增强患者的功能，改善预后。
  - 推荐使用Therabands进行抗阻力运动的同时进行伸屈锻炼，并逐渐增加阻力和伸屈范围。
  - 12 ~ 24个月时获得最大范围的功能恢复。

## 预后

- 据报道，肩关节置换的预后与肱骨结节的稳定性、术后早期对肱骨结节的保护、长期的物理治疗相关。
- 据报道，肱骨偏心距或者肱骨头几何中心到肱骨大节结外侧缘的距离与肩关节置换的临床预后直接相关。
  - 肱骨偏心距与肱盂关节的复位程度相关。
  - 但是，不能为了软组织处于张力状态而使肱骨偏心距太大，会导致僵硬或者修复失败而致运动范围减小。
  - 预后不佳最常见的主诉是：肩关节无力，不能抬到肩部以上。
- 预后不佳患者的特点是：年老、术后神经功能障碍、嗜酒、吸烟
- 6周时预测患者预后的重要因素：假体移位或者结节移位。
  - 需要注意，后续的X线片出现肱骨大节结消失可能是由于结节后移而不是骨质吸收。
  - CT有助于评估这种情况，因为结节移位到假体后面时显示不清。

## 并发症

- 最常见的术后并发症包括：结节移位、假体松动、关节僵硬、感染。
- 结节移位：
  - 结节移位主要出现在骨质疏松的老年患者，大结节比小结节更容易出现移位。大节结上移会出现肩峰下撞击。
  - 如果肱骨大节结早期出现移动或者完全移位，应该考虑外科修复。
- 假体松动：
  - 由于大部分患者存在肱骨近端骨质疏松，因此认为假体松动是较为常见的并发症。
  - 假体松动以后，假体会丢失旋转稳定性以及后倾角发生改变。出现继发性关节盂损坏、旋转稳定性丢失。
  - 所有出现关节假体松动的患者，应该检测是否有感染的表现。
- 关节僵硬：
  - 术后关节僵硬是一种常见的并发症——大部分患者会出现活动范围减小
  - 术后关节僵硬主要原因：患者未遵循术后康复计划或者瘢痕
- 感染是一种不常见的并发症，但是如果出现了感染，患者的最终预后常会非常不满意

## 证据

Boileau P, Krishnan SG, Tinsi L, Walch G, Coste JS, Mole D. Tuberosity malposition and migration: reasons for poor outcomes after hemiarthroplasty for displaced fractures of the proximal humerus. J Shoulder Elbow Surg. 2002;11:401-12.

Moeckel BH, Dines DM, Warren RF, Altchek DW. Modular hemiarthroplasty for fractures of the proximal part of the humerus. J Bone Joint Surg [Am]. 1992;74:884-9.

Plausinis D, Kwon YW, Zuckerman JD. Complications of humeral head replacement for proximal humeral fractures. Instr Course Lect. 2005;54:371-80.

Robinson CM, Page RS, Hill RM, Sanders DL, Court-Brown CM, Wakefield AE. Primary hemiarthroplasty for treatment of proximal humeral fractures. J Bone Joint Surg [Am]. 2003;85:1215-23.

Tanner MW, Cofield RH. Prosthetic arthroplasty for fractures and fracture-dislocations of the proximal humerus. Clin Orthop Relat Res. 1983;（179）:116-28.

Torrens C, Corrales M, Melendes E, Solano A, Rodriguez-Baeza A, Caceles E. The pectoralis major tendon as a reference for restoring humeral length and retroversion with hemiarthroplasty for fracture. J Shoulder Elbow Surg. 2008;17:947-50.

# 5 肱骨干骨折

*Chad P. Coles and Robert G. McCormack*

**注意事项**

- 缺少软组织覆盖（烧伤或者擦伤等）
- 骨折线延伸到肱骨近端或者远端
- 肘关节或者肩关节置换术后出现假体周围骨折
- 骨质疏松

**争议**

- 原发性桡神经麻痹可以观察治疗，单独的桡神经麻痹并不是手术指证。许多外科医师认为，即使复位、夹板固定后继发性桡神经麻痹也不是手术的绝对指证。
- 临床随机对照实验表明：一般的肱骨干骨折，切开复位接骨板内固定的效果优于髓内钉。主要原因是：髓内钉固定出现术后疼痛、功能受限、二次手术、骨不连概率增加。ORIF 依旧是骨干骨折治疗的金标准

## 切开复位内固定以及髓内钉固定

### 适应证

**切开复位内固定（ORIF）的适应证：**

- 非手术治疗失败
  - 复位不良（缩短大于 3cm，成角大于 30°或者旋转畸形）
  - 骨不连
- 多发伤
- 开放骨折（Ⅱ型或者更大）
- 同侧上肢骨折
  - 漂浮肩或者漂浮肘
  - 合并关节内骨折
- 血管损伤
- 病理骨折
- 双侧肱骨干骨折
- 神经适应证
  - 臂丛神经损伤
  - 帕金森病
  - 头外伤
- 相对适应证
  - 多节段骨折
  - 横行骨折
  - 肥胖
  - 继发性桡神经缺损

**髓内钉（IM）固定的适应证**

- 病理性骨折
- 多节段骨折
- 一些复杂骨折

### 检查 / 影像

- 体格检查
  - 根据高级创伤生命支持（ATLS）的标准评估患者伤情并对患者行复苏术

## 治疗方案

- 肱骨中段或者更近端的骨折最好选择前外侧入路。该入路可以充分暴露肱骨近端，以及方便固定肱骨近端的骨折。但是不能很好地暴露肘前窝。
- 肱骨中段以远的骨折最好选择后侧入路。该入路可以充分向远端暴露肱骨，从肱骨外科颈至肘关节以远，在肱骨外科颈近端分离时横行的腋神经会限制切口的走向。
- 另外，肱骨远端骨折也可以选择外侧入路，患者采取平卧位。
- 内侧入路很少使用，主要在合并血管损伤需要外科治疗或者由于软组织问题不允许采取其他入路时使用（比如烧伤患者）。也有人建议在肥胖患者采取该入路。

  - 询问病史和进行体格检查，包括患肢之前的受伤情况以及手术治疗情况
  - 血管检查，包括肱动脉、桡动脉、尺动脉搏动和毛细血管充盈时间
  - 神经检查，并记录腋神经、肌皮神经、正中神经、尺神经特别是桡神经的运动、感觉功能。
  - 检查手、腕、肘、肩，并排除合并损伤
- 影像学检查：
  - X 线平片是诊断与制订治疗方案的主要依据，包括肱骨前后位（AP）（图 1A）侧位（图 1B）。平片应该包括肩关节、肘关节，以及体格检查时怀疑的同侧其他损伤。
  - 在制订复杂骨折治疗方案时，肱骨全长片很有用
  - 除非需要，很少用到更高级的影像学检查方法，例如 CT、MRI。

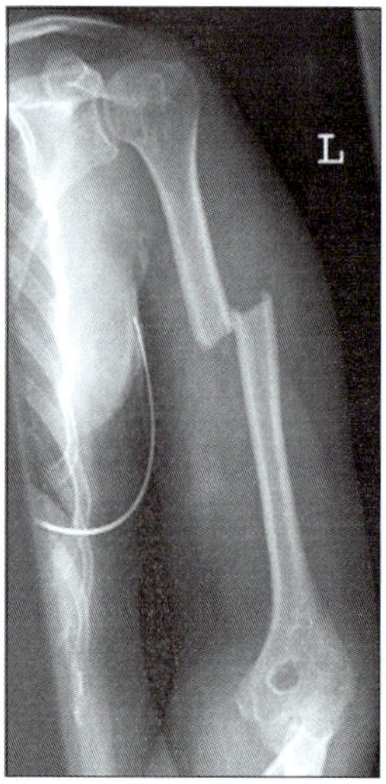

A

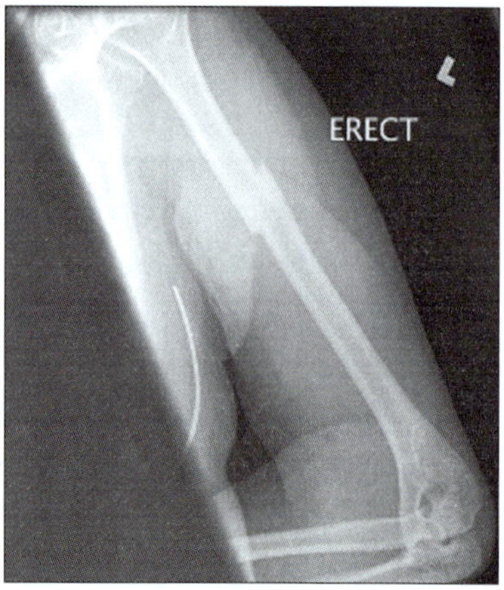

B

**图1**

## 要点

- 前外侧入路
  - 头静脉是三角肌、胸大肌间沟的解剖标志
  - 与盲目牵拉相比，充分的视野显露并将桡神经牵开可以降低桡神经损伤的概率
  - 正确识别桡神经，确认桡神经没有嵌入骨折处或者位于接骨板下面，可以避免术后出现桡神经麻痹时重新暴露桡神经
- 后侧入路：
  - 臂外侧皮神经有助于桡神经定位
  - 充分的术野显露并将桡神经牵开可以确保桡神经没有嵌入骨折处或者位于接骨板下面，避免术后出现桡神经麻痹时需要的再次探查桡神经。与盲目牵拉相比，仔细、充分暴露并将桡神经牵开可以降低桡神经损伤的发生率。
  - 在手术志中准确记录桡神经在第几个孔处越过接骨板，有助于再次手术时桡神经定位。
- 外侧入路：
  - 在肘部，肱桡肌与肱肌之间确认桡神经的远端
- 内侧入路：
  - 分离尺神经并向前牵拉。

## 外科解剖

- 前外侧入路（图 2A）
  - 头静脉是识别三角肌（腋神经支配）胸大肌（胸神经支配）间隙非常有用的区分标志。
  - 肌皮神经走行于肱二头肌深面，在分离时要确认该神经并同肱二头肌一起牵向内侧（肌皮神经支配）。
  - 桡神经穿过外侧肌间隔进入前臂（此处距离肱骨外上髁约 12cm）。可以在肱桡肌和肱肌之间分离显露桡神经。
  - 肱肌由桡神经及肌皮神经双重支配。
- 后侧入路（图 2B）
  - 桡神经经桡神经沟斜形穿过肱骨后面，此处距离肱骨内上髁约 20cm，距离肱骨外上髁约 12cm，然后穿过肌间隔进入前臂。
  - 臂外侧皮神经是寻找桡神经的重要标志。
  - 从外侧肌间隔翻起整个肱三头肌（桡神经支配）并拉向内侧，在肱骨外上髁与腋神经之间暴露肱骨后面。
- 外侧入路（图 2C）
  - 在肱二头肌与肱三头肌之间暴露肱骨干。
  - 在肱桡肌和肱肌之间辨认出桡神经。
- 内侧入路（图 2D）
  - 内侧入路在神经走行平面：尺神经位于肌间隔后面，正中神经和肱动脉位于其前面。
  - 尺神经紧贴肱三头肌行走。

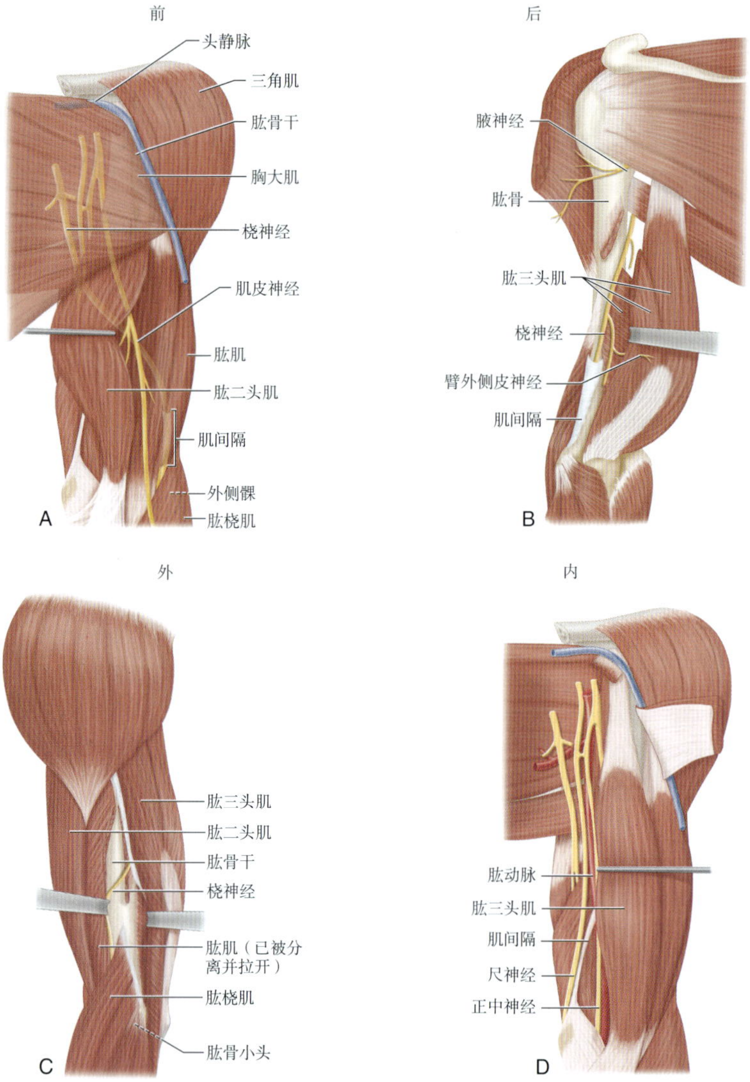
前
头静脉
三角肌
肱骨干
胸大肌
桡神经
肌皮神经
肱肌
肱二头肌
肌间隔
外侧髁
肱桡肌
A
后
腋神经
肱骨
肱三头肌
桡神经
臂外侧皮神经
肌间隔
B
外
肱三头肌
肱二头肌
肱骨干
桡神经
肱肌（已被分离并拉开）
肱桡肌
肱骨小头
C
内
肱动脉
肱三头肌
肌间隔
尺神经
正中神经
D

**图2**

## 要点

- 前外侧入路
  - 患者尽量靠近手术台的边缘，用透X线的板支撑上臂，以便术中能够对肱骨进行X线摄像
  - 手臂自由下垂，暴露肩关节、肘关节。并且在手术需要的时候可以延长切口
- 后侧入路
  - 俯卧位时需要安全的气管插管、颈部固定在中立位、适当保护眼睛
  - 侧卧位时考虑使用胸部（腋窝）圆垫，避免压迫臂丛神经，腋窝的圆垫一定要维持适当的压力（图6）
  - 在铺无菌巾之前，确保患者所处体位能够进行合适的摄像。

# 体位

## 切开复位内固定

- 前外侧、外侧、中间入路：
  - 患者仰卧，靠近手术台边缘，将手臂置于透X线的手臂支撑板上（图3）。
  - 透视装置放在手术台的头端，术中行前后位、侧位的透视检查。
- 后侧入路：
  - 患者可以采用俯卧位（图4A），最好是侧卧位，手臂从透X线的枕垫上垂下（图4B）。

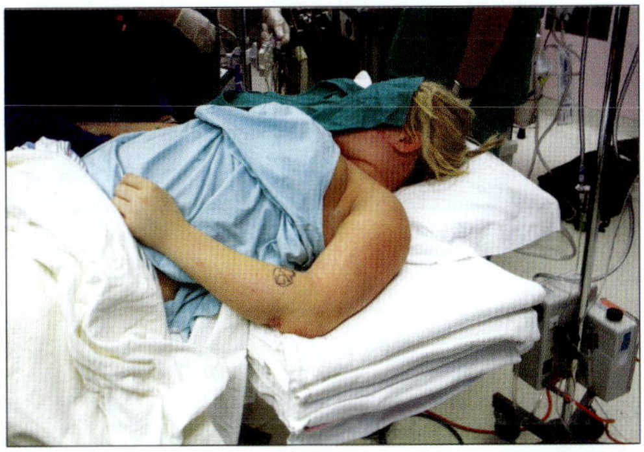

图3

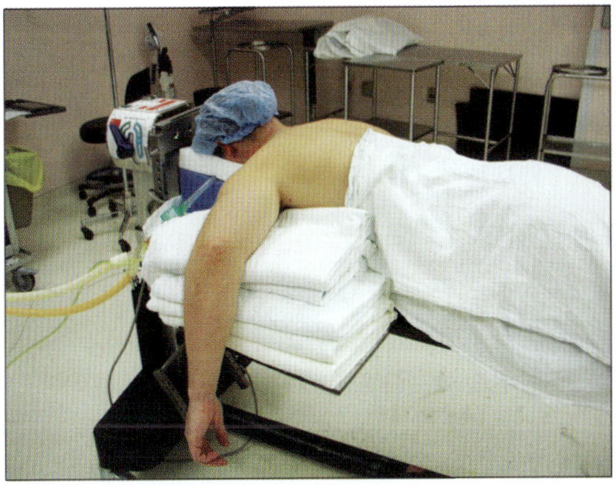

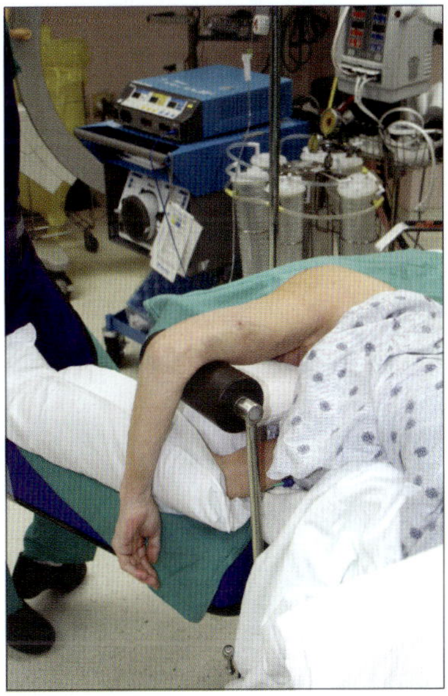

图4 A B

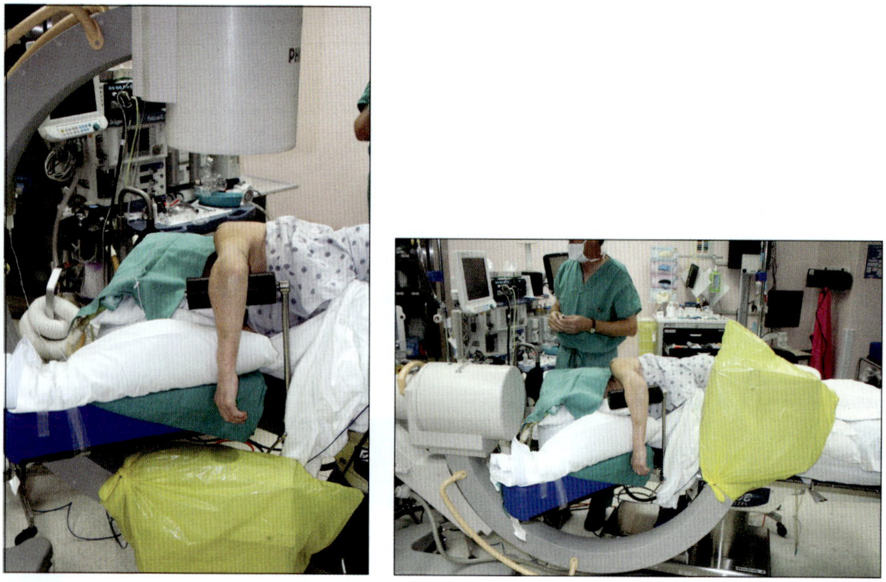

A　B
图5

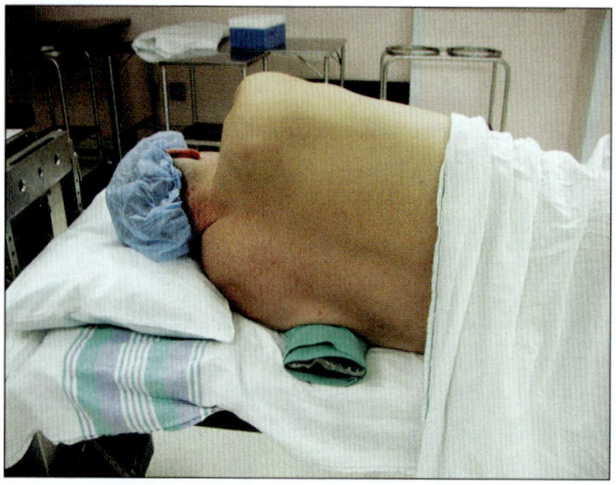

图6

- 将透视装置放在手术台的头端,可以进行前后位、侧位透视（图5A 和 5B）。
- 当患者侧卧位时，可以考虑使用胸（腋窝）圆垫，避免压迫臂丛神经（图 6）。

## 髓内钉固定

- 逆行髓内钉
  - 患者采用侧卧位或者俯卧位。
  - 术中透视装置放在手术台的头端。
- 顺行髓内钉
  - 患者仰卧位或者沙滩椅位,将手臂置于透X线的手臂支撑板上。
  - 透视装置放在手术台的头端或者对侧。

### 注意事项

- 前外侧、外侧、中间入路：
  - 由于患者头部靠近手术台边缘,头部固定不稳会出现危险，而且在铺的无菌巾下面头部位置的变化很容易被忽视。
- 前外侧入路：
  - 采用前外侧入路，显露肘前窝时会非常困难。这一点限制了该入路在更加靠近肱骨远端的骨折中应用。

### 器械

- 前外侧、外侧、中间入路：
  - 可透X线手臂支撑板：从手术台的软垫下面伸出，提供良好的工作台并且可以进行术中透视

## 入路／显露

- 前外侧入路
  - 适当长度的切口：起自喙突远端，沿肱二头肌侧缘向下，在肘部止于肱二头肌肌腱的外侧缘（图7）。
  - 在近端，明确头静脉和三角肌胸大肌间沟，暴露肱骨干近端（图8）。
    - 可能需要从骨膜上剥离三角肌止点的前面部分。
    - 必须保护肱二头肌长头肌腱。将肱二头肌牵向内侧，必须确认行走于肱二头肌、肱肌间沟的肌皮神经 并适当保护。

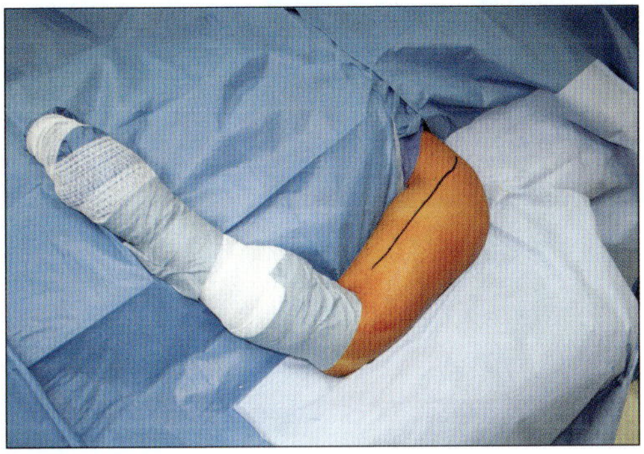

图7

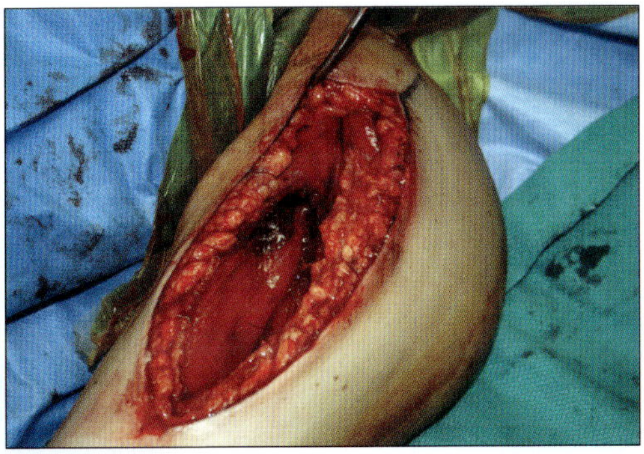

图8

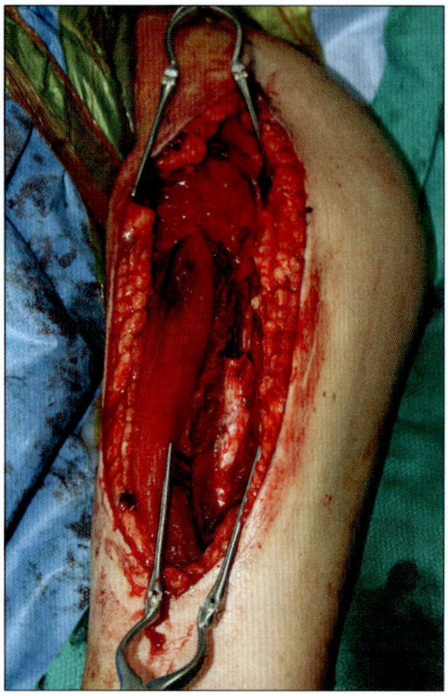

A

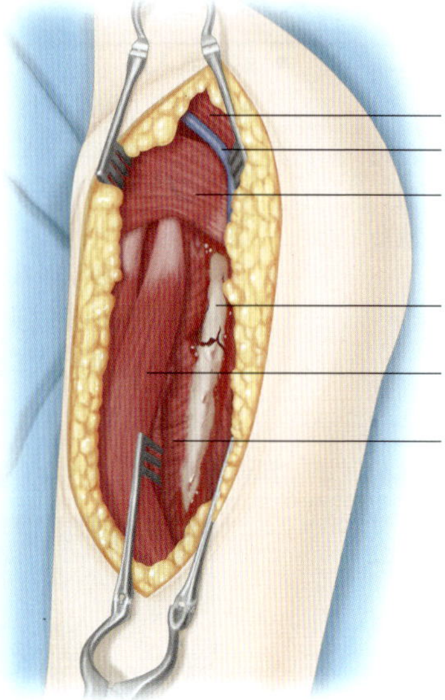


B

图9

**注意事项**

- 后侧入路
  - 俯卧位，有可能出现气管插管的位置移动失去氧供。如果出现这种情况，必须立刻将患者置于仰卧位，再进行气道插管。
  - 由于腋神经围绕肱骨近端，因此向近端延长切口受限，该入路不能用于骨折线延长到肱骨近端患者的治疗。

- 在远端，桡神经在肱桡肌与肱肌之间进入前臂，确认桡神经，避免造成医源性损伤。从近端至远端纵向劈开肱肌，暴露肱骨干的中段（图 9A and 9B）。

■ 后侧入路：

- 我们推荐 Gerwin 等人（1996）描述的改良后侧入路
- 常采用后正中皮肤切口（图 10），将全厚外侧皮瓣从肱三头肌的后表面掀起（图 11）。

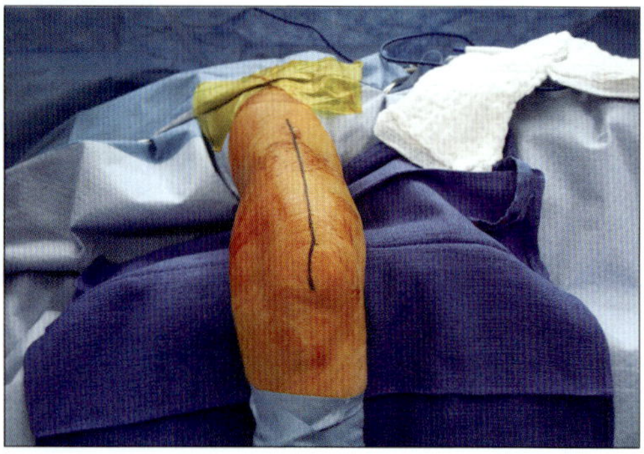

图10

## 器械

- 后侧入路
  - 俯卧位时，需要带衬垫的可透视板
  - 侧卧时，使用髋关节置换体位架维持体位。使用衬垫支撑术肩。

## 争议

- 尽管后侧入路时，一些医生喜好俯卧位，但是由于气管插管的原因，侧卧位会更加安全。在生命体征不平稳的多发创伤患者，麻醉师更倾向于让患者侧卧。
- 后侧入路
  - 有些医生喜欢劈开肱三头肌入路，但是由于桡神经从肱骨的内侧斜向外侧走向，会造成向近端暴露非常困难。而且广泛劈开时对肱三头肌创伤大。

## 注意事项

- 内侧入路
  - 仔细分离血管后面的结构是暴露骨折的关键

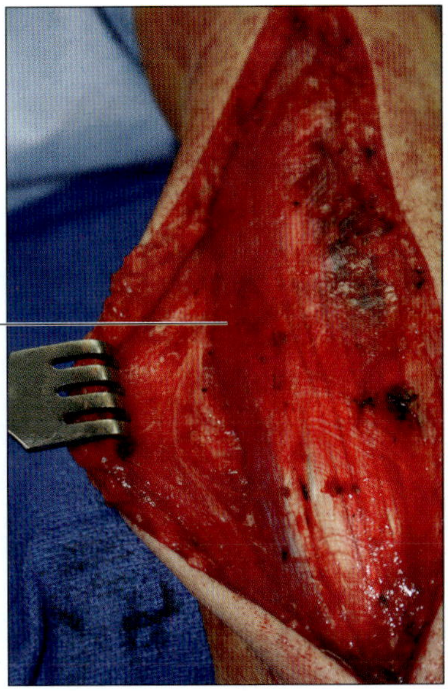


图11

- 确认并保护肱骨外侧皮神经（图 11），同时向近侧探查，确认桡神经（图 12）。
- 沿外侧肌间隔上分离肱三头肌，牵向内侧。仔细分离并用 Penrose 引流条或者 Vessiloop 保护桡神经（图 13A 和 13B）。
- 如果手术需要，可以在肱三头肌和三角肌之间进行分离。向近端分离的界限是：外科颈水平的腋神经。

■ 外侧入路

- 行外正中切口，延伸到肱骨外上髁。
- 在肱桡肌、肱肌之间明确桡神经。沿肱骨外侧分离肱桡肌，和桡神经一起向前牵拉。该切口向远端可以暴露到肱骨小头水平，便于固定肱骨远端骨折。
- 近端切口位于肱二头肌、肱三头肌之间，沿外侧肌间隔，暴露肱骨侧缘。

■ 内侧入路

- 纵向内侧切口：从肱骨内上髁向上延伸。
- 仔细分离肌间隔前面。尺神经位于间隔后面，正中神经和肱动脉位于间隔前面。
- 尺神经紧贴肱三头肌，需要游离尺神经。

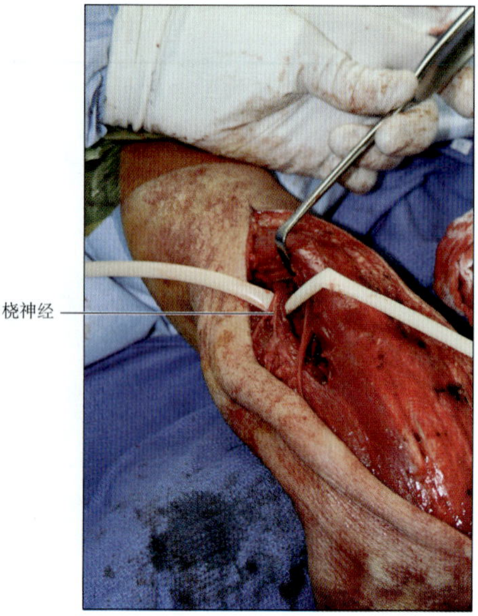


图12

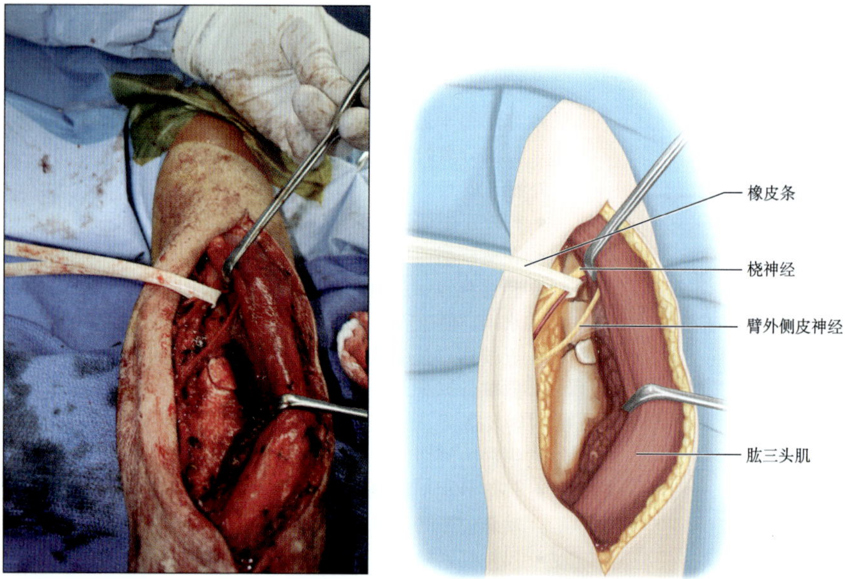


A B

图13

## 要点

- 联合使用点状复位钳与大的骨折复位钳以减少对软组织的损伤
- 临时使用克氏针维持复位的位置
- 在接骨板固定之前，可以先用小的拉力螺丝钉固定螺旋形或者粉碎的骨折块

## 注意事项

- 过度的软组织剥离可能导致骨折延迟愈合或者不愈合

## 争议

- 使用螺钉孔在同一直线的窄型接骨板，由于接骨板孔处在同一个直线上，使得这个位置的压力增加，增加了肱骨纵向劈裂的可能性。宽型接骨板能降低上述风险，但是不适用于肱骨直径小的患者。使用长窄板，尽量不固定所有螺钉孔或者将螺钉拧向不同的方向，可以避免肱骨纵向劈裂这样严重并发症的发生。
- 锁定接骨板对骨质疏松性骨折、肱骨近端或者远端骨折（固定位置有限）、翻修手术及骨折不愈合的患者治疗上有更大的优势。一般的肱骨干骨折很少需要锁定接骨板固定，由于锁定板的价格昂贵，使用前需要仔细考虑。不正确使用锁定板会导致骨折不愈合，比如骨折断端需要加压时使用了锁定接骨板。

# 手术步骤：切开复位内固定

## 步骤 1

- 尽量减少对骨折部位软组织、肌肉的剥离。
- 根据骨折的类型，采用点状复位钳行骨折复位或者用克氏针进行临时稳定。
- 横行骨折需要将骨折端直接钳夹到接骨板上。

## 步骤 2

- 选择合适长度的接骨板。长接骨板可以将压力分散到长的区域，提供更加稳定的固定。
- 螺钉穿过的皮质层数与螺钉沿接骨板分布同样重要，近侧螺钉靠近骨折线，远侧螺钉位于接骨板远端。骨折每一端螺钉至少固定 6 层骨皮质。

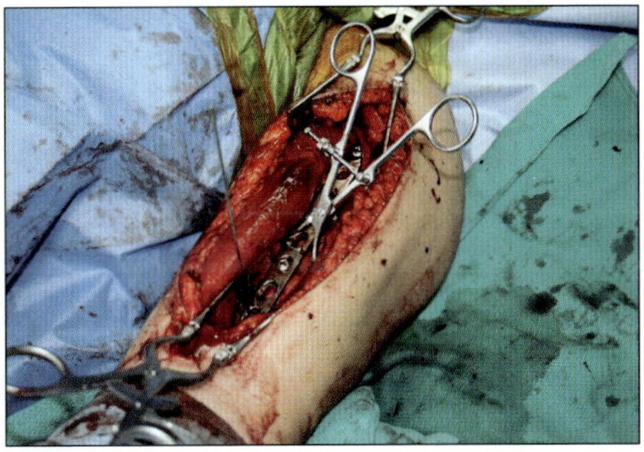

图14

### 要点

- 更长的接骨板固定能增加稳定
- 并不是每一个螺丝孔都需要拧上螺钉的，但是螺钉需要分布广泛
- 骨折每端至少需要固定 6 层皮质

### 注意事项

- 短型的接骨板可能不能提供足够稳定性，它不能跨越骨折线以及骨折粉碎的区域，容易出现固定失败

### 器械 / 植入物

- 最常使用的是传统的板钉。根据肱骨的直径，使用错列孔的宽接骨板或者直线孔的窄接骨板
- 偶然的情况下，由于严重骨质疏松或者固定骨折块太短，可以使用锁定板。锁定板不能替代好的骨折复位固定技术。

## 步骤 3

- 按照骨干形态对接骨板进行预弯，这一点对于解剖复位非常重要。在横行骨折中使用加压板时，接骨板轻度弯曲可以预防皮质加压时对侧出现间隙（图 15）。
- 骨折复位钳暂时固定接骨板，透视下观察接骨板位置、骨折复位情况。
- 用皮质骨螺钉和加压技术固定接骨板（图 16）。
- 最终再次摄片，确保骨折复位良好、接骨板位于安全的位置（图 17）。
- 确认桡神经的位置，并且在手术记录中准确记录（见外科解剖）。

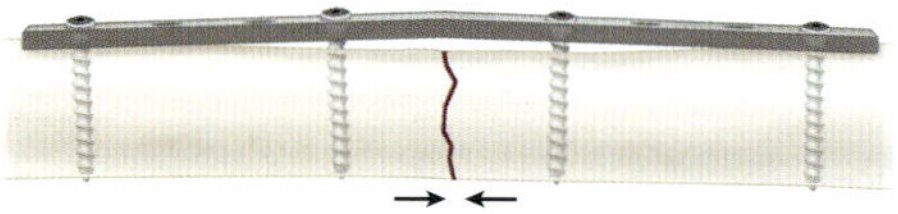

图15

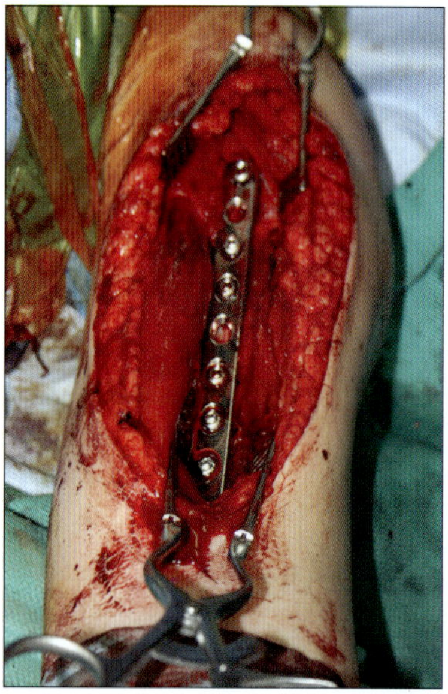

图16

**要点**

- 在横行骨折的治疗中，加压接骨板轻度增加预弯弧度能预防加压时对侧皮质出现间隙。

**注意事项**

- 接骨板预弯不好会导致复位不良，有可能产生不良后果。

**器械 / 植入物**

- 大的接骨板预弯钳及袖带止血设备必不可少

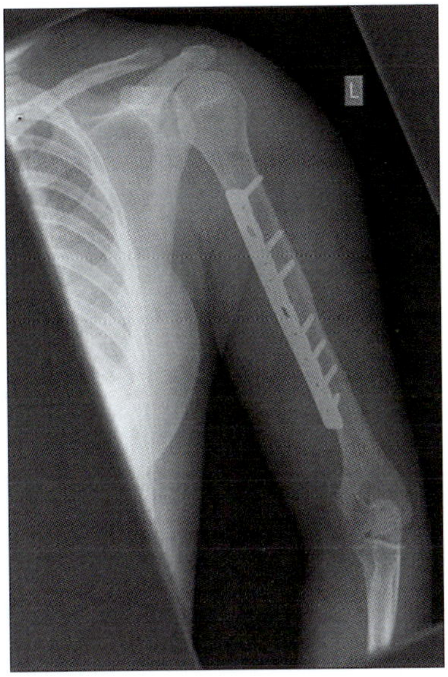


图17

## 手术步骤：髓内钉固定

### 逆行髓内钉

- 更适用于肱骨干中远 1/3 骨折的固定（不适用于肱骨髁上骨折）
- 技术要点
  - 需要切开肱三头肌。
  - 大的髓内钉入口位于鹰嘴窝近端 2 ～ 3cm 处。

### 顺行髓内钉

- 更适用于肱骨近 1/3 至中段骨折固定
- 技术要点
  - 三角肌切开范围小于 5cm。
  - 避免使用髓腔太紧的髓内钉。
  - 在拧锁定螺钉时，通常需要切开完成。

**注意事项**

- 注意髓腔狭窄程度（髓腔小于 9mm 时避免使用髓内钉）
- 宁愿使用长的髓内钉

### 要点

- 在扩髓时维持解剖复位（降低桡神经损伤的概率）
- 如果扩髓前或者扩髓中不能获得绝对解剖复位，推荐在骨折部位显露桡神经，确保桡神经不在骨折断端之间
- 逆行髓内钉并发症发生率非常低
  - 顺行髓内钉术后出现肩部并发症的概率较高
  - 逆行髓内钉术后出现肘部并发症的概率较高

### 要点

- 在多发创伤患者，最初的固定必须足够稳定，允许肢体进行扶拐活动。

### 注意事项

- 在手术记录中，如果对桡神经的位置记录不准确，当患者术后出现桡神经麻痹时，可能会导致没有必要的并且不确定情况下再次探查桡神经。

## 术后护理和预后

- 用敷料覆盖伤口，不需要夹板固定
- 鼓励早期进行主动以及辅助下的主动活动，来锻炼活动的范围。
- 对于多发伤患者，如果最初就能获得稳定的固定，可以保障安全的扶拐运动
- 术中适当暴露、保护桡神经，术后出现桡神经麻痹的概率低。根据手术记录，只要桡神经完整、不被夹在骨折断端之间、不在接骨板下面，术后即便是出现桡神经麻痹症状也可以通过保守治疗。
- 切开复位内固定骨折愈合率高（98%），功能恢复良好（> 95%功能良好）

## 证据

Bell MJ, Beauchamp CG, Kellam JK, McMurtry RY. The results of plating humeral shaft fractures in patients with multiple injuries: the Sunnybrook experience. J Bone Joint Surg [Br]. 1985;67:293–6.

*Level IV case series showing good functional results with ORIF in 34 cases of humeral shaft fracture, with only one nonunion, one failure of fixation, and one infection.*

Bhandari M, Devereaux PJ, McKee MD, Schemitsch EH. Compression plating versus intramedullary nailing of humeral shaft fractures—a meta-analysis. Acta Orthop. 2006;77:279–84.

*Level II meta-analysis of 3 RCTs indicating lower reoperation rate and less shoulder pain with ORIF than IM nail. (Grade B recommendation)*

Chapman JR, Henley MB, Agel J, Benca PJ. Randomized prospective study of humeral shaft fracture fixation: intramedullary nails versus plates. J Orthop Trauma. 2000;14:162–6.

*Level II RCT of 84 patients randomized to ORIF or IM nail, with similar rates of healing. Increased incidence of shoulder pain with IM nail.*

Gerwin M, Hotchkiss RN, Weiland AJ. Alternative operative exposures of the posterior aspect of the humeral diaphysis with reference to the radial nerve. J Bone Joint Surg [Am]. 1996;78:1690–5.

*Level IV case-series of the modified posterior approach, and anatomical study describing the anatomy of the radial nerve in relation to posterior approaches to the humerus.*

Gupta R, Raheja A, Sharma V. Limited contact dynamic compression in diaphyseal fractures of the humerus: good outcome in 51 patients. Acta Orthop Scand. 2000;71:471–4.

*Level IV case-series of ORIF of the humerus for various indications, yielding good results, but inadequate evidence to influence treatment recommendation.*

McCormack RG, Brien D, Buckley RE, McKee MD, Powell J, Schemitsch EH. Fixation of fractures of the shaft of the humerus by dynamic compression plate or intramedullary nail: a prospective, randomised trial. J Bone Joint Surg [Br]. 2000;82:336–9.

*Level I RCT comparing 44 patients randomized to either ORIF or IM nail, showing fewer complications and reoperations with ORIF.*

Mills WJ, Hanel DP, Smith DG. Lateral approach to the humeral shaft: an alternative approach for fracture treatment. J Orthop Trauma. 1996;10:81–6.

*Level IV case series describing the lateral approach to the humerus.*

Osman N, Touam C, Masmejean E, Asfazadourian H, Alnot JY. Results of non-operative and operative treatment of humeral shaft fractures: a series of 104 cases. Chir Main. 1998;17:195–206.

*Level III retrospective comparative study of 104 humerus fractures managed with and without surgical stabilization.*

Sarmiento A, Zagorski JB, Zych GA, Latta LL, Capps CA. Functional bracing for the treatment of fractures of the humeral diaphysis. J Bone Joint Surg [Am]. 2000;82:478–86.

*Level IV, very large case-series of nonoperatively managed humeral shaft fractures showing good results can be obtained (33% loss to follow-up).*

Scheerlinck T, Handelberg F. Functional outcome after intramedullary nailing of humeral shaft fractures: comparison between retrograde Marchetti-Vicenzi and unreamed AO antegrade nailing. J Trauma. 2002;52:60–71.

*Level III retrospective comparative study of 22 retrograde and 30 antegrade intramedullary nails, showing better shoulder function with retrograde nailing.*

Shao YC, Harwood P, Grotz MR, Limb D, Giannoudis PV. Radial nerve palsy associated with fractures of the shaft of the humerus: a systematic review. J Bone Joint Surg [Br]. 2005;87:1647–52.

*Level III systematic review article describing radial nerve palsies following humerus fractures favoring expectant treatment for 6 months prior to surgical exploration. (Grade B recommendation)*

Tingstad EM, Wolinsky PR, Shyr Y, Johnson KD. Effect of immediate weightbearing on plated fractures of the humeral shaft. J Trauma. 2000;49:278–80.

*Level IV case series showing early weightbearing for crutch mobilization through the humerus following ORIF to be safe practice.*

# 6 切开复位内固定治疗肱骨远端关节内骨折

*Paul R. T. Kuzyk and Emil H. Schemitsch*

**争议**

- 患粉碎骨折的老年患者行一期全肘关节置换也可以获得良好的效果。

**治疗方案**

- 切开复位内固定治疗是治疗关节内骨折的金标准。
- 低需求的粉碎骨折老年患者也可以考虑行全肘关节置换。
- 保守治疗：适用于有手术禁忌证的高龄低需求患者，包括2周的石膏夹板固定，然后佩戴铰链式支具行无限制功能锻炼。

**器械**

- 腋枕
- 包裹手部的一次性无菌单
- 一次性无菌止血带

## 适应证

- 移位的肱骨远端关节内骨折

## 检查/影像

- 临床检查应该包括：皮肤有任何破损提示开放骨折；评价正中神经、尺神经和桡神经的功能；检查肩部和腕部是否有其他合并损伤。
- 摄正侧位X线片以方便制定术前计划。摄牵引下肘关节X线片能更好地了解粉碎骨折；但是，患者疼痛时很难配合。
- 高质量的冠状位和矢状位CT检查对制定粉碎骨折的切开复位内固定方案也很有价值。

## 外科解剖

- 肌肉解剖(图1A)：肱三头肌的内侧头、外侧头、长头，三头肌腱、肌间隔、尺侧腕屈肌、肘肌、尺侧腕伸肌。
- 神经解剖（图1A）：桡神经、尺神经、前臂后侧皮神经。
- 骨性解剖（图1B）：内上髁和外上髁、滑车、肱骨头、鹰嘴窝、鹰嘴。

## 体位

- 患者呈侧卧位，手术侧朝上（图2A），也可摆放于俯卧位（图2B）。
- 患侧上臂下放垫枕，这样可以使肘关节在大约90°范围内自由摆动。

## 入路/显露

- 劈开肱三头肌入路
  - 从尺骨的皮下边缘做一个切口，跨过鹰嘴，沿肱骨的中线向近端延伸(图3A)。并在肱骨两侧皮下做分离以暴露内外上髁。
  - 在内上髁的后方辨认尺神经（图3A）。从远近端松解尺神经，并以橡皮管牵开。
  - 从肱三头肌和肌腱中间劈开（图3A中虚线所示）。如果向近端劈开肱三头肌至肱骨中远1/3处时须辨认并保护桡神经。
  - 劈开入路时如遇到三头肌腱的创伤性缺损，要综合考虑。这种缺损多由开放骨折时尖锐的骨端在刺破皮肤前戳伤肌腱所致。

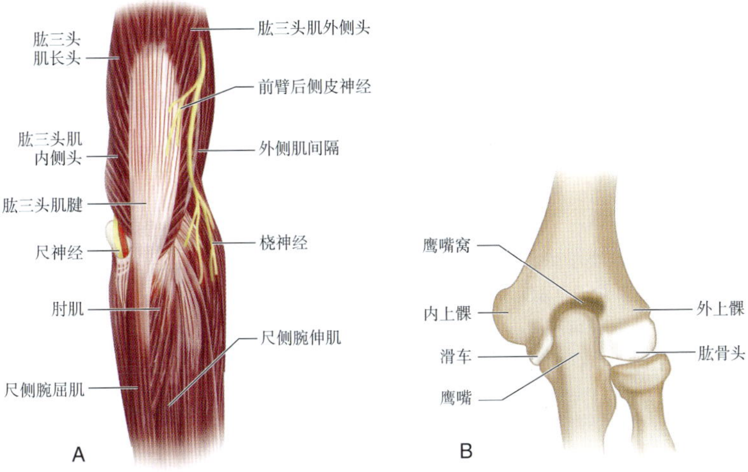
肱三头
肌长头
肱三头肌外侧头
前臂后侧皮神经
肱三头肌
内侧头
外侧肌间隔
肱三头肌腱
尺神经
桡神经
肘肌
尺侧腕伸肌
尺侧腕屈肌
A
鹰嘴窝
内上髁
外上髁
滑车
肱骨头
鹰嘴
B

图1

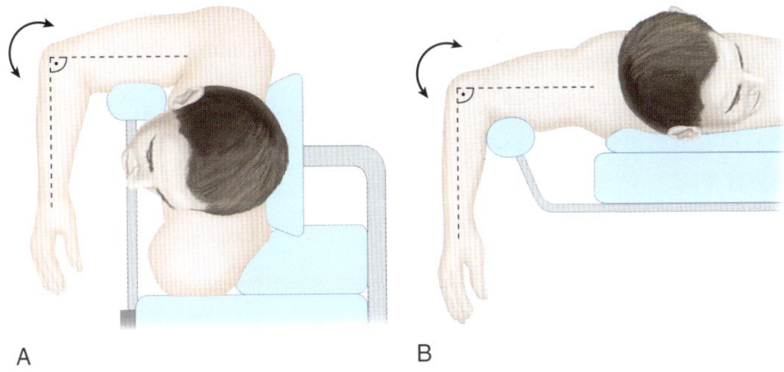
A
B

图2

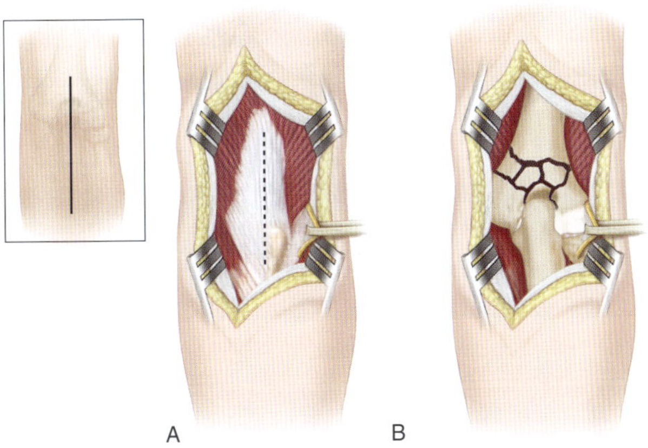
A
B

图3

### 要点

- 鹰嘴截骨入路对肱骨远端关节面的显露最佳。从此入路能观察到52%的关节面。劈三头肌入路能显露37%的关节面，保留三头肌入路能显露26%的关节面。
- 肱骨远端的入路选择取决于肱骨远端骨折的类型，简单骨折（AO分型C1/C2）可以采取保留三头肌腱入路，更复杂的关节面骨折（AO分型C3）需行劈三头肌入路或鹰嘴截骨入路。

### 争议

- 鹰嘴截骨入路的最常见并发症是内植物对皮肤的压迫，需行二次手术取出。截骨处不愈合也见报道，但是不常见。一些医生建议鹰嘴截骨后采用接骨板固定以减少不愈合率。

- 三头肌腱要从鹰嘴上锐性分离，保留内外侧条状残留以便在手术结束后修复（图3B）。
  - 牵开内外侧缘以显露肱骨远端。
  - 以巾钳向后牵引鹰嘴，以便更好地观察骨折。

■ 保留三头肌入路

- 采用和劈三头肌入路相同的正中切口，松解并牵开尺神经（图3A）。
- 尺神经近端行走于内侧肌间隔表面。
  - 内侧（尺侧）窗：分离出尺神经向外侧拉开三头肌内侧头以显露肱骨（图4A）。
  - 尺侧窗也能显露部分肱骨内侧，对于简单骨折类型可能已经足够。
- 肱骨外侧的更大显露就需要建立外侧窗。
  - 将三头肌外侧头从外侧肌间隔松解并向尺侧牵开以建立外侧窗（图4B）。
  - 在远端，从桡骨剥离肘肌以便更大显露。

■ 鹰嘴截骨入路

- 如前行正中切口并松解和牵开尺神经（图5）。
- 鹰嘴预钻孔以便手术结束时解剖复位鹰嘴。以3.2mm钻头钻孔以便6.5mm松质骨螺钉固定（图6A）。

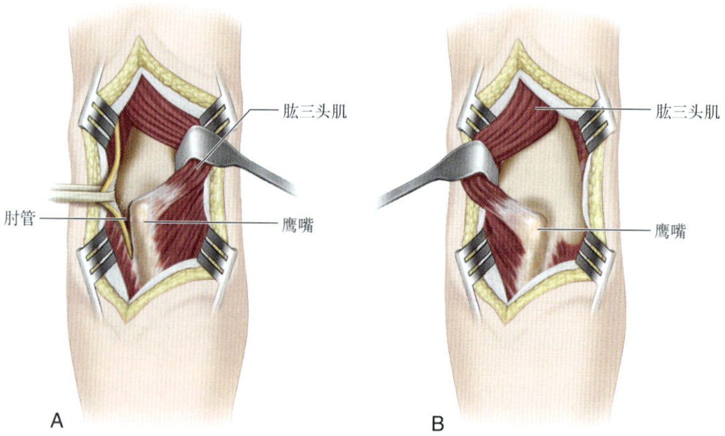


**图4**

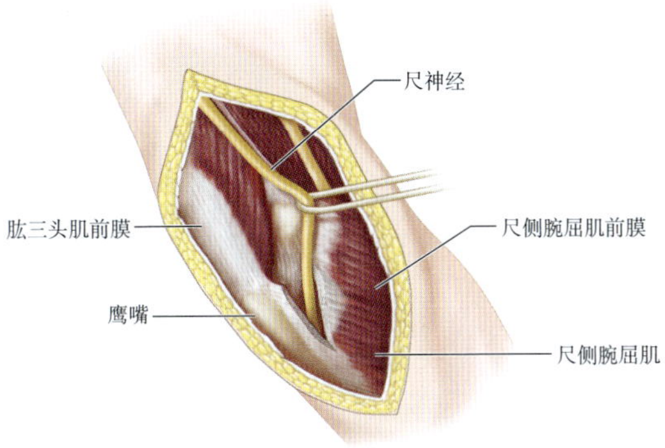


**图5**

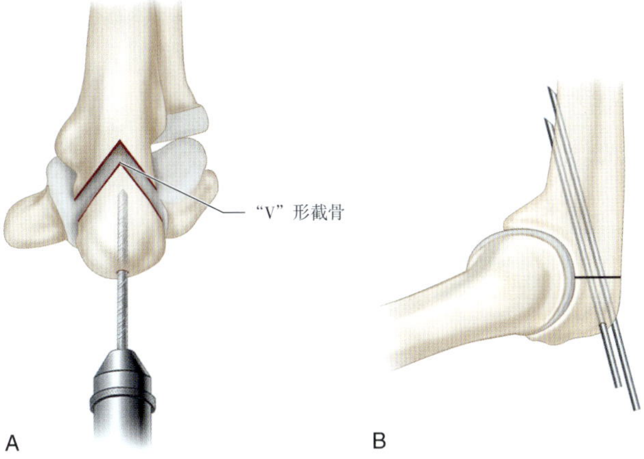


**图6**

- 也可以 2 枚 1.5mm 克氏针从鹰嘴至尺骨的前方皮质预钻孔，然后在截骨前取出（图 6B）。这有利于在截骨结束后采用张力带技术固定。

- 截骨应该通过鹰嘴的非关节区，它位于鹰嘴的关节面和冠状突关节面之间（裸区）。
  - 沿着鹰嘴的内外侧行骨膜下剥离以直视尺肱关节和定位裸区。行尖端朝向远端的鹰嘴 V 形截骨标记（图 6A）。
  - 以摆动锯锯断鹰嘴的2/3，然后以骨刀完成截骨直至关节面。
  - 从肱骨的后方松解三头肌两侧，然后向近端牵开鹰嘴截骨块的末端以显露肱骨远端（图 7）。

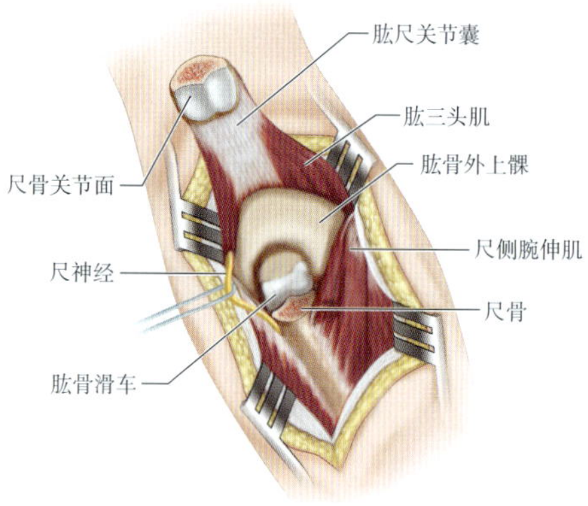


**图7**

### 要点

- 滑车沟要获得解剖复位。

### 注意事项

- 如果关节面骨折粉碎时不要应用拉力螺钉。滑车沟的过度加压容易导致尺肱关节的不匹配。

### 器械 / 植入物

- 小骨复位固定系统，包括复位钳和克氏针

## 手术步骤

### 步骤 1

- 显露肱骨远端后，屈曲肘关节超过 140° 以清晰显露。
- 找到骨折并清除血肿和嵌入的软组织。
- 首先重新恢复关节面的完整（图 8A）。
  - 最重要的是恢复滑车的解剖对线。
  - 尺肱关节的匹配对于肘关节的稳定和活动至关重要。注意不要过度加压滑车切迹以防出现尺肱关节的不匹配。
- 关节面复位后，临时以点状复位钳和克氏针固定（图 8B）。然后以数枚 4.0mm 的松质骨螺钉坚强固定。需确认螺钉没有进入到鹰嘴窝或者穿破关节面突出到关节里。

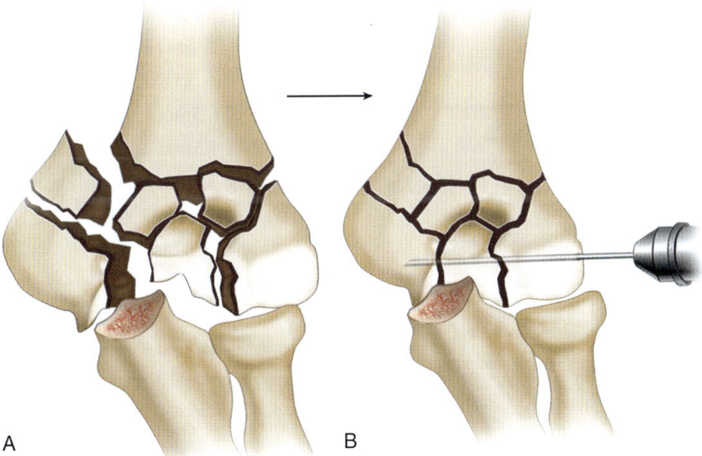


图8

### 要点

- 肱骨远端双髁骨折需行双接骨板固定以提供足够的稳定性来进行术后早期功能锻炼。

### 器械 / 植入物

- 小骨折系列器械
- 3.5mm 围关节肱骨远端接骨板或者用 3.5mm 重建接骨板
- 克氏针

### 争议

- 如何放置接骨板以提供最大的生物力学稳定性一直存在争议。平行放置和垂直放置似乎能提供最大的稳定性。

### 注意事项

- 关闭切口前需仔细检查鹰嘴窝以确认没有螺钉拧入鹰嘴窝，这样会阻碍伸肘。

## 步骤 2

- 关节面复位后，复位非关节面的髁上骨折块，然后临时以克氏针将关节面骨块固定在肱骨干上（图 9A）。
- 必须以双接骨板坚固固定骨折（一侧柱以一块接骨板固定）（图 9B）。可以用预塑形的 3.5mm 围关节肱骨远端接骨板或者用 3.5mm 重建接骨板固定。
- 生物力学研究认为接骨板应该平行放置（即一个内侧，一个外侧）或者垂直放置（即一个内侧，一个后外侧放置）以提供坚强固定。

## 步骤 3

- 关闭切口前，进行肘关节全方位的被动活动（屈伸、旋前、旋后）以确认肘关节是否稳定以及是否有阻挡存在。X 线透视以确认复位和内植物的位置。
- 如果采用劈三头肌入路，需注意修复三头肌腱。
  - 在复位固定肱骨远端骨折后，在鹰嘴上钻孔修复三头肌腱（图 10A）。
  - 用粗的不可吸收缝线修复三头肌腱（图 10B）。通过鹰嘴打孔以间断缝合肌腱。
- 如果采用鹰嘴截骨入路，需行内固定。有 3 种推荐方法：
  - 1 枚 6.5mm 松质骨螺钉和张力带钢丝（图 11A）
  - 2 枚 1.5mm 克氏针和张力带钢丝（图 11B）
  - 1 枚 3.5mm 重建接骨板螺钉预弯固定鹰嘴（图 11C）
- 如果尺神经有张力或者在接骨板表面，需考虑行皮下移位。

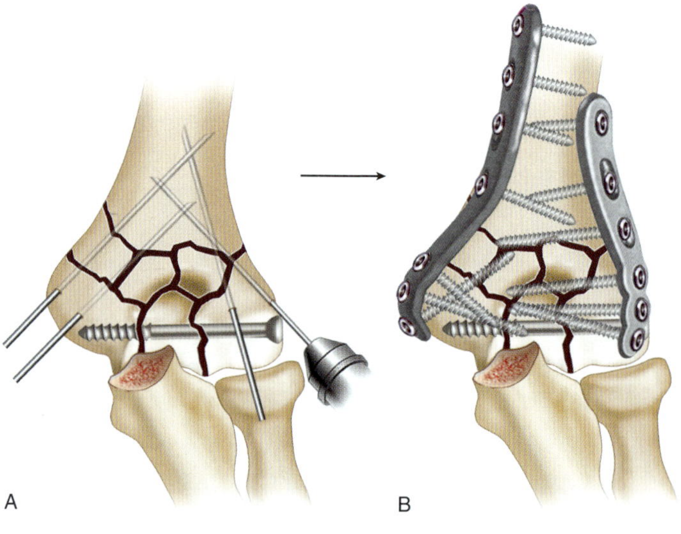

图9　A　B

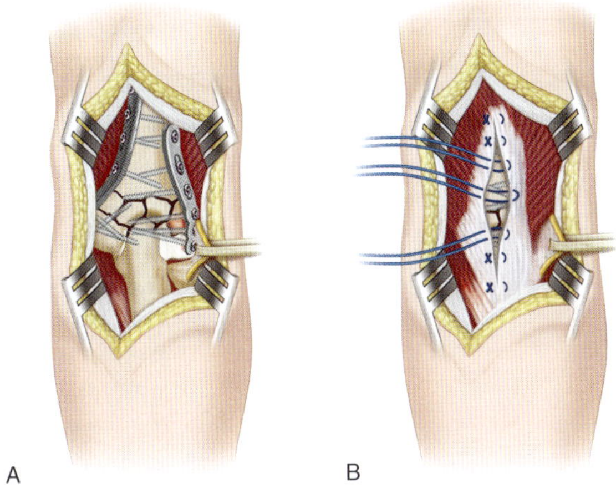


图10

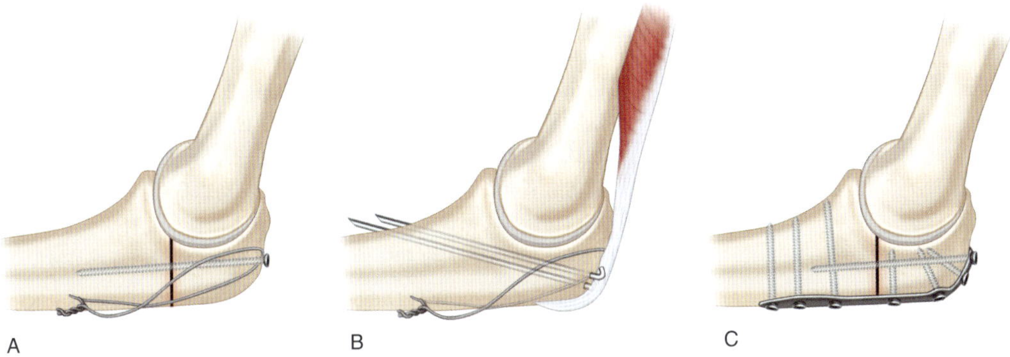


图11

### 注意事项

- 术后早期关节活动以防创伤性肘关节僵硬。

## 术后护理和预后

- 术后第一天起开始早期小幅活动以防肘关节僵硬。
  - 劈三头肌入路或者鹰嘴截骨入路 6 周内应限制主动伸肘。
  - 夜间佩戴肘关节伸直位支具以防屈曲挛缩。
  - 某些病例（例如合并肱骨头损伤）应给予非类固醇类抗炎药物以防异位骨化。

## 证据

Coles CP, Barei DP, Nork SE, Taitsman LA, Hanel DP, Bradford Henley M. The olecranon osteotomy: a six-year experience in the treatment of intraarticular fractures of the distal humerus. J Orthop Trauma. 2006;20:164-71.

鹰嘴截骨入路治疗的 67 例肱骨远端关节内骨折病例中，没有不愈合的病例。3% 的病例因截骨处畸形愈合行翻修手术，8% 由于皮肤压迫而行内植物的取出。作者认为鹰嘴截骨对于显露关节内损伤是有效的，能够进行准确的关节复位。(C 级推荐，证据等级Ⅳ)

Dakouré PW, Ndiaye A, Ndoye JM, Sané AD, Niane MM, Séye SI, Dia A. Posterior surgical approaches to the elbow: a simple method of comparison of the articular exposure. Surg Radiol Anat. 2007;29:671-4.

这项尸体研究探讨了三种肘后入路能够显露的关节面大小。保留肱三头肌入路、劈三头肌入路和鹰嘴截骨入路分别显露 26%，37%，52%。

Doornberg JN, van Duijn PJ, Linzel D, Ring DC, Zurakowski D, Marti RK, Kloen P. Surgical treatment of intra-articular fractures of the distal part of the humerus: functional outcome after twelve to thirty years. J Bone Joint Surg [Am]. 2007;89:1524-32.

这项研究中，39 例患者平均随访时间 19 年（12 ~ 30 年）。作者发现肱骨远端关节内骨折切开复位内固定患者的长期随访结果和短期随访结果相似(70% 的优良率)。提示：疗效可以持久保持。他们发现，相对功能损害来说，疼痛评分更易判定，而且与放射学上关节炎的表现没有关系。大约 40% 的患者需行二次手术治疗（证据等级Ⅳ）

Hewins EA, Gofton WT, Dubberly J, MacDermid JC, Faber KJ, King GJ. Plate fixation of olecranon osteotomies. J Orthop Trauma. 2007;21:58-62.

这项 17 例鹰嘴截骨并以 3.5mm 重建接骨板固定的肱骨远端骨折患者的研究显示，有 2 例行再次手术。作者认为鹰嘴截骨后行接骨板固定，其疗效确定，并发症更少。(C 级推荐，证据等级Ⅳ)

McKee MD, Kim J, Kebaish K, Stephen DJ, Kreder HJ, Schemitsch EH. Functional outcome after open supracondylar fractures of the humerus: the effect of the surgical approach. J Bone Joint Surg [Br]. 2000;82:646-51.

这项回顾性对照研究评价了 26 例肱骨远端开放骨折（13 例采用劈三头肌入路，13 例采用鹰嘴截骨入路）的治疗结果。作者认为对于开放的肱骨远端关节内骨折立即行切开复位内固定手术是安全和有效的技术，并发症发生率低和良好的功能结果。如果三头肌有外伤性缺损时，和鹰嘴截骨入路比较，劈三头肌入路治疗的患者肢体功能和疼痛评分的改善程度更好。

McKee MD, Veillette CJ, Hall JA, Schemitsch EH, Wild LM, McCormack R, Perey B, Goetz T, Zomar M, Moon K, Mandel S, Petit S, Guy P, Leung I. A multicenter, prospective, randomized, controlled trial of open reduction—internal fixation versus total elbow arthroplasty for displaced intra-articular distal humeral fractures in elderly patients. J Shoulder Elbow Surg. 2009;18:3-12.

这项研究发现：与切开复位内固定比较，全肘关节置换治疗高龄（> 65 岁）的肱骨远端关节内粉碎骨折的治疗结果更加确定，而且 2 年时的功能结果更好。（A 级推荐，证据等级 I）

McKee MD, Wilson TL, Winston L, Schemitsch EH, Richards RR. Functional outcome following surgical treatment of intra-articular distal humeral fractures through a posterior approach. J Bone Joint Surg [Am]. 2000;82:1701-7.

这项研究认为切开复位内固定肱骨远端关节内骨折能有效地保持患者的总体健康状况，该状况是从调查表获得的。最终的随访结果（平均 37 个月）显示，和对侧肘关节比较，该手术显著地降低了肘关节的活动范围和肌力。该项研究认为肱骨远端关节内骨折是一种严重损伤，并有长期的后遗症。（C 级推荐，证据等级Ⅳ）

---

Figures 1, 5, 6, and 7 modified from Hoppenfeld S, deBoer P. Surgical Exposures in Orthopaedics: The Anatomic Approach. 3rd ed. Philadelphia: Lippincott Williams and Wilkins, 2003. Figures 2, 4, and 11B modified from AO Surgery Reference Online （www.aofoundation.org）. Figures 3 and 10 modified from McKee MD, Kim J, Kebaish K, Stephen DJ, Kreder HJ, Schemitsch EH. Functional outcome after open supracondylar fractures of the humerus: the effect of the surgical approach. J Bone Joint Surg [Br]. 2000;82:646–51. Figures 8 and 9 modified from Jupiter JB, Neff U, Holzach P, Allgöwer M. Intercondylar fractures of the humerus. An operative approach. J Bone Joint Surg [Am]. 1985;67:226–39.

# 7 全肘关节成形术治疗肱骨远端骨折

*Sahal Altamimi and Michael D. McKee*

**注意事项**

- 年轻患者对功能要求较高
- 分级较高的开放性骨折（Gustilio Ⅱ级和Ⅲ级）
- 较少的软组织覆盖或皮肤缺损
- 出现感染迹象
- 对全肘关节成形术不熟练

**争议**

- Gustilio Ⅰ型开放性骨折若在创伤后12小时内可以经早期切开清创并一期全肘关节成形术。也可以选择分两期进行，先行切开清创引流并抗生素应用治疗，然后再行全肘关节成形术。

**治疗方案**

- 非手术治疗（“骨包”技术）
- 切开复位内固定术
- 一期全肘关节成形术
- 肱骨远端半关节成形术

## 关节成形术的作用

### 适应证

- 经仔细选择的肱骨远端粉碎性骨折患者，行全肘关节成形术（TEA）可以获得优良的结果。
- 老年患者通常骨质较差或合并骨质疏松，从而导致行切开复位内固定（ORIF）出现固定不牢固及机械性失效。此外，关节内粉碎骨折和关节软骨碎片可能妨碍解剖复位。因此，全肘关节成形术的理想适应证是那些合并肱骨远端关节内粉碎性骨折的老年患者。
- 肱骨远端骨折患者如伴有潜在的类风湿关节炎或之前存在有关节疾病，最好一期行全肘关节成形术。
- 在决定行一期全肘关节成形术还是切开复位内固定术时，几个因素起着重要的作用，它们包括：
  - 关节内粉碎程度和软骨碎片情况
  - 患者的生理年龄及功能要求
  - 原有的关节疾病或潜在的类风湿性关节炎
  - 骨质情况和骨质疏松程度
  - 手术医生对全肘关节成形术的经验及熟练程度

### 检查/影像

- 通常过于关注明显的损伤，肩部及腕部也应当进行检查。
- 应当全面查看皮肤，以免遗漏开放性伤口。
- 淤血及畸形通常较为明显。
- 仔细进行神经损伤的评估，包括尺神经、桡神经及正中神经的运动及感觉功能的评估是极为重要的。
- 可以触诊远端肢体的脉搏及评估毛细血管征来判断上肢的血管损伤情况。
- 前臂骨筋膜室压力情况也应当进行评估。

- 通常选择普通 X 线片进行最初的影像学检查。
  - 标准肘关节正、侧位 X 线片检查对于大多数病例已足够。
  - 图 1 示：一 68 岁肱骨远端关节内粉碎性骨折患者的术前 X 线片，正位 X 线片（图 1A）和侧位 X 线片（图 1B）
  - 判断骨折移位程度、成角情况、关节内粉碎程度及骨质情况是非常重要的。
- 额外的应力位 X 线片或 CT 检查在进行病例选择时可能需要。特别是当选择行全肘关节成形术时，进一步的影像学检查并非是必需的。

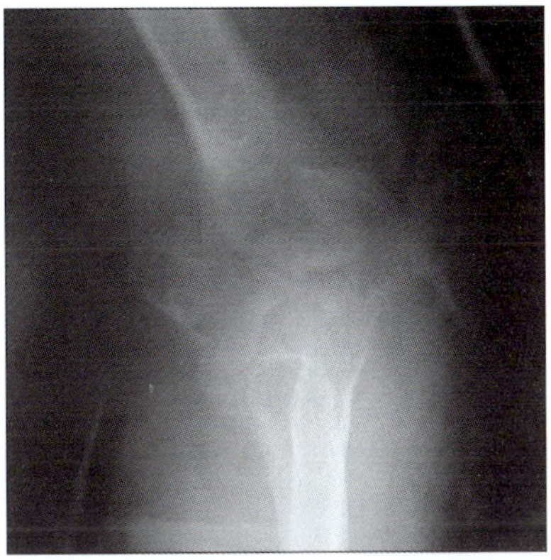

A

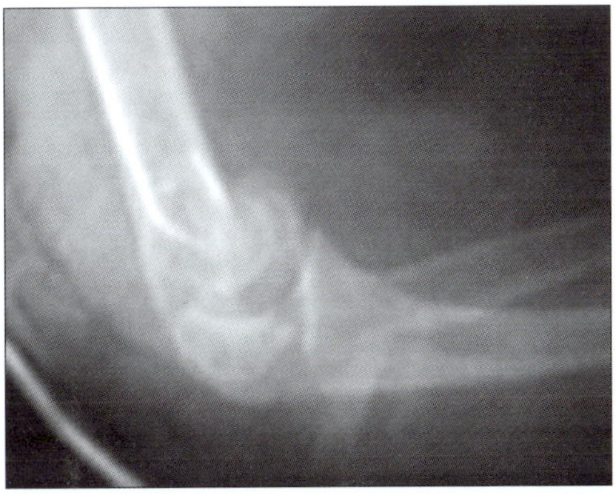

B

**图1**

## 外科解剖

- 尺神经起源于 C8 和 T1 神经根（图 2）。
- 尺神经向下沿着肱动脉内侧进入上臂前方的筋膜室，并且在上臂未发出分支。
- 在上臂中段，尺神经穿入肌间隔并沿着肱三头肌内侧头下行。
- 在肘部，尺神经从肱骨内上髁的后方通过。
- 在进入前臂之前，尺神经发出关节支支配肘关节，发出第一运动支支配尺侧屈腕肌（FCU），并发出支配尺侧半指深屈肌的分支。
- 在前臂近端，尺神经走行于尺侧屈腕肌两个头之间。

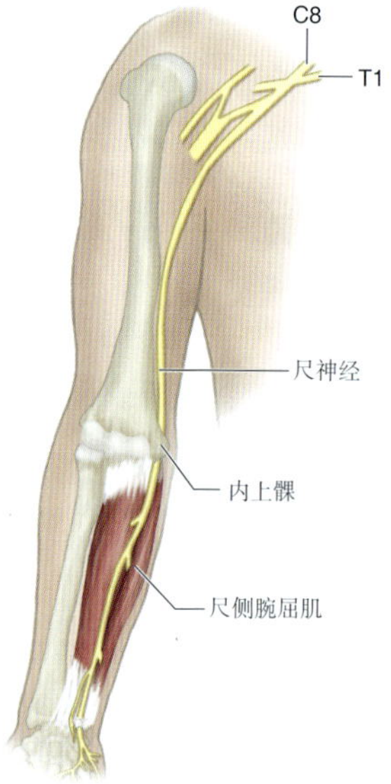


**图2**

**要点**

- 确保在进行手术前放置在软垫上的肘关节可以全范围活动

**注意事项**

- 应在下肢下方放置泡沫板以保护腓总神经

**器械**

- 布袋
- 上臂垫枕
- 腋窝垫枕
- 泡沫板或硅胶垫
- 无菌止血带

**争议**

- 行全肘关节成形术时，也可以选择仰卧位。将受伤上臂置于患者胸前或者屈曲肩部，置于患者头侧。

## 体位

- 我们更喜欢将患者置于侧卧位，并保持受伤上臂位于上方（图3）。用一垫枕将受累肘关节支撑起来。
  - 这一体位更易于延长切口显露肱骨，并且允许肘关节屈曲超过90°。
- 鼓起的小布袋可用于保持患者体位，应当严格注意将所有的骨性凸起部位加以衬垫。
- 消毒准备上臂并盖住肩部以便尽可能高的放置无菌止血带。
- 肢体驱血后，将止血带充气。压力设置在250mm Hg，或者当患者上臂较为肥胖时，可设定为275 mm Hg。

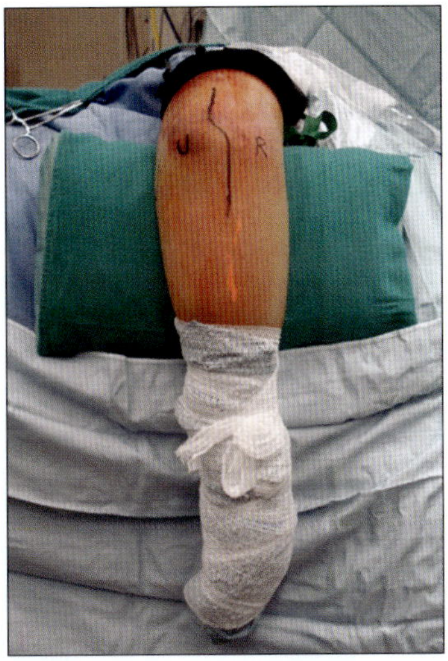

**图3**

## 要点

- 可以使用 Hohmann 拉钩放置于肱骨干两侧以“提升”肱骨而便于显露，而非过度牵开软组织。这样尤其对肱骨外侧更为重要，此处较为接近桡神经。
- 多数情况下，桡骨头将保留完整。但当肘关节原先即存在有炎症性关节炎，同时合并肱骨远端骨折时，桡骨头应当被切除以帮助改善骨折显露。

## 入路 / 显露

- 取后侧皮肤正中纵行切口（图 3）。
  - 近端剥离至肱三头肌筋膜，远端剥离至尺骨皮下缘。
  - 将皮肤筋膜皮瓣全层向内向外牵开。
- 辨认尺神经并将其游离，手术全程注意保护避免将其损伤。
  - 将其仔细游离，近侧游离至肌间隔，远侧游离至其发出第一支运动支处（图 4A and 4B）。关节支可以切断以便游离此神经。
  - 将肌间隔远侧部切开以防压迫尺神经。

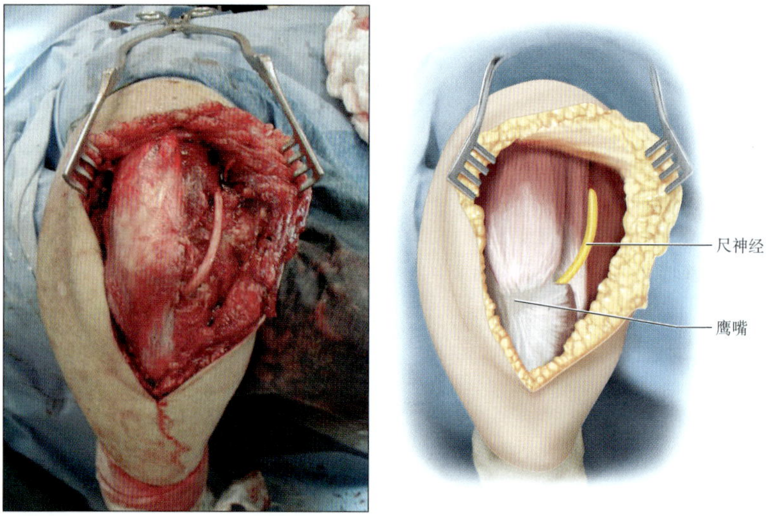


A B

图4

## 注意事项

- 尺神经损伤可以通过精密的手术技术而得以避免。一旦将尺神经移位，便有必要将肌间隔切开。
- 当行全肘关节成形术治疗肱骨远端骨折时应当避免行尺骨鹰嘴截骨术。因为尺骨鹰嘴截骨后将会影响肘关节尺侧的稳定性。

## 器械

- Steven 剪刀用于尺神经游离
- Penrose 引流条以保护尺神经
- 两把 Hohmann 拉钩

## 争议

- 处理肱三头肌腱的方法，包括经肱三头肌或内外侧联合入路，经正中劈开或内外侧头间隙分别拉开。
- 最初，或在相当复杂的病例中，经正中劈开的入路在技术上相对简单。但随着全肘关节成形术的经验增加及技术提高，便应用肱三头肌内外侧联合入路。切除远端游离骨块后便增加了“操作空间”，这样便可以在不将三头肌从鹰嘴上剥离的情况下使用空心器械及插入相应组件（如图 5）。

- 应用经肱三头肌内外侧联合入路（图 5）。
  - 肱三头肌的内外侧边界比较明确，将其从肱骨远端提起。同时保持肱三头肌远端仍附着于尺骨鹰嘴上。
  - 然后将屈肌、旋前肌的起点及内侧副韧带从肱骨内上髁处剥离。
  - 伸肌 - 旋后肌及外侧副韧带从肱骨外上髁处剥离。
  - 然后，将包括内外上髁在内的所有肱骨远端游离骨块予以切除。图 6 示从图 1 中的患者关节内切除下来的游离骨块。

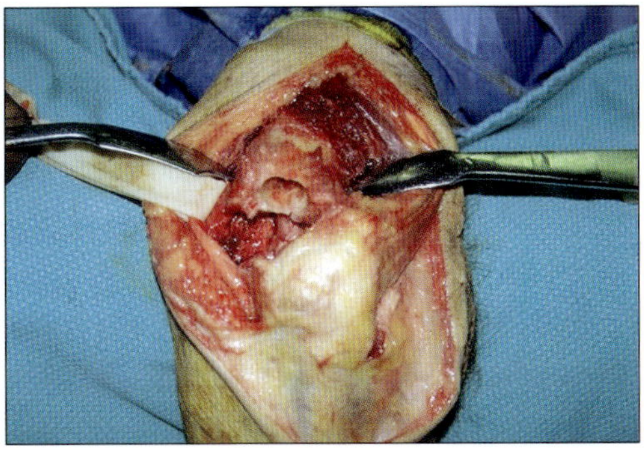

图5

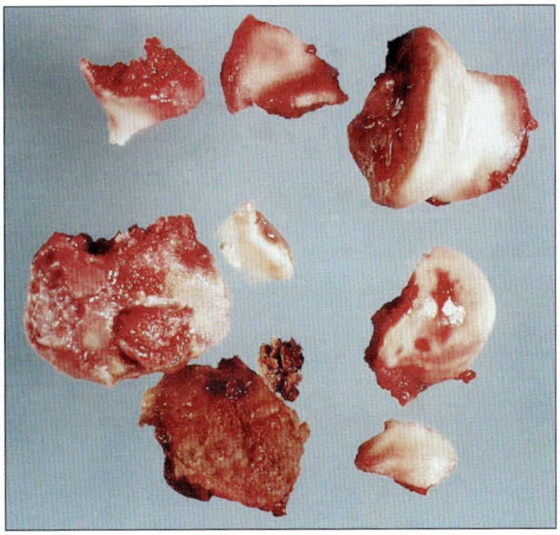

图6

### 要点

- 特别之处是我们在行全肘关节成形术治疗肱骨远端骨折时采用6英寸的肱骨柄，而非经常用于标准全肘关节成形术中的4英寸肱骨柄。

### 注意事项

- 将肱骨假体组件放置在恰当的旋转轴上是较为重要的，通过接近鹰嘴窝的肱骨远端较平的后侧骨面作为参考可以确保这一点。

### 器械 / 植入物

- 高速电钻
- 一系列骨锉
- 两把 Hohmann 拉钩
- 肱骨假体试模

### 争议

- 在一些肱骨远端粉碎骨折病例中，越来越多的学者倾向于应用半肘关节成形术。此技术前景良好，它需要重建肱骨髁及韧带以保证肘关节稳定性，目前已有一些相关的研究报道。

## 手术步骤

### 步骤 1：肱骨的准备

- 移除全部肱骨远端骨块增加操作空间
- 应用两把 Hohmann 拉钩紧邻肱三头肌腱的外侧头将肱骨远端撬起
- 使用合适型号的骨锉将髓腔扩髓
- 尽力将髓腔扩髓直至骨皮质
- 然后，将肱骨假体试模插入至符合正常旋转轴的深度（图 7）。假体在鹰嘴窝的顶端的位置常可以通过如下方法确定：肱骨假体的前翼应当接触鹰嘴窝顶端的骨皮质，这样可以限制肱骨在前后平面上活动。
- 在一些复杂的肱骨远端骨折病例中，骨折碎片被切除，韧带被剥离。因此，应当使用铰链式假体以保证在内外翻平面及旋转平面上的适当稳定性。

### 步骤 2：尺骨的准备

- 上臂充分屈曲并旋转以便更容易显露尺骨鹰嘴。
- 切除鹰嘴顶端然后用高速电钻打开尺骨髓腔。
- 使用一系列髓腔锉小心依次扩髓至较大型号，较为重要的是应当避免穿破近端尺骨皮质。
- 插入尺骨端假体组件。

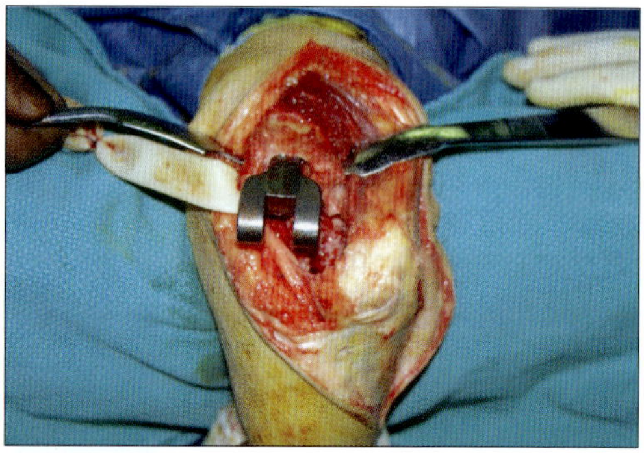

图7

### 要点

- 必须小心插入骨锉扩髓避免扭曲或产生扭矩
- 如果假体试模不能完全插入固定，可以应用高速钻扩大髓腔
- 当应用经肱三头肌内外侧联合入路时，此步为最困难的部分，必须严格小心地进行手术操作

### 注意事项

- 较差的扩髓技术可导致近端尺骨穿破

### 器械 / 植入物

- 微型摆锯
- 高速电钻
- 髓内钉插入器（为了打开骨髓腔）
- 一系列骨锉
- 假体试模组件

## 步骤 3：假体试模复位

- 插入肱骨及尺骨假体试模后，将肘关节复位（图 8）
- 仔细评估肘关节活动度及假体试模位置
  - 此时应当达到完全的屈曲伸直活动度
  - 核对并标记肱骨假体试模组件的插入深度
- 一旦手术医生对试模复位后情况满意，打开最终将植入的假体

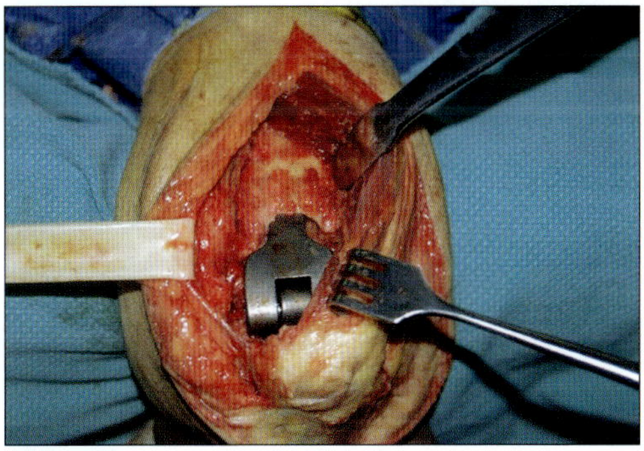

**图8**

## 步骤 4：插入并固定最终的假体

- 应当进行几次假体试模复位，这样手术医生及助手便能对接下来的假体置入顺序较为熟悉

### 要点

- 如果肘关节术后不能完全伸展，通常是由于假体插入深度不够。这可以通过再次扩髓并将假体插入更深一些而得以纠正，或者有时将假体更换为小一点的型号。尽可能避免过度截骨
- 屈曲活动度减少常表明假体前方撞击

### 注意事项

- 必须小心避免假体试模过度伸展。尽管此种情况发生率较低，但它表明假体插入过深。可以换一更长的肱骨假体柄并使其轻微凸出，这样可以适当恢复前侧的软组织张力

### 要点

- 常规应用抗生素骨水泥可以使感染的风险降至最低

- 用脉冲灌洗法将肱骨及尺骨的髓腔冲洗，然后拭干
- 应用一松质骨塞子或塑料骨水泥限流器置入肱骨髓腔内改善骨水泥注入技术并防止骨水泥向近端流动
- 使用骨水泥注入枪将抗生素骨水泥注入肱骨及尺骨髓腔内
- 分别插入肱骨及尺骨端的假体
- 将一从切除的肱骨块中取出的梯形移植骨块置入肱骨假体的前翼后方
- 然后通过锁定机制将肘关节假体复位（图 9）。
    - 图 10 示应用铰链式假体行全肘关节成形术后 X 线片术后正位 X 线片（图 10A）和侧位 X 线片（图 10B）

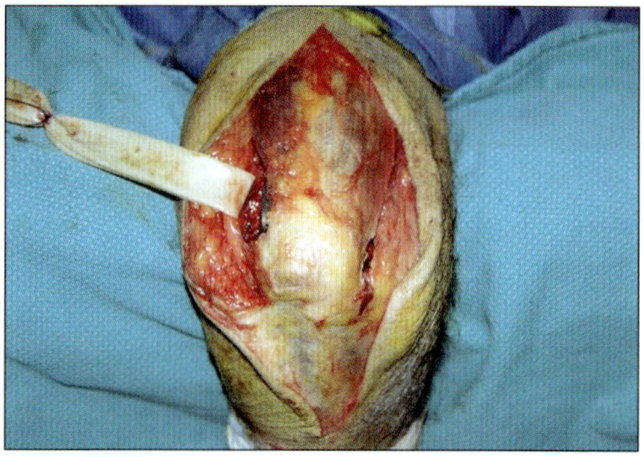

图9

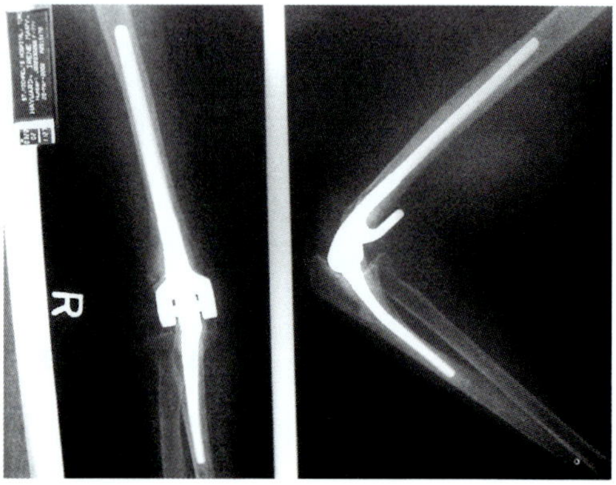


A B

图10

### 注意事项

- 骨水泥技术应用不佳可导致早期的机械性失败
- 骨水泥枪的喷嘴常较大以至插入至髓腔的深度不够，因此，可以使用直径较小的引流管代替它以确保将骨水泥充分注入至适当的髓腔深度

### 器械／植入物

- 含抗生素的骨水泥（1包）
- 真空调和容器
- 骨水泥枪
- 引流管

## 步骤5：闭合切口

- 如果肱三头肌被劈开或从鹰嘴上剥脱，应当使用经骨钻孔及2号不可吸收缝线将其重新附着其上。
- 因为内上髁已被切除，先前的将尺神经前置则不必要，使其保持无张力置于内侧即可。
- 可使用1号可吸收缝线将屈肌-旋前肌群和伸肌-旋后肌群的总起点分别缝合至三头肌内侧头及外侧头边缘处，这样便在假体周围重建一连续的软组织袖套。
- 在闭合伤口前松开止血带非常重要，必须仔细严格止血。
- 负压引流管并非常规应用。
- 使用2-0可吸收缝线关闭皮下组织层，使用皮钉闭合皮肤切口。将上臂以最大伸展位并抬高放置在一向前的平板状支具上。

### 争议

- 可选择使用负压引流管
- 完全伸展位可以减轻肿胀，有利于改善神经血管结构状况，并有助于使屈曲挛缩发生率降至最小

### 要点

- 采用经肱三头肌入路的患者应鼓励其早期非限制性主动进行肘关节的屈伸活动锻炼
- 若入路中三头肌腱曾被从其附着点剥脱下时，应于术后6周内禁止主动及被动的肘关节伸展训练

## 术后护理及预后

- 应用抗生素至续术后24小时
- 术后第一天移除支具
- 特别是经三头肌入路的患者，应在康复理疗师的指导下开始早期非限制性主动活动锻炼
  - 同时鼓励进行肩、腕及手的活动锻炼
- 通常患者可于术后第二或第三天出院回家并在书面指导意见下进行家中康复锻炼
  - 鼓励患者主动应用患肢进行日常生活及活动

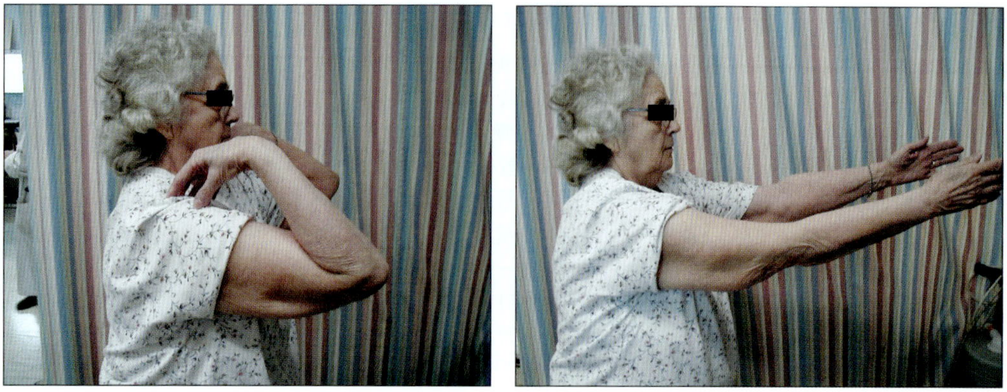

A　　B

**图11**

**注意事项**

- 建议患者受累上臂提重物不超过 5 ~ 10 磅以延长假体寿命

- 患者可达到 90% 的优良结果，肘关节 Mayo 评分可达到平均 85 ~ 90 分
  - 成功的全肘关节成形术后 3 个月行 X 线片复查示优良的肘关节屈曲活动度（图 11A）及伸直活动度（图 11B）
- 全肘关节成形术的潜在并发症包括伤口开裂及感染，尺神经损伤，假体无菌性松弛和肘关节僵直

## 证据

Cobb TK, Morrey BF. Total elbow arthroplasty as primary treatment for distal humeral fractures in elderly patients. J Bone Joint Surg [Am]. 1997;79:826–32.

这篇文献是对全肘关节成形术用于治疗肱骨远端骨折的首次报道。在 1982 至 1992 年间，共有 20 例急性肱骨远端骨折患者行一期全肘关节成形术，根据临床肘关节 Mayo 评分指标，15 例患者获得优异结果，5 例患者获得良好结果。这篇报道介绍了这种技术的发展潜力。（Ⅳ级 依据）

Frankle MA, Herscovici D, DiPasquale TG, Vasey MB, Sanders RW. A comparison of open reduction and internal fixation and primary total elbow arthroplasty in the treatment of intraarticular distal humerus fractures in women older than age 65. J Orthop Trauma. 2003;17:473-80.

在这个回顾性研究中，对 24 例女性肱骨远端关节内骨折患者（12 例行切开复位内固定术，12 例行全肘关节成形术）进行了最少 2 年的随访并评估。切开复位内固定组结果为 4 例优异，4 例良好，1 例可和 3 例差；而 TEA 组结果为 11 例优异和 1 例良好。作者认为全肘关节成形术对于超过 65 岁的老年女性患者的肱骨远端骨折是一种较

佳的可供选择的治疗方法，与切开复位内固定术相比疗效更佳。（Ⅲ级依据）

Gambirasio R, Riand N, Stern R, Hoffmeyer P. Total elbow replacement for complex distal humerus fracture. J Bone Joint Surg [Br]. 2001;83:974-8.
作者报道了肱骨远端骨折行全肘关节成形术后的结果。10 例老年患者平均随访 17.8 个月并进行功能评估。所有患者均为女性并且无一人出现炎性关节炎。临床肘关节 Mayo 评分平均 94 分，有较高的患者满意度，并且无再手术病例。（Ⅳ 级依据）

Kamineni S, Morrey BF. Distal humeral fractures treated with noncustom total elbow replacement. J Bone Joint Surg [Am]. 2004;86:940-7.
这篇回顾性研究是继 Cobb 和 Morrey1997 年报道后对同样的病例进行随访，结果支持全肘关节成形术应仔细选择合适的肱骨远端骨折病例的建议。对 43 例骨折患者进行了 7 年的随访并评价其临床及功能疗效，临床肘关节 Mayo 评分平均为 93 分（Ⅳ 级依据）

McKee MD, Pugh DM, Richards RR, Pedersen E, Jones C, Schemitsch EH. Effect of humeral condylar resection on strength and functional outcome after semiconstrained total elbow arthroplasty. J Bone Joint Surg [Am]. 2003;85:802-7.
切除肱骨髁后对肘关节、前臂及手的力量的影响总是受到关注。这个研究对 32 例行铰链式全肘关节成形术患者（16 例肱骨髁完整，16 例肱骨髁切除）进行了客观的肌力评估。作者得出结论：切除肱骨髁对前臂、腕部及手的握力无明显影响。（Ⅳ 级依据）

Veillette CJ, McKee MD, and the Canadian Orthopaedic Trauma Society. A multicenter prospective randomised controlled trial of open reduction and internal fixation versus total elbow arthroplasty for displaced intra-articular distal humerus fractures in elderly patients. J Shoulder Elbow Surg. 2009;18:3-12.
在这个研究中，对 42 例患者的功能结果，并发症和再手术情况进行了评估。作者得出结论：根据临床肘关节 Mayo 评分和 DASH 评分，与切开复位内固定术相比，全肘关节成形术可以获得更优的功能结果。（Ⅰ 级依据）

# 8 肘关节的恐怖三联损伤

*Paul K. Mathew, Graham J. W. King, and George S. Athwal*

## 适应证

- 肘关节脱位合并桡骨头及冠状突骨折从而致使关节不协调或不稳定。

## 检查 / 影像

- 检查肘关节发现明显脱位或开放性损伤时应立即复位和 / 或手术治疗。
- 通过触诊关节以了解对线及压痛区域从而定位病变。
- 主动及被动活动肘关节以评估其稳定性是否存在活动受阻。
- 检查在上肢关节上下的有无压痛及活动性。特别应当检查确认下尺桡关节有无压痛，因为若存在压痛则提示可能伴随有骨间膜损伤（Essex-Lopresti 损伤）。
- 仔细检查神经系统并评估腋神经、肌皮神经、正中神经、尺神经及桡神经功能状况。
- 通过触诊肢体远端脉搏及观察毛细血管征以评估血管受损状况。
- 放射学检查
  - 复位前及复位后行正位及侧位 X 线片检查（图 1A 和 1B），以了解骨折特征及肘关节同心度。
  - 排除放射学体表投影的影响，通过桡骨颈中心的线应当与通过肱骨小头中心的线相交。
  - 侧位 X 线片可以判断冠状突骨折的高度。
- CT 检查（CT）
  - 关节复位后行 CT 检查可以更好地评估骨折模式，粉碎及移位程度。
  - 三维成像可了解及改善对骨折模式及骨折线延续的可视性。
    - 图 2A 中的三维计算机断层成像显示桡骨头及颈骨折。
    - 三维成像前方视图显示冠状突前外侧骨折（图 2B）。

### 治疗方案

- 非手术治疗仅可在满足以下全部要求时才能应用：
  - 在闭合复位肘关节脱位后，肱尺关节及肱桡关节均同时复位。
  - 肘关节在出现不稳定前可以伸展达 30° ~ 45°，这表明其有足够的稳定性以允许早期活动。
  - 桡骨头或颈骨折为非移位性或微小移位，并且不会因机械性阻挡而导致前臂旋转或肘关节屈伸受限。
  - 冠状突骨折较小，如 I 型骨折。

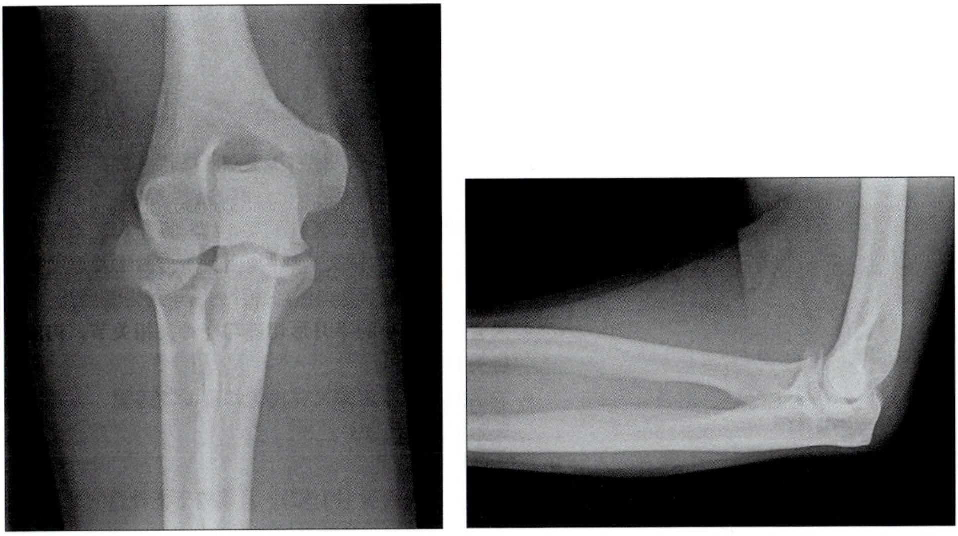

A B

图1

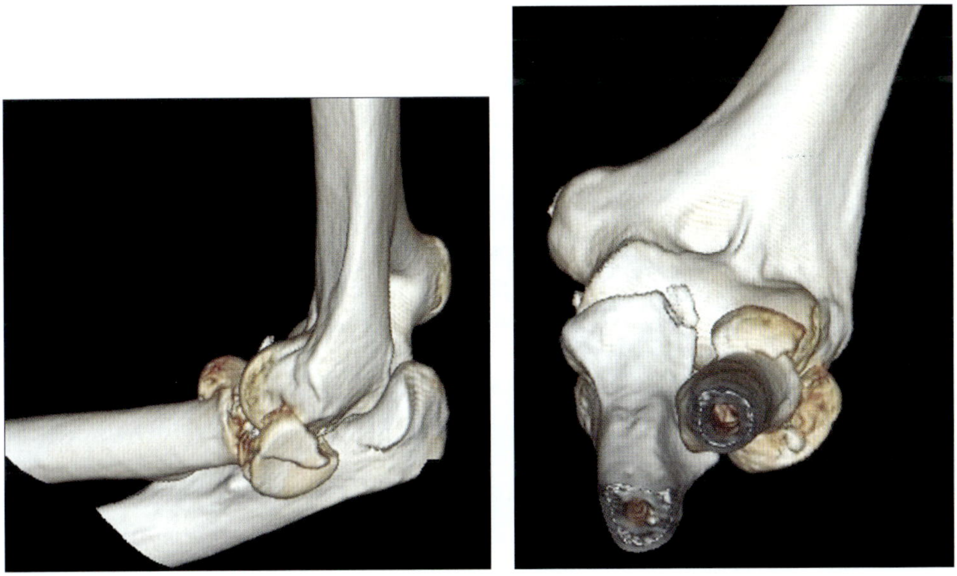

A B

图2

## 外科解剖

### 骨

- 尺骨近端
  - 尺骨近端较大的半月形切迹及其中心突起，与肱骨滑车相关节，并构成了冠状突及尺骨鹰嘴（图 3A）。
    - 冠状突为肘关节提供了重要的前方及内翻稳定支撑，它由冠突尖部、体部、前外侧面、前内侧面及表面突出的结节组成（该结节是内侧副韧带的前束的附着点）。
  - 尺骨近端较小的半月形切迹与桡骨头相关节，构成了近端尺桡关节。
  - 旋后肌嵴位于近端尺骨桡骨切迹面的远侧，为外尺侧副韧带的附着点（图 3B）。
- 近端桡骨
  - 桡骨头为椭圆形（图 3C），且偏离于桡骨颈的轴线，与肱骨小头和尺骨较小的半月形切迹相关节。
    - 透明软骨覆盖了关节缘的大部及关节盘的全部。
    - 关节缘的前外侧部不与近端尺骨相关节且无透明软骨覆盖，即所谓的“安全区”。
  - 二头肌粗隆或桡骨粗隆位于桡骨颈的远侧，是肱二头肌腱的附着点（图 3C）。

### 韧带

- 外侧副韧带（LCL）
  - 外侧副韧带复合体由外尺侧副韧带、桡侧副韧带及环状韧带组成（图 4A）。
  - 它是维持肘关节内翻及后外侧旋转稳定的重要结构。
  - 它的肱骨外上髁起点是共用的。
  - 外尺侧副韧带起源于外上髁并止于旋后肌嵴。
  - 桡侧副韧带起源于外上髁并散开附着于环状韧带上。
  - 环状韧带附着于桡骨切迹的前缘及后缘。

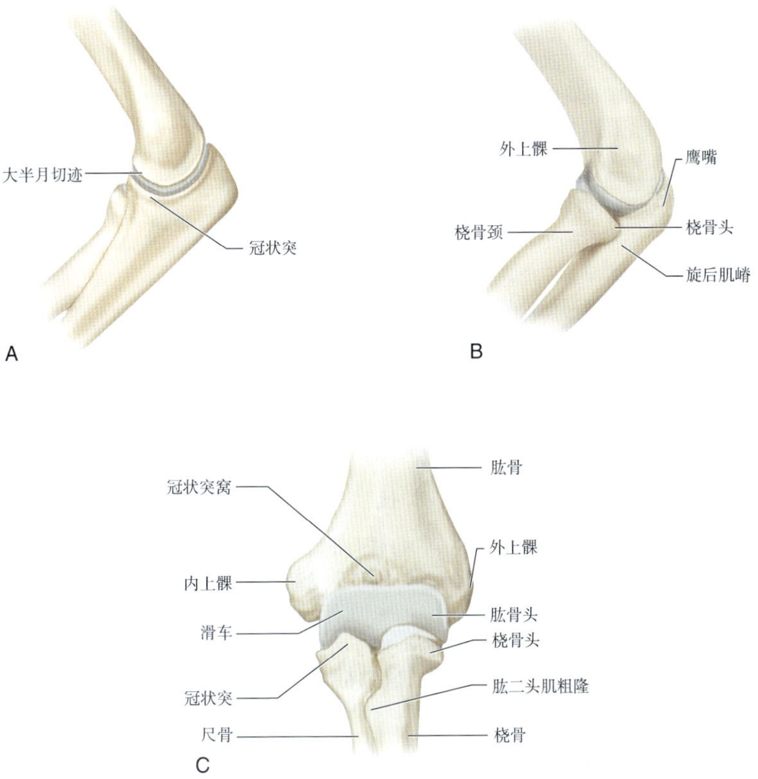
大半月切迹
冠状突
A
外上髁
鹰嘴
桡骨颈
桡骨头
旋后肌嵴
B
冠状突窝
肱骨
外上髁
内上髁
肱骨头
滑车
桡骨头
冠状突
肱二头肌粗隆
尺骨
桡骨
C

图3

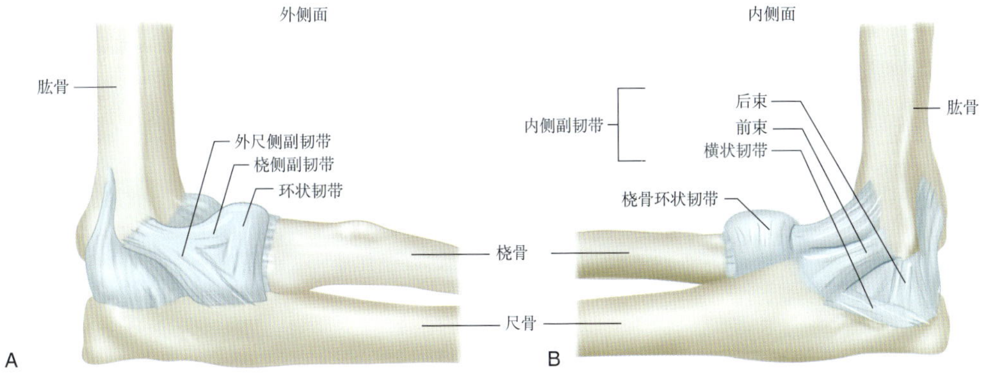
外侧面
内侧面
肱骨
外尺侧副韧带
桡侧副韧带
环状韧带
桡骨
尺骨
A
内侧副韧带
后束
前束
横状韧带
桡骨环状韧带
肱骨
B

图4

## 要点

- 当上臂与胸部十字交叉伸展后，使用一 3L 静脉输液袋置于同侧肩胛骨下方以托住肩部。第二助手需要站在手术桌台的对侧。
- 当使用放置上臂的桌子时，应当确保躯体置于手术台的边缘，从而使肘部位于手术桌的中央。将一卷曲的布袋置于肘部的内侧或外侧，同时将肩部相应地内旋或外旋以保持体位。
- 当使用侧卧位时，确保臂托被包裹好并位于二头肌的上方以免受压。如果使用一小布袋供吸引器黏附，则应在手术中保持其位于空瘪状态。当确认患者上臂固定好不会滑落后，将手术台向手术侧倾斜 10°。
- 对于不稳定损伤，应用仰卧位将上臂与前胸十字交叉放置和侧卧位均优于将上臂放置于手术桌上，因为前两种体位可以通过重力作用促进肘关节复位，而当应用手术桌放置前臂时，为了显露内侧和外侧而将肩部旋转时可能导致肘关节半脱位，副韧带修复受限及妨碍骨折固定。

- 内侧副韧带（MCL）
  - 内侧副韧带由前束、后束及横状韧带组成（图 4B）。
  - 它是维持肘关节外翻及后内侧旋转稳定的重要结构。
  - 它的起点位于肱骨内上髁前下方，该起点位于旋转轴的远侧，因此当屈曲时便增加了此韧带的紧张度。
  - 前束起于内上髁并止于冠状突结节。
  - 后束起于内上髁并止于半月形大切迹的尺骨面。
  - 横状韧带无显著功能。

### 肌肉

- 一些肌肉起着动态稳定肘关节的作用（图 5）。
- 肱二头肌、肱肌及肱三头肌包围并稳定肘关节；但是，当冠状突或桡骨头缺损时，一向后的力可导致肘关节向后半脱位。
- 屈肌 - 旋前肌群起于内上髁，并提供动态的外翻稳定性。
- 伸肌总腱起于外上髁，并提供动态的内翻稳定性。

### 体位

- 对于外侧入路手术，可将患者置于仰卧位，上臂位于胸前，臂下用布卷垫起，这样可以允许关节屈曲 90°（图 6A）。
  - 或者可使用关节杆固定器以稳定上臂。
- 对于内侧入路手术，可将患者置于侧卧位，并使用肘关节固定器（图 6B）。

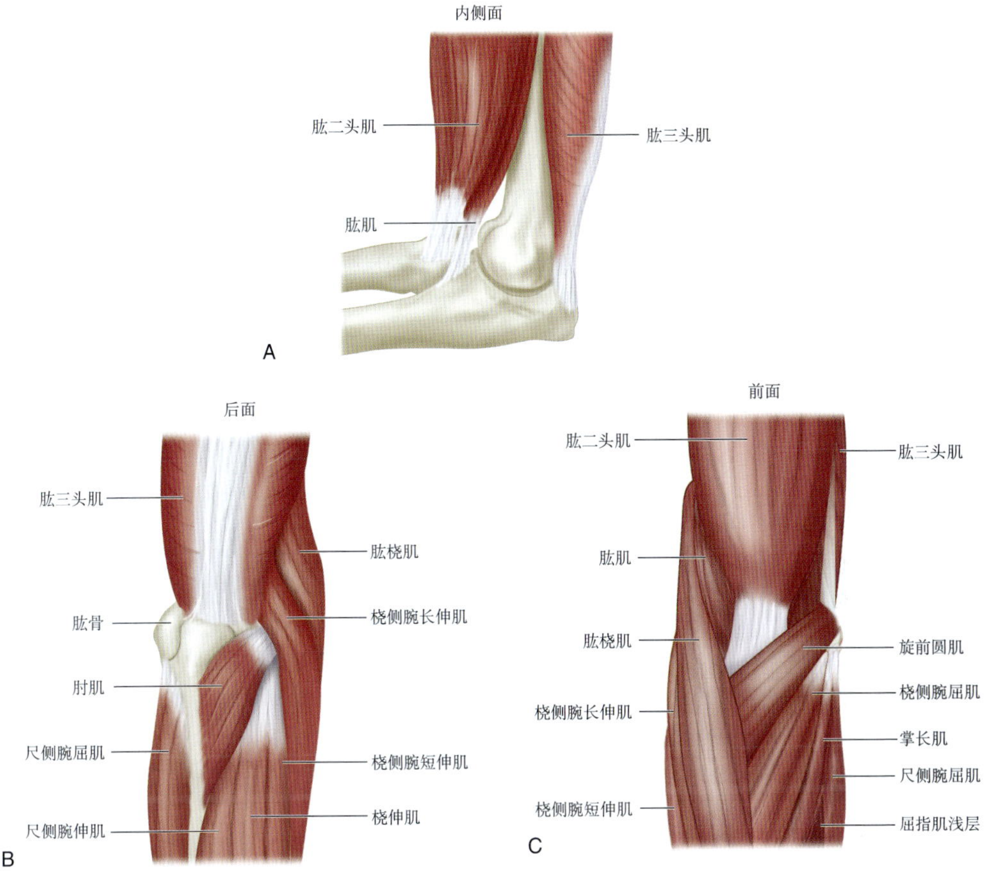
内侧面
肱二头肌
肱三头肌
肱肌
A
后面
肱三头肌
肱桡肌
肱骨
桡侧腕长伸肌
肘肌
尺侧腕屈肌
桡侧腕短伸肌
桡伸肌
尺侧腕伸肌
B
前面
肱二头肌
肱三头肌
肱肌
肱桡肌
旋前圆肌
桡侧腕屈肌
桡侧腕长伸肌
掌长肌
尺侧腕屈肌
桡侧腕短伸肌
屈指肌浅层
C

**图5**

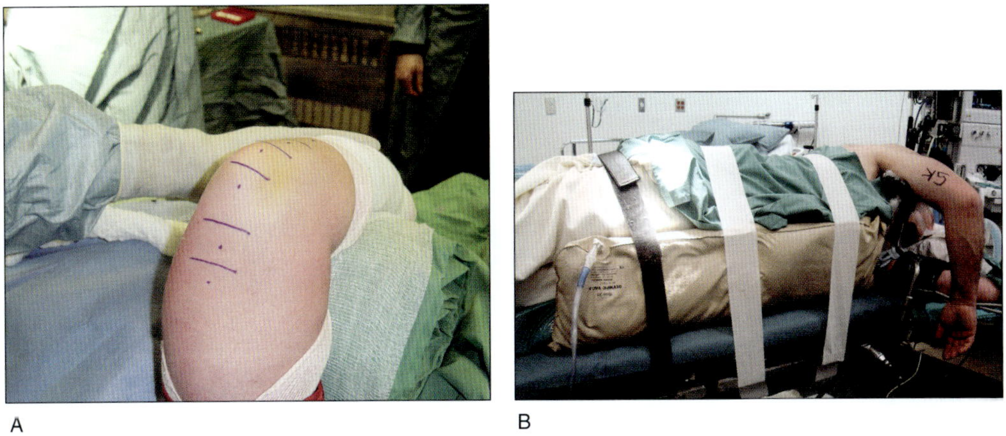
A
B

**图6**

### 注意事项

- 当应用仰卧位时可能缺少第二助手的帮助。
- 不能延伸肩部。
- 当患者处于侧卧位时，可将上臂支撑器置于肘窝。
- 若患者肩关节僵直，则在应用手术桌或侧卧位时可能限制内侧和外侧部的显露。

### 器械

- 使用无菌止血带可允许切口长度更接近近端，并且当需要进一步显露时可以将其移除。
- 侧卧位手术时需要一包裹好的上臂支撑器稳定肘部，将其放置在肱骨前部的下方。
- 当侧卧位进行手术时，需要一小布袋或体位支架。

## 显露

### 皮肤切口

- 皮肤切口位置的选择存在争议；它主要根据骨折类型或不稳定情况，软组织损伤程度和手术医生喜好而定。
- 可选择内侧、外侧或后侧皮肤切口。
- 后侧皮肤切口损伤皮神经的风险最小，并且如有需要，允许内、外侧深部的显露；但是皮瓣较大。
- 内侧皮肤切口损伤皮神经的风险最高。

### 深部显露

- 肘关节的外侧手术入路：应用两种入路中的一种即可成功显露桡骨头和颈骨折，外侧副韧带损伤和大多数冠状突骨折 。
  - Kocher 间隙
    - 辨认尺侧腕伸肌及肘肌间的 Kocher 间隙（图 7A），并将其切开（图 7B）。
    - 此间隙较为明显，侧副韧带复合体便位于肘肌的深部（图 7C）。
    - 可在外尺侧副韧带上方将关节切开以避免损伤此韧带，但此韧带多数已在受伤时受损（图 7D）。
  - 指总伸肌劈裂入路：劈开其近端肌肉。
- 肘关节的内侧手术入路：辨认出尺神经后，便可采用以下三种入路中的一种显露尺神经，内侧副韧带或复杂的冠状突骨折。
  - 若行最低程度的显露，可以沿着肌纤维将屈肌 - 旋前肌群劈开以显露内侧副韧带。
  - Hotchkiss 的“过顶”入路则劈开屈肌 - 旋前肌群并将前半部分剥离，然后拉开肱肌和前关节囊。
  - 若行较大的显露，可将屈肌 - 旋前肌群完全从内上髁出剥离拉开，和 1969 年 Taylor 和 Scham 描述的操作步骤相似。

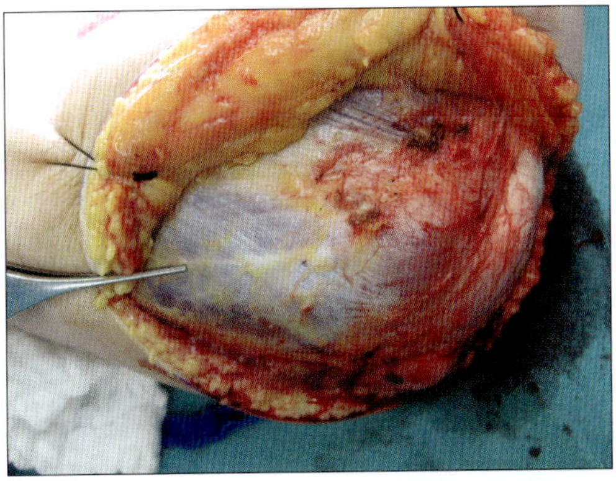

A

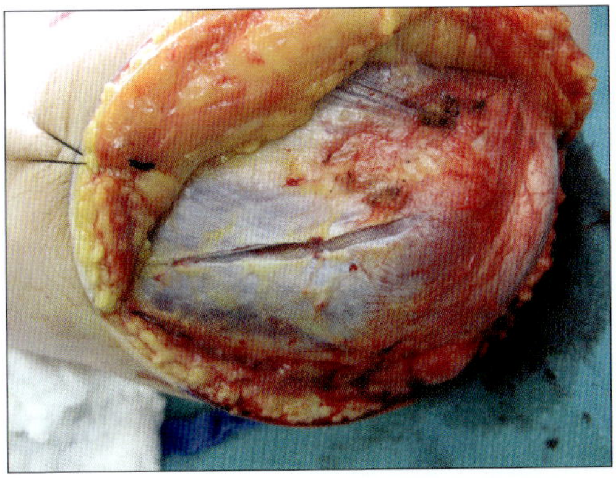

B

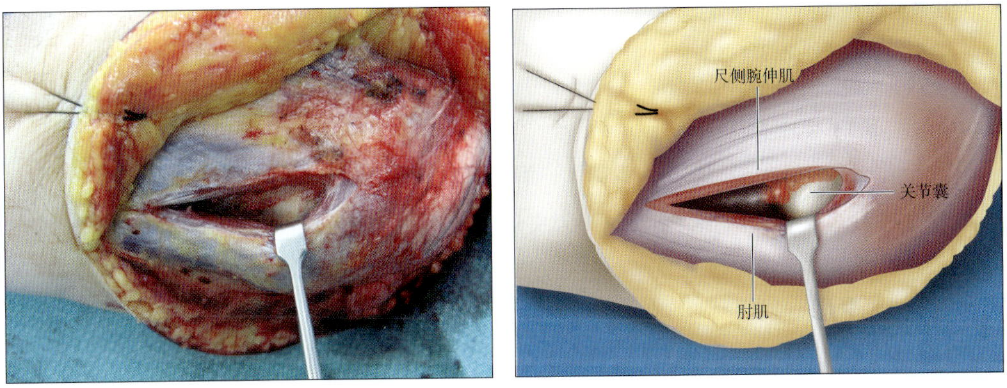


C

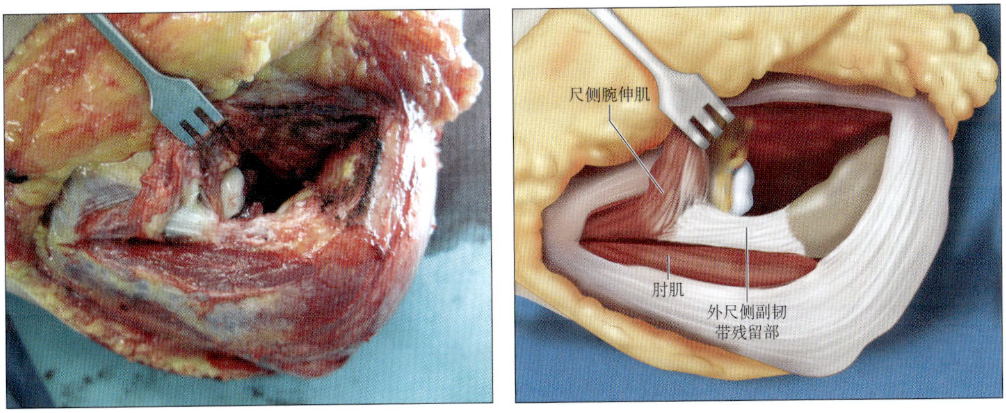


D

图7

**器械**

- 为了充分显露，深部拉钩是必需的。
- 显微手术镜可能有助于辨认及保护神经。

**争议**

- 内侧和外侧切口可能较小；然而，后侧切口尽管较长，但是当同时显露肘两侧组织时能减少损伤皮神经的风险。
- 后侧皮肤切口较外侧切口更加美观。
- 应用后侧切口形成的较大的内、外侧皮瓣可以诱发边缘皮肤的坏死、水肿和血肿形成。

**要点**

- 当桡骨头完整时，向后将肘关节后脱位可以获得冠状突基底部更好的视野。这考虑到放置螺钉时钻孔位置或从尺骨皮下缘缝合位置的选择。

**注意事项**

- 当使用拉钩将外侧皮瓣向前拉开以显露查看冠状突时应当小心仔细，因为前方的神经组织结构紧邻尺骨近端。

**要点**

- 直接将深至深筋膜的皮瓣全层拉开以保护血管及皮神经。
- 当行内侧显露时可使用手术放大镜以保护前臂的内侧皮神经及尺神经。

**注意事项**

- 较浅的皮瓣可能会损伤皮瓣内血管。
- 若放置止血带过于靠近肢体远端，则可影响手术显露。
- 应当注意辨认尺神经并避免将其损伤。

## 手术步骤

### 步骤 1：治疗冠状突骨折

- 冠状突骨折可从外侧或内侧入路显露。
- 外侧入路（适用于大多数病例）
  - 如果桡骨头骨折较为粉碎且需要进行置换，则需为桡骨头置换术行桡骨颈截骨准备（图 8A）。这也可以使冠状突骨折更容易显露。一旦将桡骨头移除后，便可以直观地看到冠状突的骨折情况（图 8B 示Ⅱ型冠状突骨折）。
  - 如果桡骨头骨折可以进行修复，那么可以通过以下方式显露冠状突：
    - 放置于适当位置的拉钩
    - 清除桡骨头骨折碎片
    - 移除未能固定的桡骨头骨折碎片以便更好地显露冠状突并对其进行固定
    - 将肘关节脱位

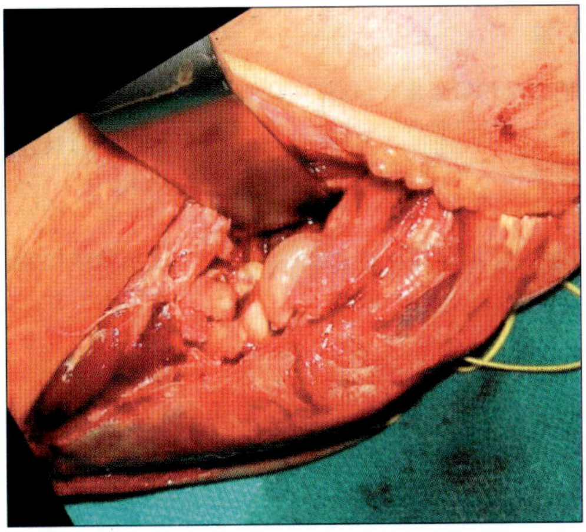

A

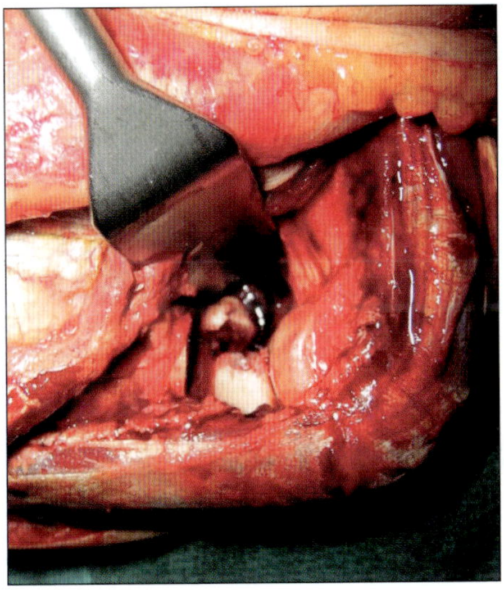

B

图8

**器械/植入物**

- 可以使用前交叉韧带重建导向器来精确地定位，从尺骨皮下缘钻孔进入并通过冠状突骨折基底部穿出(图 9A)。
- 使用缝线导引器将缝线经尺骨皮下缘的钻孔拉回来(图 9B 和 9C)。

- 冠状突固定(外侧入路)
  - 使用前交叉韧带重建导向器有助于将螺钉或缝线精确的从尺骨皮下缘至冠状突骨折块的钻孔内植入(图 9A)。
  - 可以逆行性方式将拉力螺钉穿过尺骨皮下缘植入冠状突骨块上。
  - 对于那些冠状突骨折较为粉碎而难以行螺钉固定时，可以使用缝线固定。使用不可吸收缝线将小的冠状突骨块固定在前关节囊上。可使用缝线导引器回拉缝线(图 9B)，缝线穿过位于尺骨皮下缘处两个分离的钻孔，并在此处将其打结(图 9C)。

■ 内侧入路
- 如果不能从外侧直视或固定冠状突骨块，则可在辨认并保护好尺神经后采用内侧入路。
- 内侧入路允许采用缝线固定，顺行性或逆行性螺钉固定，或接骨板固定。

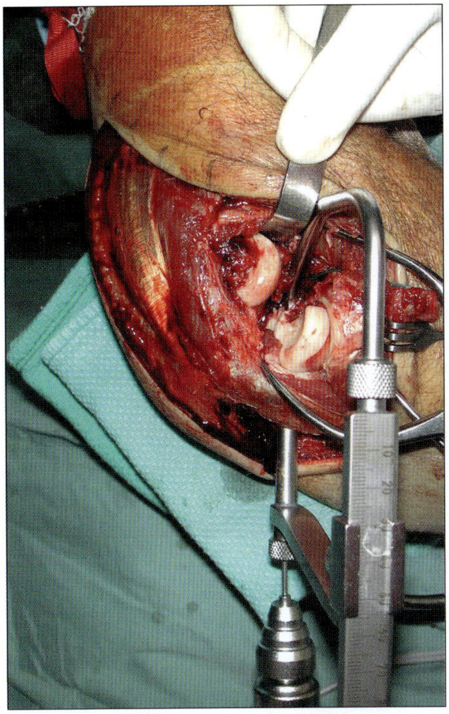

A

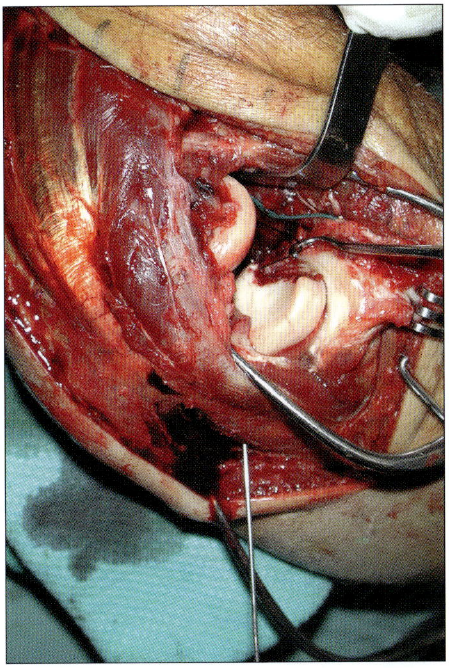

B

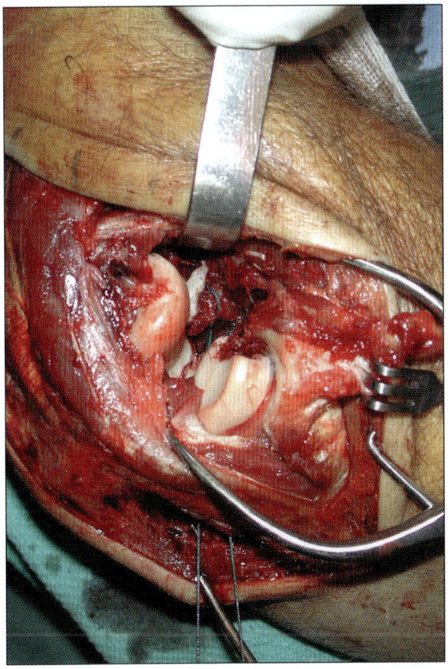

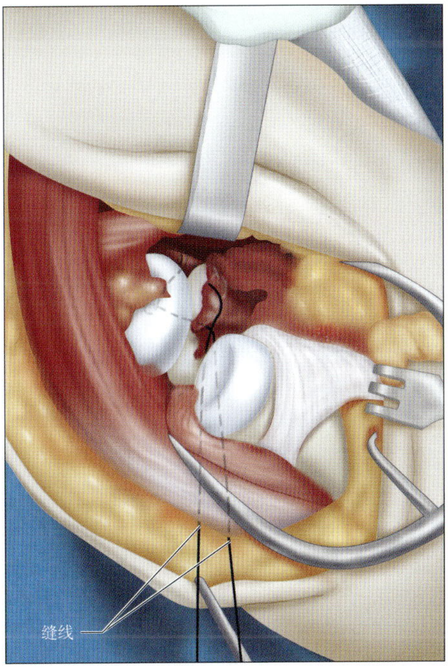


图9 C

**要点**

- 手术时将前臂置于中立位可以轻松辨认桡骨头或颈的安全区，并应用外侧接骨板固定。
- 在手术显露桡骨头和颈时，将前臂旋前可以使骨间后神经移向内侧及远侧。
- 当冠状突骨折固定好后再行桡骨头置换术，因为桡骨头置换后会限制冠状突的显露。
- 当行桡骨头置换术时，应在术野外重建已切除的桡骨头骨块以确保桡骨头被全部切除，同时也有助于确定桡骨头假体型号（图13B）。

## 步骤 2：治疗桡骨头骨折

- 从外侧入路显露桡骨头并评估骨折情况确定行修复重建，部分切除还是行桡骨头置换术。

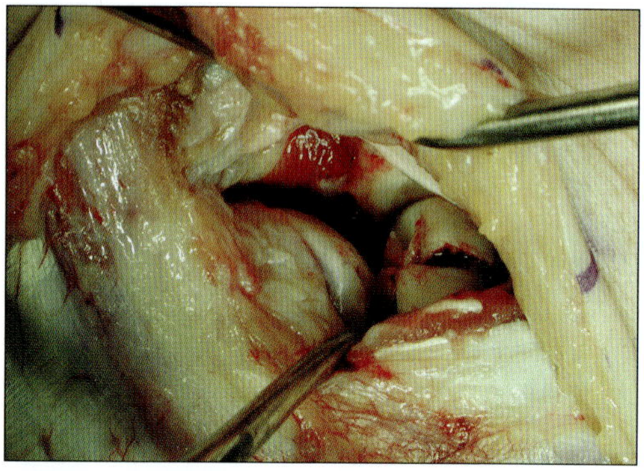

A

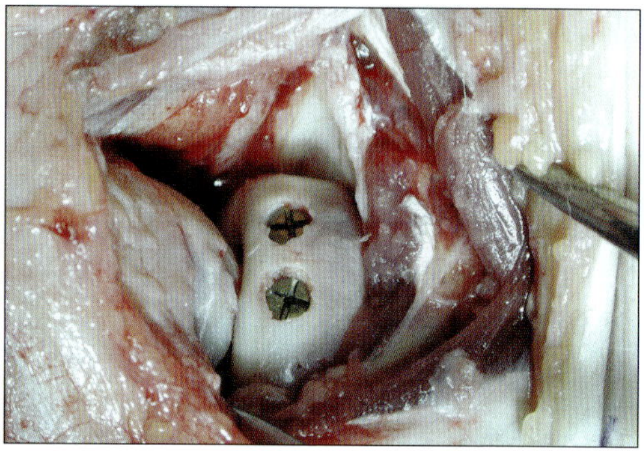

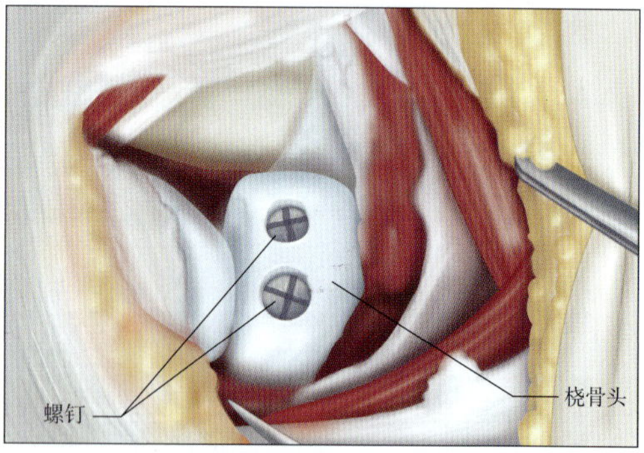


B

图10

- 切开复位内固定术可选择使用埋头普通螺钉，无头加压螺钉或接骨板固定。
  - 桡骨头骨折采用螺钉固定（图 10A），将螺钉放置于“安全区”固定并埋头（图 10B）。
  - 图 11 示桡骨头及颈骨折行接骨板加强固定的术前正位 X 线片（图 11A），CT 图像（图 11B）和术中 X 线片（图 11C）。
  - 桡骨头骨折块被重新拼凑一起（图 11D），有助于确定假体的准确型号（图 11E）。

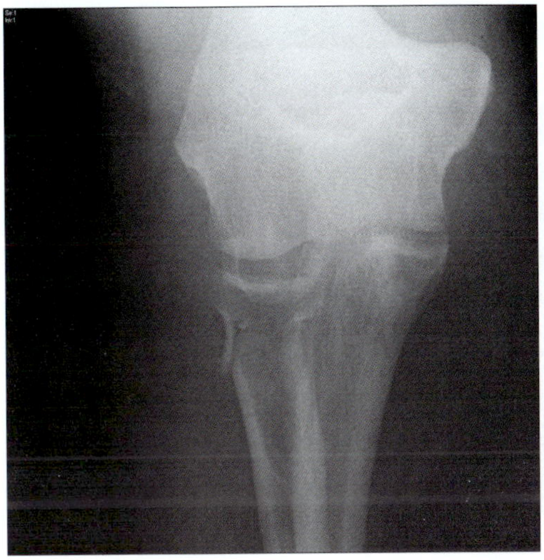

A

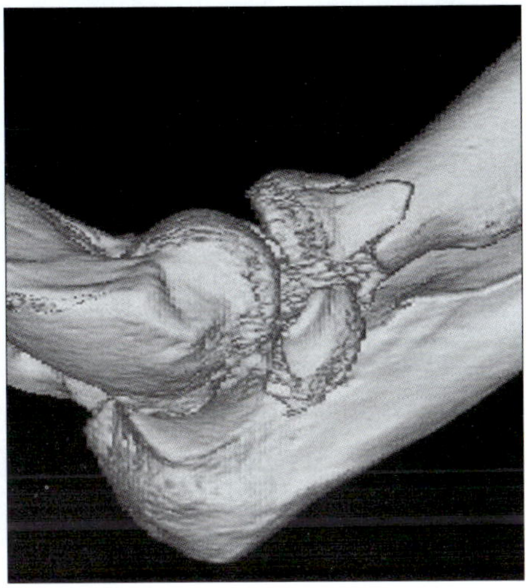

B

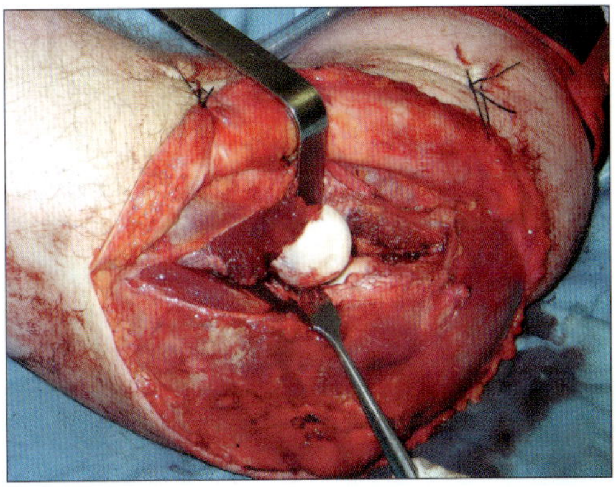

C

**图11**

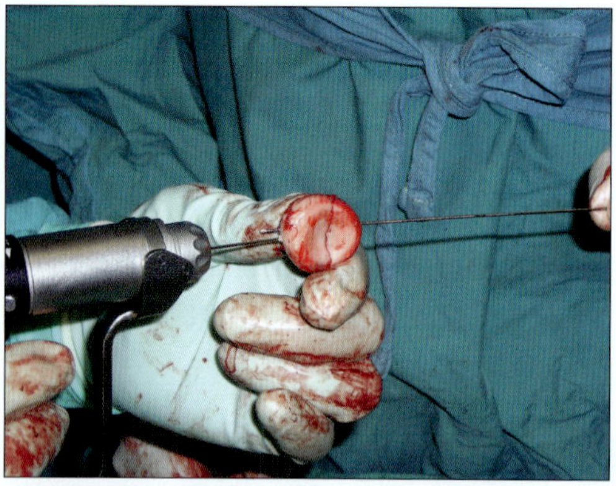
D

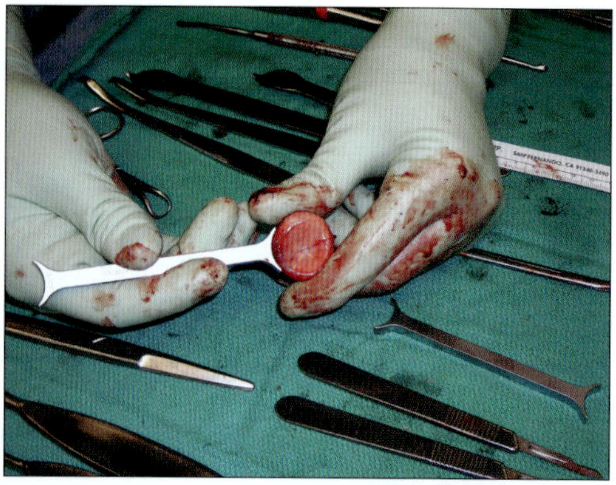
E

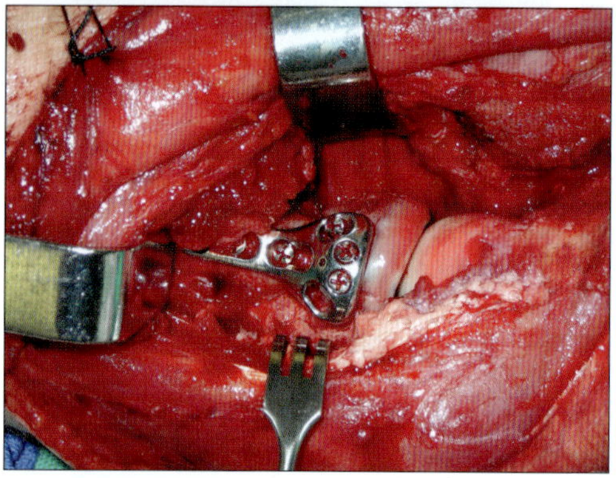
F

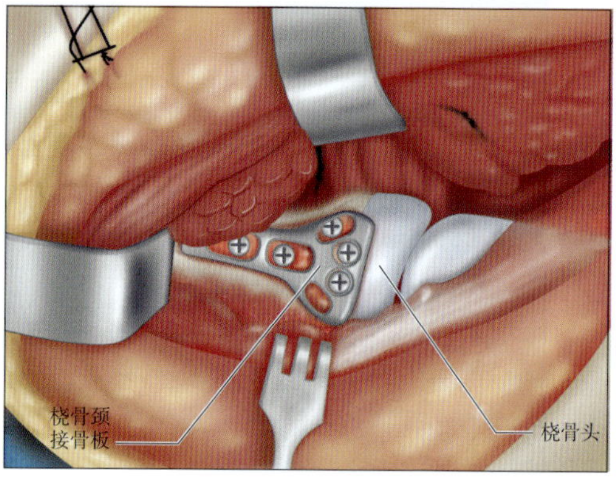

G

**图11—续**

- 一桡骨颈接骨板被放置于安全区（图 11F 和 11G）。

■ 当骨块累及桡骨头小于 25%，或者骨块过于粉碎或骨质疏松难以固定且不参与近端尺桡关节构成时，可将其部分切除。

■ 当合并严重粉碎，骨质较差，或者合并严重的粉碎性桡骨颈骨折时，应当行桡骨头置换术。

- 当使用升级的桡骨头系统（Wright 医疗科技公司，Arlington, TN）进行桡骨头置换时，可使用切除的桡骨头仔细确定假体的正确直径，避免安装的假体过厚使肱桡关节过载而引起疼痛和僵直（图 12A）。正确的假体厚度通常与较小的关节盘的型号较为匹配（绿色虚线和箭头所示），接近重建桡骨头的自

**注意事项**

- 如果使用接骨板固定桡骨头或颈骨折，则必须将其放置于“安全区”,此区不涉及近端尺桡关节面。

### 注意事项（续）

- 行桡骨颈骨折固定过程中应当小心，当分离显露桡骨粗隆时应小心保护骨间后神经。
- 在恐怖三联征中应当避免桡骨头骨折固定不坚固，因为桡骨头对于维持肘关节的稳定性具有重要作用，并且若术后存在任何不稳定的情形都有可能导致出现内固定失效的趋势。
- 当存在恐怖三联征损伤时，单纯桡骨头完全切除是禁忌的，因为桡骨头有以下功能：
  - 当内侧副韧带损伤时，它是重要的外翻稳定结构。
  - 当冠状突缺损时，它可阻止肘关节后脱位。
  - 它使已修复的外侧副韧带紧张以防止内翻或后外侧旋转不稳定。

然状态，而不是按照椭圆形的外圈直径选择较大的桡骨头（金色虚线和箭头所示）（图 12B）。

- 图 12C 示桡骨柄假体和桡骨头假体的后台组装，使用套筒将模块化假体的 Morse 锥体按压进去。
- 为了原位组装，假体柄（图 13A）和假体头（图 13B）被分别插入。
- 使用原位锁安全地将 Morse 锥体压入以免假体发生分离（图 13C）。

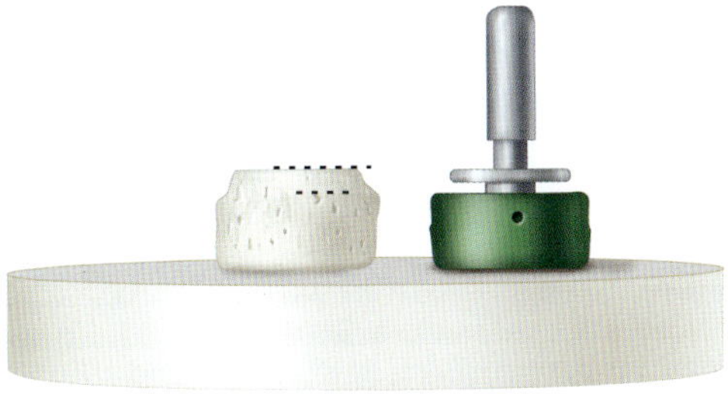
A

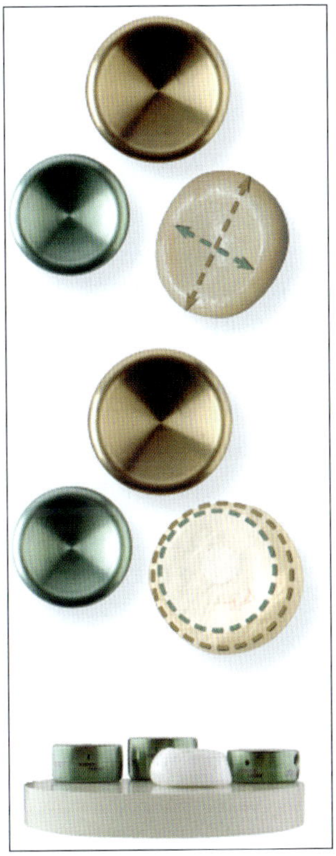
B

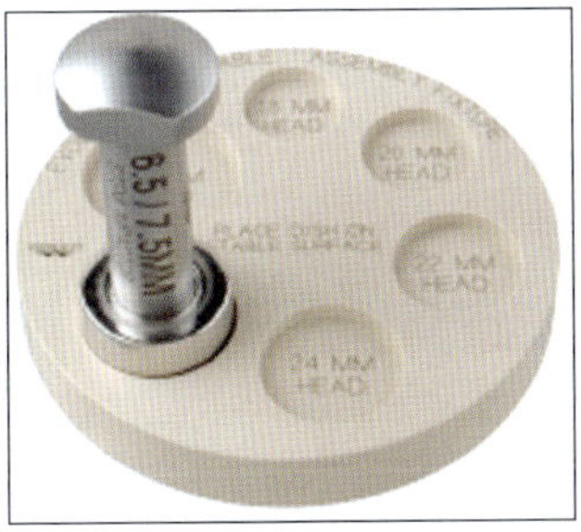

C

图12

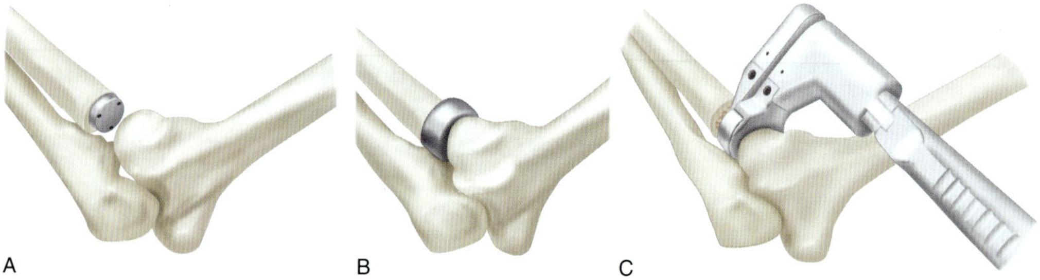


图13

### 器械 / 植入物

- 桡骨头的切开复位内固定可于克氏针临时固定后使用 1.5、2.0、或 2.4mm 埋头螺钉将其固定（如图 10B）。
- 行桡骨头置换时，使用一模块化假体可以允许手术医生自主修正假体桡骨头和柄的直径及高度，以确保假体恰当的植入。
- 在复杂的肘关节不稳定的情况下，双极桡骨头假体并非首选假体。

### 要点

- 缝线导引器可用于将缝线穿过位于外上髁处的骨孔。
- 开始缝合外侧副韧带复合体及伸肌总腱时，应从其在外上髁附着点的稍远侧向近端缝起，这样便可使修复的组织获得适当的张力，而不用将缝合固定点放置在外上髁的最低点。

### 步骤 3：修复外侧副韧带复合体

- 一旦桡骨头和冠状突被固定完毕（如果可能选择外侧入路），则需将外侧副韧带复合体进行修复，它常从其肱骨起点处剥脱。图 14A 示外侧副韧带复合体从其肱骨外上髁的起点处剥脱。
- 外侧副韧带复合体可以使用缝线锚钉或经骨隧道缝线（首选此方法）将其重新附着于肱骨外上髁上。
  - 在肱骨小头的同心中点钻一骨孔（或放置缝线锚钉），此中心位于肱骨外上髁的后方（图 14B）。
  - 使用锁定的不可吸收编织缝线于外侧副韧带复合体和伸肌总腱的起点处进行坚强的固定；然后将组织拉至外上髁处以确保是适当的张力。
  - 钢丝被用于将缝线穿过骨隧道进入外上髁处。
  - 在那些合并骨质疏松的病例中，可使用小接骨板作为垫片以加强骨隧道（图 14C）。
- 修复完外侧副韧带复合体之后，伸肌总腱在此种情况下也常伴有损伤，也需要进行修复（图 14D）。

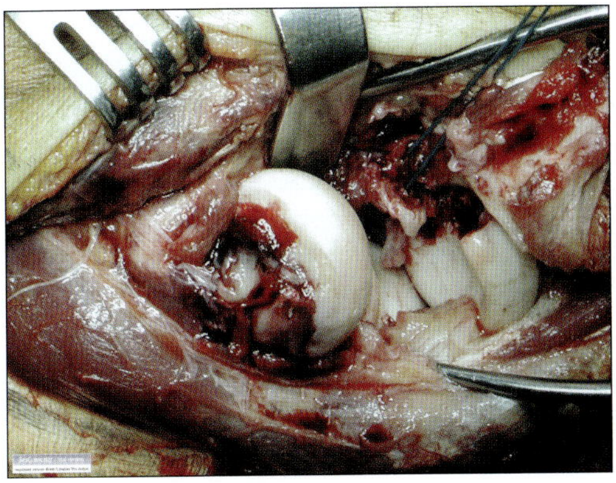

A

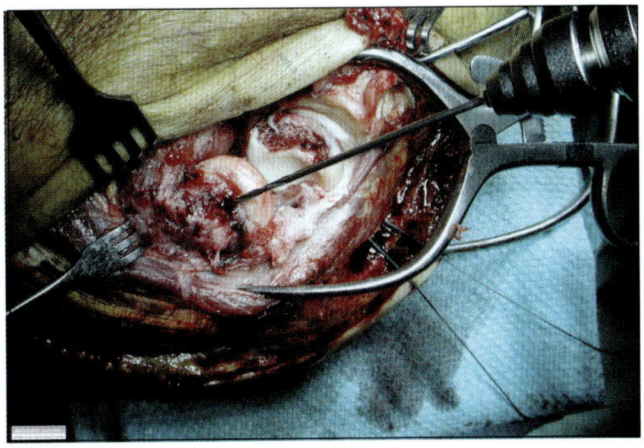

B

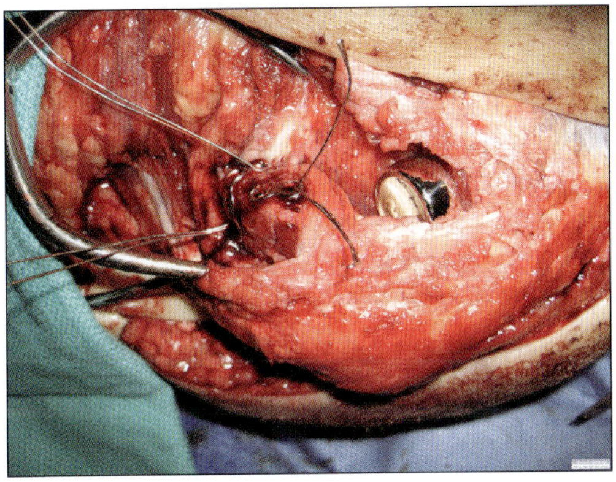

C

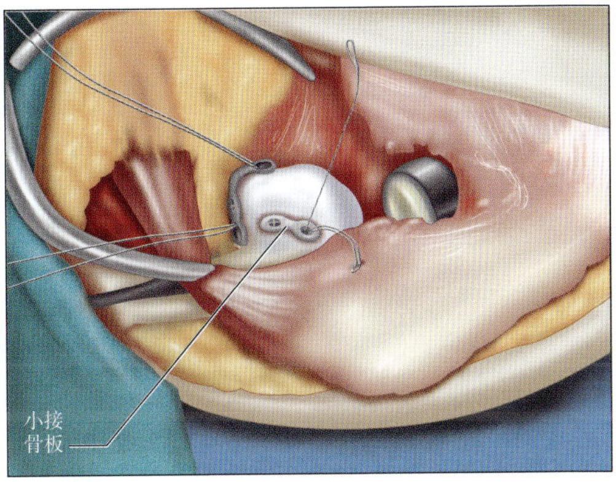


D

图**14**

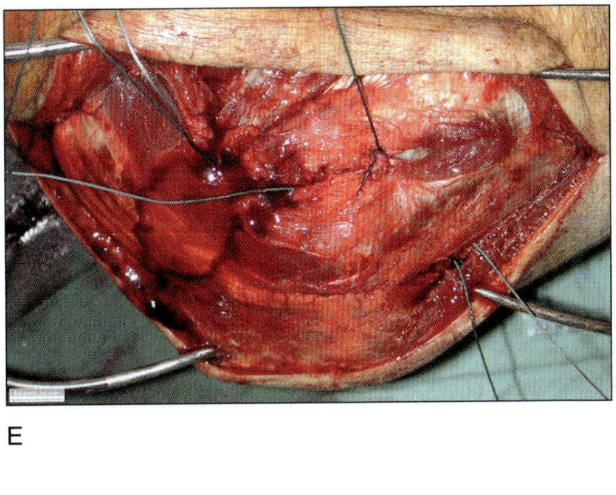

E

### 要点（续）

- 对于那些合并骨质疏松的患者，使用一小接骨板或内钮扣置于外上髁的后面起着垫片的作用，将缝线穿过它固定可改善固定的强度。

### 器械 / 植入物

- 缝线导引器或 24 号钢丝可于采用经骨缝线修复方法时帮助将缝线拉回来（图 14C）。
- 缝线锚钉固定时必须使用不可吸收缝线。

### 注意事项

- 当外侧副韧带复合体撕裂时，外侧伸肌总腱起点可能保持完整且需要将其切开以显露位于其下受损的韧带，当采用肘关节外侧入路时，受损韧带不宜辨别。
- 外侧副韧带复合体获得等长修复的最重要的步骤就是将缝线固定于肘关节的旋转中心上，当从外侧观看时，此中心位于肱骨小头的弧形中心。
- 如果外侧副韧带复合体修复后张力过大，那么当内侧副韧带缺损时内侧关节间隙便会增宽。

## 步骤 4：修复内侧副韧带

- 当外侧副韧带修复后，应当在 X 线透视下分别在前臂旋前，旋后及中立位时将肘关节进行屈伸活动以评估其稳定性。
  - 如果在前臂位于一个或多个旋转位置情况下，肘关节可以从屈曲 30° 至完全屈曲始终保持稳定且对称时，内侧副韧带可以不需修复。
  - 如果在修复外侧结构后肘关节仍不稳定，或采用内侧入路固定冠状突骨折或探查尺神经时，内侧副韧带需要被修复。
- 与外侧副韧带相似，内侧副韧带也常常从其肱骨内上髁的起点处剥脱（图 15A）。
- 内侧副韧带修复可采用缝线锚钉或于内上髁处经骨钻孔缝线固定的方法（此方法为首选）（图 15B）。

### 注意事项

- 那些伴有内侧副韧带撕裂的患者，内侧屈肌总腱常保持完整，此时必须将其切开以显露位于其下受损的韧带，这在采用肘关节内侧入路时不宜发现。
- 内侧副韧带等长修复最重要的步骤是将缝线固定于肘关节的旋转中心上，当从外侧观看时，此中心位于肱骨滑车的弧形中心。
- 必须注意避免内侧副韧带修复后张力过大，因为这样可在外侧副韧带修复稍松时致外侧关节间隙增宽。

### 要点

- 如果冠状突需要修复但无法从外侧固定，那么应当在修复内侧副韧带之前先将其固定。
- 由于尺神经邻近内侧副韧带，所以在修复内侧副韧带时应持续注意保护尺神经。
- 对于那些合并骨质疏松的患者，使用小接骨板或内钮扣置于内上髁的后面起着垫片的作用，将缝线穿过它固定可改善固定的强度。
- 开始缝合内侧副韧带复合体及屈肌总腱时，应从其在内上髁附着点的远侧向近端缝起，这样便可使修复的组织获得适当的张力，而不用将缝合固定点放置在内上髁的最低点。

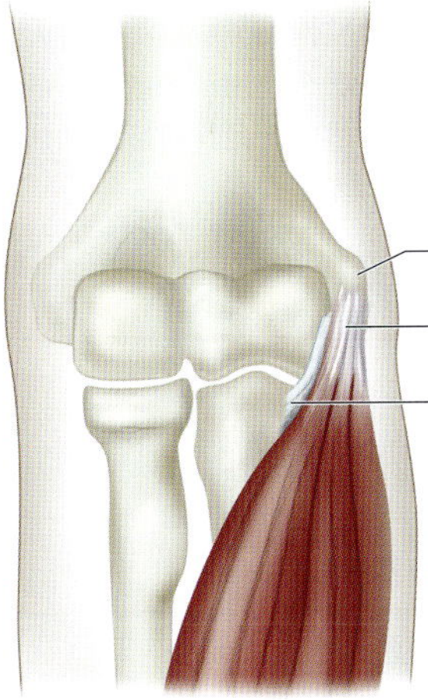


A

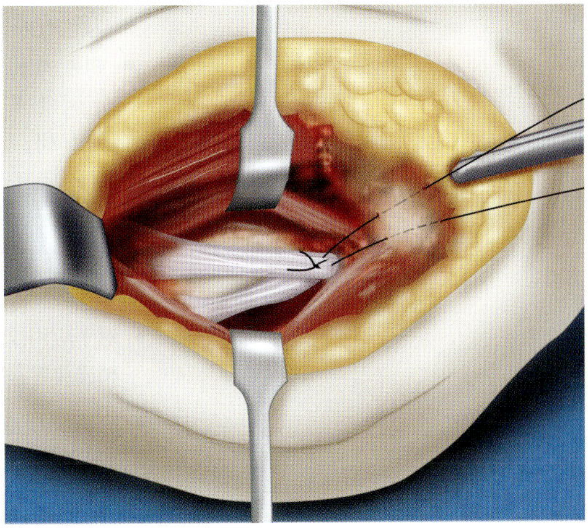

B

**图15**

### 器械 / 植入物

- 缝线导引器或 24 号钢丝可于采用经骨缝线修复方法时帮助将缝线拉回来。
- 缝线锚钉固定时必须使用不可吸收缝线。

### 步骤 5：应用外固定架

- 如果所有组织结构适当修复后肘关节仍不稳定，那么应当使用静态或铰链式外固定架以保持肘关节复位（图 16A 和 16B）。
- 如果使用静态外固定架，那么固定不能超过 3 周，因为存在导致残留关节僵硬的高风险。

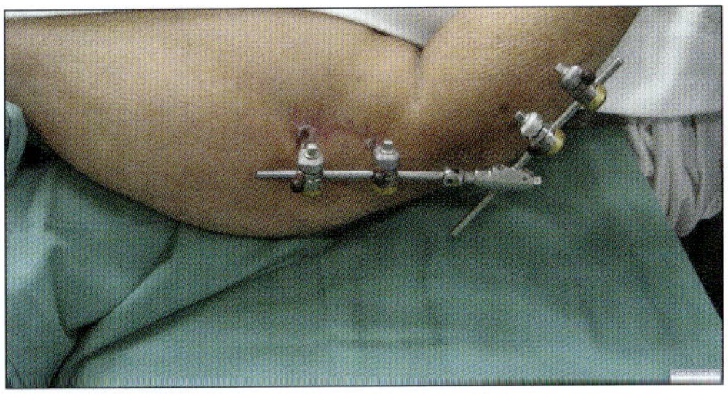

A

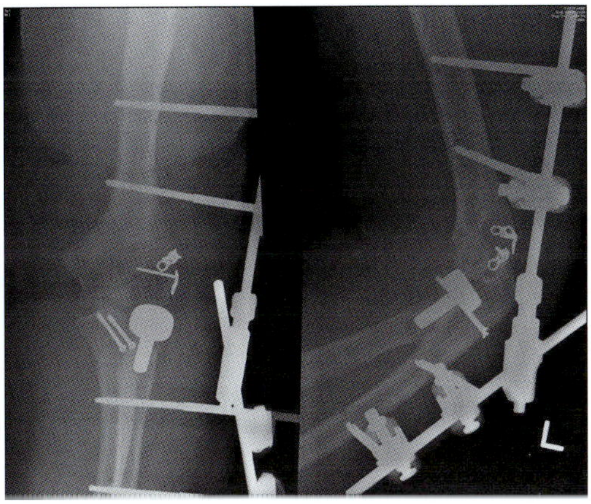

B

**图16**

- 应当避免使用跨关节的斯氏针作为临时措施去稳定肱尺关节，因为它有断裂可能且有因钉道感染致化脓性关节炎的潜在危险。
- 如果固定不牢靠或软组织修复欠佳，那么使用动态或静态的外固定架维持关节稳定性直至其痊愈是合适的。尤其对翻修的病例更为有利。

**要点**

- 对于应用绞链式外固定器去维持关节协调性且允许早期活动，轴钉的精确放置是较为关键的。
- 应用 X 线透视以确保轴钉放置及关节活动协调一致。

**注意事项**

- 当从外侧放置肱骨远端钉子时，如果保护桡神经欠妥则可能会导致其受损。
- 轴钉放置不恰当将导致关节运动失调，肘关节半脱位，或关节活动受限。

## 术后护理和预后

### 康复

- 肘关节的支具疗法依赖于内侧副韧带及外侧副韧带的修复情况。
  - 如果内侧副韧带完整未受损，肘关节应当于前臂旋前位屈曲至 90° 固定以免后外侧不稳定，并保护已修复的外侧副韧带。
  - 如果内外侧副韧带均已修复，肘关节应当于前臂中立位屈曲至 90° 固定。
  - 如果外侧副韧带固定确实而内侧副韧带受损修复不佳，肘关节应当于前臂旋后位屈曲至 90° 固定。
- 应当于术后 2 ~ 5 天在监督下进行主动屈曲伸直活动，避免进行完全范围内的伸展。

■ 肘关节屈曲 90° 下可允许前臂行完全的主动旋转活动以保护已修复的侧副韧带。
■ 90° 休息位支具应当放置在合适的前臂旋转位置上。
■ 肘关节及腕关节的屈肌 / 伸肌等长收缩应立即开始以促进肌张力的恢复。
■ 在残留肘关节不稳定的情况下，术后早期采用高过头顶的康复方案有助于提供重力以维持关节协调性。
■ 渐进的夜间静态伸展支具可以于 6 周后开始应用以改善肘关节伸展度。
■ 一旦骨性结构及修复韧带愈合，可于 8 周后开始强化锻炼。
■ 如果使用静态外固定器，应当于 3 周后将其移除以免导致关节僵直。
■ 铰链式的外固定器可于 6 周后移除。

### 要点

- 当移除外固定器时，手术间内的轻柔手法松解有助于促进活动度的恢复。
- 如果术后出现了关节僵直，于术后 6 周开始被动伸展和渐进性静态固定支具的应用可改善活动度。尽管进行治疗并使用标准支具，但关节僵直仍持续存在时，也可使用铰链式支具。
- 若患者无内科禁忌证，可以应用吲哚美辛降低异位骨化的发生率，于术后 24 小时内每次 100mg，肛塞给药，2 次 / 天；然后改为每次 25mg，3 次 / 天，维持 3 周。但这也可能具有抑制骨折愈合的负面效应。

### 并发症

- 恐怖三联征的并发症较为常见且与损伤程度相关。
- 残留关节不稳，骨折畸形愈合，骨折不愈合，关节僵直，异位骨化及感染是最为常见的。

## 预后

■ 对于恐怖三联征疗效结果相关研究较少。
■ Pugh 等报道（2002）相较于急诊治疗的病例，延迟治疗或矫正手术治疗病例关节活动度丧失超过 20%；25% 的患者由于残留关节不稳定，关节僵直或内固定移除需要再手术。
■ 在另一组 36 例患者中（Pugh 等 , 2004），平均随访 34 个月，根据 Mayo 肘关节评分标准 15 例患者肘关节功能为优，13 例为良，7 例为可，1 例为差。
■ Broberg 和 Morrey（1987）发现持续固定超过 4 周的患者的肘关节功能均较差。
■ Forthman 等（2007）回顾研究了 30 例恐怖三联征病例，对这些患者进行了平均 32 个月的随访，获得肱尺关节活动度平均为 117° 和前臂旋转活动度平均为 137° 的结果。

## 证据

Broberg MA, Morrey BF. Results of treatment of fracture-dislocations of the elbow. Clin Orthop Rel Res. 1987;206:109-19.

Cohen MA. Lateral collateral ligament instability of the elbow. Hand Clin. 2008;24:69-77.

Forthman C, Henket M, Ring DC. Elbow dislocations with intra-articular fracture: the results of operative treatment without repair of the medial collateral ligament. J Hand Surg [Am]. 2007;32:1200-9.

McKee MD, Pugh DM, Wild LM, Schemitsch EH, King GJ. Standard surgical protocol to treat elbow dislocations with radial head and coronoid fractures: surgical technique. J Bone Joint Surg [Am]. 2005;87（Suppl 1 Pt 1）: 22-32.

Pichora JE, Fraser GS, Ferreira LF, Brownhill JR, Johnson JA, King GJ. The effect of medial collateral ligament repair tension on elbow joint kinematics and stability. J Hand Surg [Am]. 2007;32:1210-17.

Pugh DM, McKee MD. The "terrible triad" of the elbow. Tech Hand Upper Extrem Surg. 2002;6:21-9.

Pugh DMW, Wild LM, Schemitsch EH, King GJW, McKee MD. Standard surgical protocol to treat elbow dislocations with radial head and coronoid fractures. J Bone Joint Surg [Am]. 2004;86:1122-30.

Ring D. Fractures of the coronoid process of the ulna. J Hand Surg [Am]. 2006;31:1679-89.

Ring D, Quintero J, Jupiter JB. Open reduction and internal fixation of fractures of the radial head. J Bone Joint Surg [Am]. 2002;84:1811-5.

Taylor TK, Scham SM. A posteromedial approach to the proximal end of the ulna for the internal fixation of the olecranon. Trauma 1969;7:594-602.

Figures 12 and 13 courtesy of Wright Medical Technology, Inc., Arlington, TN.

# 9 桡骨头骨折

*Piotr A. Blachut and Dean G. Malish*

**要点**

- 骨折必须解剖复位、坚固内固定，这依赖于：
  - 骨折块的数目和大小
  - 骨的质量
- 需求较低的或老年病人最好考虑行保守治疗和行桡骨头切除术。
- 对桡骨头骨折行桡骨头切除或者切开复位内固定手术时需时刻准备行桡骨头置换术。

## 切开复位内固定

### 适应证

- 骨折明显移位（图 1A 和 1B）
  - 较大的关节面不平整
  - 前臂旋前 / 旋后或者肘关节屈伸功能受机械阻挡
  - 骨折块游离于关节腔内
- 合并肘关节不稳定（图 2）
  - 内侧副韧带损伤（外翻不稳定）
  - 肘关节脱位合并桡骨头骨折
  - 恐怖三联征（桡骨头骨折、冠状突骨折、肘关节脱位）
  - 经尺骨鹰嘴的肘关节骨折 - 脱位
- 合并前臂纵向不稳定（图 3）
  - 桡骨头骨折合并前臂纵向不稳定（例如骨间韧带损伤）
  - 各种孟氏（Monteggia）骨折

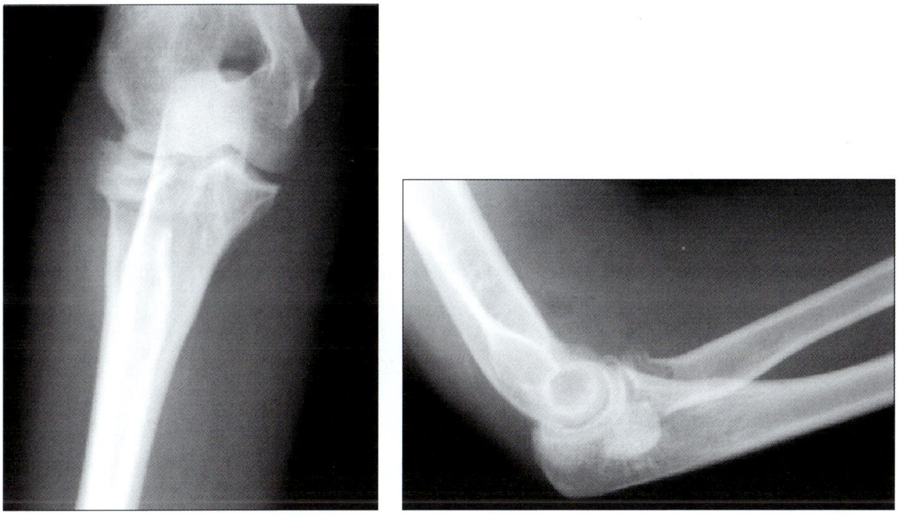

A B

**图1**

## 争议

- 临床评估机械阻挡的可靠性
- 粉碎骨折多大程度上阻碍切开复位内固定的成功
- 年龄及功能需求对于治疗方式选择方面的重要性
- 切开复位内固定（ORIF）对比桡骨头置换术 - 缺乏临床对照研究

## 治疗方法

- 保守治疗
- 骨折块切除
- 桡骨头切除
- 切开复位内固定
- 桡骨头置换术

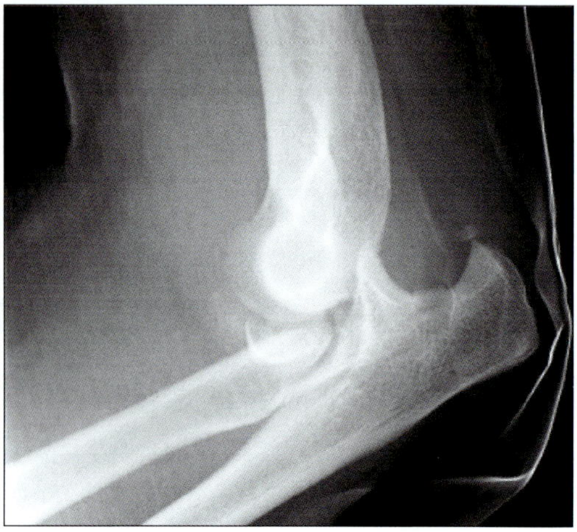

**图2**

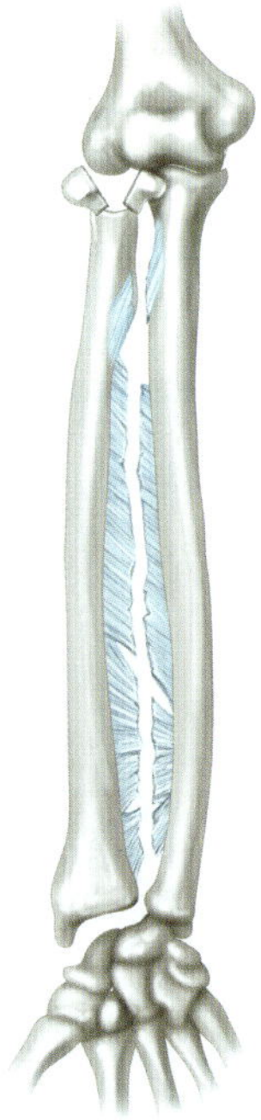

**图3**

## 检查/影像

- 临床评估
  - 需要检查骨折远近端的关节除外合并损伤（例如合并下尺桡关节损伤）。
  - 检查前臂了解有无纵向尺桡骨分离的征象。
  - 检查肘关节除外内侧（外翻）不稳定。
  - 必须记录神经血管情况（例如骨间后神经）。
- 影像学表现
  - 必须行肘关节正位（图 4A）和侧位（图 4B）X 线平片检查。
  - 通过摄取前臂旋后位背靠 X 线板内斜 45° 照射的桡骨 - 肱骨小头像或许有所帮助诊断微小移位的桡骨头、冠状突或者肱骨小头骨折。
  - 如果怀疑纵向不稳定需摄同侧和对侧腕关节片帮助诊断。
  - CT 扫描（图 5A）加三维重建（图 5B）可更好地了解局部解剖、骨折粉碎程度及骨折块的大小。

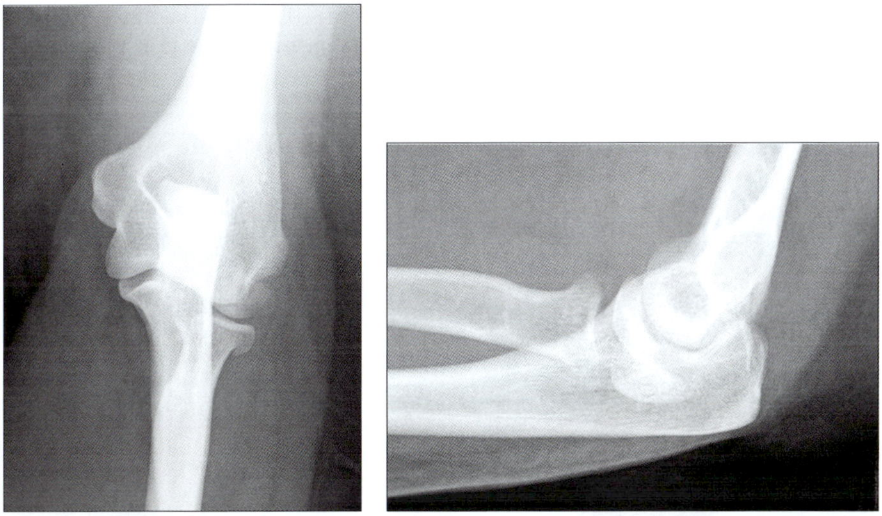

A B

**图4**

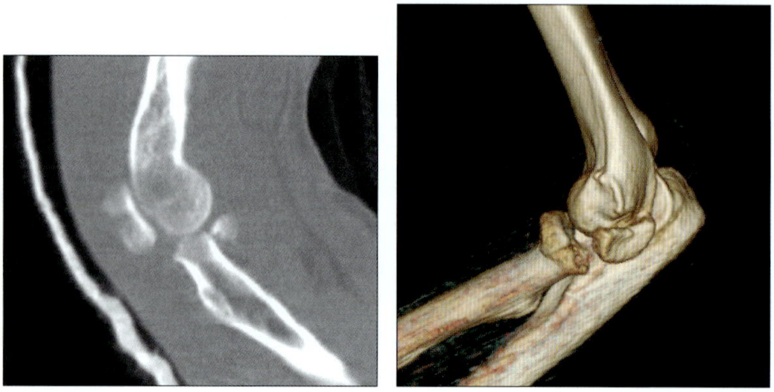

A　　B

图5

## 外科解剖

- 肌肉和神经
  - 肘肌 / 尺侧腕伸肌（ECU）（图 6A 和 6B），同时还有桡侧腕短伸肌。（ECRB），桡侧腕长伸肌（ECRL）和指总伸肌（EDC）。

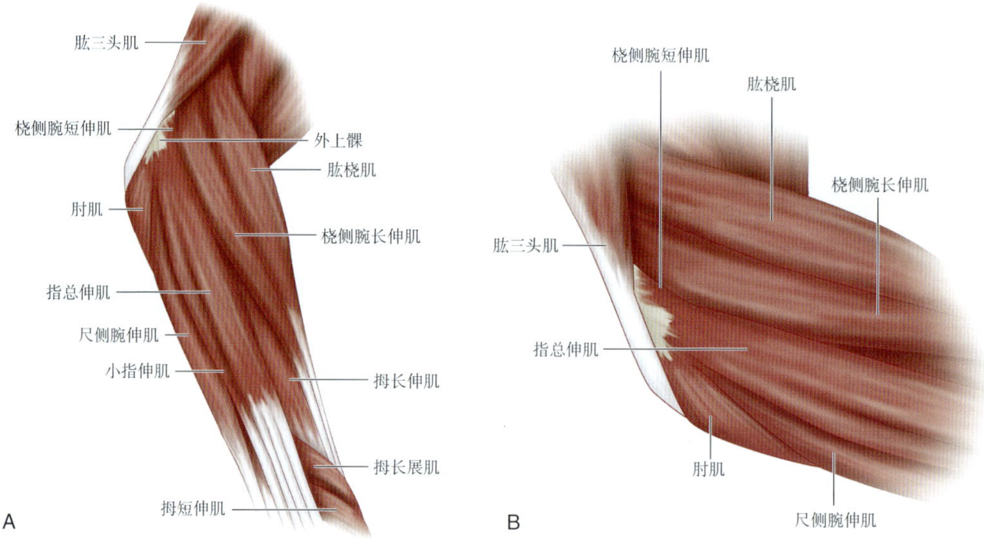


图6

- 前臂后皮神经（PABCN；伸肌总腱起点的前方浅层）（图 7；LABCN= 前臂外侧皮神经）。
- 旋后肌（图 8）。
- 骨间后神经（PIN）（图 9A 和 9B；也见图 8）。

■ 关节囊
- 外尺侧副韧带（图 10）。
- 环状韧带。

■ “安全区” - 桡骨头不与尺骨近端桡侧切迹相关节的 100° 弧形区域（图 11）

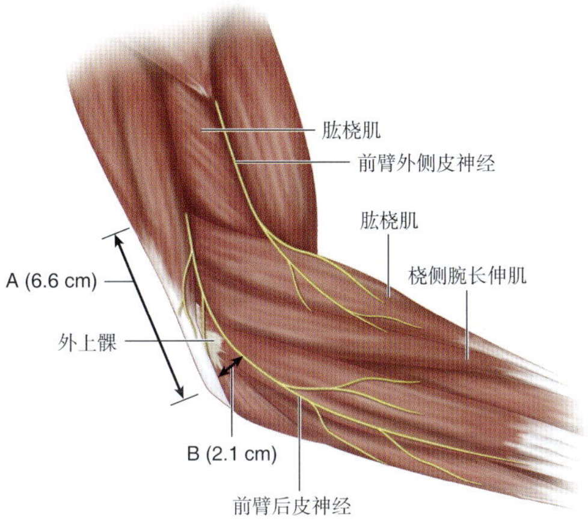


**图7**

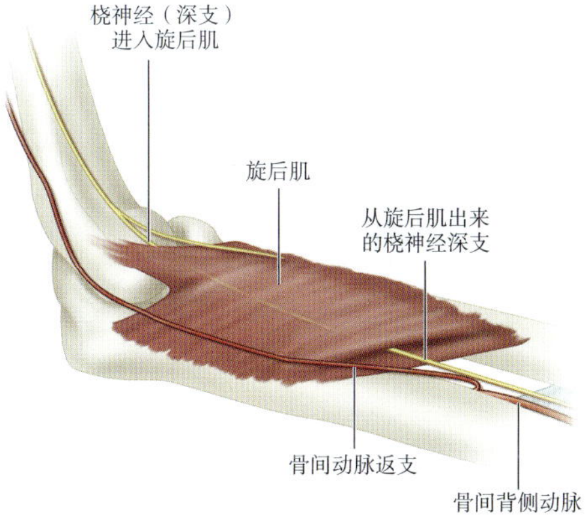


**图8**

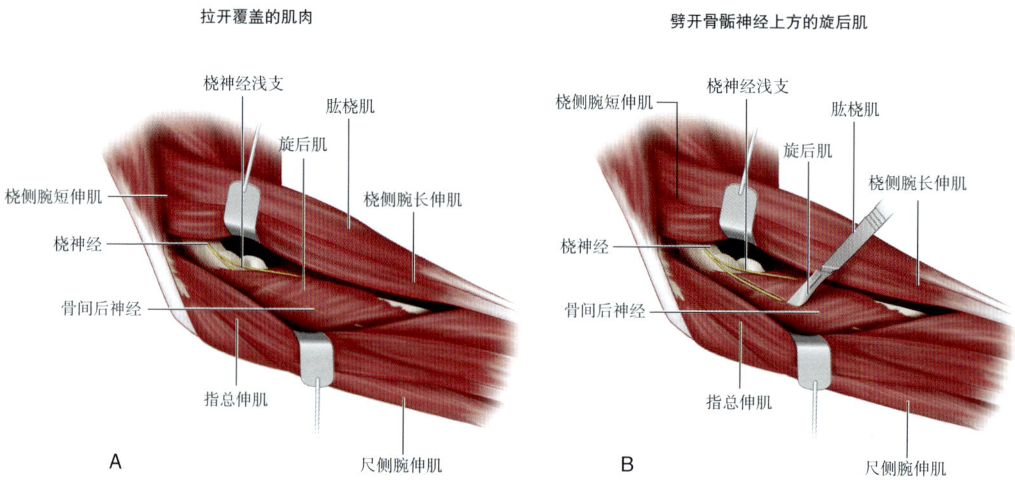
拉开覆盖的肌肉
桡神经浅支
肱桡肌
旋后肌
桡侧腕短伸肌
桡侧腕长伸肌
桡神经
骨间后神经
指总伸肌
A
尺侧腕伸肌
劈开骨骺神经上方的旋后肌
桡神经浅支
桡侧腕短伸肌
肱桡肌
旋后肌
桡侧腕长伸肌
桡神经
骨间后神经
指总伸肌
B
尺侧腕伸肌

图9

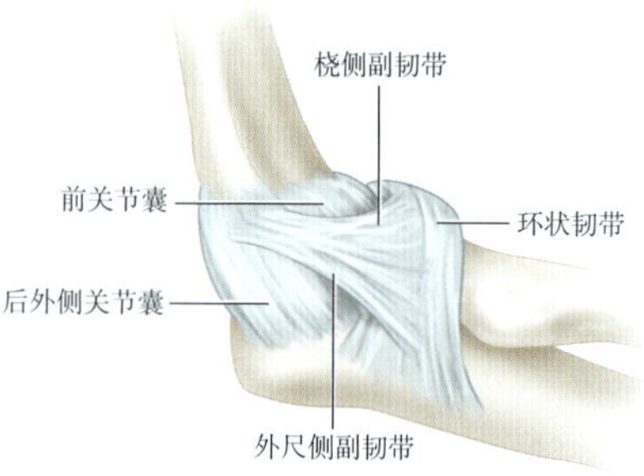
桡侧副韧带
前关节囊
环状韧带
后外侧关节囊
外尺侧副韧带

图10

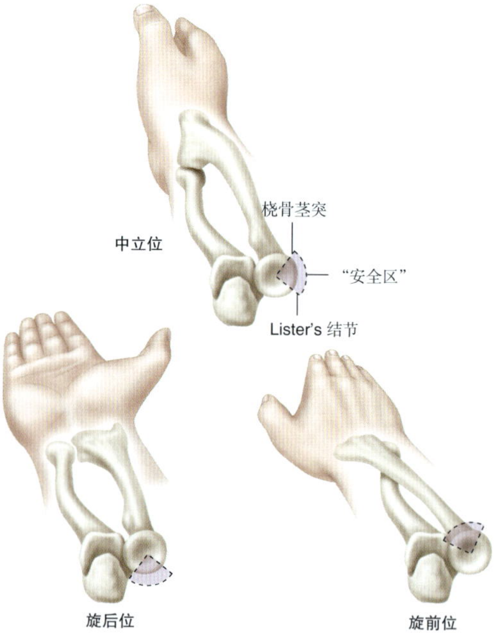
桡骨茎突
中立位
"安全区"
Lister's 结节
旋后位
旋前位

图11

**要点**

- 桡骨头可通过病人侧卧或俯卧位获得显露

## 体位

- 患者置于仰卧位，同侧肘下垫一垫板（图 12）。
  - 在合并需手术修复的肘关节损伤的患者可能需要改变体位（如侧卧或者俯卧位）（图 13）。
- 一般需应用止血带。
- 患肢需能自由活动。

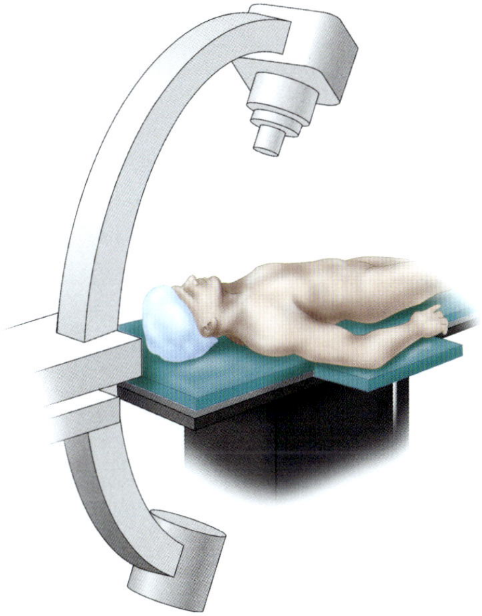

**图12**

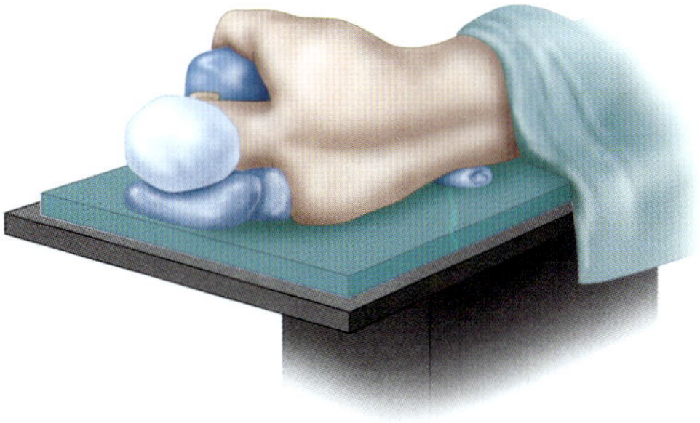

**图13**

**要点**

- Kocher 入路
  - 位于外尺侧副韧带的前面以防止导致肘关节不稳定
  - 前臂旋前保护骨间后神经(PIN)
  - 如果可能避免分离至环状韧带远端
- Kaplan 入路
  - 损伤骨间后神经的机会更大，但外尺侧副韧带损伤的机会更小

## 入路 / 显露

- Kocher 入路（肘肌 - 尺侧腕伸肌间入路）
  - 从肱骨外上髁外侧至远端行纵向切口（图 14A）
  - Kocher 入路更容易通过肘肌 - 尺侧腕伸肌间隙向远端延伸（图 14B-D）
  - 如果需要向远端切开环状韧带，在韧带上行 Z 形切口以利于修复
  - 如果需要向远端显露桡骨粗隆，应通过 Kaplan 间隙识别并保护骨间后神经

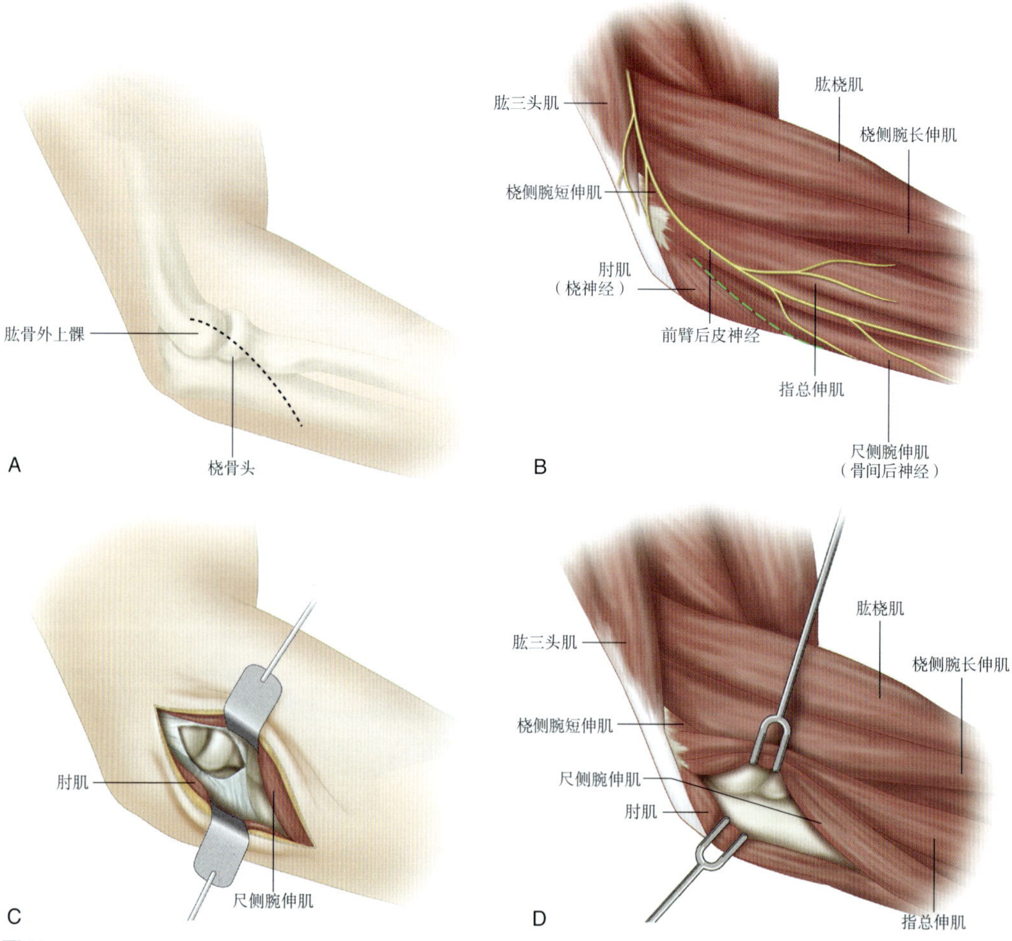


图14

**注意事项**

- 避免前方软组织过度分离以防止骨间后神经损伤
- 提起后方关节囊瓣（合并外尺侧副韧带损伤）可导致后外侧旋转不稳定

- Kaplan 入路（指总伸肌 - 桡侧腕短伸肌间入路）（图 15A 和 15B）
  - 如果需要显露骨间后神经可选择该间隙
- Boyd 入路（通用直接后侧入路）（图 16A 和 16B）
  - 在处理复杂肘关节骨折脱位和孟氏骨折时，桡骨头骨折切开复位内固定（常累及关节面）通常需要先于肘关节其余损伤的复位和固定
- Pankovich 入路（向近端反转肘肌入路）

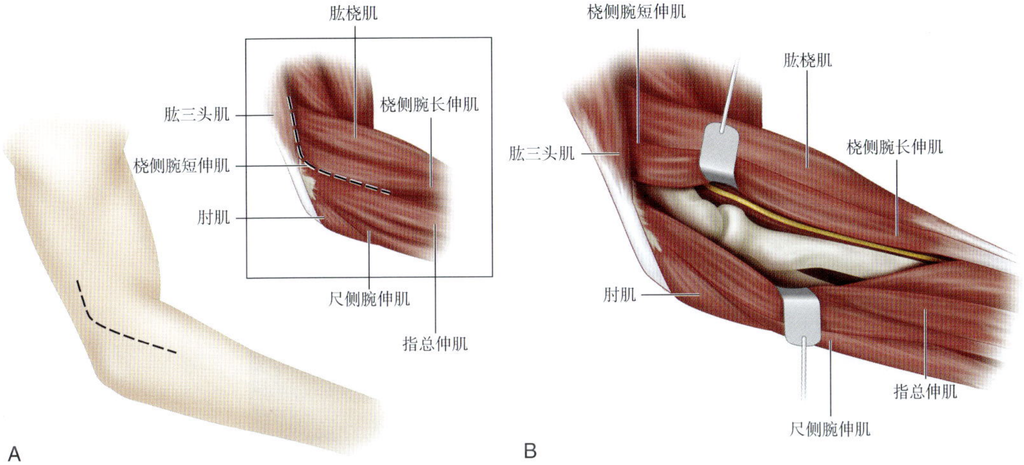


**图15**

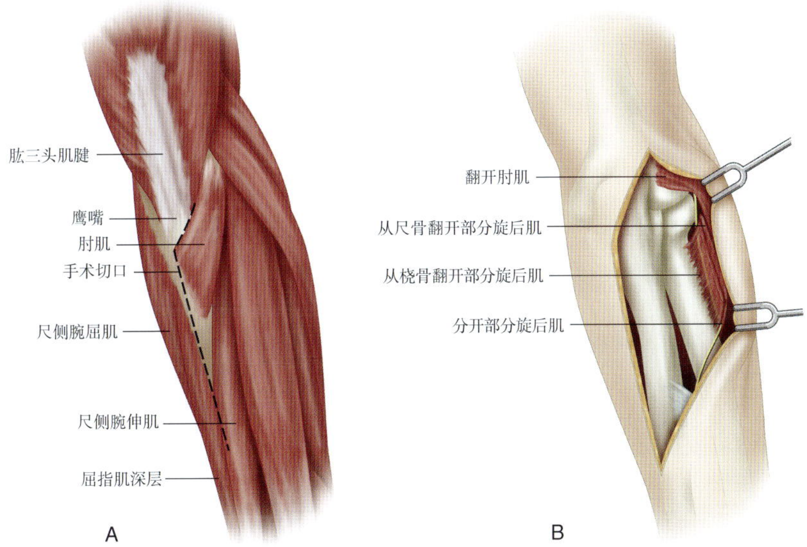


**图16**

**要点**

- 一些骨折块可完全被软组织或软骨包绕，特别是压缩的骨块。必须在保留软组织或关节软骨对其附着的同时认真辨识这些骨折块。

## 手术步骤

### 步骤 1

- 辨认骨折块
  - 术前影像学检查提示具有程度很小的（或无）粉碎或压缩的大骨块，见病例 1（图 17A-C）和病例 2（图 18）所示。

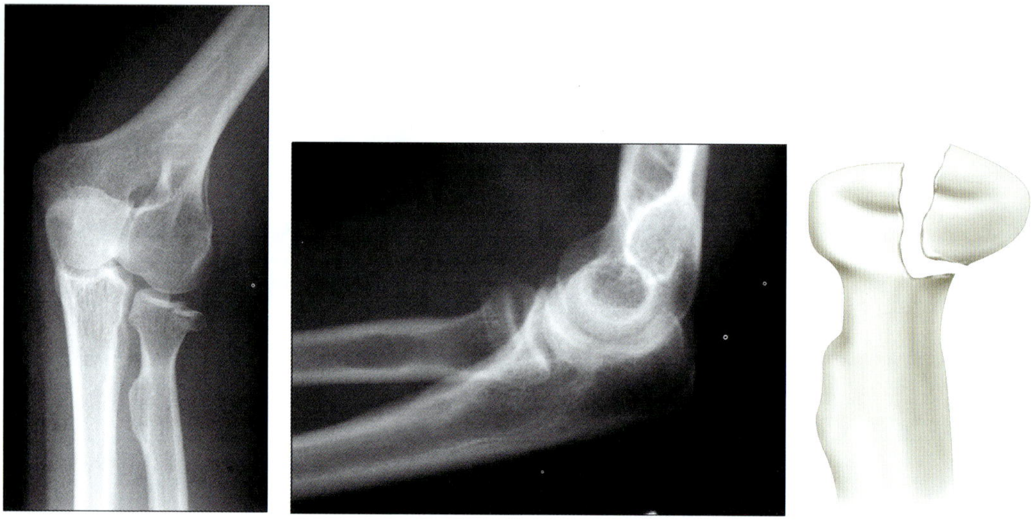

A　B　C

**图17**

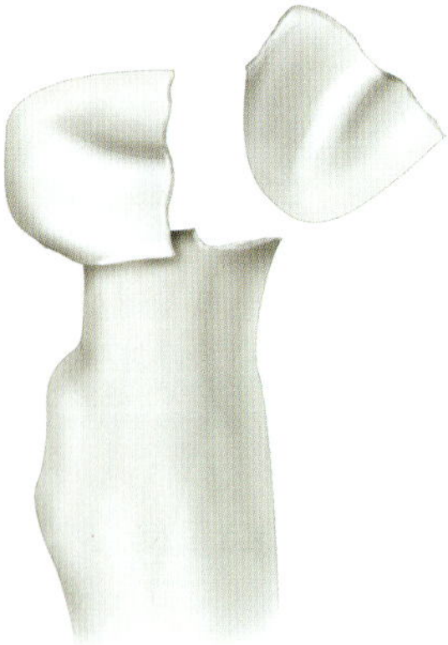

**图18**

**注意事项**

- 避免关节软骨或软组织损伤（导致骨块失血供）
- 避免使小的、易碎的骨折块更加粉碎

  - 术前影像所见的骨质较差、粉碎和 / 或压缩的骨块，如病例 3 所示（图 19A-D）。
- 需清除嵌入骨折间隙的软组织和血肿
- 可使用小的器械控制或把持骨折块
- 克氏针（K-wires）可用来作为骨折块的操纵杆

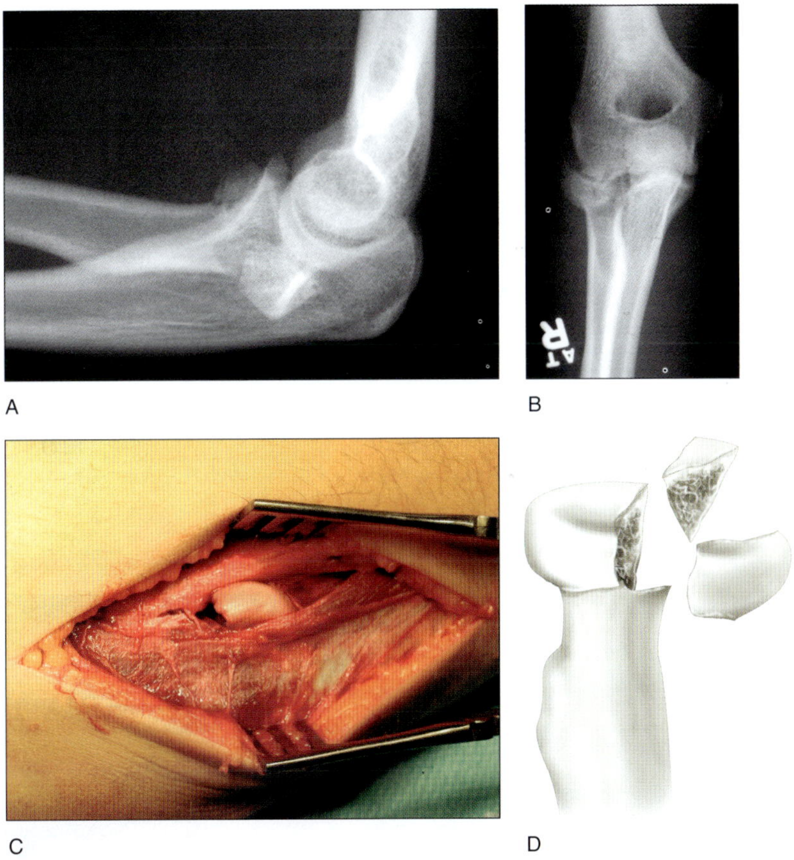


**图19**

## 器械 / 植入物

- 克氏针（小号）
- 牙科钳
- 小刮勺
- 小骨膜起子

### 要点

- 撬起压缩的骨块，必要时可使用骨移植或骨移植替代物填充
- 如果具有指征并且骨折不适合行复位内固定术时刻准备行桡骨头切除或桡骨头置换术

## 步骤 2

- 骨折块复位并临时固定
- 大的骨块可通过小的器械或克氏针复位，如病例 1（图 20）和病例 2（图 21）所示
  - 如果使用克氏针作为操纵杆，外科医师须尽力将克氏针提前打在螺钉钻入的地方以避免额外钻孔，这样可以避免加重骨折块粉碎程度
- 骨质较差、粉碎或压缩的骨折块可用螺钉临时固定，如病例 3 所示（图 22A 和 22B）

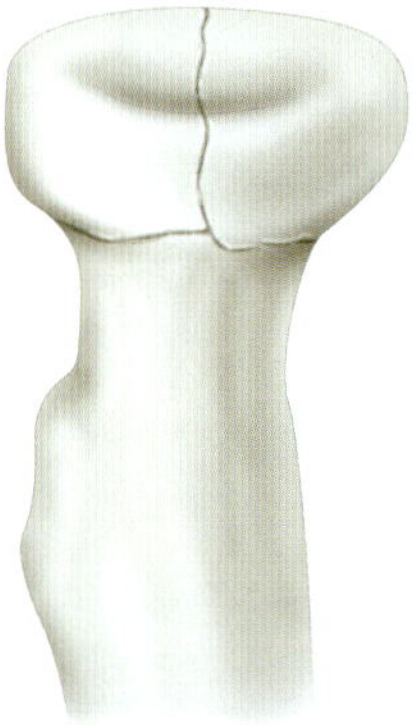

**图20**

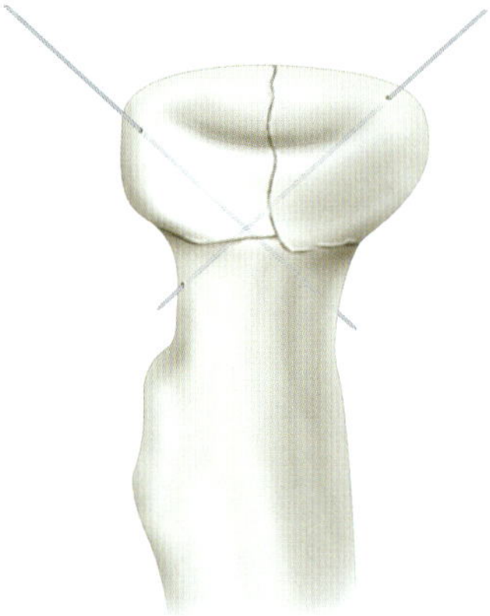

**图21**

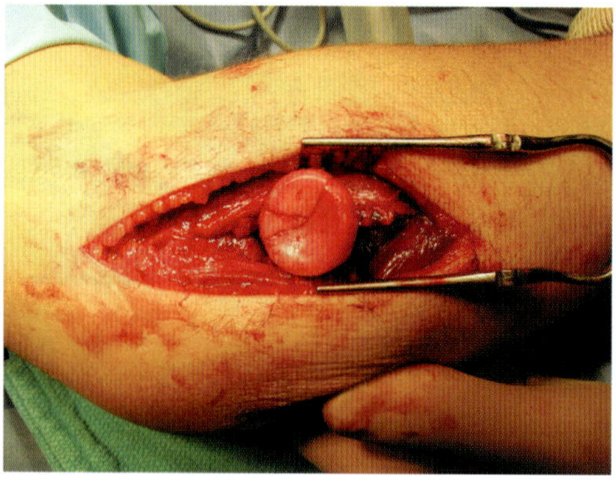

A

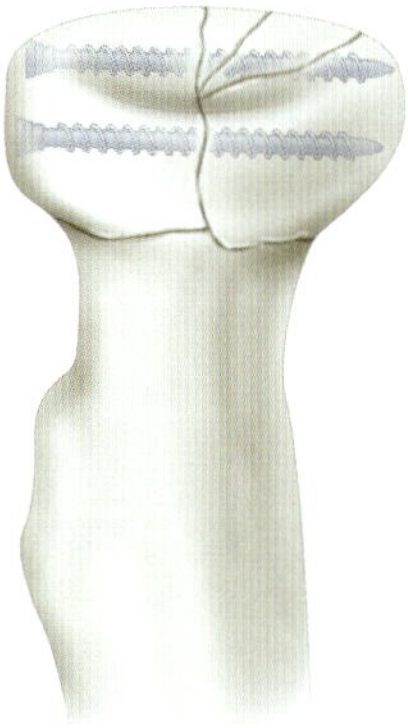

B

**图22**

## 注意事项

- 避免进一步让骨折块粉碎
- 避免把临时固定物放置在更好的确定性固定物维持骨折复位的地方
- 进行足够的影像检查以计划骨折块的固定方式和是否可能需要骨移植

## 器械 / 植入物

- 骨折复位钳
- 牙科钳
- 克氏针（小号）

## 步骤 3

- 使用坚强内固定维持骨折复位
  - 确认骨折延伸至桡骨颈时，需要计划合适的入路及某些内植物，如小接骨板
  - 大的骨块可单独通过螺钉进行固定，如病例 1（图 23）和病例 2（图 24A 和 24B）所示
  - 对于骨质较差、骨折粉碎或压缩的患者，通常需要接骨板固定，如病例 3（图 25A 和 25B）所示
- 反复的影像学检查确认复位及对线情况
  - 图 26 和 27 可见病例 1（图 26A 和 26B）和病例 2（图 27A 和 27B）的治疗结果
  - 图 28 可见病例 3（图 28A 和 28B）的治疗结果

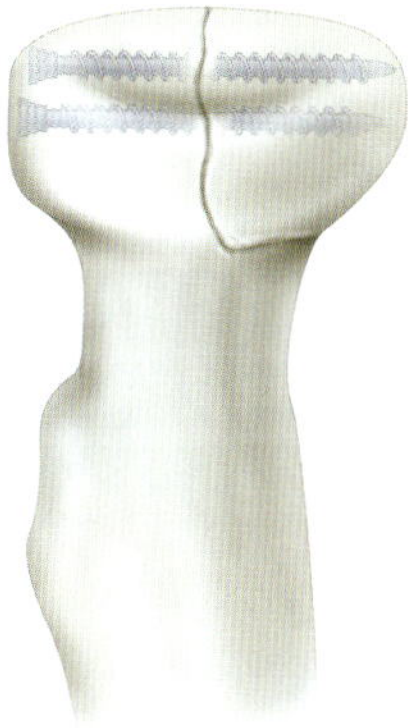

图23

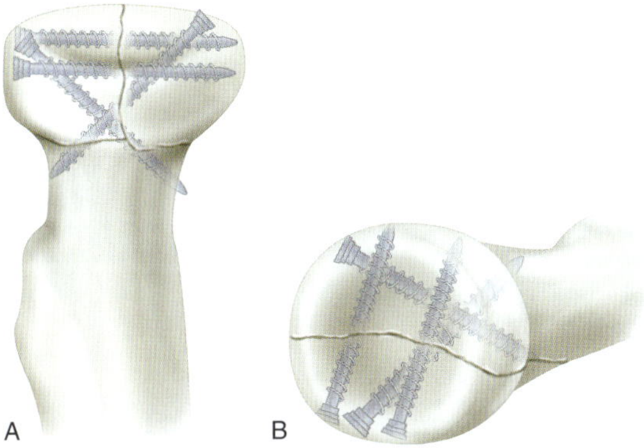

A B

图24

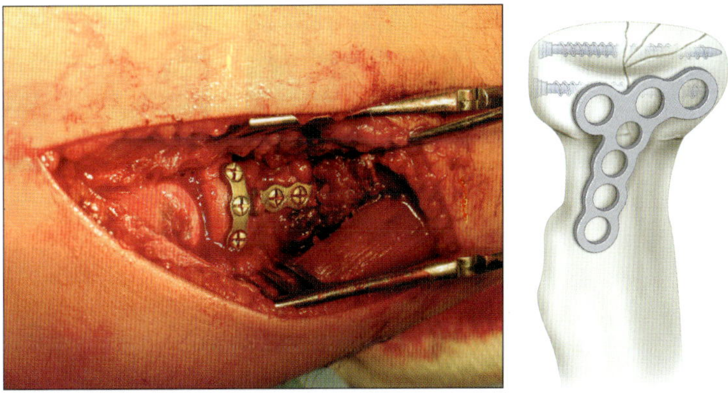

图25 A B

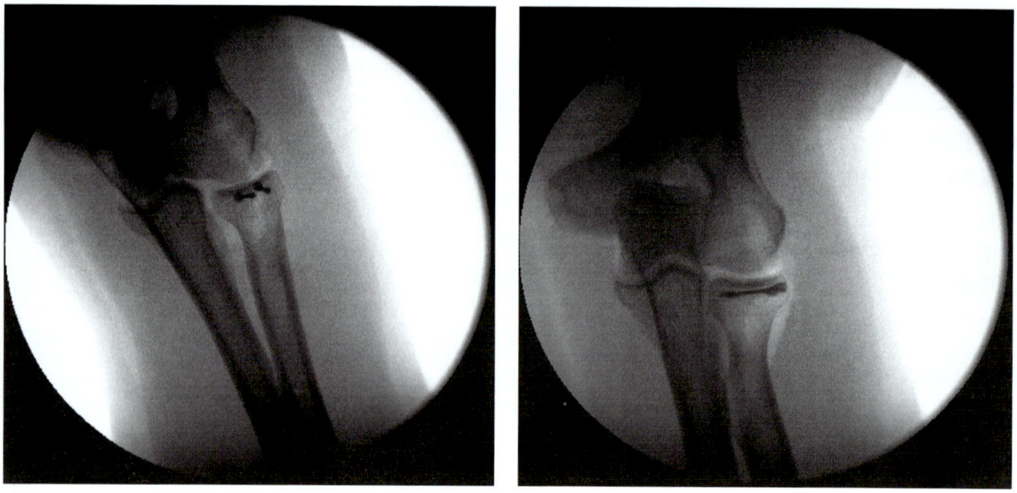

A B

图26

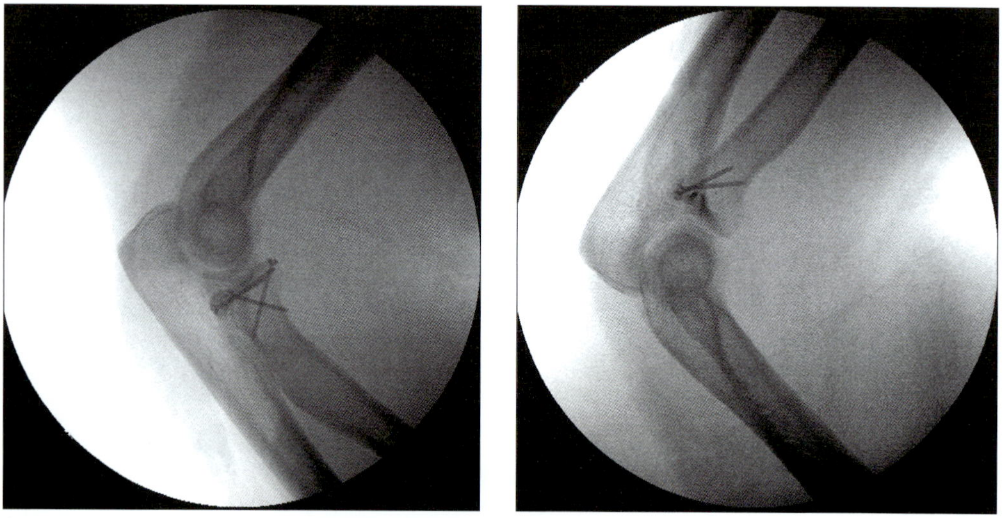

A B

图27

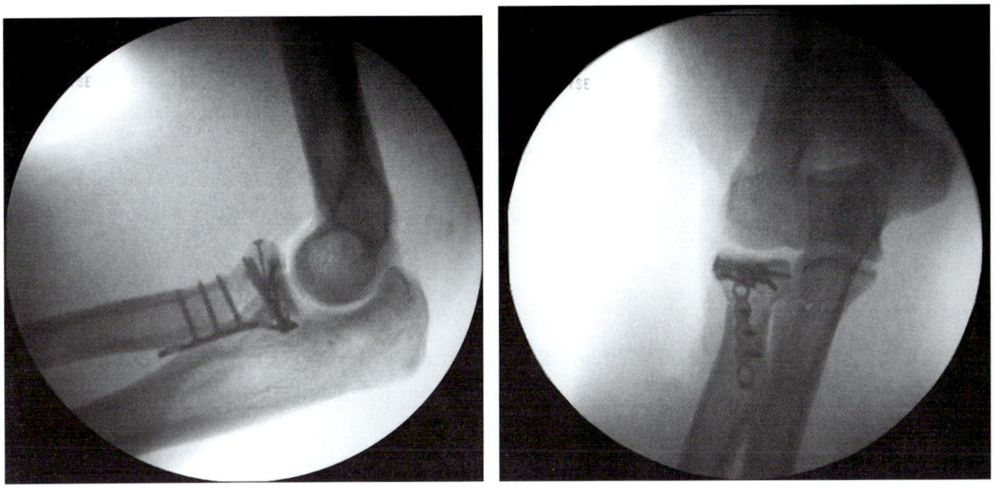

A　B

图28

**注意事项**

- 侵犯安全区
- 螺钉穿透对侧皮质或软骨面
- 合并骨折固定不牢固导致桡骨头或桡骨颈骨折复位不良
- 忽视了压缩骨折需行骨移植

**要点**

- 确保显露的金属内植物在安全区内，在骨折复位后时刻记着检查旋前 / 旋后活动度
- 将螺钉头埋头在关节面下
- 在固定的同时处置相应的软组织损伤
- 检查桡骨关节面的凹度以避免内固定物侵入关节面
- 准备好可能进行桡骨头置换术

**器械 / 植入物**

- 微型骨折块接骨板和固定螺钉
- 无头和可变螺距的螺钉
- 缝合锚
- 桡骨头骨折内固定物

## 术后护理及预后

- 术后上肢以柔软的材料包扎并进行活动（除非存在残留不稳定）
- 患者可在术中决定的安全活动范围内进行活动
- 肢体无阻力锻炼或活动 6 周
- 并发症
  - 骨间后神经麻痹
  - 内固定物撞击
  - 畸形愈合 / 不愈合
  - 感染
  - 肘关节僵硬
  - 桡骨头骨块缺血性坏死
  - 异位骨化 / 尺桡骨骨性融合
  - 退行性骨关节炎

## 要点

- 如果存在合并损伤如肘关节脱位，术中确定安全的活动度以指导术后康复
- 必要时可使用限制支具

## 注意事项

- 避免制动时间过长

## 争议

- 在复杂肘关节脱位患者中术后应用非甾体类抗炎药或局部放射防止异位骨化

## 证据

Davidson PA, Moseley JB Jr, Tullos HS. Radial head fracture: a potentially complex injury. Clin Orthop Relat Res. 1993;（297）：224-30.

This prospective study of 50 consecutive radial head fractures looked at patterns of radial head fracture and resultant valgus and axial instability at the elbow.

这篇包含 50 例桡骨头骨折的连续前瞻性文献研究了桡骨头骨折的类型和肘关节外翻和轴向稳定的关系。

Furry KL, Clinkscales CM. Comminuted fractures of the radial head: arthroplasty versus internal fixation. Clin Orthop Relat Res. 1998;（353）：40-52.

This paper reviewed the treatment of radial head fractures with respect to choosing between replacement versus internal fixation when preservation of radial head mechanics is indicated.

这篇文献回顾了桡骨头骨折的治疗，特别是当需要保存桡骨头时关节置换和内固定之间的选择。

Hotchkiss RN. Displaced fractures of the radial head: internal fixation or excision? J Am Acad Orthop Surg. 1997;5:1-10.

This article reviewed the mechanical role of the radial head, the indications for internal fixation after fracture, the technical details of internal fixation, and the role of radial head excision.

这篇文章回顾了桡骨头的力学作用，骨折后内固定的指征、技术细节和行桡骨头切除的作用。

Ikeda M, Sugiyama K, Kang C, Takagaki T, Oka Y. Comminuted fractures of the radial head: comparison of resection and internal fixation. J Bone Joint Surg [Am]. 2005;87:76-84.

This study compared the results of radial head resection with open reduction and internal fixation in 28 patients with Mason type 3 comminuted radial head fractures, recommending internal fixation in this pattern of injury.

这项研究比较了 28 例 Mason Ⅲ型粉碎性桡骨头骨折行桡骨头切除和切开复位内固定的手术效果，并推荐这种类型的损伤行内固定治疗。

Ikeda M, Yamashina Y, Kamimoto M, Oka Y. Open reduction and internal fixation of comminuted fractures of the radial head using low-profile mini-plates. J Bone Joint Surg [Br]. 2003;85:1040-4.

This paper reviewed the results of 10 patients with comminuted radial head fractures treated with open reduction and internal fixation with low-profile plates.

这篇文献回顾了 10 例粉碎性桡骨头骨折行切开复位薄型接骨板内固定的治疗结果。

King GJ, Evans DC, Kellam JF. Open reduction and internal fixation of radial head fractures. J Orthop Trauma. 1991;5:21-8.

This paper reviewed the results of open reduction and internal fixation of 14 displaced radial head fractures, indicating that alternate forms of treatment should be entertained intraoperatively if stable reduction and fixation of the radial head fracture fragments cannot be obtained.

这篇文献回顾了 14 例移位型桡骨头骨折行切开复位内固定的治疗结果，指出术中须根据能否实现稳定的骨折内固定决定治疗方式。

Morrey BF, Tanaka S, An KN. Valgus stability of the elbow: a definition of primary and secondary constraints. Clin Orthop Relat Res. 1991;（265）：187-95.

This study defined the medial collateral ligament as the primary constraint of the elbow joint to valgus stress and the radial head as a secondary constraint.

这项研究确定内侧副韧带是实现肘关节对抗外翻应力的主要结构，而桡骨头是次要的。

Ring D, Quintero J, Jupiter JB. Open reduction and internal fixation of fractures of the radial head. J Bone Joint Surg [Am]. 2002;84:1811-5.

This retrospective study analyzed the functional results following open reduction and internal fixation of fractures of the radial head determining that fractures consisting of three or fewer articular fragments are most amemable to this form of treatment.

这项回顾性研究分析了桡骨头骨折行切开复位内固定后的功能结果认为适合于治疗少于 3 个关节面骨折块的骨折类型。

Smith GR, Hotchkiss RN. Radial head and neck fractures: anatomic guidelines for proper placement of internal fixation. J Shoulder Elbow Surg. 1996;5（2 Pt 1）：113-7.

This cadaveric study defined the 110° “safe zone” on the radial head for placement of internal fixation.

这篇尸体研究确定了桡骨头骨折内固定放置位置的 110°“安全区”。

# 10 桡骨头置换术

*Steven Papp and Michael D. Mckee*

### 注意事项

- 行内固定还是桡骨头置换术可在术中决定，所以外科医师需准备在必要时行任何一种术式

### 争议

- 单独桡骨头粉碎性骨折合并轻度肘关节不稳定
- 年轻病人
- 污染的开放骨折
- 对于技术上可重建的骨折是行内固定还是桡骨头置换

## 介绍

- 单独的桡骨头骨折可以发生，通常移位较小。
- 大多数粉碎性桡骨头骨折伴随其他肘关节或腕关节周围损伤发生。
- 这种联合损伤常导致肘关节不稳定，在这种情况下桡骨头成为重要的关节稳定装置，所以保守治疗或单纯的桡骨头切除术不是桡骨头骨折治疗的常规选择。
- 切开复位内固定或桡骨头置换术仍然是治疗移位型或粉碎性桡骨头骨折的选择。
- 即使对于有经验的外科医生来说，移位的粉碎性桡骨头骨折（Mason Ⅲ型）采用桡骨头置换术治疗也要优于边缘固定（Ring et al. 2002）。
- 切开复位内固定还是行桡骨头置换术可在手术中决定。
- 任何准备行内固定治疗桡骨头骨折的外科医师都应准备和理解必要时行桡骨头置换术的技术要点。

## 适应证

- 行桡骨头置换术的指征包括粉碎的、不可重建的桡骨头骨折合并：
  - 联合肘关节脱位和内侧副韧带损伤（Doornberg et al., 2007）（图 1）
  - 联合冠状突骨折（恐怖三联征）（图 2A 和 2B）
  - 骨间膜损伤（Essex-Lopresti 缺损）（Sowa et al., 1995）（图 3）

## 检查 / 影像

- 压痛点 - 内上髁、外上髁、桡骨头、骨间膜、下尺桡关节等，需一一仔细检查。
- 挫伤和肿胀有时可提示伴发损伤。

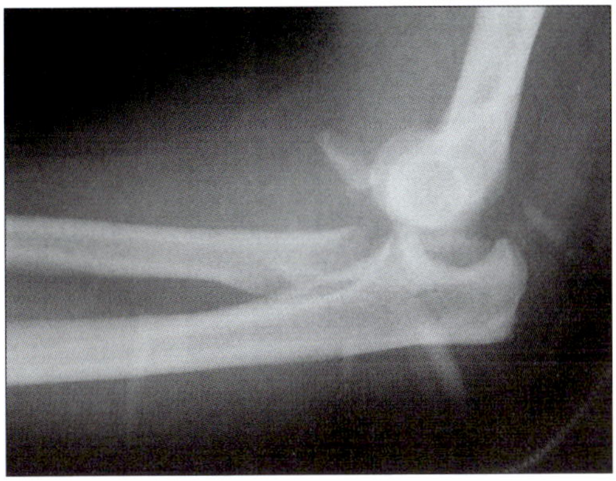

图1

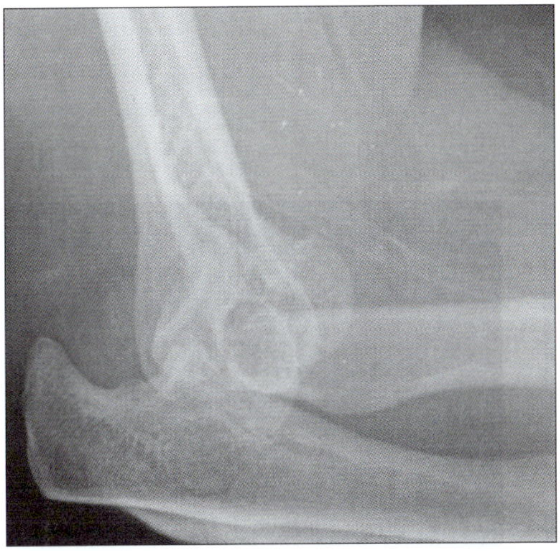

A

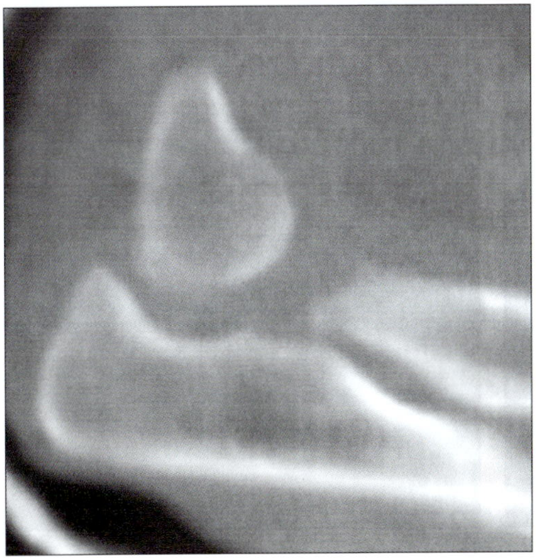

B

图2

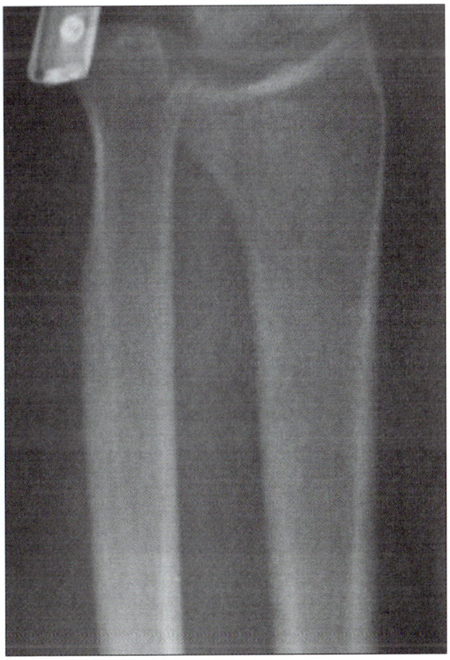

图3

## 外科解剖

- 骨性结构：桡骨头和桡骨颈、肱骨小头、滑车、冠状突（图6）。
  - 正常的桡骨头颈干角接近于外倾 15°（图7）。
  - 桡骨头类似于 22mm × 24 mm 的椭圆形，平均高度 12mm。
- 韧带结构：外尺侧副韧带、桡侧副韧带、环状韧带（图8）。
  - 外尺侧副韧带对于后外侧的稳定性非常重要。
- 神经血管结构：
  - 骨间后神经紧贴桡骨颈的近端（Diliberti et al., 2000）（图9A and 9B）。
  - 旋前/旋后影响骨间后神经的位置，旋前位可增加安全区的范围。

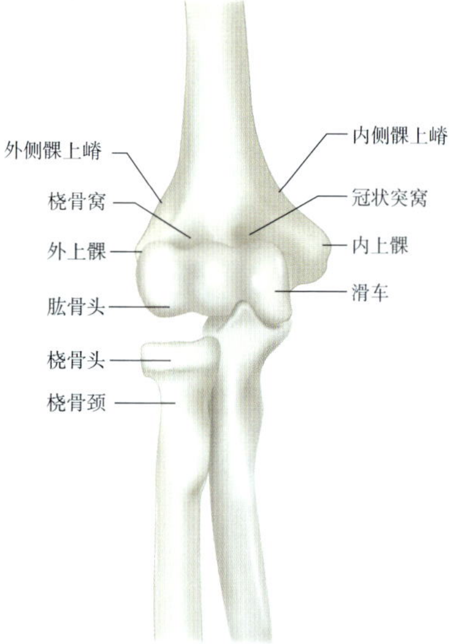


**图6**

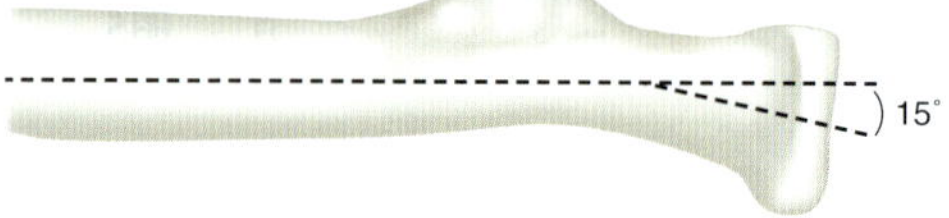


**图7**

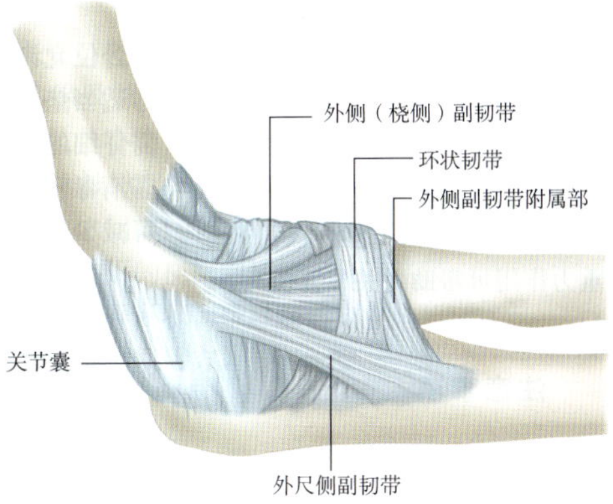


**图8**

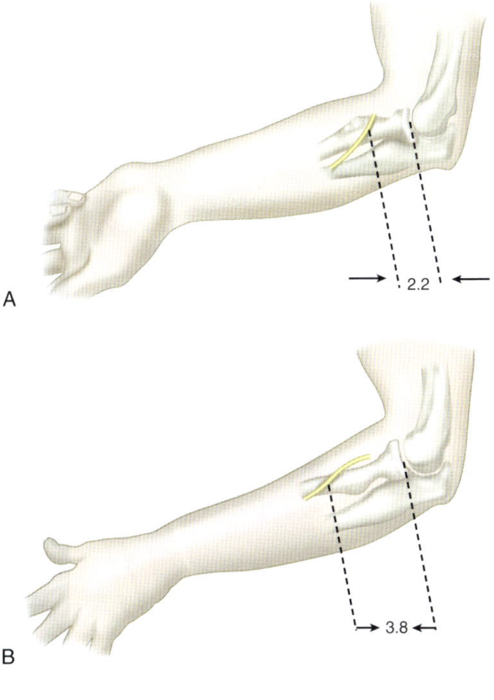


**图9**

**争议**

- 一些外科医师更喜欢仰卧位上肢悬吊在胸部的体位。这可能是一个更安全的体位，特别是对于包括胸部、骨盆、腹部等多发创伤的患者。

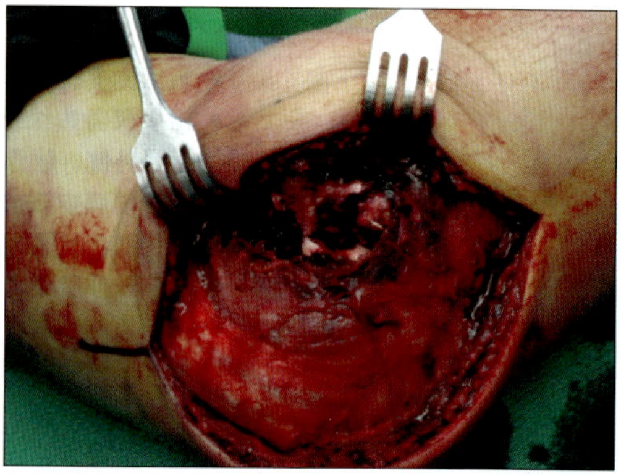

图14

**要点**

- 在许多这类骨折患者中会伴发外侧副韧带损伤，最常见的是韧带从肱骨外上髁撕脱（图 14），处理办法：在显露时证实外侧副韧带损伤，并计划好在手术结束时行坚固的外侧副韧带修复。

**注意事项**

- 在外尺侧副韧带的前方操作以避免损伤外尺侧副韧带（通常已经损伤）
- 在旋前位仔细沿桡骨颈向远端显露以减少损伤神经的机会
- 需要小心牵引桡骨颈以避免损伤骨间后神经

**争议**

- 后方直切口允许完整厚度的皮瓣以显露内侧和外侧间隙。这种切口可避免损伤外侧皮神经，并有利于美观，但相对较长。一些作者更喜欢更短更直接的外侧切口，并在需要时另行内侧切口。

**注意事项**

- 避免置换在小心牵开后稳定的、几乎没有移位的桡骨颈骨折。

## 手术步骤

### 步骤 1：术前准备

- 为了达到足够的显露范围，须评估桡骨头骨折情况并定制固定方案。
- 如果存在多个骨折片或明显的粉碎性骨折，无法实现稳定固定，则需考虑行桡骨头置换术。
- 在头颈结合处（关节面结合处）用微型摆锯或咬骨钳去除剩余的桡骨头

### 器械 / 植入物

- 在桡骨颈使用 Hohmann 牵开器，在前关节囊使用 Langenbach 牵开器以实现充分的显露

### 要点

- 假体骨柄应适当松弛以容许轻微旋转
- 如果发生假体运行轨迹不良，减小假体型号以轻微旋转并改善假体对线
- 在评估装入假体试模后的肘关节稳定性时，用 Kocher 钳临时复位外侧韧带可避免出现复发性肘关节不稳定的印象（尤其是在旋后位），并减少桡骨头过度填充的趋势
- 我们常常在不损害肘关节稳定的前提下选择比原桡骨头稍小的关节假体（最大可小 2mm）

### 注意事项

- 避免出现过度填充以免损害关节活动度

- 冲洗肘关节，去除剩余的疏松软骨骨块
- 较大的桡骨头骨块可松散的拼凑在一起，其中最大的骨块可用做稍后的桡骨头测量（这样做也能保证桡骨头的完全去除）
- 评估肱骨小头、尺骨大小切迹、冠状突和肱骨滑车。软骨骨块偶尔可以修复，或者被切除。

## 步骤 2：桡骨颈测量

- 临床评估肘关节的稳定性，在透视指导下确认存在肘关节不稳定而具有桡骨头置换的指征。伴随的骨性 / 韧带损伤常常排除行单纯桡骨头切除的可能性。
- 与桡骨颈长轴垂直切断桡骨颈。
- 置入牵开器以可直视骨髓腔，从最小的髓腔锉开始行骨髓腔准备，逐渐增大型号直至与髓腔锉大小相匹配（图 15）。
- 不要过紧置入试模
- 用锉打磨桡骨颈部，磨平后使之与桡骨颈长轴呈 90°
- 根据切除的桡骨头的直径和高度选择假体头（多数在 22 ~ 24mm）
- 适当的桡骨颈打磨和假体头应可恢复正常的桡骨头高度
- 有几个要点可帮助实现适当的桡骨头高度：
  - 桡骨头应可与近端桡尺关节相关节。

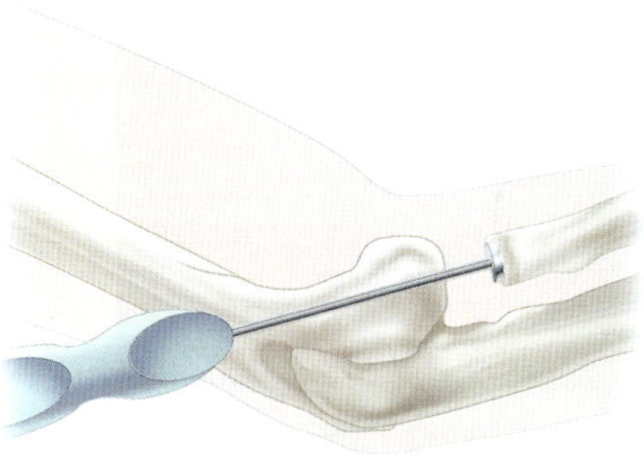

图15

- 透视下检查尺骨滑车关节以确认内侧和外侧关节间隙对称而没有填充过多，如图 16 所示，同时注意尺骨在滑车上向内侧移位的情况。
- 评估桡骨头近端与冠状突外侧缘的关系，它们位于几乎同一水平（Doornberg et al., 2006）（图 17）。
- 检查肘关节活动度，桡骨头在肘关节完全屈曲时几乎没有剩余空间，如填塞过度则会导致屈曲受限。

■ 置入桡骨头假体后评估肘关节稳定性并记录改善情况，如果在旋后位评估，应临时固定外侧韧带结构，否则不稳定将依然存在

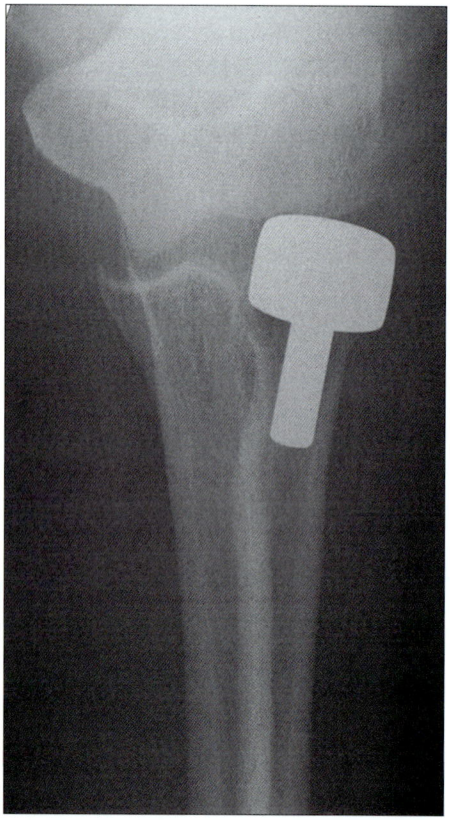

图16

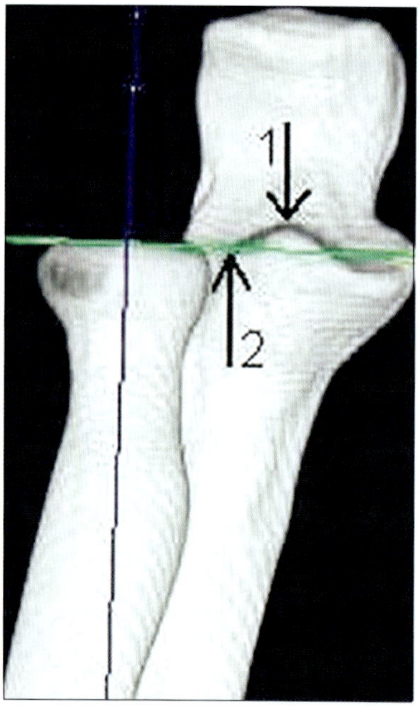


图17

### 器械 / 植入物

- 我们使用模块化但是单极的桡骨头假体（图 18）
- 模块化可保证桡骨颈和桡骨头型号的匹配（或不匹配），而这二者之间的比例是因人而异的

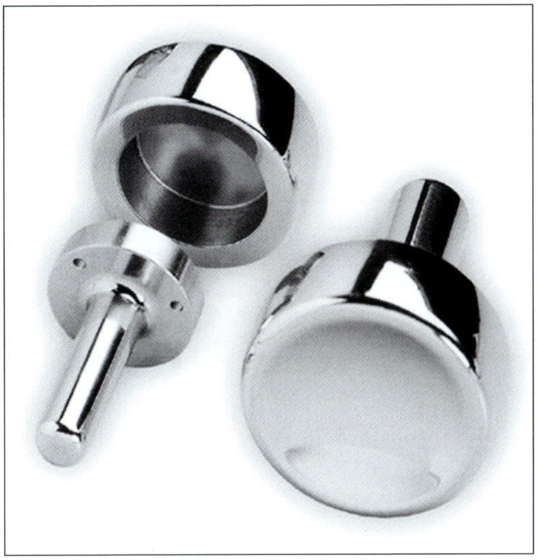

图18

### 争议

- 双极假体可实现聚乙烯 - 金属结合处轻微的旋转并减少肱骨小头磨损，但需注意聚乙烯磨损和骨质溶解的问题（图 19）

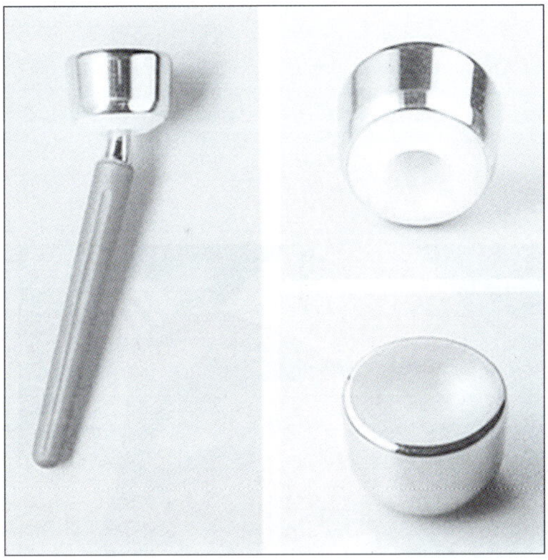

图19

### 要点

- 如果在后台完成桡骨头装配，再装入时注意小心操作，防止在牵拉、牵开时损伤肱骨小头

### 注意事项

- 必须坚固修复外侧副韧带，否则将导致复发性肘关节不稳定

## 步骤 3：假体放置并关闭伤口

- 重新放置牵引器并移去假体试模
- 在后台完成永久组件（桡骨头和颈）的组装，但有时也在桡骨颈上原位完成
- 放置桡骨头并重新检查稳定性
- 在外上髁修复外尺侧副韧带（如从此处撕裂）（图 20A and 20B）
  - 如果有缺损，可应用肱三头肌筋膜增强或用 #5Mersilene 线修复
  - 应用钻孔或缝合锚以实现韧带的解剖修复
- 中段撕脱可直接缝合修复

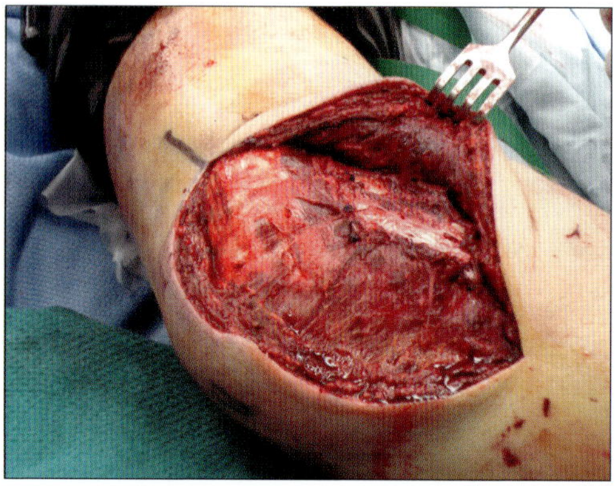

A

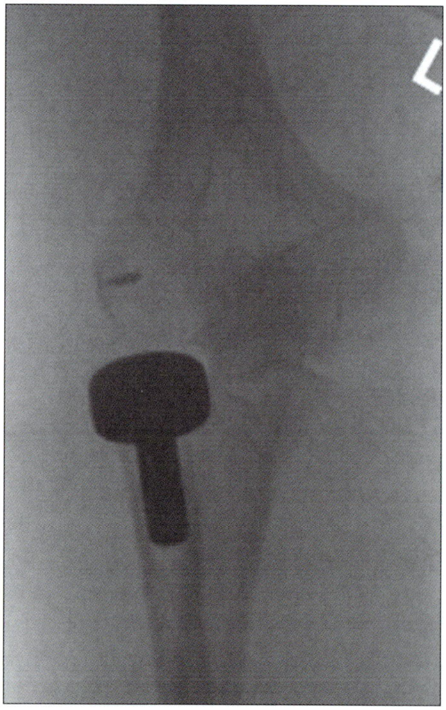

B

图20

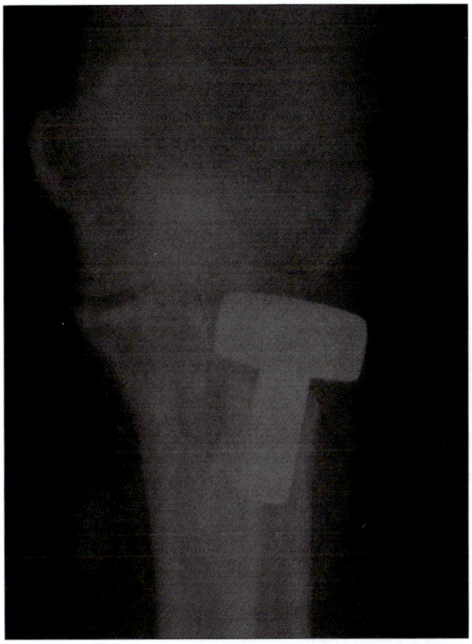
A

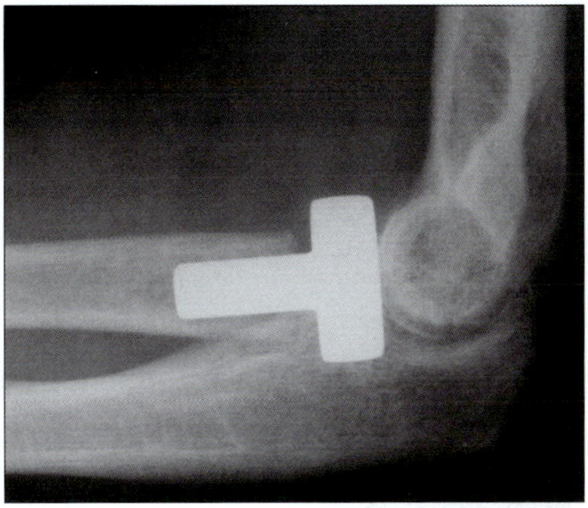
B

图21

**器械 / 植入物**

- 缝合锚修复较简单直接，我们常使用 2 ~ 3mm 缝合锚和 0# Ethibond

**要点**

- 借助有经验的理疗师的帮助和特殊的器械非常重要，一些理疗师的康复可能会进展过快

- 逐层关闭伤口并用夹板临时固定关节
  - 肘关节屈曲 90° 旋前位夹板固定
  - 如果旋前位内侧间隙增宽明显则改为旋转中立位夹板固定
- 术后行 X 线检查（图 21A and 21B）

## 术后护理和预后

### 术后处理

- 术前应用抗生素，术后继续应用 2 次
  - 前 3 周口服吲哚美辛 25mg，每天 3 次（除非存在禁忌）
  - 早期行关节活动度锻炼
  - 术后 7 天内实现完全屈曲和伸直
    - 如果怀疑存在肘关节不稳定（通常是在伸直位），则需改变术后康复计划，应用铰链式支具以避免引起不稳定的体位（阻止伸直小于 30°）
    - 如果在外侧副韧带损伤和修复方面存在顾虑，术后 4 周内避免肘关节完全旋后

### 预后（Grewal et al., 2006; Popovic et al., 2007）

- 平均轻到中度功能丧失（DASH 评分：24）
- 功能丧失的多少与许多因素有关，包括完善的手术技术和良好的术后康复

**并发症**

- 早期
  - 伤口问题
  - 感染
  - 复发性不稳定
  - 肘关节僵硬/关节囊挛缩/异位骨化
- 晚期
  - 假体松动
  - 肱桡关节炎
  - 创伤后肘关节炎

- 同样重要的还有肘关节伴发骨折、患者年龄和内科合并症、并发损伤、工伤补偿金情况等因素
- 平均活动度为屈伸 25° ~ 140°（正常 6° ~ 140°），旋前旋后 71° ~ 55°（正常 78° ~ 71°）
- 平均需 6 个月能达到最终目标，之后可能会有少许改进

## 证据

Davidson PA, Moseley B, Tullos HS. Radial head fracture：a potentially complex injury. ClinOrthopRelat Res. 1993;(297)：224-30. (Level V evidence)

Diliberti T, Botte MJ, Abrams RA. Anatomical considerations regarding the posterior interosseous nerve during approaches to the proximal part of the radius.J Bone Joint Surg [Am]. 2000;83：809-19.

Doornberg JN, Linzel DS, Zurakowski D, Ring D. Reference points for radial head prosthesis size. J Hand Surg [Am]. 2006;31：53-7. (Level Ⅳ evidence)

Doornberg JN, Parisien R, van Duijn PJ, Ring D. Radial head arthroplasty with a modular metal spacer to treat acute traumatic elbow instability.J Bone Joint Surg [Am]. 2007;89：1075-80. (Level Ⅳ evidence)

Grewal R, MacDermid JC, Faber KJ, Drosdowech DS, King GJW. Comminuted radial head fractures treated with a modular metallic radial head arthroplasty. J Bone Joint Surg [Am]. 2006;88：2192-200. (Level Ⅳ evidence)

Itamura J, Roidis N, Mirzayan R, Vaishnav S, Learch T, Shean C. Radial head fractures：MRI evaluation of associated injuries. J Shoulder Elbow Surg. 2005;14：421-4. (Level Ⅲ evidence)

Popovic N, Lemair R, Georis P, Gillet P. Midterm results with a bipolar radial head prosthesis：radiographic evidence of loosening at the bone-cement interface. J Bone Joint Surg [Am]. 2007;89：2469-76. (Level Ⅳ evidence)

Pugh DM, Wild LM, Schemitsch EH, King GJW, McKee MD. Standard surgical protocol to treat elbow dislocations with radial head and coronoid fractures. J Bone Joint Surg [Am]. 2004;86：1122-30. (Level Ⅳ evidence)

Ring D, Quintero J, Jupiter JB. Open reduction and internal fixation of fractures of the radial head. J Bone Joint Surg [Am]. 2002;84：1811-15. (Level Ⅳ evidence)

Sowa DT, Hotchkiss RN, Weiland AJ. Symptomatic proximal translation of the radius following radial head resection. ClinOrthopRelat Res. 1992;(275)：79-84. (Level Ⅳ evidence)

# 11 鹰嘴骨折切开复位内固定术

*Greg K. Berry*

## 简介

- 鹰嘴骨折是常见损伤，简单骨折到合并肘和前臂其他结构损伤的复杂骨折。
- 鹰嘴骨折可以通过病史、查体和 X 线平片获得可靠的诊断。CT 扫描能够协助复杂损伤的术前计划。
- 手术目的是鹰嘴的解剖复位（特别是关节表面）和足够的稳定性，能允许早期无限制活动范围（range-of-motion，ROM）锻炼。

## 适应证

- 无移位的骨折软组织袖完整，不太可能发生移位
- 更加典型的表现是，三头肌对近侧骨折块的牵拉造成的移位几乎存在于所有鹰嘴骨折，大多数累及关节面，因此成为切开复位内固定的手术指征。

### 注意事项

- 鹰嘴位于皮下的特性使手术治疗很简单；然而这一优点却也更可能使患者抱怨内固定物的突出

## 检查 / 影像

- 必须进行细致的查体和 X 线片检查，排除伴随损伤。包括
  - 骨骼、关节和韧带状况——冠状突、桡骨头、肘侧副韧带，及近侧和远侧桡尺关节
  - 神经状况——正中神经、尺神经和桡神经的感觉运动功能
  - 血管状况——桡动脉和尺动脉灌注
  - 皮肤条件 ——开放骨折、肿胀、挫伤、擦伤
- 影像包括 X 线平片（前后位、纯侧位和斜位）。
  - 图 1A 显示一例鹰嘴横行骨折术前侧位平片，适合张力带固定的典型骨折类型。
- 对于关节面压缩、严重粉碎、桡骨头骨折、关节内碎片或并发肱骨远端骨折的复杂类型骨折，可能需要 CT 扫描

### 治疗方案

- 如果选择非手术治疗：
  - 2 ~ 3 周内每周复查 X 线片，确定没有继发移位。
  - 短期制动（7 ~ 10 天），然后渐进性主动和主动辅助 ROM 练习，但不要被动 ROM 活动
  - 临床和影像学上都确定愈合后（6 ~ 8 周）加强力量练习。

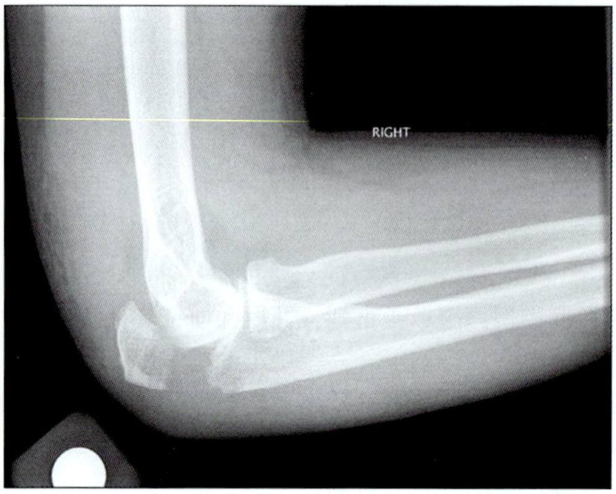


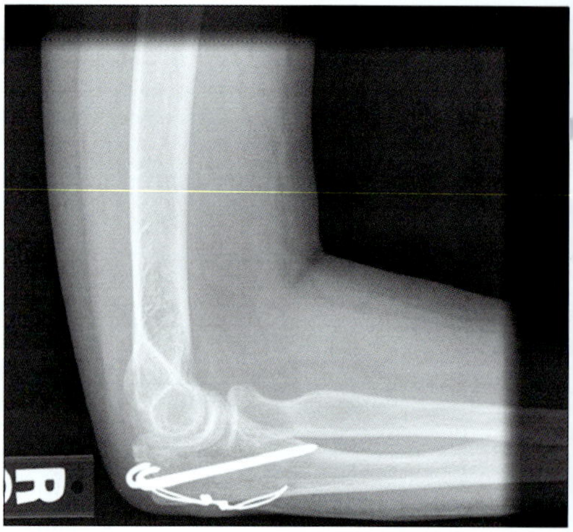


图1

## 外科解剖

- 肘关节的骨骼、肌肉和肌腱（图 2A 和 2B）

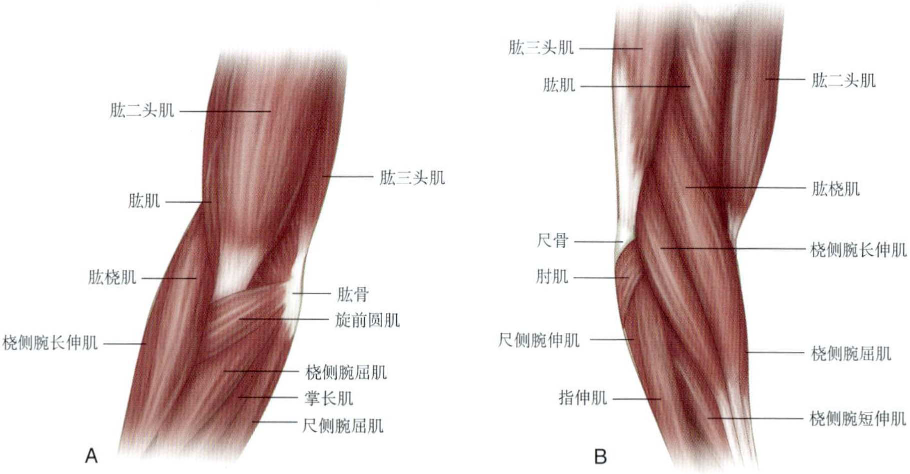


图2

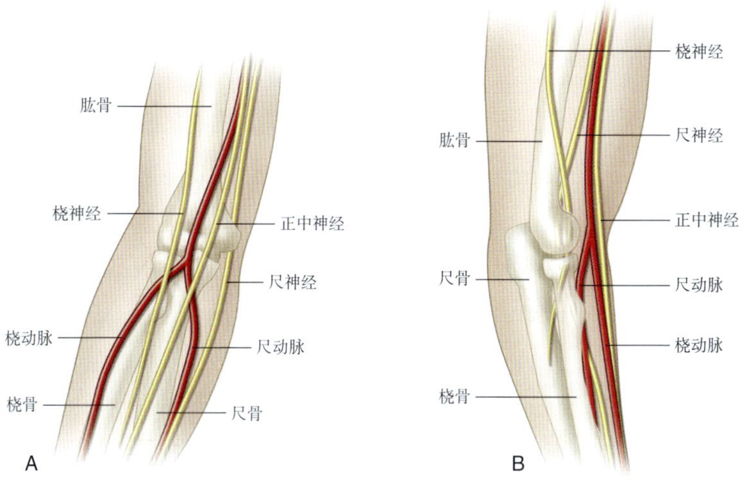


**图3**

- 肘关节的神经血管解剖（图 3A 和 3B）
  - 正中神经、尺神经和桡神经
  - 桡动脉和尺动脉

## 分类和固定技术的选择

- Schatzker 分类法（图 4）提供了简单且综合性的方案来描述这些骨折，并帮助选择固定技术。
- 最佳的固定技术取决于骨折类型
  - A 型——张力带固定的经典类型（Weber and Vasey，1963）；接骨板和螺钉固定也显示有效。
  - B 型——关节面的压缩必须识别、复位，并使用植骨和 / 或内植物来稳定；骨折固定方式如 A 型。
  - C 型——由拉力螺钉产生骨折间加压，并由接骨板或张力带提供保护（“中和”）。
  - D 型——中间骨块复位并应用双皮质或骨内螺钉固定，然后使用张力带（如果骨折状况稳定且允许加压）或接骨板螺钉固定（骨折状况允许或不允许加压）。

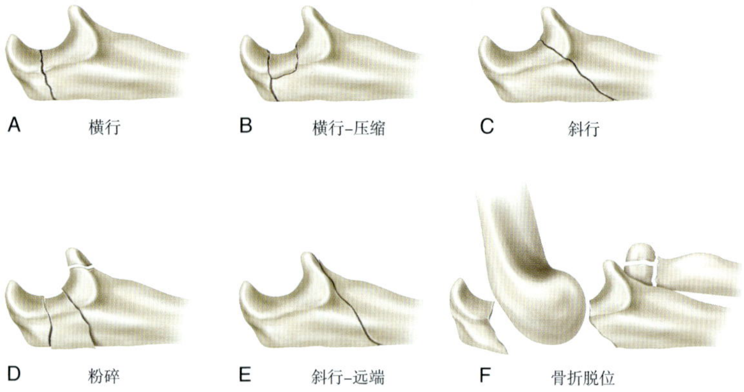


图4

**要点**

- 止血带应用由手术医生决定

- E 型——力学上不适合张力带固定；使用接骨板和螺钉，于骨折间应用拉力技术。
- F 型——显著不稳定的复杂骨折需要注意所有损伤的骨性和软组织成分。

## 体位

- 患者一般为仰卧位。
- 如果没有助手，可以考虑侧卧位（图 5A），这样可以允许肘关节伸直在 Mayo 架上，而不需要助手把持。

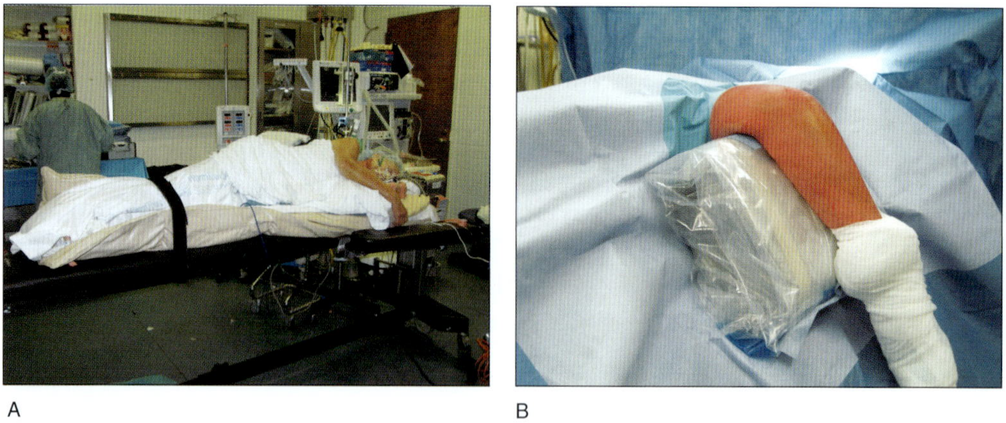


图5

## 入路 / 显露

- 使用鹰嘴后方入路：切口绕过鹰嘴尖部，而不是跨过它，以避免引起麻烦的瘢痕。
- 最少的软组织分离（包括骨膜和屈肌起点）可以保护生物愈合环境，但是必须能判断骨折复位，尤其是关节面复位。

## 手术步骤：张力带技术

### 步骤 1

- 暴露骨折，切开距离骨折边缘 2mm 处骨膜和软组织，清理骨折块间凝血块（图 6）。
- 如果需要，屈肌起点（指浅屈肌、拇长屈肌和旋前圆肌）可以从内侧剥离，显露关节面，评估骨折复位。
- 任何关节塌陷都要撑起并自体骨或异体骨植骨。

> **要点**
>
> - 如果骨折类型和固定方式允许，小量的植骨可以从骨折附近的干骺端获取。

### 步骤 2

- 使用 2.5mm 钻头在骨折远端钻两个孔。
  - 第一个孔是个横行的，距离骨折边缘 10 ~ 15mm，为张力带准备（图 7）。
  - 第二个孔为单皮质斜行，背向骨折端成角，为点状复位钳准备。
- 伸肘联合点状复位钳使骨折复位。

> **要点**
>
> - 在这点可以肉眼和 / 或透视评估复位

### 步骤 3

- 两根 1.6mm 克氏针经过三头肌附着处从鹰嘴的后表面，向着尺骨掌面成角度钻入。一旦穿透第二层皮质，退后 8 ~ 10mm 以便以后折弯和打入（见步骤 4）。
- 张力带由两根 18 号不锈钢钢丝构成。

> **要点**
>
> - 有时单根的钢丝可以构成张力带，但是比较具有欺骗性。
> - 如果克氏针相互略有弯曲，而轻度活动关节时骨折部位没有活动，则表示获得足够的张力。

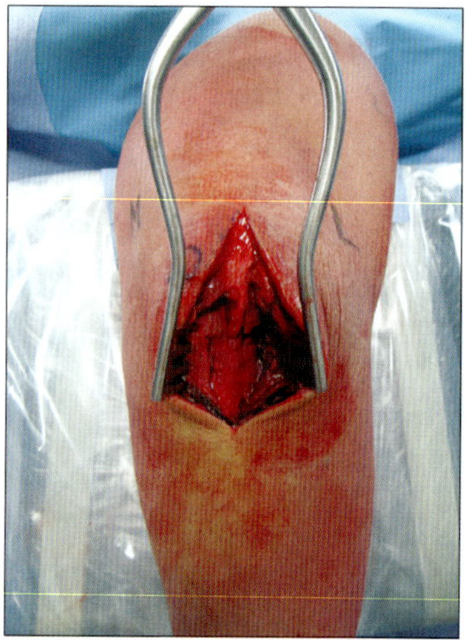

图6

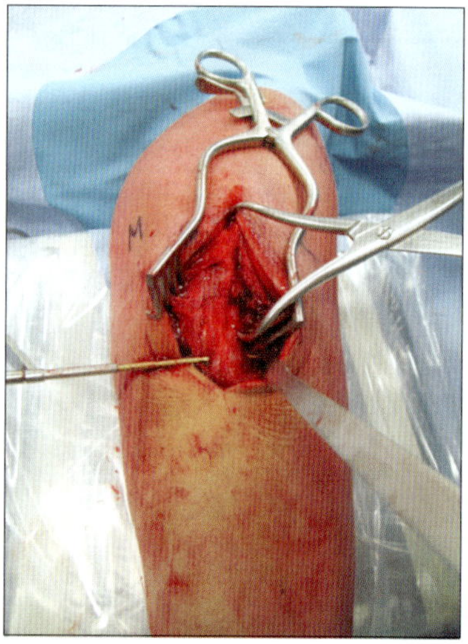


图7

- 一股钢丝在两根克氏针的近侧尺骨背侧的表面横向穿过三头肌肌腱。最好是先在同一平面穿过一个大号套管针（图8A），然后抽出针头，只留下塑料套管，将钢丝插入套管，随着套管的回退，钢丝被带过肌腱（图8B）。
- 第二股钢丝穿过骨折远端的横孔（图8C）。

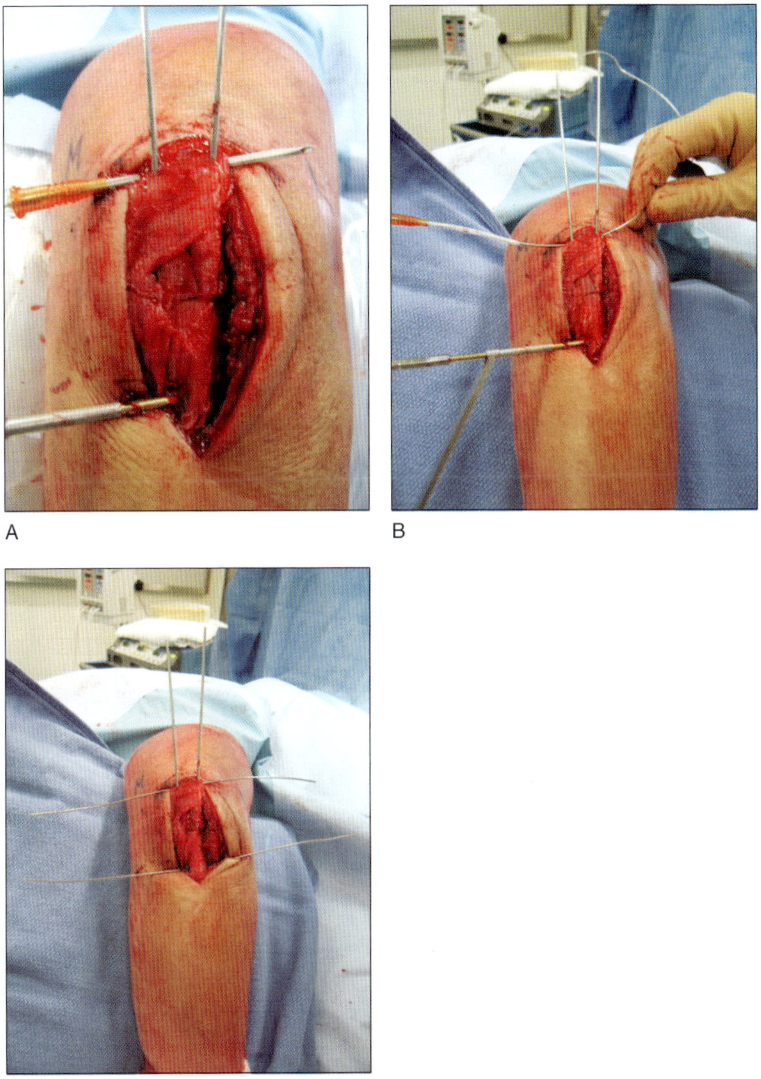

A B C

图8

- 远端钢丝穿过尺骨嵴，鹰嘴两侧各拧一个钢丝结，逐渐地给骨折间平衡地增加压力（图 9A）。
- 剪短钢丝结，分别埋入鹰嘴两侧的皮质骨表面（图 9B）。

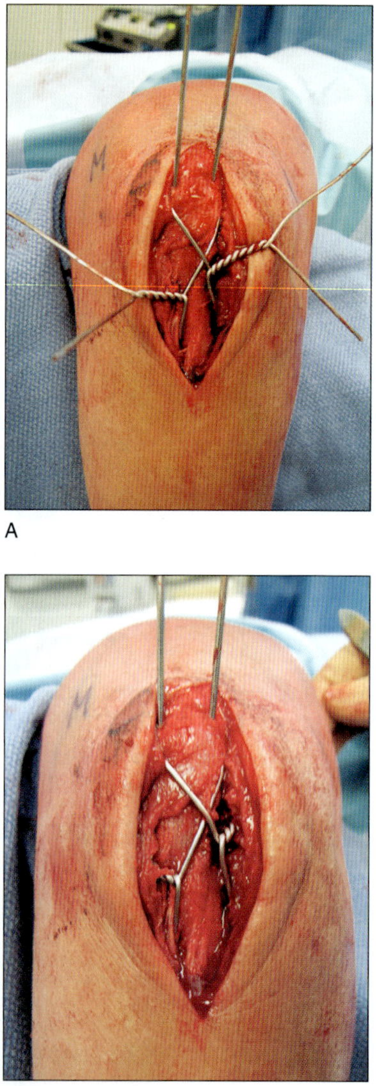

A

B

**图9**

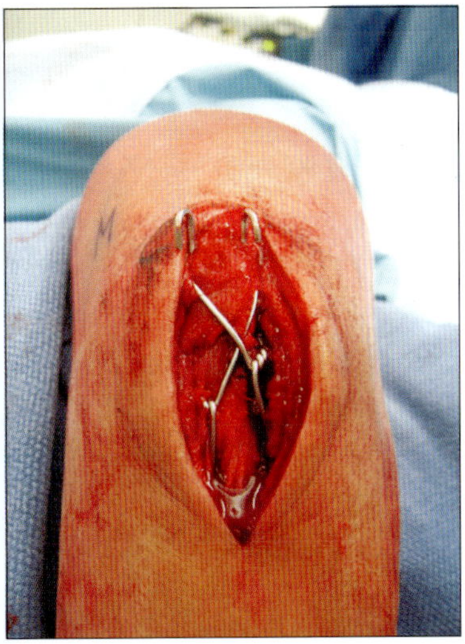

A

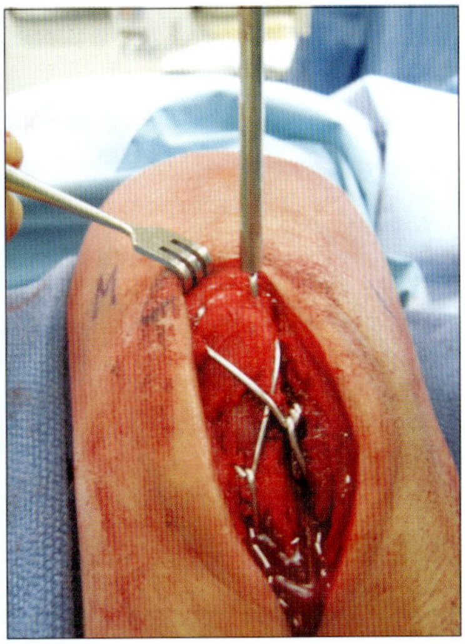

B

图10

## 步骤 4

- 克氏针末端剪短并折弯 180°（图 10A），通过三头肌肌腱纵向切口敲入尺骨后侧皮质内夯实（图 10B）。
- 可吸收线缝合肌腱纤维，防止克氏针回退。
- 轻微的屈伸和旋前旋后运动可以帮助确定骨折和内植物的稳定性，确定克氏针不会突入到桡尺近侧关节内（PRUJ）。

## 步骤 5

- 复位的准确性和内植物位置可以通过术中 X 线片或 C 形臂透视确定。
- 需要特别注意侧位片上克氏针穿过尺骨掌侧面进入前筋膜室的长度。
- 在前后位片上，将前臂摆放至最大旋后位（图 11），可以观察到桡尺近侧关节，确定没有受到内植物侵犯，否则会导致旋前旋后运动受限，增加骨性融合的风险。

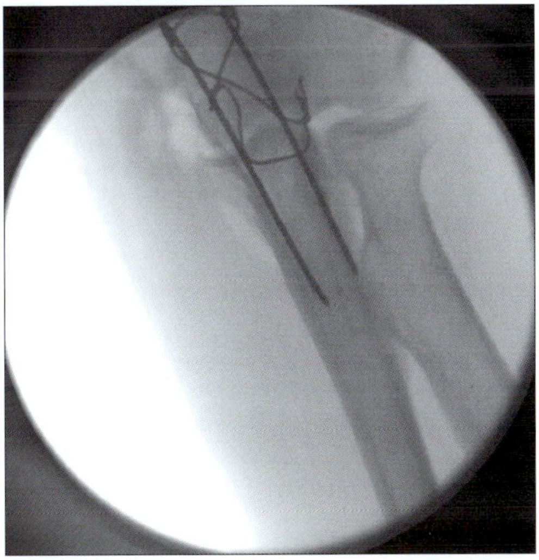

图11

## 步骤 6

- 评估 ROM 的“安全区”，指导术后的康复锻炼。
- 冲洗伤口，逐层缝合。
- 无菌敷料包扎，支具固定肘关节屈曲 90°位。

# 其他固定方式

## 斜行骨折

- 鹰嘴斜行骨折（图 12A）的固定可以用骨折间拉力螺钉达到断端的加压，再以张力带保护，或骨折间接骨板螺钉固定（图 12B）。
- 接骨板可以是 1/3 管状板，2.7 或 3.5mm 重建板，或预塑形的鹰嘴接骨板（锁定或非锁定）。

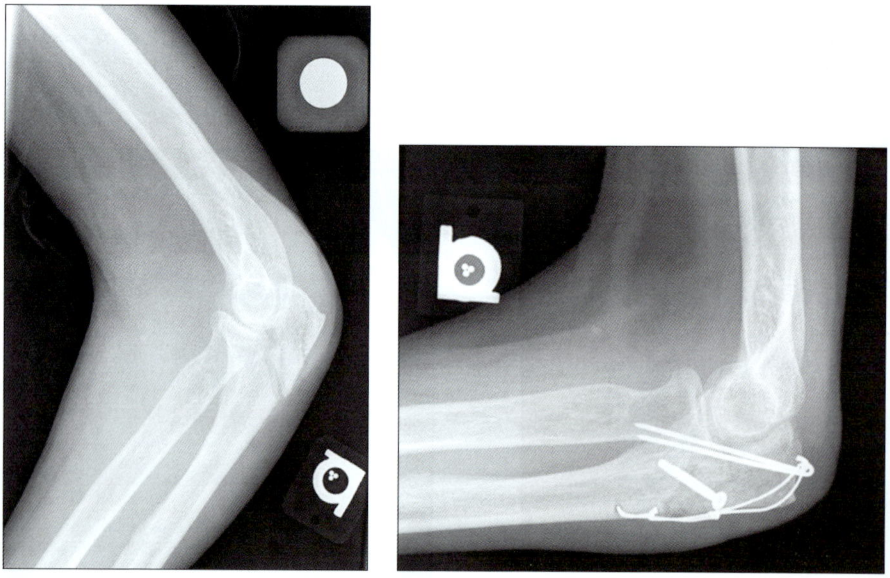

A B

图12

### 关节塌陷的粉碎性骨折

- 对于局部关节塌陷的鹰嘴粉碎性骨折（图 13A），如果可以恢复为简单横行骨折类型，可以应用张力带技术。
- 如果不能达到，或通过这种加压技术骨折仍然非常不稳定，必须使用接骨板和螺钉，提供更高的稳定性。
- 关节塌陷复位后（图 13B），小骨块可以用 2.0mm/2.4mm 拉力螺钉经皮质或骨间位置固定（图 13C）。

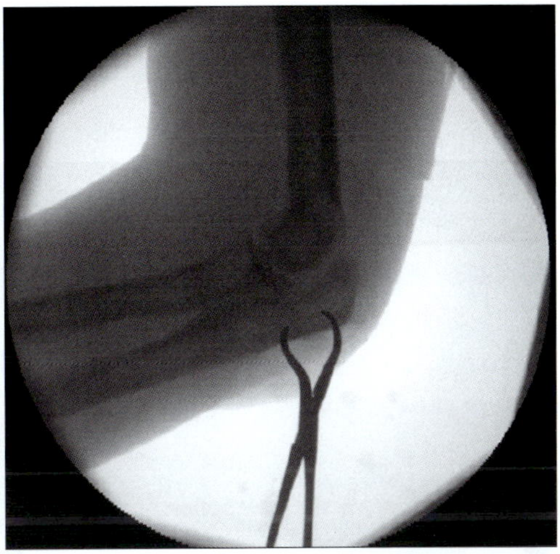

A

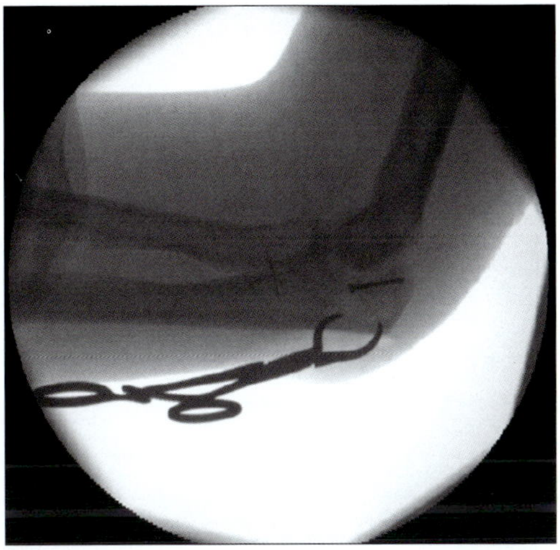

B

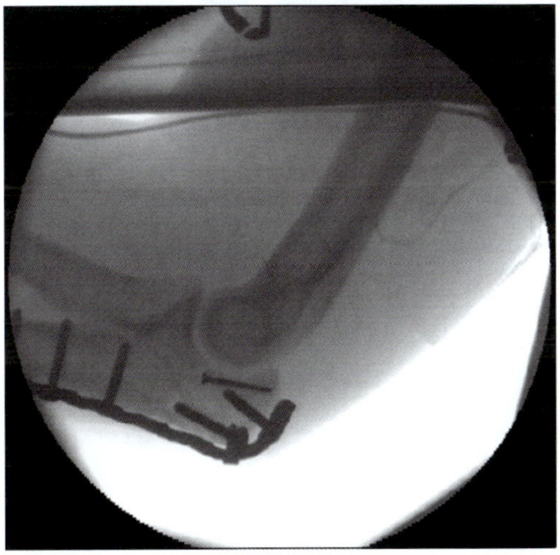

C

**图13**

### 严重粉碎性骨折

- 尤其是骨质疏松患者，可以联合应用上述任何技术来修复鹰嘴严重粉碎性骨折（图 14A）。
- 锁定接骨板技术的作用可寄予希望，但现在对于这些骨折的治疗作用仍不明朗。
- 另外，对于无法重建的鹰嘴骨折，可以切除后方 50% 的鹰嘴，将三头肌肌腱缝合于剩余的骨折表面（Gartsman 等，1981）。
  - 肌腱应当重建的与剩余鹰嘴关节面尽可能近，为远端和后方肱骨关节面（滑车）提供悬吊。

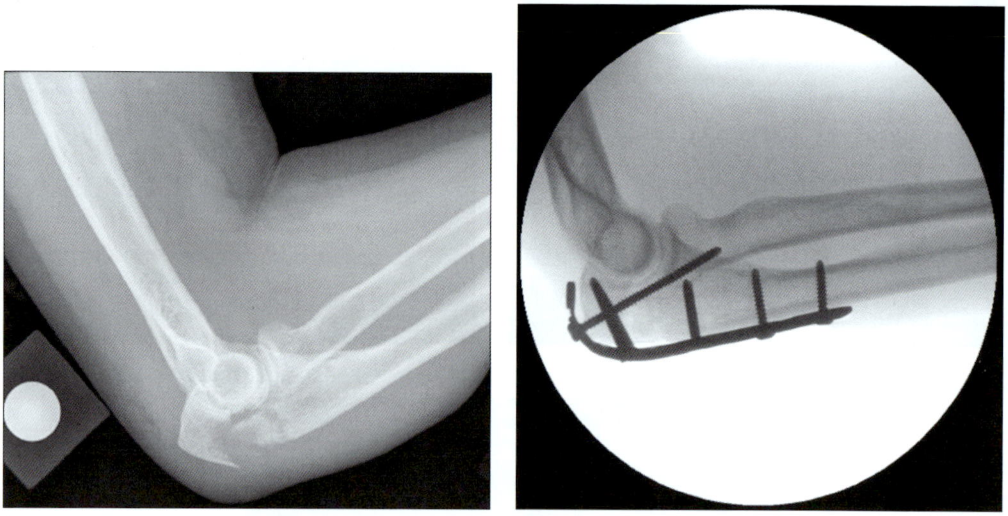

A　　B

**图14**

### 并发症

- 鹰嘴骨折切开复位内固定的并发症包括内植物突出（伴有或不伴有鹰嘴滑囊炎），伤口不愈合 / 感染，活动度降低。
- 内植物突出是常见的抱怨，归结于内植物位于皮下，经常需要在骨折愈合后将其取出。
- 预防感染，一般需要伤口局部抗生素治疗，能够取得满意的愈合。深部感染、化脓性关节炎和 / 或骨髓炎需要再次手术。
- 早期积极的物理疗法可以尽可能地减少关节僵硬的发生，但前提是骨折的稳定固定。正如许多肘关节损伤，完全伸直的缺失（15% ~ 20%）是常见的，但不影响功能。

## 术后护理和预后

- 术后治疗包括短期制动，使患者舒适，利于伤口愈合。一般持续 7 ~ 10 天，但是一些手术医生喜欢更加快速的活动，术后第一天就开始。
- 开始的 6 ~ 8 周，物理治疗限于主动和主动辅助 ROM 锻炼，包括屈曲、伸直和旋前旋后。禁止被动 ROM 锻炼。
  - 运动的“安全”范围决定于手术最后，关闭伤口之前的 ROM 关节活动范围。
  - 切开复位内固定术后骨折仍然不稳定的患者，需要更长时间的制动和限制 ROM 锻炼，但这仅仅是一小部分病例。应该尽量避免制动超过 3 周，这将导致永久性的僵硬。
- 6 ~ 8 周后影像学上一旦确定愈合，就可以开始力量练习。如果患者获得完全（或近乎完全）活动度和足够的力量，就可以逐步恢复工作、运动和 / 或休闲活动。
- 鹰嘴骨折切开复位内固定的预后总的来说是不错的。但是目前的研究还未提供基于使用有效结果评估手段进行前瞻性研究的数据。
  - 患者可以期望骨折高愈合率、良好到优秀的活动度、良好的力量和总体满意的结果（Akman 等，2002；Bailey 等，2001；Garstman 等，1981；Murphy 等，1987）。
  - 不稳定程度和骨折复杂性的增加与不好的预后相关（Rommens 等，2004）

## 证据

Akman S, Ertuere RE, Tezer M, et al. Longterm results of olecranon fractures treated with tension-band technique. Acta Orthop Traumatol Turc. 2002;36:401-7.

Bailey CS, MacDermid J, Patterson SD, King GJ. Outcome of plate fixation of olecranon fractures. J Orthop Trauma. 2001;15:542-8.

Gartsman GM, Sculco TP, Otis JC. Operative treatment of olecranon fractures: excision or open reduction with internal fixation. J Bone Joint Surg [Am]. 1981;63:718-21.

Murphy DF, Greene WB, Dameron TB. Displaced olecranon fractures in adults: clinical evaluation. Clin Orthop Relat Res. 1987;(224):215-23.

Rommens P, Schneider RU, Reuter M. Functional results after operative treatment of olecranon fractures. Acta Chir Belg. 2004;104:191-7.

Weber BG, Vasey H. Osteosynthese bei Olecranonfraktur. Unfallmed Berufskrankheiten. 1963;2:90-6.

# 12 前臂骨折的切开复位内固定术

*Paul R. T. Kuzyk and Emil H. Schemitsch*

**注意事项**

- 桡尺远侧关节不稳与桡骨干骨折的位置密切相关：在距离桡骨中关节面 7.5cm 以内的单纯性桡骨干骨折中，有 55% 存在不同程度的桡尺远侧关节不稳。然而对于距桡骨中关节面 7.5cm 以上的单纯性桡骨干骨折，仅仅有 6% 存在桡尺远侧关节不稳的问题。
- 尺骨干近端 1/3 骨折通常伴随桡骨头后脱位或桡骨头骨折。因此，对于桡腕关节损伤患者来说，进行正确的临床和影像学检查是非常有必要的。

## 适应证

- 成人前臂尺、桡骨双骨折
- 单纯的桡骨干骨折
- 尺骨干近端 1/3 骨折
- 成角大于 10° 或对位少于 50% 的尺骨干近端 2/3 骨折
- 开放性尺骨或桡骨骨折

## 检查 / 影像

- 检查开放性撕裂伤的皮肤受损情况；
- 尺、桡动脉搏动的触诊；
- 检查正中、尺、桡神经的运动和感觉功能；
- 前臂的 X 线前后位和侧位像。图 1 显示尺、桡骨干双骨折；
- 患肢的腕、肘关节 X 线片。

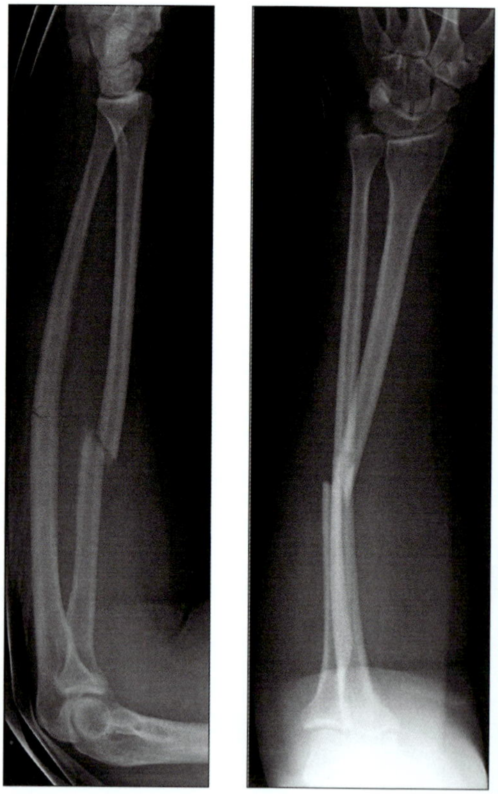

图1 A B

## 治疗方案

- 切开复位动力加压接骨板内固定术是首选的治疗方法。
- 闭合复位长臂石膏固定，适用于儿童和单纯性尺骨干远端 2/3 骨折。
- 髓内钉闭合复位内固定术适用于儿童骨折。
- 闭合复位外固定一般不推荐使用，仅仅用在存在血流动力学不稳定的多发伤或伴有严重污染的开放性骨折中，并做临时固定使用。

## 外科解剖

- 桡骨掌侧面解剖
  - 浅层结构：肱桡肌、桡侧腕屈肌、桡神经浅支、桡动脉等；
    - 图 2 显示前臂掌侧浅层结构；注意肱桡肌（桡侧）和旋前圆肌 / 桡侧腕屈肌（尺侧）之间的间隙。
    - 图 3 显示肱桡肌和桡侧腕屈肌（已经横断）的掌侧面。注意桡动脉和桡神经浅支的位置。

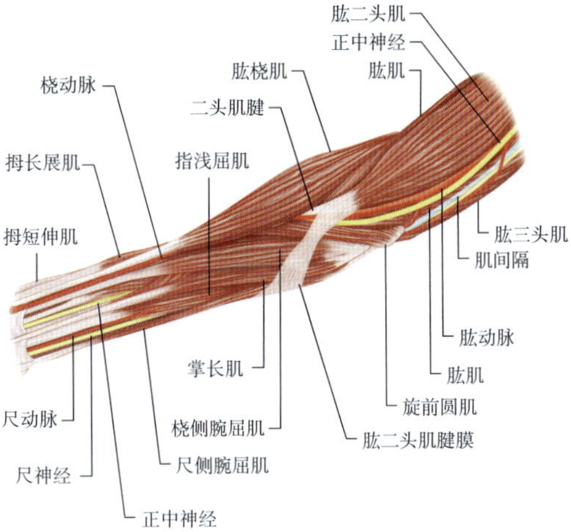


图2

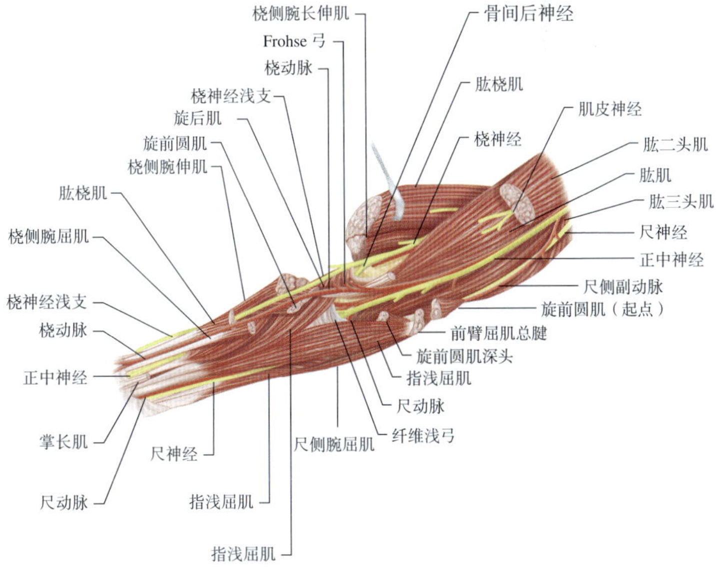


图3

- 前臂深层结构
  - 图 4 显示前臂掌侧深面结构。注意旋前方肌在桡骨远端 1/3，掌长屈肌及指浅屈肌在桡骨中 1/3，旋后肌在近端 1/3 的位置情况。
  - 桡骨近端 1/3：旋后肌、骨间后神经（见图 4）。
  - 桡骨中端 1/3：旋前圆肌、掌长肌、指浅屈肌（见图 4）。
  - 桡骨远端 1/3：旋前方肌（见图 4）。

■ 前臂的背侧解剖（见图 5）

- 尺侧腕屈肌
- 尺侧腕伸肌
- 肘肌

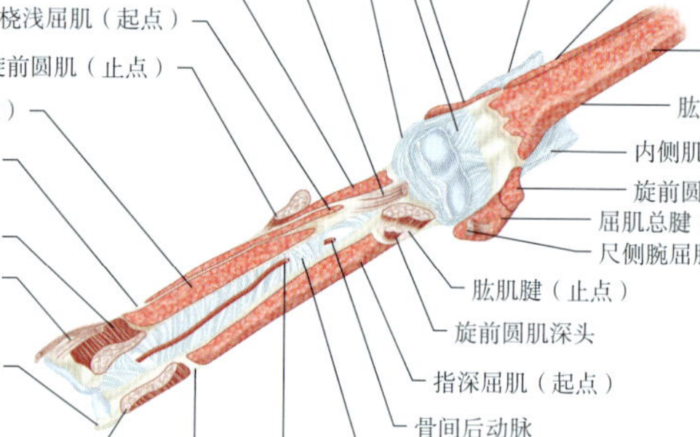


图4

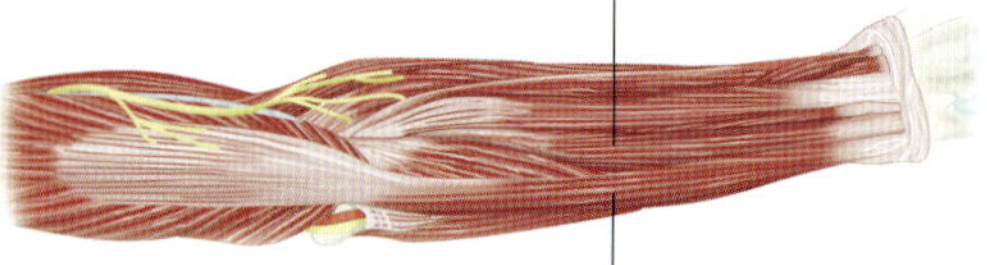


图5

**器械**

- 用于上肢止血的止血带，其最大压力可以达到 250mmHg。
- 微型 C 形臂与上臂手术垫应该位于同侧。

## 体位

- 病人在手术台上呈仰卧位，患肢放在手术垫上，前臂掌面向上，以便于桡骨掌侧入路手术，或前臂掌面向下，以便于尺侧入路手术。
- 涉及近端尺骨干的骨折，患肢应该放在患者身体上方。

## 入路 / 显露

- 桡骨掌侧入路（Henry 入路）
  - 置前臂于掌心向上位（见图 6A）。
  - 皮肤切口为沿近端肱二头肌腱一侧，一直到远端桡骨茎突之间的连线。
  - 浅层分离
    - 暴露肱桡肌（桡侧）和旋前圆肌 / 桡侧腕屈肌（尺侧）之间的间隙。桡动脉与桡侧腕屈肌伴行，桡神经浅支与肱桡肌伴行。

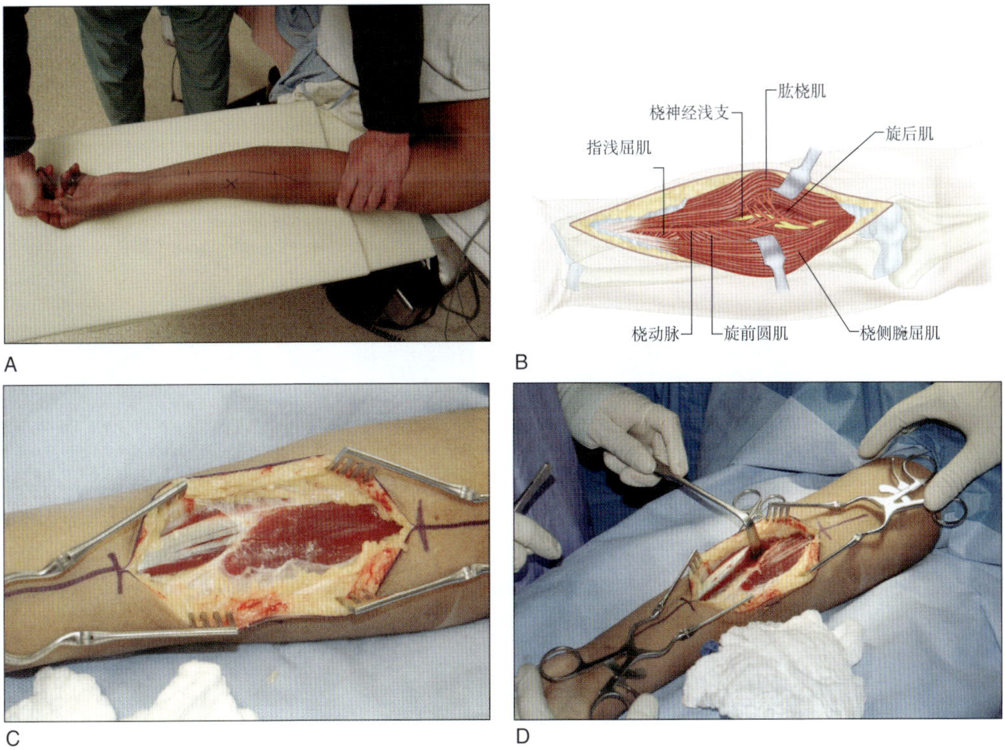


图6

- 浅层的肌间隔在桡骨近端 1/3 位于肱桡肌和旋前圆肌之间，在桡骨远端 2/3 位于肱桡肌和桡侧腕屈肌之间。
- 桡动脉和两条伴行静脉在前臂中部，位于肱桡肌下方。注意辨别浅层肌间隔中的桡动脉，并将其移至内侧（尺侧）。
- 桡神经浅支沿肱桡肌下方走行，并逐渐向肱桡肌外侧（桡侧）偏行。

● 深部解剖

- 可见深层的肌肉附着在桡骨上（见图 7A-C）：旋后肌和旋前圆肌（近端 1/3）、指浅屈肌及掌长屈肌（桡骨中 1/3）、

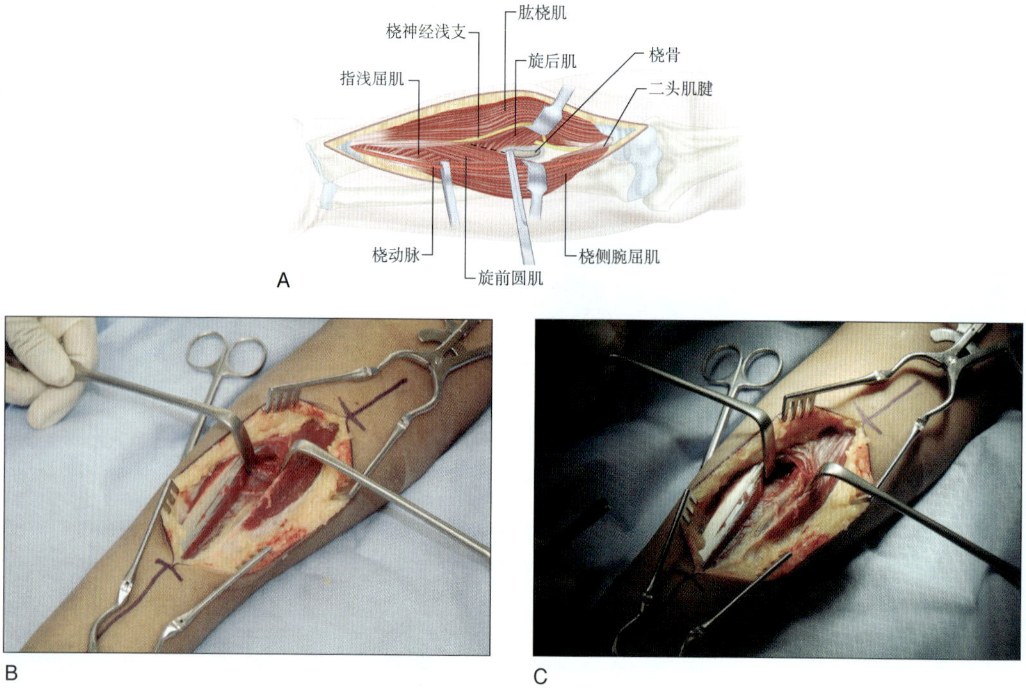


图7

旋前方肌（桡骨远端 1/3）。从骨膜下，远离桡骨的位置可见附着在尺骨上的深层肌肉（图 8A 和 8B）。

- 在前臂近端 1/3, 旋后肌在桡骨近端被切断并掀开。在前臂完全旋后位时，在旋后肌与桡骨的结合部位将其切开，术中分离出骨间后神经，继续沿桡骨骨膜下分离，注意避免损伤骨间后神经。
- 在前臂中 1/3 位置，旋前圆肌和指浅屈肌紧贴桡骨表面。前臂旋前，暴露旋前圆肌与桡骨的结合部位，从桡骨侧面将旋前肌从桡骨分离。同样，也将指浅屈肌在骨膜下将其从桡骨分开。
- 在桡骨远端 1/3 位置，旋前方肌和拇长屈肌起自桡骨掌侧面。前臂旋后，从桡骨侧面（绕侧面）将上述肌肉从骨膜下与桡骨分离。

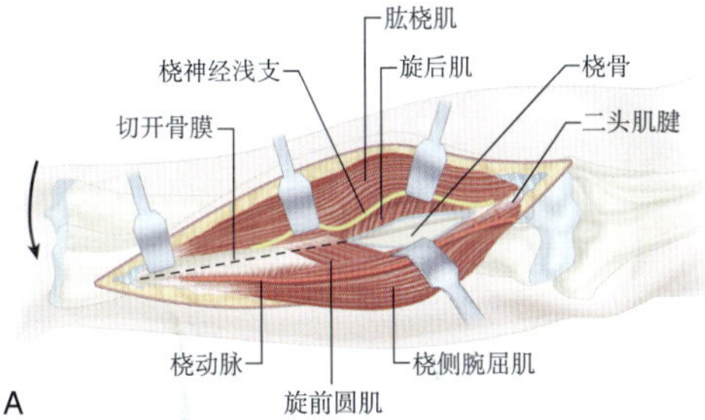


A

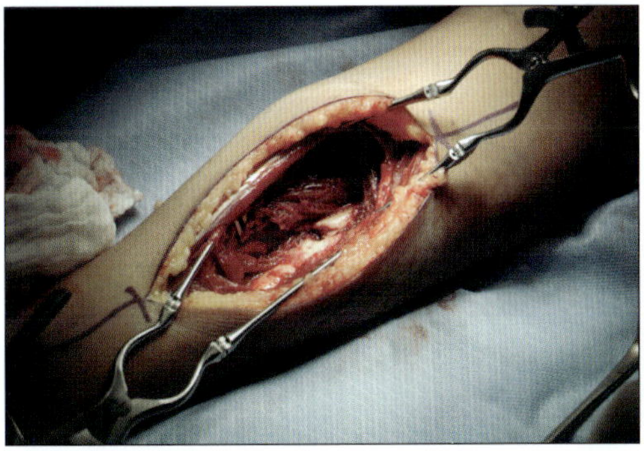

B

**图8**

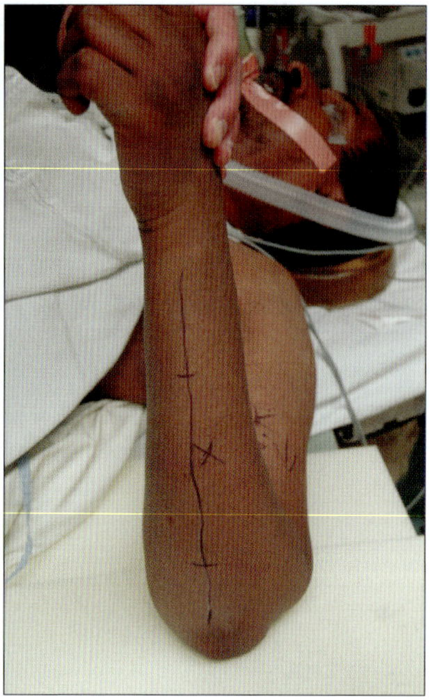

A

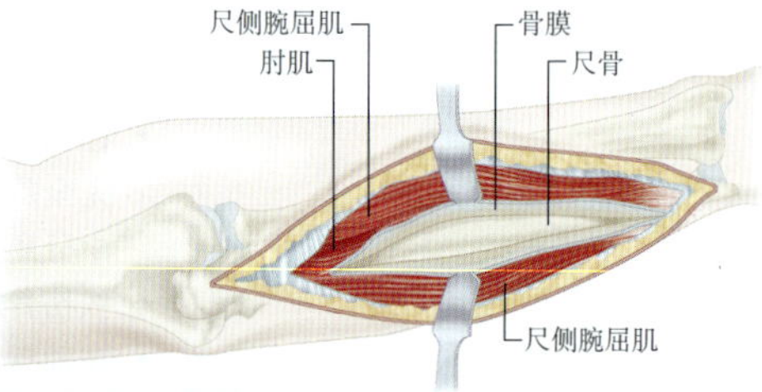


B

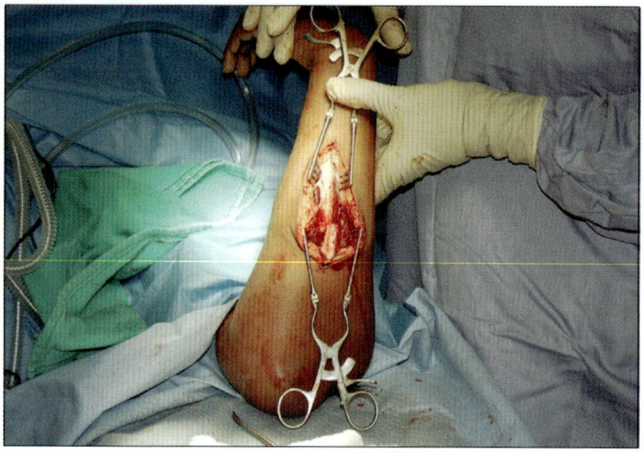

C

**图9**

- 暴露尺骨
  - 沿着近端鹰嘴中点到远端尺骨茎突连线，纵行切开皮肤（图 9）。
  - 暴露尺骨近端 1/3 位置，肘肌和尺侧腕屈肌之间的肌间隙（图 9 B 和 9 C）。尺骨远端 2/3 位置，肌间隙位于尺侧腕伸肌和尺侧腕屈肌之间。

## 手术步骤

### 步骤 1

- 对于任何骨折，在切开复位内固定之前，首先要暴露尺、桡骨的具体骨折部位。
- 在应用加压接骨板前，首先要用复位钳临时复位并固定骨折（图 10A 和 10B）。

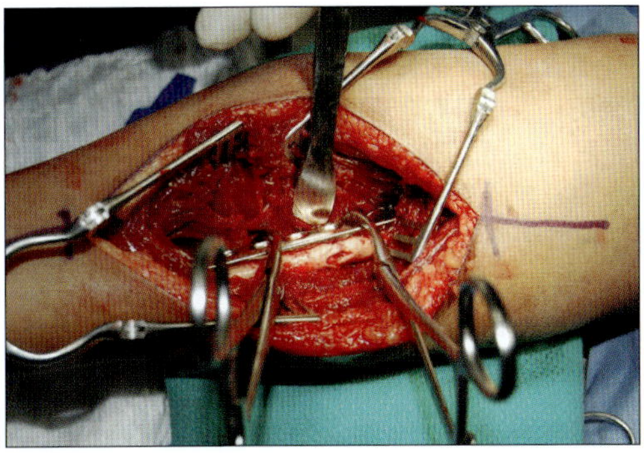

A

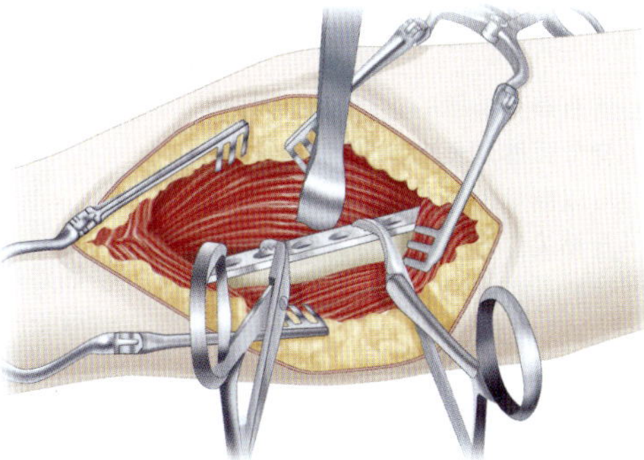

B

**图10**

## 要点

- 首先应该复位最简单的骨折（比如：同时存在桡骨部分骨折和尺骨横行骨折时，先复位尺骨骨折后复位桡骨骨折）。

## 器械 / 植入物

- 小型骨折设备
- 微型 C 形臂

## 步骤 2

- 复位后，如果骨折类型允许，首先拧入合适的拉力螺钉进行固定。
  - 如果不适合拧入拉力螺钉，则需要放置 3.5mm 动力加压接骨板，依靠接骨板来对骨折进行加压固定。
  - 如果是粉碎性骨折，动力加压接骨板应该越过骨折部位以作为桥接接骨板来使用。
- 对于尺桡骨双骨折来说，应使用 3.5mm 动力加压接骨板，并在骨折近段和远端用螺钉各自固定至少 8 层骨皮质。
  - 图 11 显示用动力加压接骨板切开复位固定后的桡骨（图 11A）和尺骨（图 11B）。注意接骨板要放置在尺桡骨的掌侧面。

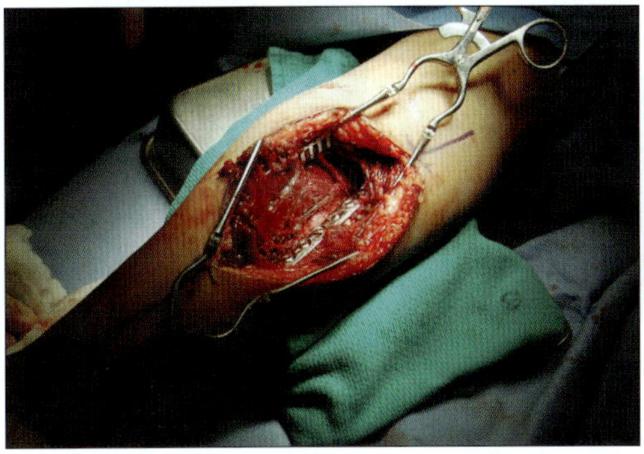

A

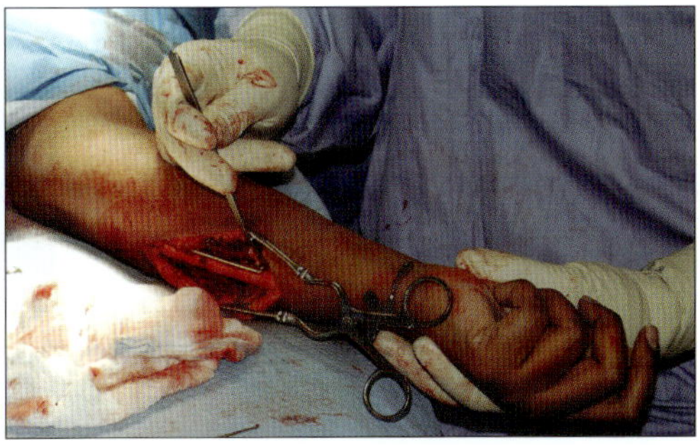

B

**图11**

## 要点

- 含有整个前臂的正位片对于评估桡骨弧度是很有帮助的。通过它可以测量出桡骨弧度的最大值及其相关位置，这样将有助于桡骨骨折的解剖复位

## 注意事项

- 如果第一根骨未能解剖复位固定，将导致第二根骨也无法解剖复位

## 器械 / 植入物

- 3.5mm 的动力加压接骨板

- 尺骨是直骨，需要使用极小曲度的动力加压接骨板才行。
- 桡骨是弯曲骨，桡骨的弧度对于正常前臂的旋前和旋后作用是很重要的。因此只有合适的弧度的动力加压接骨板才能适应桡骨。图 12 显示的是图 1 中的前臂骨折，经 3.5mm 动力加压接骨板固定后的前臂前后位（图 12A）和侧位（图 12B）。注意需要保留桡骨的弧度。

▪ 如果开放性骨折伴部分骨质丢失，应该维持其原有长度固定。这可能产生骨缺损，可以在骨折内固定 6 ～ 8 周后，再进行骨移植。

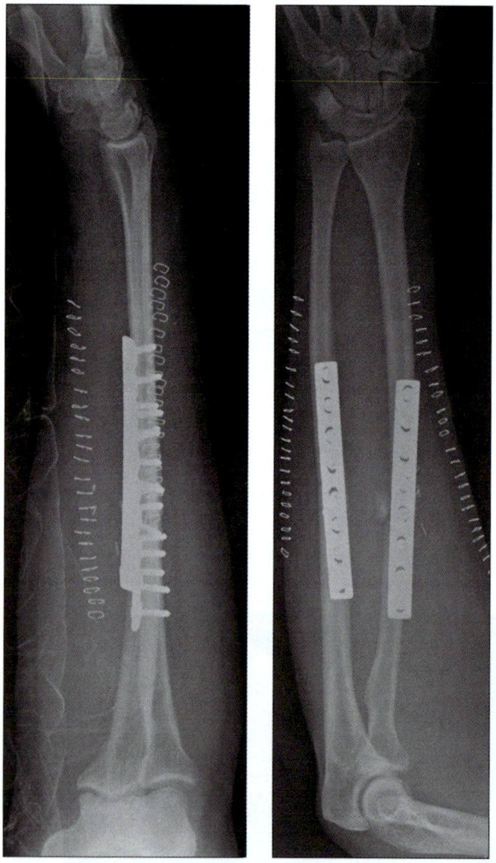
A B

图12

## 争议

- 接骨板的长度和骨折两端应该使用的螺钉的数量，目前尚存在争议。生物力学方面的证据显示，要达到完好的骨强度，大约需要骨折两端各打 10 层皮质（ElMaraghy et al., 2001）。而通常情况下，在骨折两端各打 10 层皮质是很困难的。因此我们建议在骨折两端各打 8 层皮质，这样既提供了良好的稳定性，又可以允许早期运动。

## 步骤 3

- 在关闭切口之前，应该通过透视来检查接骨板和螺钉的位置。前臂应该充分旋后并掌心向上，以确保活动范围正常。
- 腕、肘关节正侧位透视相是很有必要的。应该小心全面地检查桡尺远侧关节和桡腕关节，以确保复位稳定。
- 伤口闭合前应该用生理盐水进行冲洗。但是注意不要关闭筋膜，以防止术后骨筋膜室综合征的发生。

## 术后护理和预防

- 推荐术后 10 ~ 14 天，即可开始早期功能锻炼，以提高手术疗效。

## 证据

Droll KP, Perna P, Potter J, Harniman E, Schemitsch EH, McKee MD. Outcomes following plate fixation of fractures of both bones of the forearm in adults. J Bone Joint Surg [Am]. 2007;89：2619-24.

本文研究了前臂骨干双骨折在接骨板内固定术后，患者的功能效果以及前臂和腕关节的力量强度。术后共随访 30 个患者，平均随访时间为 5.4 年。接骨板内固定术治疗前臂骨干双骨折能恢复正常解剖结构和运动度。与对侧肢体相比，患者前臂和腕关节的力量强度及握力大小有所下降。（推荐 C 级，Ⅳ级证据）

ElMaraghy AW, ElMaraghy MW, Nousiainen M, Richards RR, Schemitsch EH. Influence of the number of cortices on the stiffness of plate fixation of diaphyseal fractures. J Orthop Trauma. 2001;15：186-91.

对于桡骨干横行骨折，做了一些生物力学方面的研究，以探求得在骨折两侧，螺钉打入皮质的最佳层数。为求得扭转稳定性，骨折两端各自至少要打入 10 层骨皮质（例如：骨折两端各固定 5 枚双皮质螺钉）。为求得充分的骨折稳定性，我们推荐在骨折两端各打入 4 枚双皮质螺钉。

Leung F, Chow SP. A prospective, randomized trial comparing the limited contact dynamic compression plate with the point contact fixator for forearm fractures. J Bone Joint Surg [Am]. 2003;85：2343-8.

这个随机对照试验对比了有限接触动力加压接骨板（传统螺钉）与点接触固定器（锁定螺钉）。在手术时间，愈合时间，骨痂形成时间，术后疼痛或者功能疗效等方面，两组患者没有明显不同。患者得出的结论是，对于前臂骨干骨折来说，这两种固定方法效果基本相同（推荐A级，I级证据）。对于治疗标准的前臂骨干骨折来说，我们推荐使用动力加压接骨板，而不是加压锁定板，这是因为他们更易折弯以适应桡骨弓，并且价格也相对便宜。

Rettig ME, Raskin KB. Galeazzi fracture-dislocation：a new treatment-oriented classification. J Hand Surg [Am]. 2001;26：228-35.

该病例对照主要研究40例桡骨干骨折患者，依据骨折线到桡骨远端关节面的距离对骨折进行分类。I型骨折：距离中关节面7.5mm以内；Ⅱ型骨折：距离中关节面7.5mm以上。共有12例（54.5%）I型骨折患者同时存在桡尺远侧关节不稳定，而共有1例（54.5%）Ⅱ型（共18例）骨折患者同时存在桡尺远侧关节不稳定。对于桡骨远端骨折患者，应该注意关注同时并发桡尺远侧关节不稳定的可能性。（推荐B级，Ⅲ级证据）

Ring D, Allende C, Jafarnia K, Allende BT, Jupiter JB. Ununited diaphyseal forearm fractures with segmental defects：plate fixation and autogenous cancellous bone-grafting. J Bone Joint Surg [Am]. 2004;86：2440-5.

本文研究的是，前臂骨干骨折并存骨块缺损（大小从1～6cm不等）的32例患者，其中有22例患者为开放性损伤，全部患者均采用松质骨自体骨移植和坚固接骨板内固定方法进行治疗。作者认为，只要有大量健康肌肉等组织恰当包裹，和坚固的接骨板内固定，骨折愈合率很高，上肢功能恢复很好。（推荐C级，Ⅳ级证据）

Schemitsch EH, Richards RR. The effect of malunion on functional outcome after plate fixation of fractures of both bones of the forearm in adults. J Bone Joint Surg [Am]. 1992;74：1068-78.

本文研究了55例患者，平均随访时间为6年，主要研究患者前臂骨干双骨折不愈合的原因。测量对侧正常相关的最大桡骨弓的数值和位置，以进行量化。恢复正常的桡骨弓与患肢功能恢复密切相关。功能恢复情况（前臂旋转大于正常的80%）与最大桡骨弓的数值（$P < 0.05$）和位置（$P < 0.005$）恢复程度密切相关。握力恢复程度与桡骨弓位置的恢复程度密切相关（$P < 0.005$）。我们建议在复位前臂骨干双骨折时候，注意对桡骨弓的恢复情况。

# 13 桡骨远端骨折

*Neil J. White and Paul J. Duffy*

**注意事项**

- 如果通过外固定架不能实现骨折复位，那么外科医生就必须得通过开放性手术来解决。大约 10% 的桡骨远端骨折需要开放复位。
  - 无论受何种复位和固定技术，在获得适当桡骨高度、掌倾角尺偏角，以及关节面复位之前离开手术室，都是个错误
- 伴有舟骨和月骨窝骨折的桡骨远端关节内骨折通常很难通过单纯外固定架而治愈，一般要通过开放或限制开放性手术直接复位。

## 外固定

### 适应证

- 跨越式外固定架
  - 除了存在掌侧移位的骨折（Smith 骨折）、掌侧或背侧剪切的骨折（Barton 骨折）外，该方法适用于大多数闭合复位失败的桡骨远端骨折。
  - 跨越式外固定架可以作为基本固定方式或者是其他固定技术的加强。
- 非跨越式外固定架
  - 该方法可用于闭合复位失败的不稳定关节外骨折或存在轻微移位的桡骨远端关节内骨折
  - 它也可以用于复位后，仍有足够空间用克氏针进行固定的严重的关节内骨折。
    - 通常需要有 1cm 完整的掌侧骨皮质可以穿钉。
  - 可以联合非跨越式外固定架方法和桡骨远端截骨术来治疗桡骨远端畸形愈合。
  - 非跨越式外固定架方法不能用于处于生长期的儿童患者。

### 检查 / 影像

#### 体格检查

- 治疗措施应该根据患者的功能状态、职业需求、优势手情况、病史和期望疗效来制订。
- 体格检查应该特别关注其他系统及上肢的损伤情况。先诊断治疗系统性损伤后，再评估患肢的损伤情况。
  - 除了检查腕部以外，检查前臂和肘关节的损伤情况也是非常有必要的。如盖氏骨折、孟氏骨折和 Essex-Lopresti 损伤等。

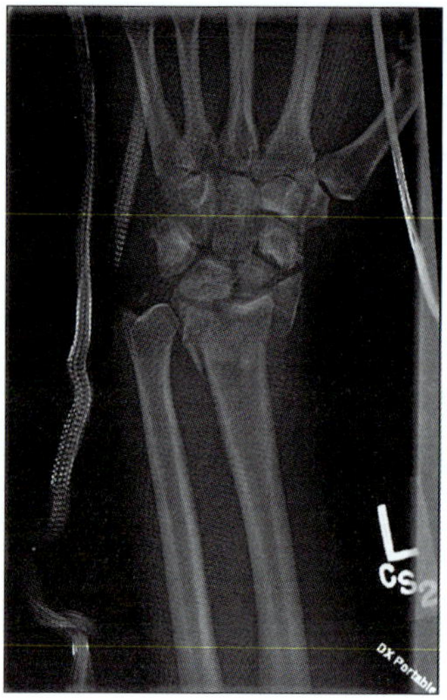

图1

## 治疗方案

- 除了开放性骨折、多发损伤、同侧上肢损伤、涉及神经损伤需要手术的桡骨远端骨折等，大多数骨折应该采用手法复位方法来治疗，手法复位失败时可以考虑手术治疗。
- 桡骨远端骨折有很多治疗方法。大多数方法是单独或者联合外固定架法。总的原则是治疗效果好，手术易于操作。
  - 初次复位失败后可以尝试二次复位，但是效果欠佳。至少存在一项以上指标时，复位成功率明显提高，如手指吊环，病人处于深度昏迷状态，或者经验更加丰富的医师及助手等。

## 影像学研究

- 需要拍正位、侧位、斜位 X 线片以初步评估病情。病人在进行影像学检查之前，应该先用夹板进行妥善固定。
- 骨折复位后需要再一次行 X 线片检查，通常可以提供更多的关于骨折的信息。对于开放性骨折等，即使已经确定行手术治疗，复位后的 X 线片检查也是很有必要的。
  - 术前及术中必须反复对影像学检查数据等进行评估。
  - 可接受的数据和标准值是不同的，术者应该熟练掌握应用。

**治疗方案—续**

- 闭合复位经皮穿钉内固定术 ± 外固定术。
- 闭合复位点内穿针内固定 ± 外固定（Kapandji）
- 植骨
- 关节镜辅助复位术
- 背侧或掌侧入路的切开复位内固定术，或者特定骨块固定术

- 桡骨长度
  - 正常：以月骨面到桡骨头为界 ±2mm
  - 可接受的复位：相对于尺骨头或对侧，缩短不超过 2mm
- 掌倾角
  - 正常倾斜 11°
  - 可接受的复位：中立位倾斜
- 桡骨弯曲度
  - 正常：从桡骨茎突到月骨面尺侧缘，大约弯曲 20°
  - 可接受的复位：10°
- 关节内移位：
  - 正常：没有
  - 可接受的复位：2mm 以内的关节内缺损

- X 线片的范围最少要包括同侧肘关节和前臂。
- 可以拍摄对侧 X 线片以评估病人的正常解剖关系。虽然这不是常规要做的检查，但是这对于评估解剖变异和判断桡骨长度很有作用。
- 牵引位 X 线片有助于鉴别特定的骨折块。在手术室里，这些都是利用透视机很容易做到的。
  - 图 2 显示一 47 岁女性优势受伤手臂的 X 线片；这是在手术室做的，对治疗计划的制订作用很关键。由于骨折粉碎程度重而不适用于切开内固定，因此选择微创背侧切开联合克氏针辅助跨越式外固定架。这个病例告诉我们，充分理解骨折类型的重要性。

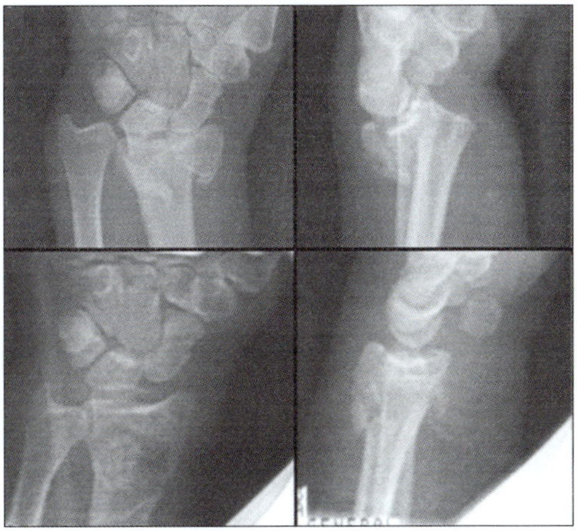

**图2**

- 对于桡骨远端骨折有时会行CT检查。它能够提供复位后的大部分信息。外科医生若试图确定骨折块的尺寸、位置和方向的时可以行CT检查。

## 外科解剖

- 桡骨远端骨性解剖必须掌握，如果使用桡骨远端穿针的话，那就更为重要了。
- 关节表面是个三角形，底部是月骨面，远端突起是桡骨茎突（图3）。
- 李斯特结节位于背侧，是拇长伸肌的支点，而后者在其尺侧面通过。它是该部位穿针固定及开放手术时，确认和保护拇长伸肌的标志。
  - 充分了解背侧六个肌间隔，对于在第三肌间隔内的任何一侧行穿针内固定都是很有必要的（见图3）。

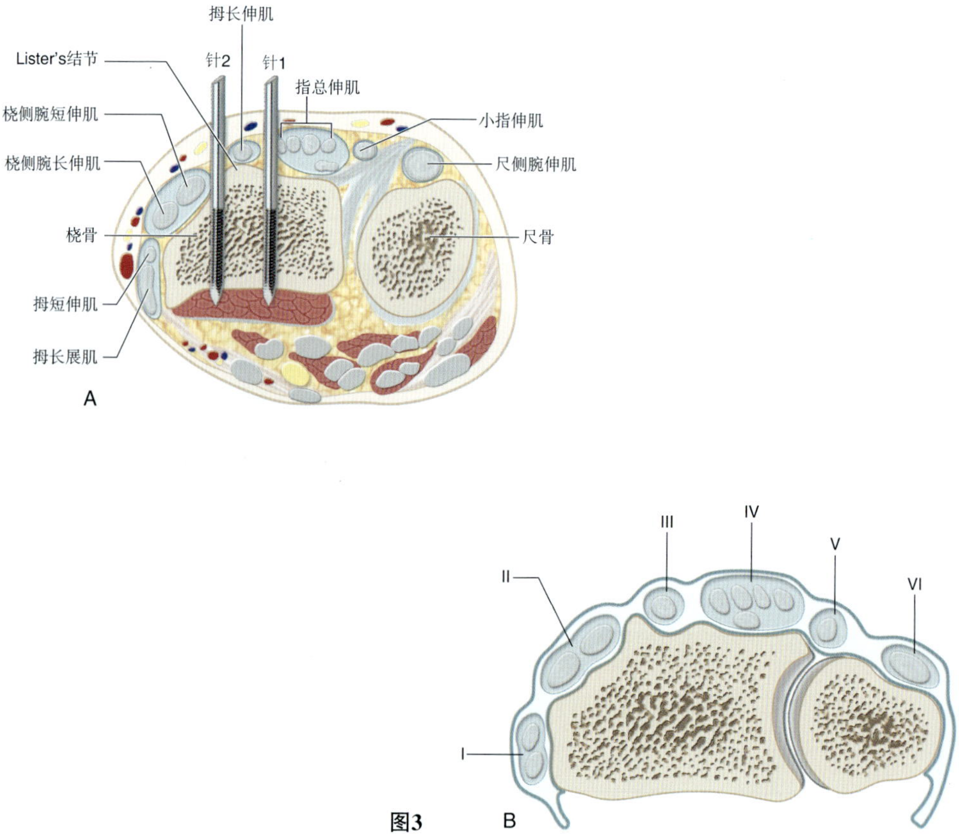


图3

- 肌间隔Ⅰ：拇长展肌和拇短伸肌（图 3 B）
- 肌间隔Ⅱ：尺侧腕长伸肌和尺侧腕短伸肌
- 肌间隔Ⅲ：拇长伸肌
- 肌间隔Ⅳ：指总伸肌和示指伸肌
- 肌间隔Ⅴ：小指伸肌
- 肌间隔Ⅳ：尺侧腕伸肌

■ 桡骨茎突入路经皮克氏针内固定，和近端及远端的固定物放置都很容易损伤桡神经浅支及其分支。并可以引起明显的术后痛性神经瘤发生。

■ 中间第三个肌间隔中桡骨背侧及桡侧的解剖必须熟悉，这有助于近端固定物的放置。

  - 从桡侧到尺侧，桡骨被肱桡肌、尺侧腕长伸肌、尺侧腕短伸肌和交叉的拇长展肌的肌腱和相互间交叉结构所覆盖。
  - 桡神经浅支先走行于肱桡肌下方，然后穿过拇长展肌和拇短伸肌（图 4）。

■ 必须弄清楚示指的解剖才能熟练使用跨越式骨折固定方法。

**要点**

- 图像增强的方法是很有必要的。如果使用 C 形臂，最好是从远端移向腕部，术者和助手分别位于手术台两侧，投射范围应该足够大，并且投射管最好是离腕部越近越好。C 形臂的球管最好位于手术台下方，采用垂直上下位，已达到较好的投射效果。
- 微型 C 形臂，对于外科医生来说，易于控制，应用更加广泛。
- 移动病人上肢从前后位到侧位，这样比移动 C 形臂更易于操作，但与后者达到的效果相同。

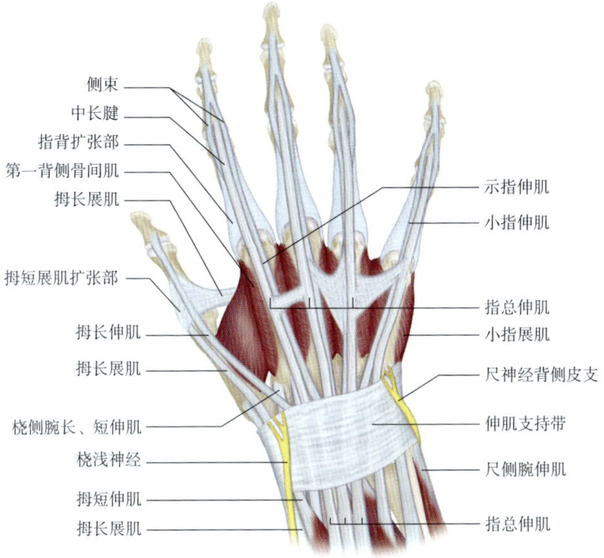


**图4**

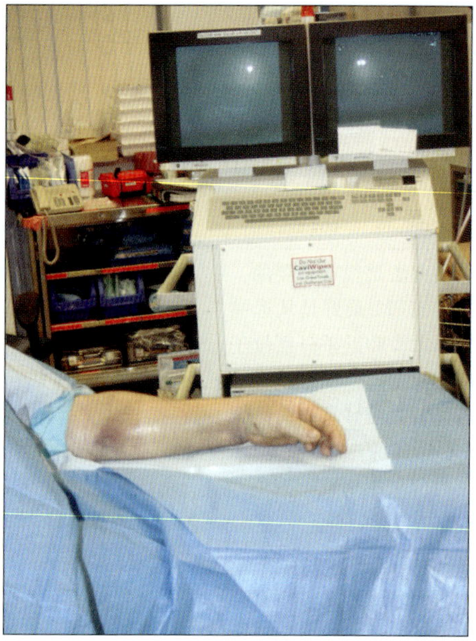

图5

## 注意事项

- 如果说到图像采集（尤其当准备手术或使用新设备时候），应该术前就做好采集图像的准备，以保证手术能容易地获得影像。用无菌巾覆盖肘部，使其进入消毒区，这将有助于摆放体位进行前后、侧、斜位透视。
  - 术前牵引位片对于制订正确的手术方案是很有必要的。这时最容易判断是否可行经皮固定而不是开放手术

## 体位

- 患者仰卧位，患肢置于放射线可穿透的手术桌上。桌子的高度调节到术者和助手都合适的位置。
- 用止血带捆扎上臂近端以备止血，通常压力为250mmHg，但是一般情况下，无需止血带加压止血。
- 肘、腕、手和上臂备好并铺无菌单（图5）。

## 入路／显露

- 通常使用微创切口置入固定针。
- 小心谨慎地分离，保护周围神经、血管及肌腱。
- 钝性剥离周围组织以提供通道到骨面。外科医生应该尽可能少的损伤皮肤及周围软组织等，操作应该尽可能轻柔细。
- 条件准备充分才能钻孔。任何时候都要注意使用钻孔导向器和软组织套筒。

### 要点

- 在固定针放入之前，首先要预钻孔，然后用手拧入。直接打入固定针容易因热效应缘故而在针道周围形成环形骨坏死，这也非常容易导致固定针松动及针道感染等并发症的发生。
- 固定针必须持续进入，固定到对侧骨皮质为止，自攻螺钉最好完全穿过对侧皮质（通常是双皮质固定）

### 注意事项

- 假如手术切口出错，要么放弃该切口并缝合好，或在此基础上延长切口直到手术需要的切口为止。使针道周围皮肤张力最小，对防止出现针道周围术后并发症是很有必要的。
- 如果有软组织卡压，最好不要尝试植入固定针，因为如果筋膜等软组织很紧的话，会不同程度的改变导向钻和固定针的方向，而固定失败。

### 设备

- 推荐使用1.5mm双皮质导向钻头，3mm近段和远端部分螺纹自攻螺钉

### 争议

- 固定针可以通过一个切口或者两个分开的小切口，安全置入桡骨中段和第二掌骨中（见图3A）。软组织处理也应该遵从相同的原则，二者都是可接受的技术

## 手术步骤

### 步骤1：闭合复位矫正明显畸形

- 助手牵拉肘部对抗，操作者持续牵引是主要的复位步骤。
- 腕关节掌侧和尺侧偏移，联合手部持续牵引骨折块，是很有帮助的 。可以使用一卷无菌巾等作为支撑以维持固定。
- 影像透视评估和确认复位。
- 牵引下反复原始的畸形，可以使嵌颈的骨块游离。

### 要点

- 改变切开复位内固定的关键机会在于，手术医生必须确信可以通过经皮克氏针撬拨复位内固定或小切口撬拨关节面等获得复位
- 如果获得解剖复位，行克氏针固定是合理的。一般来说，固定由远端到近端、桡侧到尺侧、掌侧到背侧的克氏针，联合一根稳定月骨面的交叉克氏针，这根克氏针方向为从背侧到掌侧，由远端到近端、由尺侧向桡侧。该方法可用于单独的骨折，或者辅助外固定方法联合应用

### 争议

- 一些作者认为在应用外固定架治疗之前，应该首先对骨折进行解剖复位，然而另外一些人认为外固定架固定针仅仅是一个复位工具。况且在外固定架周围进行操作是很不方便的。但是，每一种方法都是可以接受的。一般来说，术者需要熟悉复位和维持复位的步骤。虽然这是逐步完成的，只要闭合复位时可取得可接受的长度、掌侧角和尺偏角，然后确定外固定架，最后通过微创方法复位关节面即可。总之，对于外科医生来说，没有固定的手术步骤及手术方法，能使骨折复位并维持复位的方法都是可以采用的，只要该方法行之有效，可操作性强，即可。

## 要点

- 技术熟练的外科医生可以通过两个分开的微型切口来放入近端固定针（图 6C）
- 很多人总是想利用微型皮肤切口放置近端固定针。我们建议使用大切口，原因有两个：一是损伤感觉神经而导致出现痛性神经瘤，尽管少见，但是给患者带来明显痛苦；二是固定针末端与皮肤不要张力太大

## 注意事项

- 通过骨间膜钻孔时，一定要小心操作。因为这里有可能形成异位骨化及骨性连接的可能性。

## 器械 / 植入物

- 目前我们有很多种植入物系统可以选择。大多包含有自攻螺钉或者是 3mm 自攻自钻半针螺钉。我们推荐使用 1.5mm 导向钻钻孔，要穿过双层皮质，并且手动放置固定钉。注意要完全穿过远端皮质。我们并不推荐将自攻螺钉尖锐的末端深入软组织中。

## 争议

- 应该首先植入近端或者远端固定螺钉。我们发现这两者效果没有明显区别（图 6C）。

## 步骤 2：放置近端固定针

- 近端固定针最远端应该放置在离损伤部位大约 5cm 的位置，在桡骨中下 1/3，距离桡骨茎突大约 10cm 的位置置入。
- 采用微创入路，在使用非跨越式外固定架时，使用背侧 - 掌侧固定针比较好。在使用跨越式外固定架时，与前臂长轴呈 45° 打入固定针为最佳方案。使远端和近端的固定针处于同一方向，以利于使用方形外固定架。这一原则要灵活使用。
- 手术入路可以采用桡侧腕长伸肌和桡侧腕短伸肌之间的间隙，以利于使用掌背侧固定针，或者肱桡肌和桡侧腕长伸肌之间的间隙有利于使用 45° 倾斜角固定针（见图 3）。
- 增强图像检查有利于设计大多数远端、近端固定针的入路。
  - 标记皮肤，由该点向近端延伸做 4cm 的切口 ( 图 6)。钝性分离周围组织以辨认肌间重要组织，遇到皮下重要静脉时候要注意保护。
  - 直接识别桡神经或前臂神经的分支是没有必要的。然而，要熟悉这些结构的穿行部位，以利于术中保护。通常手术时候，都能遇到一两支，要注意保护。如果不慎损伤这些结构，可能会产生明显并发症。
  - 最终，外科医生需要能想象每层结构，在植入固定针前就做到心中有数。术中进行钻孔、扩孔、穿针时候，应该应用套筒以保护周围软组织。

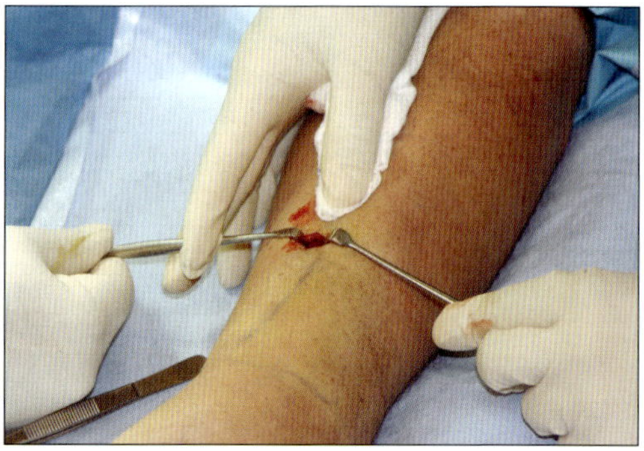

A

图6

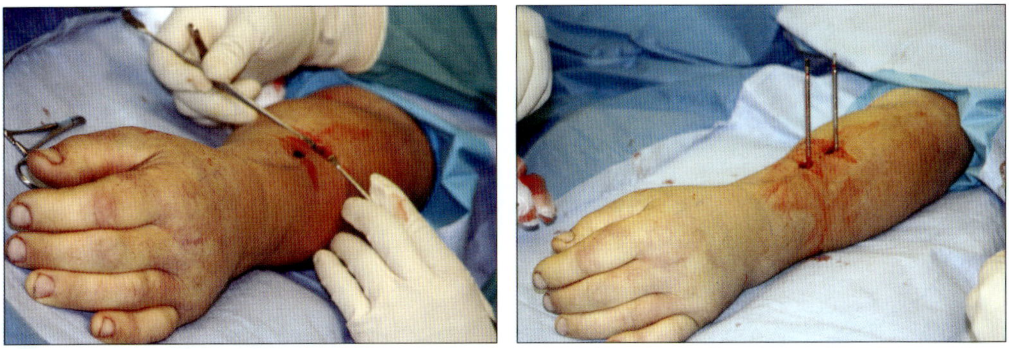

B　　C

图6—续

**要点**

- 术后关节僵硬是非常严重的问题。当在第二掌骨植入固定针时，不要影响其伸指系统。建议在植入固定针时，完全屈曲示指，将保证示指的完全活动度。
- 如果骨折块背侧移位明显，远端非跨越式固定针由近端向远端倾斜植入。用拇指轻压固定针，有助于复位背侧成角和移位。用拇指重压可引起固定针切出，这样如果复位不容易出现，必须采用其他方法。非跨越式固定针像杠杆一样轻柔地将骨折块复位。进一步说，这些固定针可作为有力的复位工具，但是过度复位是危险的。

- 如果采用两个小切口的方法，那么第二个切口应该是为近端螺钉而准备的。
- 使用成角牵开器，以辨认骨膜，然后顺序放置固定螺钉。
  - 通过一个锚在骨头上的导向钻头将近端螺钉的最远端钻入两层皮质。然后手动操作放置固定螺钉以求双皮质固定。
  - 双钻导向器或者固定钳可以很好的隔开固定钉。有少量的软组织覆盖固定针时，可以在张力下牵拉开。
  - 做增强影像学检查以利于确定固定针植入的深度。

## 步骤 3：放置远端固定针

- 对于非跨越式外固定架，按计划在拇长伸肌腱的任何一边由背侧到掌侧，植入固定针。有限的开放性手术可用来保护伸肌腱。
  - 进行增强影像学检查，以便在李斯特结节桡侧和尺侧各标出理想的位置，并各切开一纵向切口。侧位片有助于在骨折部位和关节表面准确确定理想的手术入点（图 7A）。
  - 第一根固定针应该放在拇长伸肌的尺侧。通过一短的纵行皮肤切口，可确认伸肌支持带，及其是否进入第三和第四伸肌间隔。迅速钝性分离打通骨性隧道。对于钻孔和防止固定针来说，使用合适的软组织套筒是很重要的。

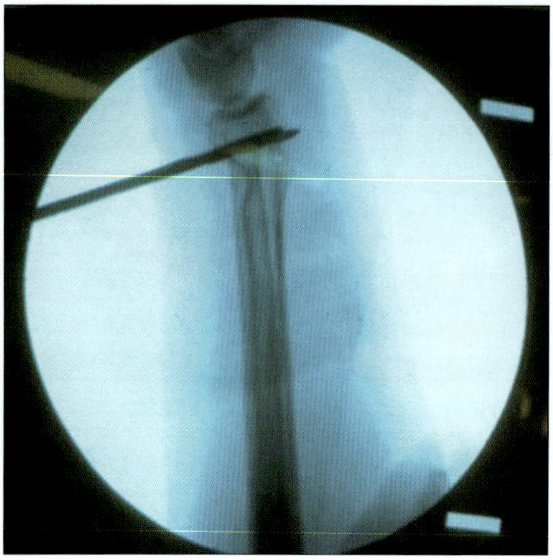
A

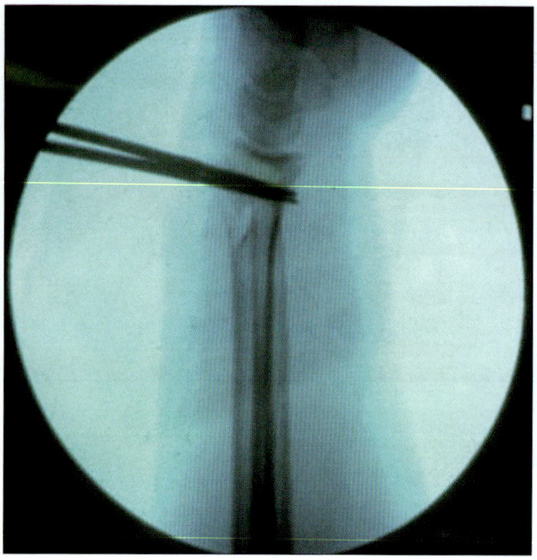
B

图7

### 注意事项

- 当计划使用微创切口来放置非跨越式外固定针时，确保切口远于预计入钉位置。必须进行复位时，固定针向远端撬拨。于是在没有皮肤张力的情况下与偏向远端切口相匹配（图7）
- 不推荐使用非跨越固定针进行掌侧皮质牵引，意图在于将固定针用作杠杆来撬拨掌侧皮质，由于固定针比骨质坚硬，所以过大的力量会导致固定失败

- 然后，固定针在骨折与桡腕关节之间的中点植入，指向掌侧面的同一点。需要手工拧入并紧接着透视。在腕关节的单纯侧位影像上，固定针应与手术室地面平行，没有必要做正位透视。固定针必须牢固地把持到掌侧皮质上。
- 这一步骤在第二、三体肌沟之间Lister结节的桡侧重复。第一根钉的方向可以作为第二根的向导，两根固定钉在桡骨固定侧位看，应该重合像一根钉。
- 如果两钉中有一根未能把持住坚固的掌侧皮质，术者可以再试一次或改变为跨越式外架，因为骨量的丢失、反复操作不可能成功。

**要点**

- 外固定架是一种很省力的复位工具。使用非跨越式外固定架时，注意避免矢状面复位过度。
- 当使用跨越式固定架时候，往往易于使骨折块过度旋前。这将限制前臂旋后，所以应该避免。为了避免这种并发症，应该专门行过度旋前位影像学检查。
- 过度牵引将导致骨折延迟愈合和手指僵硬等并发症的发生。

- 当使用跨越式外固定架时，远端固定针应该在第二掌骨桡背侧与前臂长轴成 45° 角植入。
  - 这些固定针通过分开的纵行小切口来放置，其中最近端的固定针一般放置在第一骨间肌的远端和背侧（图 8A）。如果不确定的话，可以透视，设计固定针位置。第二根固定针通过更远端的另一个切口来放置（图 8B）。
- 外固定架夹子可以用来计划远端固定钉在正确的距离上植入，保证这两根钉都位于掌骨的近侧 60%，避免进入远端掌指关节囊（图 8C）。
- 固定钉的放置应该透视确认一下（图 9）。

## 步骤 4：装配外固定架

- 在骨折复位后，应该关闭固定针周围切口各层组织。在没有皮肤张力的情况下，仔细关闭切口有助于防止针道感染。我们通常采用 3-0 尼龙缝线间断缝合皮肤。

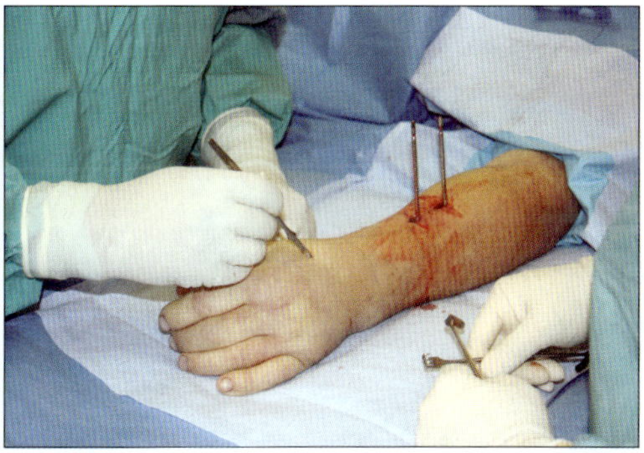

A

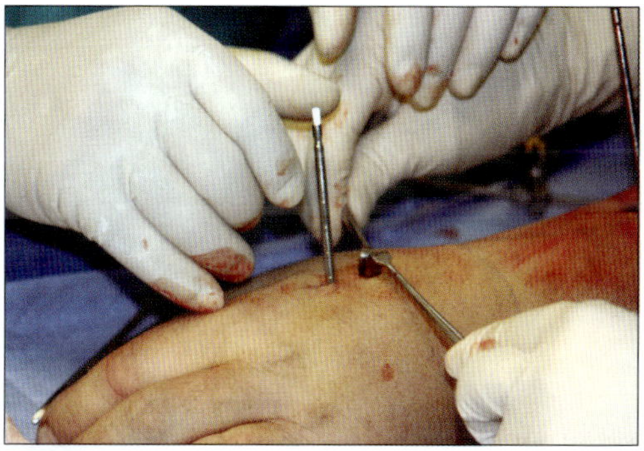

B

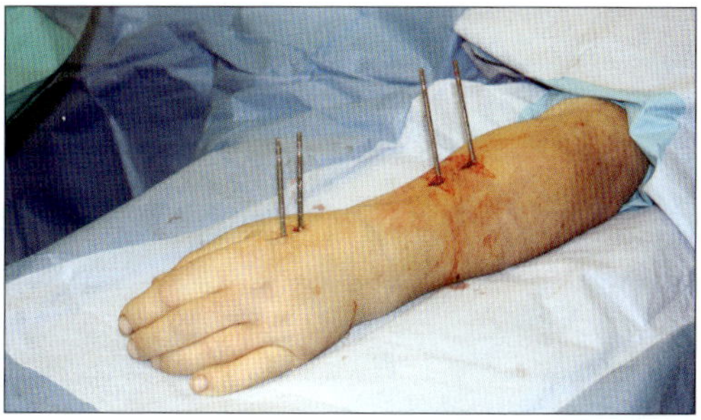

**图8**　C

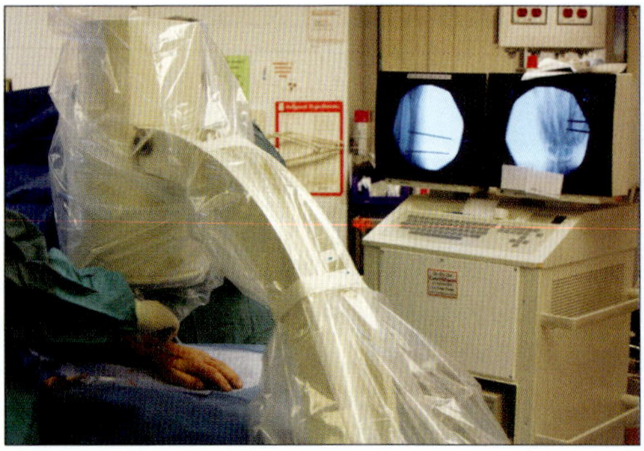

图9

- 通过短棒或夹子将近端和远端 2 根固定钉连接在一起，具体方式取决于使用的固定系统（图 10A）。
- 我们喜欢使用碳纤维棒连接近端和远端固定钉（图 10 B）。不影响手术和术后的 X 线影像。

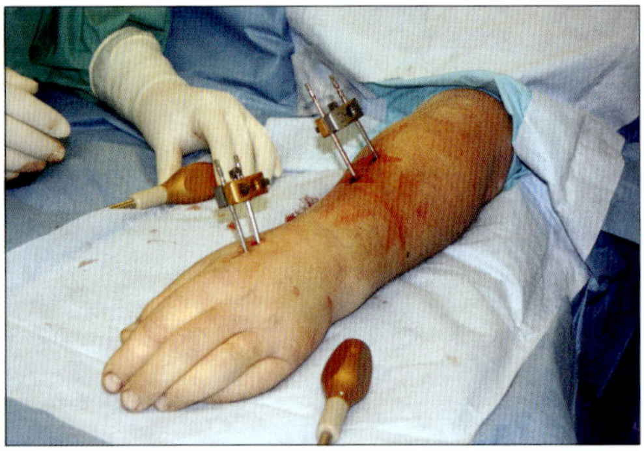

A

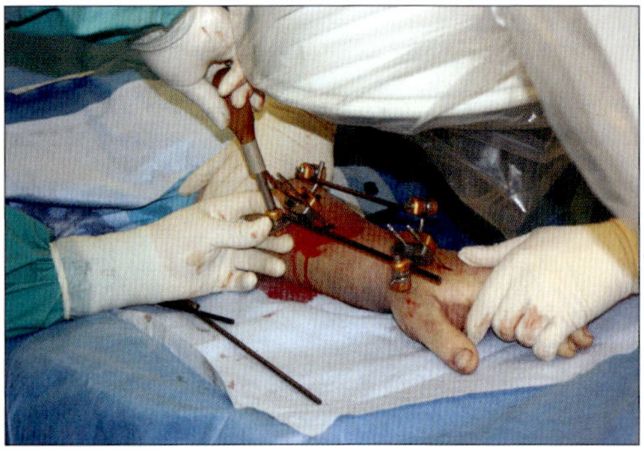

B

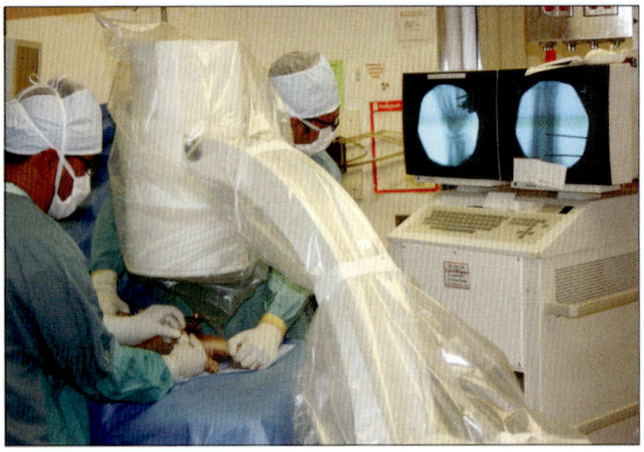

C

图10

### 注意事项

- 由于腕关节韧带的弹性，跨越式外固定架不可能维持术中的张力至6周，通常需要利用克氏针固定联合跨越式外架，由于坚强掌侧韧带很强大，不可能产生桡骨远端的掌倾角，则只能将背侧成角骨折固定于零度掌倾角位置。我们不推荐单独使用跨越式外固定架。联合克式针或背侧小切口技术是最有效的。

### 器械 / 植入物

- 充分了解器械的情况，并熟知连接器及钳子使用情况是很重要的。如果使用新器械，我们建议预先充分清洗，并练习跟其他器械的组合情况。

- 夹子应该靠近但是不能接触患者的皮肤（大约距离一横指的宽度）。器械放置时，应该以不影响手指及腕关节的活动度为宜。应该牵拉拇指以确认器械没有碰撞到第一掌骨。
- 连接第一固定杆后，行增强影像学检查，以确定是否解剖复位。这时可以使用任何有助于骨折解剖复位的方法，比如经皮穿针技术或微创技术。如果复位不成功，及时行切开复位。
- 一旦复位成功，要拧紧碳纤维固定杆，并连接第二根固定杆以组装方形外固定架。
- 最后再行影像学检查进行确认（图 10C）。这时评估下尺桡关节的情况。
- 用反力矩扳手拧牢所有的固定连接器械，不施加张力于固定针上（图 11A 和图 11B）。

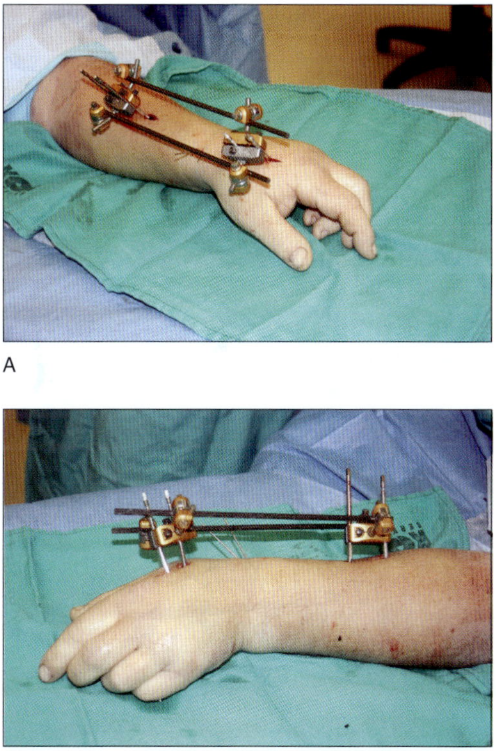

A

B

**图11**

## 并发症

- 术后针道感染是最常见的并发症，一般来说，针道换药联合使用口服抗生素即可控制。如果固定针出现松动，必须取出并替换。一般来说，并不需要取下整个外固定架，这样才可以保持固定架对其他固定针的固定作用。当然，我们很少碰到这种情况。
- 复杂性局部疼痛综合征（complex regional pain syndrome CRPS），如果诊断明确，应该尽全力进行治疗。通常如果我们在手术时，小心保护周围神经，哪怕是最小分支，就能很大程度上避免该并发症的发生。如果出现，则要积极综合治疗，包括慢性疼痛治疗技术，物理疗法和职业疗法，精神专家和心理专家有时也对该病有一定疗效。关键是在出现不可逆性改变之前，诊断明确。骨折开始给予小剂量维生素 C 能减少复杂性局部疼痛综合征的发生率，推荐剂量是 500 mg/ 天，连续服用 50 天。

## 术后护理和预后

- 针道部位用浸透凡士林无菌纱布和辅料等覆盖（图 12A 和 12B）。
- 患者通常住院 1 天，第 2 天出院。我们通常给予患者术前及术后常规 1 ～ 3 次抗生素做预防用药。
- 鼓励患者所有关节进行活动锻炼。在非跨越式外固定架固定的患者中，这包括腕关节、手指、拇指、肘关节和肩关节的运动。鼓励患者患肢轻松日常活动，避免提超过 3 磅的重物。
- 患者术后 10 天、14 天和 6 周时复查。
  - 第一次复查、拆线、换药、前后位和侧位 X 线检查。鼓励患者主动和被动运动手和腕关节，我们尽量少的进行针道护理以我们的经验，越少碰切口越好，这时患者可洗澡，但不能浸泡患肢。
  - 第 6 周复查，在门诊，局麻下去除外架，拍片子，开始康复锻炼，僵硬的患者接受正规的物理治疗，专注于功能的恢复。

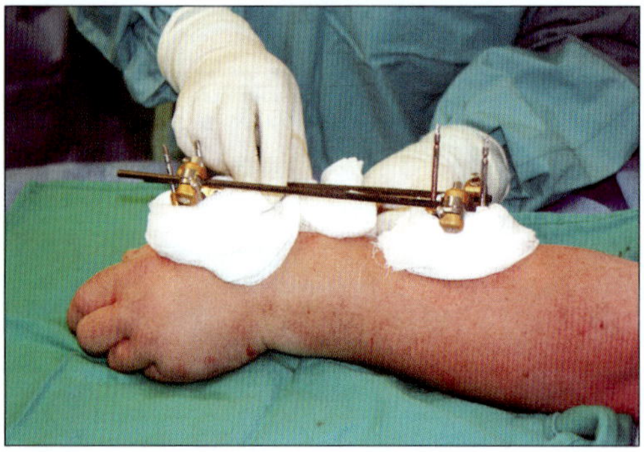

A

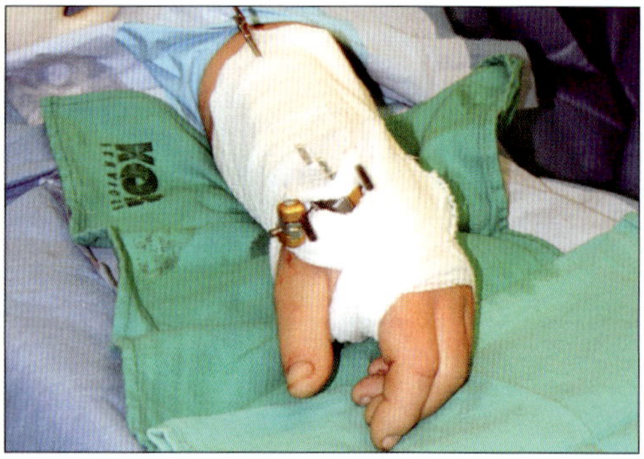

B

图12

■ 患者常规随访 3 ～ 6 个月，如果有新情况发生，则随访更长时间。

## 证据

Hayes A, Duffy JP, McQueen MM. Bridging and non-bridging external fixation in the treatment of unstable fractures of the distal radius: a retrospective study of 588 patients. Acta Orthop. 2008;79: 540-7.

Knirk JL, Jupiter J. Intra-articular fracture of the distal end of the radius in young adults. J Bone Joint Surg [Am]. 1986;68: 647–59.

McQueen MM. Non-spanning external fixation of the distal radius. Hand Clin. 2005;21: 375-80.

Payandeh JB, McKee MD. External fixation of distal radius fractures. Orthop Clin North Am. 2007;30: 187-92.

Weil WM, Trumble TE. Treatment of distal radius fractures with intrafocal (Kapandji) pinning and supplemental skeletal stabilization. Hand Clin. 2005;21: 317-28.

Zollinger PE, Tuinebreijer WE, Breederveld RS, Kreis RW. Can vitamin C prevent complex regional pain syndrome in patients with wrist fractures? A randomized, controlled, multicenter dose-response study. J Bone Joint Surg [Am]. 2007;89: 1424-31.

# 14 桡骨远端骨折

*Paul A. Martineau and Edward J. Harvey*

**注意事项**

- 虽然掌侧固定已越来越受欢迎，但是，对掌侧接骨板的并发症的报告开始出现在文献中。
- 特殊的设备和复位的选择必须是手术医生能力范围内做出的，以便针对骨折类型进行相应的固定。
- 我们仍然期待需要结合使用掌侧接骨板和背侧接骨板的桡骨远端骨折的治疗，取得令人满意的临床结果。

**争议**

- 固定的选择和方法是非常广泛的，以至于几乎所有的远端桡骨骨折，都可以通过切开复位内固定（ORIF）来治疗。在有一定权威性的、设计良好的研究完成之前，内固定是否总是有必要或可取的，或者能够可靠的完成而又有良好的功能结果，会一直存在争论。
- 在掌侧锁定板，存在着许多系统而且有着各种不同的设计特点，如远端多排固定，锁定螺钉与锁定栓的选择，不同的方向和数量的远端锁定螺钉。但是，到目前为止，没有一种掌侧锁定接骨板被证明是一贯优于其他掌侧锁定板的设计。

## 切开复位内固定

### 适应证

#### 关节外骨折

- A 型骨折
  - 掌侧固定角度的锁定接骨板已成为标准的治疗方法，用于闭合复位失败且关节面完整的桡骨远端骨折。

#### 关节内骨折

- B 型骨折
  - 掌侧
    - 掌侧支撑接骨板仍然是固定单纯的掌侧边缘剪切损伤一种有效的方法。
  - 背侧
    - 如果无法闭合复位和经皮穿针，可以使用一个掌侧的角度固定的锁定接骨板。
    - 掌侧入路治疗背侧关节面边缘的骨折，需要能紧紧固定住背侧骨块，并使用向背侧倾斜的螺钉以提供背侧关节面软骨下的支撑。
    - 如果经皮无法达到复位，背侧置板是必需的。
    - 如果背侧骨块很小，或为粉碎的，可能需要背部支撑接骨板。
    - 骨块特定的接骨板系统可达到坚固和低切迹的固定。
  - 桡骨茎突
    - 掌侧角度固定的锁定接骨板或骨块特定的固定于该可用于移位的桡骨茎突骨折。
- C 型骨折
  - 月骨窝
    - 掌侧角度固定的锁定接骨板或多轴锁定接骨板是用来为每个关节内骨折块提供足够的软骨下支撑。如果粉碎性骨折使得背侧固定变得有必要的话，那么也要使用骨块特定的接骨板。

- 一种小的、多孔的 1.5mm 接骨板特别适合于背侧月骨窝的区域，尤其是当存在粉碎性骨折时。
- 月骨窝裂开和移位
    - 掌侧角度固定的锁定接骨板或多轴锁定接骨板是用来为每个关节内骨折块提供足够的软骨下支撑。
    - 但是，当尝试治疗复杂的关节内骨折类型时，不同的接骨板设计和备用的固定选择应该随时可用，并让能够处理这类病例的外科医生所熟悉。
- 粉碎性骨折（C2/C3 型）
    - 使用一种扩展的掌侧角度固定的锁定接骨板，联合使用或不使用骨块特定背侧接骨板。
    - 如果严重的粉碎性骨折延伸至干骺端 - 骨干区域，根据干骺端粉碎的程度和创伤的能量，掌侧和背侧接骨板可能取代桡骨远端桥接接骨板。
- 粉碎性骨折（C2 型），骨质疏松症
    - 根据粉碎的程度和创伤的能量，使用扩展的掌侧角度固定的锁定接骨板或桡骨远端桥接接骨板。
- 背侧缘不能重建的粉碎性骨折
    - 使用背侧 Pi 型接骨板，延伸至近排掌骨，同时使用或不使用掌侧（角度固定的锁定）接骨板。

**治疗方案**

- 掌侧接骨板
- 背侧接骨板
- 骨块特定的固定
- 掌侧和背侧置板的联合使用
- 桥接置板或补救手术

## 检查 / 影像

- 所有移位的关节内骨折应通过计算机断层扫描成像（CT）扫描，以确定具体的骨块的位置和移位。
- 术中图像必须包括前后位（AP）（或后前位）以及侧位和 30° 的茎突位片以确保螺丝放在软骨下而没有进入月骨窝或舟状窝。
    - 图 1A 显示了一个移位的桡骨远端骨折前后位片。合并茎突骨折可能会，也可能不会造成不稳定。尺骨远端的术中应力试验可能提示茎突区域的固定是否必要。虽然前后位片与称为 Colles 骨折的典型的关节外的骨折相一致，但侧位片显示背侧皮质的粉碎骨折延伸到关节线了（见图 1B）。如果不进行稳定的固定治疗，就会发生再移位，提示预后不良。

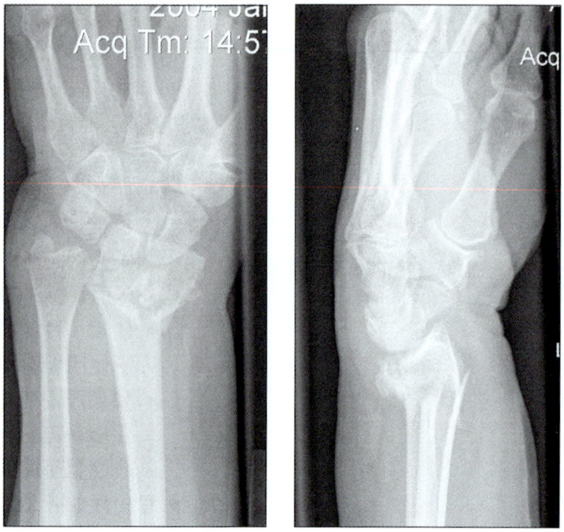

A　　B

**图1**

- 在侧面（见图 1B）中，背侧倾斜（和缩短）是明显的。腕关节不稳模式（CIA）是继发于桡骨远端的成角。背侧粉碎骨折是明显的。这种背侧倾斜和粉碎的程度代表一个不稳定的类型，从而导致单独石膏固定后再移位的发生率很高。

■ 通过不同角度的旋前和旋后拍摄多个 X 线斜侧位片，这有助于显示掌侧锁定螺钉穿透背侧的情况。

## 外科解剖

■ 掌侧手术解剖

- 在桡侧腕屈肌（FCR）肌腱的远端地方行纵形切口。切开 FCR 的掌侧面腱鞘，向尺侧牵拉 FCR 肌腱。然后纵向切开腱鞘的底部。

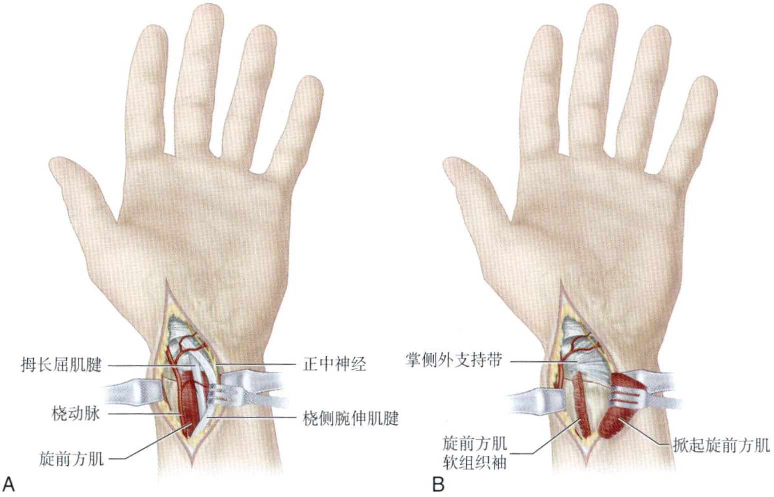


**图2**

- 拇长屈肌（FPL）肌腱位于 FCR 腱鞘的正下方。向尺侧牵拉 FPL 肌腱，将显示手掌的深层入路和旋前方肌（PQ）（图 2A）。
- 从桡骨锐性分离 PQ 时，留下桡侧的一点小的组织袖。像以尺骨为蒂的皮瓣反折过去。必须注意不要分离掌外桡腕韧带（图 2B）。
- 利用 FCR 的掌侧入路，将桡动脉安全地保护在手术区域之外，而刚好位于切口的桡侧（见图 2）。
- 如果分离偏到 FCR 的尺侧，就有可能损伤掌侧的正中神经皮支（参见图 2）。
- 该方法允许对整个掌侧桡骨远端进行暴露，可用于大部分骨折。
- 偶尔，特别是对延迟治疗的骨折，可以在桡动脉的桡侧和下面进行分离，可以行肱桡肌切断术。肱桡肌切断术可以解除导致骨折变形的其中主要的一个力。在桡侧分离时必须小心，以避免对第一背侧筋膜室的损伤（图 3）。

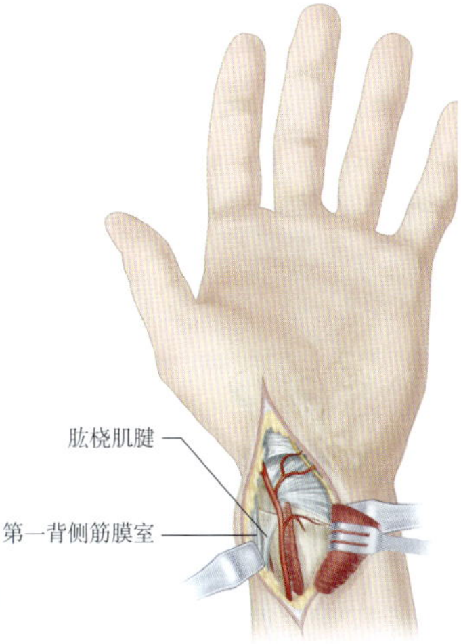


**图3**

■ 背侧手术解剖

- 在 Lister 结节尺侧行纵形切口。切口向 Lister 结节远端延伸 2cm 而向近端延伸 3cm。
- 第三伸肌筋膜室和它的内容物，拇长伸肌（EPL），可以在伸肌支持带下方、Lister 结节的尺侧找到。运用锐性分离将 EPL 肌腱完整的从第三筋膜室分离开。在桡侧皮瓣的皮下组织的下方进行钝性分离，可避免意外的伤害到桡神经浅支的背侧分支（图 4）。
- 在第二和第四伸肌筋膜室的下方，桡骨骨膜下建立剥离平面，以暴露整个桡骨远端的背侧部分。在第二和第四筋膜室的下方而在背侧关节囊浅层，建立远端的剥离平面。
- 在桡骨背侧缘稍远的位置横行切开关节囊，以便在直视下准确的进行关节内复位（图 5）。
- 在手术最后，将 EPL 肌腱从第三筋膜室中转位出去。
- 背侧暴露可用于桡骨的背侧置板或者联合置板的情况。在使用掌侧置板处理复杂的完全关节内骨折时，也可以以较小延伸的方式行背侧入路（“小切口”技术），以帮助准确的关节内复位。

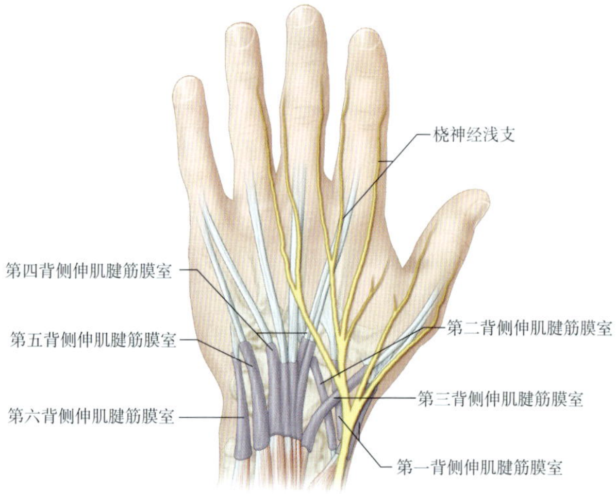


**图4**

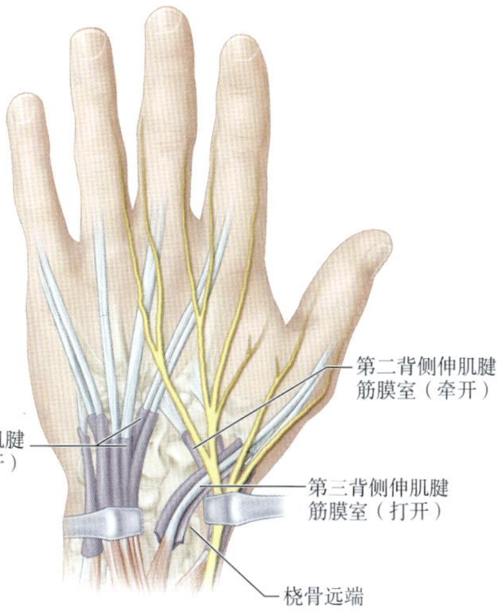


**图5**

## 器械

- 应用到示指和中指的手指装置，和通过一根绳子和滑轮系统而产生 4.5kg 的纵向牵引器的使用（见图 6），可以方便骨折的复位并减少对助手的需要。

## 体位

- 病人的体位仰卧位，患肢在铺单时应空出来，并将其放到可透放射线的手桌的中心（图 6）。在图 6 中，有一个负重系统，其通过一根无菌的绳子连接到手桌的末端；这在一些复杂骨折中能提供帮助。
- 该桌的设置应允许频繁的放射学评价。移动式 C 形臂在每个病例中都会被用到。
- 止血带放置在上臂。一个或两个团起来的毛巾，通过可塑性的带有黏性的手术单固定在一个位置上，可以帮助腕和手的定位。
- 外科医生通常坐在患者的腋窝旁，但这不是一个绝对的规则。

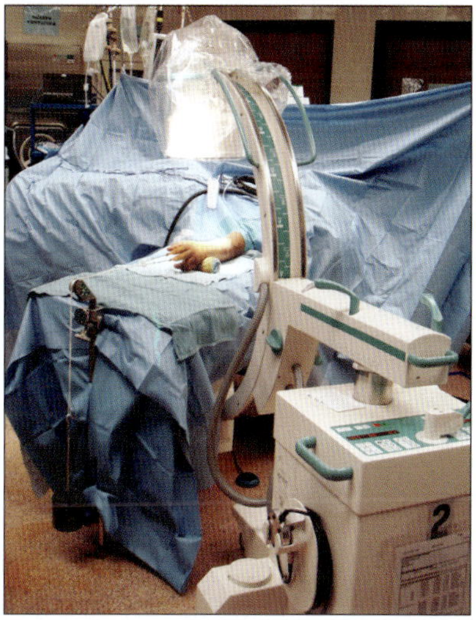

**图6**

## 要点

- 肱桡肌和 FCR 肌腱的切断可以通过解除作用于骨折的变形力以帮助复位，尤其是对于延迟固定的情况。

## 注意事项

- 更多地向掌侧固定的模式转变，主要是因为背侧入路和固定合并伸肌腱激惹、功能障碍和断裂。

## 争议

- 由于凸出的螺钉所导致的伸肌腱的问题的报告开始出现在文献中。

## 入路 / 显露

- 掌侧 FCR 入路 ( 图 7A)
  - 这是到桡骨远端的标准的掌侧入路。
  - 切除 FCR 掌侧和背侧的腱鞘。向桡侧牵拉桡动脉。向尺侧牵拉 FCR 肌腱，而可以保护正中神经的掌侧皮支和正中神经本身。
  - 从桡侧将 PQ 分离下来，以保证桡骨远端在直视下。对于关节外骨折，可以用于微创技术，在 PQ 下方滑动接骨板。
- 通用的掌侧腕管入路（图 7B）
  - 此方法允许同时松解腕管和充分暴露桡骨的尺侧。
  - 通过这个入路很难显露桡骨茎突。
- 背 3 ～ 4 入路（图 8A）
  - 这是标准的背的方法。在第三背侧伸肌(EPL)筋膜室行切口。然后，利用在第二和第四伸肌筋膜室的间隔来暴露整个桡骨远端。
  - 可能要分离背侧韧带，以便直视桡腕关节，并确认关节内复位和平整性。
  - 显露结束后将 EPL 转位。

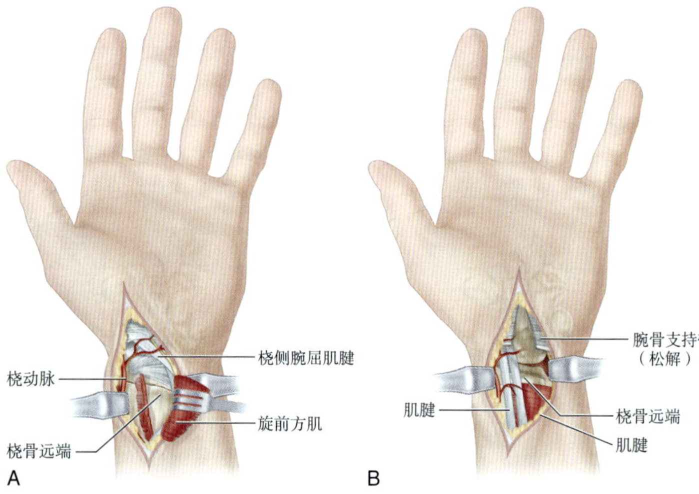


图7

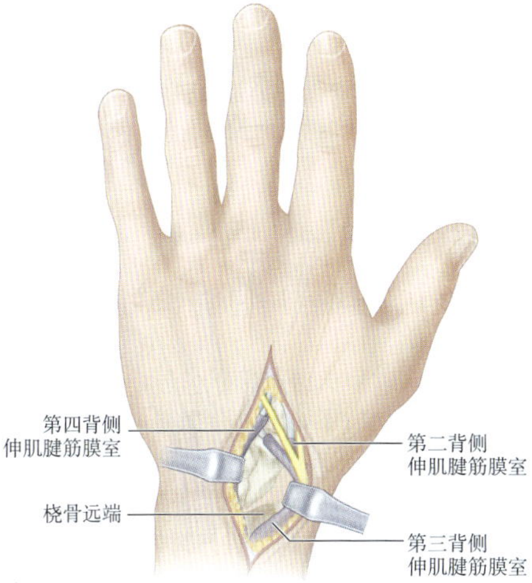


A

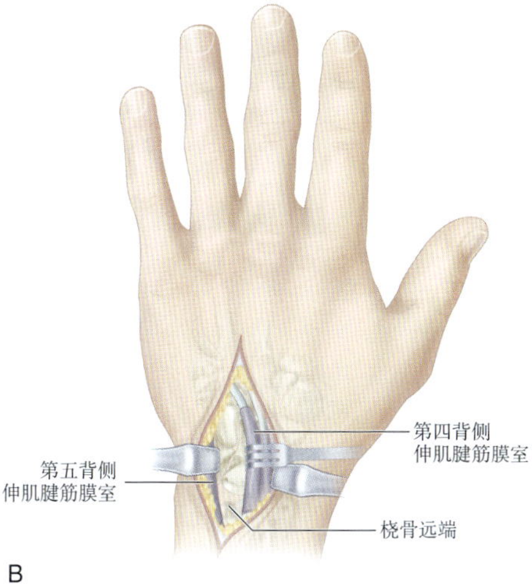


B

**图8**

- 背 4 ～ 5 入路（图 8B）
  - 使用该入路是为了处理桡骨尺背侧角、乙状切迹和桡尺远侧关节（DRUJ）的问题。它利用了第四和第五伸肌筋膜室的间隔。

## 手术步骤：掌侧角度固定的锁定接骨板治疗关节外骨折

### 步骤 1：Agee 手法闭合复位

- 首先利用纵向牵引恢复长度并利用韧带整复以恢复关节塌陷。本方法是用于 A 型骨折，如图 9A 和 9B 所示。

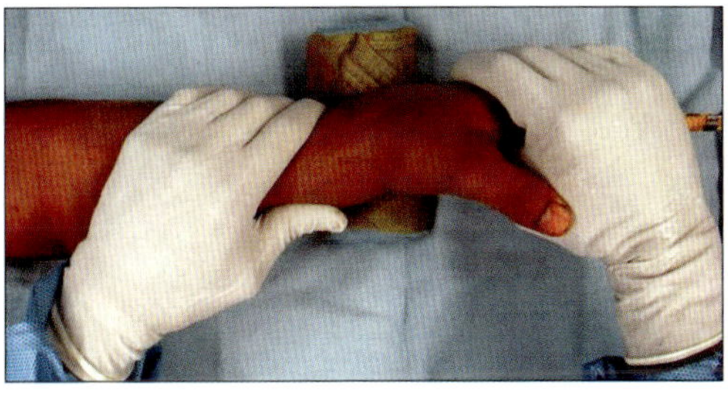

A

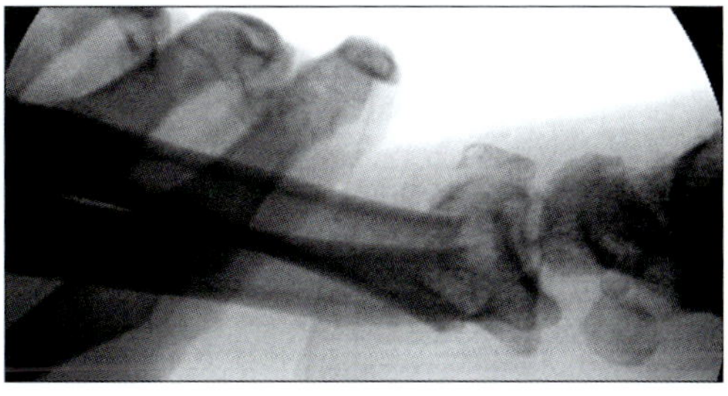

B

**图9**

- 下一步，将手移向前臂的掌侧以恢复矢状面的倾斜，并评估桡骨掌侧缘的完整性。
- 最后，将手相对于前臂做旋前动作，矫正旋后畸形。
- 图 10 显示了 Agee 手法复位的临床（图 10A）和影像学（图 10B）结果。

## 步骤 2：临时骨折固定

- 使用 Kirchner 针（克氏针）从桡骨茎突穿入桡骨干以获得临时固定。
  - 通常桡骨远端骨折块解剖位置良好，关节面比较完整，但是由于干骺端骨块的不稳定，存在移位的风险。干骺端粉碎骨折块用克氏针进行临时固定，然后将其复位到桡骨上。
  - 有时通过腕背部小切口能够对关节面骨块进行解剖复位。然后，使用 1.25mm 的克氏针进行暂时固定。
- 图 11A 和 11B 显示用两个骨膜起子通过小切口，对背侧骨块进行复位，并纠正关节面台阶。然后，可以使用传统的方法将这些已经复位的骨块固定到桡骨干上。
  - 小克氏针能用来固定更多的小骨块，而在使用接骨板和螺钉

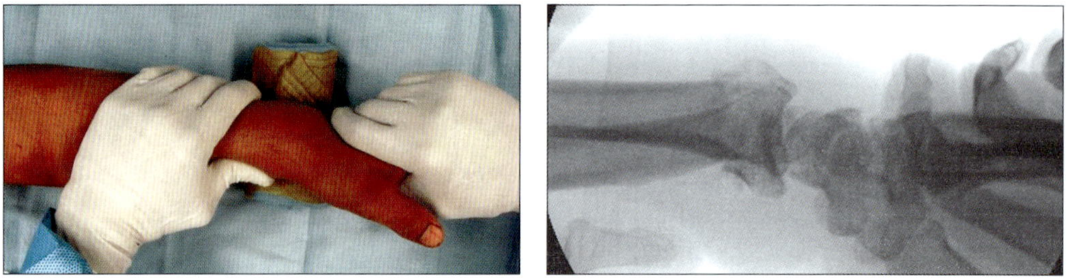

A　B

**图10**

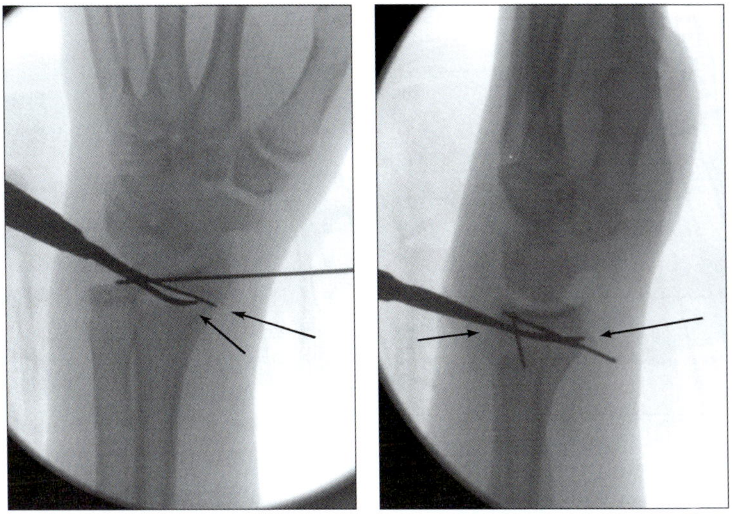

A　　B

图11

## 要点

- 了解所使用的掌侧锁定接骨板系统的几何形状和设计特点，以帮助外科医生很好的放置内置物。
- 在不穿透关节的情况下，尽可能地往远端放置掌侧锁定接骨板，这样能最有效地防止骨折缩短。

## 争议

- 存在其他用于桡骨远端骨折固定的技术。例如，非跨越式外固定架已显示出在桡骨远端关节外骨折的治疗中有非常好的临床和影像学结果

进行确定固定时，可以对针进行弯曲。否则，针与螺钉往往会互相打架。

- 往克氏针临时固定的骨折中拧螺钉时，要保证克氏针所在的位置，即使发生断裂，也不必分开桡骨将其取出。对邻近桡尺远侧关节的克氏针尤是如此。

### 步骤 3：切开复位内固定

- 采用掌侧 FCR 入路。
- 将锁定接骨板放到桡骨的掌侧面。
- 维持骨折复位后的位置，将接骨板牢固地固定到桡骨上。

## 手术步骤：掌侧接骨板用于关节内骨折

### 步骤 1：Agee 手法闭合复位

- 首先利用纵向牵引恢复长度，并利用韧带整复以恢复关节面塌陷。

**要点**

- 如果要使用骨块特定的固定，可以很容易通过 FCR 切口放入桡骨接骨板。为了能够非常好地将接骨板放到肱桡肌以下，应该在桡动脉的桡侧建立新的深层分离平面，将接骨板放入。

**要点**

- 了解所使用的掌侧锁定接骨板系统几何形状和设计特点，以帮助外科医生很好的放置内置物。
- 除了将接骨板放置在尽可能远的位置，还必须注意对重要的掌尺侧角的骨块进行足够的支撑。

## 步骤 2：骨折临时固定

- 如果闭合手法复位实现了复位，使用克氏针来获得临时固定。
- 克氏针从桡骨茎突斜向插入到桡骨干近端。
- 使用辅助的克氏针平行钻入软骨下骨以重建关节面。

## 步骤 3：切开复位内固定

- 使用 FCR 入路来暴露桡骨远端。
- 将锁定接骨板放到桡骨的掌侧。
- 在透视引导下，将骨折维持在复位的位置，将接骨板坚固地固定到桡骨上，并注意确保所有的关节内骨块（桡骨茎突、背侧和掌侧月骨骨块）都通过锁定接骨板而坚固地维持在复位的位置上。
- 图 12 显示，使用掌侧接骨板治疗两种不同的骨折，而实现了足够的固定和良好的结果。图 12A 中的螺钉不如图 12B 的螺钉位置理想。软骨下螺钉离关节面 3mm 时，才能有最大的固定强度和把持力。显然对于图 12A 中的年轻患者这就显得不那么重要了，但对于老年骨质疏松患者一定要考虑到这点。
- 从理论上讲，图 13 所示的固定是足够的，允许早期活动度运动（ROM），并能取得好的结果。然而，最近引起重视的不只是螺钉与软骨表面的距离，还有它们的长度。已经有使用掌侧接骨板固定时螺钉穿透背侧皮质所致的伸肌腱断裂和疼痛的报道。

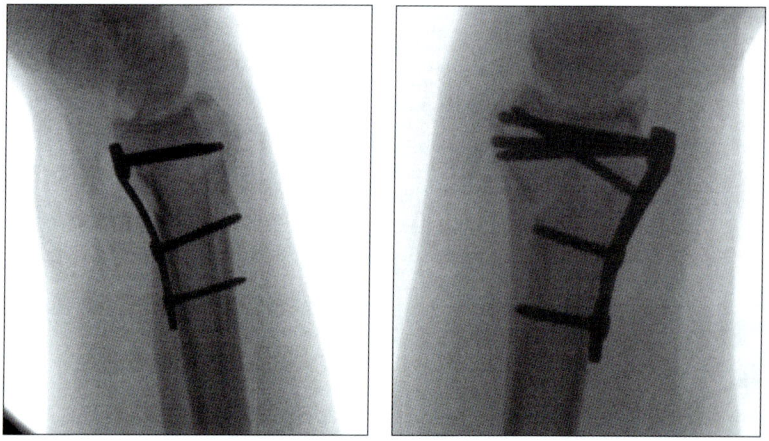

A　　B

**图12**

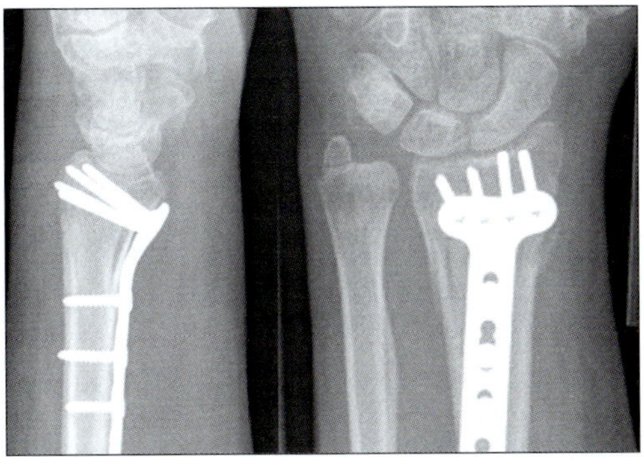

图13

### 注意事项

- 避免分离强大的腕掌侧韧带而使腕关节不稳定。
- 关节内骨折部分的复位情况，可通过术中透视来帮助判断。如果对关节内复位仍存在任何疑问时，可以实行单独的背侧小切口关节囊切开，以允许直视下的关节内复位。
- 另外，关节内复位可以通过对骨折部位的掌侧入路显露来评估，将远端骨折块和手相对于骨折近端和前臂进行旋后动作。然后通过远端骨折块的近侧以逆向的方式来评估关节的复位情况。

- 在图 13 中固定的螺钉，在侧位和斜位片上看都有适当的长度。然而，对于有完整的 Lister 结节的患者，螺钉的长度可能过长，尤其是对于在那些由于背侧粉碎骨折而很难使用测深尺的患者。
- 在结节两侧有 EPL 和伸指总腱走行的沟，这使得螺钉实际的长度要小于 X 线片所显示的骨皮质本身的长度。

■ 图 14 中所示患者的螺钉，打入结节的为长螺钉，而两侧的为稍短的螺钉，以避免侵犯伸肌腱。前后位片显示最尺侧的螺钉孔是空的。

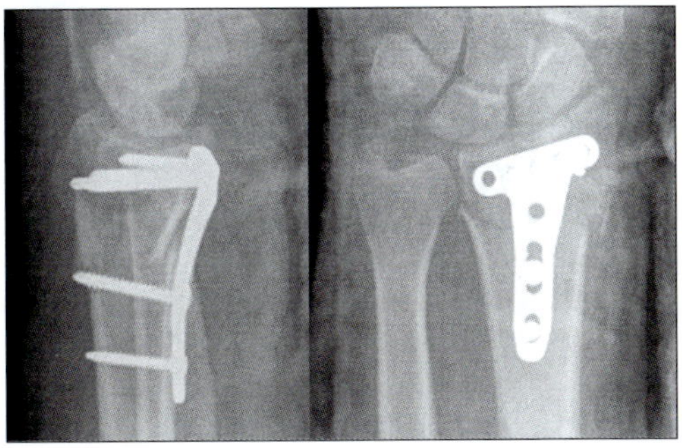

图14

**器械/植入物**

- 掌侧放置螺钉有导致桡骨背侧肌腱断裂的风险。由于Lister结节，侧位X线片往往给人以错误的印象，以为螺钉包含在骨头内，事实上，这时他们有可能已经穿透了背侧皮质。通过测深尺，检查所有螺钉应该不超过背侧表面，不能只靠X线片。

- 在放置接骨板后要仔细检查DRUJ。虽然掌侧旋前和旋后有些不便时接骨板可以放置在比较靠尺侧的位置，但必须小心不要把螺钉打入到DRUJ中去。一些接骨板扩大了螺钉的范围以固定骨块。图14中的患者能在术后第三周恢复到完全活动，这是因为医生在进行手术时避免引起DRUJ和肌腱的症状。

■ 锁定板的出现，扩大了接骨板内固定治疗桡骨远端骨折的适应证。
  - 图15显示了 患者在接受克氏针固定后典型的失败结果（图15A）。使用掌侧接骨板的修正固定成功地恢复了解剖复位。如果该接骨板锁定在骨折块上而没有骨干螺钉的话，可以通过杠杆方法达到解剖位置。如果拧入软骨下骨螺钉后，接骨板近侧贴桡骨尺侧放置，可以进行再复位。插入骨干螺钉时，将接骨板向桡侧移动而恢复了桡骨高度。
  - 图16的例子显示通过单独的掌侧入路来进行多骨块特定的固定。通过手术建立的肱桡肌肌腱止点间隙，插入桡侧接骨板，直至其止点的最远端，如果止点是完整的，无需克氏针固定，而有些接骨板最远端有一个克氏针孔，可用作此目的，在近端用钳子将接骨板接向桡骨，从而使桡骨高度恢复。同时注意保护桡神经浅支，然后经皮放入一个或两个螺钉。

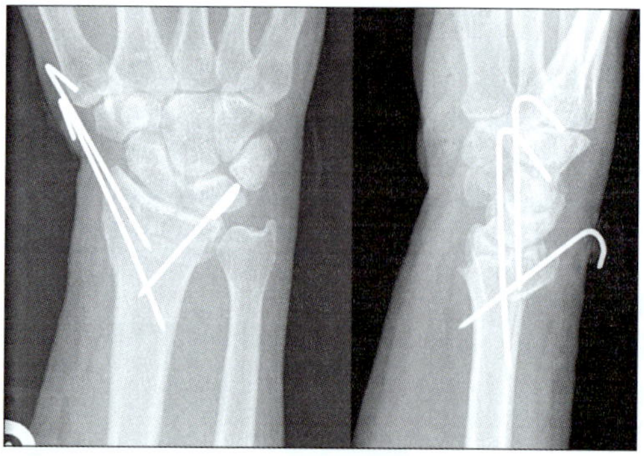
A

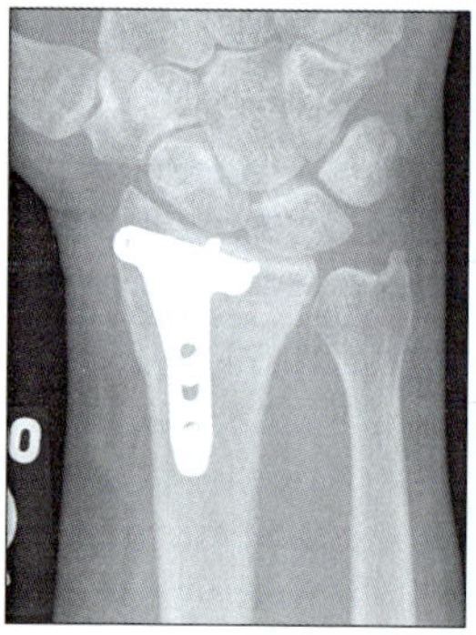
B

**图15**

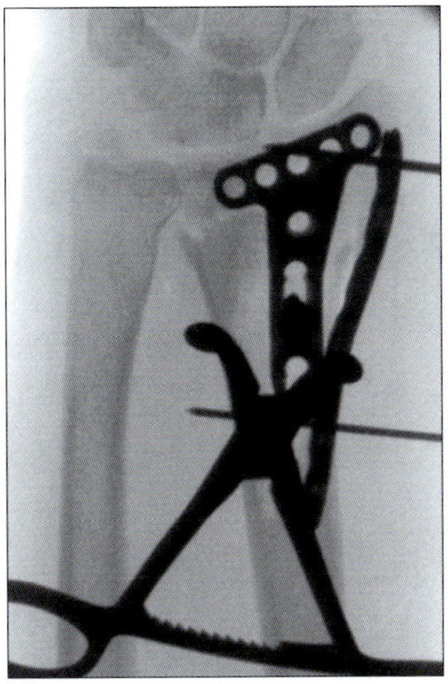

图16

## 手术步骤：背侧和掌侧放置接骨板治疗关节内骨折

- 图 17 中，X 线平片（图 17A）与冠状面和矢状位的 CT 扫描（图 17B）显示桡骨远端粉碎性骨折，月骨窝的多个骨块，分离的桡骨茎突，以及干骺端 - 骨干交界处粉碎性骨折。背侧皮质骨折合并月骨窝劈裂，通常需要前后入路，放置掌侧接骨板，同时使用或不使用背侧接骨板。

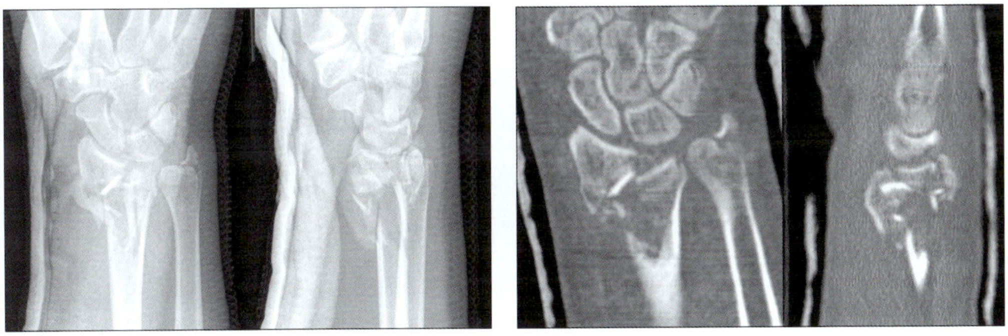

A　　B

图17

**要点**

- 通常首先放置掌侧接骨板，以便在手法复位是防止掌侧移位。
- 掌板通常必须再调整以实现更加解剖的复位，对于锁定接骨板设计尤其如此。在螺钉孔中放入一至两颗起到临时固定的作用，并允许接骨板的转动。

**要点**

- 对于掌侧边缘粉碎性骨折的病例，支撑接骨板需要尽量向远端放置，有时放置太远端了，以至于无法置入螺钉，正是这些类型的骨折需要背侧锁定接骨板，以便远端骨块复位，使用掌侧板的意义更在于将它做为复位的工具。

### 步骤 1：Agee 闭合手法复位

- 首先利用纵向牵引恢复长度并利用韧带整复以恢复关节面塌陷。本方法是用于图 9A 和 9B 所示的 A 型骨折。

### 步骤 2：骨折临时固定

- 如果闭合手法复位能够实现复位，使用克氏针获得临时固定。
- 克氏针从桡骨茎突斜向插入到桡骨干近端。
- 使用辅助克氏针平行于软骨下骨以重建关节面。

### 步骤 3：切开复位内固定

- 通过标准的 FCR 入路，首先使用掌侧接骨板作为支撑而无需背侧螺钉。
  - 图 17 显示的患者中，对桡骨远端干骺端骨折，集中于关节进行临时固定。通过术中 X 线正位片（图 18A）和侧位片（图 18B）确定桡骨远端关节面的平整。然后使用掌侧入路来放置接骨板。该接骨板可能不是在理想的位置上，而是最初作为支撑和复位指导用的。它可以在牵引和施加掌侧倾斜力时防止桡骨远端骨块的移动。

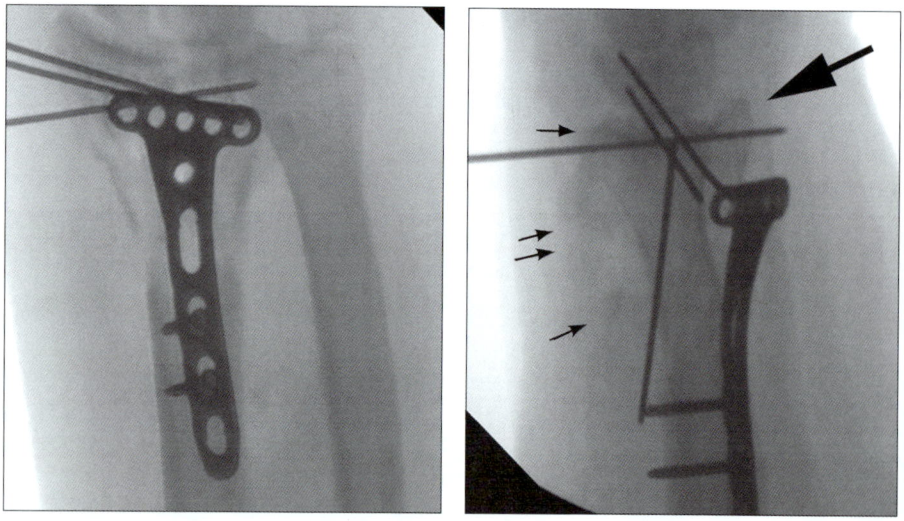

A　　B

**图18**

## 要点

- 不能重建的桡骨远端关节内骨折是罕见的。使用掌侧和背侧接骨板几乎能完成所有骨折类型的内固定。

## 器械 / 植入物

- 使用一块长的重建接骨板，在皮下从完整的桡骨干插入到第二掌骨处，完成桥接接骨板固定（DRB; Synthes, Paoli, PA）。使用背侧 Pi 型接骨板，放置到近排腕骨上，而第一排不打入螺钉，这样来进行背侧桥接固定。

## 争议

- 需要桥接固定的患者通常很难随访到。根据高年资的编者的经验，这会导致腕部的融合，但即便患者不能复诊使用 Pi 型接骨板，可以恢复腕关节功能活动。

  - 在图 18B 中，掌侧粉碎性骨折产生了掌侧缘的大骨块（大箭头）。如果没有将接骨板滑向远端此处这个边缘骨块将位于掌侧接骨板上，这一掌侧边缘骨块是重建桡骨远端解剖倾角的基础。有时倾角的复位需要对远端的临时固定进行调整。不能依靠背侧皮质来判断复位（图 18B），因为它过于粉碎（小箭头），需要切开背侧复位。背侧切开是判断关节复位唯一可靠的方法。
- 通过标准的背侧 3 ~ 4 入路，评估关节内粉碎骨折和移位。这种入路允许直接处理关节内骨块、软骨下骨移植、腕管内韧带损伤的修复以及加强骨折固定。
- 需要使用一个或更多的小型的背侧接骨板来重建背侧解剖边缘。
  - 图 19A 中，接骨板已放到远端，而且把持住了掌侧骨块。通过背侧入路，探查关节，并进行复位，有必要时进行植骨。这名患者仍缺了一些月骨窝的软骨。
  - 在腕背侧放板（图 19B）不仅锁定皮质的复位，还稳定了 DRUJ 和韧带。现在，尺骨在 DRUJ 处得到解剖复位。
- 然后如果可能，需要放入远端掌侧螺钉。通过这种方式，远端粉碎骨折可以被两块稳定接骨板“夹在中间”。

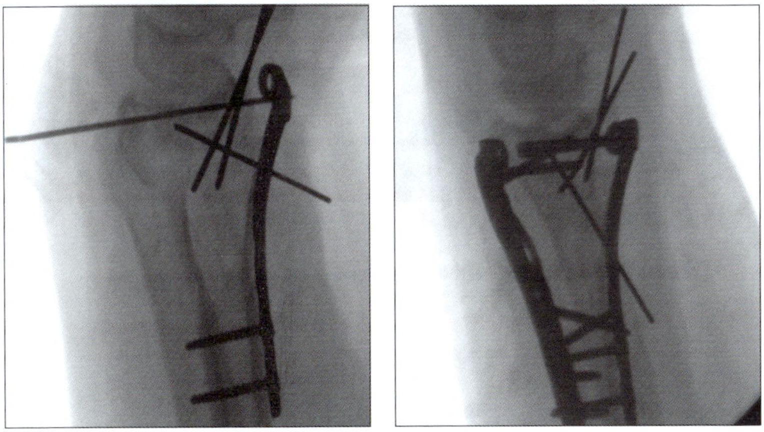

A　　　B

**图19**

### 要点

- 向远端放置接骨板时会遇到一些阻力，但通常通过轻柔的挪动接骨板就能克服。偶尔的情况，接骨板不能通过筋膜室。在这种情况下，将导丝或结实的缝线从远端到近端穿过筋膜室。要确保接骨板在导线的末端，并用将其递送。在罕见的情况，这些措施都失败了，直接在桡骨干后端上方做第三切口，切开第二筋膜室的近端部分，并在直视下穿过接骨板。
- 第三或关节周围的切口也可以用来评估关节面、复位 die-punch 碎片，以及放入移植骨。

## 手术步骤：不可重建骨折的补救手术

### 步骤 1：Agee 闭合手法复位

- 首先利用纵向牵引恢复长度并利用韧带整复以恢复关节面塌陷。本方法是用于图 9A 和 9B 所示的 A 型骨折。

### 步骤 2：入路和放入接骨板

- 桡骨远端桥接（DRB）接骨板，将接骨板置于从桡骨干至第二掌骨的远端干骺端 - 骨干皮肤表面（图 20A）。接骨板的位置由增强影像系统来确认，并将接骨板上近端和远端的 4 个螺钉孔在对应水平的皮肤上进行标记（图 20B）。
- 在第二掌骨基底行 5cm 的切口，并沿着第二掌骨干延续（图 20C）。在此切口的深层，要辨认桡侧腕长伸肌（ECRL）和桡侧腕短伸肌（ECRB）的止点，它们在第二腕背侧筋膜室的远端的下面穿行，并且各自止于第二和第三掌骨基底。
- 在显露的肌腹（拇长展肌和拇短伸肌）的稍近端型第二切口，与 ECRL 和 ECRB 肌腱相平行（见图 20C）。扩大 ECRL 和 ECRB 之间的间隙，并显露桡骨干。

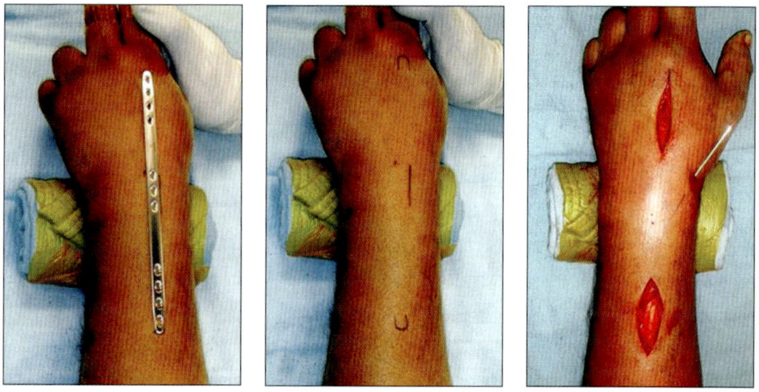

A　B　C

图20

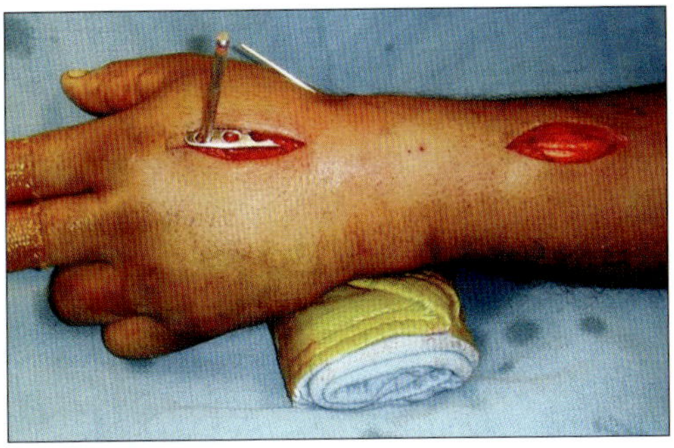

A

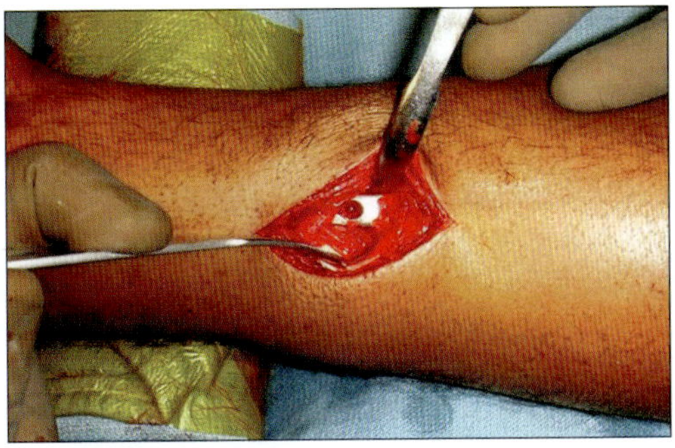

B

图21

- 在显露的肌腹下方、骨膜外，将 DRB 接骨板放入，并在 ECRL 和 ECRB 肌腱之间向远端插入。
  - 图 21A 显示了通过远端切口插入 DRB 接骨板。可以将 ECRL 和 ECRB 之间的间隔在远端进行扩大，以便接骨板在第二背侧筋膜室内穿行。
  - 图 21B 显示了接骨板的近端部分，其在桡骨的上方而在 ECRL 和 ECRB 之间。重要的是要确保接骨板在第二筋膜室内穿行，而不是在第一和第三筋膜室肌腱的浅面。

### 步骤 3：接骨板固定和关节固定

- 在放置好桥接接骨板后，通过接骨板最远端的螺孔打入一枚全螺纹的 2.4mm 非锁定皮质骨钉，将第二掌骨进行固定。然后，确定接骨板的近端位于前臂。
- 如果桡骨长度还没有恢复，那么将固定在第二掌骨的接骨板向远端推，直至长度恢复，然后将一枚全螺纹的 2.4mm 非锁定螺钉打入到最近端的螺孔内。通过使用非锁定螺钉，将接骨板有效的安放在完整的骨质上面。
- 通过首先确认最远端和最近端的螺孔来确保接骨板是沿着桡骨的长轴进行放置的。

**要点**

- 使用最少三枚螺钉在接骨板的任意一端将 DRB 接骨板进行固定，相比于使用外固定架来固定相同的骨折，能够提供更为明显的稳定性。

**注意事项**

- 使用这种技术，不能将移位的掌内侧骨折块复位；它们需要单独的掌侧切口和适当的支撑固定。

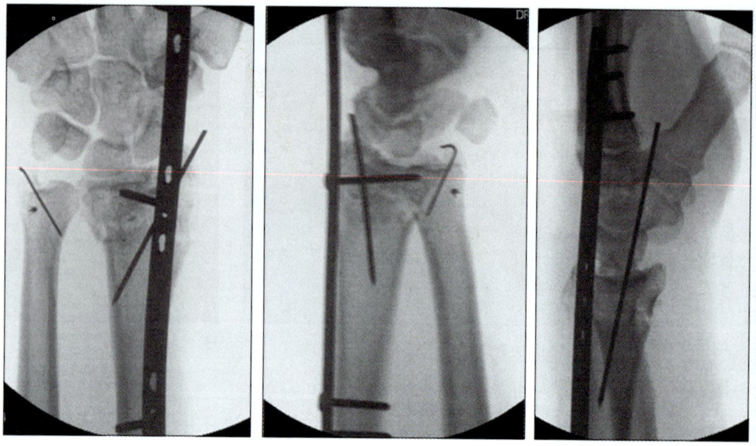


图22

**器械 / 植入物**

- 22 孔、2.4mm 钛金属下颌骨重建接骨板（Synthes，Paoli，PA）可用于 DRB 接骨板固定。这种接骨板是有钛金属制成的，它的末端是方形的，像贝壳的边缘而螺孔带有螺纹以容纳锁定螺钉。
- 2.4mm 的不锈接骨板是专门设计来作为 DRB 接骨板使用的（Synthes, Paoli, PA），而作者目前使用的是由不锈钢制成的，末端为锥形以方便接骨板在伸肌筋膜室内滑动，而且也有锁定螺钉的能力。

- 其余的螺孔都使用全螺纹锁定螺钉进行固定，并穿透双皮质。
- 图 22 显示了一例高能量桡骨远端粉碎性骨折的 X 线透视片，其使用 DRB 技术对骨折进行固定。

### 步骤 4：关节内复位

- 通过使用有限的关节周围切口对关节内复位做进一步的调整，以允许对关节内骨块直接操作、放入软骨移植骨、腕间韧带损伤的修复和使用克氏针和关节周围接骨板对骨折固定进行加强。

## 手术步骤：背侧桥接接骨板固定——治疗不可重建的桡骨远端骨折的替代补救治疗方法

- 对于不可重建的桡骨远端还有另外一种方法，就是背侧桥接固定，它一种使用背侧 Pi 型接骨板（Synthes, Paoli, PA）作为支持作用的技术。然而，发生这一骨折的患者人群的自然属性，使得其不能经常复诊，而导致功能性的腕关节融合。

### 步骤 1：Agee 闭合手法复位

- 首先利用纵向牵引恢复长度并利用韧带整复以恢复关节面塌陷。

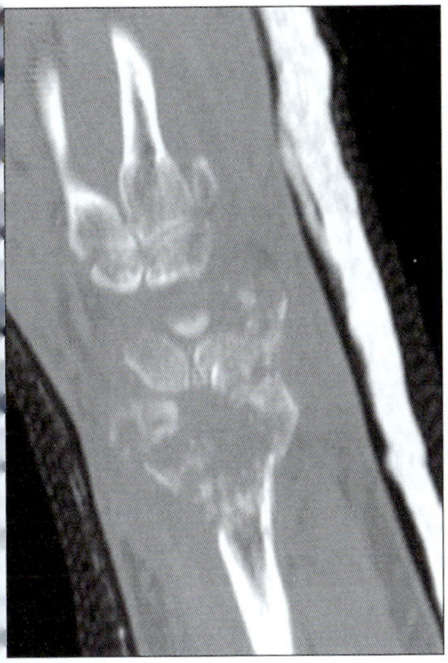

图23

## 步骤 2：入路和放入接骨板

- 如前面所讲到的掌侧支撑接骨板固定那样，行掌侧 FCR 入路（在远端无螺钉打入）。
- 如上述一样，行标准的背 3 ~ 4 入路。如果尝试复位，那么进行典型的掌侧和背侧接骨板固定时进行。
  - 图 23 显示了一例严重的桡骨远端骨折，而 CT 证明桡骨远端有很多骨块，尤其是在桡骨背侧缘。最初使用克氏针和外固定架来进行重建，导致腕部相对于桡骨远端的背侧部分脱位。传统接骨板固定并不能阻止这一点。使用 Pi 型接骨板并将其放置在腕部上方能够防止背侧移位，这是非常好的方法。
- 当背侧缘不能重建时，可以行一个 3cm 的切口，向远端延伸至第一近排腕骨。

## 步骤 3：接骨板固定和关节固定

- 使用背侧 Pi 型接骨板，但向桡骨更远的方向置入。
  - 图 24 的 X 线前后位片（图 24A）和侧位片（图 24B 条）显示了图 23 中患者接骨板的恰当位置。接骨板的边缘要放在舟骨和月骨上方、关节囊之上，保持腕骨复位。这种接骨板，同时使用克氏针固定和手法操作，通常可以导致相对于桡骨远端的腕部的近解剖复位。
  - 这种接骨板结合克氏针和手法复位，通常可以达到腕骨相对桡骨远端的接近解剖的复位。

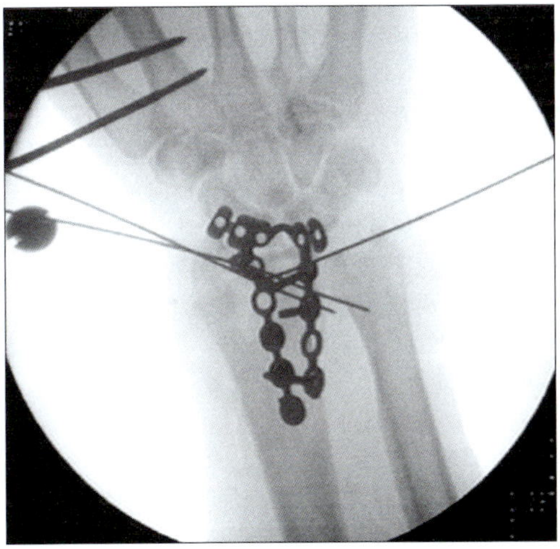

A

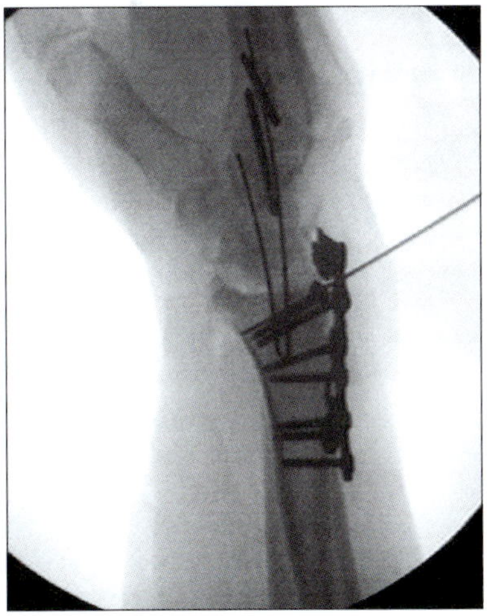

B

图24

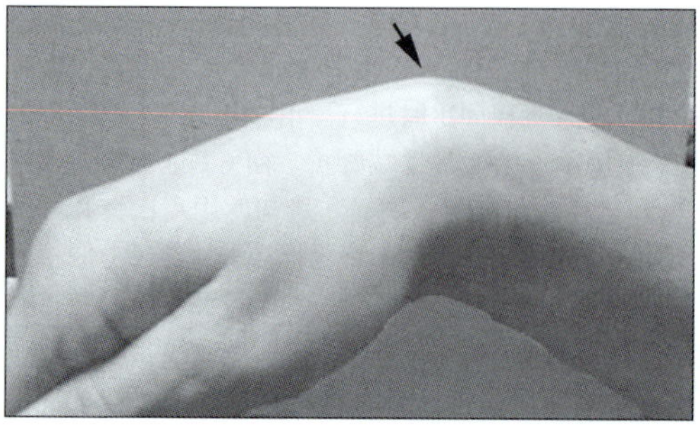

A

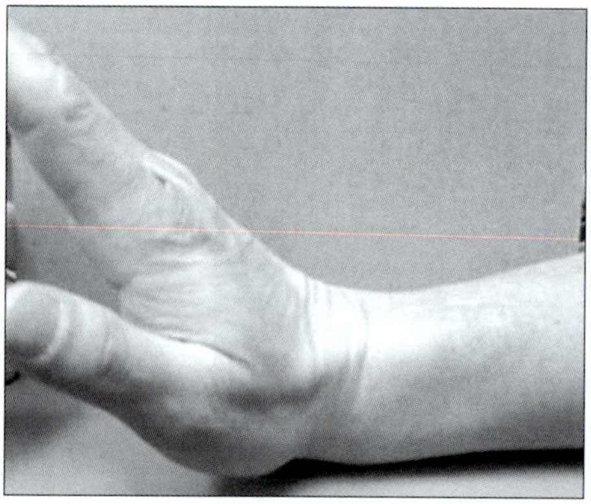

B

图25

**要点**

- 在放置接骨板之前，在月骨窝的下方可以进行植骨。当使用两块接骨板将骨头夹在中间，而拧紧螺钉时，这样做常常能帮助复位。
- 如果关节平整度较好，可以期望获得45°屈曲和20°背伸。在去除石膏后，可以任意活动。

**注意事项**

- 如果桡骨干的部分也有粉碎骨折，就不能使用背侧Pi型接骨板技术。这种情况下，应该如前述那样使用DRB技术。

- 不应该剪掉背侧Pi型接骨板两端的长度。
- 将接骨板放置在关节囊的上方，肌腱的下方，且在近排腕骨的正上方，特别是把持住舟骨和月骨。近排腕骨不需要打入螺钉。近端的螺钉要打入到完整的桡骨中去。
- 图23的患者失去随访了，但是在4年后回来复诊了，这是因为在他的手腕背侧有个小凸起（如图25A中箭头），而他想获得更大角度的背伸（图25B），但是他对屈曲的功能是满意的（见图25A）。在告知患者其活动度可能不会增加后，行手术将该接骨板取出。

## 术后护理和预后

- 患者在术中放置一个肘下的夹板进行固定。只有很少的情况采用肘上夹板。
- 在拆线和检查伤口后，将夹板更换为管型石膏，这需要总共5周的时间。如果锁定接骨板已被用于固定关节外骨折或关节外骨折的固定后稳定，那么管型石膏的时间总共可缩短至4周。
- 使用吊带1周，然后如果可能就将其去除。
- 如果存在克氏针，就在术后4～5周时在门诊将其拔除。
- 在4～6周时使用专业治疗夹板。
- 康复计划
  - 1～21天
    - 手/指的被动ROM，手泵
    - 摆肩
    - 短臂管型石膏-开始肘部的主动ROM
  - 3～6周
    - 去除夹板
    - 前臂旋前/旋后主动ROM
    - 握力、瘢痕按摩

- 6 ~ 12 周
  - 去除管型石膏，拔除克氏针
  - 腕部的主动 ROM，冷热交替浴
  - 握力，腕部的手法治疗
- 12+ 周
  - 腕部的手法治疗，被动 ROM
- 限制：非负重 8 周

## 证据

Benson LS, Minihane KP, Stern LD, Eller E, Seshadri R. The outcome of intra-articular distal radius fractures treated with fragment-specific fixation. J Hand Surg [Am]. 2006;31:1333-9.
使用骨块特定的固定方法来治疗 82 例桡骨远端关节内骨折的回顾性研究。在最少 1 年的随访结果中，根据 Gartland 和 Wesley 评分，有 61 例优和 24 例良，屈曲为 85% 的活动度，背伸有 91% 的活动度。没有发生复位的丢失。

Drobetz H, Bryant AL, Pokorny T, Spitaler R, Leixnering M, Jupiter JB. Volar fixed-angle plating of distal radius extension fractures: influence of plate position on secondary loss of reduction—a biomechanic study in a cadaveric model. J Hand Surg [Am]. 2006;31:615-22.
通过尸体的生物力学研究来评估接骨板的位置对于最终缩短的影响，以及对于桡骨远端关节外骨折掌侧置板结构的刚性和力度。在恰好软骨下的位置拧入螺钉来定位接骨板，能够更有效地保持长度并使得结构更坚固。

Jakob M, Rikli DA, Regazzoni P. Fractures of the distal radius treated by internal fixation and early function: a prospective study of 73 consecutive patients. J Bone Joint Surg [Br]. 2000;82:340-4.
连续 74 例使用 20mm 微型接骨板治疗骨折的病例，1 年随访时，早期活动度显示结果为良或优，而骨折丢失的病例是很少的。临床上支持柱固定的概念。

Jupiter JB, Fernandez DL, Toh CL, Fellman T, Ring D. Operative treatment of volar intra-articular fractures of the distal end of the radius. J Bone Joint Surg [Am]. 1996;78:1817-28.
回顾性分析 49 例掌侧关节内骨折。根据 Gartland 和 Wesley 评分，结果为优的 31 例，良 10 例而可 8 例。骨关节炎的表现和掌倾反向与不良预后具有显著的相关性。

Kamath AF, Zurakowski D, Day CS. Low-profile dorsal plating for dorsally angulated distal radius fractures: an outcomes study. J Hand Surg [Am]. 2006;31:1061-7.
回顾性研究使用小轮廓背侧接骨板固定治疗的 30 例患者。患者均获得 80% 的活动度和力量。93% 的患者有良好或优的功能结果。

Martineau PA, Berry GK, Harvey EJ. Plating for distal radius fractures. Orthop Clin North Am. 2007;38:193-201.
桡骨远端骨折接骨板内固定治疗的综述。

Ring D, Prommersberger K, Jupiter JB. Combined dorsal and volar plate fixation of complex fractures of the distal part of the radius. J Bone Joint Surg [Am]. 2005;87(Suppl 1 Pt 2):195-212.
回顾性分析使用背侧和掌侧联合接骨板固定治疗 AOC3.2 型骨折的 25 例患者。平均伸 54° 而屈 51°，握力为 78%。结果为优良的占 96%。虽然结果由受伤的严重性所限，但在这些复杂的病例中可以获得一个稳定而能活动的单位。

Ruch DS, Ginn TA, Yang CC, Smith BP, Rushing J, Hanel DP. Use of a distraction plate for distal radial fractures with metaphyseal and diaphyseal comminution. J Bone Joint Surg [Am]. 2005;87:945-54.
前瞻性研究 22 例使用牵引接骨板固定治疗桡骨远端骨折合并干骺端和骨干粉碎骨折的患者。接骨板取出时间平均为 124 天。屈伸活动度分别为 57° 和 65°。根据 Gartland 和 Wesley 评分，14 名病人结果为优，结果为良的 6 例，而可的 2 例。有 6 个好成绩，2 例公平结果。对一种正常而有效的技术治疗伴有干骺端广泛粉碎骨折的桡骨远端骨折进行了描述。

Schnall SB, Kim BJ, Abramo A, Kopylov P. Fixation of distal radius fractures using a fragment-specific system. Clin Orthop Relat Res. 2006;(445):51-7.
使用骨块特定固定的方法治疗骨折的一系列病例。握力为 67%，屈曲 46° 和背伸 57°。恢复日常活动的时间是术后 6 周。

# 15 舟状骨骨折固定

*Paul A. Martineau and Edward J. Harvey*

### 注意事项

- 关节外的微小移位骨折不必进行切开复位内固定。
- 克氏针固定只在严重的粉碎性骨折时需要保留。
- 软骨和舟状骨周围结构的复位比骨沉积更重要。
- 单靠 X 线平片无法确定近端或远端的血供。

### 争议

- 带血管蒂骨瓣移植物主要用于近端固定（图 22）。
- 重复的掌侧骨移植对关节活动度和术后功能恢复可能有影响。
- 对于非移位性骨折，经皮克氏针固定可能优于石膏固定。

### 治疗方案

- 掌侧切开入路
- 背侧切开入路
- 经皮掌侧入路
- 经皮背侧入路
- 掌背侧入路
- 带血管蒂骨瓣移植物
- 石膏固定
- 电或超声刺激

## 适应证

- 舟状骨移位骨折（X 线平片上可见 1mm 缝隙）需要行切开复位内固定术。
- 必要时可行微创固定术。
- 近端骨折需要早期干预。

## 检查 / 影像

- 不伴随腕关节尺偏的解剖位鼻烟窝压痛常常并不准确。
- 损伤时最大程度尺偏的后前位片可以用来确定是否有骨折。
  - 图 1 示延迟愈合的舟状骨腰部骨折。后前位上显示舟状骨缩短并伴有明显的囊肿（图 1A，箭头所示）。三角形的月骨（图示区域）呈近排腕骨背伸不稳定（DISI）状态。
  - 侧面观（图 1B），月骨倾斜到近排腕骨背伸不稳定（DISI）状态，舟状骨月骨夹角约 90°。舟状骨存在明显的后突畸形（掌侧舟状骨接出的轨迹），而此处应是舟骨折向关节平处（巨大黑色完缺）。这种类型的延迟愈合需要掌侧骨移植。常用的是髂嵴骨移植。CT 可以更好的观察这种病变。
- 可疑的桡侧腕部疼痛需要在 1 周后复查 X 线片。
  - 图 2A 和 2B 为 1 位 18 岁的男性患者的 X 线片，图 2B 的小箭头示近端被忽视的骨折线。该患者计划进行再次摄片但最终未完成。
  - 4 个月后同一患者的 X 线片（图 2C）示明显的骨折不愈合和囊肿形成。夹板固定可以有效地预防该并发症。

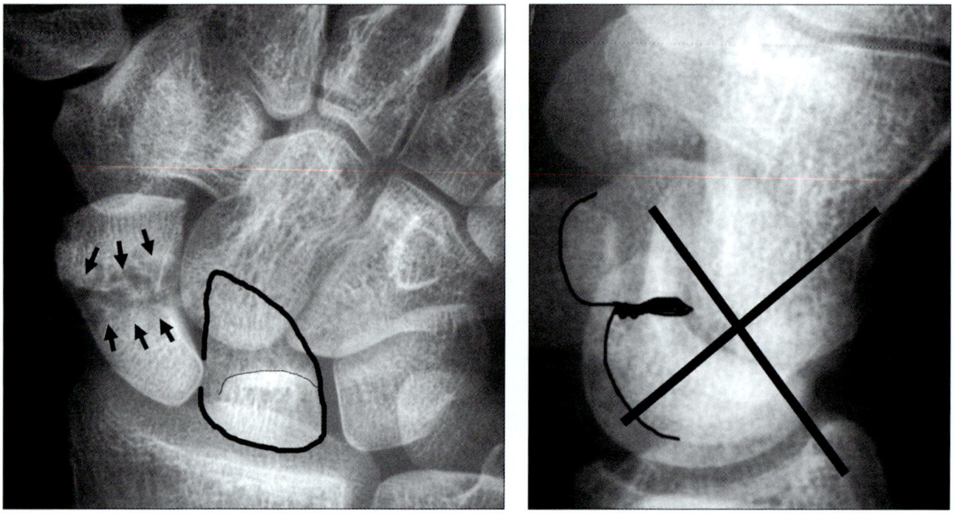

A　B

图1

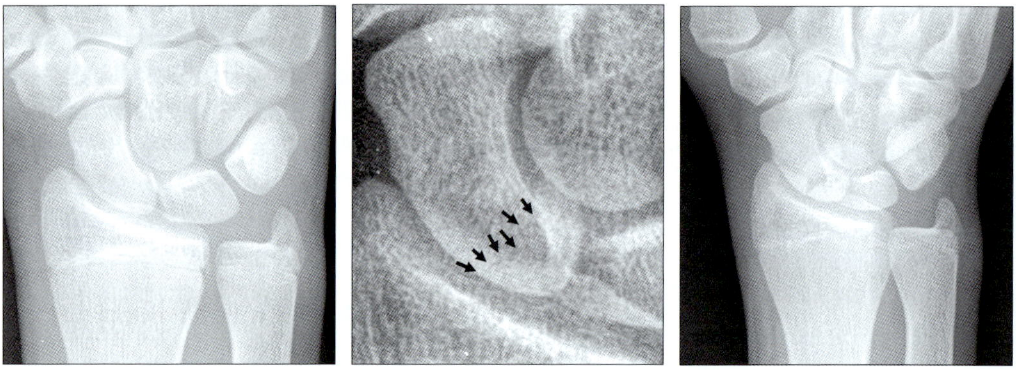

A　B　C

图2

- CT 和 MRI 可以在初次检查时明确是否有骨折。
  - 图 3 示 CT 显示舟状骨不愈合。箭头显示掌侧舟状骨缺失继发囊肿形成。骨折处可见硬化形成。
  - 矢状位 CT 扫描（图 4）可以看到显著增加的舟状骨内角。与图 1 显示的骨折延迟愈合一样，这种结构性问题需要较大的移植物来解决。为了使植骨块容易置入，来重建舟状骨的长度，骨折的硬化末端必须除去。
  - 图 5 的 MRI 显示舟状骨骨折。冠状位下清晰显示血液供应缺失(如箭头所指)。骨折和远端血运改变使近端形成无血供区。
    - 应用带血管蒂移骨瓣移植物治疗腰部骨折尚存争议。垂直于骨折线的内固定螺钉可以使近端无血供区逐渐恢复血供。
    - 固定和带血管蒂骨瓣移植治疗小的近端骨折，可能为效更好，因为更细微的固定和最终愈合前少量骨吸收。
- 骨扫描主要用于大于 48 小时的损伤，敏感度强但特异度不高。

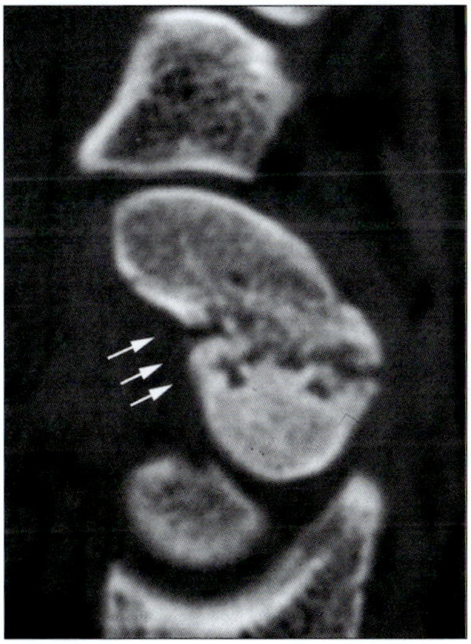

**图3**

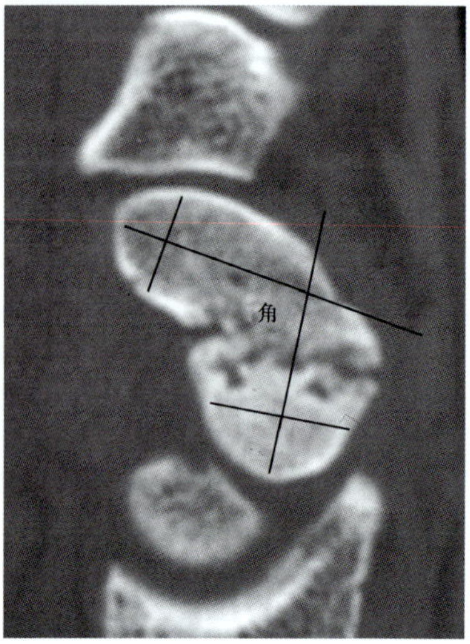


图4

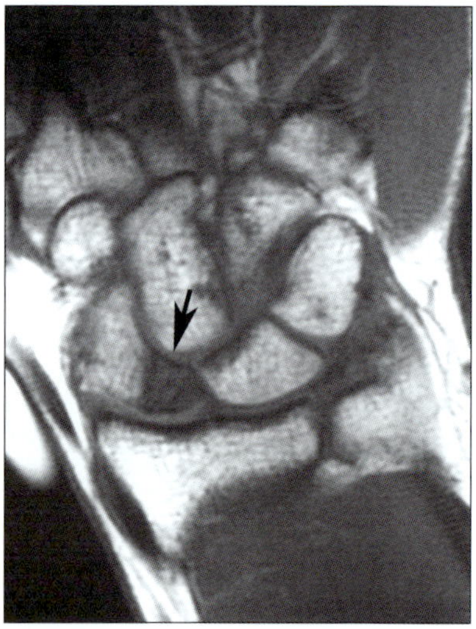

图5

## 外科解剖

- 舟状骨掌侧入路的外科解剖（图 6）
  - 舟状骨结节，鱼际的基底
  - 桡侧腕屈肌（FCR）腱
  - 舟骨、大、小多角骨（STT）关节
  - 存在风险的结构：
    - 防止纵劈桡舟头韧带
    - 桡动脉恰在手术切口的桡侧，暴露时需要保护
- 舟状骨背侧入路的外科解剖（图 7）
  - 解剖位鼻烟窝
  - 拇长伸肌（EPL）、拇短伸肌（EPB）腱
  - 桡侧腕长伸肌（ECRL）
  - 存在风险的结构：
    - 桡动脉在桡侧进入舟状骨背脊，需要保护
    - 防止损伤绕神经的背侧感觉支

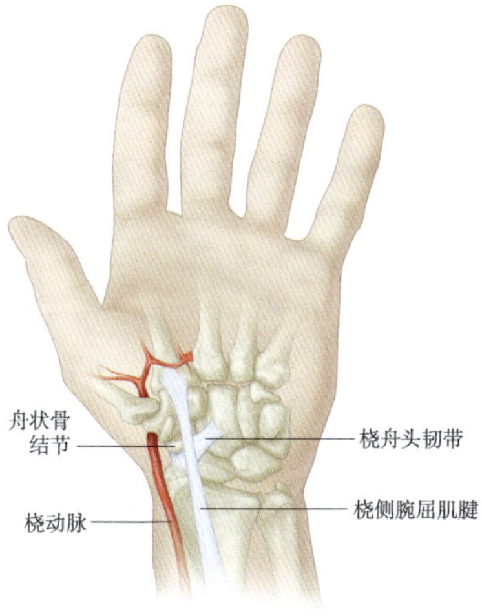


图6

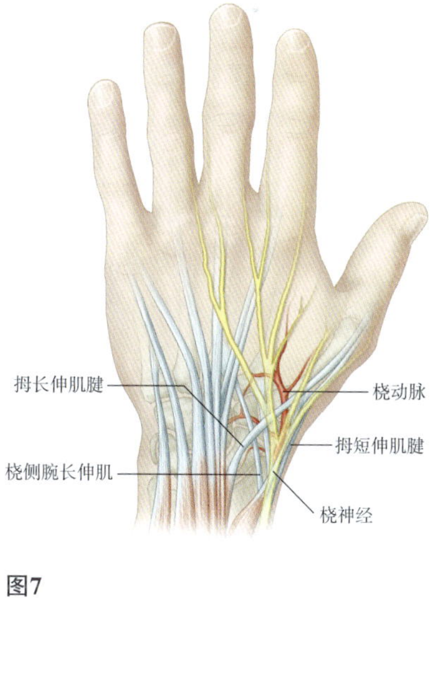


图7

## 体位

- 患者仰卧在手术台上
- 需要使用放射线可穿透的搁手板
- 带血管蒂骨瓣移植时需要应用止血带
  - 止血带充气完成后方可驱血
- 所有术式均需要 X 线透视

## 入路 / 显露

- 掌侧入路和背侧入路均常被使用。
- 掌侧入路主要用于大型缺损、后凸畸形、需合并修复掌侧韧带和骨折端在远端或腰部时。
  - 以舟状骨结节为中心，沿桡侧腕屈肌腱向鱼际基底做 3cm 长弧形切口（图 8）。
  - 切开桡侧腕屈肌腱腱鞘，桡侧腕屈肌腱腱向尺侧牵开，切开背侧腱鞘。
  - 纵向切开桡腕关节，横向显露舟骨、大、小多角骨关节。
  - 当需要获得移植骨时，可延桡侧腕屈肌向桡侧远端延伸切口。

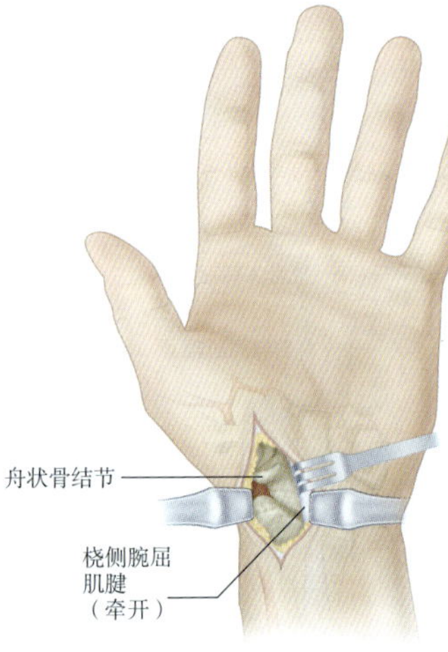


图8

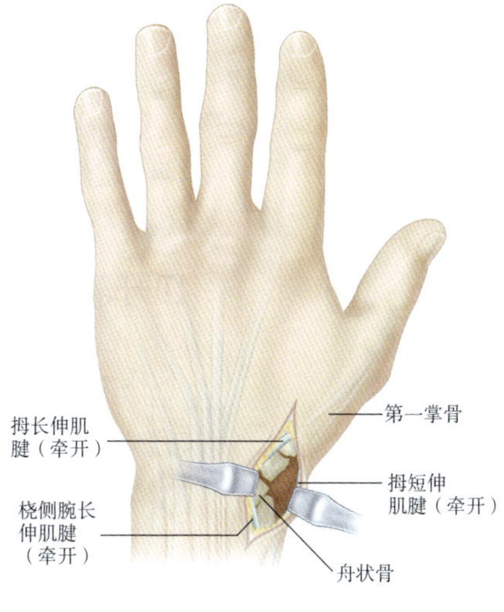


图9

■ 背侧入路主要用于近端骨折和背侧血运重建。
  - 以解剖位鼻烟窝为中心，从第一掌骨至近鼻烟窝 2cm 处做一 3cm 长切口（图 9）。
  - 切开拇长伸肌腱和拇短伸肌腱之间的筋膜。

**器械**

- 固定装置的使用因医院设备和术者偏好各异。
- 克氏针用于容易造成畸形愈合的节段性或粉碎性骨折。
- 空心挤压螺钉用于简单骨折。
- 低模手螺钉（small modular hand screws）用于插入性移植物时虽然强度不够，但在复合性骨折中，低模手螺钉可与其他挤压装置联合使用。图 10 显示在较大插入性移植物上应用小螺钉造成的螺钉断裂。大块移植物相关的延迟愈合主要就是由固定失败造成的。这种情况下，需要使用更结实的螺钉。

**争议**

- 联合应用掌侧和背侧入路，导针穿过掌侧皮肤时，拇指若没有轻度旋前，会对鱼际造成损害。

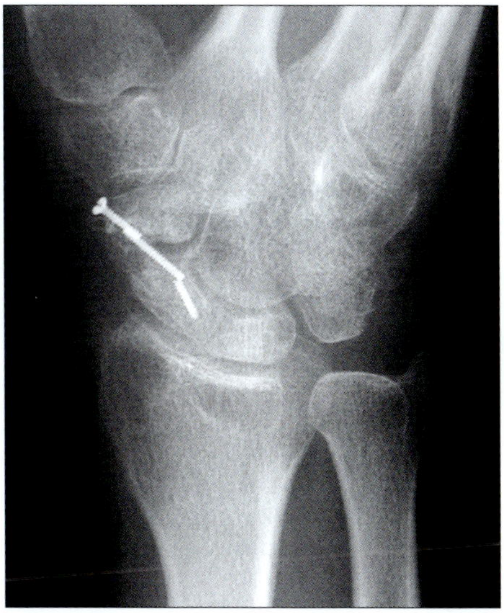

图10

- 桡侧腕长伸肌随拇长伸肌腱牵向尺侧。
- 纵向切开关节，关节囊的桡侧和尺侧均可展露。

■ 经皮 X 线引导掌侧或背侧入路主要用于不需要骨移植、不需要切开复位的相同位置骨折。

■ 联合掌侧 - 背侧入路可用于脊柱后凸畸形的带血管蒂骨瓣移植（见图 17）或需要应用远端螺钉经皮固定近侧骨折。

# 切开复位内固定

## 术式：掌侧切开入路

### 步骤 1

■ 如图 8 所示，掌侧入路显露舟状骨掌侧关节囊。从桡侧缘除去关节囊可以增大显露，为可能的缝合做准备。

■ 骨折节段的近端或远端可放置克氏针以复位。图 11 示固定前先用克氏针复位舟状骨腰部骨折。

■ 如果骨折被解剖复位，舟状骨可暂时用小克氏针固定。
- 依据切口的大小，钻入克氏针（见图 11：单箭头，远端针，多箭头，近端针）。克氏针的位置不能影响临时固定，也不能左复位后撞击其他解剖结构而妨碍解剖复位。

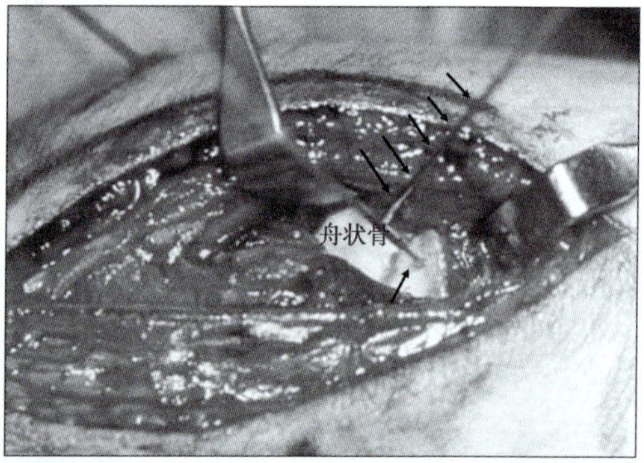


**图11**

- 舟状骨中心是最终内固定植入的位置，该点需保护好，如果仍存在缺损（如后凸畸形），将影响舟状骨的解剖复位。

■ 必须预防舟状骨短缩，否则会影响腕部的关节活动度。

## 步骤 2

■ 如果在尝试复位或固定时发现可能会因骨缺损而造成舟状骨短缩，可以在骨缺损处放置一个小的撑开器使舟状骨解剖复位（图12）。

■ 侧位 X 线片显示，撑开器张开使月骨不再处于近排腕骨背伸不稳定（DISI）状态。图 12 显示，撑开器在舟状骨骨折近端和远端之间开放了很大的空隙，月骨和头状骨的位置如图所示。

■ 测量缺损的长度以确定合适的骨移植物。

- 大移植物可以使舟状骨和腕部获得足够的长度。
- 图 13 显示暂时用克氏针固定移植物后桡骨、头状骨、月骨和舟状骨两端的位置。移植物的边缘已用黑色箭头标出。

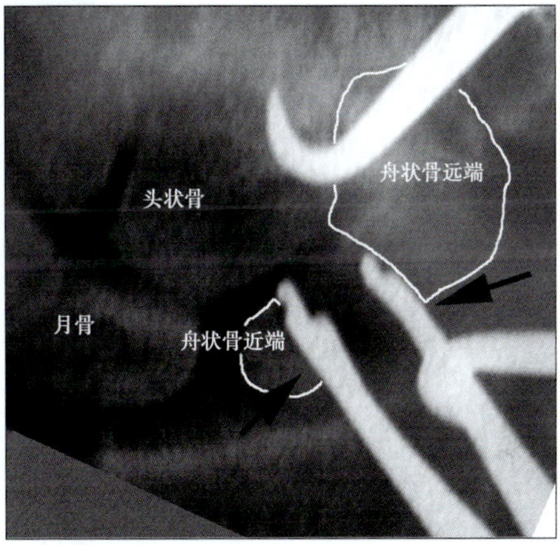


图12

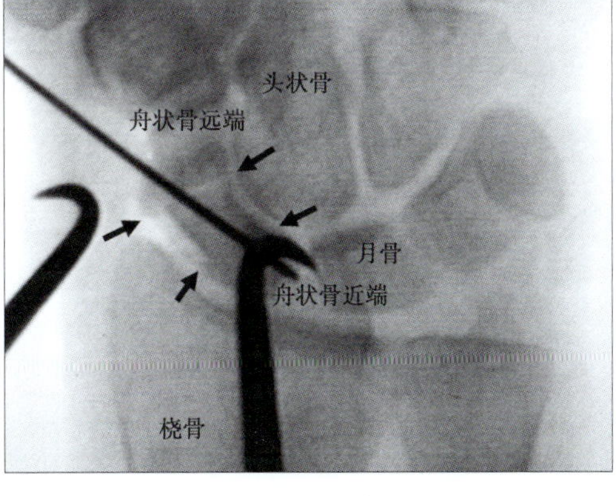


图13

## 步骤 3

- 掌侧入路下显露舟骨，大、小多角骨关节。
- 磨除大多角骨表面的突起以方便克氏针以及螺钉植入舟状骨的中心（图 14 中黑箭头示大多角骨远端需要被磨除的部分）。
- 图 14 显示，内固定螺钉要尽可能垂直骨折线（如黑线所示）。这里我们使用的是 Acutrak 微小挤压螺钉。
    - 此种螺钉为空心螺钉，开放或经皮入路均可使用。与传统的 Acutrak 螺钉相比，它占用更少的舟状骨表面。
    - 尽管很少发生，当微小挤压螺钉失败后，也可以用传统的螺钉进行补救。

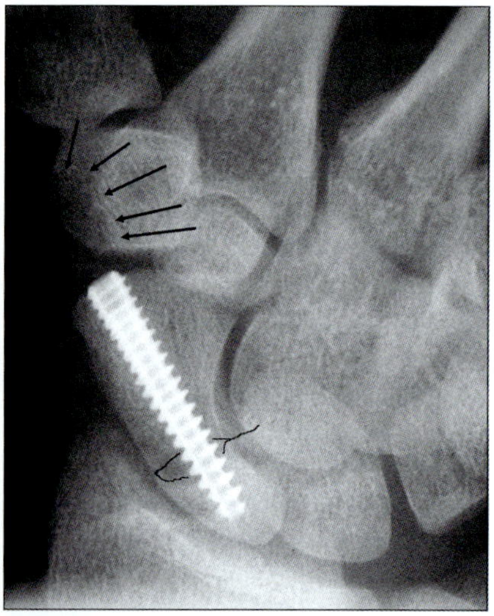

**图14**

**注意事项**

- 此方法不能复位掌侧中部的移位骨折，该种骨折需要在掌侧做单独的切口并需要合适的支持物支撑。

**要点**

- 必须使用合适的内固定装置。相比于标准螺钉顺行植入，软骨下埋头小螺钉可能更好。图 16 显示了一个计划不充分的舟骨近端骨折的病例，不能充分加压，使用大螺钉是不理想的，因为应用了远 - 近端掌侧入路，无法看到近端骨折，从而无法端正和使用工具加压。螺钉过长会损伤月舟韧带并使月骨部分退变（小箭头）。

## 术式：背侧切开入路

### 步骤 1

- 背侧入路用于近端骨折、桡骨背侧缘需要固定或伴随月舟韧带损伤（图 9）。
  - 如图 15 所示，在此入路下，2 至 4 伸肌腔隙到拇长伸肌腱鞘之间的 Lister 结节处可以清晰地看到舟状骨近端骨折。斜行直线为植入螺钉的方向。
  - 内固定引导针不可过于靠近月骨表面以防损伤软骨。在经皮背侧入路时，这点尤为重要。

### 步骤 2

- 暴露关节囊的方法有很多种，目前尚没有发现不同的方法与术后坏死率有关联。

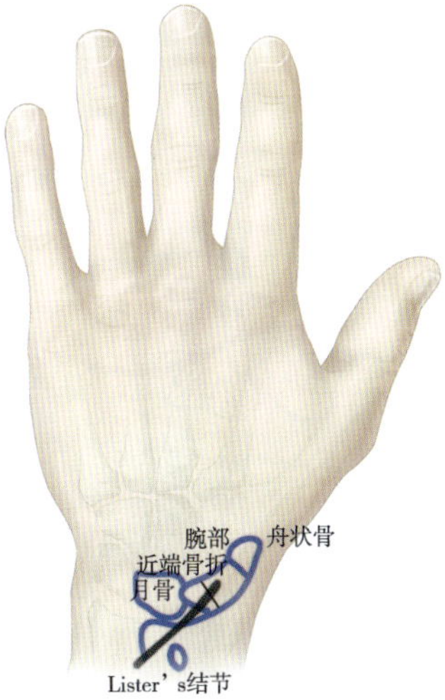


图15

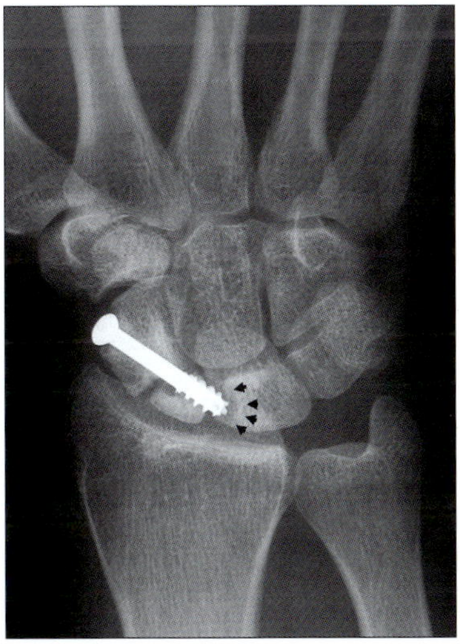

图16

■ 揭开关节囊可以暴露舟状骨桡侧缘，方便复位和将导针植入舟状骨中心。
■ 导针的植入点为月舟韧带在舟状骨桡侧中点，该点只有在腕部前屈至少 60° 时才能准确定位。
■ 在 X 线引导或非引导下沿导针植入空心螺钉。

**注意事项**

- 近端骨折可用带血管蒂移植物修复。等待缓慢的血运重建和一期愈合往往造成关节炎改变。

**要点**

- 必须将骨瓣与舟状骨做合适固定。
- 克氏针或小螺钉固定 3 周是较好的选择。

## 术式：背侧切开入路使用带血管蒂骨瓣移植物

### 步骤 1

■ 如图 9 所示建立背侧入路。如上所述，2 至 4 伸肌腔隙到拇长伸肌腱鞘之间的 Lister 结节处可以清晰地看到舟状骨近端骨折。(图 15)。
■ 开放背侧入路进行骨折固定，尽量保护术者想使用的带血管蒂移植骨块。

### 步骤 2

■ 最常用的带血管蒂移植物位置如图 17 所示。
- 可用的移植物包括第二掌骨（2nd MCP）骨瓣以及所连的桡动脉远端掌浅弓，Zaidenberg（Z 移植物）和第 1，2 伸肌间隔（1,2 Art）骨瓣以及所连的桡动脉返支。它们与桡骨、Lister's 结节（Lis）、头状骨（Cap）和周状骨的关系可以被很好地暴露。
- 做 S 形切口暴露骨折和第 1，2 伸肌间隔。

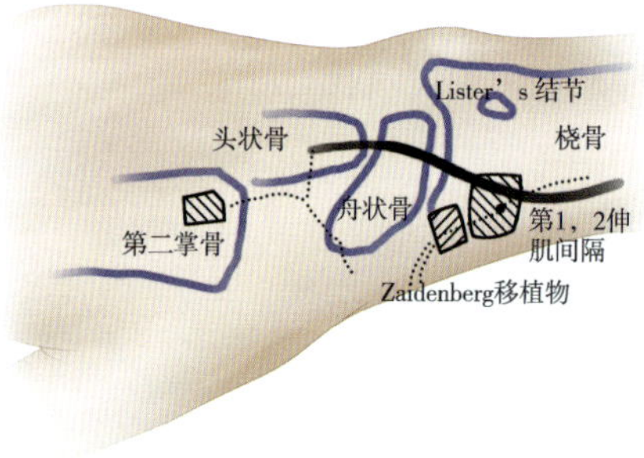


图17

- 虽然需要更大的切口，基于第二掌骨的移植物可以减少腕部的瘢痕。我们一般在需要更大的近端移植物时使用此移植物。
- Zaidemberg 曾于 1991 年报道过等同于带 1，2 伸肌动脉区域血管蒂的桡动脉返回带的骨瓣移植物。该移植物与第 1，2 伸肌间隔移植物相比，无法提供较长的血管蒂。我们通常用其处理超近端骨折或骨骼未成熟的患者，因为生长面的保存更为重要。
- 在其他情况下，我们通常使用 1，2 伸肌动脉移植物。
  - 如图 17 所示在腕背部做 S 形切口。该切口可以暴露第 1，2 伸肌间隔并可以直视到腕部远端腰部骨折。
  - 如图 18 所示，拇长伸肌近端（大箭头）和第 2 伸肌群（小箭头）之间可以看到血管带，沿第 1/2 体肌动脉，距桡骨边缘 1.5cm 处，有恒定的桡骨皮质穿入血管分支。该位置可以提供较大的移植物（阴影区）。
  - 用此方法可以获得相当大的移植物，可以达到整个舟状骨的长度。图 19 所示为在该位置获得的 1.5cm × 2cm × 3cm 的移植物。

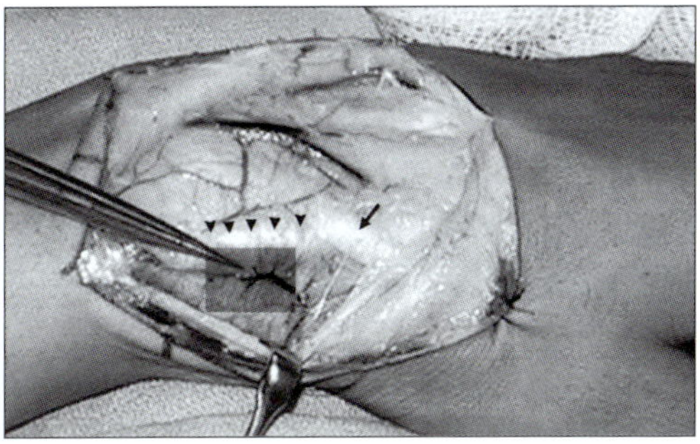

**图18**

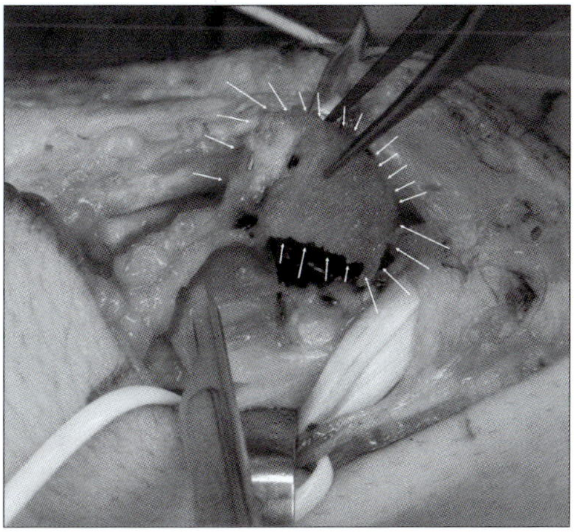

**图19**

### 要点

- 有些时候，术中X线片难以观察到舟状骨的中轴和“印章环”，在这种情况下，可以使用一种定位器（Slade，2002）。在舟状骨远端垂直植入克氏针。一枚针垂直于舟状骨掌-背轴植入，另一枚针在同一平面垂直植入舟状骨尺-桡轴的远端，与第一枚针呈90°。如果植入恰当，可以如十字瞄准线一样定位舟状骨的中心轴。我们在操作中未使用过此方法。

### 注意事项

- 经皮通路适用于微小移位或非移位性舟状骨骨折，经皮背侧入路和开放背侧通路更适用于近端骨折固定。
- 舟状骨腰部骨折在掌侧、背侧均可被固定。
- 远端骨折更多采用掌侧逆行入路修复。
- 正规的切开入路和骨移植用来治疗粉碎性骨折、显著移位的骨折、明显塌陷的骨折。

# 经皮固定法

## 术式：背侧入路

### 步骤 1

- 该方法需要术中X线辅助。
- 经皮背侧入路需要在X线辅助下获得舟状骨的横断层面，此时的图形显示为“印章环”形状。
  - 肘关节屈曲时，腕关节屈曲、尺偏并旋前，以获得最佳的拍摄位置（图20）。
  - 在X线下可以看到舟状骨长轴，帮助引导克氏针的进针点。
- 在X线片的帮助下，将引导针在舟状骨长轴上插入“印章环”的中心。如果舟状骨已被手法复位，引导针则进一步插入舟状骨的中心轴并在垂直位确认该位点。

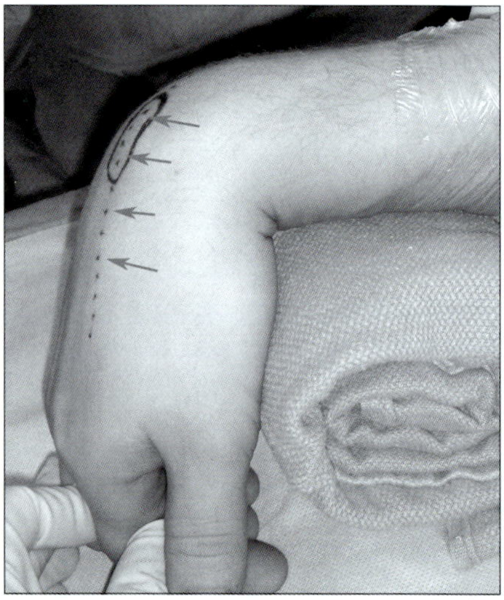

图20

### 步骤 2

- 植入导针之前复位骨折。在舟状骨近端和远端植入克氏针做为操纵杆方便复位。
  - 如图 21A 所示，克氏针（3 箭头）经皮向头状骨方向穿过舟状骨远端，图 21B 为该克氏针在 X 线透视下视图。这样固定腕骨后，经皮固定时骨折块不会发生移动。
  - 在舟状骨上由近至远钻孔并植入螺钉（图 21A，白箭头）。
- 空心钉顺行沿引导针植入（图 22）。沿引导针植入可以提供良好的复位和理想的预后。

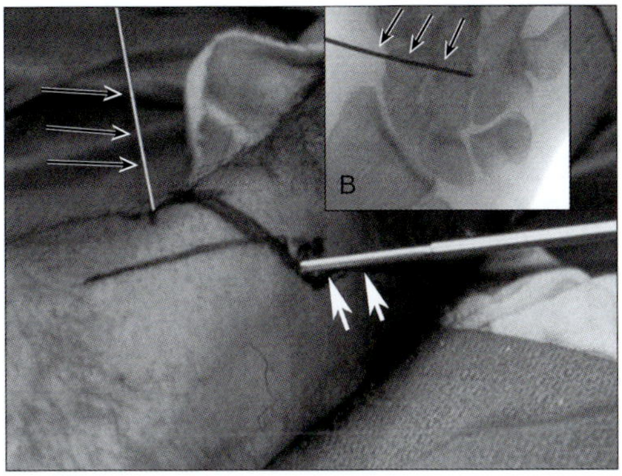


A

**图21**

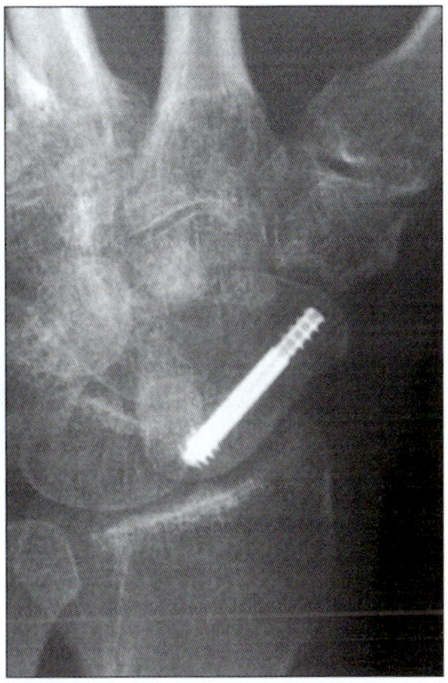

**图22**

**要点**

- 导针在进入舟状骨前必须通过大多角骨唇。

**注意事项**

- 不穿过大多角骨的通路会导致螺钉固定位置错误。未达 1/3 的植入会增加固定失败的概率。

**要点**

- 克氏针退出舟状骨前要穿过大多角骨唇。

**注意事项**

- 克氏针进针前拇指要旋前。
- 在克氏针桡侧缘做皮肤切口。

## 术式：经皮掌侧入路

- 该术式主要采用逆行螺钉固定可复性非粉碎性舟状骨腰部和远端骨折。
- 采用闭合手法复位或通过克氏针复位。如开放掌侧入路一样，进针点为舟状骨中轴，该点被大多角骨轻微的阻挡。
- 紧贴大多角骨下缘向舟状骨中心植入导针，进针深度为舟状骨中 1/3。
- 螺钉沿导针植入，去除一小部分大多角骨以方便植入。方法等同于开放掌侧入路时小部分大多角骨切除。

## 术式：联合掌背的入路

### 步骤 1

- 进行经皮或手法复位。
- 可以在头状骨远端植入克氏针复位（如图 21），更常规的做法是沿舟状骨长轴植入克氏针，与进一步植入的螺钉平行。

### 步骤 2

- 空心螺钉的导针由近及远植入舟状骨（如经皮背侧入路，见图 20）。腕关节如上述方法弯曲，导针穿过大多角骨以进入合适的位置。
- 导针穿过背侧皮肤（图 23A），在 X 线透视引导下至舟状骨近端软骨下区域。导针从掌侧退出直到如图 23B 位置（图 23B，大箭头）。
- 导针穿大多角骨唇退出（图 23B，小箭头）。

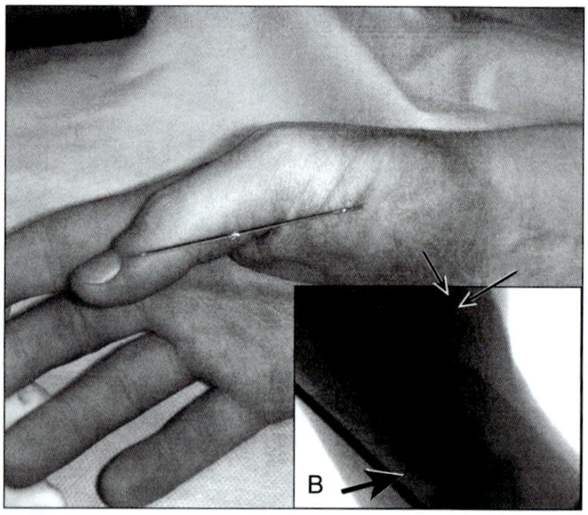

A

图23

**步骤 3**

- 用手术刀切开如图 24A 所示区域以方便测量、钻孔和植入螺钉，从而减少舟状骨近端关节软骨的破坏和保护桡周关节的完整性。刀片沿克氏针的桡侧做切口。
- 开放皮肤切口后，固定装置可以顺行植入。这样可以在舟状骨掌侧表面钻孔而不是在背侧软骨表面。如图 24B 所示，近端舟状骨克氏针通道旁大多角骨上沟槽。

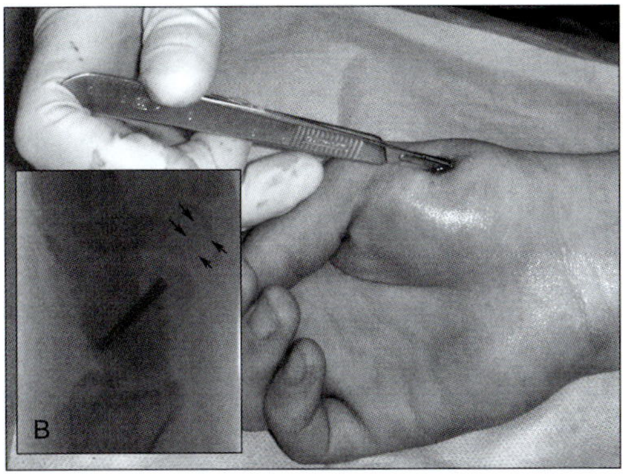

A

**图24**

## 术后护理和预期结果

- 固定制动的时间由多个因素决定如初次骨折的类型、复杂性、结构的稳定性、骨折线的清晰度、手术方法和患者个人因素。
  - 简单急性舟状骨骨折通常采用内固定术加短臂夹板固定 10 天。这样可以防止桡偏或尺偏的活动对损伤区域造成拉伸或压迫。然后使用拇指人字形石膏固定。
  - 舟状骨近端粉碎性骨折或患者合并有其他疾病，固定制动 6 周后方可进行保护性活动。
- 术后骨折愈合率是很高的，有部分报道达到 100% 愈合。
  - 令人感兴趣的是，很多研究报道 6 ~ 8 周的急性骨折手术治疗要比石膏固定预后好很多。患者术后恢复工作的时间也大约是石膏固定患者的一半。
  - 经皮手术技巧减少术中损伤，但研究表明切开或经皮固定均可以获得良好的愈合率。

### 要点

- 术后 3 个月的 X 线检查不能确认骨折愈合，需要用到患肢工作的患者需在 CT 确认骨折愈合后方可恢复工作。

### 注意事项

- 虽然用不同的手术方法均可以获得良好的预后，但骨折不愈合还是有一定的发生率。该并发症的危险因素为初发不稳定骨折、粉碎性骨折、移位骨折、延误治疗和患者个人因素。此外，近端骨折易合并缺血坏死，该并发症可以用带血管蒂骨瓣移植物治疗。

## 证据

Cooney WP 3rd, Dobyns JH, Linscheid RL. Nonunion of the scaphoid: analysis of the results from bone grafting. J Hand Surg [Am]. 1980;5:343-54.
90 例舟状骨骨折患者以骨移植物治疗，掌侧愈合率 86%，背侧愈合率 91%。背侧常规移植物 50% 愈合。65% 的移位不愈合和 85% 的非移位不愈合随时间延长最终愈合。克氏针有助于增加不稳定性不愈合患者的愈合率（证据等级 Ⅳ）。

Gutow AP. Percutaneous fixation of scaphoid fractures. J Am Acad Orthop Surg. 2007;15:474-85.
经皮舟骨骨折固定技术综述

Markiewitz AD, Stern PJ. Current perspectives in the management of scaphoid nonunions. Instr Course Lect. 2005;54:99-113.
舟骨不愈合治疗综述

Shin AY, Bishop AT. Pedicled vascularized bone grafts for disorders of the carpus: scaphoid nonunion and Kienbock' s disease. J Am Acad Orthop Surg. 2002;10:210-6.
带血管蒂骨移植技术综述

Slade JF 3rd, Gutow AP, Geissler WB. Percutaneous internal fixation of scaphoid fractures via an arthroscopically assisted dorsal approach. J Bone Joint Surg [Am]. 2002;84（Suppl 2）：21-36.
描述背侧经皮技术的文章

Waitayawinyu T, Pfaeffle HJ, McCallister WV, Nemechek NM, Trumble TE. Management of scaphoid nonunions. Orthop Clin North Am. 2007;38:237-49, vii.
不愈合治疗的综述

Zaidemberg C, Siebert JW, Angrigiani C. A new vascularized bone graft for scaphoid nonunion. J Hand Surg [Am]. 1991;16:474-8.
推广带血管量移植的最初文章。记录了11例舟骨不愈合的患者，获得100%愈合率

# 16 月骨周围损伤

*Brad Pilkey*

### 注意事项

- 难复性月骨脱位不能通过单独的背侧入路复位（例如月骨嵌入腕管内）。
- 我们不能通过背侧入路进行腕管减压和掌侧关节囊修复。

### 争议

- 对于月骨周围脱位和经舟骨月骨周围脱位，有多种不同的手术入路，包括单独背侧入路，单独掌侧入路和掌背侧联合入路。

### 治疗方案

- 早期选择闭合复位恢复腕骨的整体对位，减轻疼痛和肿胀。症状稳定后可以选择切开复位和修复手术。
- 对于月骨周围脱位，由于术中难以维持腕骨的解剖复位，因此选择闭合复位克氏针固定是非常困难的。
- 对于经舟骨月骨周围脱位，想通过闭合复位获得解剖复位是不可能的（Kozin，1998）。

## 掌侧、背侧联合入路

### 适应证

- 联合入路可使术者能够充分观察损伤的类型。
- 对于腕骨紊乱的切开复位、骨折的复位和固定、舟月骨间韧带的修复，背侧入路可以提供最佳的显露。背侧入路常常是联合入路中首先进行的入路。
- 掌侧入路用于腕管减压、在需要的情况下用于难复性脱位的复位和腕掌侧关节囊修复。

### 检查 / 影像

- 单独通过体格检查获得诊断非常困难。漏诊率超过25%（Herzberg等，1993）。
  - 腕部常肿胀变形。
  - 手指常半屈曲位，且被动活动范围降低。
  - 常有正中神经受压表现。
- 需要拍摄标准后前位和侧位片以获得诊断。有时只能发现一些细微改变。斜位或者牵引位拍片有可能会提供有关损伤类型的额外信息。
  - 侧位片
    - 侧位片显示桡骨、月骨、头状骨对线失常。
    - 舟月角增大（> 70°）提示舟月分离。
    - 在月骨周围不稳定Ⅲ期，头状骨常向月骨背侧脱位。
    - 在月骨周围不稳定Ⅳ，月骨从桡骨关节面脱位，常常是向掌侧脱位。且月骨向掌侧旋转（“翻到的茶杯征”）（Green等.，1980）（图 1）。
  - 后前位片
    - 后前位片用于检查远排腕骨近侧缘弧线和近排腕骨远近侧缘弧线的断裂（Gilula 等.，1984）（图 2）。

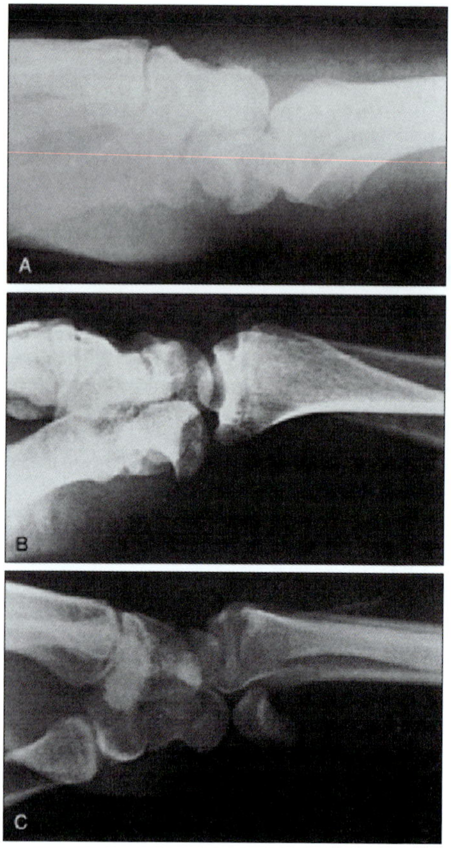

图1

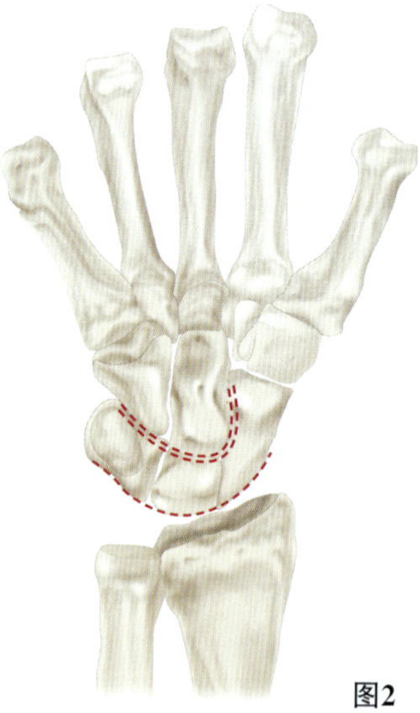
图2

- 月骨形态由正常的四边形变成三角形。
- 舟月分离的征象，包括舟月间隙增大（“Terry Thomas 征”）或者舟骨屈曲（环状征）(Green 等., 1980)。

- CT 扫描、核磁成像、骨扫描和关节造影对于急性损伤无价值。

## 外科解剖

- 舟月韧带由三部分组成（图 3）。
  - 背侧部最厚、最强韧（Berger，2001）。月三角韧带最厚、最强韧的部分在掌侧。
  - 在附着于头状骨和月骨的掌侧韧带之间的关节囊薄弱（Sauder 等，2007），此薄弱区又称为 Poirier 区，月骨即由此区脱出（Mayfield，1984）。
- Mayfield 对尸体标本进行腕关节过伸、尺偏和旋后研究，提出了韧带损伤过程的四期（图 4）。
  - Ⅰ期—舟月韧带断裂
  - Ⅱ期—月头脱位
  - Ⅲ期—月三角韧带断裂
  - Ⅳ期—月骨掌侧脱位
- 在诊断名词中前缀“经”字加在骨折的腕骨前。

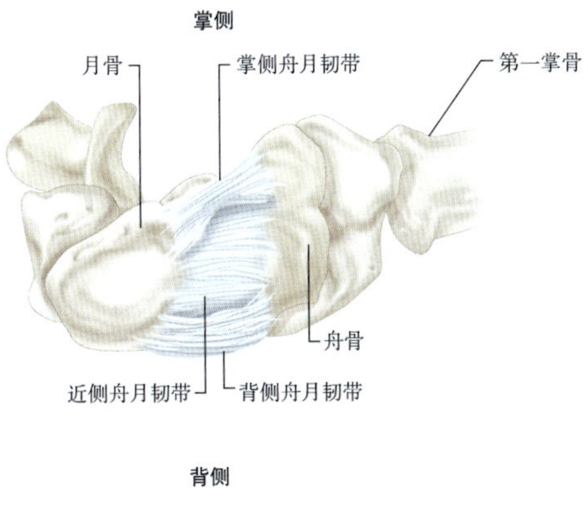


图3

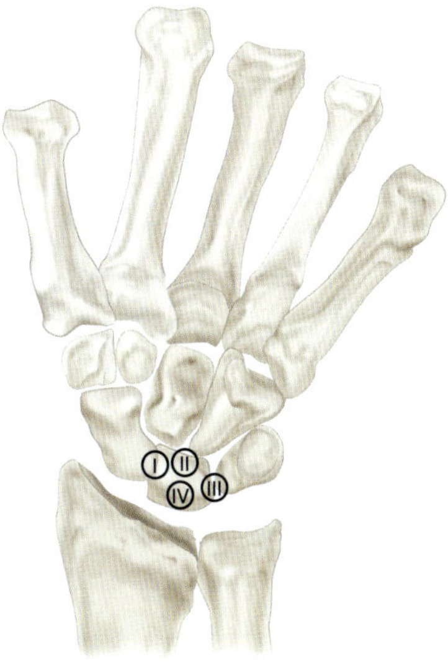


图4

## 体位

- 患者仰卧位，患肢外展放置于可以透射线的手术桌上。
- 可以选择全麻或者局部神经阻滞。
- 上臂近端上气囊止血带，前臂消毒铺单、驱血后将气囊止血带充气。

## 入路/显露

- 背侧入路
  - 背侧入路是经 Lister 结节的标准正中纵向切口（图 5A）。
  - 显露伸肌腱鞘。
  - 从第三、四伸肌间室之间显露关节囊。
  - 掀起关节囊瓣显露腕骨（图 5B）。

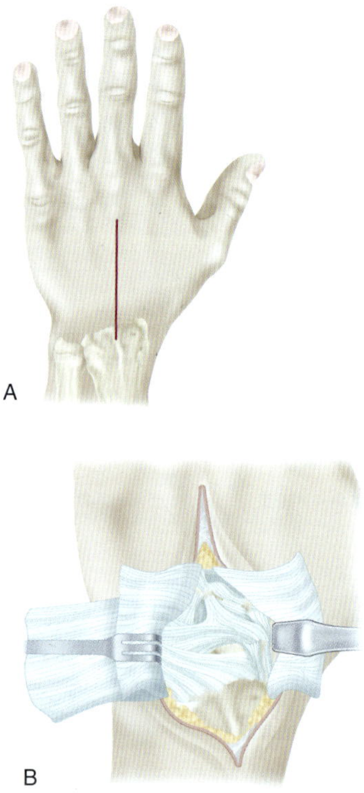


图5

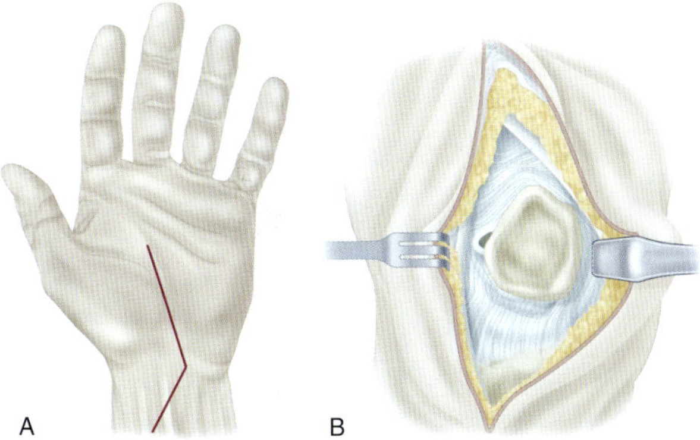

**图6** A B

- 掌侧入路
  - 掌侧入路是腕管减压切口的延长切口（图 6A and 6B）。
  - 保护正中神经掌皮支。
  - 切开腕横韧带和前臂筋膜。
  - 拉开正中神经和屈指肌腱。

## 手术步骤

### 步骤 1：背侧入路

- 彻底冲洗关节腔以去除伤后存留的血块和软组织碎屑。检查关节结构，了解损伤的范围。
  - 如果术前没有进行闭合复位，那么现在进行切开复位。从掌侧稳定月骨，对腕骨进行轴向牵引并在腕骨施以向掌侧压力多可获得复位。还可以使用钝性工具将头骨以月骨为支点撬拨复位。
- 进行骨折复位和固定。
  - 舟状骨常常是腰部骨折。先将舟骨进行解剖复位、克氏针临时固定，然后使用一枚无头加压螺钉固定。
  - 其他骨折通过螺钉或者克氏针固定。
- 评价腕骨的对线。可以通过克氏针撬拨复位舟月骨分离。将舟骨背伸、月骨屈曲可以获得解剖性舟月角的恢复。使用克氏针固定舟月、月三角和舟头关节。
- 检查舟月韧带（图 7A 和 7B）。
  - 舟月韧带背侧部常常是从舟骨撕脱，有足够的组织可以进行修复。
  - 使用 3-0 不可吸收线缝合骨间韧带的断端，舟骨侧如有韧带残留可以直接缝合，否则可在舟骨腰部钻孔后缝合。也可以使用缝合锚钉。

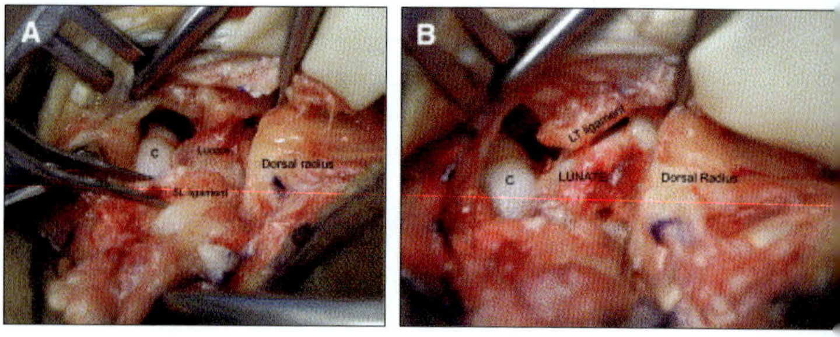


图7

- 在腕骨已经复位且克氏针临时固定后将缝线打结。
- 月三角韧带常常损伤严重难以一期修复。

## 步骤 2：掌侧入路

- 通过掌侧入路将没有复位的月骨向背侧推，使其回到桡骨与头状骨之间的解剖位置。
- 通常可以发现掌侧关节囊破裂。
  - 破裂的位置在头状骨近端，桡舟头韧带和桡月长韧带之间，即 Poirier 区。
  - 使用 3-0 不可吸收线间断缝合掌侧关节囊破裂（图 8A and 8B）。

## 术后护理和预后

- 伤口关闭后，腕关节轻度背伸位支具保护 1 ~ 2 周。
- 拇指人字石膏制动 10 周，然后取出克氏针。
- 制动结束后继续进行物理治疗。

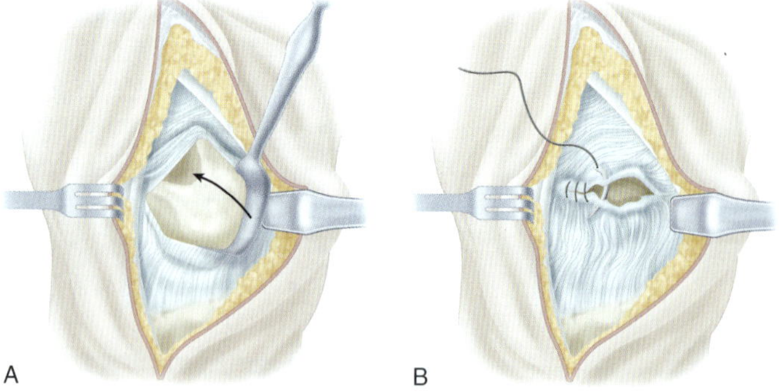


图8

## 证据

Berger RA. The anatomy of the ligaments of the wrist and distal radioulnar joints. Clin Orthop Relat Res. 2001; (383): 32-40.

Gilula LA, Destouet JM, Weeks PM, et al. Roentgenographic diagnosis of the painful wrist. Clin Orthop Relat Res. 1984; (187): 52-64.

Grabow RJ, Catalano L 3rd. Carpal dislocations. Hand Clin. 2006;22:485-500.

Green DP, O' Brien ET. Classification and management of carpal dislocations. Clin Orthop Relat Res. 1980; (149): 55-72.

Herzberg G, Comtet JJ, Linscheid RL, et al. Perilunate dislocations and fracture dislocations: a multi-center study. J Hand Surg [Am]. 1993;18:768-79.

Kozin SH. Perilunate injuries: diagnosis and treatment [Review]. J Am Acad Orthop Surg. 1998;6:114-20.

Mayfield JK. Patterns of injury to carpal ligaments: a spectrum. Clin Orthop Relat Res. 1984; (187): 36-42.

Sauder DJ, Athwal GS, Faber KJ, Roth JH. Perilunate injuries. Orthop Clin North Am. 2007;38:279-88.

# 第二部分

# 下　肢

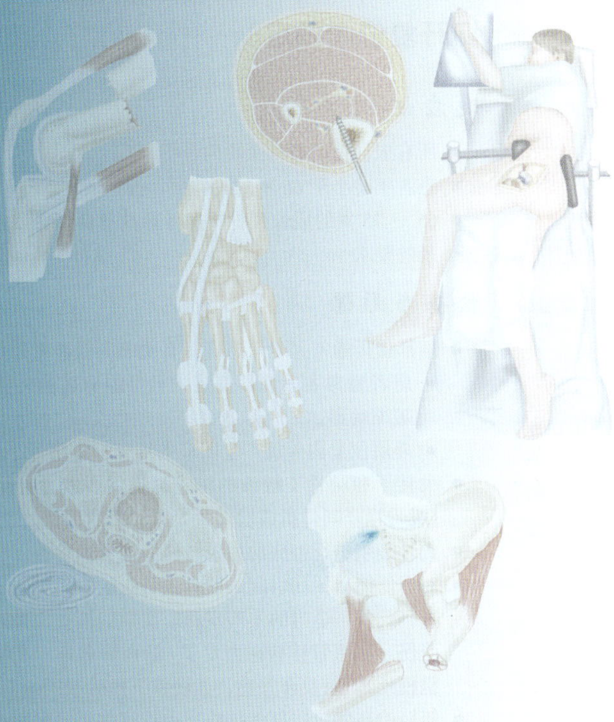

# 17 股骨颈骨折

*Christina Goldstein and Mohit Bhandari*

### 注意事项

- 对于骨折线较为垂直走行的高龄患者，使用成角固定装置（如短DHS,髓内钉）或髋关节置换术，可获得更好的预后，因为经过这些骨折线的高剪切力使空心螺钉不能获得牢固固定。

### 争议

- 在老年人中移位性骨折的治疗方案存在很多种。术前有患髋疼痛病史和/或有关节退行性病变的影像学证据的患者可以更多考虑关节置换

### 治疗方案

- 对于围术期并发症的风险过高或不能走动的疼痛较轻的老年患者可以采取卧床制动的保守治疗方式。应尽可能避免那些大多医师熟知的并发症
- 内固定可采取空心螺钉或成角固定设备，最常见的是动力髋螺钉。成角固定设备可能更适用于角度垂直和更靠近基底的骨折
- 人工半髋置换或全髋关节置换术往往是75岁或以上的患者的标准治疗，此外还是合并退行性关节疾病、对功能需求较低的65～75岁的患者、骨坏死风险高的患者的适应证

## 切开复位内固定

### 适应证

- 所有未移位的股骨颈囊内骨折
- 患者年龄小于65岁的股骨颈骨折
- 65～75岁的股骨颈骨折患者且具有良好骨质密度并对功能有较高的要求

### 检查与影像

- 髋部骨折通常是老年患者、有明确的低能量外伤史。
  - 患者通常主诉髋部疼痛，且可能有屈曲外旋。还常伴有患肢短缩畸形。
  - 外展位上内外旋产生明显的疼痛，应格外小心地处理。
- 大转子和耻骨支触诊的压痛可提供线索，有助于判断骨折类型（股骨粗隆间骨折或股骨颈）和相关的损伤（耻骨支骨折）。
- 此外必须进行彻底的患肢神经和血管的检查。
- 对于低能量损伤引起的股骨颈骨折的老年患者，应该彻底全身检查。此外，适当的实验室和影像学的检查，排除其他疾病引起的受伤（如短暂性脑缺血发作/脑血管意外、充血性心力衰竭、心肌梗死），以及合并症，如硬膜下血肿和同侧上肢损伤。
- 年轻的高能量髋部骨折应当进行评估，并根据高级创伤生命支持指南进行心肺复苏。
- X线平片
  - 标准成像包括了髋关节前后位（如有可能，内旋15°）（图1A）和侧位（图1B）。
  - X线片需从压缩、移位及分离程度等几个方面综合考虑，需考虑是否合并关节退行性变和是否合并骨盆损伤。通过与对侧的比较可以发现更加细微的损伤。
- 骨扫描
  - 骨扫描可以发现隐匿的股骨颈骨折，对于X线平片上未发现骨折征象但临床高度怀疑骨折的患者可以考虑行骨扫描检查。
  - 对于骨质疏松的患者，72小时后再行骨扫描可以明显提高敏感度。

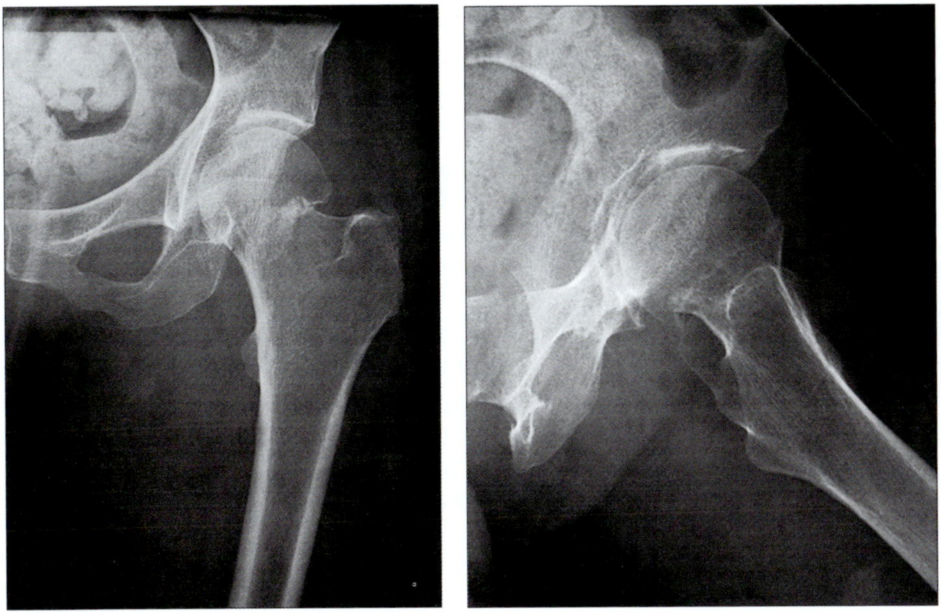

A　　B

**图1**

- CT
  - CT 可以用于诊断股骨颈骨折，尤其是考虑合并骨盆损伤时（图 2A 和 2B）。
  - CT 诊断的敏感度取决于断层的厚度和投射方向。已有证据证明 CT 诊断的准确性不及 MRI。
- MRI
  - 在诊断隐匿性股骨颈骨折上其准确性与骨扫描相当，在骨折后 24 小时再行 MRI 可以提高其敏感度（Rizzo 等，1993）。
  - 对于鉴别其他原因引起的髋部疼痛有一定意义。
  - 与其他影像学诊断相比，MRI 没有放射性。

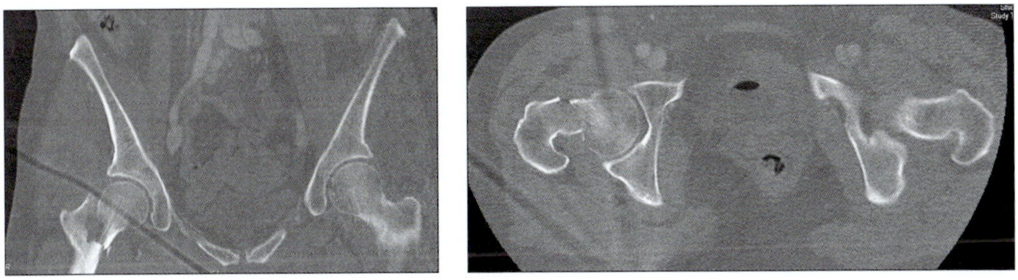

A　　B

**图2**

## 外科解剖

- 对于骨性解剖和股骨近端的血运有清晰的认识，可以提高股骨颈骨折的手术效果，基于解剖的手术方案的选择有助于减少术后并发症。
- 骨性解剖
  - 成人颈干角 130 ± 7°。
  - 平均前倾角 10°。
  - 从侧位上看股骨颈位于股骨中轴的前方，在手术置入内植物时应牢记这一点以避免向后侧穿透股骨颈。
  - 股骨距是一致密的垂直骨板，起自股骨后内侧的小转子下面骨皮质，向外侧延伸到大转子（图 3）。其内侧比外侧厚，是内在强状的骨小梁的起点，支撑股骨头的负重半球结构。股骨距起到加强股骨颈后下方的作用，忽视该区域的粉碎性骨折可能导致固定的失败。
  - 股骨近端最薄弱的骨质位于股骨颈及头的前上部。

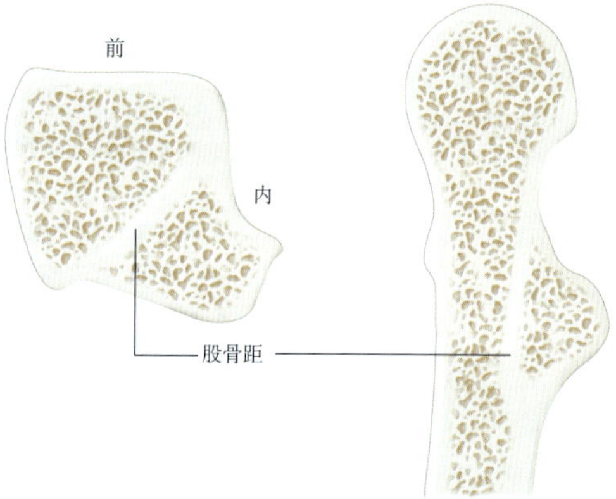


**图3**

- 血管解剖
  - 股骨颈血供包括：
    - 关节囊外动脉环由股骨颈内侧和股外侧动脉分支形成。
    - 关节囊外动脉环沿股骨颈向上走形—形成韧带血管—其中外侧组为股骨颈重要的血供。
    - 圆韧带动脉（图4）。
  - 韧带血管在关节囊内形成滑膜下囊内血管环，并发出骺动脉进入股骨头。旋股内动脉的终末支—外侧骺动脉供应了股骨头大多数的血供。
  - 当股骨颈骨折时可能会损伤韧带动脉，同样在手术复位时也可能造成类似的损伤。

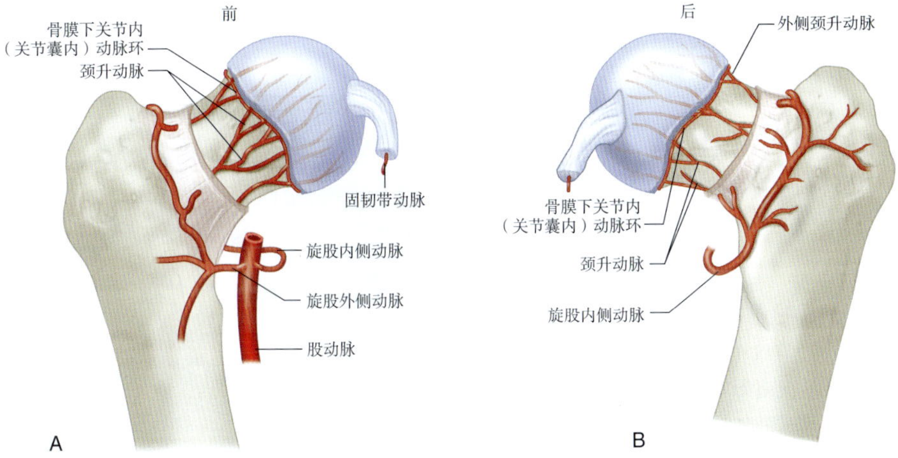


**图4**

### 要点

- 股骨颈骨折的良好复位应包括股骨头的良好支撑、股骨头无内翻及移位和成角小于 20°。

### 注意事项

- 闭合复位失败提示需要切开复位，反复的复位会破坏血运和导致骨不连和股骨头坏死的风险增加。

### 器械

- 健侧支架应能保证健腿不在透视区域内，或者也可将健腿置于外展位。
- 可以使用 C 型臂或者 G 型臂，笔者通常使用 C 型臂来获得前后位和侧位像。

### 争议

- 骨折复位可以在平车或者复位床上进行，笔者通常在复位床上进行，以避免转运过程中的二次移位。

## 体位

- 股骨颈骨折内固定术需仰卧位，无论所选择的内固定方法是多枚平行空心钉固定，还是动力髋螺钉固定，都要仰卧位。
- 区域阻滞或全身麻醉成功后，插入导尿管，将患者移至牵引床上。
- 在会阴部将对抗牵引的桩用软垫包好，将健腿置于屈曲 90°，轻度外展位，以便于透视，注意保护骨突部位，尤其是与腓总神经关系密切的腓骨头处，应当垫好保护（图 5）。
- 如果有必要的话确认透视装置能拍摄到合适的前后位和侧位。
- 如果骨折移位，则行闭合复位。
  - Whitman 法可复位大部分的股骨颈骨折。
    - 在骨折复位床上将患肢妥善固定，中立位慢慢牵引。然后使患肢轻微外展、并内旋，在透视下观察复位情况。股骨头内侧的骨皮质尖应当刚得到股骨距的支撑。

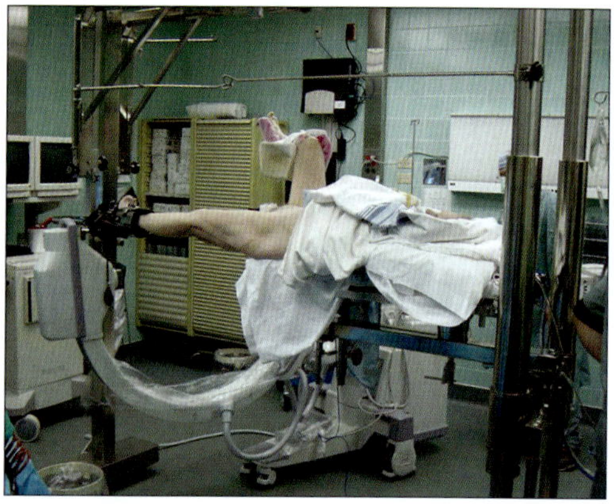

图5

- 通过恢复股骨颈凹面和股骨头凸面骨皮质构成的正常 S 形曲线来确认骨折复位（图 6），内翻畸形会导致内固定失败的可能性增大，不能接受（Chua 等，1998）。
- 如果在伸展位的闭合复位失败，可以尝试一次屈曲位的闭合复位。
    - 患侧屈髋 90°，轻微内旋，沿股骨方向牵引。然后维持内旋，环形牵引小腿至外展和伸直位。
    - 复位成功后，将小腿与牵引装置固定。如果骨折仍有移位，则有必要进行直视下切开复位。
- 患髋术区消毒、铺巾，切口位置可垂直贴上无菌透明膜，注意不要让透视装置污染无菌区（图 7）。

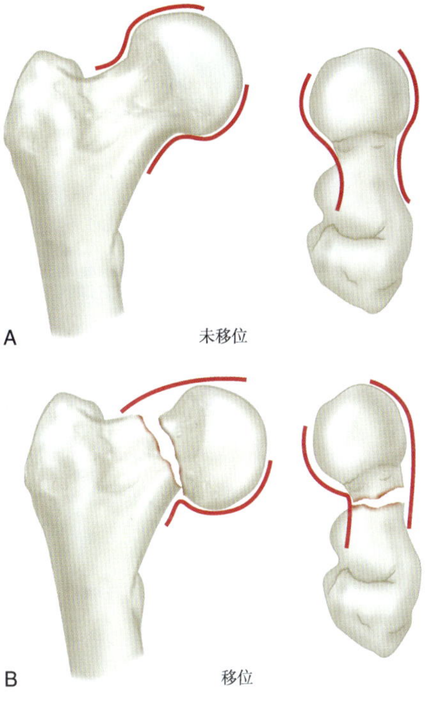


图6

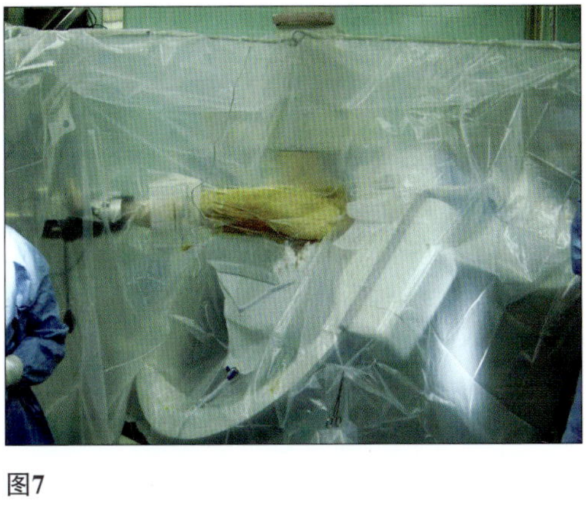

图7

### 争议

- 一般采用经皮入路至股骨近端，但小的劈开肌肉的入路也可能只造成同样的软组织损伤。

### 要点

- 屈髋 20° ~ 30° 有助于切开复位，这可使髋关节前侧结构放松，并且有助于骨折暴露和骨折块的操作。

### 争议

- 切开复位也可以通过后侧切口进行，缺点是仰卧位不利于操作，而且导致术后感染率增加。

## 手术步骤：空心钉固定

### 入路与显露

- 无菌笔标记大结节的顶点和前后缘。
- 从大结节最宽处为起点向远端行长约 6cm 的外侧直切口。
- 电切分离皮下组织，直到阔筋膜和股外侧肌筋膜。两个 Gelpie 拉钩用于拉开皮肤和皮下组织。
- 沿切口走向锐性切开阔筋膜及股外侧肌筋膜。
- 钝性分离股外侧肌直至显露股骨外侧皮质（图 8）。

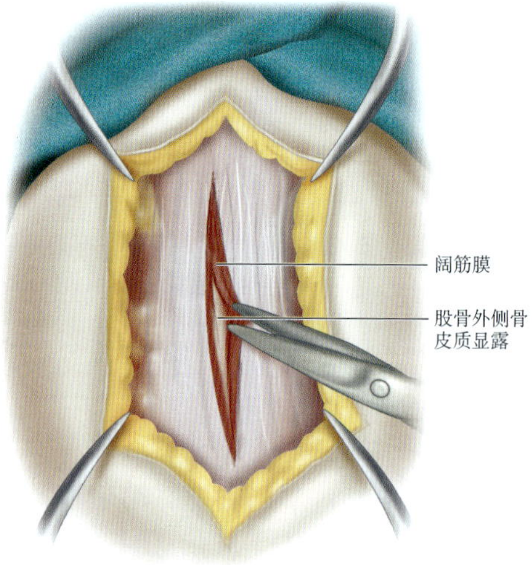


图8

# 手术步骤

## 步骤 1

- 如果股骨颈骨折闭合复位失败，则进行外侧入路的切开复位。可在向近端延伸皮肤切口后使用 Watson-Jones 间隙入路。
- 找到阔筋膜张肌和臀中肌间隙，可通过钝性分离直至髋关节囊前方。从股骨转子间嵴上分离股外侧肌的起点。
- 然后沿股骨颈方向切开前关节囊，并沿转子间嵴上下各切开 1cm。
- 将一个窄尖型的 Hohmann 拉钩插入关节囊外髋臼前缘，以方便显露骨折位置。(图 9A)。
- 用一个骨钩向外侧拉开嵌插的骨折断端，同时由无菌区外的助手外旋（图 9B）髋关节。然后在患肢内旋的同时松开向外侧牵引的骨钩。
  - 或者也可以用小骨刀或者 Cobb 剥离器插入骨折断端，撬拨股骨头使骨折复位。
- 透视下证实复位，并在股骨颈前方触诊以明确复位，可以用 2mm 克氏针临时固定维持复位。

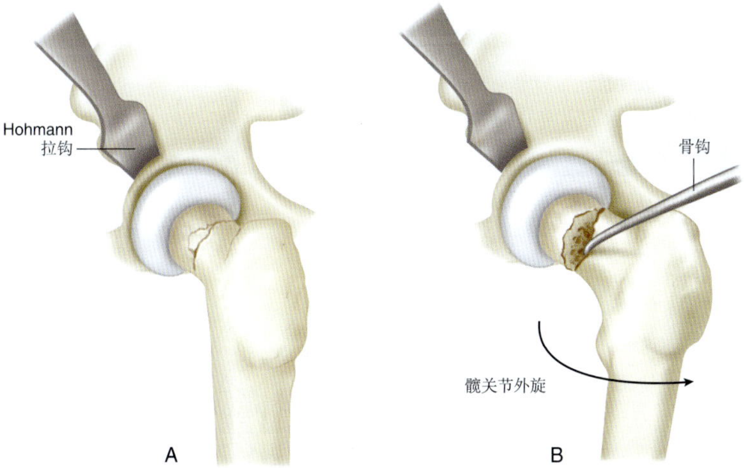


**图9**

## 注意事项

- 所有导针和螺钉必须放置在小转子或者小转子以上区域，这样可以避免应力增加，从而避免可能的转子下骨折

## 器械 / 植入物

- 笔者采用的是 6.5mm 自攻空心钉及 3.2mm 螺纹导针，用于多枚平行螺钉固定股骨颈骨折

## 步骤 2

- 一旦完成复位，采用多枚平行螺钉进行确定性固定。
- 在股骨颈正位透视下，在股骨颈的前侧区域打入一根带螺纹的导针来确定股骨颈前倾角，并作为定位针。
- 在小转子位置或高于小转子高度，在股骨的中线区域打入 1 枚 3.2mm 螺纹导针，并平行于与前一根定位针。如果骨质较好，可以用 2.0mm 转头先预钻孔（图 10A）。
  - 导针向前推进到股骨头的软骨下骨（图 10B）。
  - 透视下确定导针位置，在 X 线侧位片上导针应位于股骨颈中间，X 线正位片上刚好位于股骨颈内侧骨皮质上（图 11）。

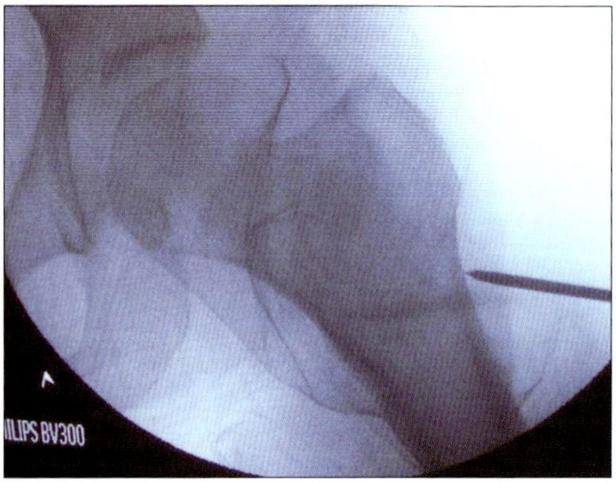


A

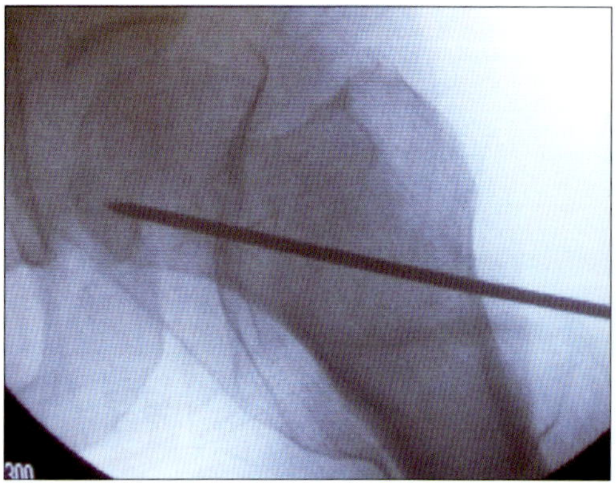

B

图10

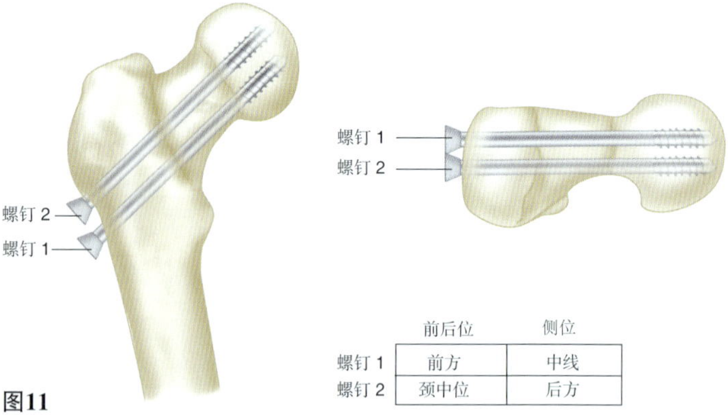


| | 前后位 | 侧位 |
|---|---|---|
| 螺钉 1 | 前方 | 中线 |
| 螺钉 2 | 颈中位 | 后方 |

图11

**争议**

- 在明显移位伴后侧粉碎的骨折中，可以用第四根导针打在中上位置呈一个钻石形（图 13B）。这样是否提高了骨折固定的稳定，还存在争论（Kauffman 等，1999；Swiontkowski 等，1987）。

  - 如果要改变导针的位置，应该使用原来的骨皮质上的钻孔，以避免增加股骨外侧骨皮质的应力。
- 沿着三角形的固定角度导向器打入第二根导针，在前后位像上这跟导针应该在股骨颈的正中，在侧位相上紧贴股骨颈后侧骨皮质。
- 第三根导针需要在前后位像上与第二根平行，并且在侧位片上位于第二根的前方，三根导针呈一个倒立的三角形（图 12 和 13A）。

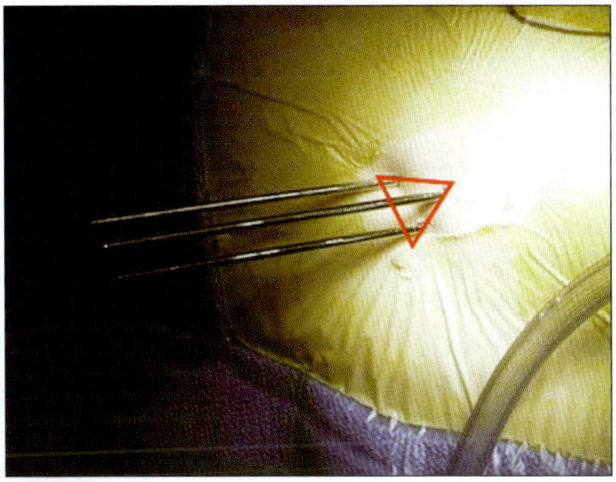

**图12**

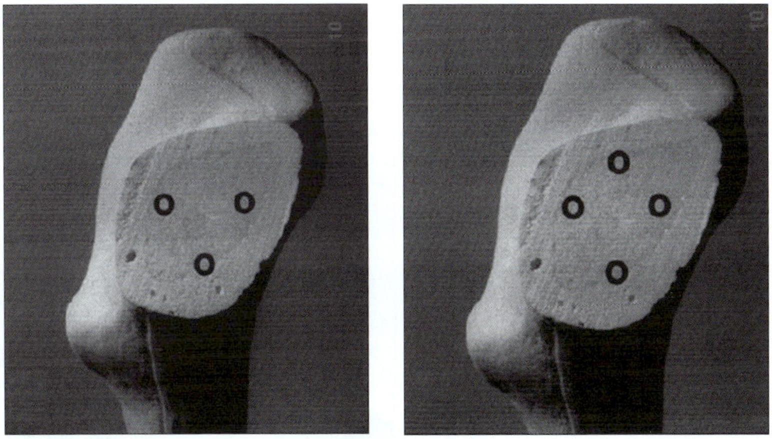

A　　B

**图13**

## 争议

- 关节囊内血肿对于股骨头血运和关节炎的发生的影响存在争议，髋关节穿刺对疗效没有影响（Maruenda 等，1997）。笔者不常规行髋关节穿刺。

## 要点

- 为了避免内固定失败，螺钉不宜过短，所有螺钉的螺纹必须穿过骨折区域以实现加压，螺钉必须平行以使骨折稳定。

## 注意事项

- 如果螺钉穿出关节，必须重新用新的导针和更短的螺钉，而且必须使用一个新的通道。如果使用原有通道，骨折要稳定以允许螺钉的反复进出。

## 步骤 3

- 用 4.5mm 空心钻沿导针钻孔，透视下钻至距离导针尖 1cm 以内的位置，以避免穿透关节。
- 使用包括测深尺在内的空心钉固定系统，螺钉的长度应比测量的导针短 5mm 以便加压骨折端（图 14）。
- 每个螺钉上安装一个垫圈（Zlowodzki 等，2005），用电动改锥将螺钉拧至股骨皮质下 1cm 处。然后在最后拧紧螺钉时，改用手动改锥，并先拧最上面的螺钉以避免复位丢失（图 15），然后移除导针及定位针。
- 透视下检查，避免螺钉穿入髋关节。
- 冲洗伤口并止血，如果施行了切开复位，不要关闭关节囊。逐层关闭筋膜和皮下组织，用钉皮机关闭伤口，无菌敷料覆盖。笔者并不常规放置引流。

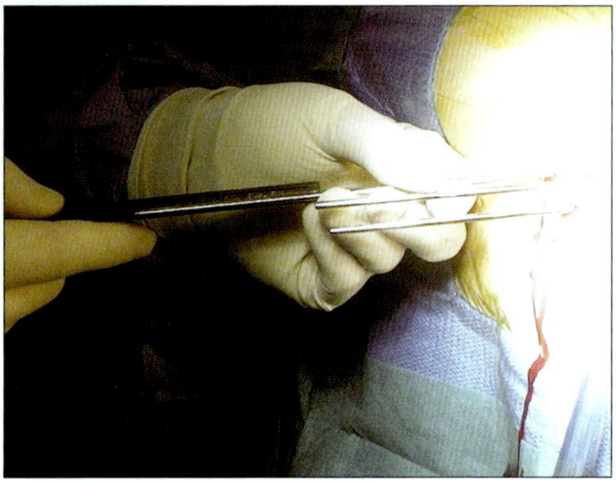

图14

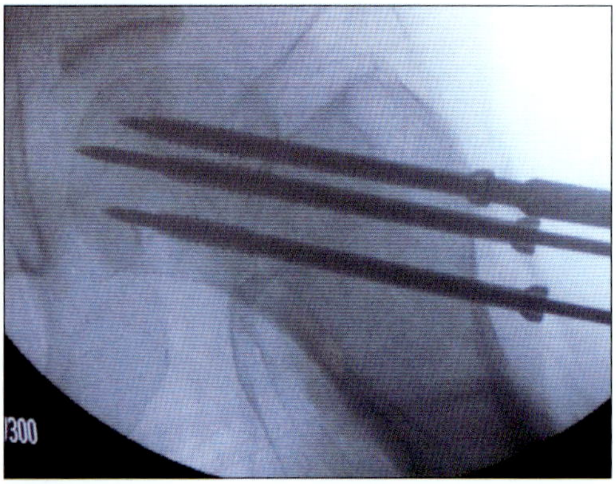


图15

**要点**

- 如果穿支血管断裂，可能会缩回到肌肉内，造成止血困难，仔细分离并止血可以减少术中出血，减轻之后操作的困难程度。

**争议**

- 另一个方法是劈开股外侧肌，并分离外侧肌间隔。这同样要求对穿支血管进行分离并止血

# 动力髋螺钉

## 入路 / 显露

- 患者体位和闭合复位操作与前述股骨颈骨折多枚平行空心钉固定相同。
- 按照前述方法确定股骨近端的骨性标志。
- 切口取股骨外侧 5cm 直切口，起自股骨大转子延伸至骨干，用电刀分离皮下组织。
- 锐性分离阔筋膜和股外侧肌筋膜。
- 将 Bennett 或 Hohmann 拉钩插入股外侧肌及股骨前方。第二个拉钩插入股骨后方，用这 2 个拉钩钝性分开股外侧肌（图 16）。拉钩可以沿股骨干向下方移动，如果有必要可以劈开肌肉，暴露股骨近端的外侧面。
- 在股外侧肌分离过程中，可能会遇到股深动脉的穿支，如果可能的话要先电凝止血再断开。

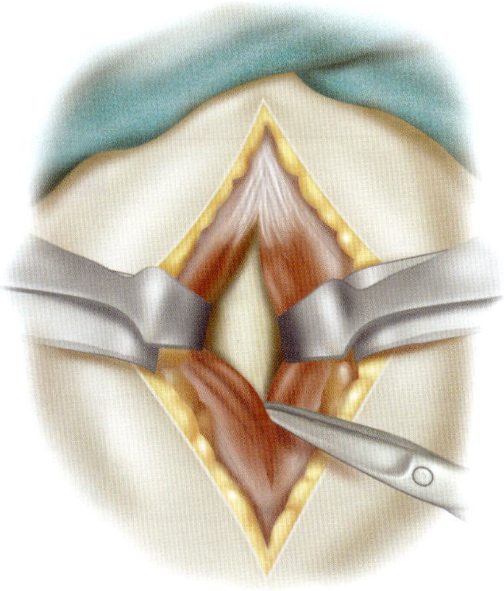

图16

## 要点

- 确认导针位于正中，可以使拉力钉的放置更安全，螺钉打入至关节面1cm之处以降低穿出关节的风险

## 注意事项

- 在钻孔、攻丝和置钉等过程中，防旋钉置入失败可导致复位丢失

## 器械 / 植入物

- 动力髋螺钉可以有125°～155°的角度，最常用的为135°角
- 需要一个6.5mm的空心螺钉作为防旋钉

# 步骤

## 步骤 1

- 股骨近端暴露之后，对于骨折的切开复位方法和前述空心钉固定相同。
- 将合适固定角度的导向器（多数为135°径干角）放置于外侧骨皮质。螺纹导针的进针点应该大致在股骨前后径的中点上靠近小转子尖水平。
- 用钻打入3.2mm的导针，方向朝着前后位像上和侧位相上股骨头中点（图17A）。导针前进至软骨下骨的位置（图17B）。

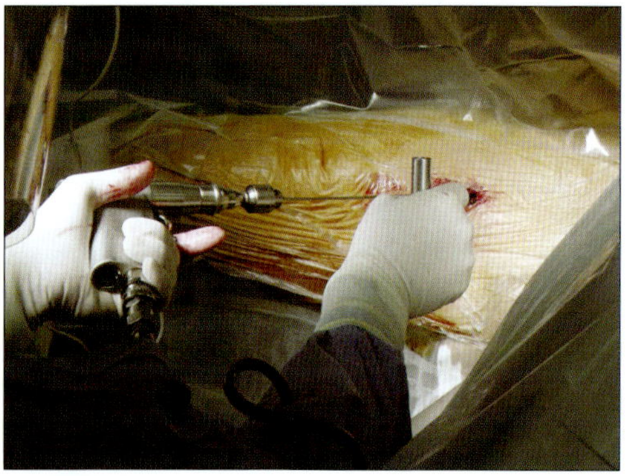

A

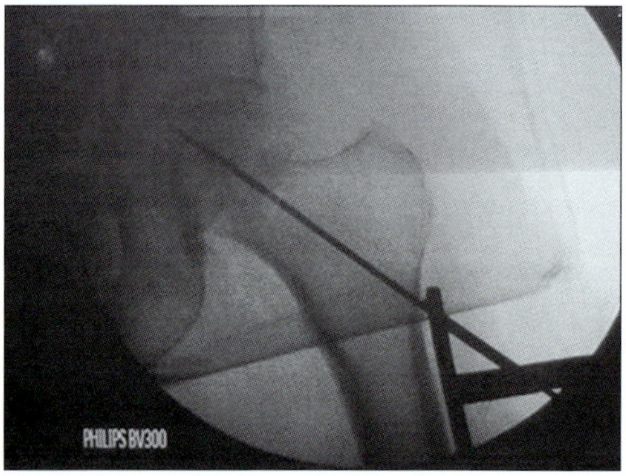


B

图17

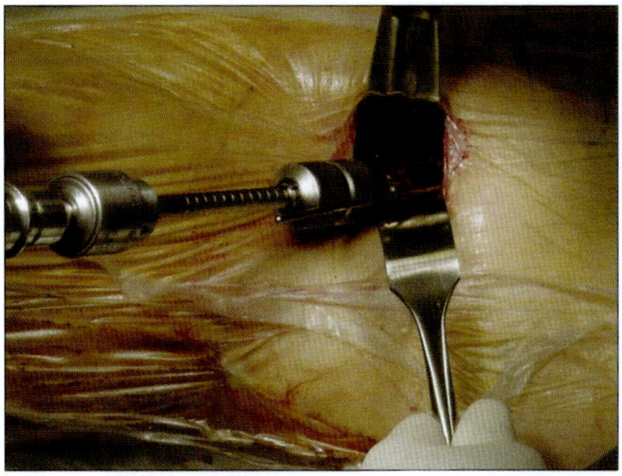

**图18**

- 确认导针顶点的位置在前后位及侧位像上均在股骨头中央后，用相应测深尺确定拉力钉的长度。
- 在该导针上方与其平行插入 1 枚 2.4mm 螺纹导针（图 18）。这在拧入拉力钉并进行加压的过程中可以避免股骨头旋转。

## 步骤 2

- 将 3.2mm 的导针进一步向前推进 5mm 至股骨头软骨下骨。
- 以电动改锥将扩孔钻钻至步骤 1 中所测量的拉力钉深度。扩孔过程必须在透视下进行，以避免导针钻入关节或骨盆。扩孔钻根部钻至股骨外侧皮质后停止扩孔（图 19）。
  - 如果在扩孔结束时带出来导针，可将导针定位装置放回至股骨，并重新插入导针。
- 将拉力钉丝锥连接到 T 形手柄上，并攻丝至所需要的拉力钉深度。
- 将已经测定长度的拉力钉套入导针，尾端连接至 T 形手柄，然后拧入拉力螺钉，并根据 T 形手柄与股骨干的方向确认螺钉的正确位置，这可以保证侧方接骨板刚好连接至拉力螺钉上。
- 在两个方向的透视后确认螺钉的深度，退出导针和中心套袖。

### 要点

- 在拧入拉力钉后，X 线前后位和侧位片上顶尖距之和应小于 25mm 以避免拉力钉切出（图 20）（Baumgaertner 等，1995）。

### 争议

- 在拧入拉力钉的过程中，对于骨质疏松病人不需要攻丝，但是对于年轻患者需要攻丝，以避免股骨头的旋转。我们通常在拉力钉拧入前攻丝。

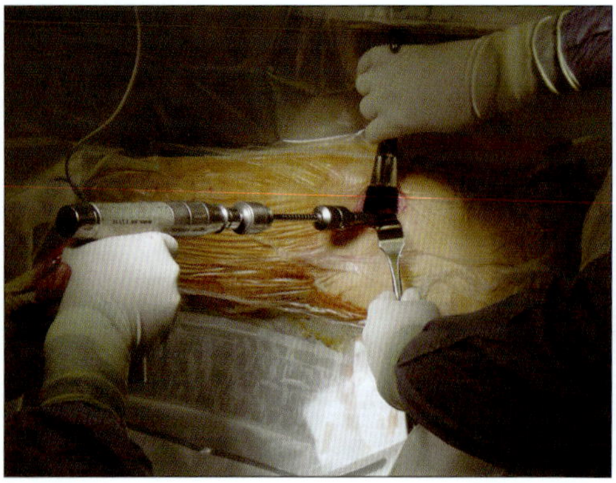

图19

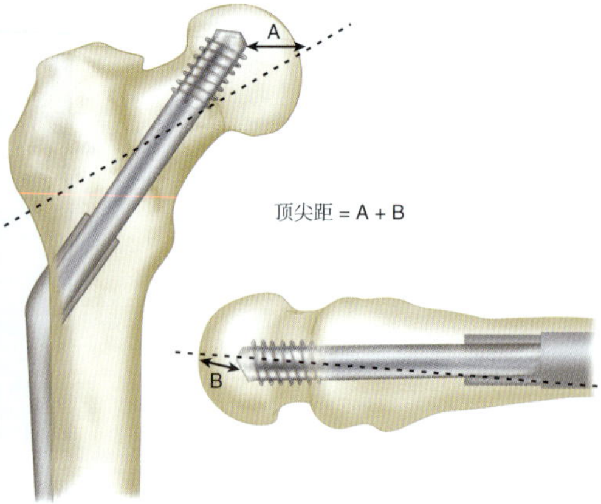


图20

**争议**

- 股骨颈骨折可能会用到2孔到5孔的接骨板，并没有发现2孔和4孔的接骨板在生物力学上有明显差异（McLoughlin 等，2000）。

## 步骤 3

- 选择合适角度和孔数的接骨板，放置到拉力钉上（图 21）。
- 接骨板与股骨干平行，将其轻压于外侧骨皮质上，用固定钳夹持固定接骨板。
- 用 3.2mm 钻头，在中立位上钻双皮质孔（图 22），测深尺测深。
- 4.5mm 丝锥攻丝，用全螺纹螺钉固定，最后用手动改锥拧紧。

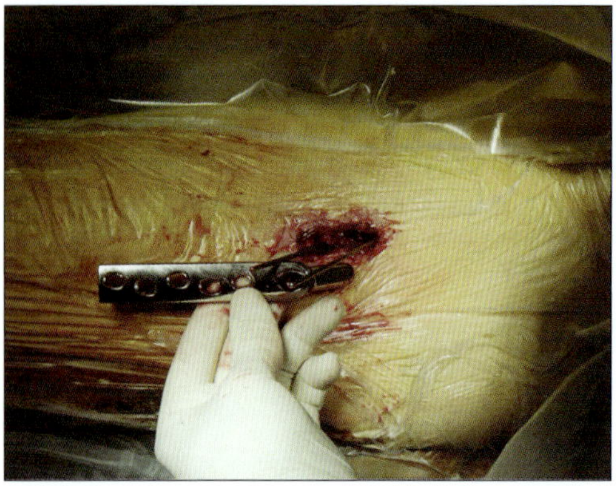

图21

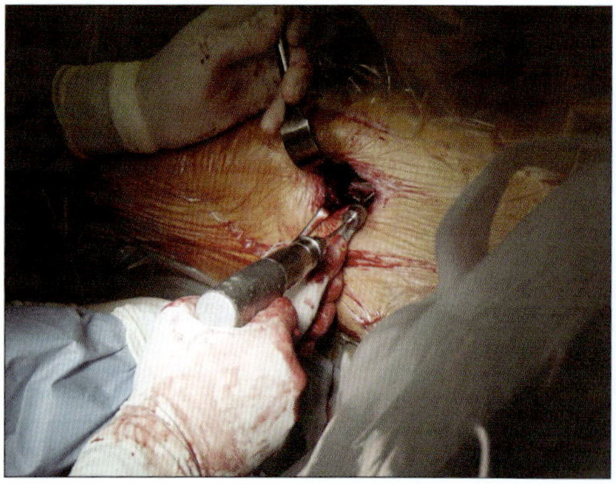

图22

- 松开牵引，用加压螺钉使骨折断端加压 5mm。
- 如果要进行额外固定，可以用 2.4mm 导针和一个 6.5mm 平行的全螺纹螺钉固定，之后移除导针。
- 按照前述多枚空心钉固定中所介绍的方法冲洗伤口并逐层关闭。

## 术后护理及预后

- 术后镇痛通常用持续硬膜外镇痛或者患者自控的镇痛，如果可以耐受也可以使用口服药物。
- 术后 24 小时内应用静脉注射抗生素。
- 术后承重需要综合考虑骨质，骨折复位和固定方式，大多数病人术后即可部分承重。
- 物理治疗和职业治疗可以在术后当天开始，患者可以在床上或者椅子上进行。
  - 主动辅助的髋膝活动可以在术后即开始，站立和行走可以视患者耐受情况进行。
  - 骨盆带和下肢力量训练可以在疼痛能忍受之后进行。
- 术后影像学检查在术后第 1、3、6、12 周进行，以尽可能早的发现固定失效或延迟愈合的迹象。

**要点**

- 对于内固定方法治疗的患者，避免骨坏死的最好办法是解剖复位和坚强内固定。

## 并发症

- 内固定治疗股骨颈骨折的并发症可以分为局部并发症和系统并发症。
- 局部并发症包括感染、内固定失败，骨不连和骨坏死。
  - 伤口的浅表感染发生率约 1%，静脉注射抗生素通常就能治愈，而脓毒性关节炎和骨髓炎为罕见并发症。
    - 早期的伴骨质侵蚀的内固定失败提示深部感染，可以通过穿刺或滑膜活检培养来证实。
    - 可以早期冲洗，彻底清创局部使用抗生素，并系统抗生素治疗 6 周，在白细胞、红细胞沉降率、C 反应蛋白，以及术中冰冻正常，并确认感染控制之后可以重新内固定或行关节置换。
  - 早期内固定失败最主要的原因是技术失误和骨折类型分析错误导致固定不稳定。
    - 患者常抱怨腹股沟或臀部的疼痛，影像学上提示骨折吸收、内植物周围有透亮带、以及内植物退出，可证实内固定失效。
    - 治疗需要综合考虑患者年龄、功能要求、一般情况、骨密度。在年轻患者中可以考虑再次内固定，而对于功能要求低、骨质差的患者可以考虑置换。
  - 骨不连对于无移位的骨折来说是个罕见的并发症，但对于移位型大约有 30% 的发生率。
    - 在内固定术后 3 ~ 6 个月，对如果仍持续主诉疼痛的患者需要考虑该诊断，可以用 CT 来确诊。
    - 如果需要完整论述股骨颈骨不连的治疗可能超出本文的范

围，但是总体来说，老年患者可以用关节置换，年轻患者可以用再次内固定及带血运的骨移植伴或不伴转子间截骨术。

- 股骨颈骨折术后骨坏死的速度与骨折移位、复位的时间和程度，内固定的方式有关。缺血性坏死发生率在无移位的病人中大约为10%，在移位患者中约占三分之二。
  - MRI 可以早期诊断，平片上早期可见骨硬化，软骨下骨塌陷，以及退行性骨关节病。
  - 其治疗主要根据患者症状和骨坏死的位置。

■ 系统并发症包括围术期死亡和静脉血栓。

- 死亡率与患者年龄性别、一般情况、伤前功能状态、是否伴有肾病有关。对于老年患者，第一年的死亡率约为25%。
- 深静脉血栓和致死性的肺栓塞大约占50%和2%，尤其是缺乏预防措施的病人。我们的经验是在病人入院后就给予低分子肝素，术前适时停用以便进行骨折固定手术，术后第一天重新开始应用。

## 证据

Baumgaertner MR，Curtin SL，Mindskog DM，Keggi JM. The value of the tip-apex distance in predicting failure of fixation of peritrochanteric fractures of the hip. J Bone Joint Surg [Am]. 1995;77：1058-64.

B 级建议用拉力钉固定转子周围骨折，顶尖距大于25mm的时候螺钉容易切出（证据等级Ⅱ级）

Chua D，Jaglal SB，Schatzker J. Predictors of early failure of fixation in the treatment of displaced subcapital hip fractures. J Orthop Trauma. 1998;12：230-4.

B 级建议股骨颈的内翻畸形不能接受，这个Ⅱ级的研究证实了这样的病人内固定失败率高4.3倍。

Kauffman JI，Simon JA，Kummer FJ，Pearlman CJ，ZuckermanJD，Koval KJ. Internal fixation of femoral neck fractures with posterior comminution：a biomechanical study. J Orthop Trauma. 1999;13：155-9.

D 级建议对于后内侧粉碎的骨折应用4枚平行空心钉固定，一项V级的证据显示4枚空心钉的生物力学稳定性更好。

Maruenda JI，Barrios C，Gomar-Sancho F. Intracapsular hip pressure after femoral neck fracture. Clin Orthop Relat Res. 1997;（340）：172-80.

C 级建议不要采用囊内抽吸，抽吸并不会降低囊内压力。（Level Ⅳ）

McLoughlin SW，Wheeler DL，Rider J，Bolhofner B. Biomechanical evaluation of the dynamic hip screw with two- and four-hole side plates. J Orthop Trauma. 2000;14：318-23.

D 级建议使用 2 孔动力髋螺钉，生物力学实验显示 2 孔和 4 孔没有差异。(Level V)

Rizzo PF, Gould ES, Lyden JP, Asnis SE. Diagnosis of occult fractures about the hip: magnetic resonance imaging compared with bone-scanning. J Bone Joint Surg [Am]. 1993;75: 395-401.

B 级建议 X 线平片阴性但临床怀疑股骨颈骨折的患者用 MRI 证实，与骨扫描效果相似。(Level Ⅲ)

Swiontkowski MF, Harrington RM, Keller TS, Van Patten PK. Torsion and bending analysis of internal fixation techniques for femoral neck fractures: the role of implant design and bone density. J Orthop Res. 1987;5: 433-44.

D 级建议不推荐 3 枚以上的空心钉固定。(生物力学实验 Level V)

Zlowodzki M, Weening B, Petrisor B, Bhandari M. The value of washers in cannulated screw fixation of femoral neck fractures. J Trauma. 2005;59: 969-75.

B 级建议在多枚空心钉固定股骨颈骨折时应用冲洗枪，Ⅱ级研究提示不用冲洗枪时有 11.2% 的内固定失效。(Level Ⅱ)

# 18 股骨颈骨折：人工关节置换

Richard A. Boyle and James P. Waddell

### 注意事项

- 未发现的骨折移位
- 复杂的骨折类型，包括粗隆间骨折或股骨矩扩展型骨折

### 争议

- 到底何时尝试内固定而不是关节置换
- 是应用单极、双极人工股骨头，还是进行人工全髋关节置换—因患者生理年龄的大小、骨质条件以及髋臼是否退变而异
- 应用骨水泥型还是非骨水泥型假体
- 是否应用大头进行人工全髋关节置换
- 应用硬 - 硬负重表面
- 手术的入路

### 治疗方案

- 可以选择不同型号和材料的骨水泥或非骨水泥型假体，单极、双极或全髋关节置换。
- 入路包括前外侧、直接外侧和后方入路（本章所描述的）。一般认为应选择术者感到最舒适或最熟悉的入路。

## 适应证

- 移位的股骨颈关节囊内骨折
  - 绝对指征：老年患者、骨质疏松、病理性骨折、伤前即有症状性的关节炎表现
  - 相对指征：年轻患者、活动更积极的患者；骨折已超过 6 小时
- 固定失败、畸形愈合、不愈合和骨坏死

## 检查 / 影像

- 应行真正的前后位（图 1）及侧位 X 线平片检查。
- 有时需要进行 CT 检查以明确复杂的骨折类型并了解后内侧股骨矩的情况。

## 外科解剖

- 这里专门介绍髋关节后入路的特异解剖结构。
- 梨状肌肌腱及外旋肌群被切断，在关切口时予以缝合（图 2）。
- 后方关节囊
  - 要切开关节囊，可能情况下要修补后方关节囊。
  - 骨折常导致继发的关节囊撕裂。
- 术者必须知道与坐骨神经的接近程度。

## 体位

- 患者侧卧在有前后支撑的手术床上（图 3）：
  - 前方支撑在耻骨联合或髂前上棘上。
  - 后方支撑在腰骶连接或骶骨上部。
- 两腿间垫枕，对侧髋、膝屈曲。
- 在上半身的支撑侧腋下垫好，并用捆绑带安全固定，受压区域要有很好的支撑和软垫。

### 要点

- 在手术床上放置压力垫
- 前方支撑要尽量靠近上方以便在显露股骨髓腔时可以全范围地屈髋
- 后方支撑也要尽可能地靠近头侧来获得充分的显露

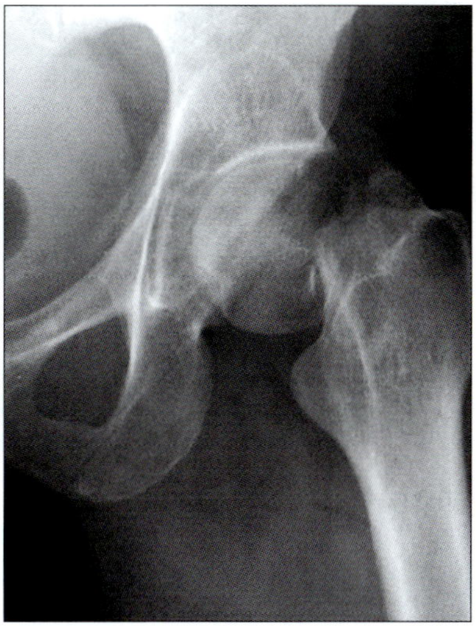

图1

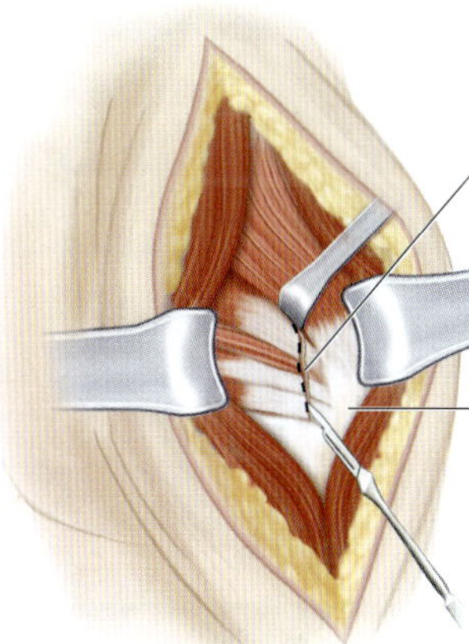


图2

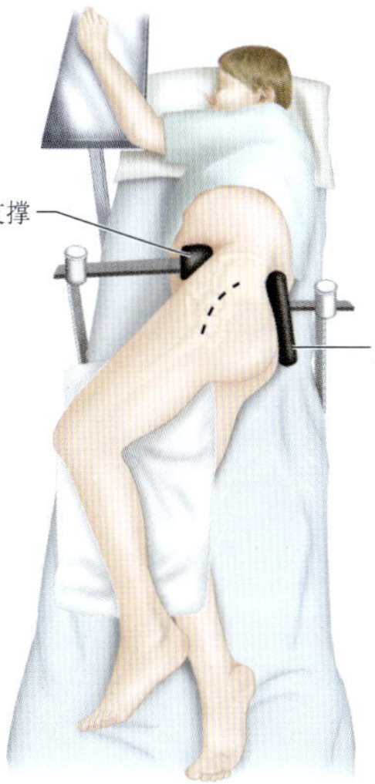


图3

## 注意事项

- 为了确保髋臼的力线，必须确认骨盆是真正地垂直于手术床（全髋关节置换时）。
- 为了更好地显露伤口，肢体和臀部的准备和覆盖时应尽量靠近后上方。

## 器械

- 抗压垫
- 侧方支撑物
- 垫子或豆形袋子

## 入路 / 显露

- 以大粗隆为中心做外侧纵行切口，近端部分弧形或向后成角（图 4）。
- 沿股骨、阔筋膜张肌、臀大肌的方向向远端切开阔筋膜，向近端沿肌纤维方向分开（图 5）。
- 鉴别臀中肌的下缘并向上牵开以显露梨状肌肌腱和上关节囊（图 6）。
- 轻轻内收并内旋下肢。
- 在视野范围内，在梨状肌附着在大粗隆后缘的止点或靠近止点的地方切断，并系线以利辨认和之后的修补（图 7）。
- 剩余的外旋肌群也同样切断并从后关节囊上分离下来（图 8）。
- 关节囊弓形切开，尽可能地保持关节囊组织的完整性。
- 进一步地内旋以显露股骨颈。

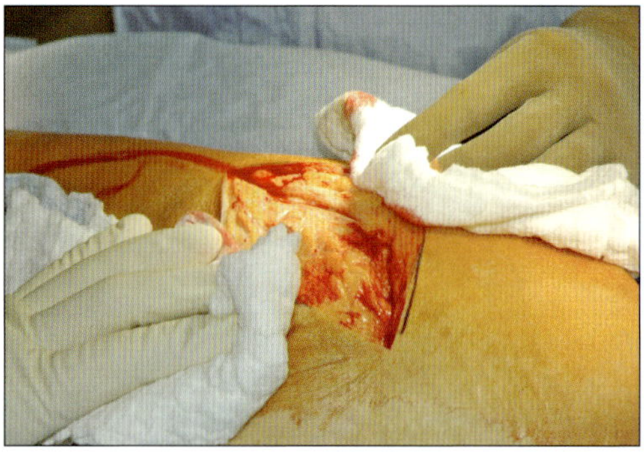

图4

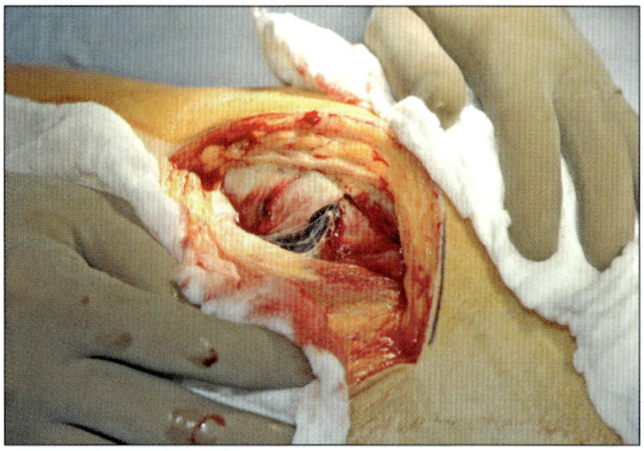

图5

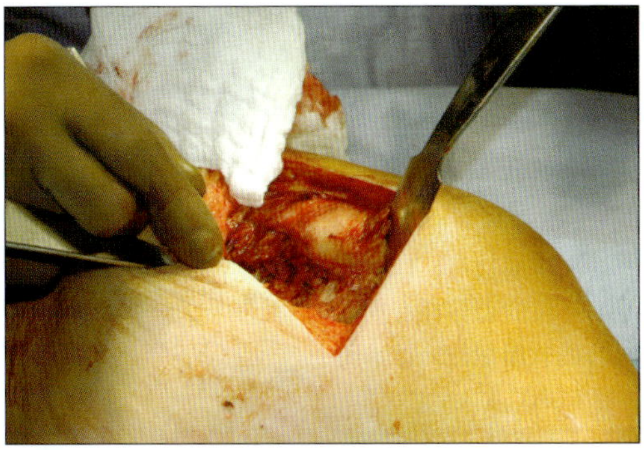
图6

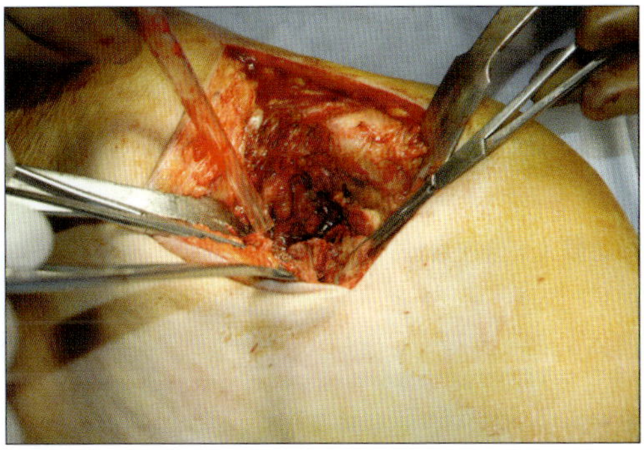
图7

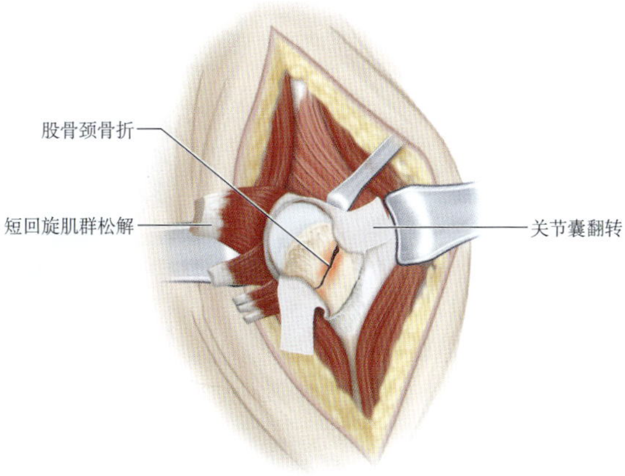

图8

### 要点

- 如果内旋困难，可能需要进一步地松解股四头肌并向股骨颈下方松解髋关节囊。
- 标记切开的关节囊边缘，以利于显露、作为复位的引导且有助于防止复位时的软组织嵌入；术闭修补时也便于辨认。

### 注意事项

- 骨折后常规的解剖可能改变。所以仔细辨认关键结构就变得很重要，包括坐骨神经，可能随着股骨颈移向近端。

### 器械

- 需要标准的髋关节置换器械。

### 争议

- 维持梨状肌的完整性—会使显露更困难。

## 手术步骤

### 步骤 1：股骨颈截骨和股骨头取出

- 按照术前选定使用的假体模板，在需要的高度进行股骨颈截骨。先进行股骨颈截骨既有利于更好地显露，又便于取出股骨头（图 9）。
- 用螺丝锥取头器、夹钳，偶尔用防滑脱臼（a dislocating skid）取出股骨头（图 10）。
- 测量股骨头的大小。
  - 在 Harris 股骨头量规上测量股骨头的大小（图 11）。
  - 将同样大小的股骨头试模放在导引器上（图 12）。
  - 将股骨头试模复位入髋臼确认大小合适（图 13）。

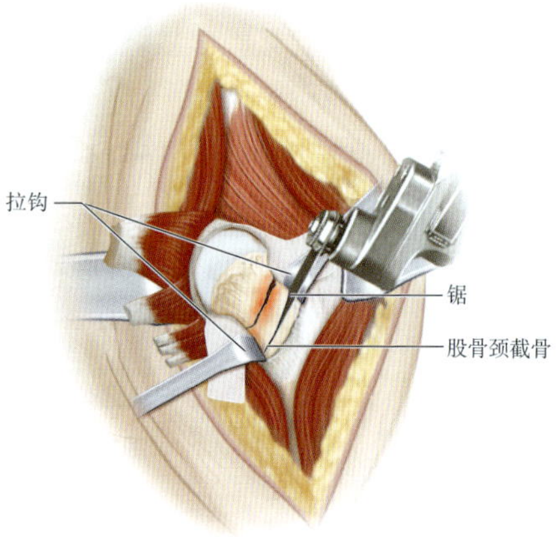


图9

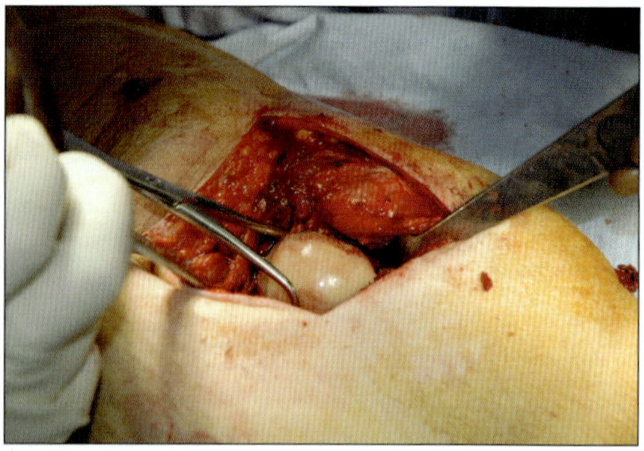

图10

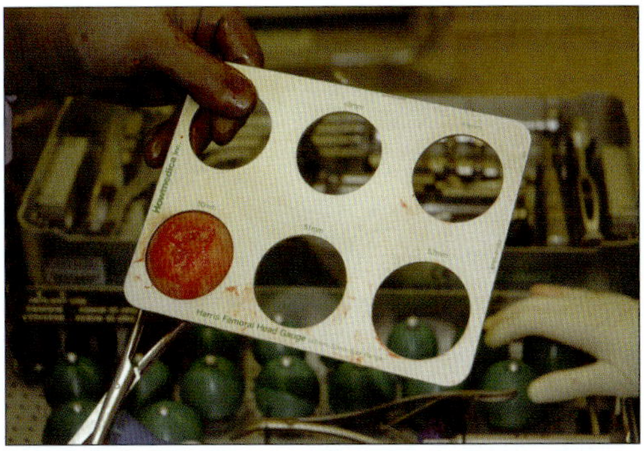


图11

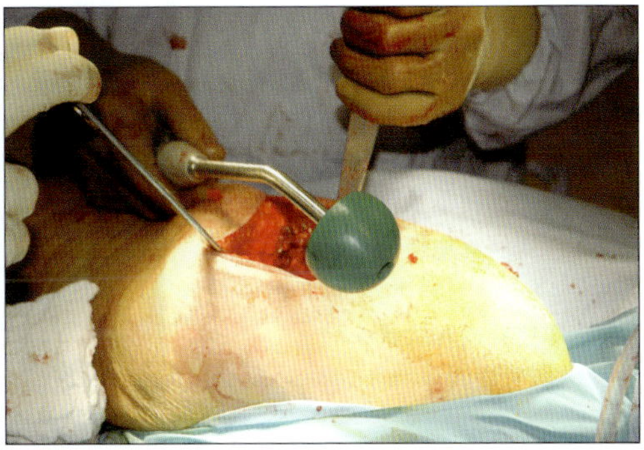

图12

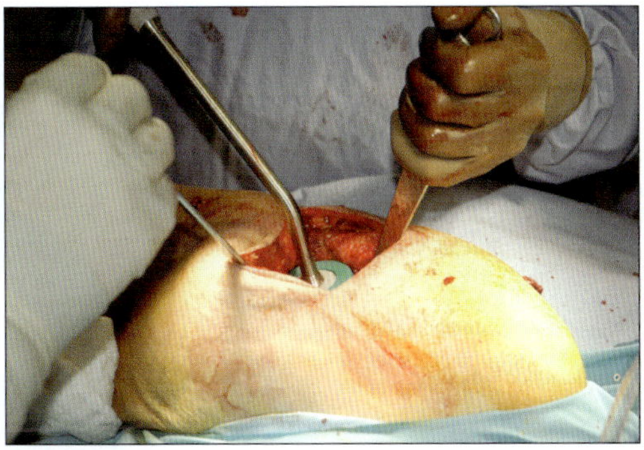

图13

### 要点

- 在评价股骨颈截骨平面时确认小粗隆和股骨颈基底的位置是必需的。
- 仔细检查髋臼和关节囊以确认没有骨折片残留—骨折片上可能会有附着的软组织而不易辨别。
- 冲洗髋臼去除小的骨碎片，切除过多的圆韧带（但要保留 haversian 脂肪垫）。
- 在髋臼内放置纱布阻挡碎屑和 / 或骨水泥进入(在放置假体时取出)。

### 注意事项

- 在股骨颈截骨时截断大粗隆或造成大粗隆骨折。
- 在取出股骨头时用螺丝锥或滑撬损伤髋臼—如果选择单极或双极股骨头假体，则应避免损伤髋臼盂唇。
- 在用螺丝锥作杠杆撬起股骨头时损伤股骨颈 / 股骨矩。

## 步骤 2：骨床准备和试模

- 骨床的准备因使用假体的不同而异。
- 行股骨颈截骨以便切除所有残留的股骨颈骨折片。
  - 截骨线应与股骨假体颈干之间的倾斜角度相一致。
  - 用盒式骨刀切除残留的股骨颈后部骨质，并从股骨近端髓腔内取出松质骨（图 14）。
- 用假体试模清理股骨髓腔内残留的松质骨以使植入的假体和骨之间有更好的匹配（图 15）。
- 然后去掉假体试模手柄并安装股骨颈试模（图 16）。
- 再安装股骨头试模（图 17A）和双极头试模（图 17B）。一些假体系统可能会将双极头试模直接安装在股骨颈试模上。
- 然后复位髋关节，检查确认有合适的软组织张力、稳定性和双极头在髋臼内恰当的匹配（图 18）。髋关节在中立位必须有全范围的屈曲；在睡眠姿势时有足够的稳定性；在内收、屈曲和内旋时稳定；也能有完全的伸直。

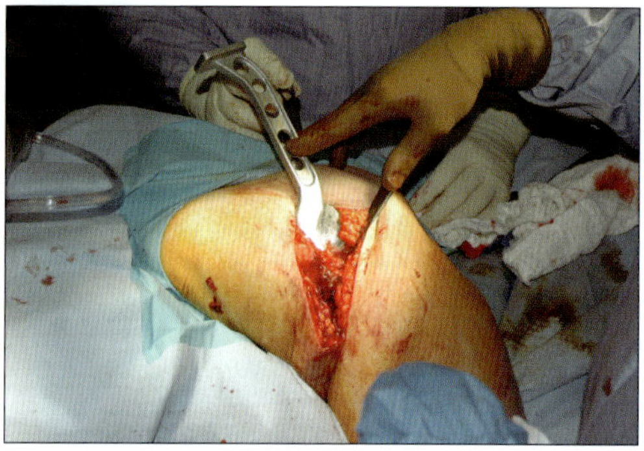

**图14**

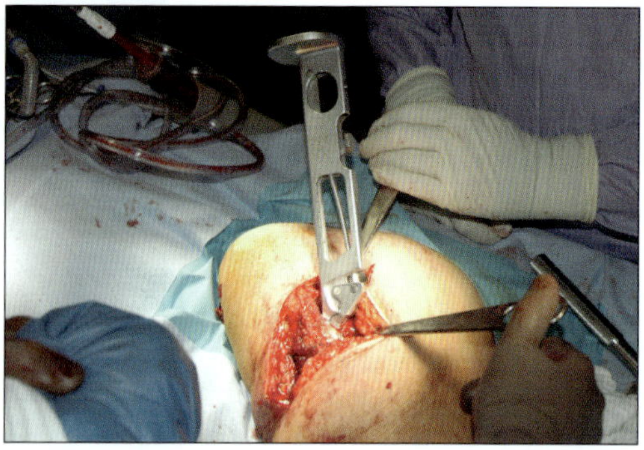

**图15**

**争议**

- 假体系统没有试模选择

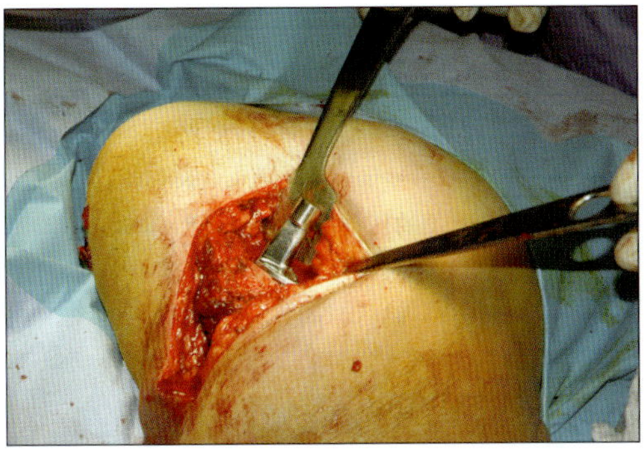

图16

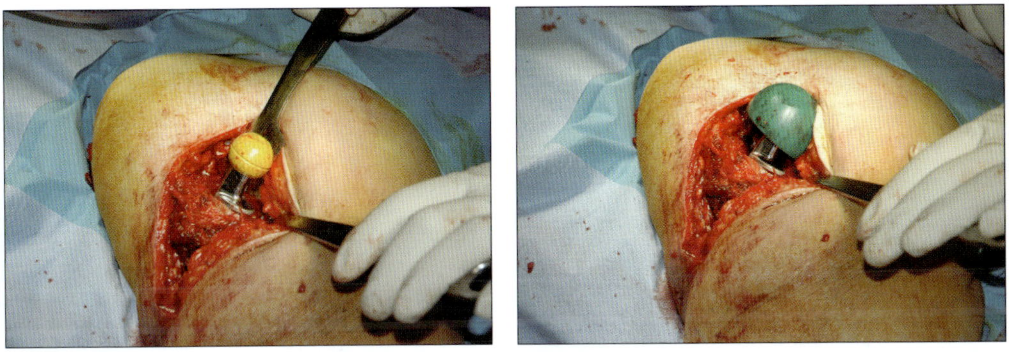

A　　B

图17

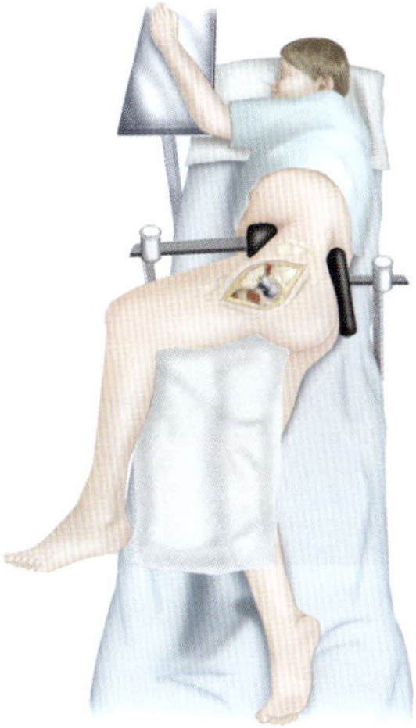

图18

**要点**

- 稳定是第一目的——要做全范围活动的检查。
- 长度控制以大粗隆顶点到股骨头中心的距离来控制。
- 假体的前倾以患者股骨颈固有角度为准。

**注意事项**

- 对选用的假体系统不熟悉

## 要点

- 一些医生可能在假体柄植入后再次检查以确认头 - 颈长度。
- 用示指和中指在股骨颈的任何一边围成钩状将股骨头抬起，再沿股骨颈轴线进行牵引就可以很容易地复位髋关节。

## 步骤 3：植入假体并复位

- 取出假体试模后，用刷子和盐水将髓腔清理干净（图 19）。
- 然后在股骨髓腔足够远的地方放入骨水泥栓以保证在假体柄的尖端和骨水泥栓之间有恰当的骨水泥覆盖（图 20）。
  - 再擦干髓腔，用骨水泥枪从骨水泥栓开始以逐渐后退的方式植入骨水泥，近端到股骨的截骨面（图 21）。
  - 骨水泥的植入是很紧迫的（图 22），然后将假体柄植入在骨水泥内。
  - 取出从股骨近端溢出的任何残留的骨水泥，然后等待骨水泥凝固（图 23）。

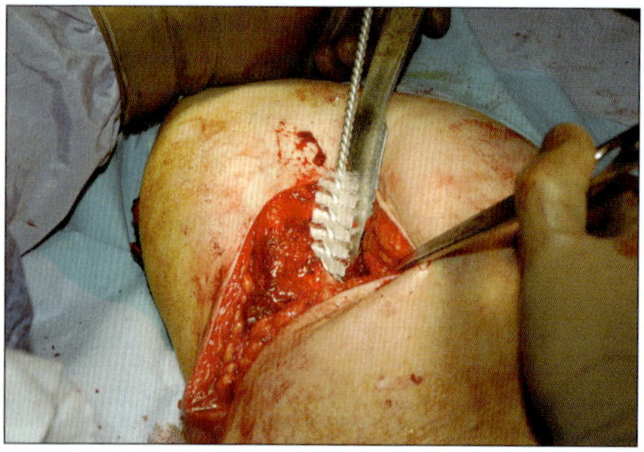

**图19**

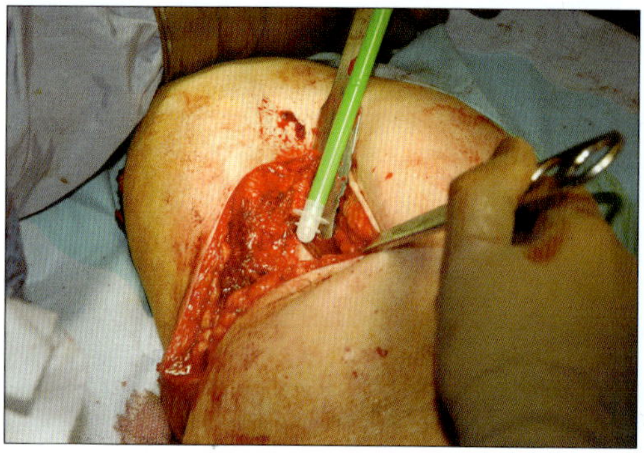

**图20**

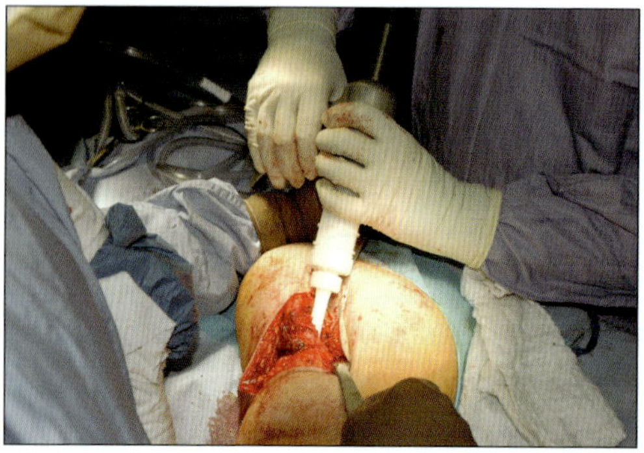

**图21**

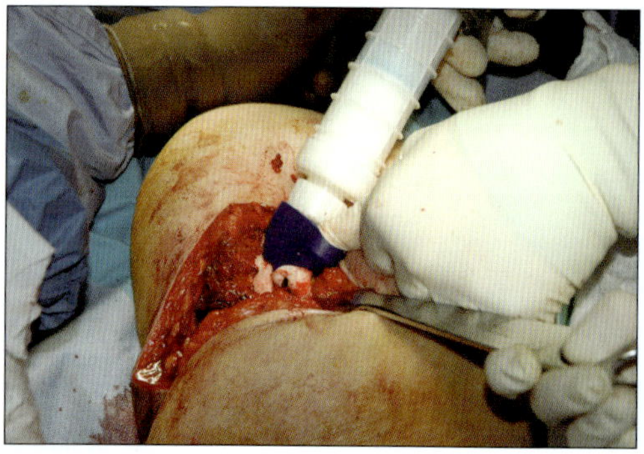

**图22**

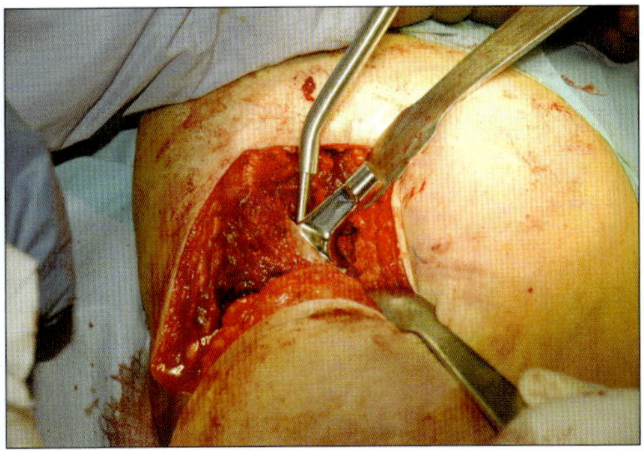

图23

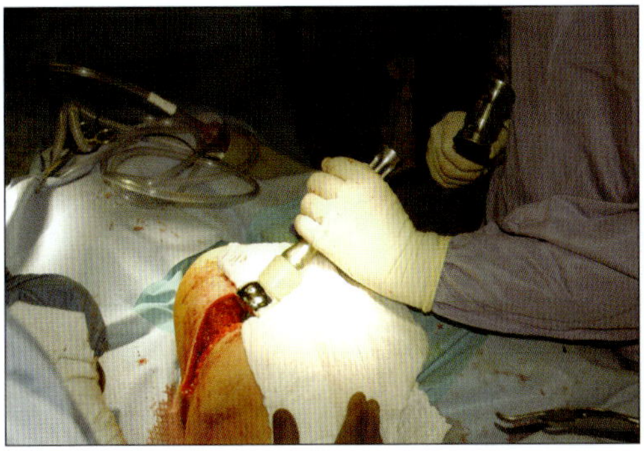

图24

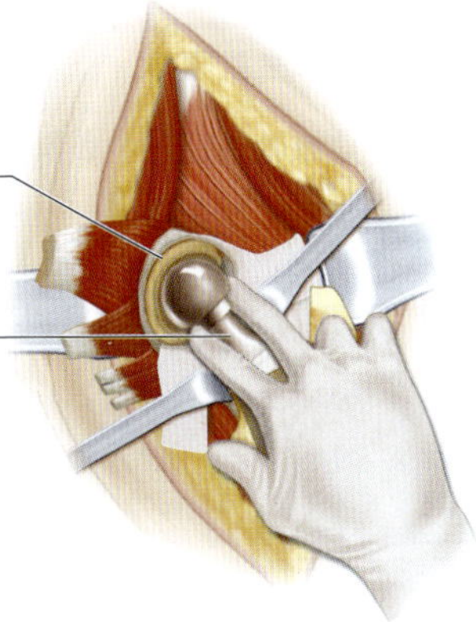


图25

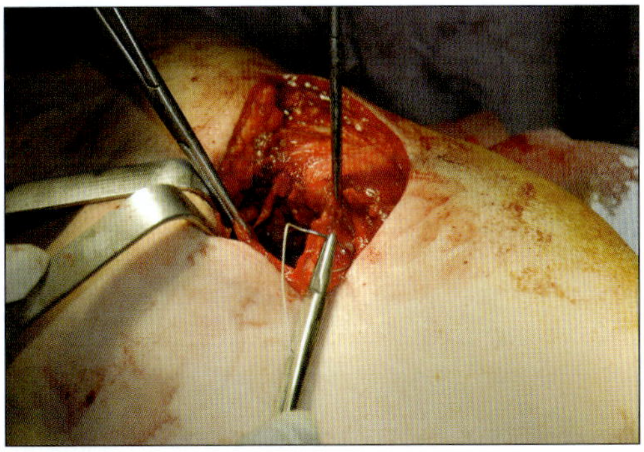

图26

- 最终的双极头假体被安装在假体柄的颈上（图 24）。
- 用示指和中指抓住股骨假体的颈部进行复位，并轻轻地牵引，抬起双极头假体进入髋臼，此时要注意保护不要损伤关节软骨（图 25）。
- 关节复位后，将关节囊和梨状肌缝合在接近解剖的位置上（图 26）。

**注意事项**

- 不能复位的骨折
  - 软组织嵌入。
  - 假体太长—用短颈再试；取出假体并再截股骨颈。
  - 单极或双极头太大—再次确认头和髋臼的尺寸。
- 可以复位但不稳定的骨折
  - 髋臼内有残留的碎片。
  - 假体太短或偏矩不够—再试模，植入更长一些的假体以获得稳定性。
  - 假体位置不良—根据后或前向不稳定来评价脱位和前/后倾的位置。如果是人工全髋关节置换，需要的话在此可以改变髋臼假体的位置。
  - 检查骨折—股骨距、大粗隆、股骨干和髋臼。

## 争议

- 依赖周围软组织的缝合来获得稳定性。术者应在软组织缝合前只依靠假体来获得稳定。

## 要点

- 长度和偏矩的改变会使梨状肌止点不可能再附着于解剖位置，此时可将梨状肌肌腱缝合在大粗隆边缘的臀肌肌腱的深面。

## 注意事项

- 在搬动患者的过程中必须很小心—维持下肢处于外展位，避免内旋。

### 步骤 4：关闭切口

- 将切口分层解剖关闭。
- 如果需要可以在关闭筋膜前放置一根引流管。

## 术后护理和预后

- 第一天
  - 查血色素、电解质、肾功能
  - 预防血栓（持续约 35 天）
  - 预防性应用抗生素（3 次剂量）
  - X 线片检查
  - 拔除引流
- 活动及物理治疗
  - 如果使用的是骨水泥型假体或患者的骨质条件很好，则可以完全负重。
    - 如果用非骨水泥假体患者的骨质条件没有好到可以支撑完全负重，则应该使用骨水泥型假体。
  - 必须采取标准髋关节置换的预防措施。
- 目标：使患者重返骨折前的活动水平

## 证据

Baker RP, Squires B, Gargan MF, Bannister GC. Total hip arthroplasty and hemiarthroplasty in mobile, independent patients with a displaced intrascapular fracture of the femoral neck: A randomized controlled trial. J Bone Joint Surg [Am]. 2006; 88: 2583-9.

在这组对移位的股骨颈骨折患者的随机研究发现，和半髋置换相比，全款关节置换的短期疗效更好，并发症也更少。（I 级证据）

Berry DJ, von Knoch M, Schleck CD, Harmsen WS. Effect of femoral head diameter and operative approach on risk of dislocation after primary total hip arthroplasty. J Bone Joint Surg [Am]. 2005; 87: 2456-63.

回顾性比较研究发现，在全髋关节置换中，股骨头直径越大，长期随访脱位的风险越小；同时也发现股骨头的直径与各种手术入路均有相关性，但对后外侧入路的影响最大。（Ⅲ级证据）

Bhandari M, Devereaux PJ, Swiontkowski MF, Tornetta P 3rd, Obremskey W, Koval KJ, Nork S, Sprague S, Schemitsch EH, Guyatt GH. Internal fixation compared with arthroplasty for displaced fractures of the femoral neck. A meta-analysis. J Bone Joint Surg [Am]. 2003; 85: 1673-81.

来自九个符合所有标准的试验结论显示，和内固定相比，人工髋关节置换术对移位的股骨颈骨折的治疗能够显著减少翻修手术的风险，减低严重感染带来的相关费用，减少失血量和手术时间，但有可能会增加早期的死亡率。只有更大样本的试验才能解决早期死亡率的关键问题。（Ⅰ-Ⅱ级证据，Ⅰ级随机对照试验的系统回顾［同类研究］）

Blomfeldt R，Törnkvist H，Ponzer S，Söderqvist A，Tidermark J. Total hip replacement after failed internal fixation：A 2-year follow-up of 84 patients. Acta Orthopaedica. 2006；77：638-43.
对一期全髋关节置换和内固定失败后的二次全髋关节置换的比较研究发现如果活动积极的老年患者出现了移位的股骨颈骨折，等内固定失败后再行全髋关节置换会比骨折后一期行全髋关节置换的髋关节功能更差，同时也发现内固定失败的患者不得不再接受至少一次的再次手术，并且在解救性的全髋关节置换之前还要经历 HRQoL 的明显下降（Ⅲ级证据）。

Flören M，Lester DK. Outcomes of total hip arthroplasty and contralateral bipolar hemiarthroplasty：A case series. J Bone Joint Surg [Am]. 2003；85：523-6.
对九个一侧行全髋关节置换而另一侧行双极股骨头的半髋关节置换的患者的系列研究发现，患者似乎更满意全髋置换的一侧。（Ⅳ级证据）

Haidukewych GJ，Rothwell WS，Jacofsky DJ，Torchia ME，Berry DJ. Operative treatment of femoral neck fractures in patients between the ages of fifteen and fifty years. J Bone Joint Surg [Am]. 2004；86：1711-6.
自体股骨头 85% 的十年存活率表明治疗结果受骨折移位和复位质量的影响，股骨头坏死是转为全髋关节置换（23%）的主要原因。（Ⅳ级证据［病例系列研究］）

Haidukewych GJ，Berry DJ. Salvage of failed treatment of hip fractures. J Am Acad Orthop Surg. 2005；13：101-9.
作者认为不良的骨折类型、内植物位置不当和骨质条件差等都会增加骨折内固定失败的风险，而且由于患者会有严重的功能障碍，所以有效的解救手术很重要。影响解救治疗效果的因素包括生理年龄、活动水平、残留骨的质量、股骨头的生存能力和髋关节表面的状态。（回顾性文章）

Keating JF，Grant A，Masson M，Scott NW，Forbes JF. Randomized comparison of reduction and fixation，bipolar hemiarthroplasty，and total hip arthroplasty. Treatment of displaced intracapsular hip fractures in healthy older patients. J Bone Joint Surg [Am]. 2006；88：249-60.
多中心随机对照研究。复位内固定与骨水泥型双极人工股骨头半髋关节置换及骨水泥型全髋关节置换相比较。结果显示对有移位的髋关节囊内的股骨颈骨折的健康老年人，人工关节置换比复位内固定术的临床效果更好，成本效能更高。而且全髋关节置换的长期疗效可能比双极股骨头的半髋关节置换更好。（Ⅱ级证据）

Lee B，Berry D，Harmsen MS，Sim FH. Total hip arthroplasty for the treatment of an acute fracture of the femoral neck. Long term results. J Bone Joint Surg [Am]. 1998；80：70-5.

对126例连续的股骨颈急性骨折行骨水泥型全髋关节置换的长期疗效的回顾性研究。患者至少随访10.1年，最长随访20.4年。结果发现老年患者在急性股骨颈骨折后行全髋关节置换比此类患者行半髋置换的并发症发生率更高（如脱位率10%），但全髋关节置换的临床效果很好，而且与假体的长期存活相关。（Ⅳ级证据）

Macaulay W，Pagnotto MR，Iorio R，Mont MA，Saleh KJ. Displaced femoral neck fractures in the elderly：Hemiarthroplasty versus total hip arthroplasty. J Am Acad Orthop Surg. 2006；14：287-93.

作者认为，做出行内固定术、单极股骨头半髋关节置换、双极股骨头半髋置换或全髋关节置换的决定，一定要以患者的精神状态、生活安排、独立性和活动水平以及骨质和关节的状态为基础。（综述）

Pellicci PM，Bostrom M，Poss R. Posterior approach to total hip replacement using enhanced posterior soft tissue repair. Clin Orthop Relat Res. 1998；355：224-8.

比较研究显示后方软组织的修复可以显著降低脱位率。（Ⅲ级证据）

Probe R，Ward R. Internal fixation of femoral neck fractures. J Am Acad Orthop Surg. 2006；14：565-71.

作者认为如果闭合复位不成功，则治疗的选择要么是切开关节囊继续行切开复位内固定，要么改为做假体置换。在这些情况下，需要进行复杂得多变量评价，包括患者年龄、活动量、合并病、骨质量、骨折的粉碎程度和残留移位的程度。作者也建议必须平衡患者保留自体股骨头的愿望与内固定失败或并发症相关的很大的再次手术的可能性。（综述）

Soong M，Rubash HE，Macaulay W. Dislocation after total hip arthroplasty. J Am Acad Orthop Surg. 2004；12：314-21.

作者认为，全髋关节置换术后脱位是患者和手术两个因素联合作用所致，而且很显然，可以通过正确的手术技术，包括最近介绍的软组织修复的进展来降低脱位的危险。（综述）

Tidermark J，Ponzer S，Svensson O，Soderqvist A，Tornkvist H. Internal fixation compared with total hip replacement for displaced femoral neck fracture in the elder：A randomised controlled trial. J Bone Joint Surg [Br]. 2003；85：380-8.

对一组平均年龄为80岁的102个患者，急性期诊断为移位的股骨颈骨折，接受了两枚空心螺钉或全髋关节置换的随机研究表明，对老年、相对健康、喜欢运动的患者而言，全髋关节置换比内固定的效果更好。（Ⅱ级证据 ）

# 19 不稳定的粗隆间骨折

*Ross K. Leighton and Alun Evans*

### 注意事项

- 切开复位内固定不适用于反转子间线的粗隆间骨折或单纯粗隆下骨折，而应选择股骨近端髓内钉固定（长的或短的）。

### 争议

- 对不稳定的粗隆间骨折所选固定物的类型是有争议的。
- 在粗隆间骨折的分型中并没有考虑外侧壁骨折，因此在这样的病例中粗隆稳定接骨板的作用（适应证）还没有确定。

### 治疗方案

- 对于稳定的骨折类型可单独选用动力髋螺钉。
- 对于不稳定的骨折类型可以选用髓内钉或动力髋螺钉（DHS）加粗隆稳定接骨板。

## 切开复位内固定

### 粗隆稳定接骨板的适应证

- 合并后外侧缺损或外侧结构不稳定的不稳定粗隆间骨折

### 检查 / 影像

- 照股骨全长的前后位和侧位 X 线片（图 1A&B），包括骨折上下各一个关节。
- CT 扫描通常不是必须的（除非是怀疑股骨颈骨折且经传统的放射学检查不能确诊）
- MRI 检查通常不需要。

### 外科解剖

- 阔筋膜张肌、臀肌（臀中肌、臀小肌）、股外侧肌，穿支动脉（特别是第一穿支），外侧肌间隔（图 2）
- 外侧旋股动脉的升支（图 3）

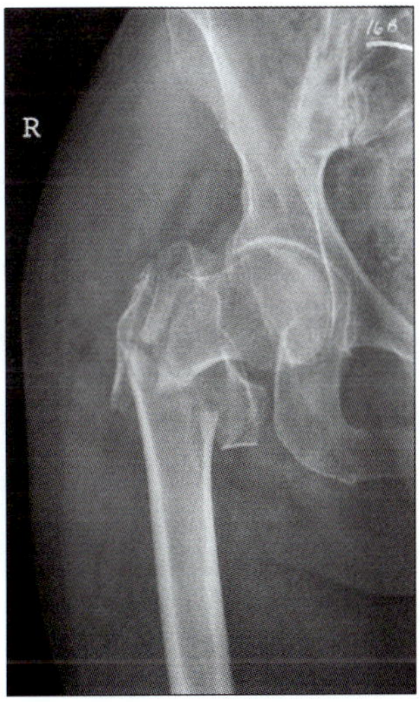


A

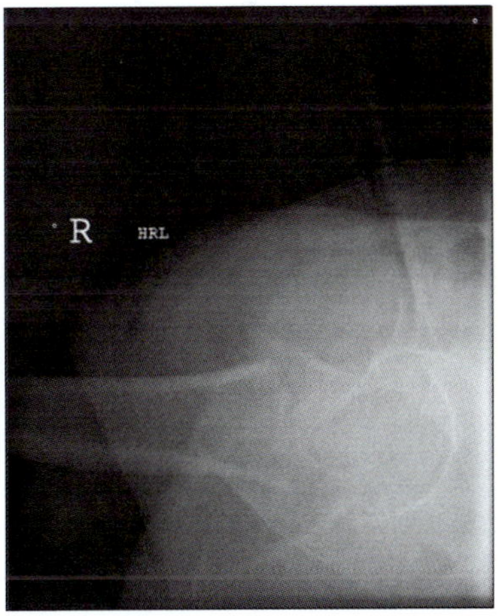


B

图1

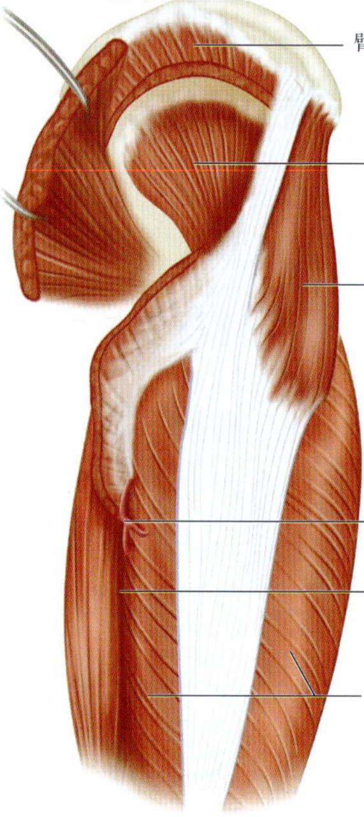
臀中肌（切断）
臀小肌
阔筋膜张肌
第一穿动脉
外侧肌间隔
股外侧肌

图2

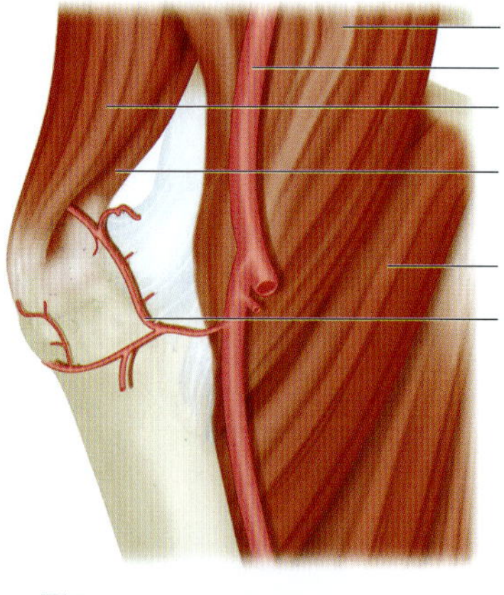
髂腰肌
股动脉
臀中肌
臀小肌
耻骨肌
旋股外侧
动脉升支

图3

## 治疗方案

- 动力髋螺钉加粗隆稳定接骨板（DHS+TSP）。
- 股骨近端髓内钉。
- 传统股骨髓内钉。

## 器械

- 骨折床，包括牵引架和牵引靴。
- 固定患者的皮带（如果需要）。
- 确保骨折床的支架不影响术中透视。

## 争议

- 对侧下肢的体位
  - 在牵引靴中呈剪刀体位(图4)。
  - 在Well膝-腿固定器中外展位。

## 体位

- 麻醉要在患者移至骨折床上之前进行。
- 患者仰卧于骨折床上，对患肢进行足牵引。
  - 骨折床和患者会阴部（压力点）要充分垫好。
  - 脚要在牵引靴中固定好（这样不会在术中牵引时滑出）。
  - 患者的身体（躯干）用皮带固定。
- 患肢呈直线持续牵引。另一下肢摆放呈剪刀体位，脚固定于牵引靴内，或屈曲固定在 Well 膝 - 腿固定器上（图 5）。

### 要点

- 确保睾丸不会在会阴区被挤伤。
- 放置好透视机以获得前后位和侧位清晰的图像。
- 将骨折床向非手术侧倾斜 10° ～ 15° 来抵消股骨头前倾。这样可使螺钉的方向平行于地板。
- 手术器械及辅助工具（吸引器、电刀）应该放于透视区域之外。

### 注意事项

- 小心容易受压的部位（脚跟、会阴，另一下肢）。
- 将同侧上肢固定于胸前以防影响透视。
- 需要助手帮忙摆体位。

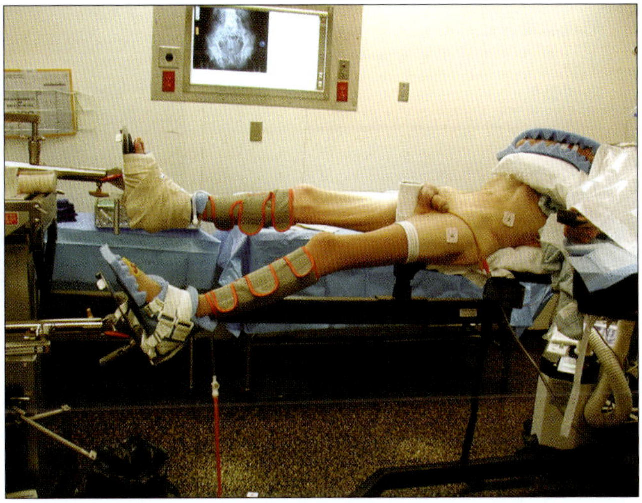

图4

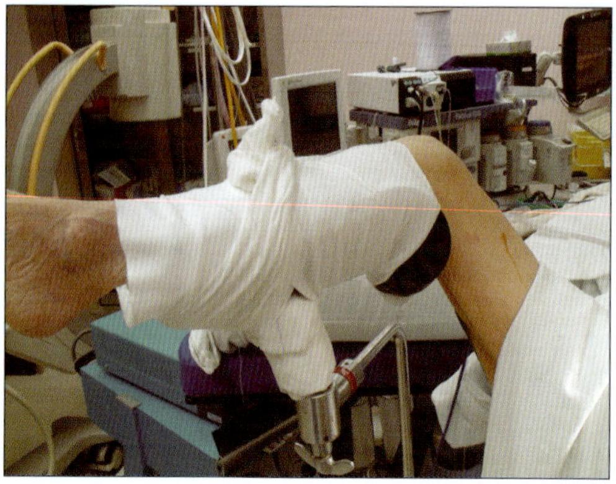

图5

## 入路 / 显露

- 切口的体表标志为大粗隆的脊。
- 取外侧切口（10 ~ 15cm）（图 6）。
- 切开阔筋膜张肌，将股外侧肌向前内侧掀起。
  - 将 Hohmann 牵开器放置于股外侧肌的下边界即其位于外侧肌间隔的附着点，这样可以将其抬起而不是分离（这样损伤更小）（图 8）。牵开器朝向前方，这样可以将肌肉拉向内侧。
  - 以相同入路插入另一牵开器，开口向后以帮助显露股骨。
- 也可以在股外侧肌上做一切口来分离它（增加了损伤）（图 8）。

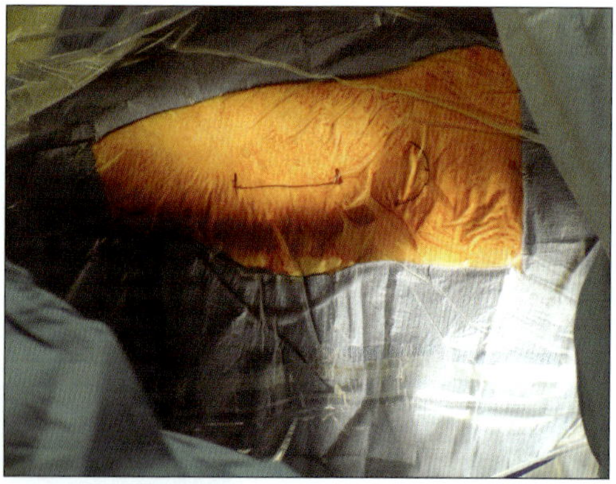

图6

### 要点

- 建议在做切口之前在皮肤上画出导针的方向。
- 尽量少用电刀。
- 建议小心的锐性分离（组织保护性更好）。
- 结扎或烧灼出血点和穿支血管。
- 小心旋股外侧动脉的升支。

### 注意事项

- 尽可能少的分离骨折粉碎部位的软组织，特别是内侧骨块。治疗的理念是保护和旷置骨折块以利于其愈合（将骨折块坏死的风险降到最低）。

### 器械

- 不同型号的刀片
- 自动拉钩，Hohmann 拉钩
- 打结缝线

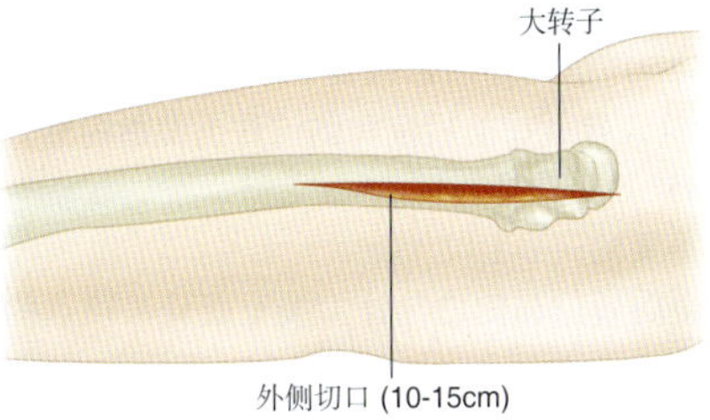


图7

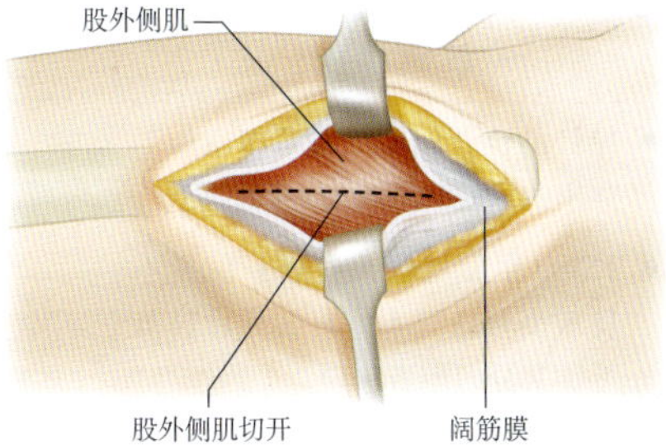


图8

> **要点**
>
> - 首先确保最初打入的导针位于股骨头关节面的5mm之内，这对准确预测TAD指数很重要。导针容易错误的打入到后下方。
> - 使用平行钻导向器插入前倾导针。
> - 可以使用4.5mm钻头打开导针的进针点（这样能更好地控制导针并使其位于股骨颈中心）。

## 手术步骤

### 步骤 1

- 尝试闭合复位（通常可以成功）。
  - 牵引可以改善缩短和内翻畸形。
  - 内旋可以一定程度地帮助减少内侧骨折断端的间隙。
    - 效果不如股骨颈骨折明显。
    - 医生一定要认识到过度内旋的可能。
  - 在开始手术之前一定要通过前后位和侧位摄片来确认闭合复位的效果。
  - 闭合复位失败后就要进行切开复位。
- 如果闭合复位失败就要切开复位（图9A&B）。

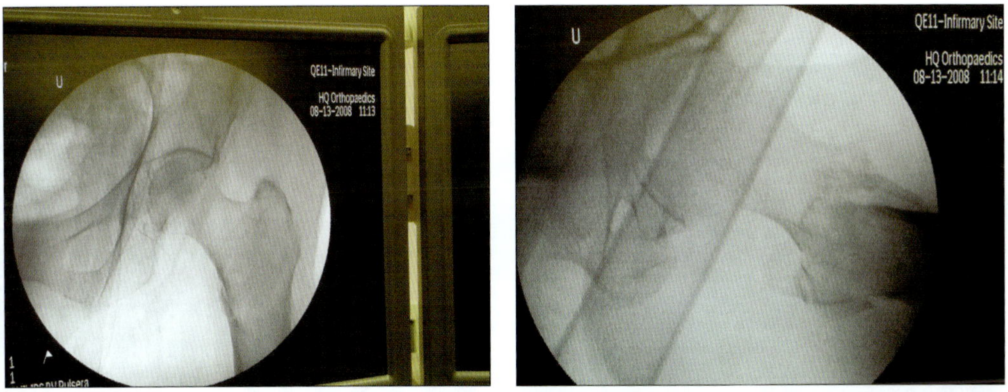


A　B

图9

**注意事项**

- 导针的位置偏前或偏后都增加了穿出的风险（即 TAD 指数高）。
- TSP（粗隆稳定接骨板）位置不良或型号选择不好将会导致骨折近端部分向侧方移位。

**器械 / 植入物**

- 135° 导向器
- 手柄钻，2mm 导针，扩髓器（图 11）
- DHS 系统（图 12）

- 首先确定股骨颈的前倾角，在透视下将一导针放置于股骨颈前方来作为接下来的操作的参照（图 10）。
- 将带有 135° ~ 150° 角的导向器放置在股骨干外侧中央。电钻打入 2mm 导针。导针在前后位和侧位片上都指向股骨头的尖端（提示：135° 是最常见的）
- TAD 指数是很重要的。
  - 这个指数是由前后位和侧位导针尖端至股骨头顶点的距离相加而成的。
  - 如果 TAD 指数大于 25mm，那么导针穿出的机会就会高；相反，如果 TAD 指数小于 25mm，穿出的机会就会很低。
- 一旦第一根针打入，另一个防旋针也可以同样方法打入，但是要注意向第一枚导针的头侧倾斜以防止股骨颈的旋转，特别是在插入 DHS 时。

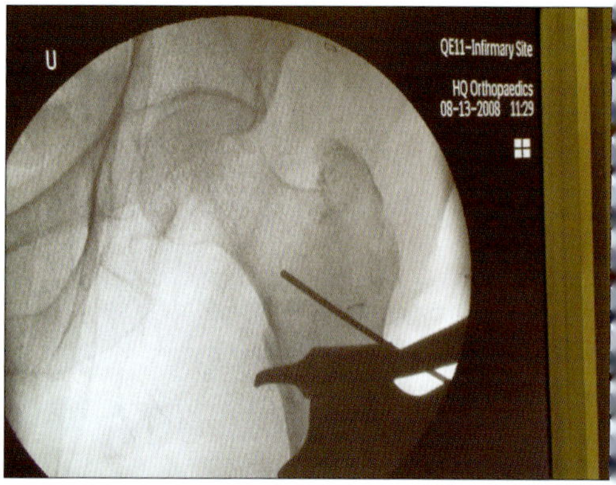


图10

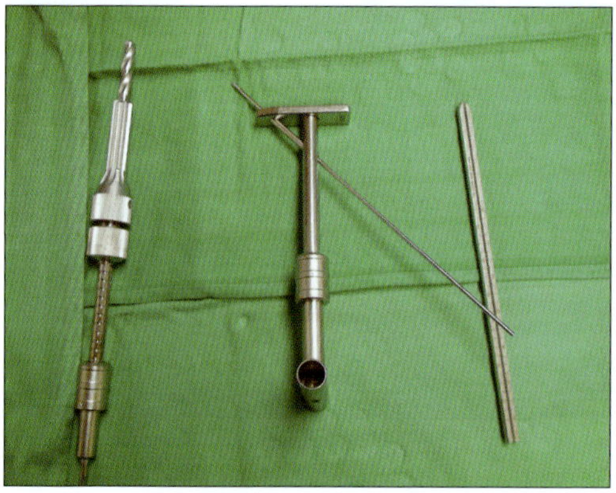

图11

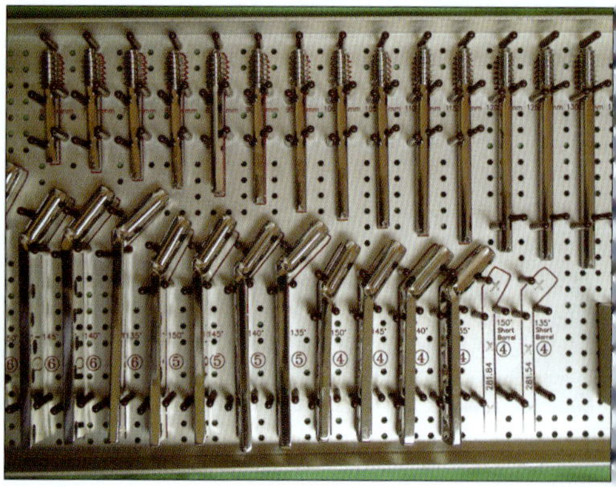

图12

## 要点

- 经常使用透视机来确定内植物在骨头上的位置（导针、扩髓器或螺钉）。
- 如果怀疑穿透关节面，斜位片可能有助于判断。
- 通过测量之前描述的 TAD 指数来预测将来螺钉切出的风险。如果大于 25mm, 像之前指出的那样重新审视 DHS 导针的位置。

## 注意事项

- 避免导针出现偏心位，这样会导致螺钉穿进关节。逐步钻入导针会减少导针进入关节的机会。
- 攻丝会将骨折移位的风险降到最低，移位有时是由螺钉插入产生的扭矩引起。

### 步骤 2

- 测量导针的长度，注意骨折间隙和导针顶端和关节面之间的距离。
- 将扩髓钻调整到合适的长度（通常比导针短 5mm）, 然后对导针孔进行扩大。
- 根据骨质进行攻丝（骨质疏松者不需攻丝）。
- 将 DHS 螺钉打入合适位置（软骨下骨内），牢记螺钉插入装置的手柄在螺钉最终位置上时应该平行于股骨干。
  - 将 DHS 侧接骨板插到在 DHS 螺钉上，并使接骨板最终贴附于股骨表面。
  - 一旦接骨板与滑动鹅头钉平滑的咬合在一起，其也将被固定在最终的位置上。
- 必要时可以用持板钳来将接骨板夹持固定在股骨上。
- 第一枚皮质钉打在 DHS 接骨板的近端第二孔内来保持接骨板的

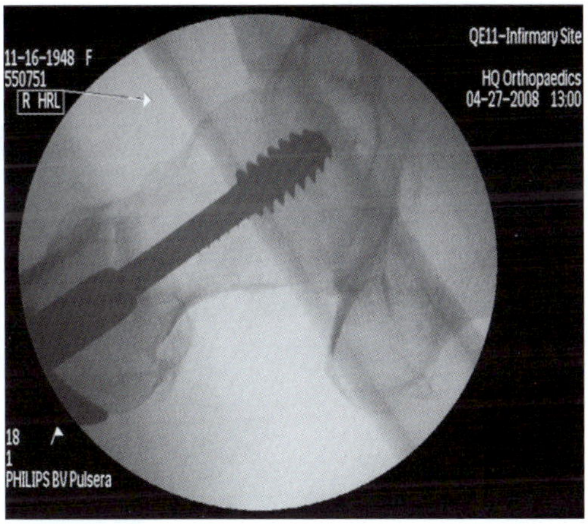


图13

## 要点

- 确保 DHS 接骨板和 TSP 接骨板位于股骨的中央。
- 放置 TSP 于股骨上并不需要进一步分离软组织。
- 对于特定型号的 TSP，可能会用到张力带，带或不带螺钉（特别是在大转子严重粉碎的病例中）。

## 注意事项

- 避免 TSP 位置过高，那样会过度复位转子从而影响外展肌生物力学。
- 避免对外展肌的过度剥离。
- 通常在粗隆部不需要螺钉或导针（TSP 是一个真正保护接骨板）。

## 争议

- TSP 大小的选择
  - 患者对小号的耐受性更好。
  - 接骨板要足够大以防止股骨干的移位。

位置。

### 步骤 3

- 一旦 DHS 接骨板实现了最初的固定，TSP 就可以在 DHS 接骨板上滑动了。
  - 选择合适的 TSP（图 14）。
  - 在 TSP 固定和对外侧粗隆壁支撑之前，其可以在 DHS 接骨板上滑动。
- 一定确保 TSP 在 DHS 接骨板上的完全贴附。
- 在两个接骨板的近端第一、第三和第四孔打入皮质钉（实现两块接骨板的相互固定）。
- 然后将一枚 6.5mm 或 7.3mm 的螺钉通过 TSP 进入股骨颈和股骨头，并位于标准的 DHS 的头侧。
- 通过两块接骨板钻入其余的皮质螺钉后，完成固定（图 15A&B）

### 步骤 4

- 充分冲洗伤口，评估是否需要植骨（通常不需要）。

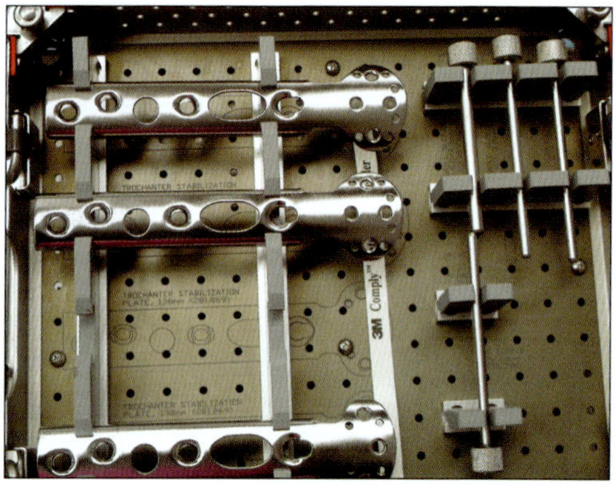

**图14**

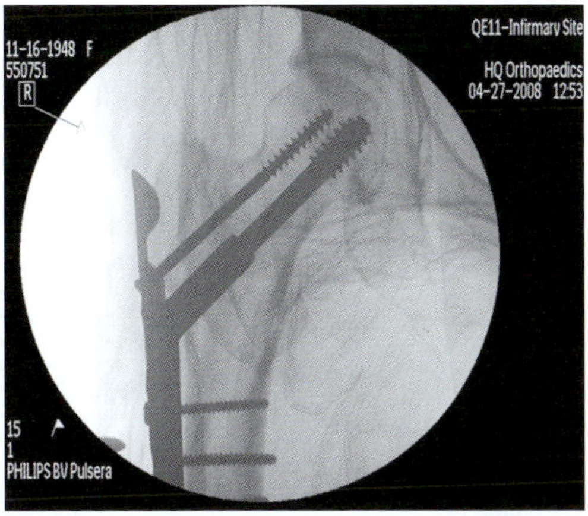
11-16-1948 F
550751
R
QE11-Infirmary Site
HQ Orthopaedics
04-27-2008 12:53
15
1
PHILIPS BV Pulsera

A

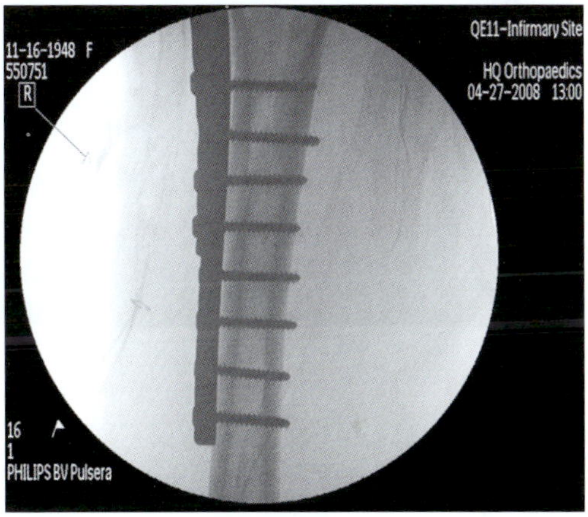
11-16-1948 F
550751
R
QE11-Infirmary Site
HQ Orthopaedics
04-27-2008 13:00
16
1
PHILIPS BV Pulsera

B

**图15**

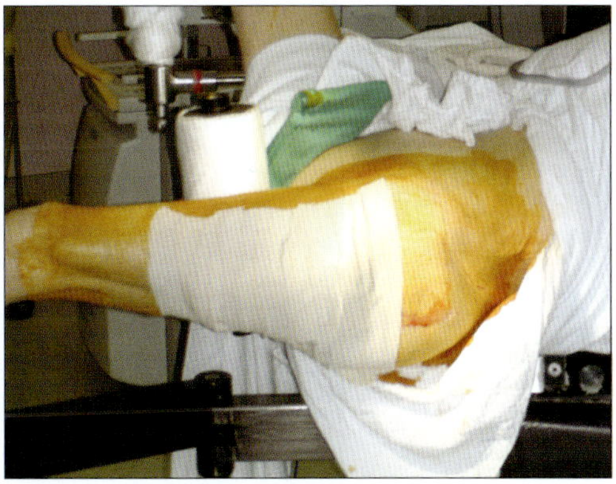

**图16**

- 可选择放置引流。
- 敷料覆盖伤口，轻微加压（图 16）。
- 在临床和放射学上评价内固定和骨折的稳定性。
  - 术毕，将脚从牵引靴中放出，旋转髋关节来检验股骨头是否匹配。

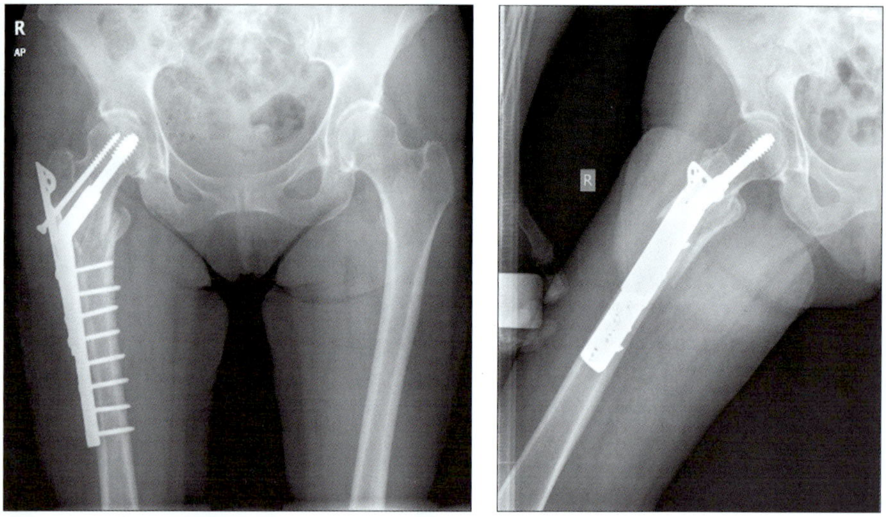


A B

**图17**

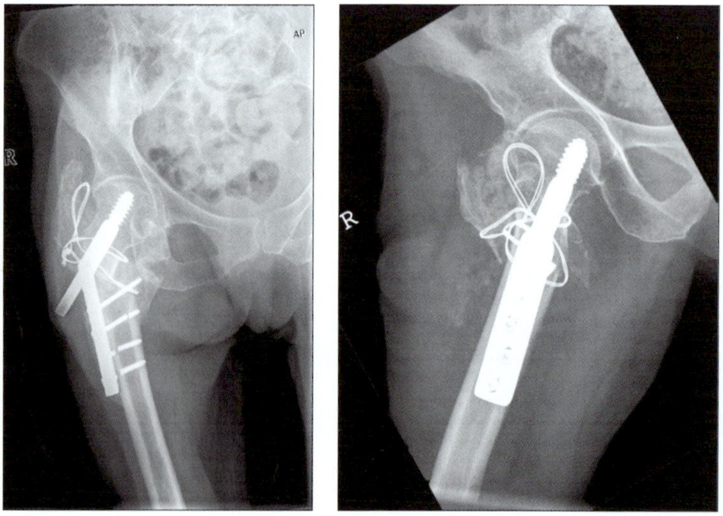


**图18** A B

**要点**

- 个体化治疗病人。

**争议**

- 有些人倾向于更长的非负重时期，因此以下方面有争议：
  - 开始活动的时间
  - 开始负重的时间
  - 评价愈合的标准

- 图 17 和图 18 显示了对于不稳定骨折应用 TSP 器械固定和不用 TSP 器械固定进行对比的术后效果（图 17A、B）。

## 术后护理和预后

- 术后第一天患者开始活动，坐在椅子上和站立。
- 逐渐开始活动，从部分负重（有时对老年人比较困难）到可以耐受的完全负重（用助步器或拐杖）。
- 髋关节和膝关节术后练习和肌肉力量锻炼，包括髋关节外展肌和屈肌、膝关节屈肌和伸肌。

## 证据

Babst R, Renner N, Biedermann M, Rosso R, Herberer M, Harder F, Regazzoni F. Clinical results using the trochanteric stabilizing plate (TSP): the modular extension of the dynamic hip screw (DHS) for internal fixation of selected unstable intertrochanteric fractures. J Orthop Trauma. 1998;12:392-9.
这篇文章回顾了 DHS 加上 TSP 来固定不稳定粗隆间骨折的临床效果。

Bong MR, Patel V, Iesaka K, Egol KA, Kummer FJ, Koval KJ. Comparison of a sliding hip screw with a trochanteric lateral support plate to an intramedullary hip screw for fixation of unstable intertrochanteric hip fractures: a cadaver study. J Trauma. 2004;56:791-4.
在尸体上在生物力学方面对 DHS + TSP 及 IMHS（股骨近端髓内钉）固定不稳定粗隆间骨折进行了比较，并得出结论：DHS + TSP 对不稳定骨折的稳定性可与 IMHS 相比。

Harrington P, Nihal A, Singhania AK, Howell FR. Intramedullary hip screw versus sliding hip screw for unstable intertrochanteric femoral fractures in the elderly. Injury. 2002;33:23-8.
这篇文章比较了 DHS 和 IMHS。

Kulkarni GS, Limaye R, Kulkarni M, Kulkarni S. Intertrochanteric fractures. Indian J Orthop. 2006;40:16-24.
这篇文章比较了对不稳定粗隆间骨折的不同修复模式。

Lunsjö K, Ceder L, Thorngren KG, Skytting B, Tidermark J, Berntson PO, Allvin I, Norberg S, Hjalmars K, Larsson S, Knebel R, Hauggaard A, Stigsson L. Extramedullary fi xation of 569 unstable intertrochanteric fractures: a randomized multicenter trial of the Medoff sliding plate versus three other screw-plate systems. Acta Orthop Scand 2001;72:133-40

# 20 粗隆间骨折

*Wade Gofton and Steven Papp*

### 注意事项

- 对髓外固定和髓内固定的荟萃分析显示髓外固定无明显优势，但是并发症发生率更高（术中并发症和后期股骨骨折，特别是使用早期髓内钉的病人）（Parker and Handoll，2005）。
- 新一代髓内钉有比早期的滑动螺钉更低的晚期并发症发生率（Parker and Handoll，2005）。

### 争议

- 髓内钉系统在稳定型骨折中可取得与髓外系统相似的结果，但是对更为复杂的31-A2的疗效现在还不明确。

### 治疗方案

- 对更不稳定的骨折类型可选用切开复位内固定技术，包括髓外动力髋螺钉或其他固定角度的器械。
- 使用已经介绍过的常规技术和小切口技术。

## 髓内钉

### 适应证

- 稳定粗隆间骨折以控制疼痛、早期进行功能锻炼和促进骨折愈合。
- 已经有人提倡使用髓内钉器械而不使用动力髋螺钉来治疗更不稳定类型的粗隆间骨折（OTA 31-A3）（Kregor et al.，2005；Rokito et al.，1993）。

### 检查/影像

- X线平片
  - 应该包括：髋关节前后位（AP位）和侧位片（图1A），骨盆前后位（图1B），牵引位，或股骨全长片。
  - 前后位和侧位片可用来获得提示较大程度的骨折不稳定，以及进行闭合复位或维持复位存在困难的征象：
    - 骨折块数目增加
    - 后内侧粉碎骨折
    - 近端骨折块的明显后方移位或“后方塌陷”。
    - 股骨外侧皮质连续性丧失。
  - 骨盆的前后位片显示健侧的正常对线，以辅助判断合适的复位（图1B）。
  - 在明显粉碎和移位的骨折病例中，术前牵引位可以加深对骨折类型的理解，帮助制订术前计划（图2）。
  - 如果骨折类型允许或医生偏向于使用全长髓内钉，那么就需要股骨全长片以评估股骨解剖和股骨弓。

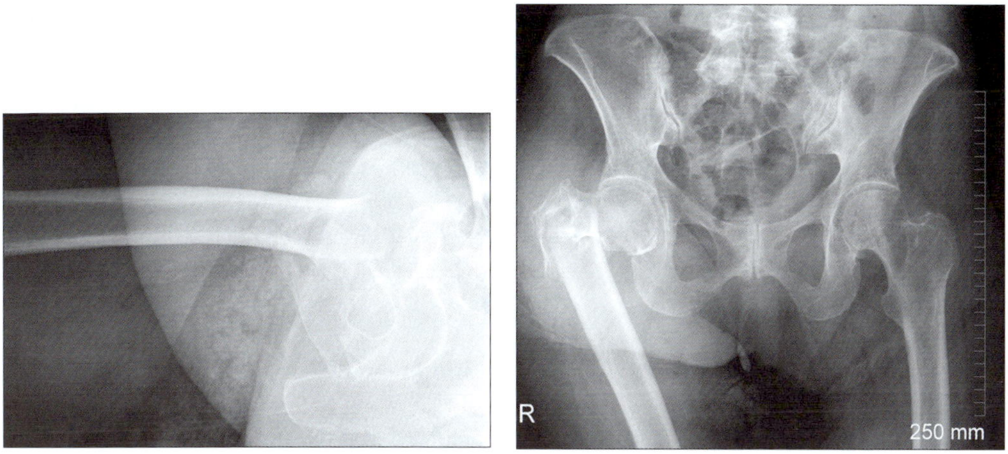


A　　B

图1

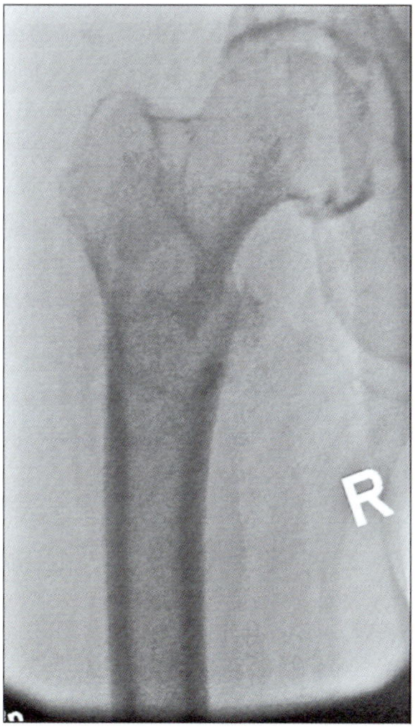


图2

### 要点

- 对于病态肥胖的患者，使用绷带将赘肉向非手术侧固定可以改善成像效果。
- 使健肢离开 C 臂机，这样可使 C 臂机在前后位和侧位转换过程中操作更便捷。

### 注意事项

- 外展患肢复位的做法会导致髓内钉插入入钉点困难，造成髓内钉不能顺利打入股骨髓腔内。

### 器械

- 骨折床，保护好会阴部。

## 外科解剖

- 臀中肌
  - 臀中肌起于髂骨翼下方到髂嵴，止于大转子的外侧面和上侧面。
  - 当扩髓的时候如果没有软组织保护器那么臀中肌肌腹有被损伤的风险。
  - 臀中肌止点会被扩髓器入点引起部分损伤，但确保扩髓器先放到骨内之后再扩髓，同时使用软组织保护器可最大程度的减少损伤。
- 臀上神经
  - 臀上神经起源于腰骶丛，从坐骨大孔穿出时位于梨状肌上缘，分为上、下两支。
  - 上支走行沿着臀小肌起点，并支配它和臀中肌。下支从臀中肌、臀小肌间斜形穿出并支配二肌，止于并支配阔筋膜张肌。
  - 下支靠近皮肤切口，与粗隆上髓内钉入点位置相当，当髋关节轻度屈曲和内收时此支有受损的风险（Ozsoy et al., 2007）。图 3 显示了髋关节伸直位髓内钉入点的常规位置及与臀上神经的关系。

## 体位

- 因为对于单独的粗隆间骨折通常倾向于使用股骨髓内钉，仰卧于骨折床上可简化骨折复位和放置主钉的过程。
  - 患肢牵引复位（图 4A）。
  - 在维持复位的前提下尽量将躯干移向对侧，尽可能地内收患肢，这样可更容易获得进针点和打入髓内钉。
  - 健肢屈曲，外展，外旋以允许 C 臂机透视（图 4B）。
  - 同侧的手臂横向固定于身体上以改善主钉入钉点的通道。
- 将显示器放于手术床的尾端，这样医生和技师都能看到图像。
- 电刀和吸引器也要放在床尾，使他们离开 C 臂机的拍摄范围。

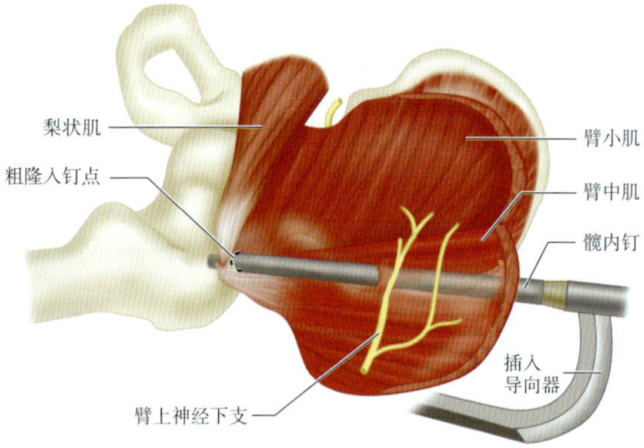


图3

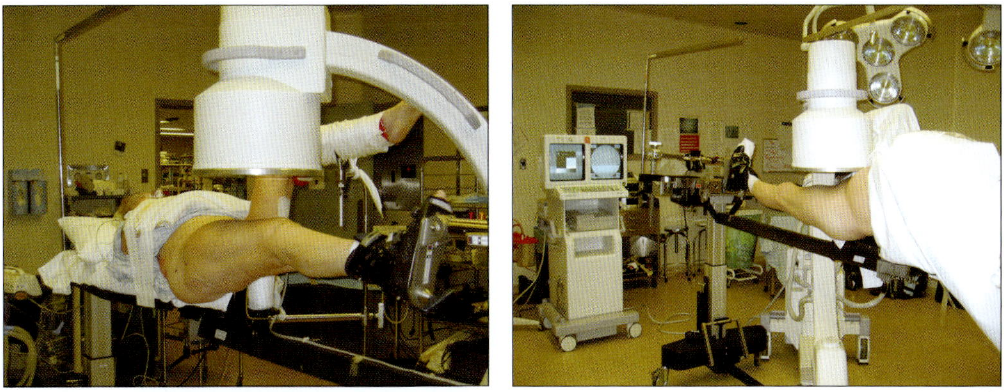

A　　B

图4

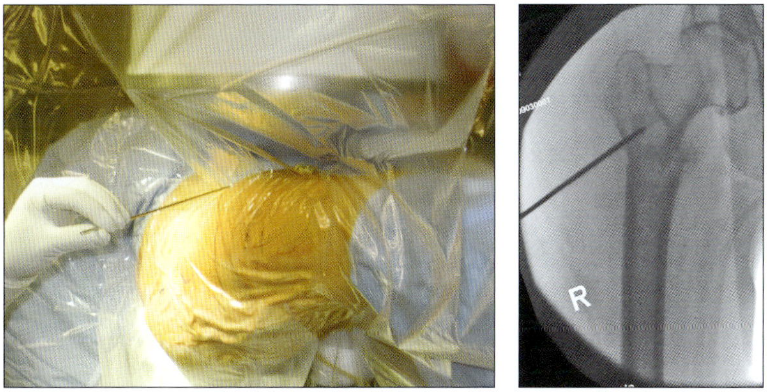

A　　B

图5

**要点**

- 对身体肥胖患者，入钉点的皮肤切口需要更加靠近近端。
- 手动将扩髓器放到髓腔内，然后再开始电动扩髓，这样可以减少对外展肌的损伤，也可以避免出现入钉点的偏心性扩大。

**注意事项**

- 在导针近端做切口容易出现皮外导向器与软组织之间的撞击，如果病人肥胖就更容易出现。

## 入路／显露

- 外侧复位或滑动髋螺钉入路
  - 如果不能获得闭合解剖复位，可以通过打入滑动髋螺钉的切口进行复位。
  - 确定螺钉的入钉点：入钉点通常位于小粗隆远端 1 ～ 2cm 处，可以使用器械配套的导向器在透视下确定，或者将导针放置在股骨颈前方并与股骨干成 130° 角来确定（图 5A 和 B）。
  - 锐性切开皮肤、皮下组织和阔筋膜。小心钝性分离股骨外侧软组织即可放置复位工具。
  - 应该避免大的拉钩或持骨钳在股骨内侧操作，以免损伤内侧软组织，通常也很少需要这样做。
- 入钉点
  - 入钉点可以通过透视经皮确定。
  - 对于普通的病人，导针在大粗隆近端 4 ～ 5cm 处进入皮肤，与股骨纵轴平行或稍偏后方。

- 入钉点的选择由内植物来决定，但是其在前后位片（图 6A）要么在 / 或稍离开粗隆尖部，在侧位片上要么与股骨干平行或稍靠后方（图 6B）。
- 顺着导针方向在导针穿刺点向远端切开 2cm，切开皮肤和筋膜，然后钝性分离至粗隆尖。

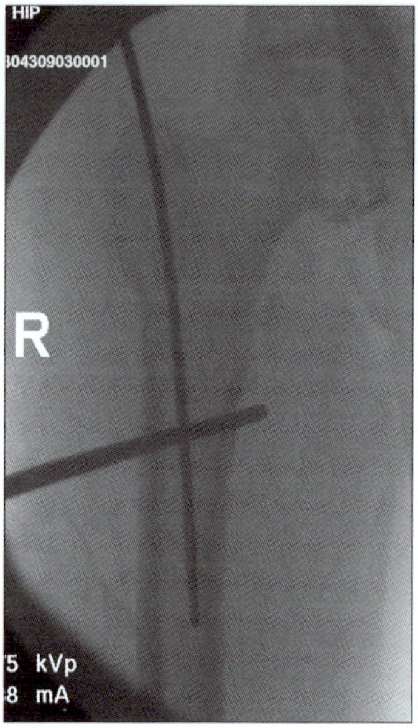


A

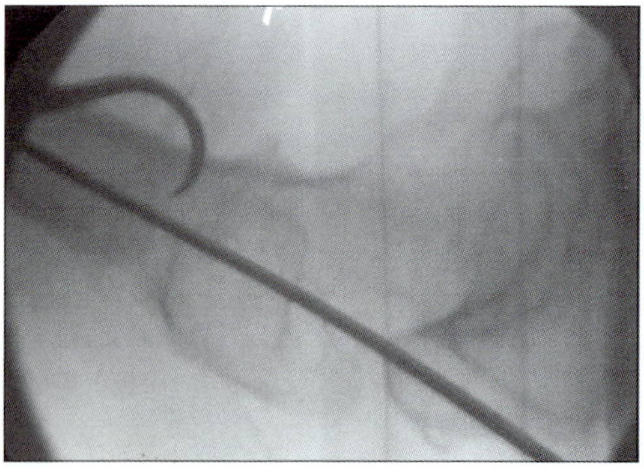

B

图**6**

## 要点

- 特征性的移位是后方凹陷：远端股骨外旋缩短，并在内收肌牵拉下向内侧移位；股骨头和股骨颈内翻移位，并向后方移位进入粗隆间骨折的粉碎区。

## 注意事项

- 对不稳定骨折，过度的内旋患肢可导致复位不良。

## 器械 / 植入物

- 小骨钩
- Jocher 剥离器
- Weber 骨折复位钳

# 手术步骤

## 步骤 1：获得复位

- 在固定之前获得解剖复位几乎是普遍共识。通常可以通过以下操作获得：轻柔的外旋位纵向牵引患肢，然后再内旋。
- 如果尝试一两次后闭合复位失败，就要切开并使用软组织保护技术来获得解剖复位。
- 取外侧入路（图 7A），于小转子远端的内侧骨干放一小骨钩，通过骨钩将骨干拉向外侧并松解嵌插的骨折块（图 7B&C）。在骨折线前方插入小的骨膜起子来提起及复位头颈部的骨折块。此时放松外侧牵引通常可维持骨折复位（Carr，2007）。

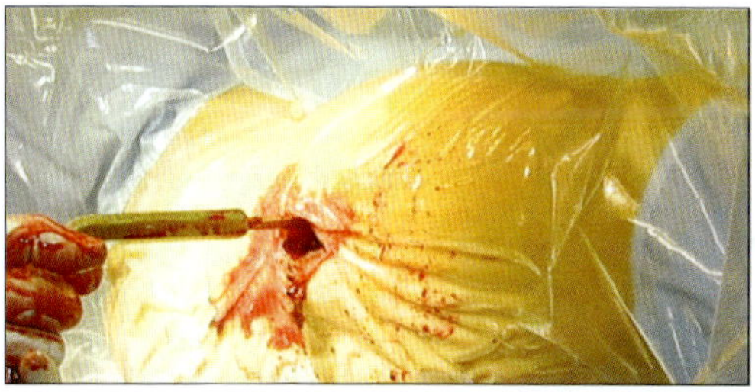

A

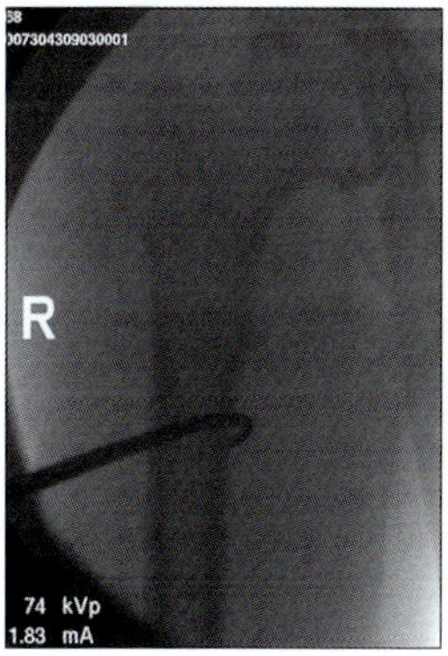


B

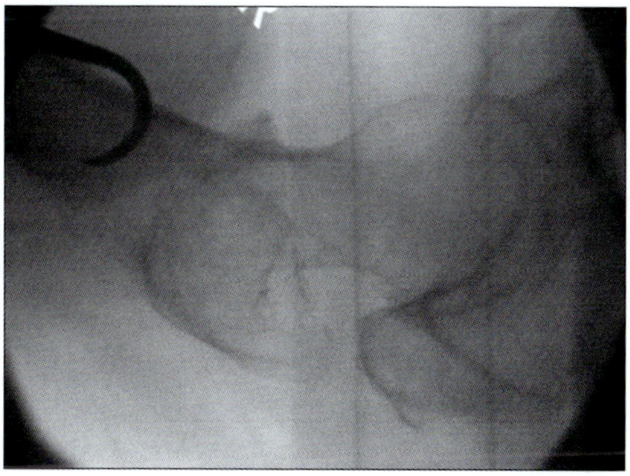

C

图7

## 要点

- 当存在后内侧大块骨折块或粉碎性骨折时，可能需要髓内复位工具来引导开髓导针或长导针进入远端骨髓腔。

## 注意事项

- 对体位不良或体型硕大的患者，通常开髓导针的方向都会指向小粗隆的内侧，沿此导针方向扩髓会导致复位丢失和穿出内侧皮质的风险。

■ 如果不能维持复位，可以使用 Weber 复位钳，小心地将其一支臂放于粗隆的后方，另一侧臂放在远端骨折块的前方皮质上。移走骨钩后轻微的施加旋转力可以保持骨折的复位，但是这个力一定要维持到放置髓内钉之后。

## 步骤 2：入钉点 / 准备髓腔

■ 入钉点可以在前后位和侧位片上经皮确定，开髓导针由电钻打入骨内。

■ 如果入钉点处有骨折，那么导针就应手工钻入。
  - 对于没有粉碎的简单骨折，扩髓器可能使骨折移位，或者骨折开口足够大，可以不经扩髓而使钉子通过。一旦钉子通过，复位也就丢失了，通常导致内翻畸形复位。
  - 对于入钉点处有骨折的这类患者想避免这种情况，可以使用外侧接骨板来代替髓内钉，或者近端取更大的切口以放置复位钳来防止扩髓过程中导致的骨折张开（图 8A 和 8B）

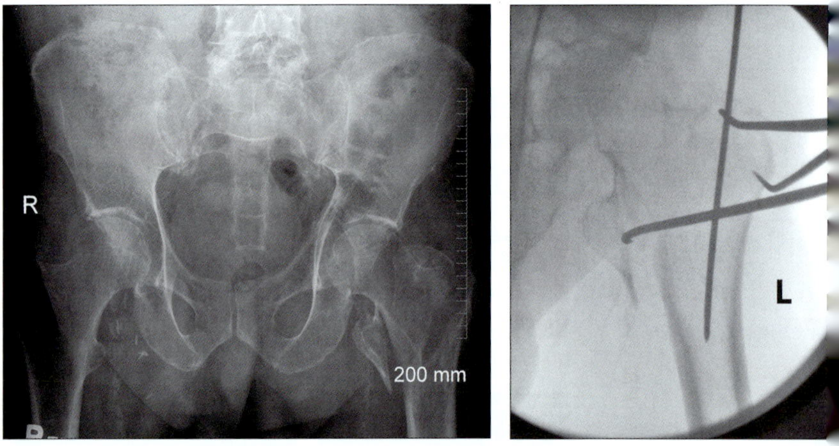


A B

图8

## 器械 / 植入物

- 初始导针
- 扩髓器
- 软组织保护器
- 髓内复位工具

## 争议

- 所需髓内钉的长度：骨折通常都伴有骨质疏松，有人认为这属于病理性骨折，应该进行全股骨固定。
- 对于骨质疏松患者，作者通常使用中等长度的髓内钉来避免髓内钉从股骨远端前方皮质穿出的风险，但是对于不稳定类型的骨折还是使用更长的髓内钉（横向粗隆间骨折，反粗隆间骨折或明显移位的粗隆下骨折）。

## 要点

- 骨折复位后，评估侧位片以确定相对于会阴区支柱的股骨前倾角，这样可以使接下来导针的插入更方便。翻转C臂机使会阴区支柱与地面垂直，这样可以推测将滑动螺钉打入股骨头中央所需的前倾角。

## 注意事项

- 如果螺钉未处于股骨头的中央，从某些角度看钉子看起来位于软骨下，其实现在钉子已经进入关节了 (Kumar et al.，2007)。

- 使用透视确定初始导针位于远端骨髓腔的中央，扩髓的时候使用软组织保护器。
- 如果计划使用长钉子，导针通过之后，要使用透视并在前后位和侧位上同时保证导针位于远端股骨的中央。顺序的扩髓以使合适型号的髓内钉可以穿过。

## 步骤 3：放入髓内钉

- 当使用带有前弓的长髓内钉时，将髓内钉旋转 90°（这样前弓就位于内侧），这样可以避免医源性的内侧穿出（Ricci et al.，2006）（图 9）。
- 通常可以用手轻柔地将髓内钉送入，在最后定位的时候需要轻轻的锤几下。
- 透视或者根据内植物系统的测量工具来确定髓内钉插入到合适的位置。
    - 在老年患者，股骨前弓常常增加，对于这些患者使用弧度小的内植物时，远端前侧皮质穿出的风险很高。
    - 可以考虑选择较正常短一些的髓内钉，在插入过程中小心操作。

## 步骤 4：放入滑动螺钉

- 理想情况下滑动螺钉应该从股骨颈中央穿过（图 10A)，并在前后位和侧位平片上（图 10B）确定其位于软骨下骨。
- Baumgaertner 等证明如果 TAD 指数小于 25mm，可以降低螺钉穿出的发生率。对于髓内固定也可以参考此指标（Geller et al.，2009）。
- 在扩髓之前将导针放到适当的位置可以纠正并引导钉子最后进入最佳位置。

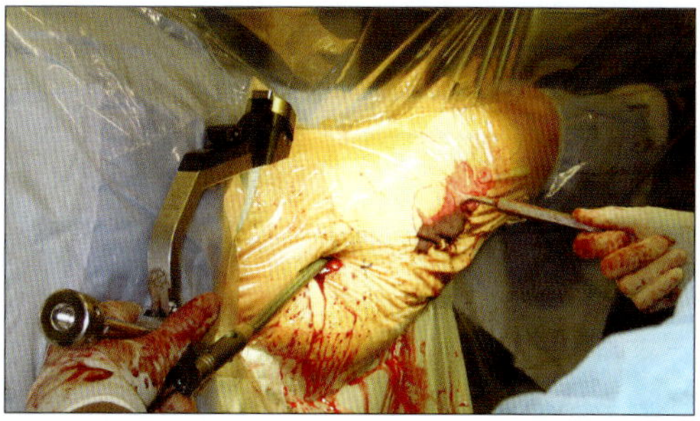

**图9**

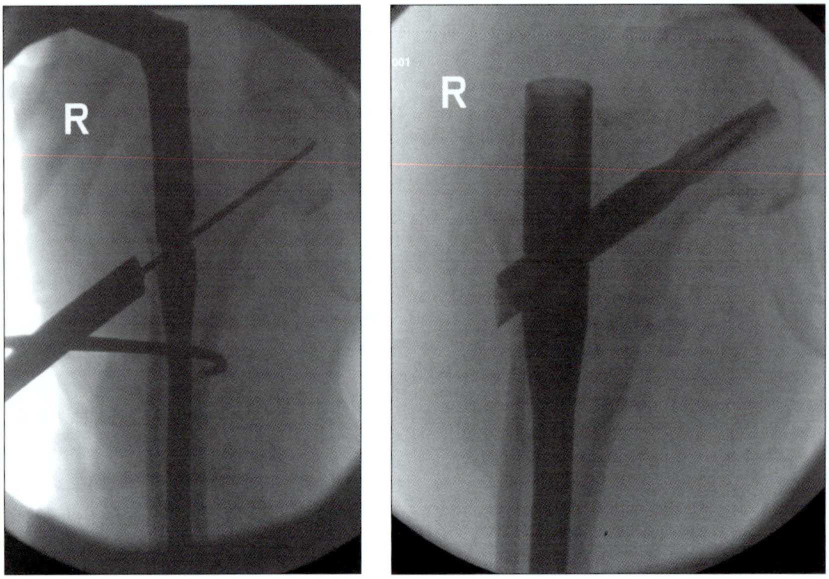


A　　B

图10

## 争议

- 因为股骨头后下方的骨折块骨质最好，有些学者提议将钉子打入这个象限内；然而这会影响 TAD 指数，并增加旋转固定失败的风险（Den-Hartog et al., 1991）。

## 注意事项

- 反复尝试上远端锁钉可导致局部应力增加并增加骨折的风险。

## 争议

- 当使用长的髓内钉时，对于稳定型骨折使用远端锁钉的必要性还不清楚。

### 步骤 5：上锁定钉

- 对于短的髓内钉可以通过远端瞄准器打入远端锁钉，而对于长的髓内钉只能徒手打入远端锁钉。

## 术后处理和预后

- 固定的目的就是开始早期活动和功能锻炼。花一段时间来确认骨折解剖复位和固定器械和滑动螺钉位置正确后，应该就可以允许几乎所有病人开始可以耐受的负重。
- 对于延伸至粗隆下区域的骨折，特别是髓内钉变细的水平的内侧粉碎骨折，术后负重应该更加慎重。
- 除非有禁忌，所有病人都要进行术后深静脉血栓的预防治疗；然而最佳的预防治疗方法还存在争议（Handoll et al., 2002）。
- 术后 2 周、6 周和 3 个月复查 X 线片。
- 术后潜在的并发症
  - 螺钉穿出：髓内钉螺钉穿出率与板钉结构的相似（Parker and Handoll, 2005），我们建议 TAD 指数小于 25mm（Baumgaertner et al., 1995）。
  - 早期的股骨骨折：据报道第一代内固定物骨折的发生率高达

5%（Parker and Handoll，2005）。这些骨折常常可用远端锁定或更长的髓内钉来处理。我们相信设计和技术的进步（充分扩髓和轻柔的内固定植入）可以减少这些并发症。

- 晚期股骨骨折：研究表明这种灾难性的并发症在髓内钉的发生率比板钉系统要高（Parker and Handoll，2005）。我们相信随着新产品的设计出现这种并发症的发生率会下降。
- 远端皮质骨穿出：老年患者和一些特定种族的患者的股骨弓较大。充分理解内植物的设计，严格选择病人，在插入过程中调整髓内钉的尖端，使用曲率半径匹配更好的新一代髓内钉，这些都是减少此并发症的办法。

## 证据

Baumgaertner MR，Curtin SL，Lindskog DM，Keggi JM. The value of the tip-apex distance in predicting failure of fixation of peritrochanteric fractures of the hip. J Bone Joint Surg [Am]. 1995；77：1058-64.（Level Ⅲ evidence）

Carr JB. The anterior and medial reduction of intertrochanteric fractures：a simple method to obtain a stable reduction. J Orthop Trauma. 2007；21：485-9.（Level Ⅳ evidence）

Den Hartog BD，Bartal E，Cooke F. Treatment of the unstable intertrochanteric fracture：effect of the placement of the screw，its angle of insertion，and osteotomy. J Bone Joint Surg [Am]. 1991；73：726-33.

Geller JA，Saifi C，Morrison TA，Macaulay W. Tip-apex distance of intramedullary devices as a predictor of cut-out failure in the treatment of peritrochanteric elderly hip fractures. Int Orthop. 2009 [Epub ahead of print].（Level Ⅲ evidence）

Handoll HH，Farrar MJ，McBirnie J，Tytherleigh-Strong G，Milne AA，Gillespie WJ. Heparin，low molecular weight heparin and physical methods for preventing deep vein thrombosis and pulmonary embolism following surgery for hip fractures. Cochrane Database Syst Rev. 2002；（4）：CD000305.

Kregor PJ，Obremskey WT，Kreder HJ，Swiontkowski MF. Unstable peritrochanteric femoral fractures. J Orthop Trauma. 2005；19：63-6.

Kumar AJ，Parmar VN，Kolpattil S，Humad S，Williams SC，Harper WM. Significance of hip rotation on measurement of “Tip Apex Distance” during fixation of extracapsular proximal femoral fractures. Injury. 2007；38：792-6.

Ozsoy MH，Basarir K，Bayramoglu A，Erdemli B，Tuccar E，Eksioglu MF. Risk of superior gluteal nerve and gluteus medius muscle injury during femoral nail insertion. J Bone Joint Surg [Am]. 2007；89：829-34.

Parker MJ, Handoll HH. Gamma and other cephalocondylic intramedullary nails versus extramedullary implants for extracapsular hip fractures in adults. Cochrane Database Syst Rev. 2005;(4):CD000093.

Ricci WM, Schwappach J, Tucker M, Coupe K, Brandt A, Sanders R, et al. Trochanteric versus piriformis entry portal for the treatment of femoral shaft fractures. J Orthop Trauma. 2006;20:663-7.(Level Ⅱ evidence)

Rokito AS, Koval KJ, Zuckerman JD. Technical pitfalls in the use of the sliding hip screw for fixation of intertrochanteric hip fractures. Contemp Orthop. 1993;26:349-56.

# 21 转子下骨折：金属板固定

*Hans J. Kreder*

## 要点

- 对简单的干骺端及骨干骨折不要使用桥接接骨板固定，可以选择的方式包括：
  - 对简单的骨折类型采用绝对稳定固定，比如使用拉力螺钉或加压金属板技术；
  - 此外，如果对简单骨折进行相对稳定固定，就要给内植物足够的工作长度（骨折端两侧螺钉的距离），以便最大程度减小应力集中。可以选择髓内钉，如果选择桥接接骨板，长度要足够，骨折两端螺钉的距离尽量大。
- 对于骨折看似简单，但内侧股骨距骨折缺少支撑时，选择接骨板要慎重：
  - 髓内钉在这种情况下能更好地抵抗内翻的力量；
  - 如果选择金属板固定，为获得绝对稳定就需要对软组织进行剥离，内侧股骨距也需要切开复位内固定。当然也有微创的、长工作长度的锁定接骨板可以使用。但是，对于相对简单的转子下骨折，接骨板技术难以有效降低应力集中（即使是使用长工作长度的金属板）。

## 适应证

### 骨折类型及修复方式

- 粉碎性转子下骨折（图 1）
  - 通过髓内钉或微创桥接接骨板进行相对稳定固定
- 单纯的转子下骨折类型（图 2）
  - 通过切开复位，拉力螺钉固定，加上加压或中和金属板进行绝对稳定固定
  - 通过髓内钉或者用长工作长度的金属桥接接骨板进行（要求特殊的考虑和技术）相对稳定固定
- 复杂的股骨上段骨折累及到转子下（图 3A 和 3B）
  - 很难实现绝对的稳定
  - 通过滑动内植物进行动力加压
  - 股骨骨折加压固定，转子下部分相对稳定固定（或者滑动加压固定）
- 股骨颈基底部和转子间骨折延伸到转子下区域
  - 由于股骨颈基底骨折和粗隆间骨折不能进行桥接固定等常用的相对稳定固定方法，因此，此型骨折与单纯的转子下骨折不同。
  - 滑动加压内植物对骨折区进行动态加压，但我们要选择那些对滑动距离有限制的内植物。通常在此类骨折中，股骨外侧皮质已经骨折，失去了支撑功能，如果近端骨折块无限制的滑动，会导致股骨内移。
  - 仅对股骨颈基底和转子间骨折块进行锁定固定而没有加压固定，会导致骨折区应力集中，内植物失效和骨折不愈合的风险都增加。

### 髓内钉与板钉固定的比较

- 从生物力学角度讲，圆形的髓内钉可以有效抵抗各个方向的弯曲，而放在股骨外侧的接骨板抗内翻的力量最弱。
- 对于骨质疏松性骨折，螺钉的把持力（这是金属板固定成功必不可少的）是不理想的。采用锁定螺钉接骨板并用骨水泥或骨替代物加强骨质，可以改善螺钉的把持力。

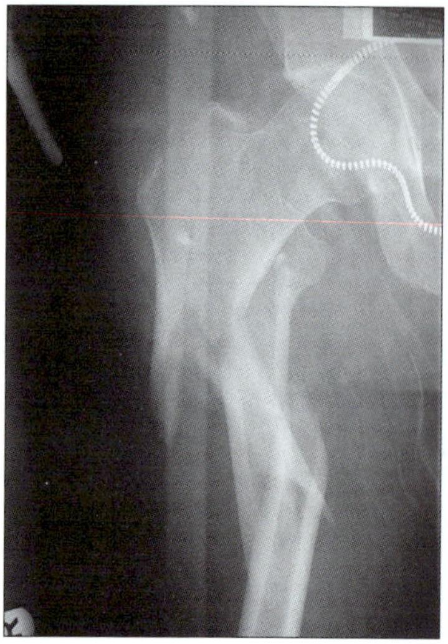

图1

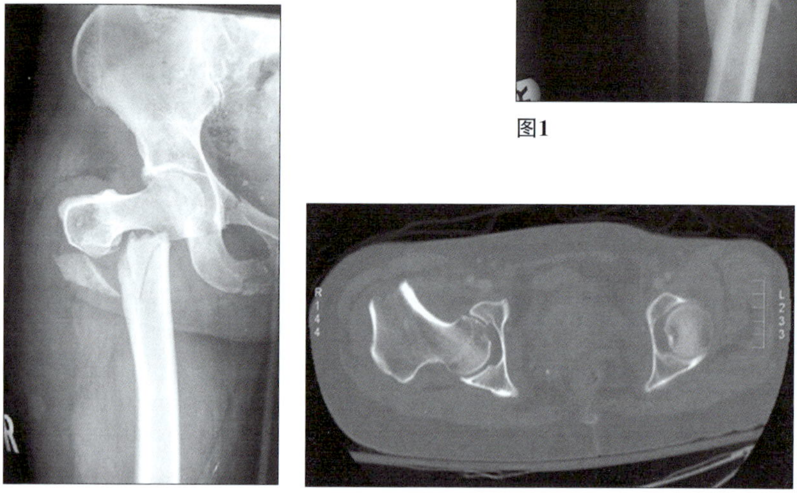
R
R
144
L
233

A

B

图2

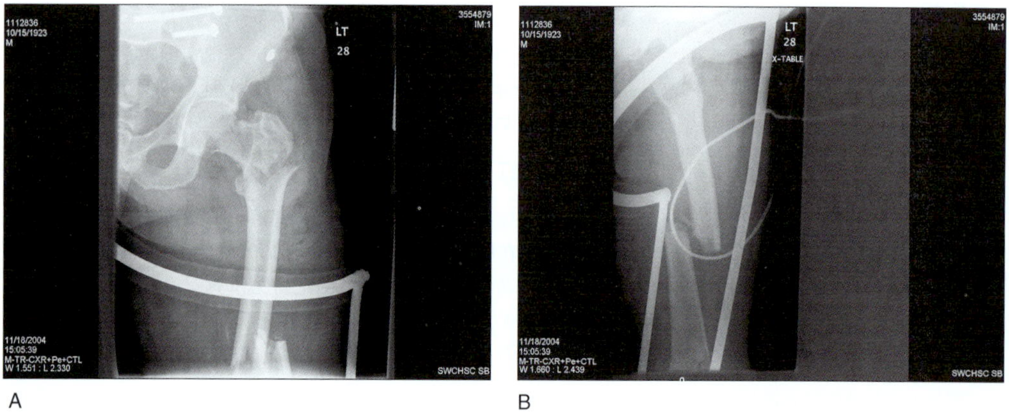
1112836
10/15/1923
M
3554879
IM:1
LT
28
11/18/2004
15:05:39
M-TR-CXR+Pe+CTL
W 1.551 : L 2.330
SWCHSC SB
1112836
10/15/1923
M
3554879
IM:1
LT
28
X-TABLE
11/18/2004
15:05:39
M-TR-CXR+Pe+CTL
W 1.660 : L 2.439
SWCHSC SB

A

B

图3

## 争议

- 对于复杂的股骨颈或者转子间骨折累及到转子下的骨折类型，采用动力加压固定还是解剖锁定固定：
  - 通过螺钉、接骨板滑动进行动力加压固定会导致骨折的畸形愈合。然而，非滑动内植物会导致应力集中、螺钉穿入髋关节、或者内植物失效所致的骨折不愈合。
  - 畸形愈合对患者的功能影响尚无确切答案。
- 对复杂股骨近端骨折进行一期全髋关节置换：
  - 对一些骨质很差的复杂股骨近端骨折，如图 4 所示发生在老年骨质疏松患者的严重粉碎性股骨近端骨折，全髋关节置换术可能是一种选择。
  - 解剖锁定固定有骨折不愈合和内植物失效的风险。
  - 动力加压固定会导致骨折畸形愈合和肢体短缩。
  - 全髋关节置换术从技术上具有挑战性，但是可以恢复肢体的长度和对位，尽早恢复功能。

- 与接骨板的位置相比，髓内钉在骨髓腔内，重力到髓内钉的力臂小于接骨板，因此有生物力学优势。
- 当进行相对稳定固定时，长的髓内钉自动提供一个长的“工作长度”（近端和远端骨折的螺钉之间的距离）跨越骨折线。使用接骨板时，重要的是同样考虑最接近骨折的螺钉近端和远端之间的工作长度，以减少应力集中和固定失败。

## 检查 / 影像

- 体格检查
  - 软组织损伤，皮肤脱套伤，开放性伤口：可能需要改进手术的入路方式和选定的植入物。
  - 大腿骨筋膜室综合征
  - 膝关节损伤
  - 远端神经血管状况
- 骨盆的前后位 X 线平片可以与对侧比较（对于发生在股骨转子间或股骨颈基底部的复杂股骨近端骨折特别有用）。
- 包括髋关节和膝关节在内，股骨全长前后位和侧位 X 线平片是必需的。
- 极少数情况下，CT 有助于准确的确定转子下区域的骨折类型。例如，对于累及梨状肌隐窝的骨折，髓内钉的操作就需要特殊的技术 。

### 要点

- 在全长摄片的侧位 X 线片上观察股骨前弓。
  - 老年患者常常有特别明显的股骨前弓，导致放置长接骨板有可能一侧远端不在股骨上，因此必须要确认接骨板远近端都能够固定在股骨上。
  - 髓内钉也存在从股骨前方皮质穿出的风险，也需要术前认真阅片和计划。

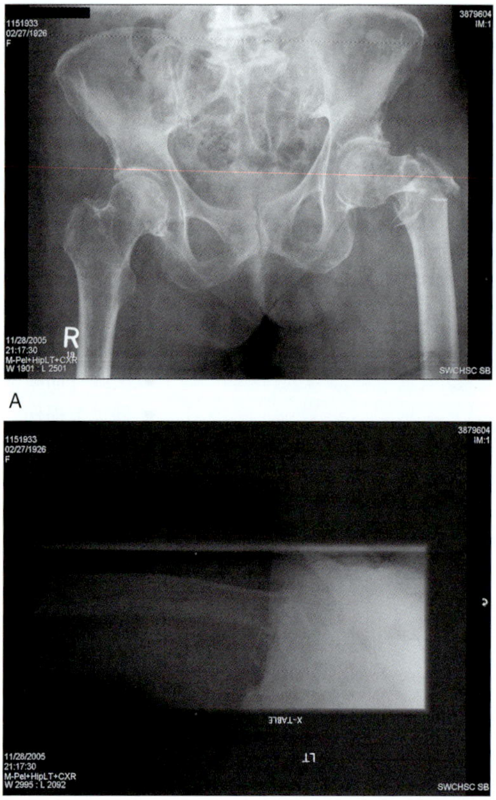
[redacted]
1151933
02/27/1926
F
3879604
IM:1
R
11/28/2005
21:17:30
M-Pel+HipLT+CXR
W 1901 : L 2501
SWCHSC SB
1151933
02/27/1926
F
3879604
IM:1
X-TABLE
LT
11/28/2005
21:17:30
M-Pel+HipLT+CXR
W 2995 : L 2092
SWCHSC SB

A

B

图4

## 治疗方案

- 简单的骨折类型需要绝对稳定的固定
  - 切开复位，拉力螺钉固定，加压或者中和金属板固定
- 使用滑动加压内植物进行动力性加压固定（伴转子下延伸的股骨颈基底部和转子间骨折）
  - 需做好接受畸形愈合和肢体短缩的准备
- 相对稳定固定，尤其是对粉碎性干骺端骨折 / 转子下骨折
  - 髓内钉固定
  - 长工作长度的桥接接骨板固定
  - 外固定已有报道，但这项技术在北美缺少临床经验

## 外科学解剖

- 骨（图 5A-C）
  - 大转子
  - 小转子
  - 股骨粗线
  - 内侧股骨矩
  - 前倾角和股骨弓
- 肌肉（图 6）
  - 臀中肌
  - 髂腰肌肌腱
  - 梨状肌附着处
  - 股外侧肌
  - 致畸力的影响（图 7A 和 7B）
- 神经血管结构
  - 穿支血管

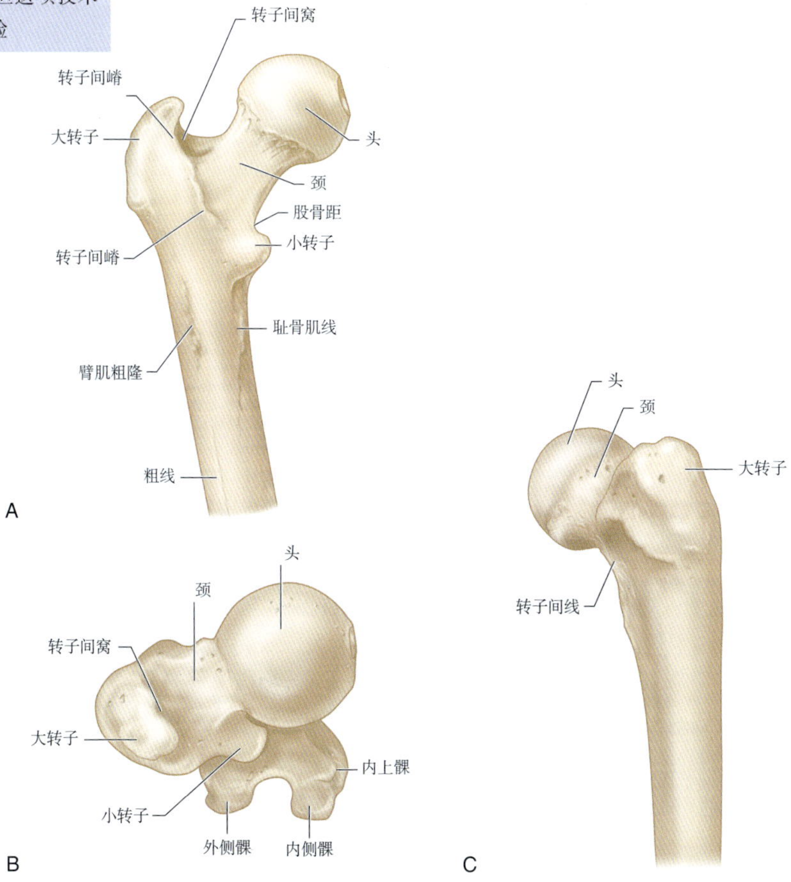


图5

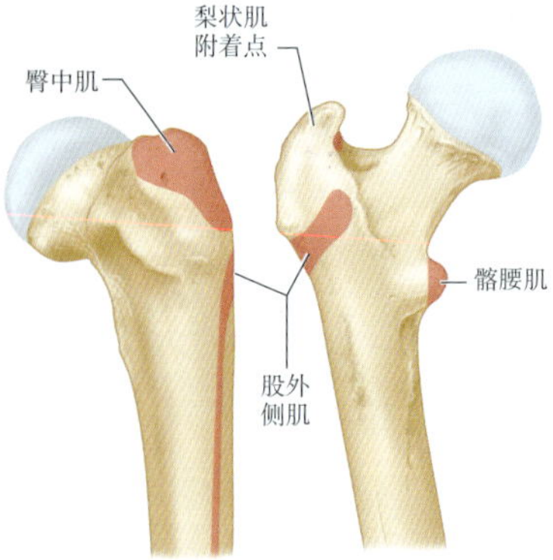
梨状肌
附着点
臀中肌
髂腰肌
股外
侧肌
图6

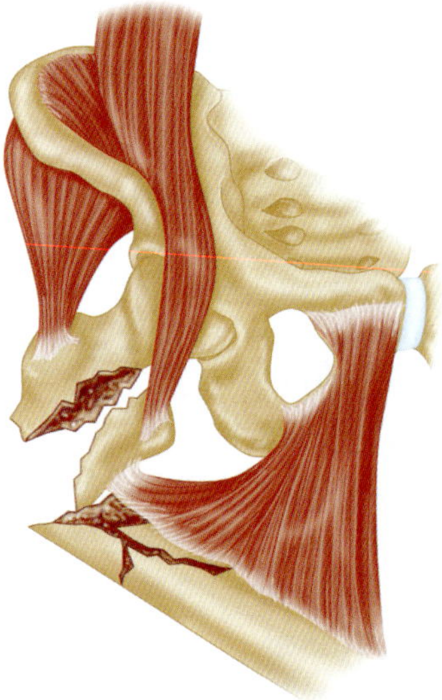
A

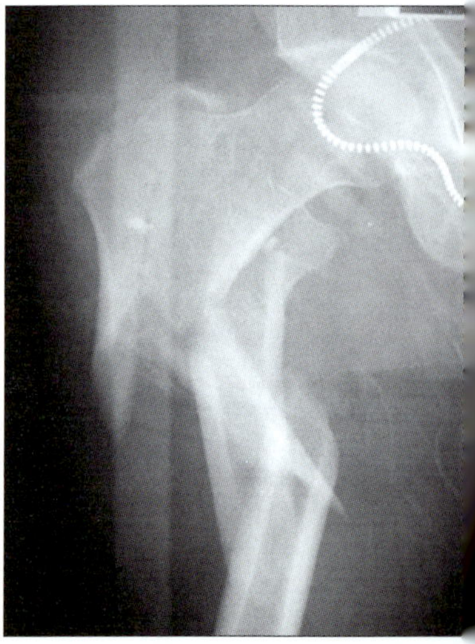
B

图7

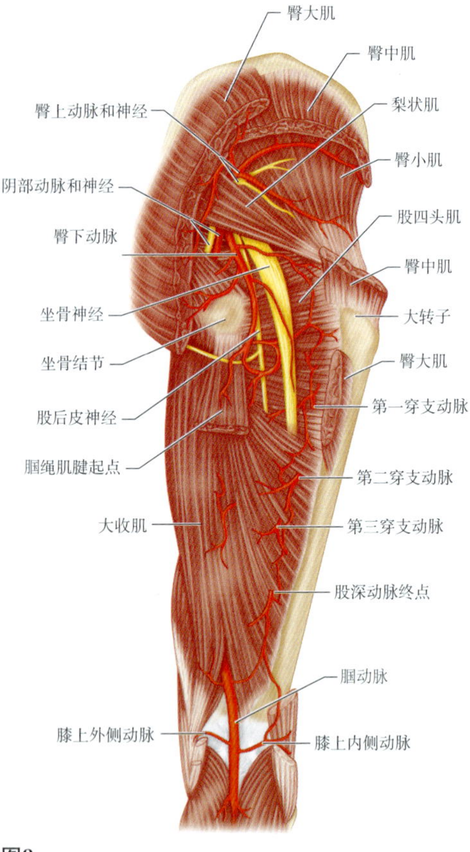
臀大肌
臀中肌
臀上动脉和神经
梨状肌
臀小肌
阴部动脉和神经
股四头肌
臀下动脉
臀中肌
坐骨神经
大转子
坐骨结节
臀大肌
股后皮神经
第一穿支动脉
腘绳肌腱起点
第二穿支动脉
大收肌
第三穿支动脉
股深动脉终点
腘动脉
膝上外侧动脉
膝上内侧动脉
图8

## 体位

- 透 X 线的床
  - 仰卧位，患肢下垫小沙袋（图 9）
  - 侧卧位
- 牵引床
  - 仰卧位，对侧腿抬高
  - 侧位，腿呈“剪刀状”
- 侧卧位与仰卧位比较
  - 侧卧位往往是首选，因为当一个完整的髂腰肌附着部引起近端骨碎片屈曲时，它能通过移动远侧骨碎片极大地利于骨折复位（图 11）。
  - 肥胖患者，侧卧位也是特别有用的。
  - 侧卧位时，很难与其他肢体的长度和旋转做比较。然而，患肢的旋转量（以度计）可以很容易确定（见步骤 1）。
  - 当采用侧卧位时，健侧腿的长度应在摆体位前测量好。测量健侧腿的方法包括：
    - 仰卧位，透视测量大转子到股骨远端关节面的距离
    - 术前在 X 线片上测量健侧股骨（注意 X 线片在没有放大标尺的情况下的真实长度）

### 器械

- 可透射线的手术台（优选）或牵引床
- 股骨牵引器
- 有时需要 2.5mm 头端带螺纹的斯氏针（外固定架器械中有）对骨折块进行协助复位和临时固定

### 争议

- 透射线的床与牵引床比较
  - 如果有一个或者更多的助手帮助牵引并维持复位，透射线床常是首选。
  - 透射线的床可以与股骨牵引器联合应用，以助于完成和维持复位。

### 要点

- 如果选择了透放射线的手术床，由于骨折远端已经与牵引器固定，无法移动，外科医生就必须准备以经皮克氏针撬拨近端骨折或者选择切开复位的方法将近端与远端复位。
- 患侧下肢都要消毒，手术铺单要保证股骨内外侧暴露于无菌区内，不要使用将黏性无菌单粘贴大腿前方和后方形成类似浴帘的铺单方法。即使使用牵引床，也要暴露整个大腿，否则在复位时进行大腿内侧操作就不可能了。

- 仰卧位，患腿的长度和旋转很容易以健侧腿对比。健侧腿不需要消毒。

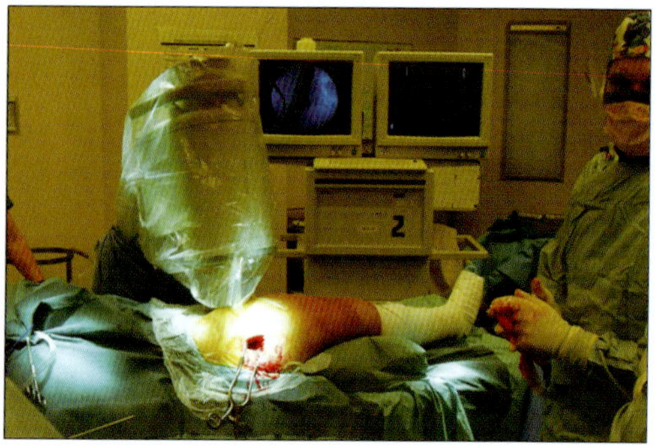

图9

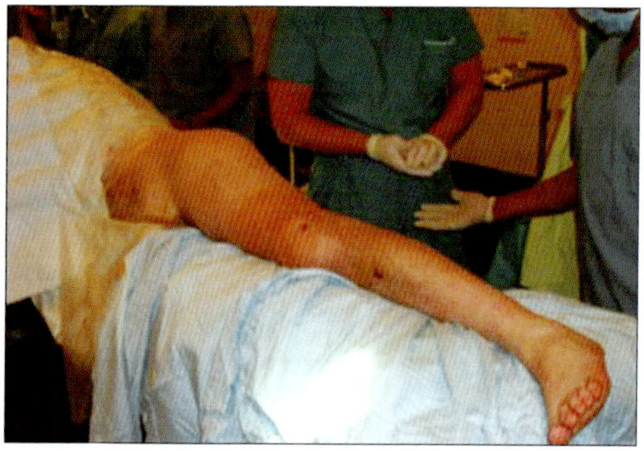

A

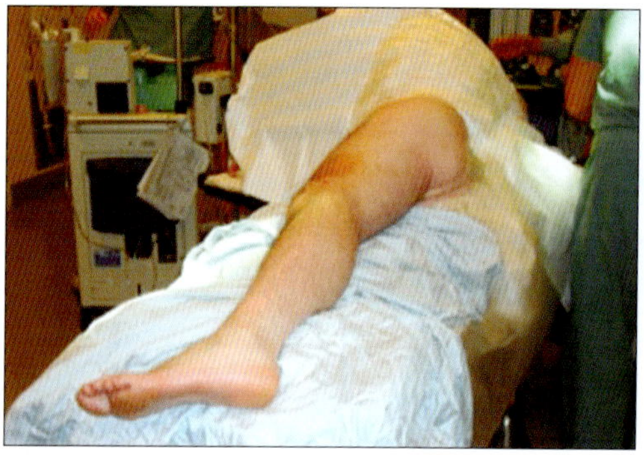

B

图10

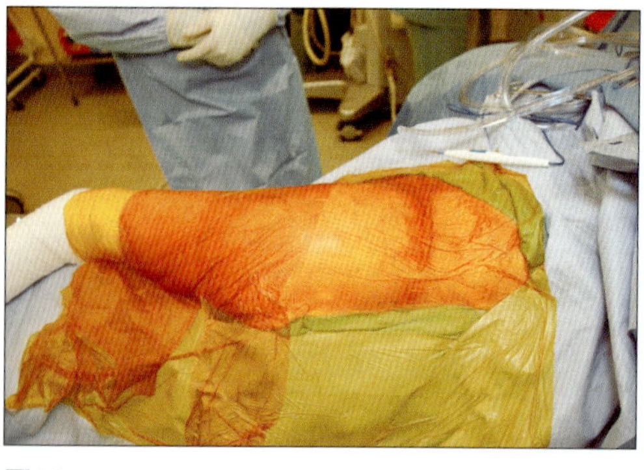

图11

### 要点

- 切口通过阔筋膜时，需考虑股骨颈前倾角。切口应在中线后方，以方便螺钉固定到股骨的头部和颈部。

### 注意事项

- 对于股外侧肌附着点的剥离不要超过臀大肌附着点，以免损伤第一穿支动脉。
- 不要在大转子处切断臀肌附着点，以免导致肌肉无力。
- 避免用手指或器械在内侧进行操作，内侧软组织的附着对于骨折愈合是至关重要的。

### 要点

- 从前方向近端骨折打入撬拨克氏针，注意不要打在可能会放置接骨板的位置，一般接骨板放置的位置都偏后。
- 只使用克氏针、尖钩、以及大的点状复位钳来复位骨折和临时固定复位（以尽可能减少对软组织的损伤和剥离）。

### 要点

- 不要使用持骨钳等其他大钳子钳夹骨折，因为这些器械对软组织损伤都比较重。
- 避免使用环扎钢丝，以免将内侧软组织切割断。

## 入路 / 显露

- 外侧直切口
    - 自大转子向小转子远端约 4cm 处做皮肤切口（图 12）
    - 在选定的金属板的最下两三个孔处做切口（见操作步骤 2 关于金属板长度的部分）
- 在阔筋膜中线后方纵向切开并向远近端显露
- 将股外侧肌从粗隆线处的止点剥离、近端剥离不要超过股骨前缘（图 13）。

## 手术步骤

### 步骤 1：获得并维持的复位

- 纠正成角
    - 骨折远端找骨折近端获得对线。
        - 如图 14A 是一个复位不良的病例，图中所示的典型畸形其实很容易避免，只要通过远端找近端就可以获得良好对线（图 14B）。
    - 通过克氏针撬拨和经皮点状推杆对近端骨折进行复位。（图 15A）
    - 经皮打入的克氏针撬拨技术多用在骨折近端，远端也可以使用。（图 15B）
    - 如果进行切开直视下复位，可以使用大号的点状复位钳。
    - 一定要避免出现股骨近端内翻畸形，可将复位后的股骨形态与术前所拍健侧股骨正位片对比。
- 矫正长度（在粉碎性骨折的病例中是一个重要问题）
    - 注意：除非术中可以比较两腿的长度（如患者是仰卧于透线手术床上），否则必须在术前对健侧肢体长度进行测量。
    - 术中通过人工或牵引床牵引恢复肢体长度，必要时可以给予暂时性的肌松。
    - 对于小转子完整的患者，在骨折近端打上一枚对抗牵引的针再进行牵引器牵引就很容易使骨折获得复位。

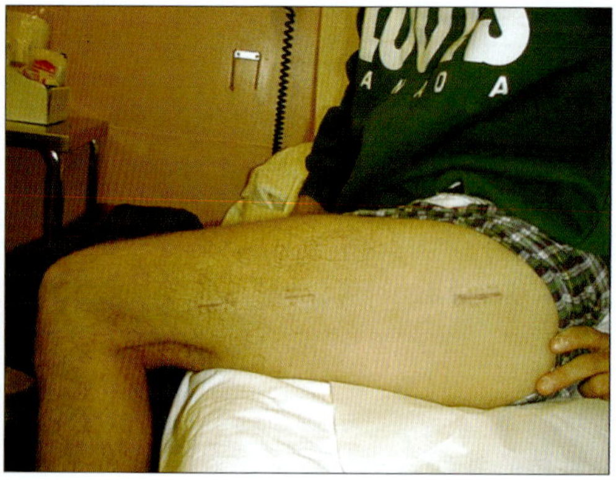

图12

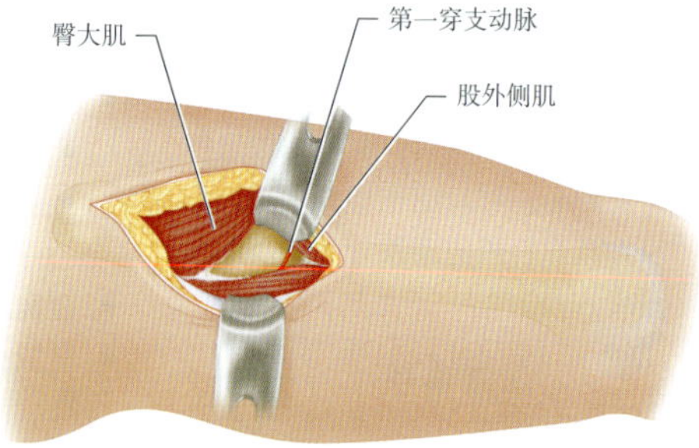


图13

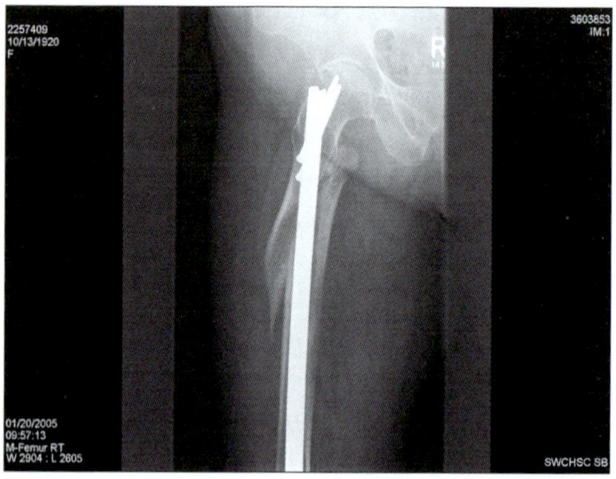


A

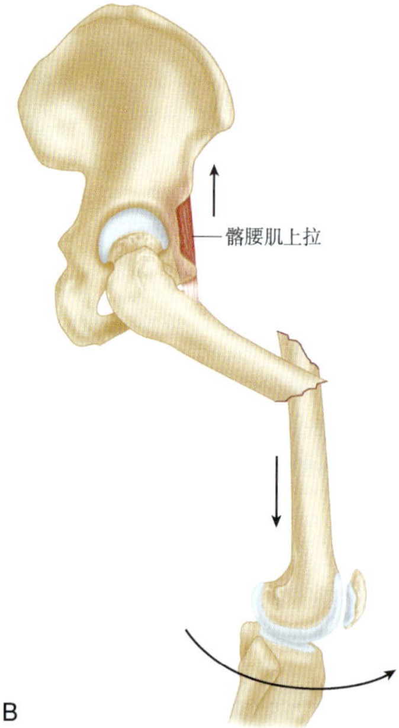


B

图14

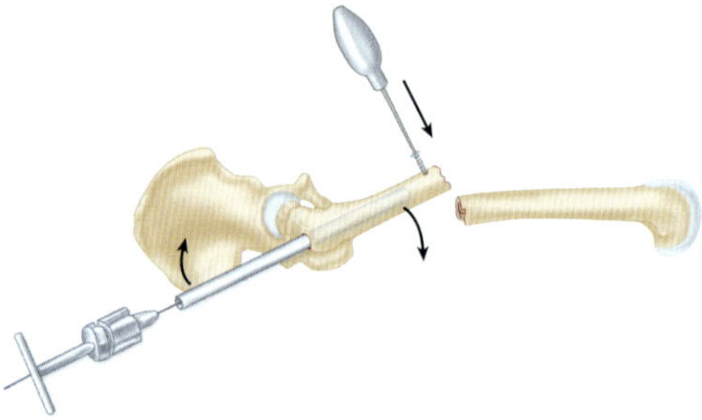

A

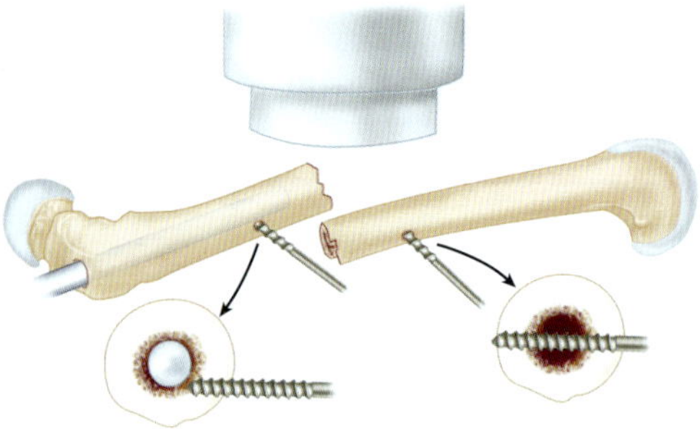

B

图15

## 器械 / 植入物

- 股骨牵引器
- 尖钩
- 大号点状复位钳
- 2.5mm 头端带螺纹的斯氏针
- 金属尺

- 图 16A 显示准备股骨牵引器在骨折近端的固定针，并通过透视确认固定针的位置安全。（图 16B）
- 图 17 示股骨牵引器已经安装好，图 17B 是通过股骨牵引器进行骨折复位。

- 有时也可先将接骨板与近端固定，然后在接骨板远端的骨皮质上打入一枚螺钉，通过复位器牵拉接骨板的远端和更远端的固定螺钉，对骨折进行间接复位 ( 图 18A)。
  - 带关节的牵引器和椎板撑开器都可以用于作用于接骨板远端钉孔与远端皮质上的螺钉达到骨折的复位目的(图 18B)。
  - 恢复长度后，纠正骨折的旋转，然后在骨折远端的钉孔内打入螺钉。
- 通过术中比较两侧肢体长度（患者于仰卧于头射线手术床上）或与术前对侧肢体测量结果对比来确定肢体长度恢复良好。

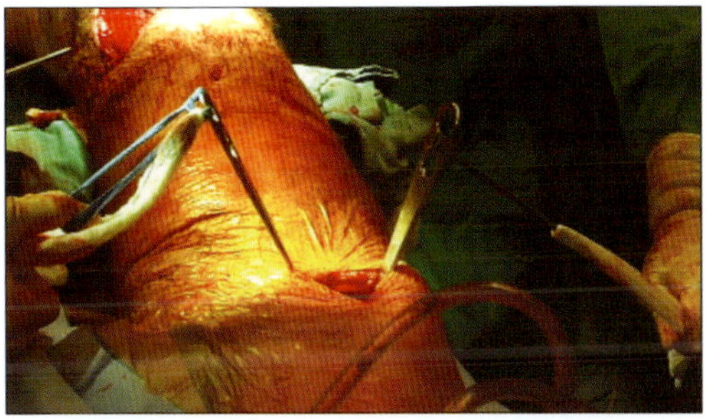

A

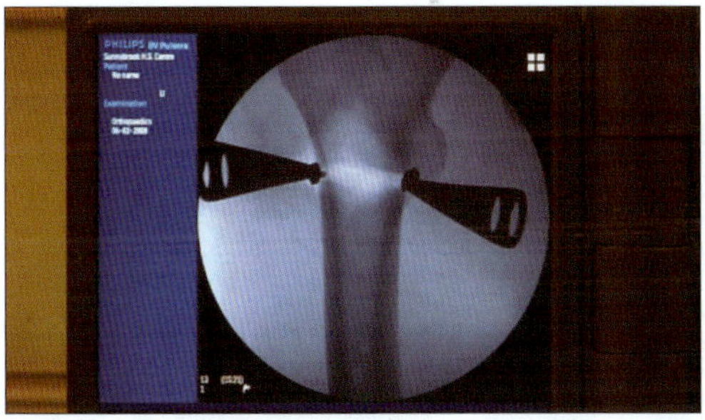


B

**图16**

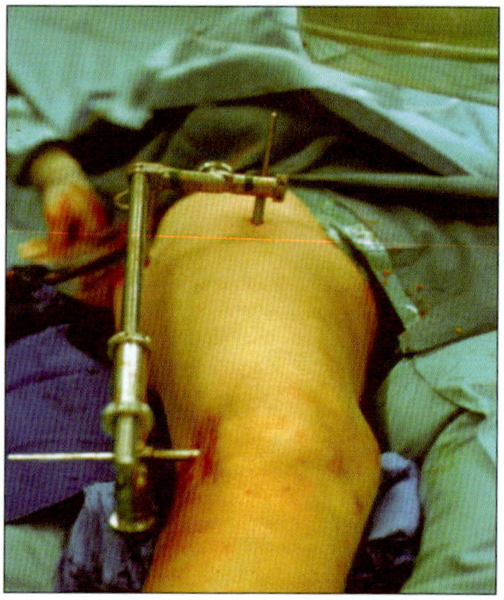

A

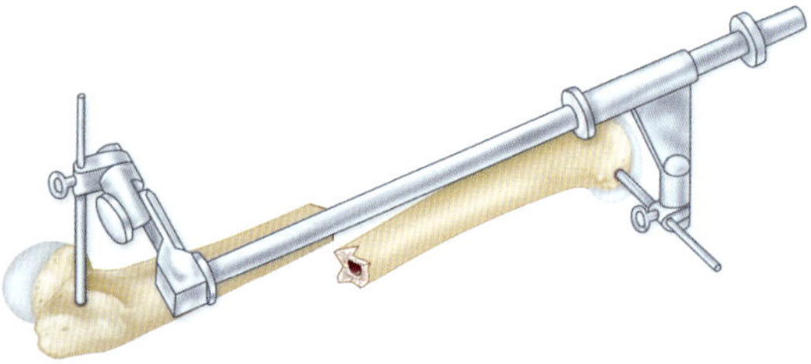

B

图17

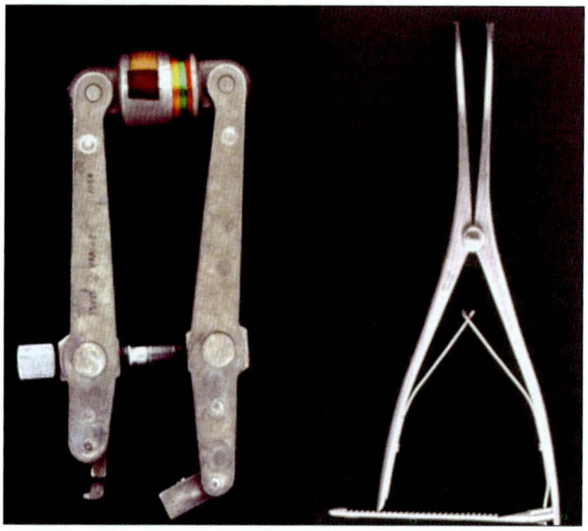

A

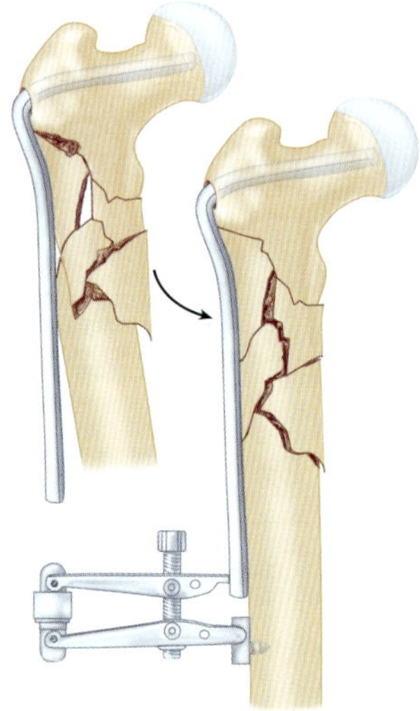

B

图18

## 争议

- 在透射线的床上手动牵引与牵拉床相比。手动牵引通过远端对近端的方法进行复位，更容易获得骨折的复位。然而，要维持复位，至少需要一名熟练的助手或者需要使用股骨牵引器。
- 侧卧位与仰卧位相比
- 对于转子下粉碎性骨折采用金属板固定时，传统方法建议对内侧进行植骨。现在采用微创复位内固定技术后不再建议常规植骨，因为微创技术对软组织的额外损伤小，不需植骨也一样获得骨折的愈合。

■ 纠正旋转移位，方法 1：将患肢复位与健侧角度匹配（图 19A-D）

- 这种方法的前提条件是：小转子没有骨折，病人仰卧于透射线的床上，双侧髌骨与股骨髁间关系正常。
- 将患侧小转子进行前后位投照，将图像转移到透视机的第二个屏幕上。保持 C 臂机不旋转，患肢不移动。
- 放射学技师将图像镜像翻转，接着获得健侧的小转子的前后位图像。通过对健侧股骨进行内外旋，获得与患侧相同的小转子图像。
- 获得健侧膝盖的正位图像，髌骨要覆盖股骨髁。将此图转移到第二屏幕上。
- 将健侧膝关节图像进行镜像翻转，再照患侧膝关节前后位片。
  - ◆ 如果患侧髌骨位置与健侧相似，则双侧旋转角度相差无几；
  - ◆ 如果患侧髌骨不在健侧的相同位置，那么，骨折远端必定是向髌骨移位的方向发生了旋转（也就是说，如果髌骨向内侧移位，骨折远端必定相对于骨折近端向内侧旋转）。
- 在对旋转进行纠正后，上述整个过程必须重复做，以准确评价旋转纠正的效果（因为旋转骨折远端时，近端也可能旋转）。

■ 纠正旋转移位，方法 2：预先设定患侧股骨前倾的角度。

- 无论患者仰卧还是侧卧、在透视床上还是牵引床上都适用此方法。
- 获取膝关节的侧位影像图，以便股骨髁的后方准确地重叠。在这之后，患侧的股骨禁止移动。

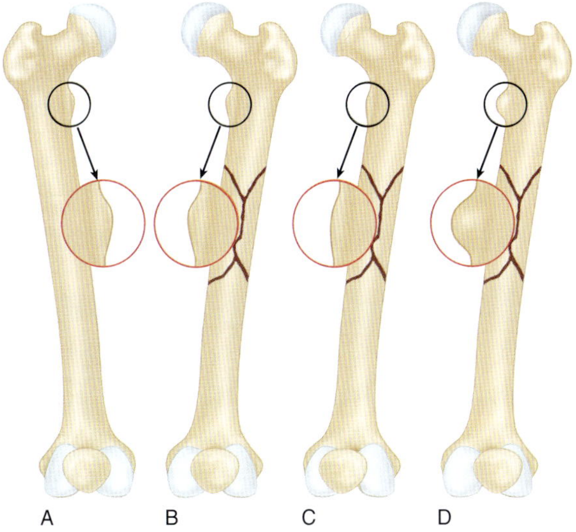


**图19**

- C 臂机外旋 20°（或者前倾到预期角度），并摆到股骨近端颈干相接处（图 20B）。注：当病人处于侧卧位，有时必须将 C 臂机旋转 160°（或者 180° 减去预期的前倾角）。
- 如果股骨颈和股骨干形成一条直线，那么股骨颈前倾大约 20°（或者选定的角度）。
- 如果股骨颈前倾，游离的远端骨折碎片必须相对于近端碎片外旋。
- 如果股骨颈后倾，游离的远端骨折碎片必须相对于近端碎片内旋。

■ 一旦获得准确的长度和旋转，骨折的复位必须通过下述方法维持：
- 手动牵拉或者牵引床牵引。
- 股骨牵引器。
- 暂时性的金属板固定（近端固定于股骨头和股骨颈，远端临时性固定（单个螺钉或者克氏针）。

## 步骤 2：金属板应用

■ 不同厂家的金属板操作规则不尽相同

■ 先向股骨头和股骨颈内打入导针，有的通过金属板上的导向器打入（股骨近端锁定板，必须在打导针之前先将板子植入，见后），有的通过 95° 角导向器打入（如成角滑槽接骨板 [ABP] 或者动力髁螺钉 [DCS] ），有的导针角度可变化（如滑动髋螺钉 [SHS]）。

■ 对于 ABP 来说，使用座式凿子沿着导针在股骨头和股骨颈开个通道，注意控制凿子的旋转和内外翻。对 DCS 或者 SHS，将近端拉力螺钉沿导针打入直至软骨下骨。

■ 如果使用微创桥接接骨板固定技术，此时将金属板在肌肉下插入。
- 在将金属板插入体内之前，在皮肤上画出金属板的位置，在金属板的远端两三个孔上做切口。一些外科医生在远端切口插入工具，然后将工具伸到近端切口处，通过工具将接骨板

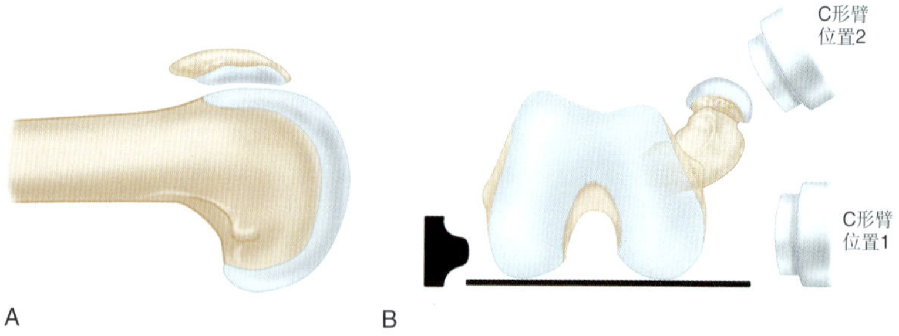


图20

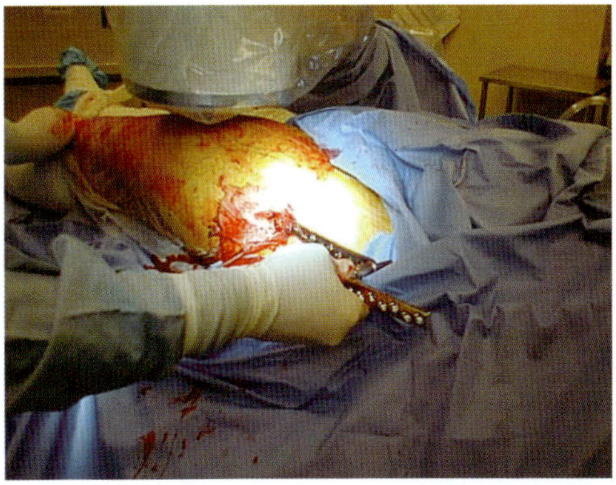

A

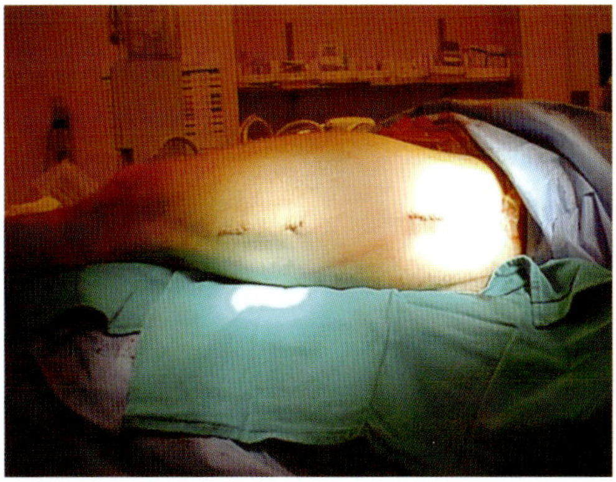

B

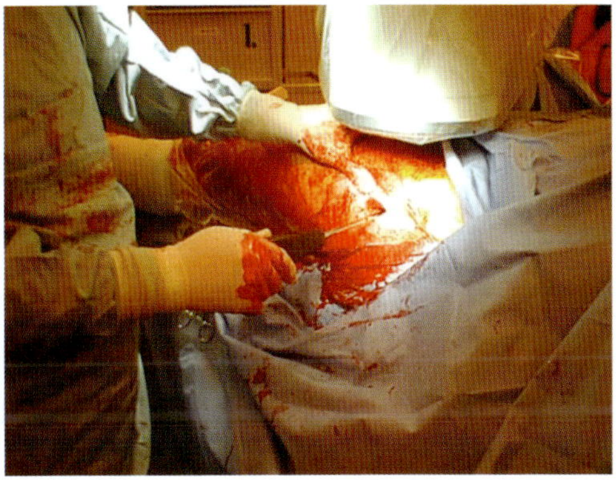

C

图21

顺利引入体内（比如使用一个钩子插入，钩在接骨板孔内，将接骨板拉入体内）或者在金属板远端预置摆渡缝线，先将缝线从远端切口引出，通过缝线将接骨板拉入体内。

- 首先将腿内收使 DCS 板贴到股骨表面，然后适度外展，将板的螺钉套筒插入到髋螺钉尾端（图 21A 和 21B）。
- ABP 也可以相似的方式放置。有时滑槽不容易放到骨道里，可以通过外展、内收肢体远端将滑槽插到骨道处，最后需要外展下肢才能将滑槽完全打入。
- 可使用近端导向器将股骨近端金属板插入肌肉下。

■ 在金属板的最后两个或三个孔处做远端切口，远端进行临时性固定（用克氏针、钻头或者单个螺钉），确认长度和旋转无误后在拧入全部远端螺钉（图 21C）。

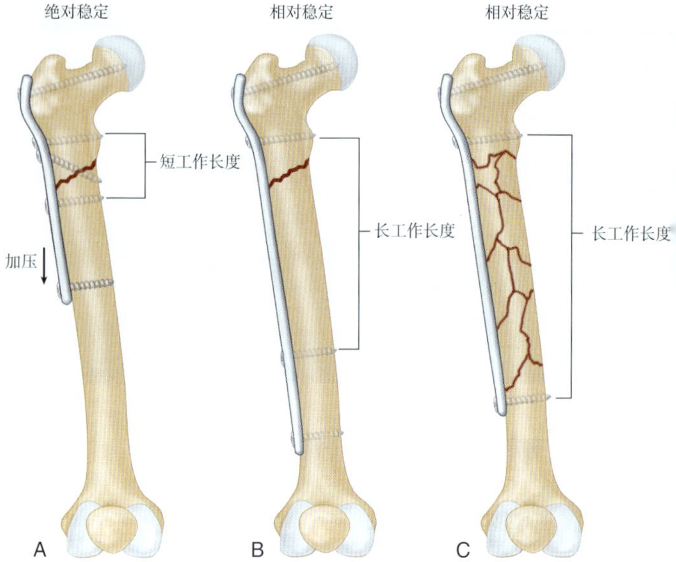


**图22**

- 对简单骨折进行绝对稳定固定时，金属板的工作长度可以短（图22A）。然而，当使用桥接接骨板进行相对稳定固定时，金属板的工作长度必须仔细考虑。
  - 对简单骨折进行相对稳定固定时，金属板的工作长度必须较长以避免应力集中（图22B）。最好在骨折位置留三四个孔空着（在转子下骨折线上的骨折近端至少需要两枚螺钉）。
  - 对粉碎性骨折进行相对稳定固定时，桥接接骨板技术可以获得长的工作长度(图22C)。不要试图在骨折块之间进行固定，因为不可能达到绝对稳定固定和解剖复位，反而会导致应力集中。
- 金属板的长度应该两倍于工作长度（图23）（只受股骨长度的限制）。如果采用桥接接骨板进行相对稳定固定，接骨板的螺钉孔数很少少于10个。
- 如果术前计划对转子下骨折进行绝对稳定固定，就需要拉力螺钉结合加压接骨板或者中和接骨板。目标是在骨折两端各有8～10个皮质的固定。达到绝对稳定时就没有工作长度的概念，并且可以使用短一些的金属板（图22A）。

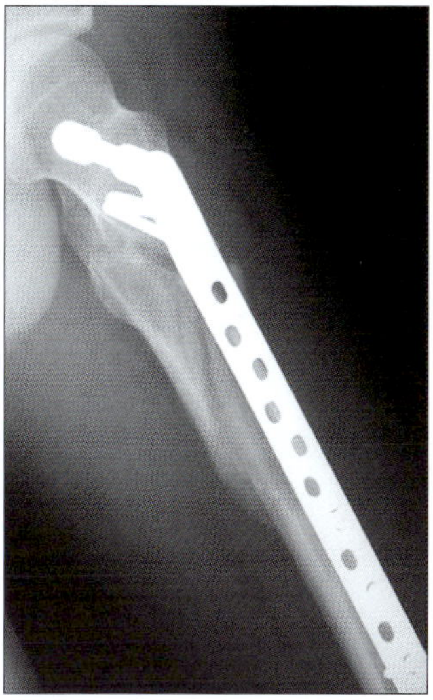

图23

■ 对转子骨折进行加压接骨板固定需要显露骨折远端，并通过骨折加压器进行加压。
■ 一旦近端固定，金属板也可被用来对骨折进行牵开，翻转连接骨折加压器，或者在金属板的末端和更远端放置的螺钉之间使用椎板撑开器都可以实现目的。
■ 股骨颈基底部骨折或者转子间骨折延伸到转子下的部分需要进行加压。加压可通过以下方法之一实现：
  - 金属板（不是固定角度金属板）外拉力螺钉固定。
  - 在股骨近端锁定接骨板上的结合空内使用拉力螺钉技术固定。图 24 所示为复杂股骨近端骨折累及转子下通过股骨近端锁定接骨板获得固定。

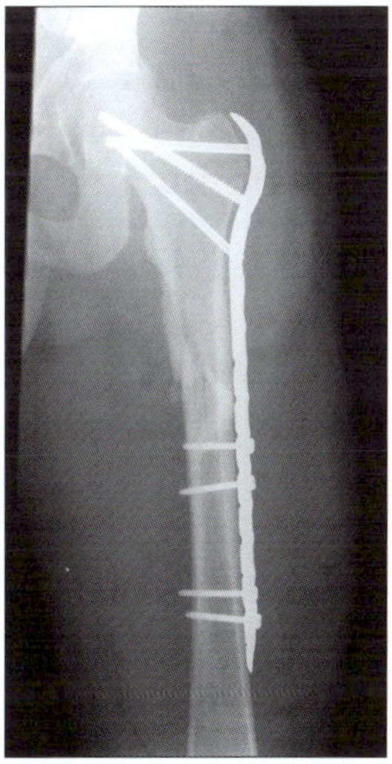

图24

### 注意事项

- 使用 Verbrugge 钳进行骨折端加压时容易导致接骨板离开骨面。而接骨板加压器可以有效避免这一点。

### 器械 / 植入物

- 选择一个合适的金属板
  - ABP、DCS、股骨近端锁定金属板、SHS
- 选择一个合适的金属板长度
  - 桥接接骨板选择 10 孔以上的
  - 如果通过拉力螺钉或者加压接骨板获得稳定固定，接骨板可以短些

- 股骨近端锁定板上的拉力螺钉仅用作临时固定。待拉力螺钉周围的钉孔都完成锁定固定后，骨折端的拉力已经获得维持。不再需要拉力螺钉，因此，在完成全部锁定螺钉固定后，将拉力螺钉取出或者更换为锁定螺钉。
- 拉力螺钉作为固定角度内植物（DCS，SHS）的一部分。
  - 图 25 显示 DCS 提供的长的工作长度（图 25A）以及手术切口（图 25B）。
  - 注：滑动髋螺钉必须要与转子外侧接骨板配合使用，否则滑动髋螺钉没有滑动距离的限制，会导致股骨内移。

### 要点

- 对于股骨近端锁定金属板来说，在螺钉固定前，确保近端的三个螺钉置于头内最佳位置。先在三个钉孔内打入导针，透视确认位置合适后再拧入螺钉。
- 确保导针到达软骨下骨以获得最佳固定。
  - 有的外科医生喜欢在导针将要到软骨下骨时改为手动方式拧入导针，以图感受到导针是否达到软骨下骨。如果患者的骨质良好，很难通过手感判断准确。
  - 注意在一些系统中（近端股骨锁定金属板），螺钉头端汇合，第三个螺钉长度因近端螺钉的位置而受限。
- 缓慢将 C 形臂从侧位转到正位，观察软骨下骨到导针尖端的距离变小后有变大的过程，确保导针没有穿出软骨下骨。C 形臂的旋转轴要尽可能地接近股骨颈的轴线。除非找到导针距软骨下骨的最小距离，而且旋转 C 形臂只能增加此距离，否则医生不能肯定导针是否穿透软骨下骨。

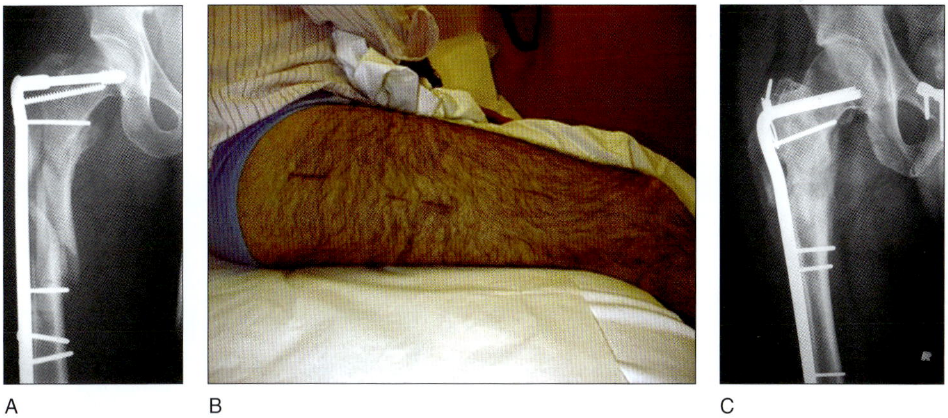


图25

## 争议

- 对于在什么情况下选择何种内植物的争议非常大，对锁定接骨板的争议尤其大。
- 我们需要遵循的原则是术前充分计划，分析每个骨折块需要如何处理（绝对稳定，动力加压，相对稳定）。选择一个符合这些要求的内植物。需要注意的是，对于转子下骨折部分，所有的接骨板都可以作为加压接骨板和桥接接骨板。他们的区别是对于股骨颈基底和转子间骨折如何处理。

## 要点（续）

- 使用微创技术时，将 DCS 插到髋螺钉上会面临困难。使用第二个螺钉和金属板作为把手可以更便利地将接骨板与髋螺钉对准。将髋螺钉取出器穿过金属板拧入髋螺钉，在锤入接骨板时把持住取出器，可以降低髋螺钉穿过软骨的风险。
- 由于 DCS 滑动机制在于骨折端在应力下有分离的趋势，因此需要增加一枚加压螺钉以防止髋螺钉与 DCS 板脱离（图 26）。DCS 可被用于这一章节所讨论的转子下骨折。
- 在骨折远端，确保切开股外侧肌筋膜和阔筋膜，钻孔时要用保护器，以免筋膜缠绕到钻头上。如果使用非自攻的皮质螺钉，3.2mm 钻头可以在 4.5mm 保护器保护下钻孔，然后取出钻头，留下保护器，攻丝直接插到保护器内攻丝。这样可以避免更换保护器导致的软组织干扰和肌肉损伤。
- 在金属板远端使用非锁定螺钉时，医生可以在切口内通过调整螺钉的方向减小切口。

## 步骤 3：骨折对位的最后评估

- 如上所描述的，再次对成角，长度，旋转进行影像方面的评估
- 外科医生必须使用上述方法确保没有内植物穿入关节
- 检查膝关节韧带的稳定性

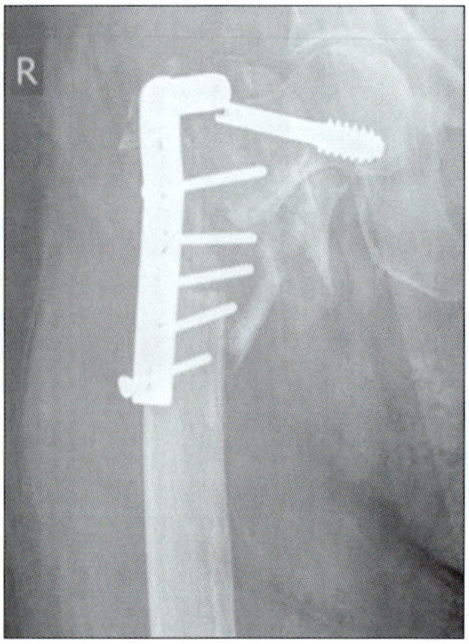


图26

### 要点

- 对于翻修病例，医生在可能的情况下应争取对转子下骨折不愈合进行加压固定。如果加压固定不能实现（如粉碎性骨折，骨折不愈合，缺少内侧支撑），则选择髓内钉固定。
- 如果微创放置的 ABP 或者 DCS 要求移除，在顶部的固定角下方剪断接骨板，将内植物分别取出，这样可以避免大的剥离。

## 术后护理和预后

- 允许保护性的“可耐受的负重”
- 术后即刻开始关节活动范围和肌力训练
- 愈合性骨痂有望在 12 周时的影像上观察到（除非使用绝对的稳定）
- 潜在的内植物并发症包括：
  - 螺钉穿入髋关节
  - 股骨骨干内侧移位缩短
  - 转子下内翻塌陷，金属板弯曲或者断裂
- 不需常规取出内植物，但是消瘦的病人可能会主诉突出的外侧移植物处有不适感，这就需要移除
- 如果观察到固定失败，必须仔细的评估可能的原因
  - 要排除感染导致骨折不愈合和金属板固定失败的可能
  - 所有的金属板，包括 DCS（图 27A-C）和近端的股骨锁定金属板（图 28），都可能会因应力集中而失败
    - 是因为留出的工作长度太短，导致压力集中？

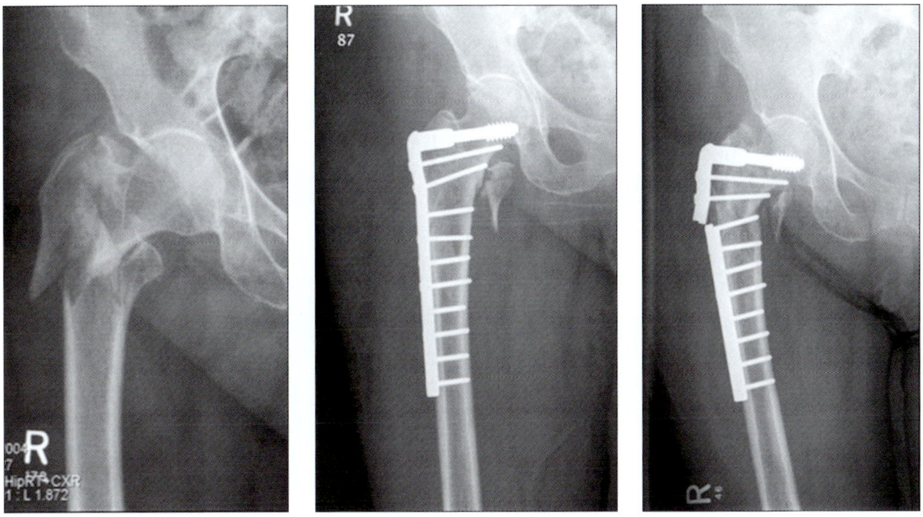


A　B　C

图27

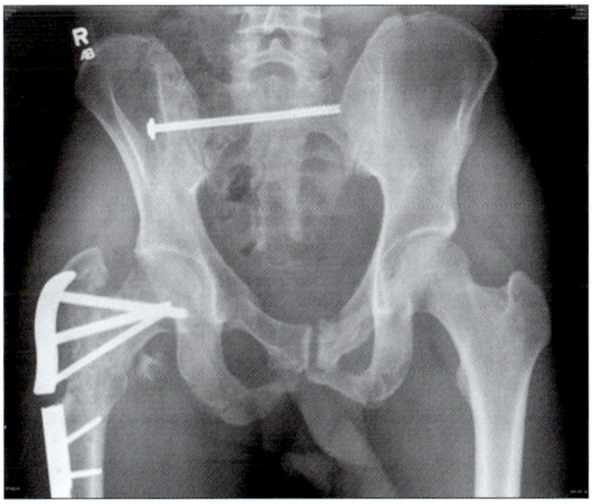


图28

**争议**

- 金属板失败应该再用金属板或者髓内钉固定吗?
  - 再次接骨板固定的理论是在指股骨侧面的软组织已经被损伤，因此，再次植入接骨板没有增加新的软组织损伤。如果骨折不愈合部位允许加压，使用接骨板加压器可在骨折位置施加足够的压力。
  - 髓内钉的理论是指扩髓时（不要过度扩髓）将骨屑植到不愈合区，而且髓内钉在生物力学角度讲更强。
- 治疗转子下骨折不愈合时需要植骨么？在内侧植骨会导致大量的软组织损伤，因此绝大多数情况下不建议使用，但存在争议。

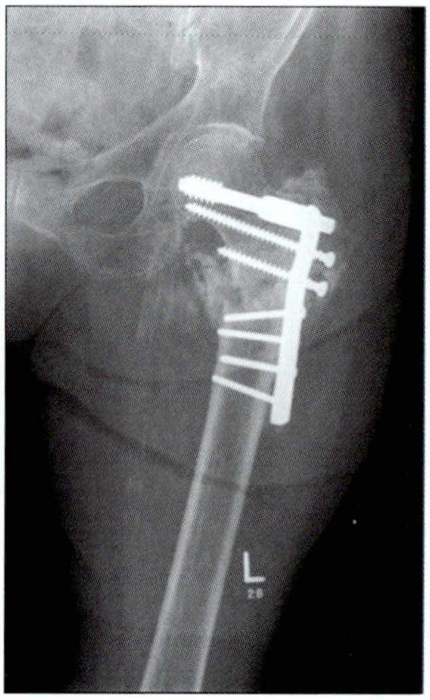


**图29**

  - 试图实现却未达到绝对的稳定，这会导致应力集中吗?
- 螺钉会在骨折近端或者远端拔出
  - 图 29 展示内植物由于过短而在骨折远端拔出，导致固定失败
  - 在骨质疏松的骨折中，单皮质固定或者锁定螺钉放置不良可能会导致螺钉拔出
- 没有使用转子外侧金属板，单独使用滑动髋螺钉是错误的，由于没有外侧板的支撑，骨折区塌陷会导致固定失败，股骨向内侧过度移位。图 30 展示的是无外侧金属板的 SHS 的术后即刻 X 线片（图 30A 和 30B）和最终固定失败的 X 线片（图 30C）。
- 如果使用滑动的髋部螺钉，转子外侧皮质必须完好；如果外侧皮质骨折，就必须使用外侧接骨板（图 31）建立外侧支撑，这样才能使髋螺钉仅有有限的滑动距离，减少失败风险。
- 骨折塌陷会导致螺钉穿入。图 32 表明在治疗转子下骨折时，没有使用转子外侧金属板，使用 SHS 方法，螺钉在塌陷到最大程度后穿入。

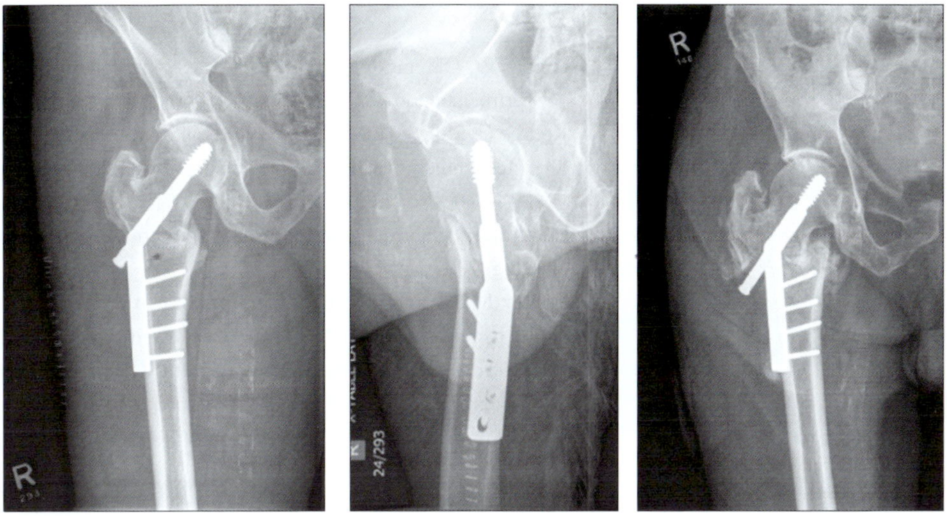


A B C

图30

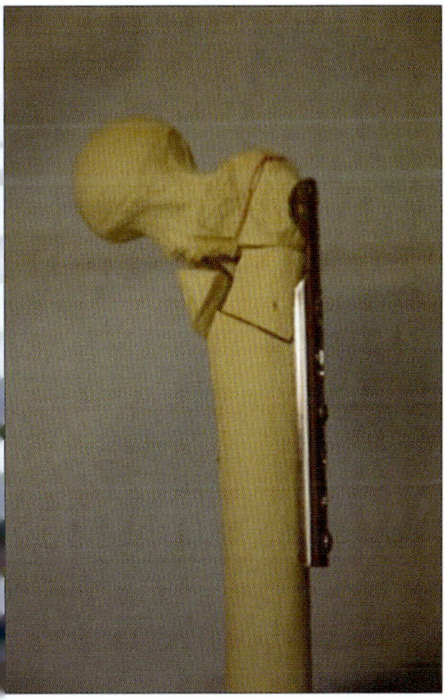

图31

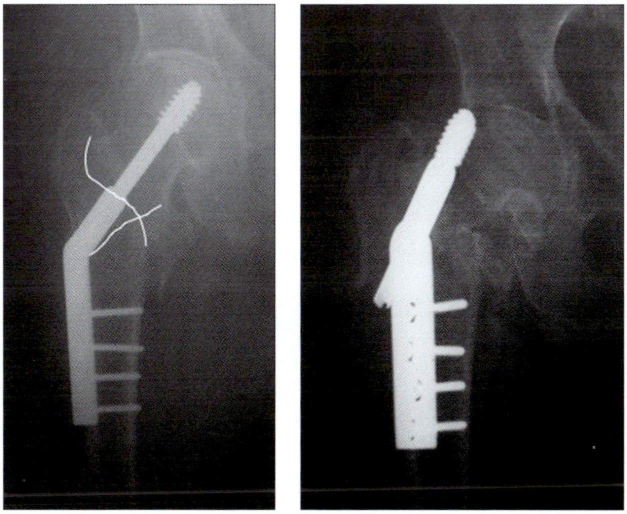

A B

图32

## 证据

Kregor PJ, Obremskey WT, Kreder HJ, Swiontkowski MF. Unstable pertrochanteric femoral fractures. J Orthop Trauma. 2005;19:63-6.

Krettek C, Müller M, Miclau T. Evolution of minimally invasive plate osteosynthesis (MIPO) in the femur. Injury. 2001;32(Suppl.3):S-C14-23.

Lundy DW. Subtrochanteric femoral fractures. J Am Acad Orthop Surg. 2007;15:663-71.

Parker MJ, Handoll HHG. Gamma and other cephalocondylic intramedullary nails versus extramedullary implants for extracapsular hip fractures in adults. Cochrane Database of Systematic Reviews. 2008;(3):CD000093.

# 22 股骨转子下骨折

*Steven Papp and Wade Gofton*

### 注意事项

- 近端向股骨头颈部的延伸可能会影响近端的可靠固定。
- 病理性骨折并非对局部治疗更加敏感或有效（特别是放射治疗），将导致最终治疗失败。在这些特殊情况下应考虑使用肿瘤假体治疗。

### 争议

- 历史上曾经将骨折线近端延伸至梨状窝的骨折（Ⅱ型）作为髓内钉技术的禁忌证（见图 1）。细致的操作手法可以解决这一问题使髓内固定可继续应用于此类骨折。

### 治疗方案

- 髓内钉（第一代髓内钉需选择病例）
- 角接骨板
- 动力髁接骨板
- 股骨近端锁定接骨板

## 髓内钉

### 适应证

- 所有的股骨转子下骨折（IA 和 IB 型）（图 1）
- 这一装置是以下骨折类型的完美选择：
  - 粉碎性高能量骨折（Wiss and Brien，1992）
  - 低能量骨质疏松性骨折（Robinson et al.，2005）
  - 伴骨折线向转子间延伸（Cheng et al.，2005）
  - 伴骨折线向转子周围延伸
  - 病理性骨折

### 检查及影像

- 术前评估
  - 对股骨转子下骨折患者需进行高级创伤生命支持预案评估并跟踪检查，一般针对高能量损伤。
  - 除外临近的骨盆和膝关节损伤。
- 影像学
  - 高质量的影像学检查应包括骨盆的前后位以及股骨全长包括膝关节的前后位及侧位 X 线片。
  - 典型的股骨转子下骨折常有明显的内翻和屈曲畸形（图 2A 和图 2B）。
  - 骨折的形式包括骨折线延伸至梨状窝、股骨颈及转子区域等，制订术前计划是应注意这些特点。图 3 的前后位 X 线片显示反向斜行骨折延伸至股骨近侧（箭头所示）。
  - 应进行术前的 X 线片测量以确定可用的髓内钉的适合型号，特别是以下的重要指标：
    - 股骨长度
    - 髓腔直径
    - 颈干角

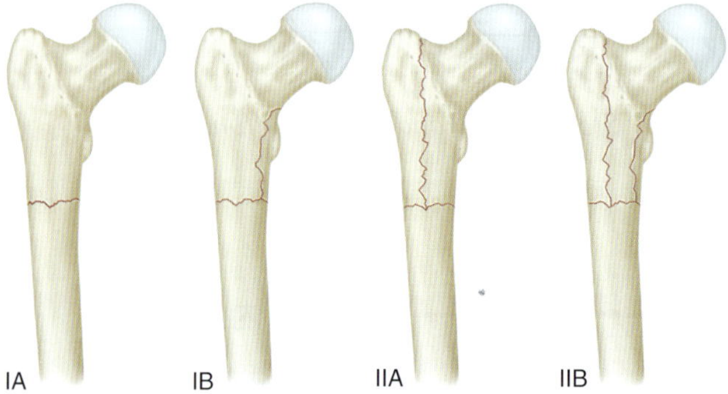


图1

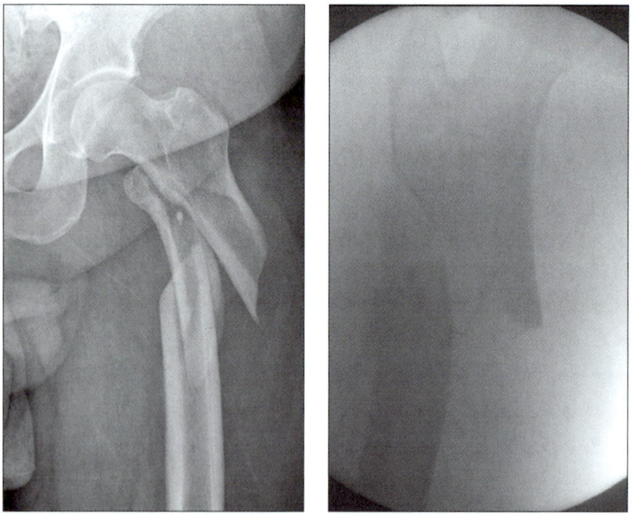

A　　B

图2

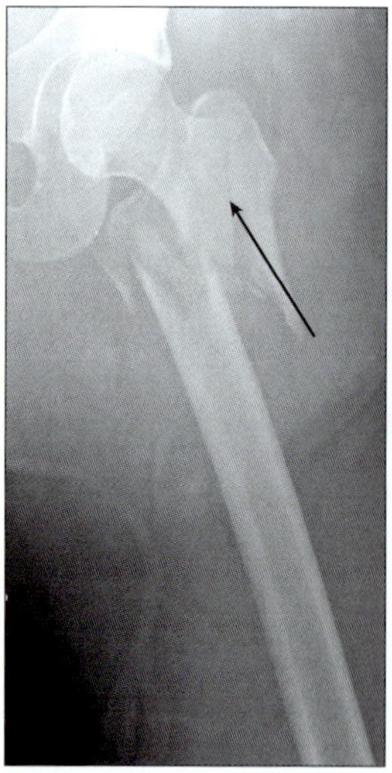

图3

## 外科解剖

- 髋关节内收经皮插入导针确定最初的髓内钉入点。
  - 注意近侧的臀上神经避免其损伤的潜在风险（图 4）。
  - 这条神经位于转子尖近侧约 5cm 的位置。
- 骨折移位情况取决于髋关节周围所有的肌肉以及骨折线的位置。
  - 一般情况下，髂腰肌和内收肌对股骨近端骨折块的牵引导致股骨近端骨折块的内收、屈曲和外旋（图 5）。

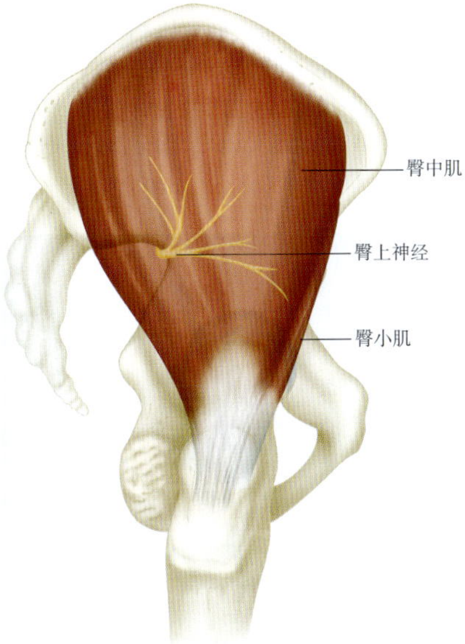


图4

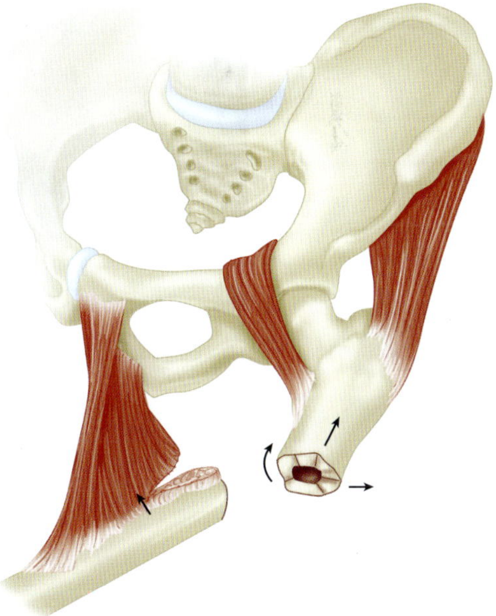

图5

### 要点

- 仰卧位于骨折牵引床
  - 应用一个腿部支撑架取代剪刀式固定更有助于移动 C 形臂。
  - 可能需要进行小切口的切开复位以纠正内翻畸形；切口的选择要根据头颈螺钉置入点的需要并利用这一切口借助骨钩或持骨钳复位骨折。

## 体位

- 有几种不同方法可供选择
- 侧卧位置于可透视手术台并使患者完全游离是一个完美的选择。
  - 这一体位使开始的导针插入更加容易。
  - 允许髋关节屈曲有助于骨折复位，可使远端骨折块更加接近屈曲的近侧骨折块（图 6A 和 6B）。
  - 保护臀上神经。
- 此外，可使用置于骨折牵引床的仰卧或侧卧位。
  - 仰卧位时，可用一小长枕垫在髂后上棘下面稍改变患者体位以使导针的插入能够躲开手术台（常会受到阻挡）变得更加容易（图 7，箭头所指）。将对侧下肢置于体位架。
  - 上方的躯干部略旋转下肢置于稍内旋位以使导针的插入更加容易。

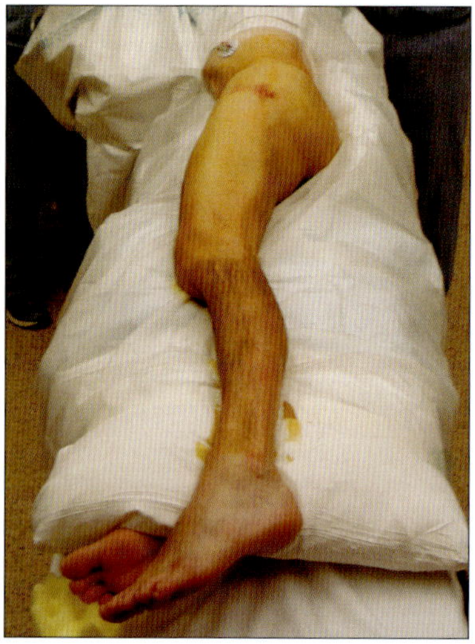
A

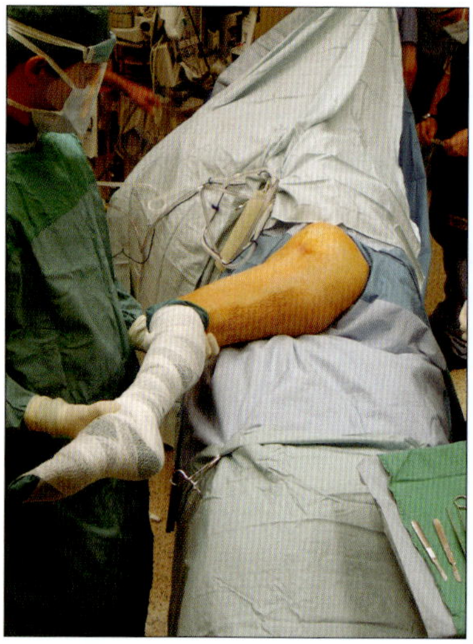
B

**图6**

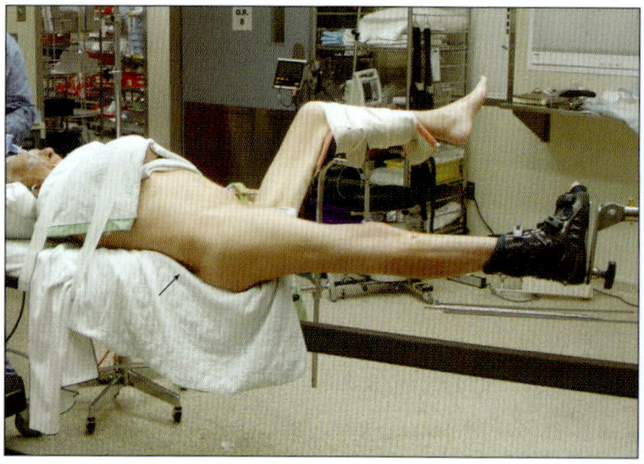
**图7**

**要点**

- 侧卧位
  - 确定消毒铺巾范围足够大。
  - 在打入远侧锁定钉时确定股骨是否存在旋转具有很大的挑战性。
- 仰卧位于骨折牵引床
  - 置于骨折牵引床的仰卧位，当肢体在牵引和内收位时且会阴支撑柱与骨折线水平相同可推挤骨折出现内翻畸形（图 8）。
  - 尝试用过强的牵引力克服骨折畸形的应力，有可能导致股神经麻痹。

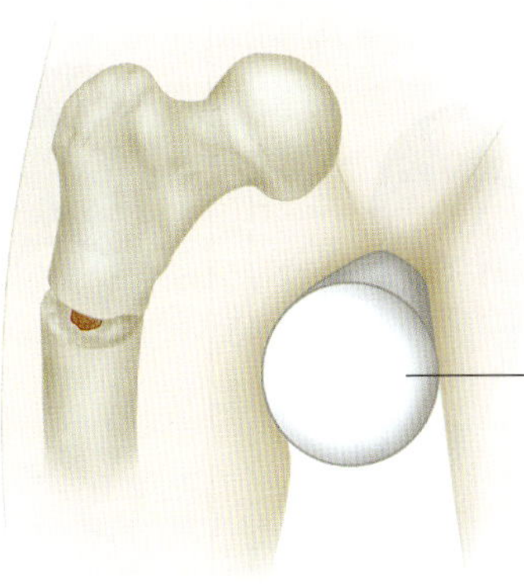


**图8**

**争议**

- 侧卧位可使导针入钉点插入、骨折复位和髓内钉的插入更加容易。置于骨折牵引床的仰卧位也同样可以接受，在没有熟练的手术助手协助时会更加容易。

**要点**

- 施行复位时，要对骨折处的骨膜进行最小范围的剥离。

**注意事项**

- 注意开始切口不要过近，这会有导致臀上神经损伤的风险。（见图 4A 和 4B）。

## 入路与显露

- 大转子近端 3 ～ 4cm 处切开一小的皮肤切口。
  - 当骨折仍处于内翻畸形时获得近侧骨折块的正确导针入点会非常困难，注意图 9A 中导针插入的角度。
  - 我们发现骨折复位后操作会变得比较容易（无论是切开还是闭合复位），要优于先行入点切口。这会使导针插入（以及后续的每一步骤）更加容易（图 9B）。
- 如果需要，在近侧螺钉打入的水平切开第二个小切口，并且这一切口可用于复位骨折。
  - 可经过下方的切口置入骨折复位器械用于复位（图 10），这把复位钳即用于辅助骨折复位（图 11A-C）。
  - 一些外科医生推荐采用制造近侧切口后于复位前先行股骨近端准备的方法，这就是“经皮”和“髓内”复位技术来复位近侧骨折块。这一技术可由有经验的医生操作，但我们发现难度较大。

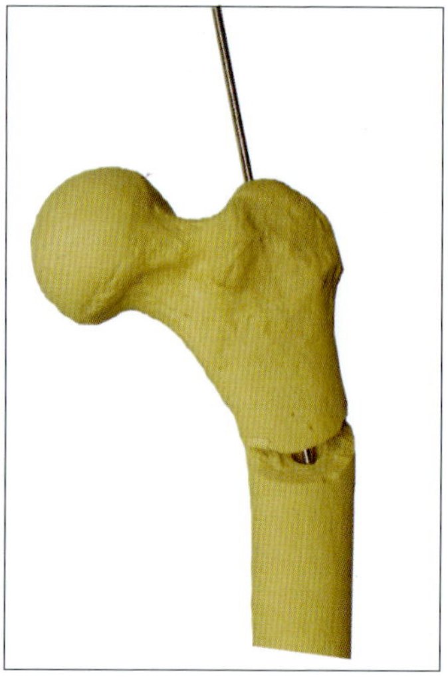

A

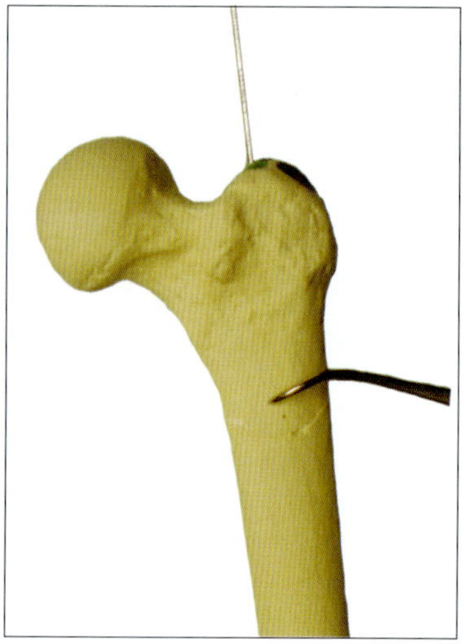

B

图9

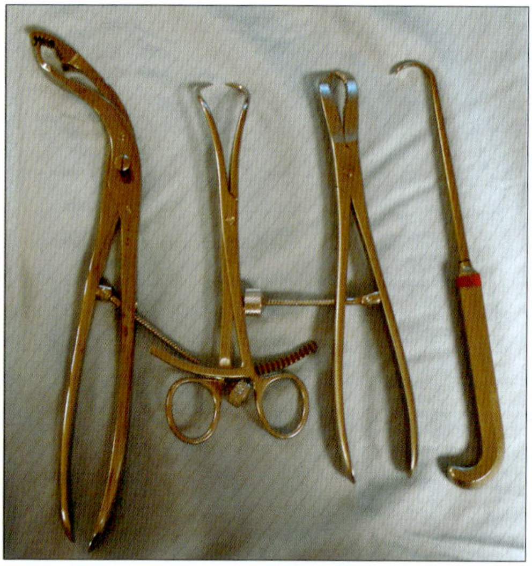

图10

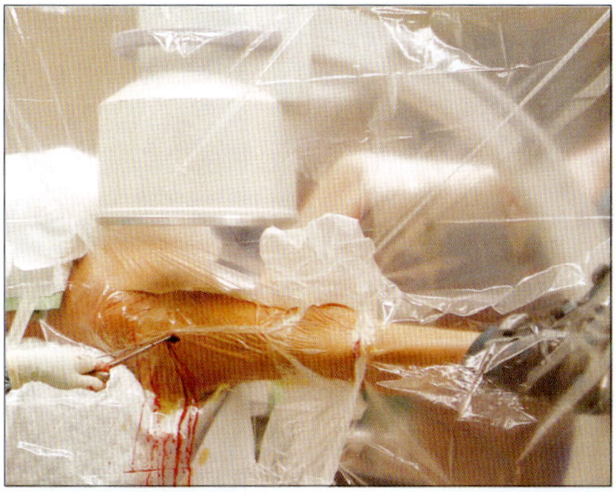

A

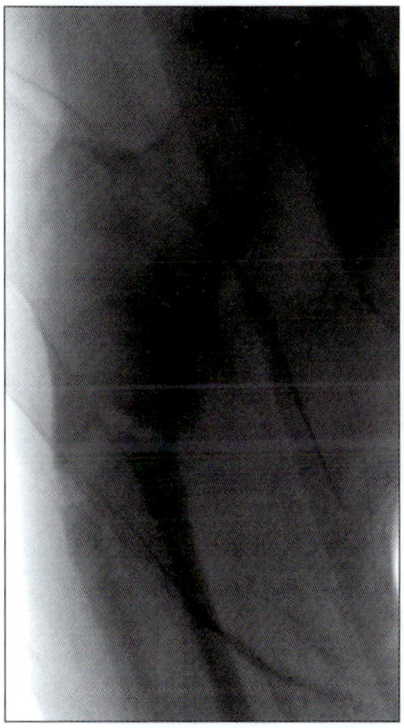

B

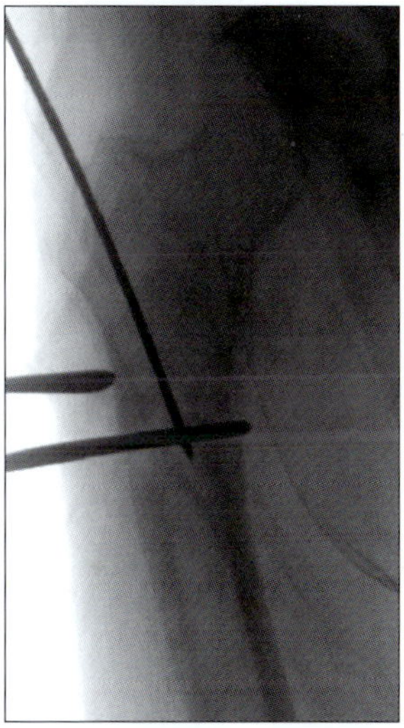

C

图11

- 这一技术可能导致必须接受很多病例中的不良骨折复位。注意这种“经皮”的髓内钉插入形式出现了不可接受的内翻和屈曲畸形，见图 12A-D。
- 最终导致结构失效的结果（图 13），患者最终需要用角接骨板进行二次固定（图 14A 和 14B）。

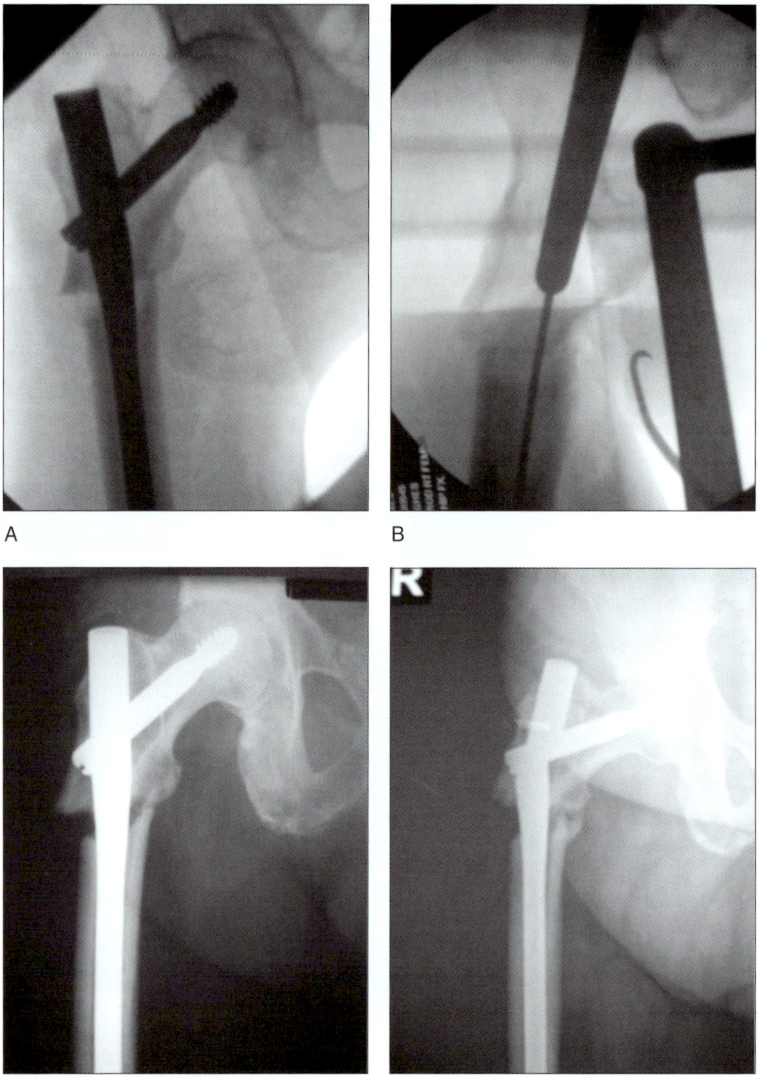

A B C D

图12

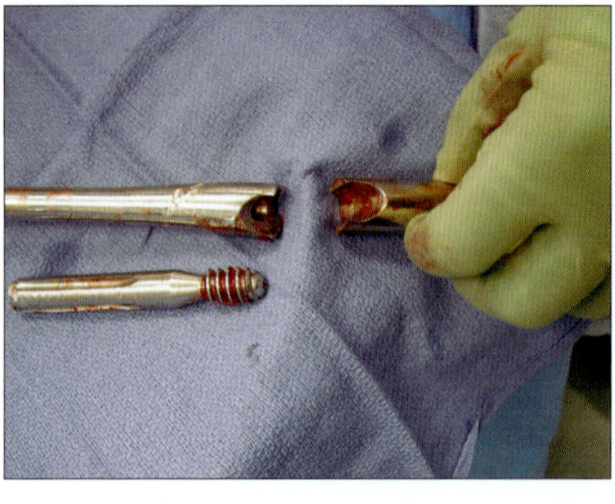

图13

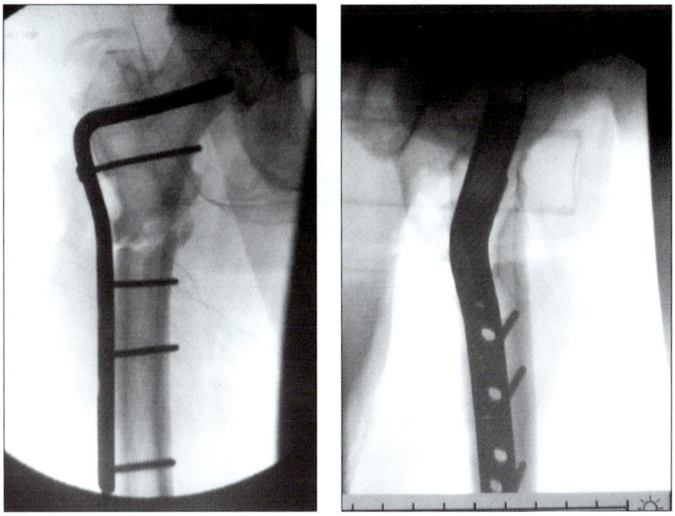

A B

图14

### 要点

- 多花些时间以获得更完美的入钉点，避免髓内钉插入时的不良复位。

### 注意事项

- 内翻畸形较为常见 (French and Tornetta，1998)
- 不同于其他的可通过扩髓和髓内钉插入协助复位的峡部骨折，在未复位的状态下进行扩髓将导致非正常扩髓已经更严重的畸形。

### 器械 / 植入物

- 入钉点位于转子尖内侧（如前所述）适用于近端具有 3° ~ 5° 外偏的髓内固定系统（见图 16）。如果外偏角度不同，将影响入钉点和复位（Ostrum et al.，2005）。

### 争议

- 许多争论与最佳的入钉点有关，转子尖内侧入点被认为不仅软组织损伤最小，还最有助于维持复位和防止内翻（Dora et al.，2001）。

## 手术步骤

### 步骤 1

- 应用影像系统确认入钉点的体表标志位于股骨大转子上方 3 ~ 4cm 处。
  - 不同的入钉点包括转子内侧（蓝点），转子外侧（黑点），转子窝（红点，也经常在一些教科书和手册中被称为梨状窝）以及股骨颈（绿点）（图 15）。
- 小切口切开，将导针在大转子尖的内侧插入。图 16 显示一种重建髓内钉具有近端的增粗以及 5° 的外偏。
- 在置入导丝前必须确认导针的位置无论在前后位（图 17A）还是侧位（图 17B）都是良好的。
- 要注意入点的侧位要位于转子的内侧以满足颈螺钉能够拧入股骨颈和股骨头（图 18）。

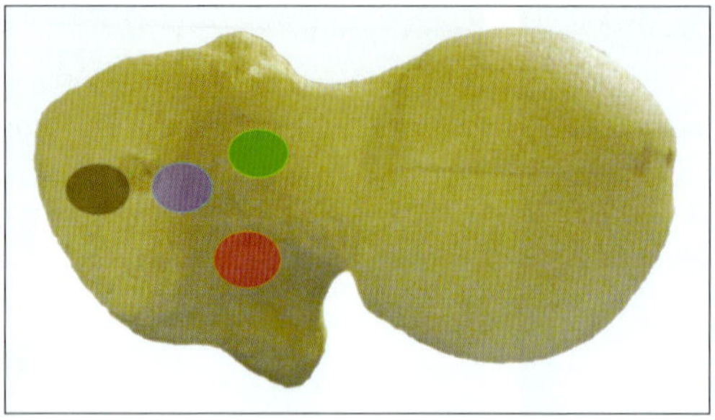

图15

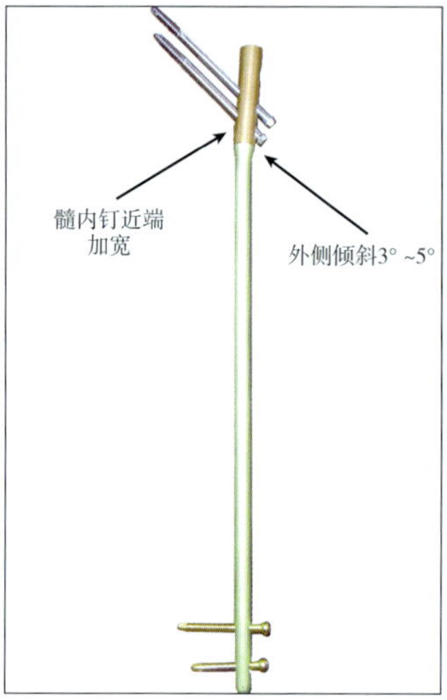


图16

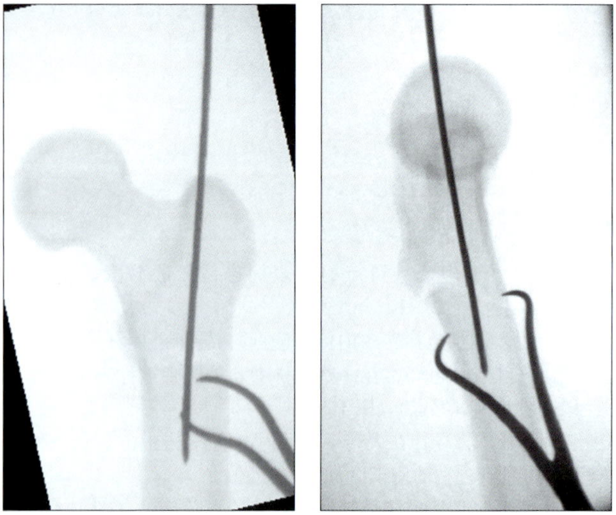

A

B

图17

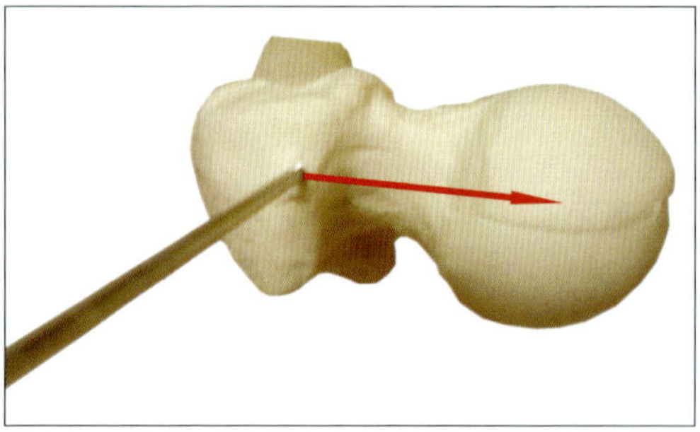

图18

**要点**

- 术前测量，术中“感觉”透视影像可用于确定髓内钉的直径（见图 21）。

## 步骤 2

- 应用股骨近端开髓器（所有系统均具备），打开股骨直至小转子水平（图 19A）。
- 导针随即插入股骨近端（图 19B 和 19C）。
- 有些髓内钉系统可以将股骨扩髓器保留在原位并经皮进行进一步扩髓（图 19D）。

## 步骤 3

- 导丝穿股骨髓腔直达膝关节水平（图 20）。
- 髓腔钻向下经过整个股骨干（图 21），股骨干被逐渐扩髓直到感到经过其峡部节段的咔嗒声。

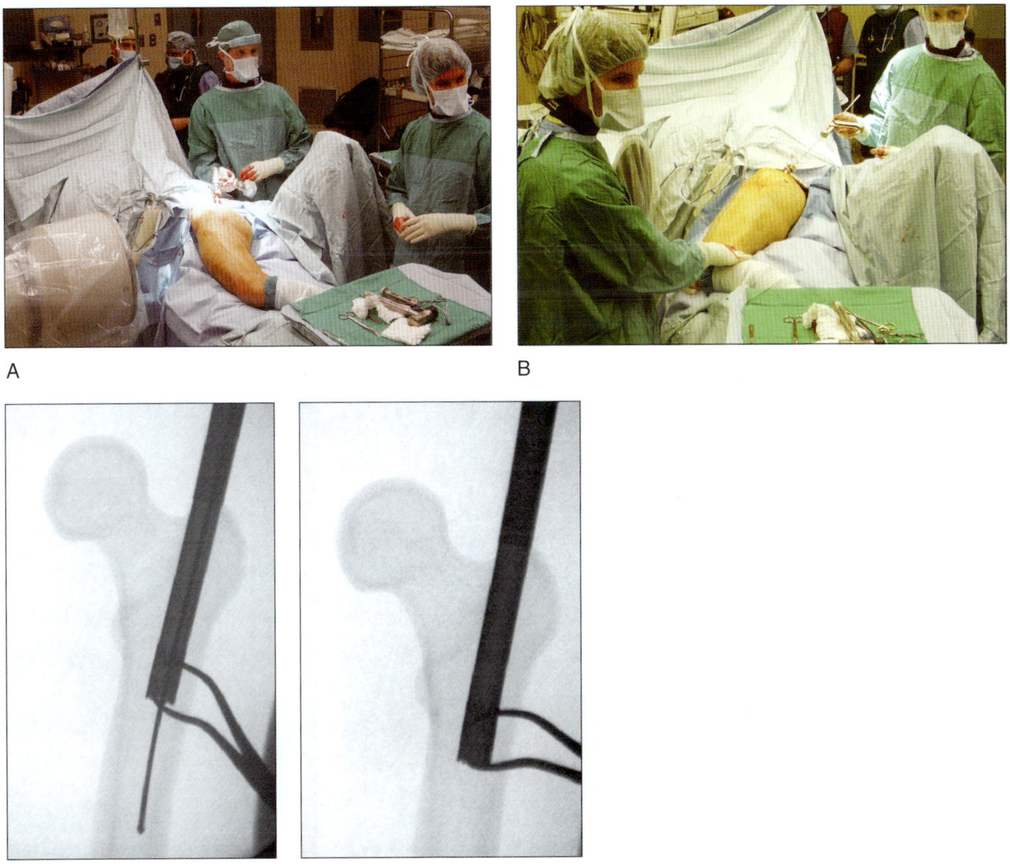

A B C D

**图19**

## 注意事项

- 插入导丝时，应在膝关节的侧位影像上确认导丝位于中央，以避免扩髓时穿透股骨前方骨皮质，导致应力集中引发股骨髁上骨折的风险。
- 由于股骨近端骨折部位（其狭部保留完整）以及股骨的生理弯曲不可能符合所有的髓内钉，扩髓器的尖端以及最终髓内钉的置入可能会在股骨髁上非常偏前的位置（Egol et al.，2004）。
- 如果股骨前方骨皮质在远端被穿透（图 22A 和 22B），潜在的股骨髁上骨折将成为术中或术后的并发症（Ostrum and Levy，2005）。

## 器械 / 植入物

- 注意髓内钉的近端在转子下区域变得更加粗壮（见图 16）。
- 髓内钉的断裂最常发生在髓内钉近侧（应力最为集中的区域）或者锁钉的位置。
- 有学者推荐增大髓内钉入点的直径，但这并不能促进股骨近端骨折固定的总体生物力学强度，应力仍会在髓内钉近端存在（髓内钉近端直径不变）。

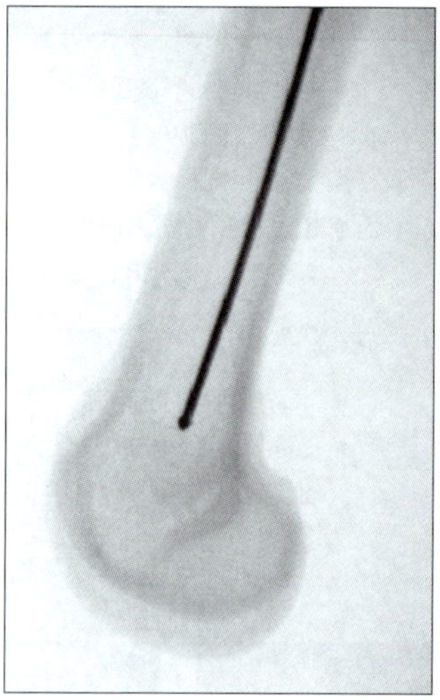

图20

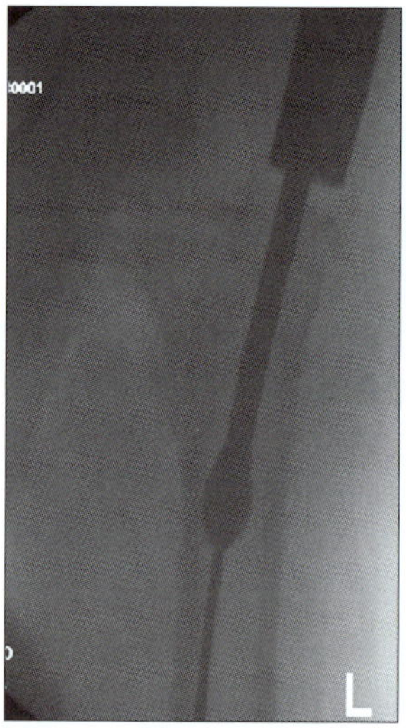

图21

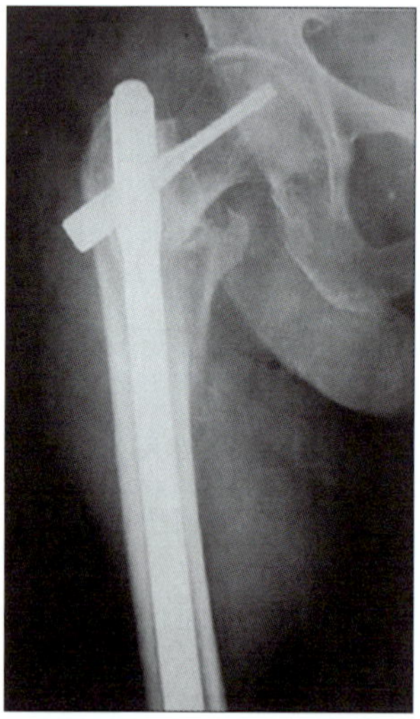

A

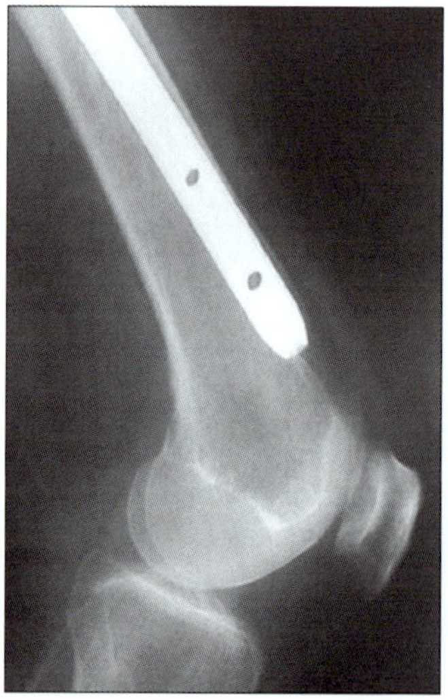

B

图22

## 步骤 4

- 应借助导丝测量髓内钉的长度并将合适的髓内钉插入。
  - 插入髓内钉时要注意打入过程旋转的变化可能导致锁钉时的旋转复位不良（图 23A 和 23B）。
  - 如果出现这种情况，髓内钉拔出调整旋转后再重新打入。图 24A 和 24B 显示髓内钉插入过程中的旋转，使股骨近端锁定螺钉能够拧入股骨头。
  - 髓内钉应置于合适的高度。
- 经过第二个切口，导针在影像增强器监视下打入股骨头（图 25A 和 25B）。
  - 要在前后位和侧位确定其位置位于股骨头颈的中心。
  - 测深、钻孔后将股骨头近侧锁定拧入股骨头（图 25C 和 25B）。
  - 这些螺钉应置于双位置透视的中心或略微偏前或偏后。

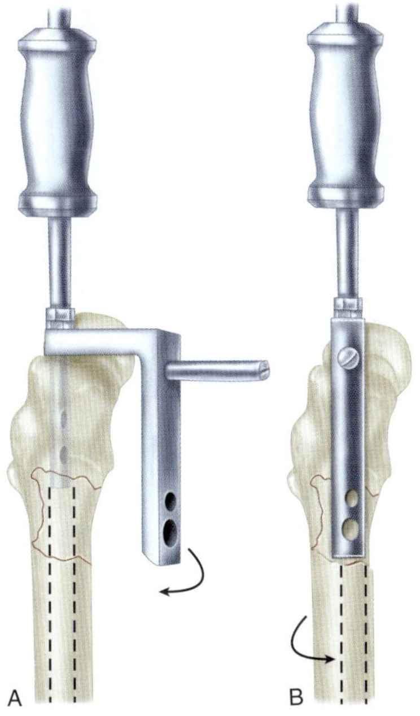


**图23**

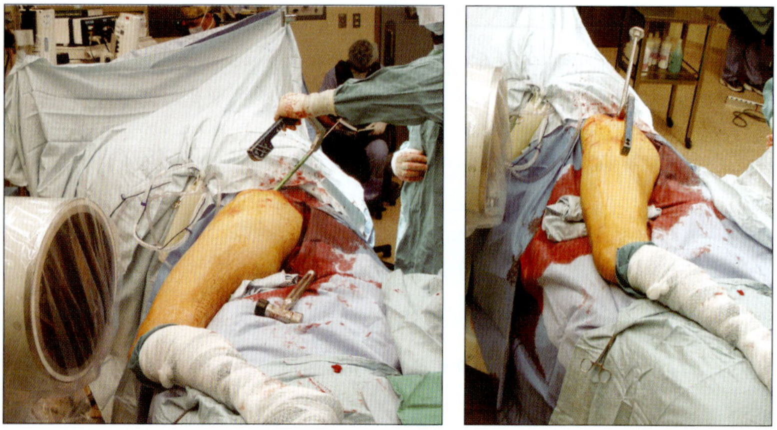

A B

图24

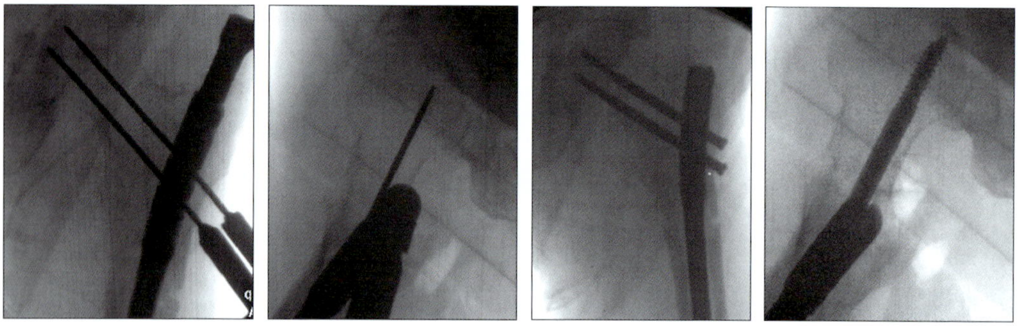



A B C D

图25

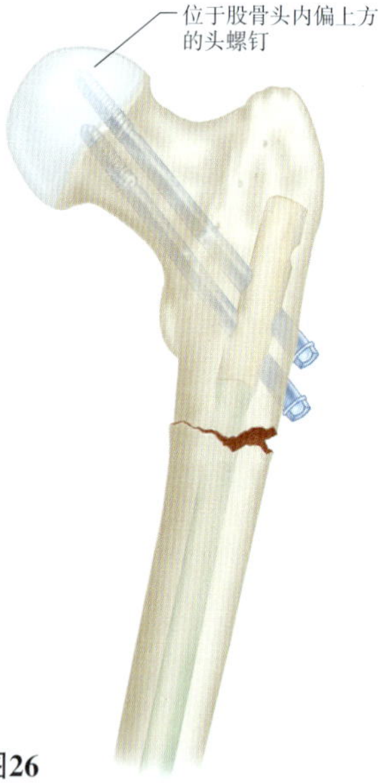



图26

## 要点

- 在锁定近端锁定之前要先检查髓内钉远端的长度，如果股骨头螺钉位于股骨颈的下方和股骨头的上方，则股骨近端可能存在内翻畸形（图 26）。

## 步骤 5

- 一旦髓内钉近端锁定完成，近侧锁钉导向器应被移除。
  - 在骨折牵引床上进行操作时，可允许患肢进行内外旋以便于远端锁定的打入。
- 应用“完美圆圈”技术，在远端锁定孔水平制造小切口，钻孔（图 27A）并且在干骺端将远端锁钉拧入髓内钉（图 27B）。
- 术前（图 28A）和术后（图 28B 和 28C）的影像学检查比较来

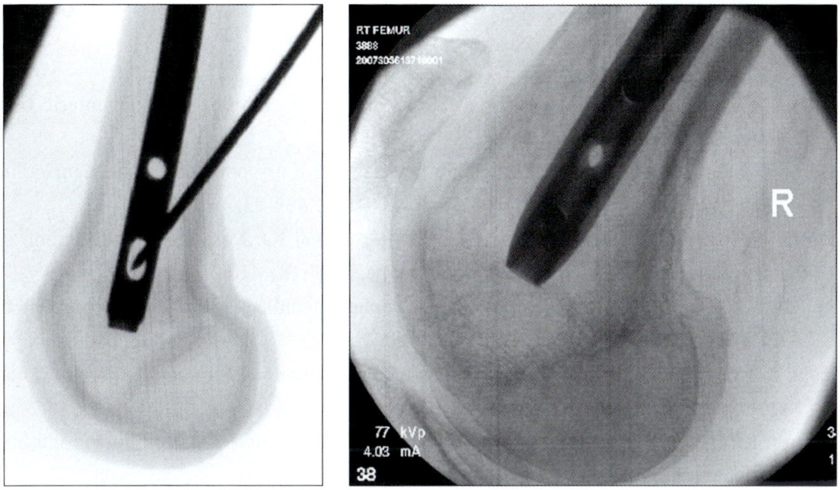


A B

图27

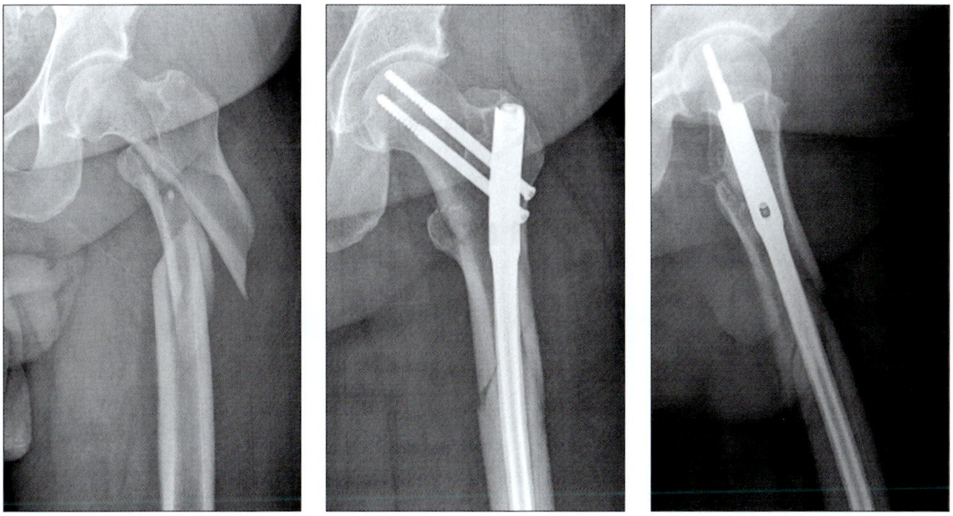

A B C

图28

确定是否达到了良好复位以及最佳内固定位置的目的。

## 术后护理及预后

- 抗生素预防性应用（例如，3 剂量的 Ancef）。
- 持续应用抗凝药物 7 ~ 14 天。
- 简单骨折应在可耐受的情况下尽早负重，更粉碎的骨折可行部分负重功能锻炼。
- 患肢应常规随访至骨折愈合。
- 并发症包括感染，近端螺钉切出或失效，髓内钉断裂，骨折不愈合，旋转以及短缩畸形等。
- 如未发生并发症，就会有期望的功能恢复结果。

## 证据

Cheng MT，Chiu FY，Chuag TY，et al. Treatment of complex subtrochanteric fracture with the long Gamma AP locking nail. J Trauma. 2005;58：304-11.

Dora C，Leunig M，Beck M，Rothenfluh D，Ganz R. Entry point soft tissue damage in antergrade femoral nailing：a cadaver study. J Orthop Trauma. 2001;15：488-93.

Egol KA，Chang EY，Cvitkovic J，Kummer FJ，Koval KJ. Mismatch of current intramedullary nails with the anterior bow of the femur. J Orthop Trauma. 2004;18：410-5.

French BG，Tornetta P Ⅲ . Use of interlocked cephalomedullary nail for subtrochanteric fracture stabilization. Clin Orthop Relat Res. 1998;（348）：95-100.

Kang S，McAndrew MP，Johnson KD. The reconstruction nail for complex fractures of the proximal femur. J Orthop Trauma. 1995;9：453-63.

Ostrum RF，Levy MS. Penetration of the distal femoral anterior cortex during intramedullary nailing for subtrochanteric fractures. J Orthop Trauma. 2005;19：656-60.

Ostrum RF，Marcantonio A，Marburger R. A critical analysis of the eccentric starting point for trochanteric intramedullary femoral nailing. J Orthop Trauma. 2005;19：681-6.

Ozsoy MH，Basarir K，Bayramoglu A，Erdemli B，Tuccar E，Eksioglu MF. Risk of superior gluteal nerve and gluteus medius muscle injury during femoral nail inertion. J Bone Joint Surg [Am]. 2007;89：829-34.

Robinson CM，Houshian S，Khan LAK. Trochanteric-entry long cephalomedullary nailing of subtrochanteric fractures caused by low-energy trauma. J Bone Joint Surg [Am]. 2005;87：2217-26.

Wiss DA，Brien WW. Subtrochanteric fractures of the femur. Clin Orthop Relat Res. 1992;（283）：231-6.

---

图 1 经 Robinson CM, Houshian S, Khan LAK 修改，经转子入点长股骨头髓内钉固定低能量创伤导致的股骨转子间骨折。J Bone Joint Surg [Am]. 2005;87:2217-26. 图 5 经 Russell TA, Taylor JC 修改，股骨转子下骨折，摘自 Browner BD, Jupiter JB, Levine AM, Trafton PG (eds) 编著的《骨创伤（第二版）》Philadelphia: Saunders, 1992:1836. 图 22 摘自 RF, Levy MS，治疗股骨转子下骨折髓内钉自股骨前方骨皮质穿出问题分析 . J Orthop Trauma. 2005;19:656-60.

特别感谢 Don Aker 对图片加工整理工作的帮助。

# 23 股骨干骨折

*Chad P. Coles*

**要点**

- 许多长骨骨折可能会不使用髓内钉，原因是它会提高脂肪栓塞的风险。
- 髓内钉可能造成严重的肺损伤恶化。
- 股骨解剖变异或者髓腔狭窄会降低髓内钉的成功率。

**争议**

- 伴有严重肺损伤或多发伤的患者，首先使用外固定，待病情稳定再使用髓内钉。
- 骨骼发育不成熟尚有未闭合骨骺是梨状窝顺行髓内钉的禁忌证，其股骨头缺血坏死的可能性会提高。从转子顶部进针会减少这个风险。

**治疗方案**

- 顺行髓内钉
- 逆行髓内钉
- 暂时外固定随后髓内钉
- 切开复位接骨板螺钉内固定

## 髓内钉

### 适应证

- 所有成年股骨干骨折都应考虑使用需扩髓的顺行锁定髓内钉。
- 逆行髓内钉的指征包括：
  - 双股骨干骨折
  - 同侧股骨颈骨折
  - 同侧髋臼骨折
  - 同侧胫骨干骨折（漂浮膝）
  - 病态肥胖
  - 妊娠

### 检查/影像

- 在高级创伤生命支持和类似方案复苏创伤患者的基础上，还应包括完整的病史和体格检查，伤肢的专科检查：
  - 血管检查：远端脉搏和毛细血管充盈。
  - 神经检查，包括运动和感觉功能。
  - 软组织袖套的检查，开放骨折，包括后方组织等。
  - 对同侧的足、踝、膝和髋做检查，除外合并伤。
- 影像检查应包括股骨前后位和侧位 X 线片。
  - 这些很少包括高质量的膝关节和髋关节影像，应行基础检查发现相关骨折。图 1 为经典的前后位像（图 1A）和侧位像（图 1B），证明有股骨干骨折，但膝关节和髋关节显示不清。
  - 股骨远端额状面骨折（Hoffa 骨折）（图 2CT 扫描所示）和股骨颈骨折（图 3）伴随高能量股骨干骨折以惊人的频率发生着，但往往在 X 线平片上容易忽视。

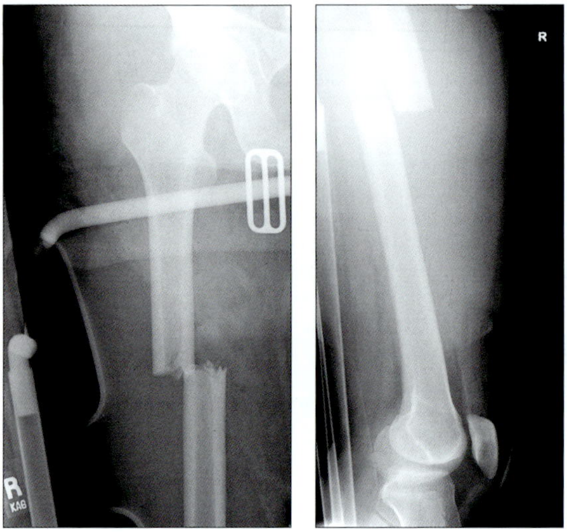


A B

图1

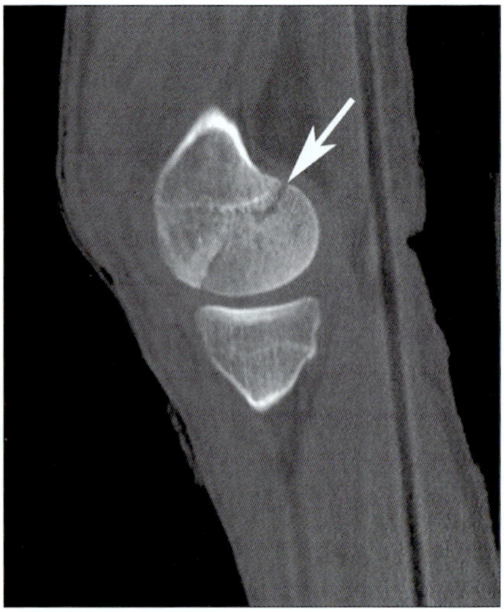

图2

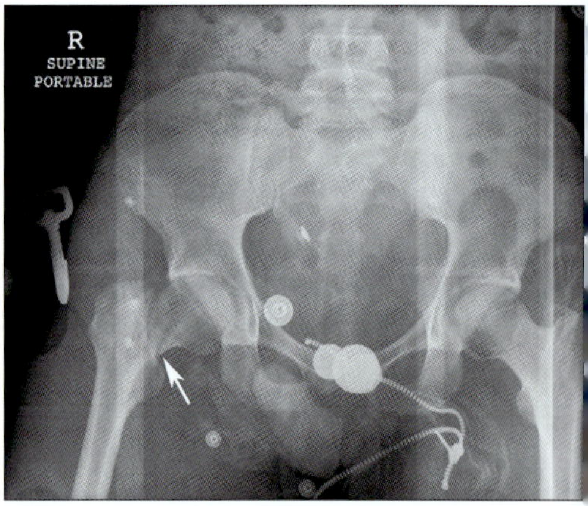


图3

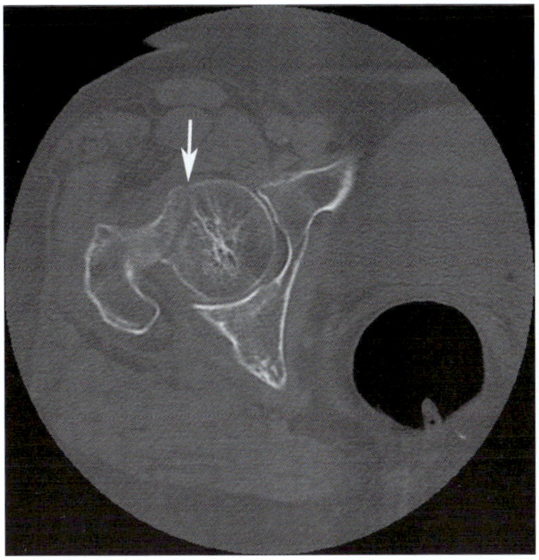

图4

- 如果在创伤评估时采用了骨盆 CT 扫描，一定要仔细地检查除外股骨颈隐匿性骨折（图 4）。
- 基于术前影像，应通过 X 线侧位片对髓腔尺寸进行粗略的评估，同时还应对髓腔长度进行评估，尤其是当身材较大和较小时。确保在手术之前要有一份详细的髓内钉尺寸的清单。

## 外科解剖

- 梨状窝或转子间窝位于大转子尖的中部，股骨颈的略后方，在正位（图 5A）和侧位（图 5B）上都与髓腔方向一致。
- 旋股内侧动脉的侧方升支走行于梨状窝的中部，它的分支存在损伤风险（图 6）。梨状肌和闭孔内肌腱附着处也有风险。
- 股骨有一个自然的前弯，随着年龄增长会逐渐加大。

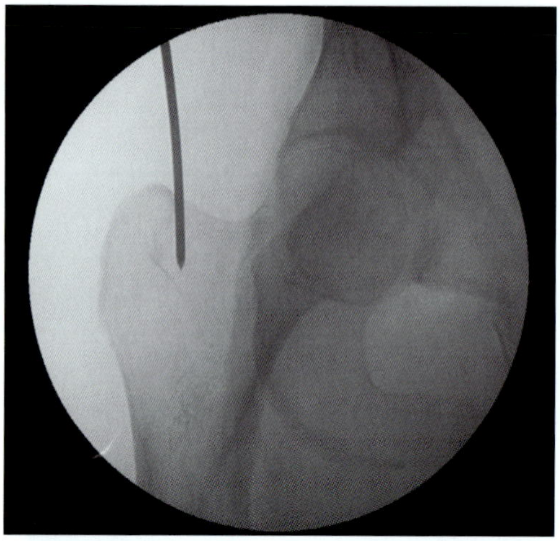

A

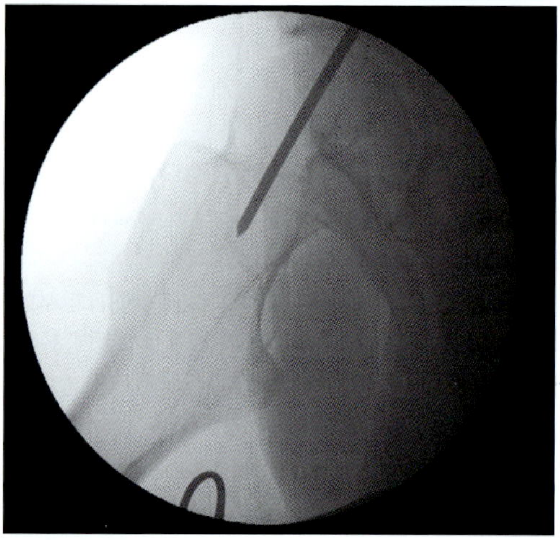

B

图5

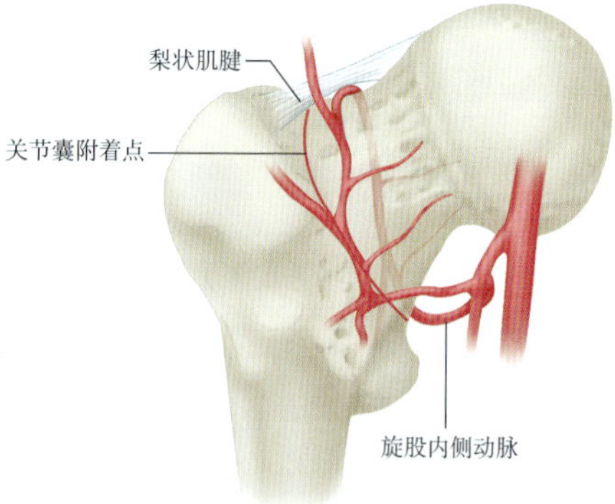


图6

## 要点

- 确保髋关节离手术台有足够的距离，以防止在手术台上与扩髓钻和髓内钉相撞。

## 注意事项

- 常规需要一个或两个助手，在扩髓和打钉时提供足够的牵引并保证骨折处于复位状态。
- 如果助手不够，则需要骨科牵引床。

## 器械

- 平顶的放射线可透的手术台
- 垫卷或 3 升盐水袋以抬高同侧半骨盆
- 腿下方的可透放射线的垫枕或布垫
- 用于牵引的细丝牵引弓（如果需要）
- 透视设备

## 争议

- 使用牵引床可以提供牵引有利于恢复肢体长度且不需要额外的助手，但却非常限制弹性，不利于骨折块的处理。
- 在牵引床上采用侧卧位有利于病态肥胖患者的转子间处理，但是非常费时，同时侧卧位可能导致呼吸问题。

## 体位

- 股骨髓内钉通常在水平、可透放射线手术台、仰卧位条件下进行（图 7）。
- 在可透放射线的手术台上自由铺单以提供最理想的使用度、手法操作度、清创术（如果开放）和复位。
  - 这个体位还对处理同侧的下肢损伤非常有用（股骨颈或股骨髁、胫骨平台、踝关节等）。
  - 使用标准的可透放射线手术台还可避免额外的体位设置时间，在骨折手术台上固定牵引的时间，和会阴后部阴部神经麻痹的可能。
- 在术侧臀部下方放置垫卷或 3 升的盐水袋，以防止髋关节垂到手术台边缘。在这个“突起”上的半骨盆高度可以方便手术操作，同时方便侧位透视，可提供更真实的股骨颈侧位像，避免与对侧下肢重叠（图 8）。

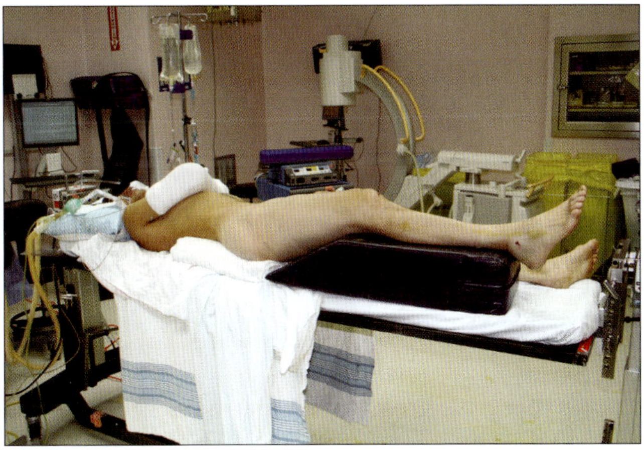

图7

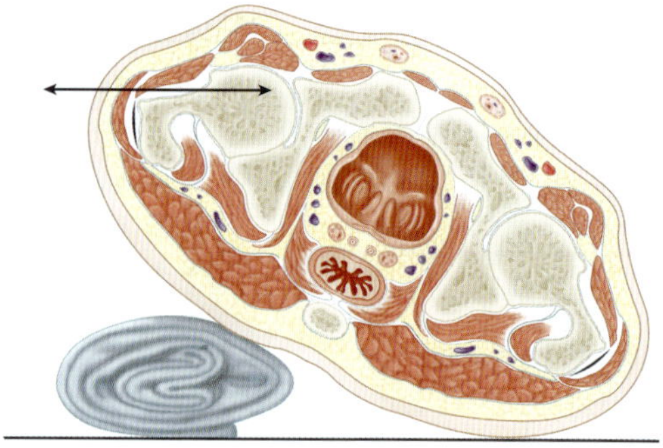

图8

- 内收腿和躯干，以便暴露转子便于手术。同侧的上肢包裹好后固定于胸部以避免和扩髓及打钉冲突（图 9）。
- 将腿包裹好，跨过放射线可透的垫块，以允许行骨折处理和复位。
- 可以用手进行牵引或通过有张力的钢丝牵引弓跨过远端股骨在手术台末端进行牵引，重量为 20 磅（图 10）。
- 对侧的透视影像包括正位和侧位像。

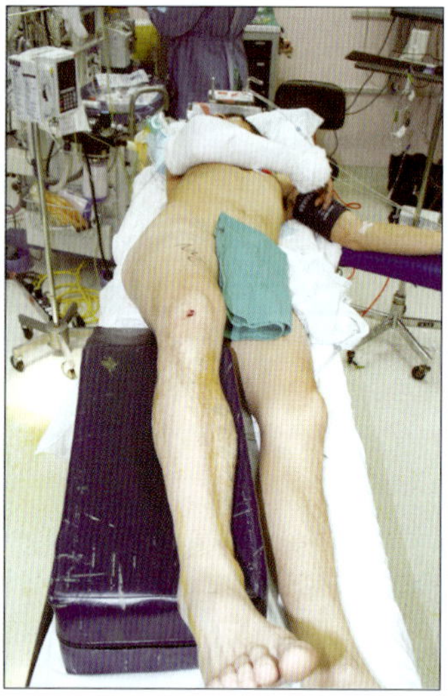

图9

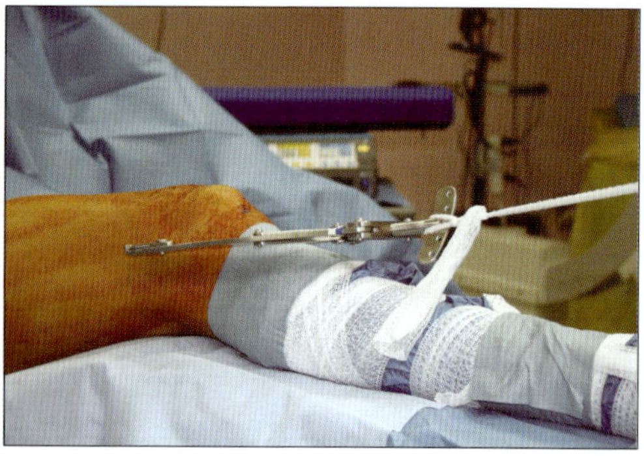

图10

## 入路 / 显露

- 应用经皮技术。
  - 一开始不做切口
  - 皮肤上的起始点，一般选择在转子尖和髂嵴的中点并略微靠后（图 11）。
- 经皮在起始点上放置一枚导针穿过梨状窝，并通过双面透视影像进行确认 (图 12A 和 12B)。
- 一旦获得合适的位置，在进针点做 2cm 的皮肤切口。

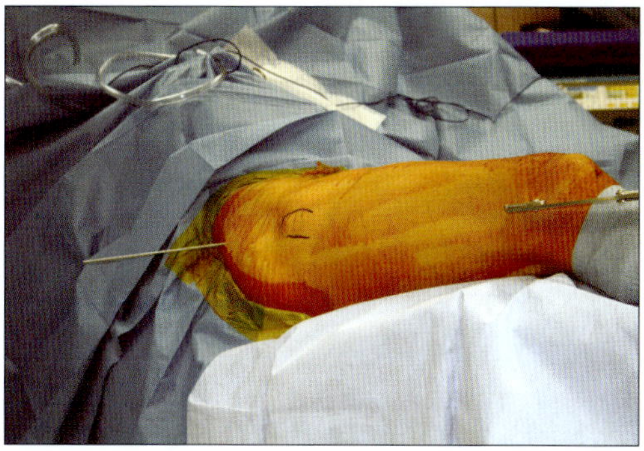

图11

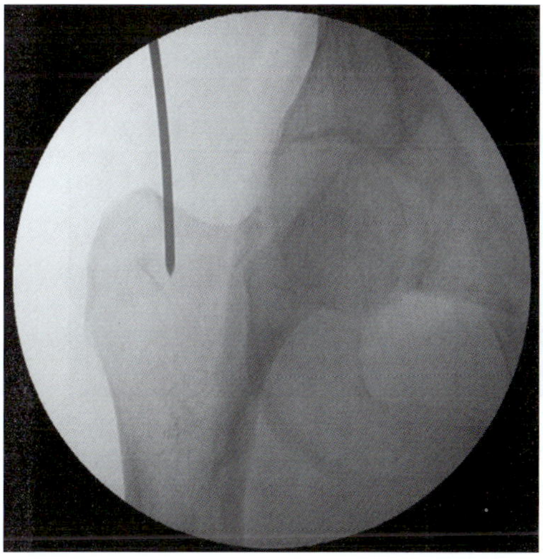

A

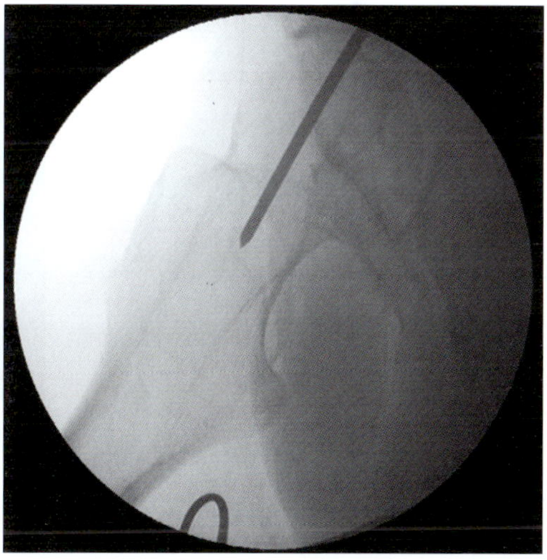

B

图12

## 注意事项

- 不合适的入钉点会导致髓内钉偏心，潜在地导致股骨干和股骨颈的医源性骨折和复位不良

## 器械

- 经皮打钉需要适当的探测，尤其在比较肥胖的患者，要用更长的钉臂。

## 争议

- 转子入点可作为备选使用。仅仅适用于为从转子置入的髓内钉系统，否则会出现内翻复位不良。
- 转子入路被证实具有简单和定位速度快的特点。偏移入角对肥胖患者也有好处。没有记录关于任一技术的明确好处或不足，所以这些经常由个人喜好决定，或由髓内钉的型号决定。

## 要点

- 由于股骨的前弯，皮肤起始点稍微靠后有助于在侧位像上对准股骨的髓腔。
- 用手内收下肢和股骨近端有助于导针在正位片上对准股骨髓腔。
- 经验表明，导针在有限透视下快速定位时，触及梨状肌会有特殊的感觉。

# 手术步骤

## 步骤 1

- 一旦所需要的起始点建立起来并经双通道透视确认后，将导针打入小转子水平。
- 一个较大的空心钻沿着导针钻入以打开股骨近端。
- 去除导针和钻，将一个扩髓针打入股骨髓腔。用双通道透视确认髓内的位置后，将针向骨折部位推进。

## 步骤 2

- 用手法或者牵引弓行间接复位，并用手法保持复位。
- 放置不同大小的单子和手术衬垫使股骨摆在矢状面上（图 13）。

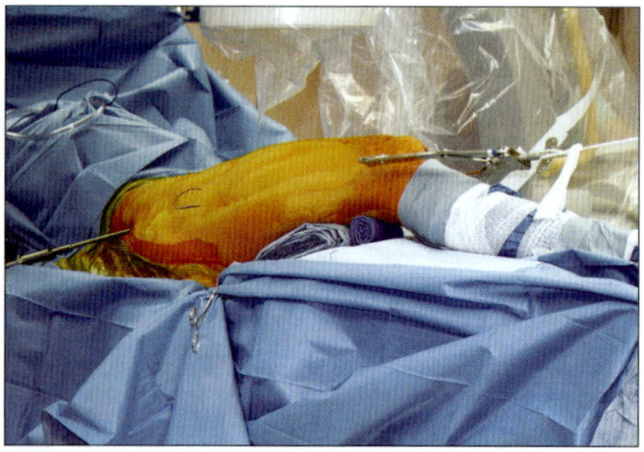

图13

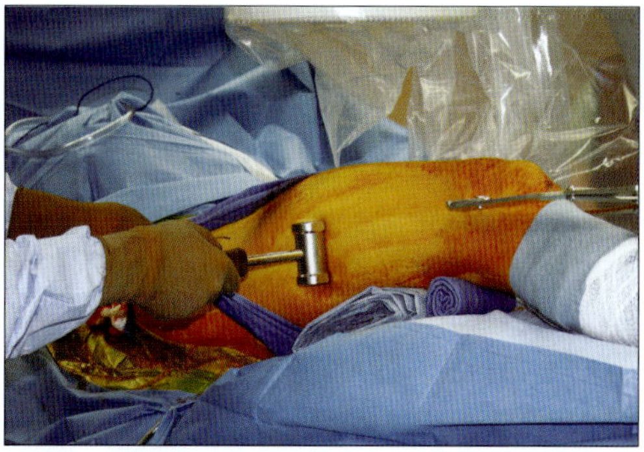

图14

## 要点

- 花时间确认合适的入口会有助于避免复位不良和医源性骨折的出现。
- 一定要了解你的设备，每一个髓内钉系统都有小的差异。

## 注意事项

- 起始点太靠中间可能会导致医源性股骨颈骨折。
- 起始点过偏外可能会导致内翻复位不良，尤其是股骨近端骨折。

## 器械 / 植入物

- 各种无菌的衬垫是关键。
- 钢丝牵引弓和 20 磅的牵引重量会使得长轴向的牵引易化，并可替代一个助手的作用。
- 需要的话，一个球头短刺的推子或经皮质的 Shantz 针会有助于手法骨折复位。

  - 在大腿根部放置一条毛巾，供牵引使用对抗锤子的力量，方便复位的进行（图 14）。
  - 少数情况下，需要直接用经皮的球头短刺状推挤器或经皮质骨的 Shantz 针（图 15A 和 15B）。
- 扩髓针跨过骨折部位。
  - 可以将扩髓针的头部弯曲以方便其跨过骨折部位。
  - 一个髓内复位工具可作为备选，用于更直接的骨折复位和引导（图 16）。
- 从正位和侧位片上看，这时扩髓针推进到远端骨块的中部，达到骺线的水平。
- 当骨折保持在基本复位的长度，通过逆向测量装置或放射可透的尺子或测量等长的柯克氏钳钳夹的导针来选择髓内钉的长度（图 17）。

## 步骤 3

- 连续的对股骨进行扩髓，先用较小的扩髓器（8 或 9mm），而后以 0.5mm 逐步扩大直到有皮质震动或与髓内针大小一致。
- 扩髓的直径比髓内钉的直径要大 1mm。转子区可能需要扩到更大的尺寸以接受髓内钉的头部，这取决于不同的髓内钉系统和钉的大小。
- 在扩髓的过程中一定要保证骨折保持在复位位置，否则会出现扩髓偏离和复位不良。

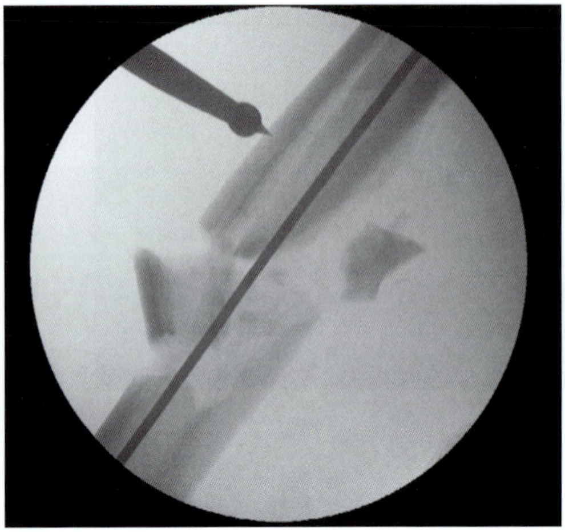
A

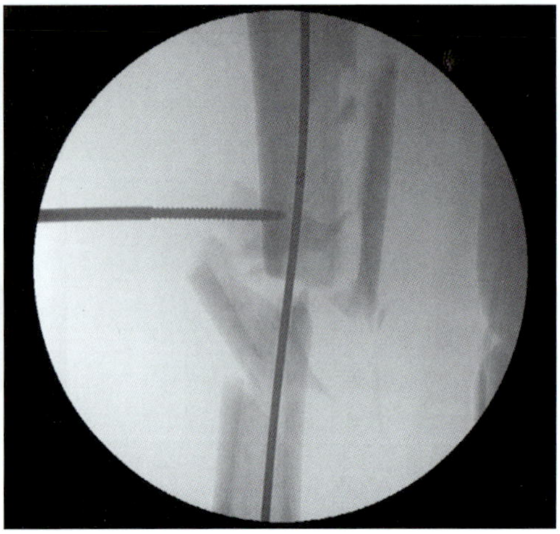
B

图15

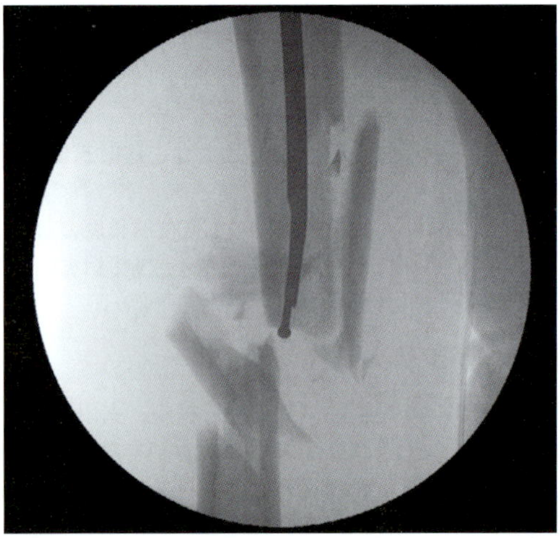

图16

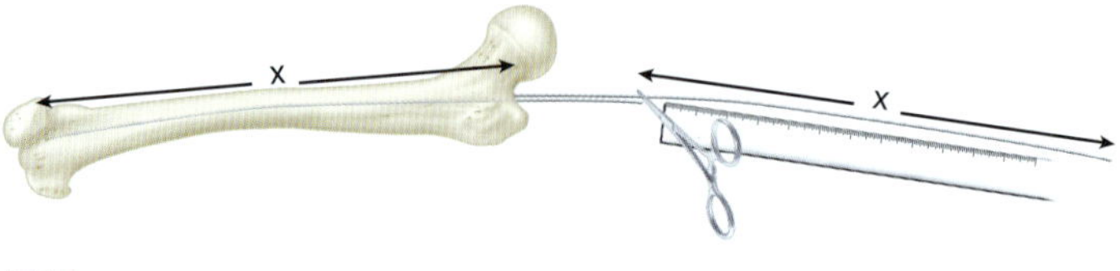


图17

### 要点

- 在扩髓的过程中，骨折部位必须保持在复位位置，以防止发生偏离和复位不良。
- 缓慢推进扩髓器可以避免髓腔嵌顿。

### 注意事项

- 在球头扩髓杆到位之前不要扩髓！在出现扩髓钻嵌顿或断裂的时候，这样操作是成功撤除的关键。
- 骨折复位不良条件下的扩髓会出现偏离和复位不良。

### 器械 / 植入物

- 始终使用球头扩髓针。
- 锐利的扩髓钻是防止脂肪栓塞，热坏死和嵌顿的关键。
- 新一代的扩髓器有着锐利的，深槽的，尖端成形的头部和较细的柄以减少髓内压力和脂肪栓塞风险（图 18）。

## 步骤 4

- 基于不同的髓内钉系统，在打入髓内钉之前，球头的扩髓杆可能需要被换掉。
- 先用手将钉插入，然后用锤子打入。
- 在打入钉的过程中要检查骨折部位，以保证骨折对准，髓内钉推进时不会造成医源性骨折。
- 将髓内钉置于合适的深度，要确认膝关节，髋关节和骨折复位。

### 要点

- 在打入髓内钉时，注意敲击钉的尾部，以防止打入膝关节。

### 注意事项

- 尤其在老年患者，股骨的前弯明显，一枚相对较直的髓内钉可能穿透股骨前方的皮质。当髓内钉进入股骨远端三分之一时，要从侧位像上确定一下股骨髓腔和髓内钉的合适通道。

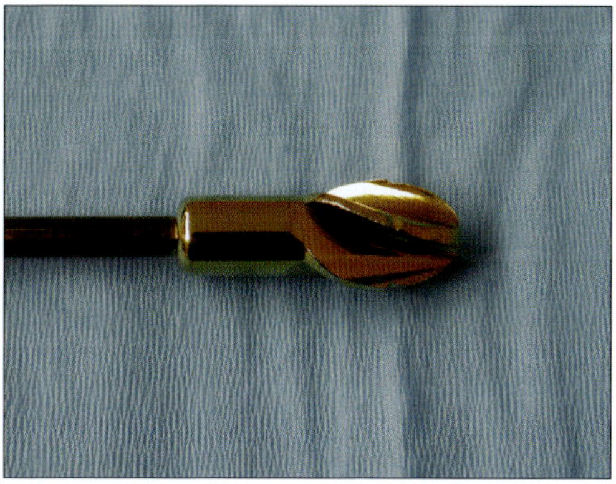

图18

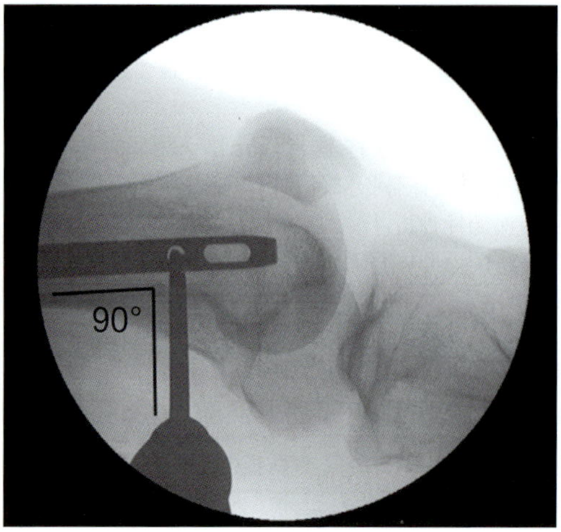


A

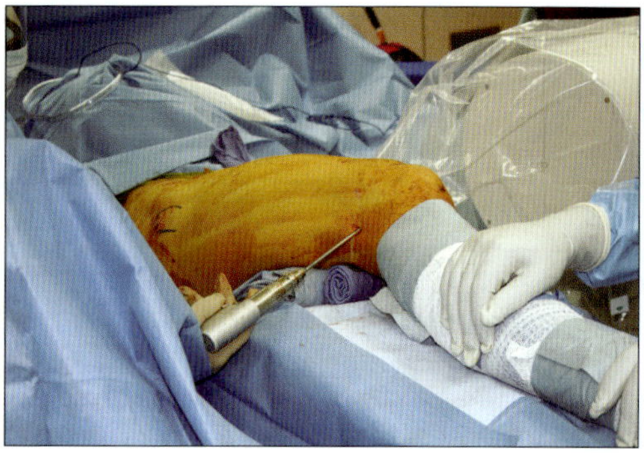

B

图19

**要点**

- 确定在拧入锁定螺钉之前将导针撤除！
- 在离开手术室之前确认以下三件事：
  - 没有股骨颈骨折
  - 肢体的长度和旋转合适
  - 膝关节韧带的稳定性

**争议**

- 早期，全负重可能导致锁定螺钉的失效。

### 步骤 5

- 用定向引导将髓内钉近端锁定，确定肢体的旋转对线，然后用放射可透的钻孔或手动将髓内钉远端锁定。
- 以锁定孔为中心照侧位像是至关重要的，拍摄头要与地面水平，与髓内钉垂直。然后用近端插入臂将腿旋转以获得锁定孔的圆形像。
- 当持钻手降低退出成像器的范围，将钻头尖放入孔中，钻头与主钉相垂直（图 19A 和 19B）。
- 保持钻头尖对股骨的压力以避免滑动，持钻手抬高到水平位置，与地面平行，钻孔。
- 让钻头保持不动，松开机头拍摄影像确认是否通过锁定孔。然后取出钻头，以合适长度的螺钉拧入。

## 术后护理和预后

- 推荐在手术期间使用抗生素和预防血栓形成治疗。
- 术后应对患者进行监护以观察是否出现脂肪栓塞和反应性呼吸功能障碍。
- 早期要限制膝关节和髋关节的活动范围，拄拐负重。除非骨折处非常稳定，否则在最初的 6 周应为典型的“羽毛”或接触负重。
- 初步愈合率达到 90% 是可以预期的，拥有长期的良好功能。对于无菌性不愈合，可以单纯更换髓内钉，大部分都可成功愈合。

## 证据

Bhandari M，Guyatt GH，Khera V，Kulkarni AV，Sprague S，Schemitch EH. Operative management of lower extremity fractures in patients with head injuries. Clin Orthop Relat Res. 2003；(407)：187-98.
Ⅳ级病例回顾对照研究，比较了伴有严重头外伤的股骨骨折使用扩髓髓内钉或接骨板固定，结果显示使用髓内钉不会增加死亡率。

Bone LB，Anders MJ，Rohrbacher BJ. Treatment of femoral fractures in the multiply injured patient with thoracic injury. Clin Orthop Relat Res. 1998；(347)：57-61.
标志性的Ⅰ级随机对照研究，表明多发伤患者的股骨骨折早期固定会降低呼吸功能不良的发生。

Canadian Orthopaedic Trauma Society. Nonunion following intramedullary nailing of the femur with and without reaming：results of a multicenter randomized clinical trial. J Bone Joint Surg [Am]. 2003；85：2093-6.
Ⅰ级多中心随机对照试验显示股骨不扩髓髓内钉的不愈合率比扩髓的高出 4.5 倍。

Canadian Orthopaedic Trauma Society. Reamed versus unreamed intramedullary nailing of the femur：comparison of the rate of ARDS in multiple injured patients. J Orthop Trauma. 2006；20：384-7.
Ⅱ级，小的前瞻性随机对照试验显示使用扩髓髓内钉的多发伤患者 ARDS 的发病率与非扩髓髓内钉相比没有提高。

Crowley DJ，Kanakaris NK，Giannoudis P. Femoral diaphyseal aseptic non-unions：is there an ideal method of treatment? Injury. 2007；38（Suppl 2）：S55-63.
Ⅲ级系统回顾显示更换髓内钉仍然是股骨无菌性不愈合的治疗选择。

Egol KA，Change EY，Cyitkovic J，Kummer FJ，Koval KJ. Mismatch of current intramedullary nails with the anterior bow of the femur. J Orthop Trauma. 2004；18：410-5.
892 例尸体的解剖学回顾研究表明目前设计应用的股骨髓内钉与解剖曲度不匹配。

EPOFF Study Group. Impact of the method of initial stabilization for femoral shaft fractures in patients with multiple injuries at risk for complications（borderline patients）. Ann Surg. 2007；246：491-9.
对多发伤患者的Ⅰ级多中心随机对照试验显示了与初步外固定相比，稳定的患者中髓内钉的优点，但是会增加边缘患者肺部并发症的风险。

Gausepohl T，Pennig D，Koebke J，Harnoss S. Antegrade femoral nailing：an anatomical determination of the correct entry point. Injury. 2002；33：701-5.
尸体研究表明入路的解剖标志与股骨髓腔相一致。

Momberger N，Stevens P，Smith J，Santora S，Scott S，Anderson J. Intramedullary nailing of femoral fractures in adolescents. J Pediatr Orthop. 2000；20：482-4.
Ⅳ级回顾性调查研究研究了 50 例患者显示年轻患者在使用经转子尖入路髓内钉的安全性。

Pape HC，Hildebrand F，Pertschy S，Zelle B，Garapati R，Grimme K，Krettek C，Reed RL 2nd. Changes in the management of femoral shaft fractures in polytrauma patients：from early total care to damage control orthopedic surgery. J Trauma. 2002；53：452-61.
Ⅳ级回顾性队列研究调查了采取损害控制对多发伤的影响。

Ricci WM，Schwappach J，Tucker M，Coupe K，Brandt A，Sanders R，Leighton R. Trochanteric versus piriformis entry portal for the treatment of femoral shaft fractures. J Orthop Trauma. 2006；20：663-7.
Ⅱ级前瞻性队列研究显示了肥胖患者转子与梨状肌入口，复位结果和手术时间的对比结果。

# 24 股骨髁上骨折

*Don W.Weber*

### 注意事项

- 医学上不稳定的病人
- 卧床病人
- 无移位或稳定的（嵌插型）骨折类型
- 严重的骨质疏松(设备/技术敏感)
- 严重的粉碎性骨折
- 缺少外科技巧

### 争议

- 这是一种高技术要求的骨折，并且需要对变形力、并发症、内植物局限性以及外科技术有非常透彻的了解。

### 治疗方案

- 切开复位和内固定术的供选方案包括逆行髓内钉，模具或支具治疗，以及（极少用到）的全膝关节成形术。
- 根据骨折的不同类型、骨的质量和外科经验，切开复位内固定术可以通过很多种设备来辅助完成：
  - 髁接骨板
  - 动力髁螺钉
  - 股骨远端锁定接骨板
  - LISS 接骨板
  - 髁支撑接骨板

## 切开复位和内固定

### 适应证

- 移位 / 无法复位的骨折
- 不稳定 / 粉碎性骨折
- 关节内骨折（部分或完全性）
- 开放性骨折（分级？）
- 病理性骨折
- 双侧股骨骨折
- 同侧胫骨骨折
- 血管损伤（可能被分级了）
- 伴随膝关节韧带损伤

### 检查 / 影像

- 诊断要明显的临床化
- 至少需要高质量的前后位和侧位平片
- 牵引和夹板固定可为术前准备提供很大帮助
- 术前健侧的股骨 / 膝关节影像同样有很大帮助
- 通常不需要 CT 扫描，除非骨折累及关节面

### 外科解剖

- 有风险的最重要结构是股浅动脉，其在膝关节近端约 10cm 处穿行大收肌进入腘窝（特别要注意内侧入路）。
- 软组织
  - 前部的股四头肌（股直肌，股内侧肌，股中间肌和股外侧肌）通过内、外侧肌间隔与后间室（腿后肌）分离，这些肌肉使骨折短缩移位，在复位中必须克服它们的力量。
  - 腓肠肌附着在股骨髁后并对髁突造成一个牵伸的力。这将造成股骨髁上骨折典型的伸直和短缩畸形（图 1）

### 要点

- 手术准备时尽量靠上将肢体消毒并且全程使用无菌止血带。如果必要的话，在止血带的控制下进行关节复位，并将股骨髁向股骨干复位的时候放气。
- 如果预测需要骨移植时，提前准备并且暴露同侧的髂骨嵴。
- 在准备确定旋转力线前先检查对侧肢体。
- 使用股骨牵引或者外固定可以极大地帮助骨折的复位（尤其是关节内骨折）
- 牵引的放置要避开接骨板的位置。在小转子处水平外侧放置于一枚固定钉，然后在近胫骨处水平置入第二枚固定钉。在使膝部屈曲约 20° 时进行牵拉。

### 注意事项

- 避免使用牵引床，因为这会使肌肉紧张，增加暴露和复位的难度。

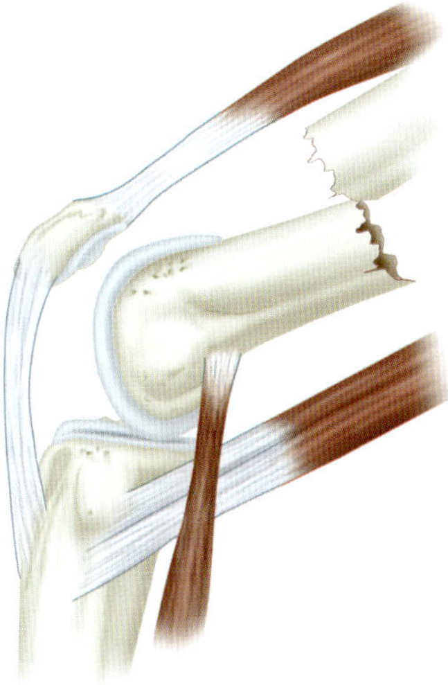

图1

■ 骨

- 股骨远端有很多独特的特性，这些特性对于理解复位和固定术至关重要。
- 干骺端在股骨干的末端增宽，并且支持股骨髁。在其前部的髁突之间有一个浅的关节凹槽，此凹槽为髌骨提供一个接触面。股骨髁后面髁间窝将髁突分离开来，并为交叉韧带提供附着点。
- 在侧位片中可以看到，股骨干与股骨髁的前半部在一条直线上（图 2）。

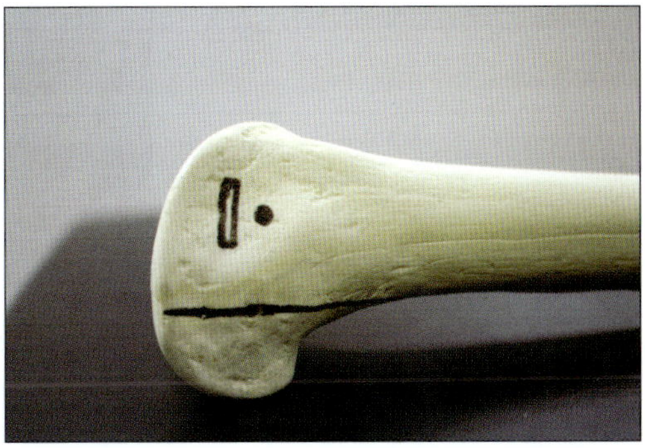

图2

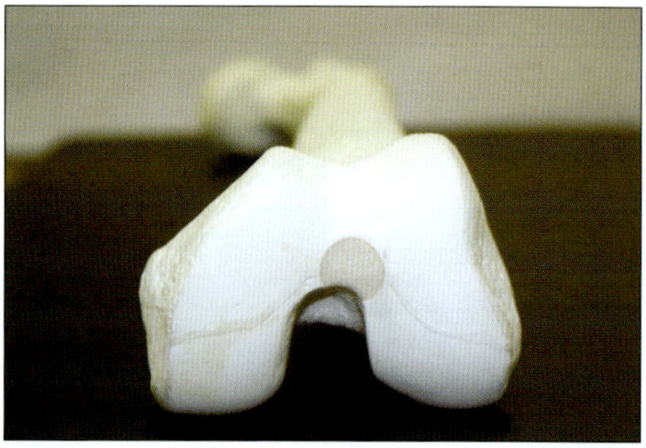

图3

- 股骨外侧髁前后径比内侧髁要大并且有一个平的外侧面。而内侧髁的后面较宽，从股骨远端向上看形成了一个梯形的平面（图 3），这对于放置固定器，避免错误的器械放置和复位不良（例如股骨内上髁平移）是极为重要的。
- 膝关节面是平行于地平面的，而股骨的解剖轴线大约有 9° 的外翻（7° ～ 11°）。

**器械**

- 使用一个可透射线的支持物，例如一个三角形的可调节的支持物，或者卷布，这样可以降低腓肠肌的影响，并且有助于复位。

**争议**

- 一些医生更喜欢侧卧位，但这将为前后位的成像带来些许困难。

## 体位

- 固定股骨髁上骨折最广泛接受的体位是仰卧位，平躺于射线可透 X 线的手术台上。术中可以使用 C 形臂。
- 患侧臀部可用沙袋、卷布或者静脉输液袋垫高，这样可以转动股骨和膝关节使达到真正的前后位投影。
- 膝关节通常结扎无菌止血带，并且在可透射线的支持物上部分屈曲。（图 4）

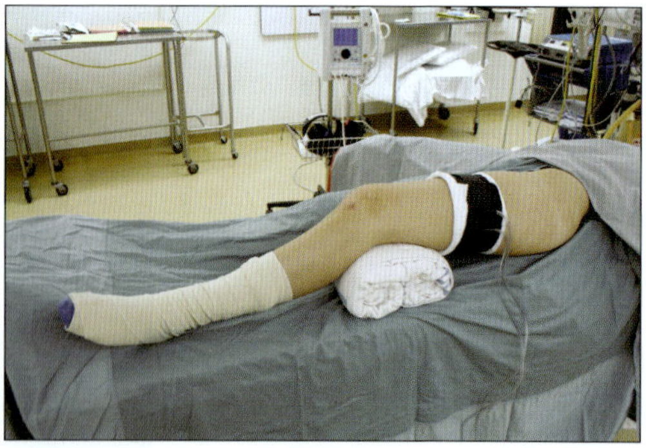

图4

## 要点

- 术前计划将会使你更好地理解这个骨折、暴露方案，以及复位和固定需要的设备。尤其遇见可能行胫骨结节截骨术时。
- 从关节暴露开始就要减少出血和不必要的切开。
- 结合使用外侧和小的内上髁切口可能比广泛的暴露和截骨术导致的并发症要少。

## 注意事项

- 尽管很少需要，但当结节截骨时，要截下一个足够大的结节可以使固定更稳固，有利于尽早运动。

## 入路 / 显露

- 除了内侧髁骨折以及广泛的粉碎性关节内骨折，大多数的髁上骨折可以通过单纯的外侧入路完成复位和固定。
- 外科技术应当包括细致的软组织处理，可能的间接性复位，解剖上的关节重建，以及肢体长度的恢复、旋转和对线的恢复。
- 适时使用骨移植，稳定的固定以利于早期功能锻炼。
- 对于单纯的外侧路径，需要作一条直线的侧切口，经过股骨远端延伸至外侧髁的中点(图5A)。切口应当止于外侧副韧带之前。
  - 可根据骨折的长度，复位方法以及所选植入物适当的延长切口（图5B)。如果可能，待关节复位后再行近端切口。
  - 切口远端可以延长至经过膝关节并且弯曲至胫骨结节外侧缘的前部。
  - 阔筋膜切开方向与皮肤切口一致，髂胫束的前部纤维在远端分开。该路径继续穿过关节囊和滑膜，小心结扎膝上外侧动脉，并避免损伤外侧半月接骨板。
  - 先将股外侧肌从肌间隔中分离，结扎所有的穿孔动脉（图6A和6B)。减少软组织分离，仅能满足复位和固定需要就够了。
- 如果使用诸如动力髁螺钉（dynamic condylar screw，DCS)、髁支撑接骨板、锁定髁接骨板（locking condylar plate，LCP）或者微创内固定系统（LISS）这样的手段，可以采用微创技术。
  - 在复位和固定住骨折的关节部分后，增强影像和复位演示可能会避免近端广泛切开。
  - 肌肉下置入接骨板和经皮螺钉可以避免骨折的干骺端 / 轴部碎裂。
- 如果关节部需要更广泛的暴露，下面有一些方法可供选择：
  - 最通常的选择是前外侧入路。皮肤切口大致相同，但可能会更内侧一些。需要做一个外侧的膝关节切开术，并在远端离断部分股外侧肌。这样可以扩大关节的显露，并且增加术后的附着点。

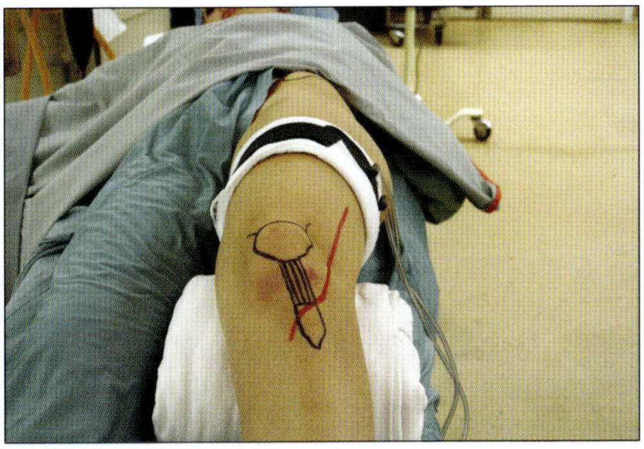

A

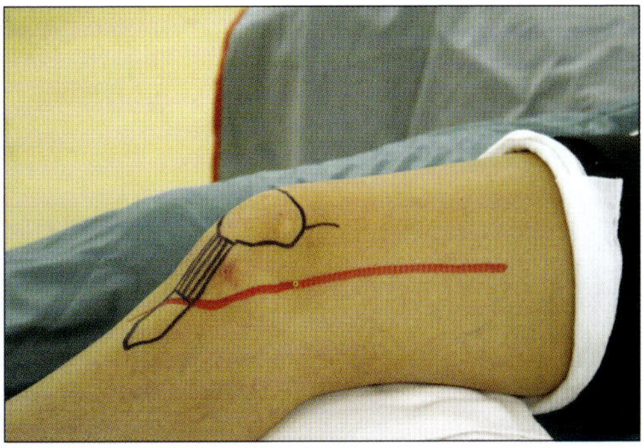

B

图5

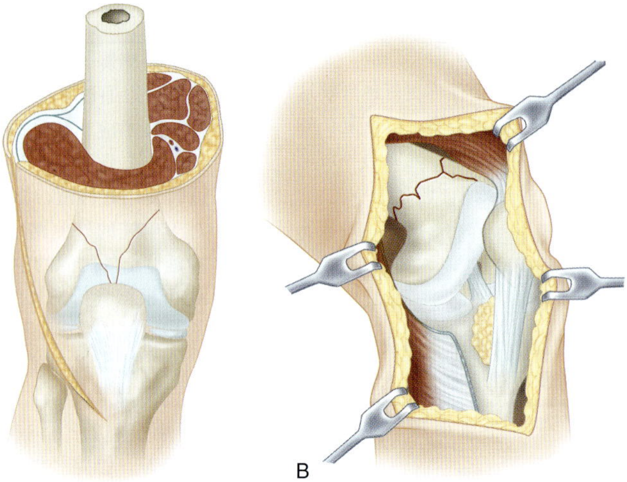

图6　A　　B

- 另外一个方法是胫骨结节截骨术，但是使用的很少。首先暴露胫骨结节，然后在近段的皮质部预先钻上1(2个更好)4.5mm大小的孔，然后用一个3.2mm的钻头通过这个孔，以刚刚穿过后皮质为止。这些是埋头的，避免软组织刺激，并且要测量4.5mm皮质骨螺钉的长度。然后用摆动锯去掉胫骨结节的一部分（4 ~ 5cm长，1.5cm厚）。现在可以提起胫骨结节、髌骨和脂肪垫，从而暴露内侧髁。
- 最后，一个很少采用的方法是“Z”形髌韧带切断术。这个术式需要修复切断的肌腱，并且还要有从髌骨到胫骨结节的保护张力线。

■ 在复杂的内侧髁骨折，冠状骨折（Hoffa骨折）或者需要内侧接骨板的内侧粉碎性骨折时，建议使用第二种内侧切口。

- 在股骨内侧髁到内收肌结节之前做一条直的内侧皮肤切口，沿切口方向切开筋膜，从肌间隔中分离股中间肌（图7）。结扎所有的穿孔动脉和中上层的膝动脉。

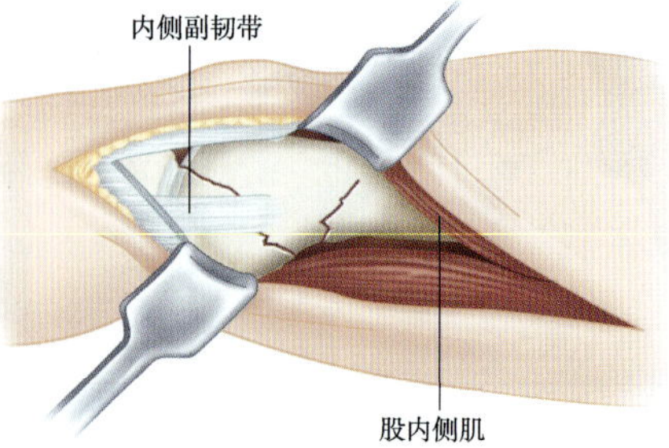


图7

- 切开关节囊和滑膜直至关节。手术时要小心关节水平的内侧半月板和关节线上约10cm处的股浅动脉和静脉。
- 这种暴露会有助于置入一个小内侧接骨板或者获得内侧髁骨折的解剖重建。冠状骨折要求用埋头螺钉进行骨折碎片加压固定。

■ 如果之前做了全膝关节置换术，可以利用之前的正中皮肤切口，切开皮下，提起软组织，到达外侧或者内侧的肌间隙。

- 如果需要更广泛的暴露，该途径可以联合胫骨结节截骨术。
- 可以从内侧和外侧髌骨旁入路中任选其一，然而，这些途径都会增加置入侧接骨板的难度。

**要点**

- 允许关节碎片保持在轻微缩短的位置有时会减少腓肠肌和股四头肌的变形力。
- 大的点状复位钳在处理髁突或者保持短暂复位时有极大的用处。
- 一个好的判定髁突旋转复位的位置是在切迹和股骨骨折处的关节前面边缘。
- 股骨牵引器或者外固定架对关节碎块的中和力有很大帮助。

**注意事项**

- 当心髁间粉碎性骨折，因为髁间收缩会导致功能不良。三皮质骨移植是于扩大骨间隙最好的方法。

## 手术步骤

### 步骤1：临时关节解剖复位

■ 最重要的是关节面的解剖重建。这通常要求直视或者通过C形臂透视。

■ 暂时固定关节碎片的最好方法是用多根克氏针固定。这些克氏针尽量放在关节外，也可以经皮置入。

■ 在重建时，大的克氏针或者螺纹钉可以被用作每个髁的操纵杆。

### 步骤2：关节骨折的确切稳定

■ 在暂时用克氏针达到解剖学复位以后，需要对关节的骨折部分达到确定的稳定。

■ 总的来说，关节碎片可以用3.5mm的皮质螺钉固定。没有必要，也不建议穿过远端皮质。该技术对骨质量高的患者效果较好。

- 4.5mm的皮质骨螺钉可以用在加压方式（穿过近端的碎片），或者用6.5mm的部分螺纹松质骨螺钉用在加压方式。空心钉也可以使用。这些大螺钉可能会在质量低的骨中有更好的效果。

■ 这些螺钉被安置在髁突周围的空白区域，特别是前部和后部，因为这些地方会有更好的安置效果（图8）。有时需要使用埋头螺钉头以避免干扰固定器械。

■ 了解固定器的最终位置是至关重要的，这样可以避免在此位置放置外侧髁螺钉或者其他内固定物。标记出接骨板的最终位置是很有用的办法（如图8）。

■ 冠状骨折（Hoffa型）需要从前到后加压固定，通常会用到埋头螺钉。

■ 一旦关节面重建好，重建髁突到股骨干的设备就可以锁定。

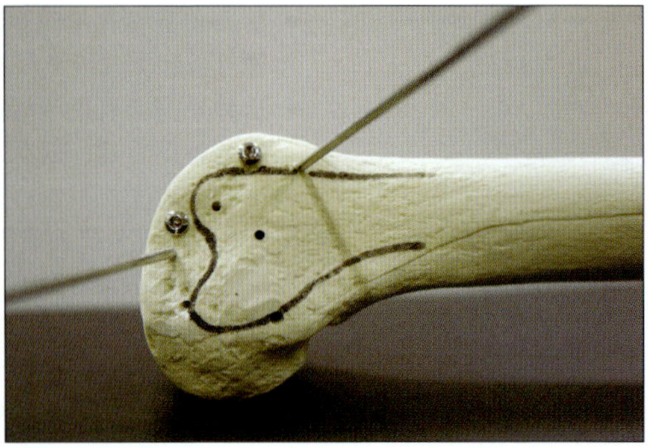

图8

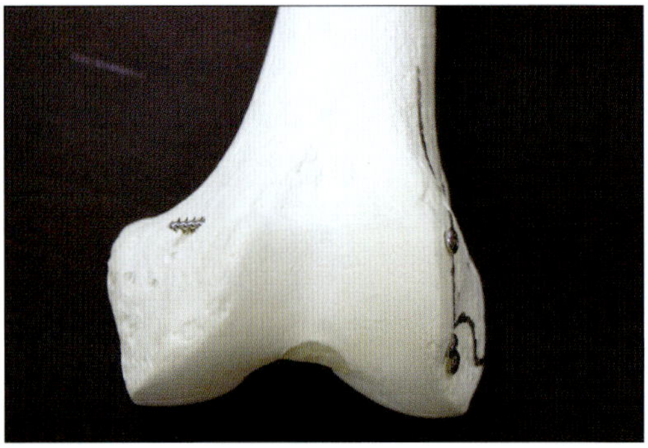

图9

## 要点

- 如果需要固定整个关节的碎片，应使用小碎片螺钉在关节软骨下埋头。

## 注意事项

- 记住股骨远端的梯形形状，以避免前部的螺钉穿出髁的前内侧皮质。(图 9)。这在皮质外侧通过透视可能不会被看出来，但是会使患者在术后感到不适。
- 小心远端后部螺钉穿过股骨凹(图 10)。

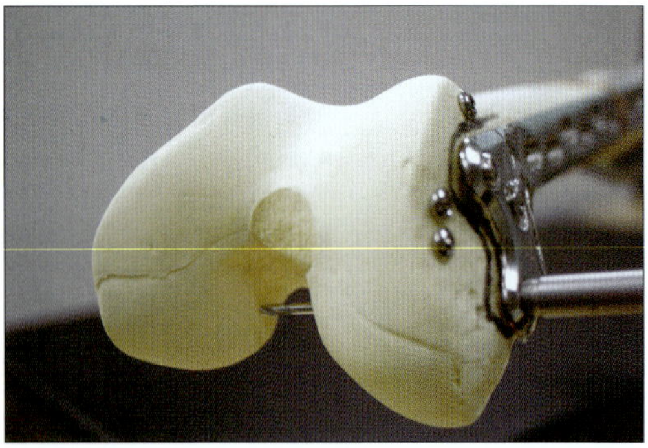

图10

## 要点

- 用于髁的接骨板首先要符合解剖学并且安全，最终的复位需要通过接骨板固定于近端股骨干。
- 非锁定部分螺纹螺钉可以用来增加对髁的加压，但是它们的固定要差一些。
- 装接骨板的时间增加可以更好的控制骨折，但是要小心股骨的前部弓体作为一个直接骨板可能会改变近端前部的形状。
- 对线可以通过术中透射来完成，从股骨头中心发出 Bovie 线越过膝部通过胫骨干到达踝关节。

## 注意事项

- 接骨板安置太靠后能会导致常见的畸形：髁内移，因为股骨髁后部较宽。在最初选择安置接骨板的位置时就要小心。
- 病人之间存在微小的解剖学差异，手术前的模板可能会有助于避免复位不良。

## 步骤 3A：用接骨板控制髁突（远端固定）

- 很多器械可以用在远端股骨的接骨板固定，每种都有各自的优缺点。
  - 以前最受欢迎的内固定方法是用髁接骨板完成的(图 11,左)，其次是用 DCS（图 11，右）。
    - 这些都是成角固定器械，同时能很好地控制远端的碎骨块。
    - 从技术角度，髁接骨板更多地被要求插入到髁突内，但这样会破坏少量的髁突内骨质。
    - DCS 是更加微创的设备，并且能以最低程度伤害的方式插入。然而螺钉会从远端股骨骨中带走一大块骨质，并且对弯曲 / 伸展的控制较差。
  - 远端股骨髁接骨板对于骨质量高且无髁间粉碎性骨折的年轻人来说是个好的选择。
  - 最终，迅速获得流行并且在今天的现代创伤中心中广泛使用的是 LCP。不同的制造厂商生产了多种多样的设备，他们比起之前的设备各有其独特的优点。
    - 根据解剖学设计，无需弯曲。
    - 可以经皮插入。
    - 可以用于骨质疏松病人，并且小心应用于内侧粉碎性骨折的病人。
    - 可以作为内固定使用，并且刚好贴在骨膜外，不会进一步损伤皮质血运。

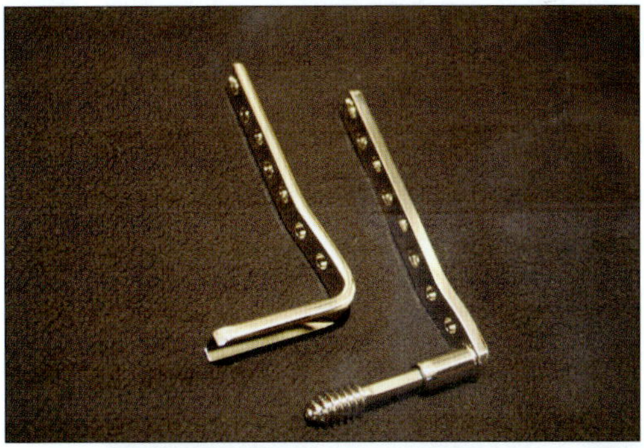

**图11**

**注意事项—续**

- 接骨板安置在股骨远端，但是不能让远侧后部的螺钉进入到髁槽内。通常只要固定到外侧髁就可以了。
- 在严重粉碎性骨折的情况下，最好对干骺端做最小限度的切开。尤其要注意恢复长度和旋转。对侧肢体可以作为长度的标志。术前检查对侧肢体的旋转可以有助于判定股骨干上的接骨板的旋转位置。

- 在前后位成像上，髁三叶草形接骨板，DCS 和 LCP 都有一个远端的投影平行于远端股骨关节面，而在轴向成像上都平行于髁前脊。这是叶片对于髁接骨板，拉力螺钉对于 DCS，中央螺丝对于 LCP。远端固定器的安置投影对于最终的股骨对线，如内翻或外翻，灵活性和延展性是至关重要的。
- 本章的焦点是 LCP 技术，同时也涉及一些其他的设备。

■ 作者使用最多的是 Synthes 外侧加压接骨板（paoli，PA）。
- 中央螺钉需平行于前部和远端的髁表面。每个表面可以放置一根克氏针来帮助对齐远端的标志放置在外侧髁。
  - ◆ 中间的标志（用 7.3mm 螺钉）放置在如图位置（图 12A）。接骨板按照解剖学放置在外侧髁表面，远端前部的孔刚好在关节边缘后面。中央导丝（2.5mm）通过标志并且平行

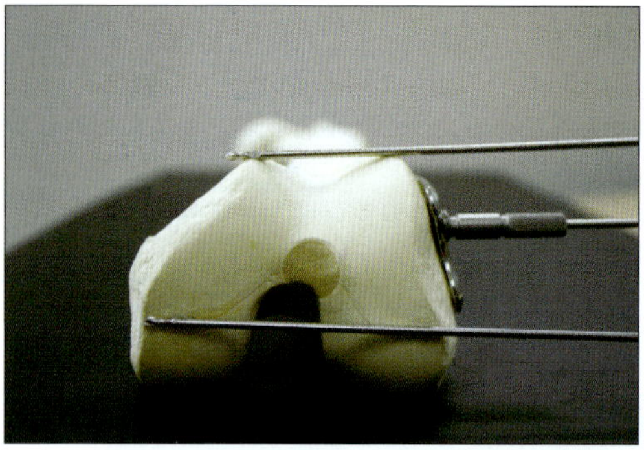
A

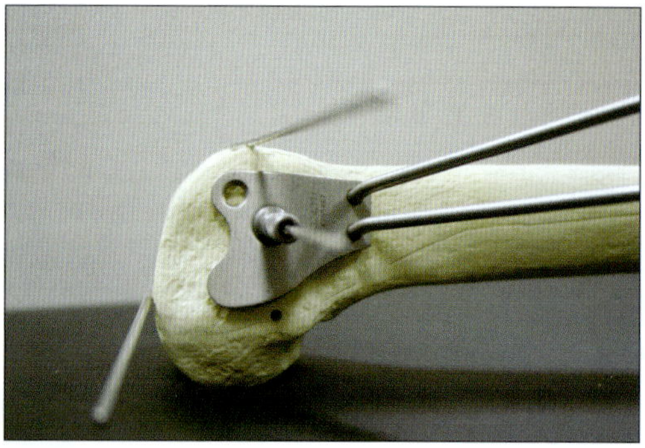
B

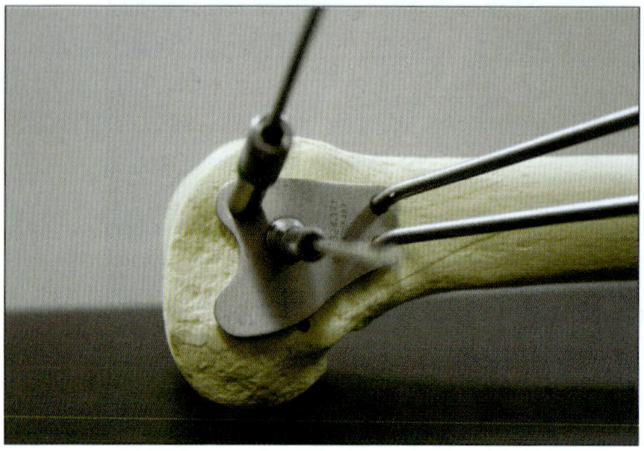
C

图12

于远端股骨关节面和前部髁轴（通常向内侧旋转 10°）（图 12B）。需要用透射证实导丝是平行于关节远端的。

- 此时，远端的标志可以被移除，或者放置第二根导丝来设定屈伸（图 12C）。这大致就是接骨板远端前部的孔，然后用侧方透射来证实标志的位置。标志前后的表面都应当平行于远端股骨皮质的前后面。
- 将两根克氏针通向内侧皮质，测量需要的用接骨板长度，近端最少固定 8 皮质。这可以用前后位的透射影像与术前模接骨板进行对比得到。

- 使用开放技术，可以达到近端的暴露。为了获得更好的延展性，或者近段骨折时，可能需要移除无菌止血带。
- 移除标志，将接骨板（预先将导丝装在接骨板上）紧密贴于髁上。透视下确认接骨板在髁上的位置。此时，需要放置第 3 根导丝并且完成近端的复位。这里可以用钳子或者钳子和克氏针一起固定近端（图 13）。
- 首先放置中央的 7.3mm 锁定螺钉，这样在必要时可以允许对屈伸进行调整（图 14A）。
- 然后放置 1 到 2 颗 5.0mm 的锁定螺钉来固定远端结构（图 14B）。近端的固定可以用标准的非锁定螺钉来完成，使股骨干部复位到接骨板上（图 15A）。如果病人的骨质量较好，所有的近端固定都可以用标准皮质螺钉来完成。如果骨质量不好，可以用双颗皮质钉方式使用锁定螺钉，并且尽可能地留出空间（图 15B）。非锁定螺钉必须先于锁定螺钉放置。

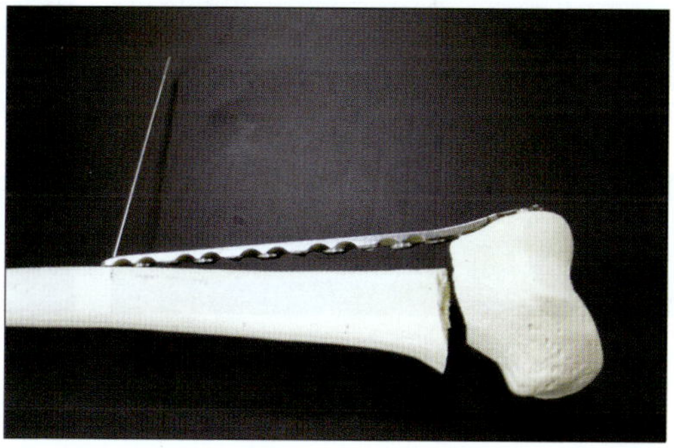

**图13**

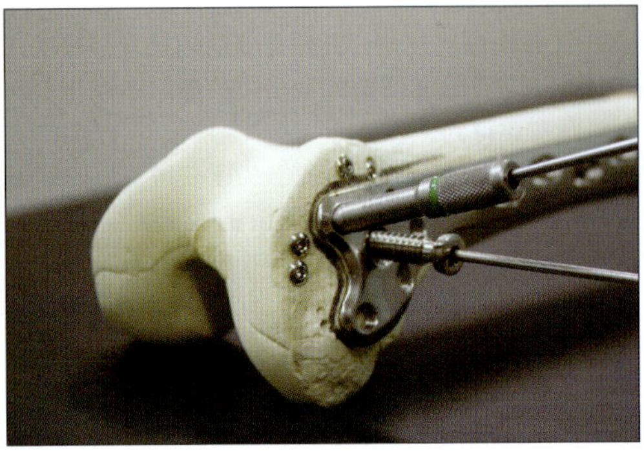
A

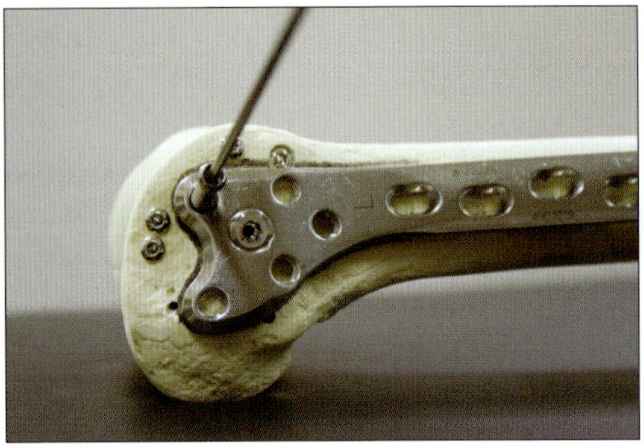
B

图14

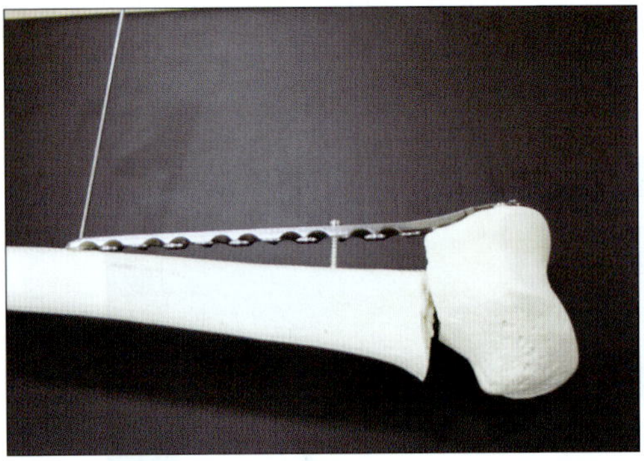
A

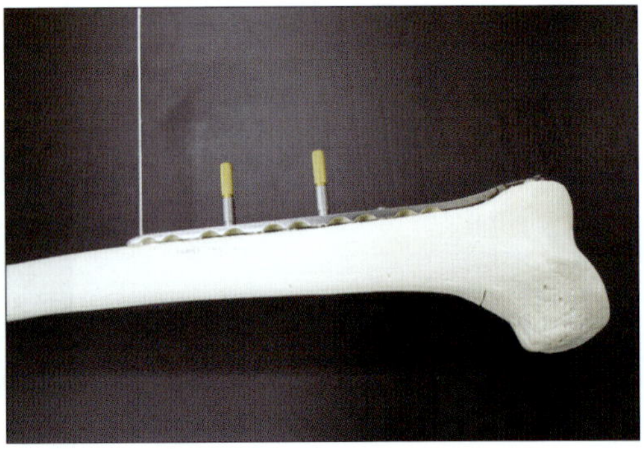
B

图15

- 完成远端和近端的固定后，再次检查所有的固定。
- 逐层缝合伤口，使用或不使用 Hemovac 都可以。

■ 这个技术同样可以通过经皮方式完成，但需要使用此设备的经验，并且是容易复位的骨折。

- 如果骨折可以复位并且暂时通过肢体固定或者简单的骨折牵引来保持，可以用以下方式完成固定：
  - 做一个小的远端外侧切口，将接骨板在肌肉下插入到骨膜上（图 16）。从前后位和侧位影像上证实接骨板的位置和骨折的复位，特别要注意近端。
  - 暂时用克氏针或者钻孔来保持接骨板的中心与股骨干的位置相一致，这种固定也是经皮完成的（图 17）。
- 对于较难复位和维持复位的骨折来说，小心的放置一个股骨牵引器会非常有用，也可以用经皮 Shantz 针来帮助复位（图 18）。

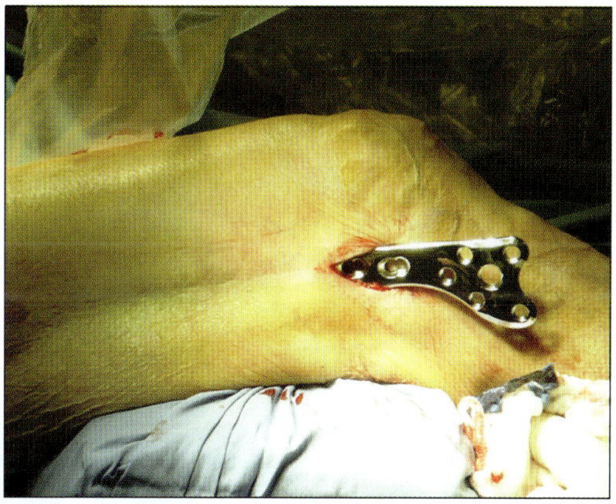

**图16**

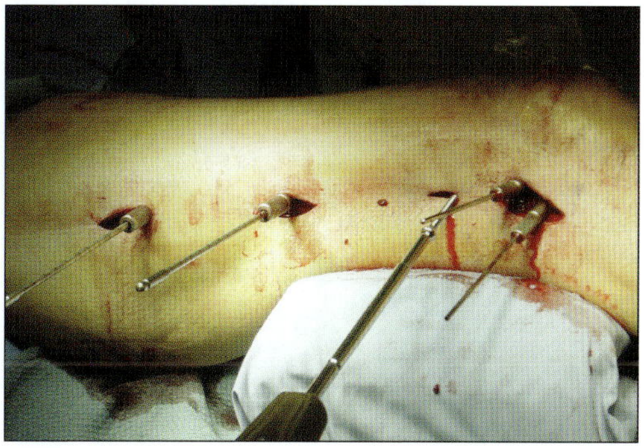

**图17**

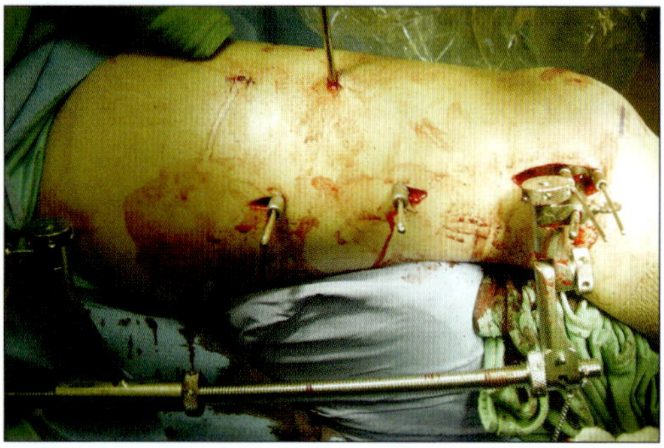

图18

- 接骨板可以用之前描述的方式固定在髁的远端以达到解剖对线，然后用手法复位和非锁定螺钉将骨与接骨板固定以达到股骨干的最终复位（图 15）。

■ 图 19 展示了一例严重的股骨髁上粉碎性骨折的病例，该病例采用了关节重建（图 19A），跨越固定（图 19B）和延迟骨移植（图 19C）。

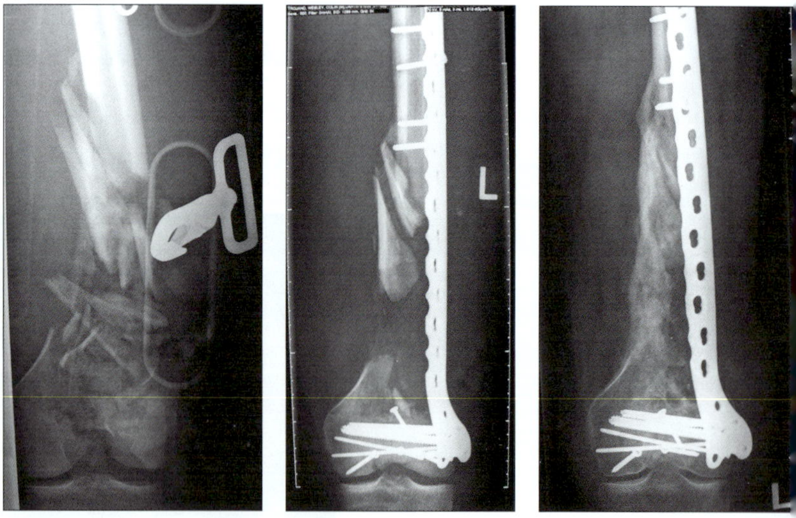


A B C

图19

**要点**

- 早期用铰链支具运动可以减少强直，并且可能降低固定失败率。

## 步骤 3B：另一种远端固定器械

- LISS（Synthes, Paoli, PA）使用了一种类似于 LCP 的接骨板（图 20A）；远端接骨板的孔是字母编号的，而股骨干的接骨板孔是数字编号的，但是为了（标志）近端固定，有一个外侧固定架（图 20B），使用的是单皮质近端锁定螺钉。
  - 其使用的是近端经皮方式。如图 20 C 所示的是一个标准的侧切口，图 20 D 中的横向髌骨平行切口可以用在复杂的关节内骨折。
  - 在上接骨板之前，必须牵引股骨，跨越固定器或者胫骨牵引针达到骨折的暂时复位，或者在接骨板控制了髁以后实现。

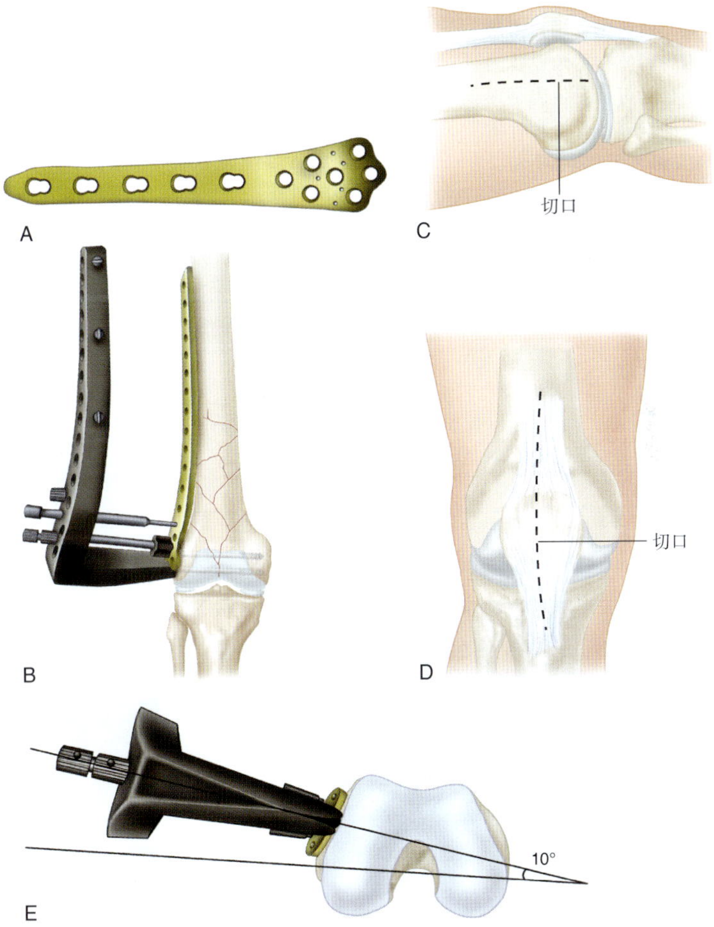


图20

- 导引器的重量可能会导致髁相对股骨干有外旋的倾向；为了得到合适的位置，导引器相对于股干需要内旋大约 10°（图 20E）。

■ 股骨接骨板的技术类似于 LCP。

- 在髁解剖复位后，接骨板的位置就确定了。需要在远端关节面后 1cm 处，股骨外侧髁的前半部的中三分之一处放置一根暂时的导线(见图 2)。它要平行于远端关节面和前部关节面。
- 凿口要沿着临时线并且靠近远端关节面 1.5 ~ 2.0cm。凿子要快速的前后推拉以避免陷入在髁内。最适宜的长度是不穿入内侧皮质。
- 适宜长度的接骨板或接骨板被固定到远端股骨上，然后在接骨板的远端固定处放置一颗 6.5mm 的松质骨螺钉以帮助控制旋转。将髁复位到股骨干上，锁定接骨板，依据是否粉碎来决定用不用加压方式。

■ DCS 在技术上比接骨板要容易，因为它可以在最终的固定上调整屈伸。

- 它可以用最微创的技术放置，并且可以在关节内劈裂时压缩髁部。最主要的区别在于其放置的位置在远端关节面后 2cm 处，股骨远端前半部的中部。它需要比其他任何设备去除掉更多的骨质。
- 需要根据导丝安装螺钉，确保位置是平行于远端和髌股关节面的。放置好导丝后，测量其长度，并减去扩孔钻需要的 10mm。扩孔后，如果有致密的松质骨要攻丝，放置一枚比导丝长度短 5mm 的螺钉。

**注意事项**

- 避免使用长腿石膏托，因为这会增加骨折区的力臂，并且可能导致早期固定失败。
- 在中间粉碎性骨折的情况下，承重需要推迟到骨折愈合进行得很好以后，因为即使在定角设备固定的情况下依然可能发生内翻塌陷。在严重的粉碎性骨折和骨质量差时，要果断使用中间接骨板，骨移植，甚至是中间皮质杆。图 22 显示了这样一例髓内腓骨移植。

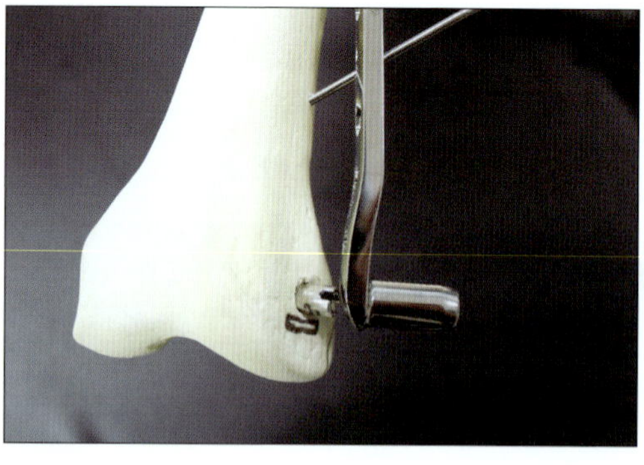

**图21**

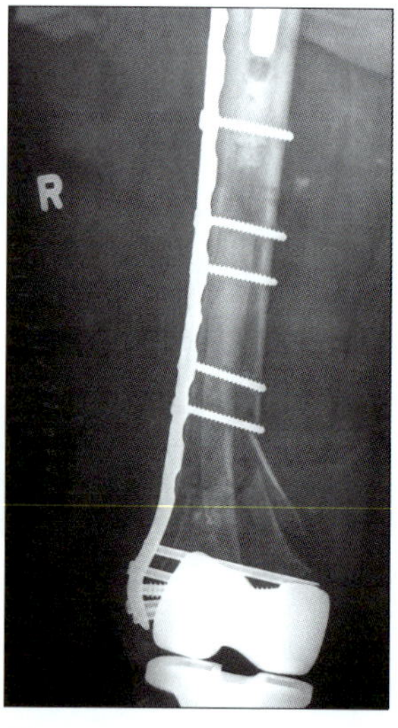


**图22**

- 使用微创技术时，接骨板插入到肌肉下至股骨上，但需要向远离髁的方向旋转 180°。当其末端到达远端螺钉，将其旋转回位以卡住螺钉末端（图 21）。确定髁的屈伸度后，在远端置入第二颗螺钉。然后将髁部复位到股骨干上，并锁定近端。

## 术后护理和预后

- 固定牢固后可以允许病人做一系列早期活动。根据骨质量情况，3 个月内应当限制负重。
- 根据病人的情况，愈合率大约可以达到 85% ~ 90%。

## 证据

Aglietti P, Buzzi R. Fractures of the femoral condyles. In Insall JN (ed). Surgery of the Knee, ed 2. New York: Churchill Livingstone, 1993:983-1023.（五级证据）

Bolhofner BR, Carmen B, Clifford P. The results of open reduction and internal fixation of distal femur fractures using a biologic (indirect) reduction technique. J Orthop Trauma. 1996;10:372-7.（四级证据）

Brown BJ, Russ JD, Hicks BM. Percutaneous application of the distal femoral locking compression plate in elderly females.（五级证据）

Canale ST, Beaty JH (eds). Campbell's Operative Orthopaedics, ed 10, vol 3. St. Louis: Mosby, 2003:2805-23.（五级证据）

Helfet DL, Browner BD, Jupiter JB (eds). Skeletal Trauma, vol 2. Philadelphia: Saunders, 1992:1643-78.（五级证据）

Higgins T, Pittman G, Hines J, Bachus KN. Biomechanical analysis of distal femur fracture fixation: fixed-angle screw-plate construct versus condylar blade plate. J Orthop Trauma. 2007;21:43-6.（一级证据）

Kegor PJ, Stannard JA, Ziowodzki M, Cole PA. Treatment of distal femur fractures using the Less Invasive Stabilization System: surgical experience and early clinical results in 103 fractures. J Orthop Trauma. 2004;18:509-20.（四级证据）

O'Brien PJ, Meek RN, Blachut PA, Broekhuyse HM (eds). Rockwood and Green's Fractures in Adults, ed 6, vol 2. Baltimore: Lippincott Williams & Wilkins, 2006:1915-32.（五级证据）

Ruedi TP, Buckley RE, Moran CG. 6.6.3 Femur, Distal. In AO Principles of Fracture Management. Geneva: AO Publishing, 2007:787-94.（五级证据）

图1、图6 引自 Krettek C. Fractures of the distal femur. In Browner BD et al (eds). Skeletal Trauma, ed 4, vol 2. Philadelphia: Saunders Elsevier, 2009:2073–2130.

图7、图17 引自 Whittle AP. Fractures of the lower extremity. In Canale ST, Beaty JH (eds). Campbell's Operative Orthopaedics, ed 11, vol 3. Philadelphia: Mosby Elsevier, 2008:3085–3236.

# 25 股骨髁上骨折

*Michael A. Hickey and Brad Petrisor*

### 注意事项

- 相对禁忌证
  - 粗隆间骨折
  - 膝关节活动受限
  - 低位髌骨
  - 开放性骨折

### 治疗方案

- 手术治疗的选择包括使用外侧锁定接骨板、95° 髁动力螺钉或三叶草接骨板固定。可以通过传统开放方式或微创方式完成手术。
- 如果患者或软组织条件影响不能马上使用明确的固定方法，可使用临时的跨关节外固定架。若选择使用髓内钉作为外固定后的长期固定，转换固定方式的时间间隔应保持在最低限度，以减少髓内败血症的风险（Bhandari 等，2005）。
- 存在严重手术禁忌证的患者可选择非手术治疗。

## 逆行髓内钉

### 适应证

- 逆行髓内钉可用于 AO/OTA 分型 A、C1、或 C2 型的股骨远端骨折（即：合并或不合并髁间骨折的髁上骨折，同时没有显著的股骨髁粉碎骨折）。该髁上骨折线必须尽量靠近端，以便有足够安置至少两个远端锁钉的距离。
- 逆行髓内钉的相对适应证：
  - 多发伤患者
  - 双侧股骨骨折
  - 病态性肥胖
  - 远端干骺端骨折
  - 合并脊椎骨折
  - 同侧股骨颈、髋臼、髌骨、或胫骨骨折
  - 通过患侧膝关节下截肢

### 检查 / 影像

#### 体格检查

- 常见的受伤机制为合并内翻、外翻或旋转力量的轴向负荷。
  - 在骨质较差的老年患者中，该损伤可见于单纯的屈膝动作摔伤，但在年轻患者则需较高能量的创伤。
  - 体格检查必须包括全面的评估以排除附加合并伤的可能。
  - 必须评估合并骨盆、同侧髋臼、股骨颈、股骨干、髌骨、胫骨平台及胫骨干等部位骨折的可能性。
    - 必须评估患膝韧带的稳定性，但在伤后初期可能评估难度较大。
    - 股动脉和腘动脉损伤的风险较高（特别是存在膝关节后脱位的患者），应对腘动脉、足背动脉和胫骨后动脉触诊评估其搏动及血流。
    - 应对患肢的感觉和运动功能进行评估。
  - 在创伤情况下，必须更广泛的考虑，并根据高级创伤生命支持指南（Advanced Trauma Life Support guidelines，American College of Surgeons，2002）进行适当的评估。
  - 体检的典型表现包括压痛、肿胀和畸形。典型的畸形包括患肢缩短、后部顶端成角和远端片段向后移位。应利用夹板轻轻地减少大体的畸形并准备进行影像学检查。

- 可发生开放性骨折，贯通大腿前部为最常见，并可能导致股四头肌肌肉或肌腱损伤。

■ X线平片
- 基本影像检查包括膝关节、股骨和髋关节的正侧位片（图1A、1B）及骨盆正位片。
- 可考虑附加骨折部位的45°斜位片，以评估较复杂的关节内骨折或标准影像学视角没有明确界定骨折。
- 骨折线的评估包括移位、对齐、粉碎、与关节内的相关程度和与关节线的一致性。

■ 电脑断层扫描（CT）有助于对怀疑复杂的关节内骨折和骨软骨病变的诊断和制定术前计划。

■ 核磁影像对评估怀疑韧带和肌肉肌腱损伤有较大帮助。

■ 血管造影可显示减弱或缺失的血流的位置，也可显示不断扩大的血肿，或通过开放伤口的动脉出血。动脉血管破坏多见于骨折部位，动脉造影应在血管外科医生的协助下，可作为“一次性”检查在手术室完成。

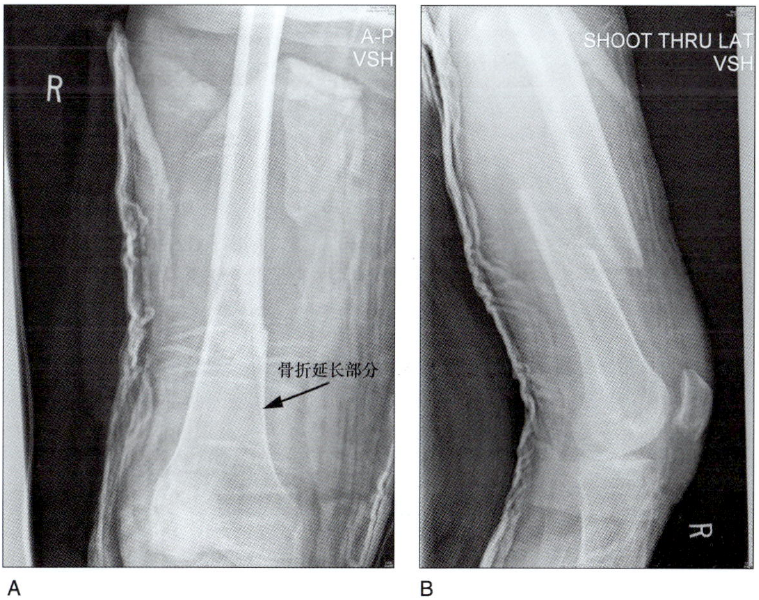


图1

## 外科解剖学

- 骨性解剖（图 2A 与 2B）
  - “股骨髁上”表示股骨髁和干骺端与骨干之间的交界地带（股骨远端 9 ~ 15cm）。
  - 在远端骨干与干骺端的交界，股骨在冠状面分成内侧和外侧髁，在矢状面股骨髁往后方隆起。因此，股骨干延长至髁间窝中心，靠后交叉韧带止点往前 0.5 ~ 1cm，并在髌股关节面的边缘。
  - 股骨干往前屈曲。
  - 股骨干轴线通常是在相对远端髁表面绘制垂直线 9°（范围 7° ~ 11°）的外翻角。
  - 正常轴向旋转使股骨后髁表面在冠状面对齐时股骨颈旋转 8° ~ 14°
- 肌肉和韧带止点（图 3）
  - 股四头肌（股直肌、股内侧肌、股中间肌和股外侧肌），腘绳肌（股二头肌、半腱肌、半膜肌），收肌群和腓肠肌内侧与外侧头影响作用于股骨远端的主要变形力量。
  - 在肱骨髁上骨折，变形力量通常会导致短缩、远端片段向后移位和顶点向后成角。
- 神经血管结构（图 4）
  - 股动脉和静脉从后方通过内收肌群的内收肌裂孔并在股骨髁上部与股骨内侧密切联系，继续通往股骨下端后通过腘窝绕至后方。
  - 膝上外侧与内侧动脉在近股骨髁上缘从股动脉分支，并向前围绕股骨髁。
  - 坐骨神经与股骨髁上区域有密切联系。一般横向分支腓总神经，同时胫骨神经主干维持在后方中线，双方仍然比较接近在股骨后方下降到膝关节的水平。

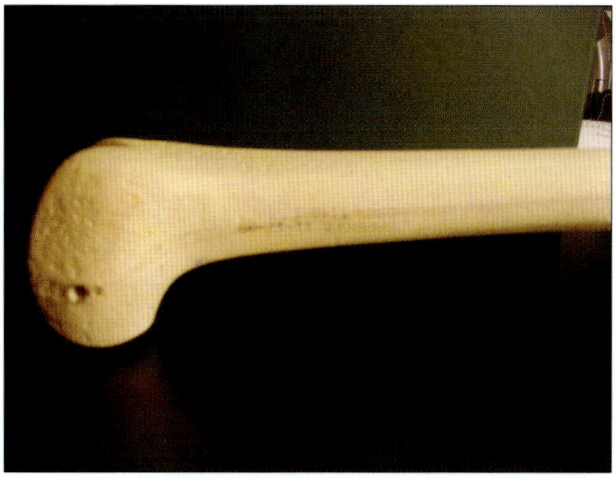

A

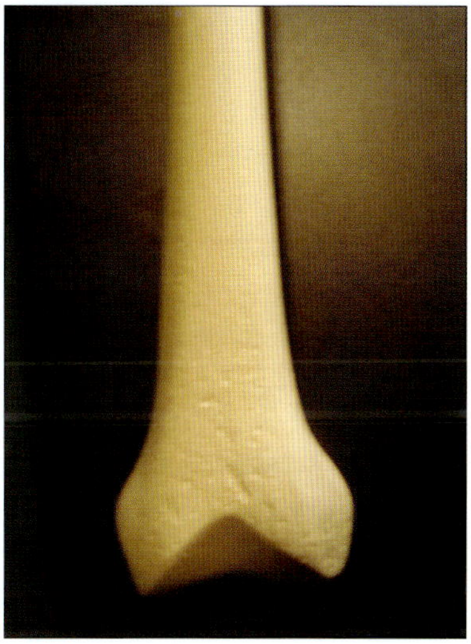

**图2** B

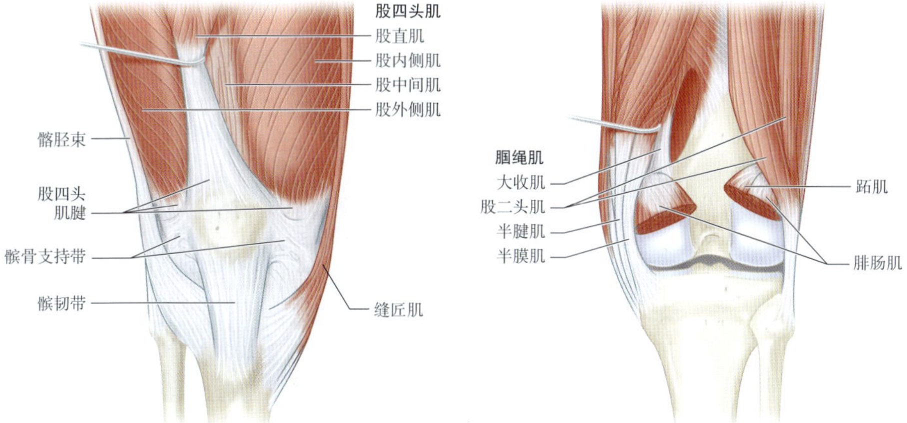
股四头肌
股直肌
股内侧肌
股中间肌
股外侧肌
髂胫束
股四头
肌腱
髌骨支持带
髌韧带
缝匠肌
腘绳肌
大收肌
股二头肌
半腱肌
半膜肌
跖肌
腓肠肌

**图3**

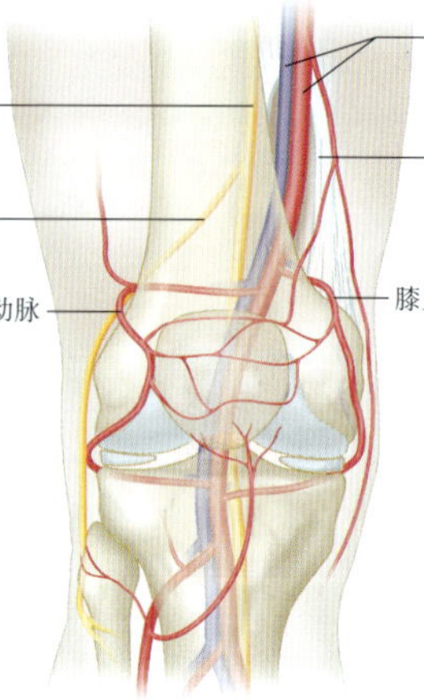


图4

**要点**

- 通常在患侧髋关节下置放垫子

**注意事项**

- 使用一个能完全“增强图像”的床，帮助从骨盆到膝盖不间断成像。

## 体位

- 患者以仰卧姿势放置在一个射线可穿透的手术台上，这样，整个累及的股骨长度均可进行 X 线透视成像。
- 手术的肢体被放置在一个射线可穿透的可调节“A”字形框架，使膝关节屈曲 90°（图 5）。足悬挂床以上以方便术中对腿的牵引和操纵。
- 手术腿准备和悬吊至髂骨水平。
- 术中 X 线机从患者健侧垂直进入，容许机器能按要求拍摄前后位、侧位和股骨髁间窝的影像（图 6）。
- 不需要使用止血带。

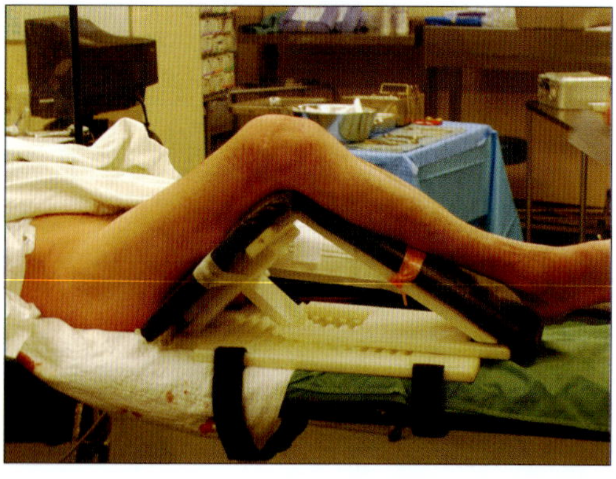

图5

### 器械

- 使用软组织的保护器在扩孔时保护髌骨和髌腱非常重要。

### 争议

- 术中也可以选择使用髌骨分开的入路暴露股骨。

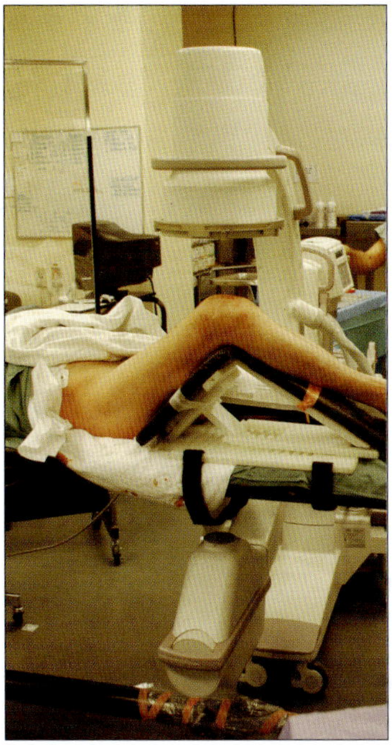

图6

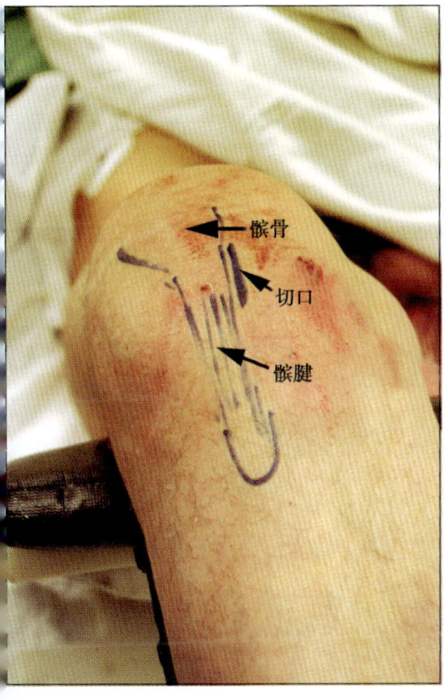


图7

## 入路／显露

- 可经皮插入或通过一个开放的钉子进入入路放入逆行髁上钉。
  - 经皮插入可用于单纯的肱骨髁上骨折或移位较少并能利用闭合的方法充分复位的髁间骨折。
  - 移位的髁间骨折必须利用开放式进行解剖复位。
- 开放技术
  - 标准中线纵向皮肤切口
  - 内侧髌骨旁切开关节囊，暴露股骨关节面
- 经皮技术（图 7）
  - 通过在髌腱内侧缘的小切口行内侧髌骨旁分离，该切口一般为 2 ～ 4cm。
  - 软组织保护器是在扩孔时用来保护肌腱和髌骨底面。

## 手术步骤

### 步骤 1

- 任何髁间骨折片必须在利用股骨髁上骨折髓内钉固定前复位和固定。对移位的髁间骨折，应经开放切口直视下暴露远端股骨关节面以进行对关节面的解剖复位，或，如果使用的是经皮穿刺技术，复位在影像下进行并确定。
- 可经皮放置克氏针穿越骨折线，或利用大钩钳放置在骨折线两端的股骨髁上以做临时固定。
- 固定物一般是横跨骨折线经皮分别在股骨髁的前部与后部植入至少两枚部分螺纹的 6.5mm 空心螺纹钉将内外侧股骨髁固定，并在螺钉之间预留下足够置入髓内钉的距离（图 8）。克氏针应被移除。

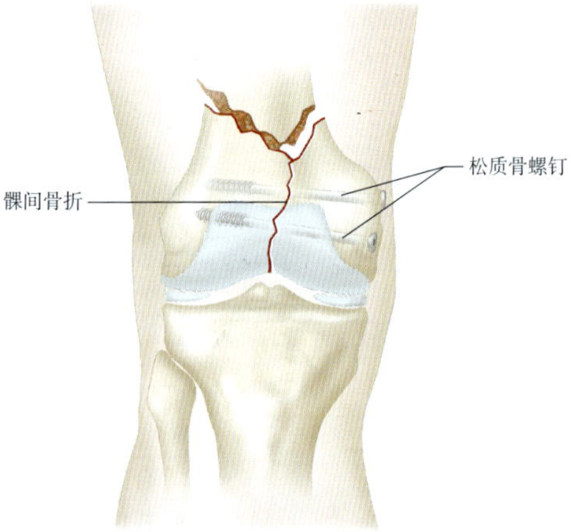


**图8**

### 注意事项

- 避免靠后安置导丝和扩孔，因为这可能影响后交叉韧带的止点。

### 器械 / 植入物

- 可选择使用一个全长逆行钉或“股骨髁上”钉。股骨髁上钉一般较短，并可保留更多的洞穴，留给横穿钉使用。

## 步骤 2

- 下一步是固定股骨髁上骨折。
- 可利用手动牵引或一系列更直接的方法进行髁上骨折复位。
  - 可跨股骨髁的前部横向插入牵引针。向前移动牵引针、加牵引，往往能帮助矫正股骨髁上骨折的典型远端骨折片的顶点向后成角。
  - 此外，可以在髌骨两端的股骨髁以前后方向插入骨圆针（Steinmann pins）以控制股骨远端骨折片。
  - 最后，可使用股骨延长器固定骨折片于适当的长度并对齐，注意避免 Schanz 钉阻碍髓内钉的入路。
- 如上所述，使用经皮技术或开放技术曝露髁间窝。
  - 在这两种技术，髓内钉的起点（图 9）被确定为后交叉韧带股骨止点往前 0.6 ~ 1.2cm。（Carmack et al.，2003；Krupp et al.，2003）。
  - 在内侧向外侧的平面，术野应在股骨髁关节缘之间等距离或靠内 1 ~ 2mm。（Carmack et al.，2003；Krupp et al.，2003）。
- 使用经皮技术时，利用影像确认正确的起点非常重要。
  - 在前后位，起点位于髁间窝的中心（图 10）；在侧位，起点位置在 Blumensaat 线的前方（图 11A，11B）。起点应对准前后位和侧位股骨干的中轴。
  - 在透视的引导下，在髓内针起点插入导针，向近端推进，并在前后位与侧位的股骨干远端的中心深入 3 ~ 5cm。
- 通过导丝钻开股骨髓腔（图 12）。

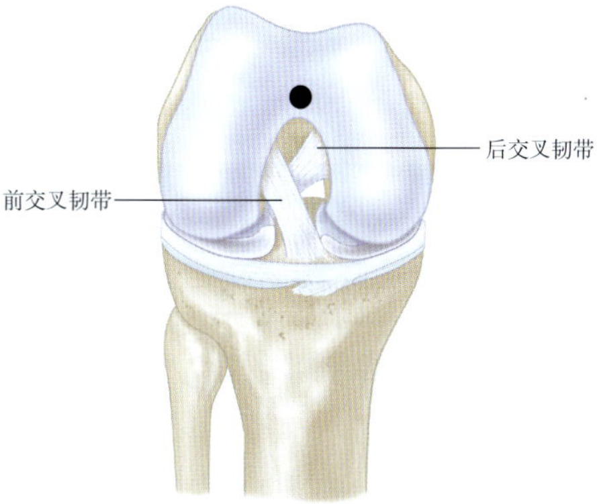


**图9**

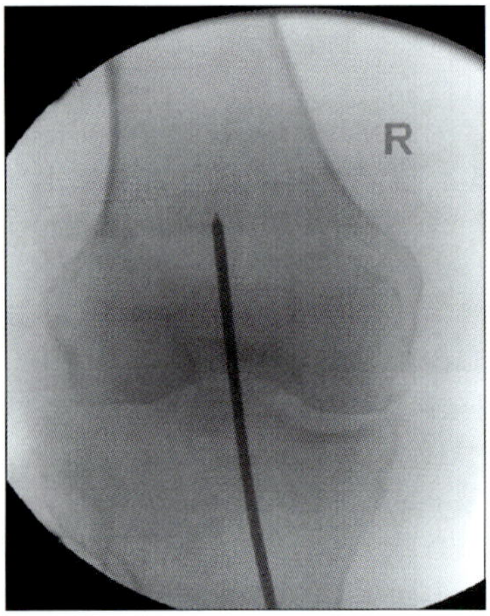


图10

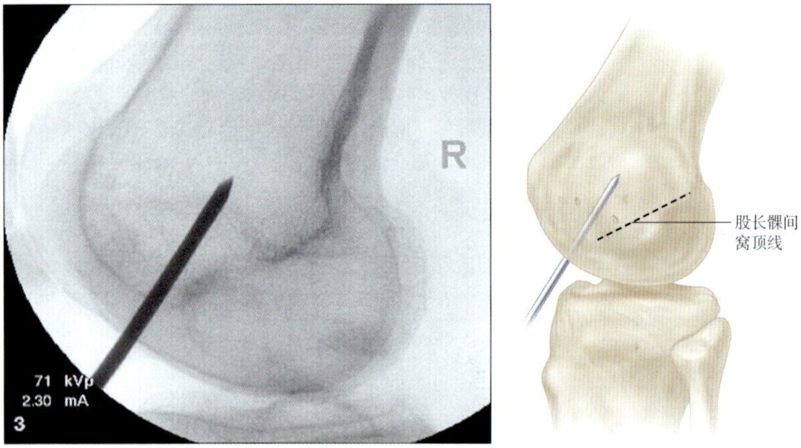


A B

图11

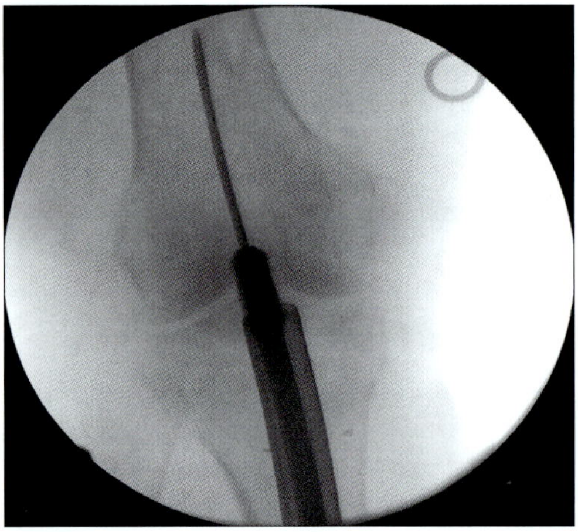

图12

## 要点

- 阻挡钉可帮助引导扩孔器和钉在股骨远端中央。这样能缩小有效管的大小，并有助于复位。可以选择使用 4.5mm 皮质骨螺钉或临时的骨圆针。

## 注意事项

- 插入前检查末端十字螺钉导向尺与螺钉孔是否对齐，并确认能与髓内钉紧靠地固定。若安装有如何问题，钻模可能无法准确将螺钉安装在髓内钉适当的孔上。

## 步骤 3

- 在透视下，经骨折部位插入圆头导针至股骨干内（图 13），利用前后位和侧位影像确认导针在髓腔内。
- 股骨髁上骨折所用的逆行性股骨钉可长或短。短股骨髁上逆行钉只延伸至股骨干远端。全长逆行钉的设计可延伸至股骨小结节近端，使最近端的锁定螺钉在小结节的水平。
  - 图 14A 显示髓内钉和插入手柄装置。
  - 图 14B 显示髓内钉和十字螺钉插入导向尺。
- 在 0.5mm 直径递增进行扩孔直到骨皮质震颤。扩孔通常是大于要插入的钉子的直径 1 ~ 1.5mm。
- 逆行髁上钉被安装在其置入手柄，并通过导丝插入髓内（图 15A），同时注意钉的植入方向正确地与股骨干前曲配合（图 15B）。
  - 钉的远端应放置在离（至少平齐）髁间窝关节面的深处，以免撞击髌骨关节面（Morgan et al.，1999）。
- 利用螺钉安装定位装置经皮置入远端的锁定螺钉（图 16），在透视的确认下检查螺钉在前后位（图 17A）和侧位（图 17B）的位置。最少使用两枚螺钉。

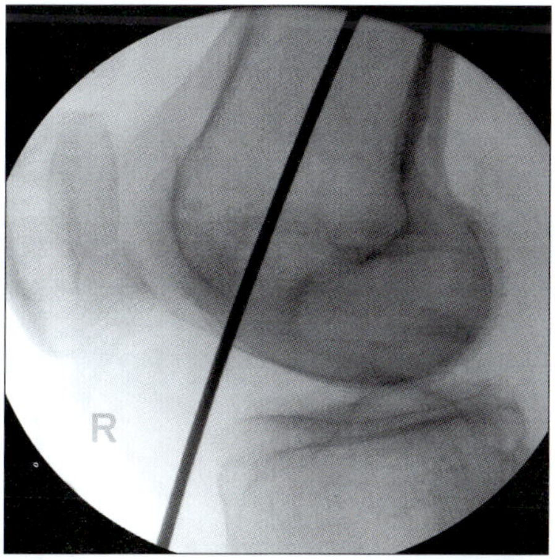


图13

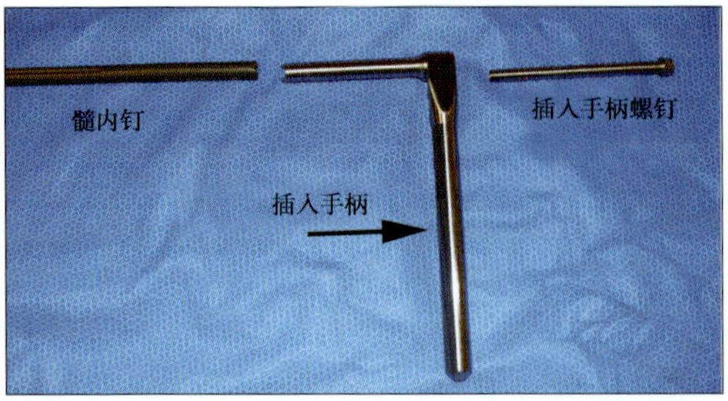
髓内钉
插入手柄螺钉
插入手柄

A

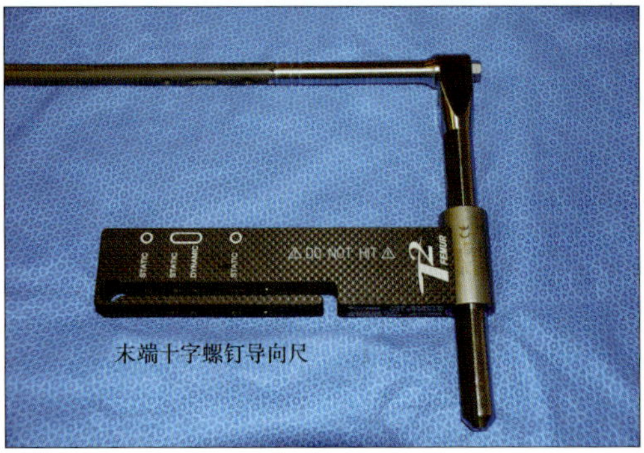
STATIC
STATIC DYNAMIC
STATIC
DO NOT HIT
T2 FEMUR
末端十字螺钉导向尺

B

图14

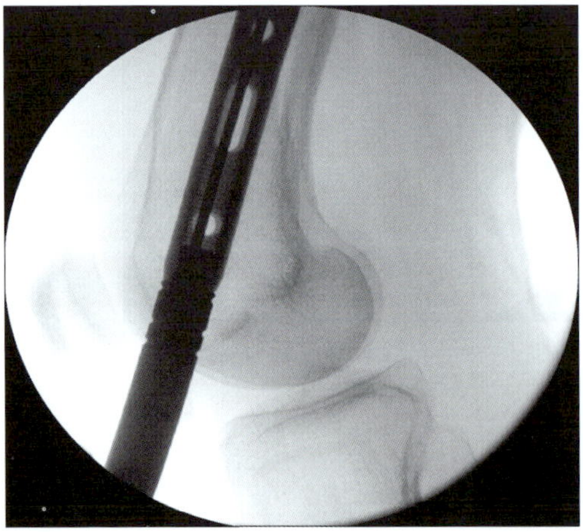

A

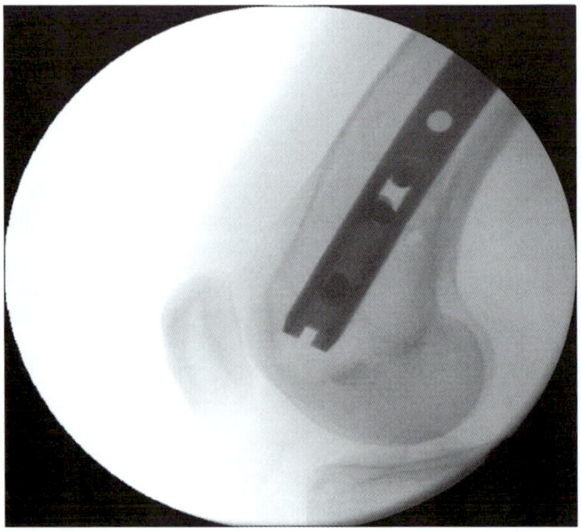

B

图15

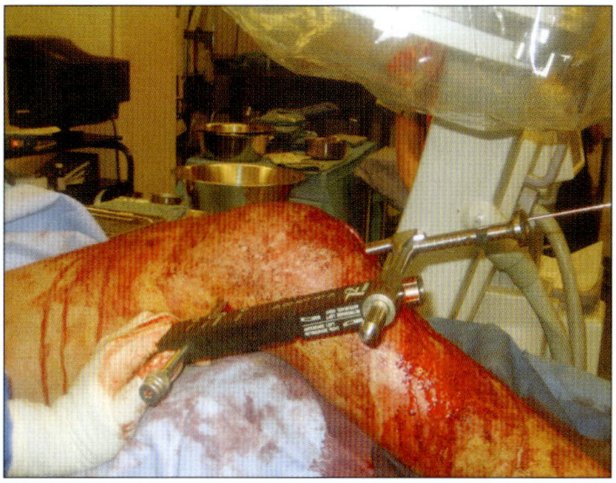

图16

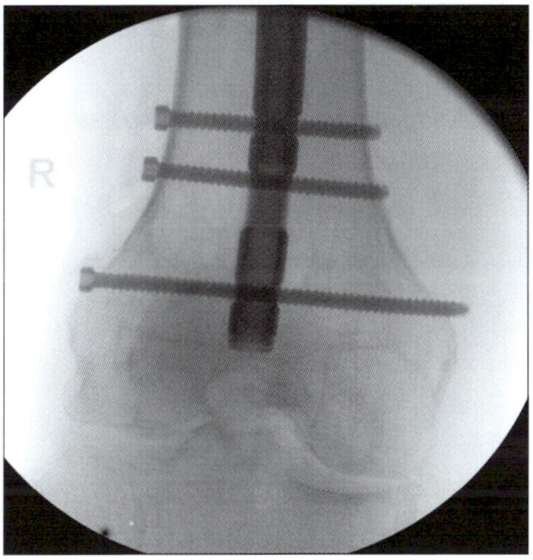


A

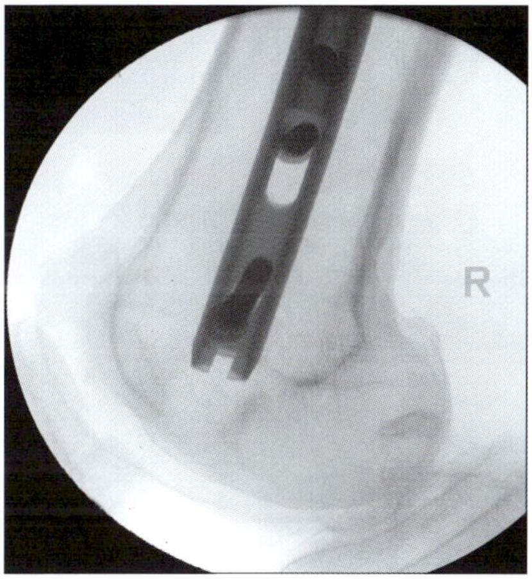


B

图17

- 当远端骨折片与髓内装置固定后，作最后的调整使与近端股骨折片的长度和旋转对齐。
- 根据使用的植入物类型，置入近端锁定螺钉方法可能有所不同。
  - 对于短型逆行钉，可选择使用定位装置或徒手技术，一般从外侧至内侧置入螺钉。
  - 对于全长逆行钉，只能使用徒手技术，而且螺钉一般从前到后置入，但可因应特殊的置入物上孔的排列而有所不同。
  - 利用徒手技术时，钻头和螺丝的位置和对齐的方式是通过透视束与锁定螺钉孔轴对齐实现。重要的是要确认螺钉在正交平面的位置（和长度）。

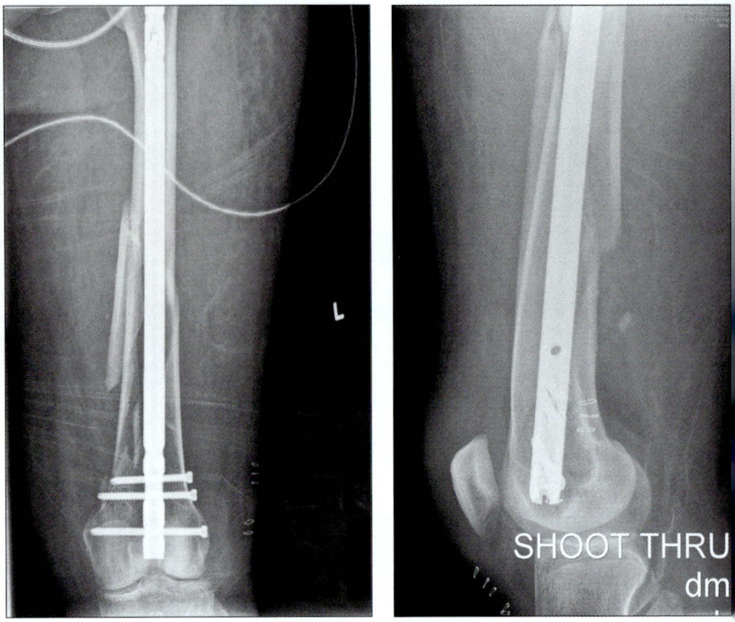

A B

图18

- 拆除髓内钉安装定位装置并分层缝合关闭伤口，包括关闭在经皮技术时纵向分裂髌腱造成任何缺口。
- 术后应进行前后位（图 18A）和侧位（图 18B）的 X 线片检查，以确认正确的对合。

## 术后护理和预后

- 在患者全身麻醉恢复前可使用限制膝关节活动的夹板（膝关节在伸直位）固定，以作保护。
- 术后可立即开始康复，练习髋关节、膝关节及踝关节的运动范围。患者应可以容忍的情况下尽快进行早期膝关节屈伸运动，并在术后 24 ～ 48 小时内利用或不利用连续被动活动机器下进行。
- 更积极的治疗，包括负重活动和加强股四头肌和腘绳肌力量的锻炼，应逐渐开始，并在术后临床评估与原骨折的性质和稳定性的考虑下进行。
- 患者应允许早期轻度负重，并继续使用限制膝关节活动的夹板进行负重至完全负重为止。
  - 随着逐渐增加负重，AO/OTA 分型 A 型骨折患者可允许 4 ～ 6 周后完全负重。
  - C1 和 C2 型 骨折患者不应允许完全负重至少 12 周。

## 证据

American College of Surgeons. Advanced Trauma Life Support Manual, ed 6. Chicago: American College of Surgeons, 2002.

Bhandari M, Zlowodzki M, Tornetta P 3rd, Schmidt A, Templeman DC. Intramedullary nailing following external fixation in femoral and tibial shaft fractures. J Orthop Trauma. 2005; 19: 140-4.

Systematic review of available trials resulting in a Grade C recommendation of early exchange to intramedullary nail.

Carmack DB, Moed BR, Kingston C, Zmurko M, Watson JT, Richardson M. Identification of the optimal intercondylar starting point for retrograde femoral nailing: an anatomic study. J Trauma. 2003; 55: 692-5.

Experimental cadaver study. (Level V evidence)

Krupp RJ, Malkani AL, Goodin RA, Voor MJ. Optimal entry point for retrograde femoral nailing. J Orthop Trauma. 2003; 17: 100-5.

Experimental cadaver study. (Level V evidence)

Morgan E, Ostrum RF, DiCicco J, McElroy J, Poka A. Effects of retrograde femoral intramedullary nailing on the patellofemoral articulation. J Orthop Trauma. 1999; 13: 13-6.

Experimental cadaver study. (Level V evidence)

# 26 膝关节脱位

*Scott J. Mandel*

### 注意事项

- 首先明确有无血管受累——这是第一重要的事。
  - 证据显示，踝臂指数（ankel-brachial index，ABI）可以作为该病患者人群评估有无血管受累的筛选指标；影像学检查并非必要，但若存在血运异常，则需行相关检查。
  - 踝臂指数(踝部收缩压作分子，上臂收缩压作分母）至少达到0.9，方可排除血管病变。

### 争议

- 对于前交叉韧带和内侧副韧带的联合损伤的处理，仍存在争议。这种损伤的治疗可以初期先用铰链支具让内侧副韧带愈合，之后再视情况重建前交叉韧带。
- 老龄并不是手术禁忌证。不管活动能力如何，任何年龄的患者都需要一个坚实稳定的膝关节来行走。

## 适应证

- 多韧带损伤（两条或者更多）
- 不可回复的膝关节脱位

## 检查/影像

- 体格检查如图所示（图1A）。
- 必须行X线平片以排除关节周围骨折。
- 如果X线平片可见骨折，视情况可行CT检查明确病情。
- 核磁共振（MRI）
  - MRI可以增进对局部情况的了解，例如图1B所示的半脱位，但其作用无法完全替代体格检查！
  - MRI可以将损伤韧带清晰成像，如图2所示的内侧副韧带损伤。
  - MRI也可以用于评估血运情况。
- 血管造影通常情况下不是必须的，但对排除血管受累具有重要意义。

### 治疗方案

- 对于绝大部分的双韧带损伤以及任何三韧带或四韧带损伤，不推荐非手术治疗。原因是其预后无法确定，可能会再次发生关节不稳或者关节僵硬。近期研究证实，对于多韧带损伤，手术治疗有更好的治疗结果。
- 对于要行手术治疗的患者，术前可以暂时使用膝关节固定器固定患肢。通常情况下，患者并不需要外固定架治疗，但如果使用，固定针的穿刺点应须远离手术切口位置。
- 对于理论上需要急行重建或者修复的膝关节脱位患者（伤后2周内手术——相比于2周，1周内的解剖结构更加清晰易于辨认），手术治疗（重建或者修复）应该是主要治疗方法。
- 难以复位的脱位必须行手术治疗。
  - 不论在急诊室还是在手术室，脱位应该立即行闭合复位，这对挽救患肢具有重要意义（膝关节脱位的时间越长，截肢的风险就越大）。
  - 手术中，只要膝关节稳定（例如使用外固定架），并且远端动脉搏动可/ABI指数满意/血管造影无异常，轻微的关节半脱位是可以接受的。
- 最好找一个有充足经验的医生和自己一起完成手术，而不是找一个对这种手术不感兴趣且没有经验的医生做搭档。

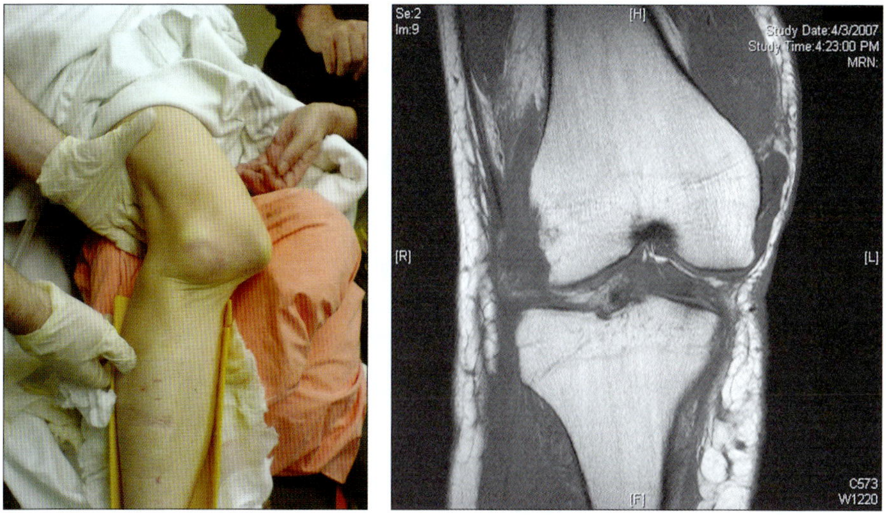
Se:2
Im:9
[H]
Study Date:4/3/2007
Study Time:4:23:00 PM
MRN:
[R]
[L]
C573
W1220
[F]

A　　B

图1

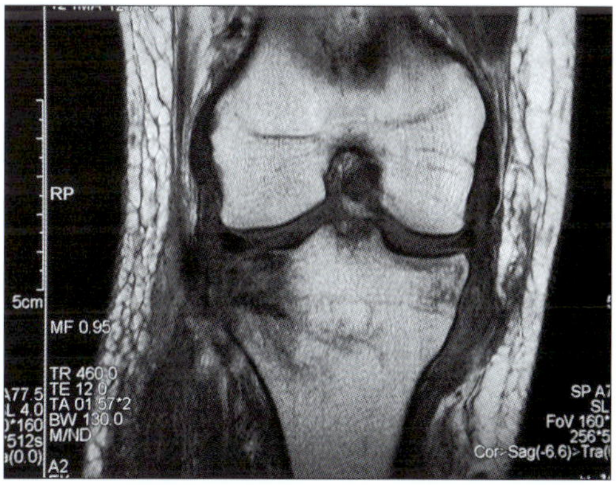
RP
5cm
MF 0.95
TR 460.0
TE 12.0
TA 01:57*2
BW 130.0
M/ND
A2
Cor>Sag(-6.6)>Tra(

图2

## 要点

- 仰卧位
  - 在大腿止血带区放置肾托，固定大腿。
  - 将沙包固定于手术床上可以使膝关节处于 90° 位（图 4）。
- 俯卧位
  - 确保将骨质较突出的地方用护垫保护好。
  - 小腿下方必须放置软垫以使膝关节屈曲，方便松弛下肢后部肌肉，易于牵引。

## 器械

- 仰卧位：护垫、沙包
- 俯卧位：软垫

## 外科解剖

- 手术医生必须对各个损伤韧带的起止点以及肌肉附着充分了解：
  - 前交叉韧带
  - 后交叉韧带
  - 内侧副韧带
  - 外侧副韧带
  - 后外侧角
- 同样，手术医生也必须对膝关节附近的神经血管分布充分了解：
  - 要行外侧修复或重建的患者，需注意腓总神经在膝关节的走行（在股二头肌下方，后绕腓骨颈）（图 3A）。
  - 在膝关节后方操作时，了解后侧神经血管束邻近结构（腘动脉、腘静脉、胫神经）（图 3B）。

## 体位

- 绝大部分联合损伤手术都采用仰卧位。
- 俯卧位用于治疗胫骨侧后交叉韧带撕裂损伤。

## 入路 / 显露

- 对于慢性前后交叉韧带损伤重建，医生用关节镜可以更容易靠近中线操作。
- 后交叉韧带重建使用后正中入路可以更好地显露胫骨隧道。
- 对于慢性损伤韧带重建，前正中切口合并内侧髌旁切口（与全膝关节置换入路类似），翻起皮瓣后可以较好地显露前、后交叉及内侧副韧带（图 5）。
- 当需要在外侧角及后外侧角操作时，外侧切口可以获得更好的显露。
- 如果存在血管损伤需要修复时，医生可能还会切开其他筋膜结构。

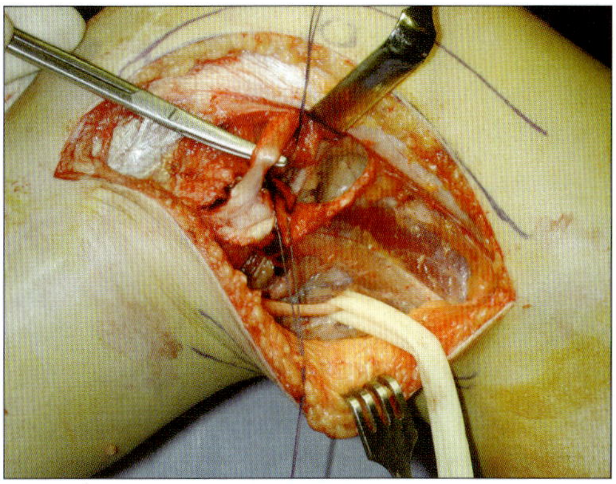

A

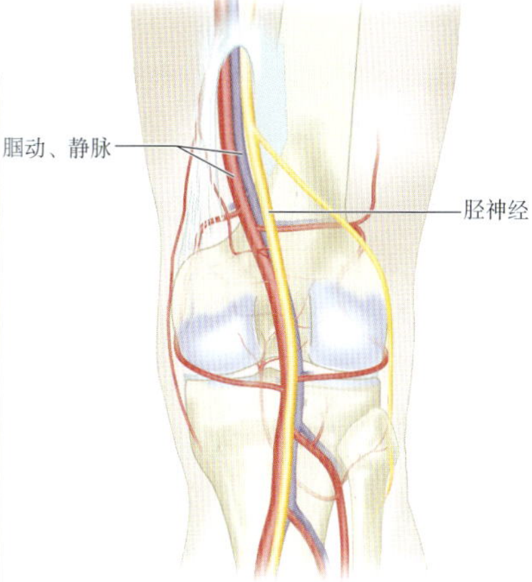


B

图3

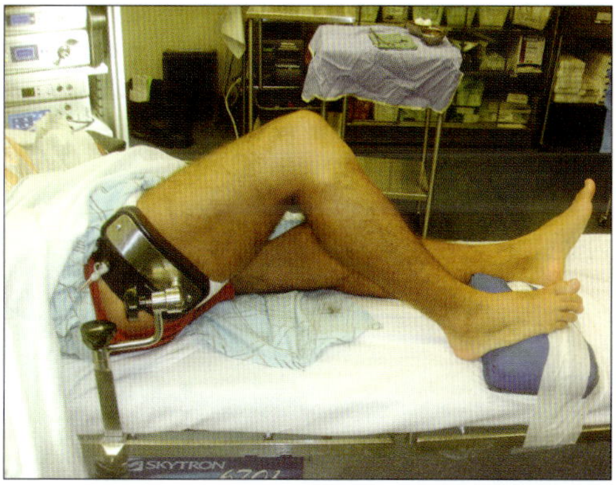


图4

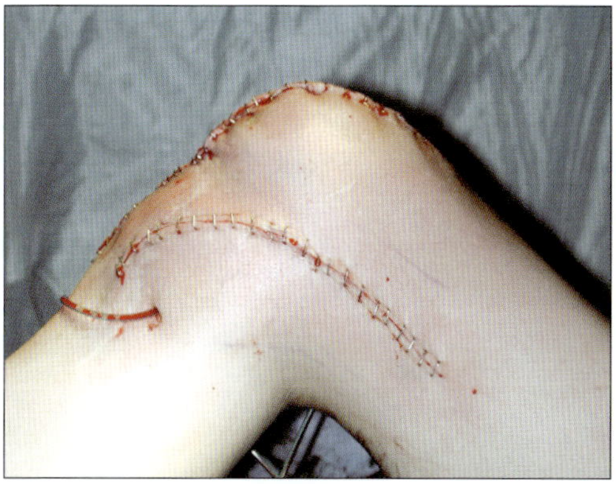

图5

## 要点

- 正中纵行切口有利于牵引皮瓣显露大片术区。
- 外侧切口一般选择从胫骨 Gerdy 结节纵行向上至股骨外侧髁前方，然后继续延至股骨干。
  - 切口一般近端较长，远端较短，这样可以形成较大的后侧皮瓣，方便暴露后外侧角及腓总神经。
- 将关节镜从腘窝最凹点进入，深至膝关节后方，向内侧观察可以直接确定后内侧入口的准确切口（70° 关节镜更为方便）。
- 置入后内侧引流管前，减少胫骨的后侧移位并向前移可极大便利操作。
- 手术过程中应牢记，始终保持关节软骨的湿润防止其干燥。

## 注意事项

- 如果切口过短，外科医生的操作，特别是在术区边缘的操作，会因暴露不足而受限。
- 如果外侧切口位于外侧髁后方，那么整台手术外科医生都需要花费功夫来将皮瓣翻向前方。

## 器械

- 标准的自动拉钩 /Gelpis & Hohmann 拉钩可以在髁间窝操作时固定髌骨于外侧
- 后内侧引流管——尽量减少液体外渗

## 争议

- 对于急诊重建手术，考虑到液体渗出及继发的筋膜室综合征可能，并不推荐使用关节镜手术。
  - 本书有关编者对于关节镜辅助重建手术，倾向使用自体引流技术。
  - 如果急诊行关节镜术，则需要对其水肿和筋膜室综合征情况严密监测。

# 手术步骤

## 步骤 1：显露

- 前正中切口
  - 同全膝关节置换入路相同，手术采用前正中切口结合内侧髌旁关节切口。
  - 需要去除足够多的脂肪垫及韧带黏液，才能显露出髁间窝深部（图 6A）。
  - ACL/PCL 的残端视情况切除，但其足迹应予以保留，帮助建立骨隧道。
  - 评估半月板损伤情况应包括冠状韧带的外周撕裂情况，这个可以从胫骨上方了解（图 6B）。
- 侧切口
  - 首先应明确腓总神经位置及走行，并使其避开手术区域。

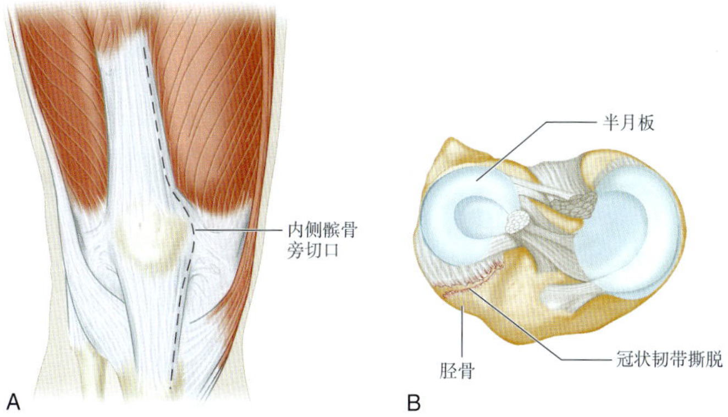


图6

- 经皮做一切口下至 Gerdy 结节，劈开髂胫束（图 7A）。
- 如果可能，暴露外侧副韧带或者腘肌腱的残余或者撕裂部分，以及外侧半月板从胫骨上撕裂下的部分。（图 7B）
- 于胫骨后方用手指钝性分离腓肠肌与胫骨，将肌肉从腓骨头后方游离出来。

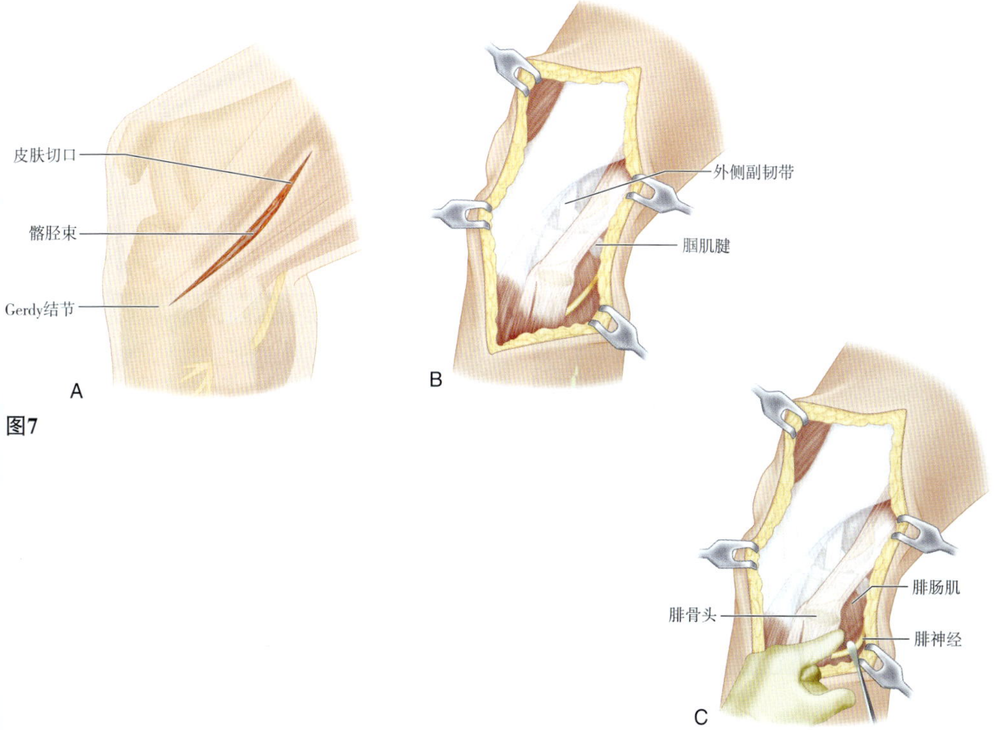


图7

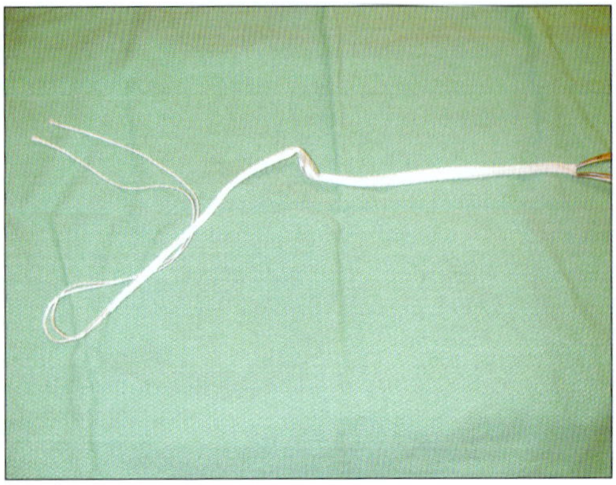

A

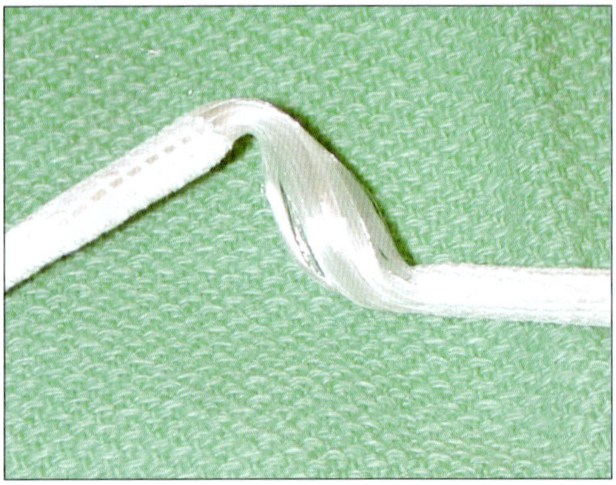

B

图8

> **要点**
>
> - 如果需要行多韧带重建，止血带使用时间可能会多于2小时。对于双切口手术，可以在做第二个切口前稍稍松开止血带至少15分钟，保证大概无血运的解剖操作即可，这对解剖腓总神经时侧方的暴露尤为重要。
> - 半月板前中三分之一外周撕裂伤，可以直接将其缝合、锚定到胫骨，并去皮质化（类似于肌腱套修复）。

### 步骤2：移植物选择与准备

- 移植物可以选用自体移植、异体移植合成韧带或者复合材料。
- 作者倾向于使用同种异体移植物或者合成韧带（LARS韧带）（图8A）。
  - 即使不考虑因取自体移植物受到损伤，一般情况下膝关节本身已经受损很严重。
  - 同种异体胫骨前肌或胫骨后肌，或者腘绳肌腱都可以用于修复前交叉韧带（图9A）。
  - 同种异体跟腱（双尾）可以用于修复后交叉韧带。
  - 合成韧带可以用于修复侧副韧带以及部分患者的后交叉韧带。
  - 后外侧副韧带是双尾设计，内侧副韧带移植物一端呈管状，固定于股骨末端，一端宽大，固定于近端胫骨上（图9A）。

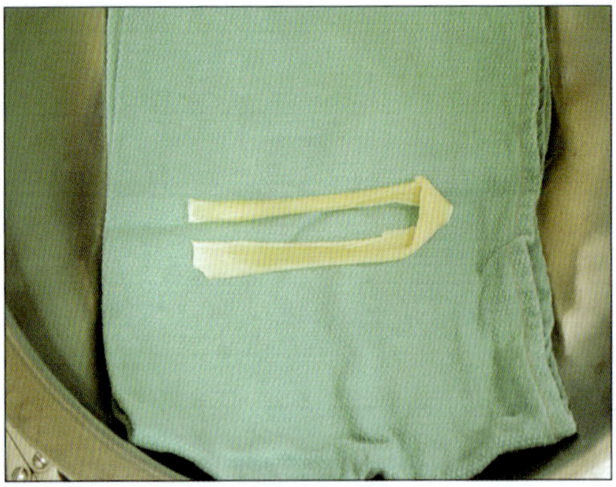

A

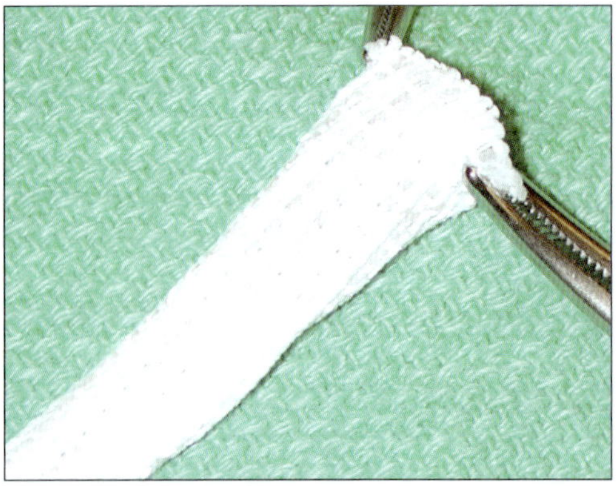

B

图9

## 注意事项

- 切开关节时小心操作，不要损伤关节软骨。
- 在腓总神经周围不要环形放置血管阻断带或者 Penrose 引流管，避免张力过大。

## 器械 / 植入物

- 一个血管阻断带或者 Penrose 引流管可以起到保护腓总神经的作用。
- 刮匙对于挡开和保护后方结构的操作有很大帮助。

## 争议

- 一些医生认为两个切口之间的皮桥至少要有 7cm。

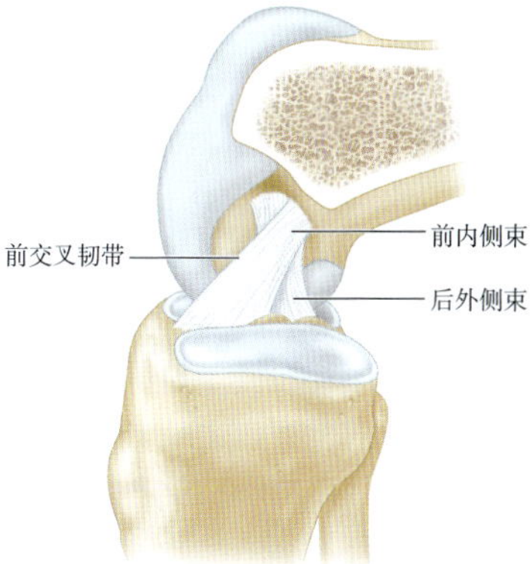


**图10**

- 并没有明确的证据提示该如何选择移植物；外科医生通常都会根据自己的标准，使用自己熟悉的，使用起来方便的移植物。

## 要点

- 人工合成材料实现都有固定型号，紧急情况下可直接钻孔而不需要事先测量大小。
- 合成的后交叉韧带移植物较容易通过胫骨隧道，特别是在关节镜下。
- 手术开始后尽快解冻异体移植物以减少手术等待时间。最好有一位助手在切口暴露时就开始在后台处理移植物。
- 将移植物两端管型化，以方便通过骨隧道，每端至少 30mm；对于后交叉韧带及前交叉韧带胫骨端，可以留更长。

## 步骤 3：钻凿隧道

- 需要注意的是，隧道钻孔的直径应比移植物小 2mm（例如 6mm 的隧道对应 8mm 的移植物）；这样移植物和骨之间可以产生加压，固定效果更好，这对于老年、骨质疏松的病人尤为重要。
- 前交叉韧带
    - 可能有外科医生会考虑双束重建技术，但并没有足够证据支持在膝关节脱位患者中使用这种技术会有更好的治疗效果。
    - 胫骨隧道置于前交叉韧带足迹的后部，从胫骨前正中鹅足的外上角附近钻入（图 10）。
    - 右膝股骨隧道一般在 10 点到 10 点半位置钻入，相对应的左膝是 1 点半到 2 点位置。
        - 垂直隧道（例如从 12 点位置钻入）不能很好地旋转调整移植物。
        - 股骨隧道可以经胫骨隧道建立，也可以“无手”钻孔；一些作者认为“无手”钻孔可以获得更好的外侧股骨隧道（如果使用关节镜，通过前内侧入口）。

## 要点

- 隧道设置时为使移植物更容易穿过，钻头的直径比移植物直径宽1mm（12mm的钻头对应11mm移植物）。
- 将后交叉韧带移植物穿过胫骨隧道的同时，将胫骨向后复位。

## 注意事项

- 如果使用带骨栓的跟腱来修复的话，避免移植物过大不能通过隧道（12mm钻头在标准后交叉韧带修复器材里通常已经是最大号的）。
- 合适的后交叉韧带移植物应该能够通过直径10或者11mm的圆筒。

## 器械 / 植入物

- 非可吸收1号线或者更大号缝合线，用于移植物管型化

- 后交叉韧带
  - 对于慢性后交叉韧带损伤，双束重建技术是主流，但一部分人认为在急性损伤时，单束重建即可在韧带修复过程中起到很好的支架作用（图11）。
  - 胫骨通道入口稍偏下，在胫骨结节下方，胫骨嵴外侧（较低的入口可以减小“杀手转弯”——移植物在出胫骨隧道上行至股骨隧道形成的角度）。
  - 股骨隧道由髁间窝内髁壁后交叉韧带足迹钻入。
- 内侧副韧带
  - 简单内侧副韧带损伤可以缝合修复（通常只是间质撕裂）。
  - 急性损伤治疗中需要修复包括后内侧关节囊。
  - 慢性韧带损伤修复采用“叠氏式缝合（vest-over-pants）”技术修复关节囊。
  - 如果需要韧带重建，股骨隧道的钻孔方向是由内髁钻向外髁，沿着髁轴的方向。（图12）
- 外侧副韧带 / 髌旁韧带
  - 需要胫骨、股骨以及腓骨隧道和双尾移植物（图13）。
  - 股骨隧道沿髁轴方向，由外侧钻向内侧。
    - 建立股骨隧道时应使其稍微偏离内外髁平行点的位置，稍向后上将使移植物绷紧，这样屈曲时就会有更大的空间。

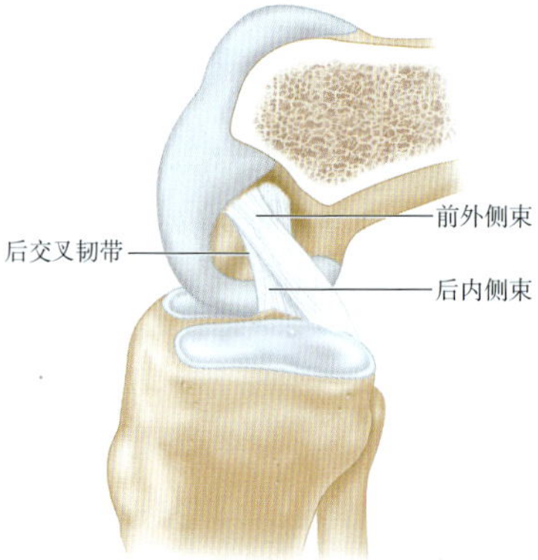


图11

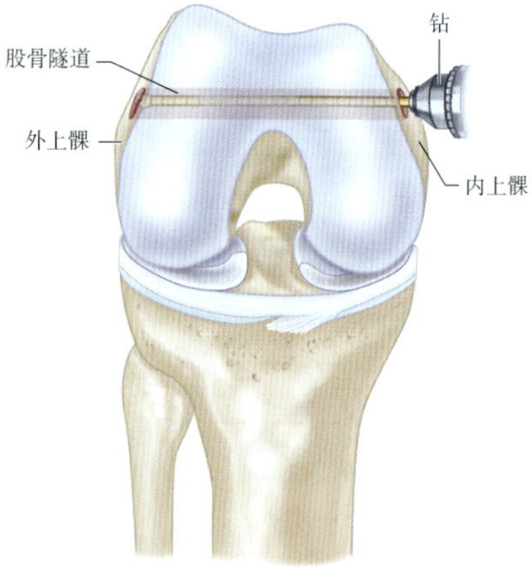


图12

## 争议

- 合成移植物的使用仍饱受争议，但笔者经验，对于侧副韧带和后交叉韧带的重建，合成移植物仍是较好的选择。
- 另有报道，非重建早期修复具有良好的疗效。

## 器械 / 植入物

- 不论切开手术还是关节镜手术，标准前交叉韧带修复器械都应备有钻孔导向器。
- 后交叉韧带定位器为避免误穿出后方关节囊，应备有钻头阻挡装置。
- 70° 关节镜直视下放置导针，建立后交叉韧带的胫骨隧道。
- 在后交叉韧带 / 外侧副韧带 / 后外侧角的重建中，刮匙可以在胫骨隧道从前向后钻孔的过程中，起到推开 / 保护组织的作用。

## 争议

- 并不是所有的研究者都认为隧道扩大或者隧道内加压是必要的。

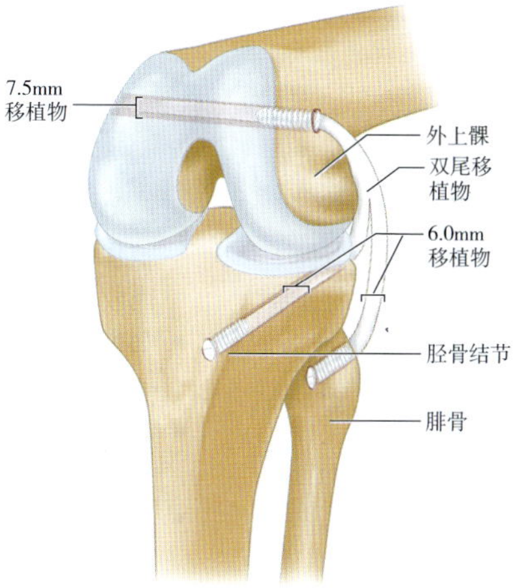


**图13**

- 从 Gerdy 结节到胫骨后部建立胫骨髓道，方向尽可能偏内侧。
- 在腓骨头上从前向后建立腓骨髓道。

## 注意事项

- 避免在已经完成后交叉韧带重建，或者膝关节后脱位已经复位后，建立前交叉韧带修复用股骨隧道；这和隧道成角，最终都会导致移植物通过困难。
- 如果同时建立两条隧道，确保股骨侧后交叉韧带的前外侧束与后内侧束之间有足够的骨桥。
- 要想在股骨上建立隧道修复 4 条韧带会非常困难（这对胫骨往往并不是个难题）。
  - 如行前后交叉韧带及单侧副韧带重建，侧方隧道走行可以偏离正常的前交叉韧带隧道（后交叉韧带股骨隧道并不存在此类问题），但是必须从正确的钻孔点钻入。
  - 如行前后交叉韧带及双侧副韧带重建，前交叉韧带股骨侧隧道从外向内钻孔。
  - 最终股骨的外侧隧道大小需要同时适应移植物内侧头和外侧头大小（通常情况下笔者选择移植物大小适应 10mm 隧道）。
  - 根据隧道建立的情况决定移植物的固定方式（由于可能导致隧道间冲突，一般不使用横穿钉或者纽扣式固定技术）。

## 要点

- 首先固定后交叉韧带胫骨侧，有利于双尾束后交叉韧带重建过程中分别拉紧两束支。
- 如果内、外侧副韧带都通过同个股骨隧道重建，那么就可以在侧副韧带隧道两侧进行固定。
- 最后固定前交叉韧带胫骨端。
- 可吸界面螺钉的大小应该比金属钉更大。（例如一个 8mm 的软组织移植物穿过 8mm 的隧道，需要 8mm 的金属钉来固定，或者 9mm 的可吸收钉）。

## 注意事项

- 如果在后交叉韧带固定前将前交叉韧带完全固定，将有导致膝关节后脱位的风险。
- 合成韧带并不适用可吸收性固定。

## 步骤 4：移植物固定

- 移植物韧带的固定顺序，并没有一个公认的标准；但是后交叉韧带的固定必须在前交叉韧带之前，否则将会出现膝关节的不稳定。
- 膝关节屈曲 30° 或者更大角度，有利于侧副韧带及后交叉韧带的重建；这样当这些韧带在置入中存在轻微的不对称时，将因屈曲而收紧。
- 如果要行双尾束后交叉韧带的重建，那么其前外侧束应该在屈曲 90° 完成，后内侧束则屈曲 20°（图 14）。
- 膝关节屈曲 30 度以完成前交叉韧带的重建（通常情况下，前交叉韧带胫骨侧重建是手术的最后一步）。
- 外科医生需要对各种固定器械都很熟悉，例如界面钉、横穿钉装置、纽扣接骨板固定（例如 EndoButton）及有垫圈的螺钉和门形钉。
  - 作者建议对于合成韧带，应该选用大一号的金属钉（门型钉，可用于内侧副韧带胫骨侧的重建）；对于自体或异体肌腱则用可吸收界面螺钉（如前交叉韧带股骨侧横穿钉固定）。
  - 较长移植物的固定可以结合门型钉来完成，将前交叉韧带胫骨侧固定于胫骨皮质，将后交叉韧带股骨侧固定于股骨髁。
- 坚强固定要求能够早期关节活动并且完全负重。

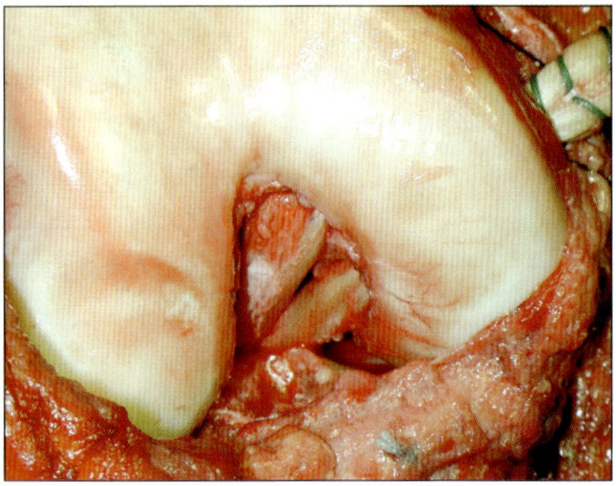

**图14**

## 术后护理及预后

- 术后行 X 线片复查评价隧道及移植物固定情况。
  - 图 15 展示了前交叉、后交叉及内侧副韧带修复后的正位片（图 15A）和侧位片（图 15B）。
  - 图 16 则是四韧带损伤修复后的正位片（图 16A）及侧位片（图 16B）。

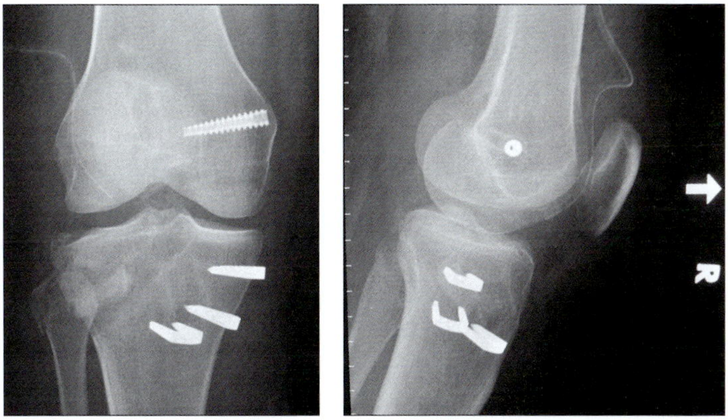


A　B

图15

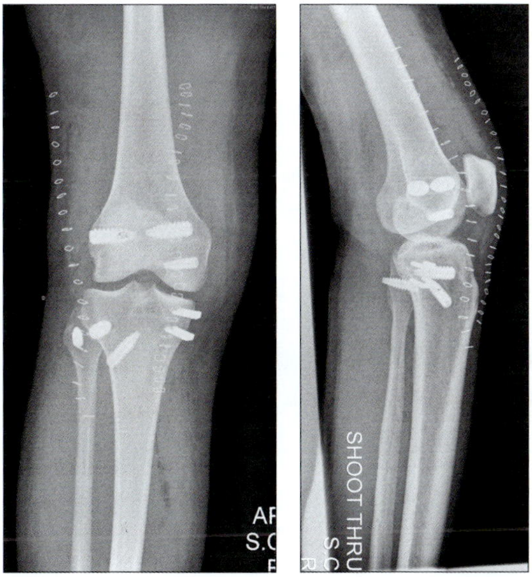


A　B

图16

### 器械 / 植入物

- 全套不同直径不同长度的金属界面钉与可吸收界面钉
- 门形钉，螺钉以及垫圈（如果使用后固定的话）
- 如果使用螺旋钉，缝合需要粗线（如 2 号线）
- 横穿钉器械
- 针对隧道壁出现破坏的情况，最好手头可以有纽扣式固定装置

**争议**

- 对于是否行隧道口加强（如界面螺钉）还是远处固定（如悬浮纽扣），仍存在争议。隧道口加强技术可以减少移植物的“橡皮筋效应”来，减少隧道扩张以及移植物的延伸。

**要点**

- 术后7天，膝关节通常就可以屈曲90°，但一旦硬膜外麻醉撤下后，关节活动度就会明显减小。
- 如果术后早期活动2～3个月，患者关节功能仍没有恢复迹象，需考虑关节镜粘连松解或其他处理。
  - 活动恢复方案之后，术后康复仍需留置硬膜外麻醉套管，行CPM及冰袋冷敷。
  - 作者认为，术后需要活动康复方案的患者大概占所有患者的5%到10%，但是文献中的数据达到了57%。

- 自体输血系统可用于防止关节积血并保证早期关节活动度。
- 硬膜外麻醉导管留置5～7天，可以达到行持续被动运动(CPM)并早期积极关节活动的要求。
  - 如果固定足够稳定，作者认为患者可以术后立即在膝关节固定器的帮助下负重。
  - 冰敷及气压循环装置(静脉泵)可以用于控制局部疼痛及水肿。
- 由于活动度下降，应积极预防深静脉血栓；预防性使用抗生素应至少24小时。
- 拔除硬膜外麻醉导管后：
  - 适当的运动在术后早期是十分重要的，积极的理疗有助于患肢重新活动和恢复肌力。
  - 患者术后使用铰链支具和拐杖可以早期负重活动。术后1年，患者坚持使用定做的支具进行恢复性功能锻炼，有可能获得长期高标准的活动能力。
- 患者术后膝关节可以屈曲120°或者更多，而伸膝则基本可以伸直。
- 术后后交叉韧带可能会有所松弛，而侧副韧带由于固定点和稳定性差的原因，通常会凸现于皮下。
- 膝关节韧带重建手术，并不能带给你一个正常的膝关节，而是一个满足日常需求的膝关节，大部分病人都不能回到高水平的运动状态。

**争议**

- 大部分研究者都不认同术后早期最大重量负重，而支持在一个适当的时间段内逐渐缓慢地增加负重。
- 一项研究证实，铰链外固定（罗盘铰链装置）可以保护修复或重建后的膝关节，并使其早期恢复功能。

**注意事项**

- 警惕因为留置硬膜外麻醉导致的保护性感觉减弱，从而导致的冰袋冻伤。
- 术后偶尔会出现异位骨化，但并不常见（作者估计大约1/40的发生率）。有些医生倾向于常规使用非甾体类抗炎药（NSAID，如Indocid）来预防异位骨化的发生，但我们必须平衡其利（可能能够防止异位骨化的发生）与弊（可能会影响隧道周围骨质的愈合）。

## 证据

Harner CD, Waltrip RL, Bennett CH, Francis KA, Cole B, Irrgang JJ. Surgical management of knee dislocations. J Bone Joint Surg [Am]. 2004;86:262-73.

作者所在研究中心进行的回顾性队列研究中，47 位患者入组，31 份有效，所有的患者都完成了异体组织修复手术，19 例急诊，12 例延期。随访发现急诊组与延期组在关节活动上并无明显差异，但急诊组的主观评分和膝关节稳定性恢复客观评分更高。很少能够正确预测患者能够恢复高要求活动的可能性。(Ⅲ级证据【回顾性队列研究】)

LaPrade RF, Johansen S, Wentorf FA, Engebretsen L, Esterberg JL, Tso A. An analysis of an anatomical posterolateral knee reconstruction: an in vitro biomechanical study and development of a surgical technique. Am J Sports Med. 2004;32:1405-14.

本生物力学研究中，10 例带有完整的韧带的尸体膝关节被切开用自行发明的一种新型双移植物技术重建膝关节。结果显示，完整的膝关节与对照重建的膝关节在外旋负荷的情况下，任何屈曲角度都没有明显差异，但在内翻负荷时，屈曲 30° 存在 2.8mm 的差别，而在其他屈曲角度则仍无差异。

Liow RYL, McNicholas MJ, Keating JF, Nutton RW. Ligament repair and reconstruction in traumatic dislocation of the knee. J Bone Joint Surg [Br]. 2003;85:845-51.

22 例脱位（21 位）患者的回顾性研究中，8 位患者伤后 2 周内行急诊手术，而其他都是伤后 6 月之后才行手术治疗。研究者发现急诊手术组患者在术后 32 个月的 Lysholm 评分明显优于延期组。尽管急诊组前交叉的松弛较少见，但是国际膝关节文献编制委员会（IKDC）评价或者 ROM 并没有明显差异。

Mills WJ, Barei DP, McNair P. The value of the ankle-brachial index for diagnosing arterial injury after knee dislocation: a prospective study. J Trauma. 2004;56:1261-5.

这个包含 38 位患者前瞻性研究评价了当 ABI $< 0.9$ 时行血管造影检查的价值。研究证明，这个截断值有 100% 的敏感性、特异性以及阳性预测值，表明患者动脉损伤需要修复；而当 ABI 大于或等于 0.9 时，则有 100% 的阴性预测值。（Ⅱ级证据【前瞻性队列研究】）

Noyes FR, Barber-Westin SD. Reconstruction of the anterior and posterior ligaments after knee dislocation: use of early protected postoperative motion to decrease arthrofibrosis. Am J Sports Med. 1997;25:769-78.

该组 11 位患者采用研究者的流程行自体或异体移植物重建手术并早期行 ROM。表明，45%（5/11）的患者活动功能下降，需要行进一步手术（关节镜清创或者麻醉后整复），9/11 名患者最终能获得全幅度的活动。（Ⅳ级证据【病例分析】）

Richter M, Bosch U, Wippermann B, Hofmann A, Krettek C. Comparison of surgical repair or reconstruction of the cruciate ligaments versus nonsurgical treatment in patients with traumatic knee dislocations. Am J Sports Med. 2002;30:718-27.

这项回顾性研究共包括 89 名患者（63 名行手术治疗，26 名保守），8 年随访结果表明，手术组 Lysholm 评分和 Tegner 评分较好，年轻患者（年龄小于 40）、低能量损伤以及进行功能恢复锻炼的患者评分较高。作者认为，术后康复锻炼是良好预后的最重要影响因素，而由于伤后早期手术是达到令人满意的膝关节稳定性的唯一方法，所以应该推行。（Ⅲ级证据【回顾性队列研究】）

Talbot M, Berry G, Fernandes J, Ranger P. Knee dislocations: experience at the Hôpital du Sacré-Coeur de Montréal. Can J Surg. 2004;47:20-4.

这项回顾性研究分析了作者所在机构的 22 名患者中的 20 位伤后早期用合成 LARS 韧带行急诊手术并积极术后康复锻炼的患者情况。ACL-QoL 评分提示，这些膝关节损伤，纵使我们认为已经获得满意治疗效果，但对患者膝关节活动功能，仍受到严重的打击和减退（Ⅳ级证据【病例分析】）。

Wong C-H, Tan J-L, Chang H-C, Khin L-W, Low C-O. Knee dislocations—a retrospective study comparing operative versus closed immobilization treatment outcomes. Knee Surg Sports Traumatol Arthrosc. 2004;12:540-4.

作者所在的研究机构回顾了 29 个病例中的 26 名患者情况（11 位闭合复位，15 位手术：7 位部分修复，8 位完全修复），发现在 ROM 上并无明显差异，但手术组 IKDC 评分显示，关节功能及稳定性方面均优于保守组；完全修复要优于部分修复。（Ⅲ级证据【回顾性队列研究 / 病例对照研究】）

# 27 髌骨骨折的手术治疗

*Randy Mascarenhas, James Vernon, and Chris Graham*

- 由于与非手术治疗和膝关节固定时间延长相关的骨不连发生率增加及伸膝装置肌力丧失，手术治疗移位的髌骨骨折成为标准的治疗方式（Chen et al., 1998）。
- 现有的手术方式包括切开复位后螺丝钉内固定或者各种张力带固定术及部分或者全部髌骨切除术。
- 有研究表明可生物降解材料或坚强缝合与传统的钢丝张力带技术相比在临床和生物力学方面效果相似（Bostman et al., 1983; Hung et al., 1985; Jakobsen et al., 1985）。

## 争议

- 髌骨可接受的关节面移位及台阶大小是由人体其他关节推断出来的。

## 适应证

- 髌骨的开放骨折
- 骨折移位大于 3mm
- 关节面台阶大于 2mm
- 伸膝装置的破坏

## 查体 / 影像

### 体格检查

- 膝部的开放伤需全面检查以确定是否伴有骨折或与伤口膝关节腔相通。
- 主动伸膝检查能帮助决定进一步外科处理。
- 由于有进一步损伤髌骨支持带或增大骨折移位的可能性，在影像学检查之前应避免对伤膝行主动或被动全活动范围的检查。
- 为除外并发损伤，首先要检查韧带。
- 临近的关节（髋关节和踝关节）也应彻底检查。

## 治疗方案

- 拉力螺钉技术
- 前张力带
  - 空心螺钉
  - 克氏针
- 髌骨切除术
  - 全部
  - 部分

### 影像学

- 应拍摄伤侧髌骨的正位、侧位及髌骨轴位片（图 1A、1B）。
  - 侧位 X 线平片有助于测量骨折的移位和关节面的平整性。
  - 高位髌骨可提示髌韧带断裂，而低位髌骨则表示股四头肌腱损伤。

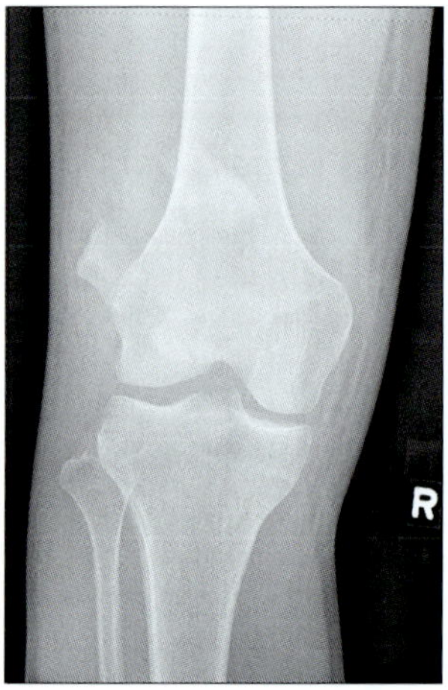

A

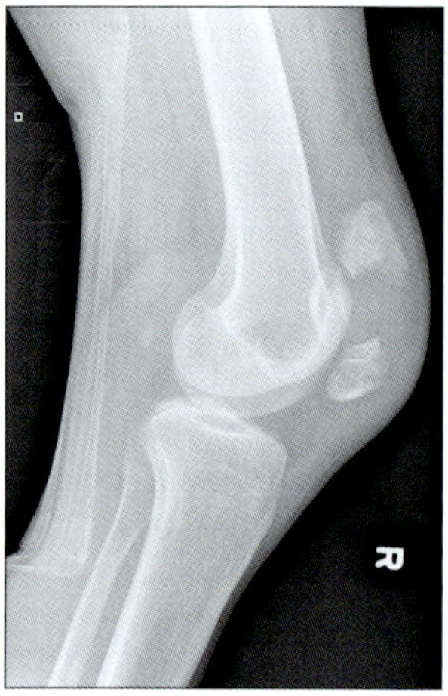

B

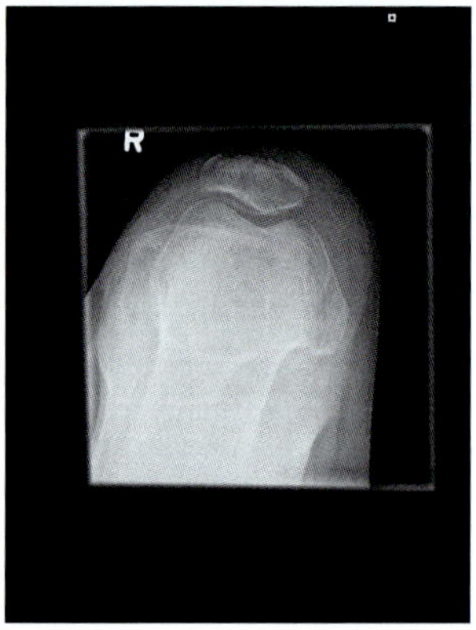


C

**图1**

- MRI 检查可鉴别髌骨边缘骨折和游离的骨软骨损伤，亦可判断是否并发有韧带损伤。
- CT 可用来评估相关的股骨远端和胫骨近端骨折。
- 骨扫描可帮助鉴别髌骨的应力性骨折。

## 外科解剖

- 髌骨是由少量软组织覆盖的皮下骨，它是人体最大的籽骨，位于阔筋膜和四头肌腱纤维内。
- 髌骨的后面上 3/4 由关节软骨覆盖，分为较大的内侧面和小的外侧面。
- 髌骨的血液运输有骨外和骨内两套血管系统。
  - 髌骨的主要血供来自膝关节周围膝吻合的分支（图 2A)。
    - 血管环的上半部经前面进入四头肌腱，而下半部从后面穿过脂肪垫进入髌韧带。
  - 髌骨的主要骨内血供穿过髌骨下极经髌骨体前面中部进入骨内（图 2B)。
    - 这种相互关系对理解髌骨骨折后继发骨坏死及相关性很重要。
- 髌骨由强壮的支持带环绕和固定，该支持带来自于阔筋膜张肌的深部纤维结合股内侧肌、股外侧肌、髂胫束和髌股韧带纤维共同组成（图 3)。
  - 支持带沿髂胫束走行直接进入胫骨近端并辅助伸膝。
- 髌韧带起于髌骨的最高点，止于胫骨结节上，并与髌骨支持带和髂胫束纤维结合（见图 3)。

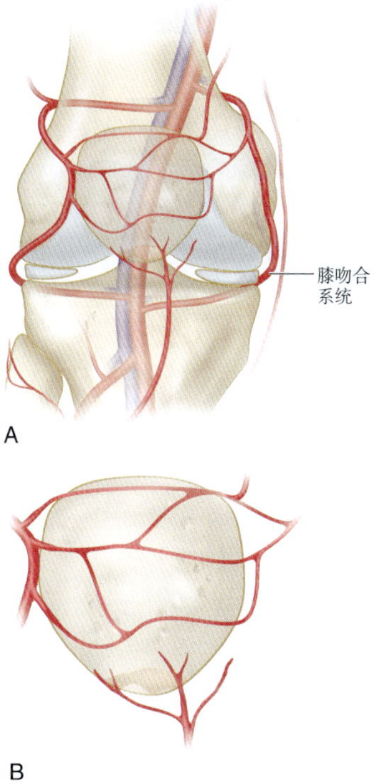


图2

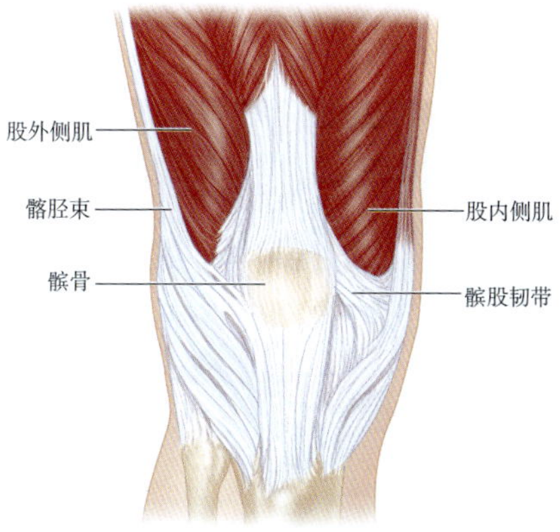


图3

**注意事项**

- 加压止血带前屈膝。
- 在同侧髋下垫高。

**要点**

- 为便于屈伸，腿部确保游离铺单。
- 如果计划不足，术中透视恐难以进行。

## 体位

- 患者仰卧于可透 X 线的手术床上，于大腿近端绑缚止血带下进行手术（图 4A 和 4B）。
- 止血带在加压之前，于股四头肌或髌骨上轻度牵引骨折块可使肌腱接近其变形前的解剖长度。
- 同侧髋下放置一垫块以便膝部内旋至中立位。
- 整个手术过程中腿部需游离铺单以便于膝部屈伸（图 4C）。
- 从小腿到上部的大腿均应准备妥当。

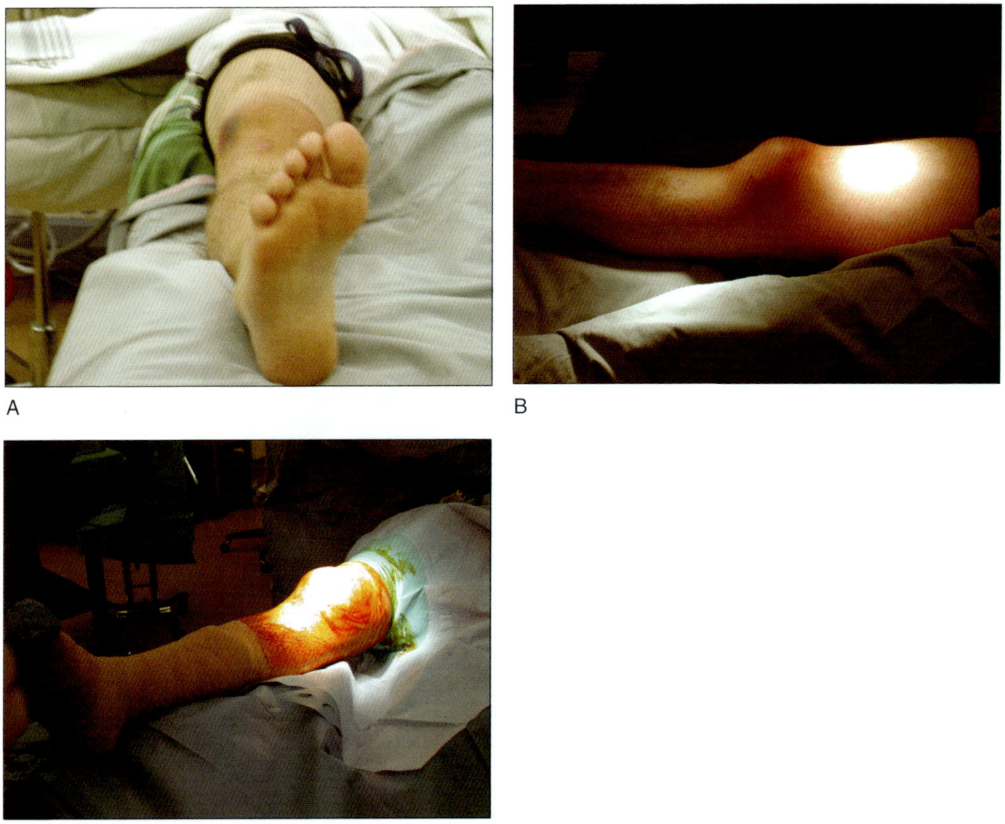

A B C

图4

**注意事项**

- 计划切口时应考虑下一步骤。
- 显露支持带对帮助修复很重要。

**要点**

- 切口没必要切至髌韧带或者四头肌腱深部。
- 修复支持带的破裂部应显露出来。

## 入路/显露

- 通常采用正中直切口或髌旁内侧纵行切口（图 5A）。
- 重要的是在计划切口时应考虑好随后可能的任何步骤。
  - 比如行全膝置换可能需要的显露。
- 游离内外侧全厚皮瓣并显露好两侧支持带（图 5B）。
- 于每侧支持带缝上标记线可在其缩回后有所帮助（图 5C）。
  - 在手术结束前这些标记线可随后用于修复韧带。

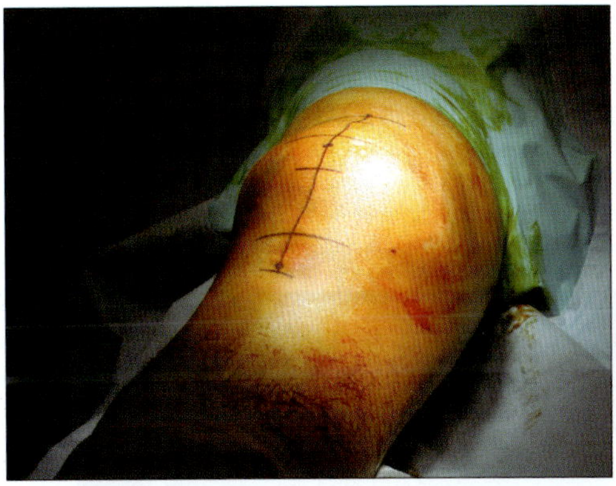

A

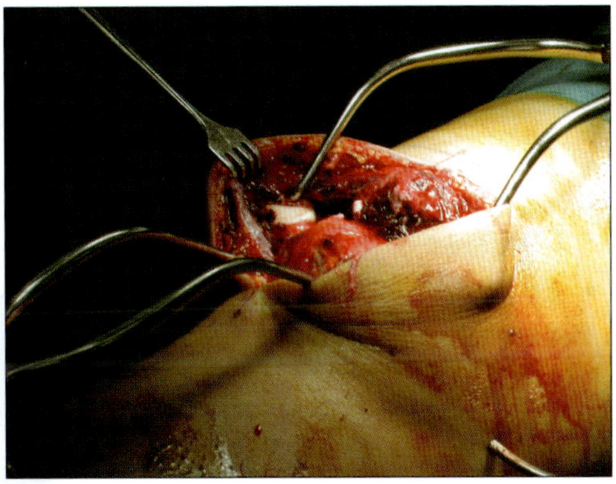

B

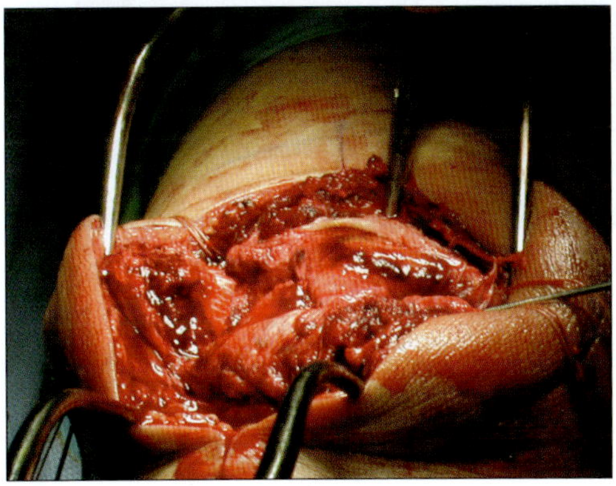

C

图5

## 器械

- 自动拉钩放置在近端和远端时有助于显露（图6）。
- 耙状拉钩和皮肤拉钩可在组织额外收缩时使用。

## 争议

- 作为传统外科入路的越过髌骨中部的横切口可不用游离皮瓣直达支持带。
  - 但这没有考虑在将来行全膝关节置换术时所需要的切口。

## 注意事项

- 开放骨折是外科急症。
- 在最终固定之前伤口可能需要反复冲洗和清创。
- 无活力的组织和骨折块应予以清除。

## 过程：开放骨折的冲洗和清创

- 开放骨折应作为急诊手术处理。
- 由于存在骨及关节内感染的风险，骨折的冲洗和清创应在6～8小时内进行。

### 步骤1

- 手术切口的选择要结合考虑伤口。
- 所有失去活力的组织和骨折块均应清除，除非有需要固定的大软骨块。

### 步骤2

- 伤口严重污染及患者有严重的内科疾病可延迟行精确固定。
- 在伤口清理之前，需要应用抗菌谱范围的抗生素及进行反复的冲洗和清创。
  - 除非有迹象表明存在活动性感染，一般无需进行术中培养。
- 可留置开放或闭式引流。
- 可以用局部转移的方式以获得足够的软组织覆盖。

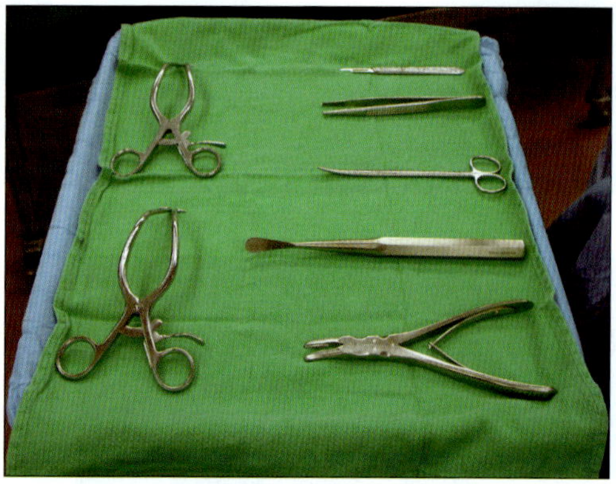

图6

## 过程：前张力带技术

- 外科手术的目的是为了获得解剖复位，并在骨折愈合前以内固定的方式来维持复位状态，恢复髌骨骨折后的伸肌装置（图 7A、7B）。
- 前张力带可将股四头肌产生的牵拉力转化为对关节面的压力。

### 步骤 1

- 采用正中或髌骨旁内侧直切口。
- 暴露所有骨折块并将残留的血肿或异物清除。
- 检查膝关节以清理骨折块并处理所有相关的软骨损伤。
- 伸直膝关节以利于骨折复位。
- 复位钳帮助维持复位，评估关节面复位情况。

### 步骤 2

- 顺行或逆行打入克氏针。
  - 克氏针或螺丝钉应在髌骨前皮质面下大约 5mm 打入，在骨质内冠状面和矢状面上相互平行（图 8A）。
  - 在穿过骨折线之前，可用术中透视（正位和侧位）直视下或将手指伸到髌骨下触摸的方式来确保骨折已复位。
  - 使用 14 或 16 号的导管作为环扎线的通道。将其穿过临近骨质的四头肌腱和髌韧带内以尽量减少由钢丝所致的软组织损伤（图 8B）。
    - 钢丝尽可能接近髌骨，这一点很重要。
  - 然后以导管作为通道将 18 号钢丝穿入软组织内。
  - 钢丝的两端在髌骨前面呈 8 字形交叉（图 8C）。

**注意事项**

- 该手术对横行或不严重的粉碎性骨折效果理想。
- 使牵拉力转变为压力。
- 术中透视结合直接触摸确保骨折复位。
- 单丝双结或双丝双结有助于骨折两边张力一致。

**警惕**

- 内固定可能失败，尤其是术后过度活动的情况下。
- 张力带两端必须同时拧紧。
- 若金属未埋入软组织内需将其取出。

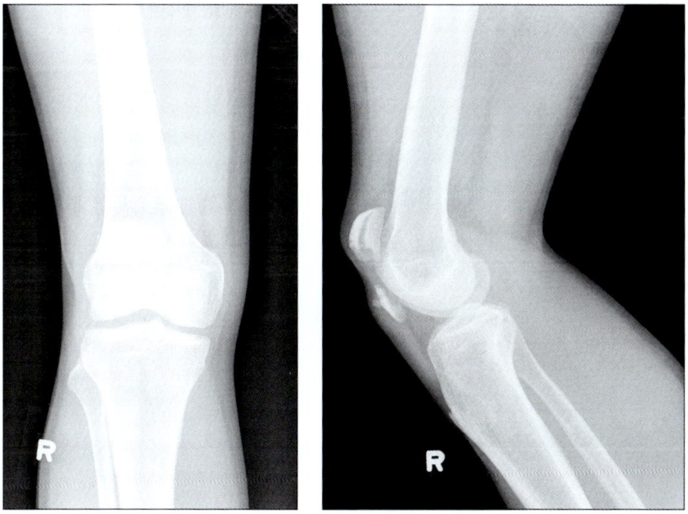


A　　B

图7

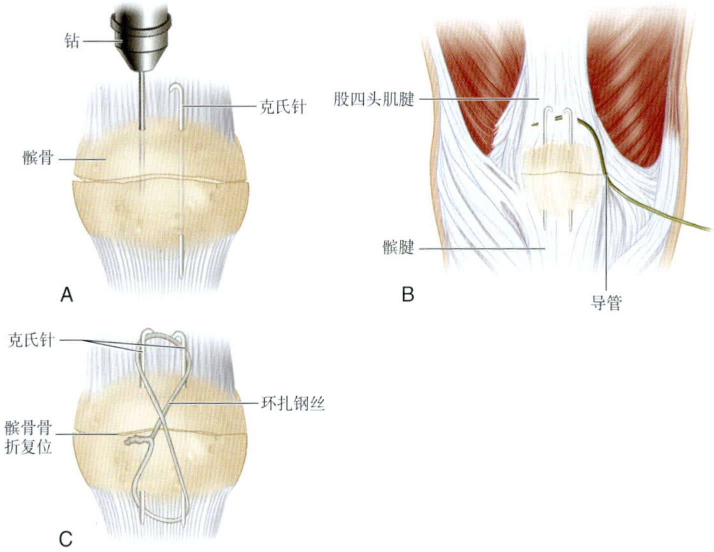


图8

- 张力带也可打成非交叉的方式。

■ 在直视，触摸或同时借助于术中透视的方式下确保髌骨的关节面达到充分复位，这点非常重要。

## 步骤 3

■ 如果复位满意，用老虎钳在两边慢慢拧紧钢丝。

- 8 字形钢丝的内外两边要交替拧紧以使横过骨折端的张力均衡。
- 单侧拧紧会导致不均衡压力，并使环另一边的过度松弛无法恢复。

**器械 / 植入物**

- 一套标准的含 4.0mm 空心螺钉的小型植入器械
- 克氏针及 1.2mm（18 号）钢丝
- 复位钳及小持骨钳—对完成和维持复位有用
- 导管（14 或 16 号）—有助于钢丝穿过近端和远端的软组织。
- 一套小型器械、无头螺钉及可吸收性内植物—可能对固定小的软骨块有用。

- 钢丝拧得过紧会导致骨折再次移位或者使骨折进一步加重。
- 两平行克氏针的末端剪断后在张力环上翻转 180°，上下两端埋入骨内以防止其移位（图 9A、9B）。

## 步骤 4

- 髌骨重建一旦完成，内外侧支持带从各自的上端 用 #1 可吸收缝线开始修复以恢复其对髌骨的作用。
- 皮下层用 2-0 可吸收缝合线连续缝合，皮肤缝合方式可由医生自行决定（缝合钉 / 缝合线）。
- 在关闭伤口前用术中透视或 X 线评估骨折复位和内置物的位置情况。

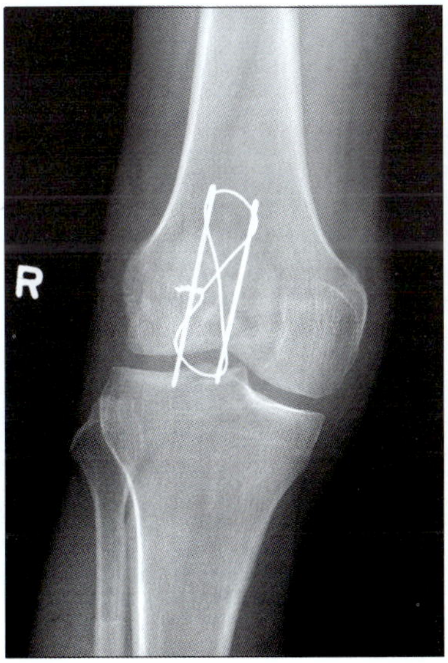


A

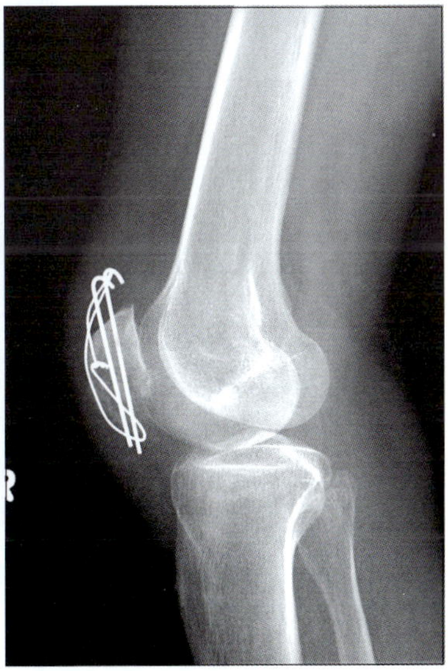

B

图9

## 过程：拉力螺钉

- 拉力螺钉固定对有大骨折块的简单横行骨折较理想（图 10A、10B）。
- 可以顺行或逆行的方式植入。
- 拉力螺钉可以，甚至有时必须与张力带或钢丝环扎结合使用。

### 步骤 1

- 取正中或髌旁内侧直切口。
- 探明骨折块并将血肿从骨折内清除。

### 步骤 2

- 复位骨折并用复位钳维持。
- 用透视和触摸的方法确定关节面的复位

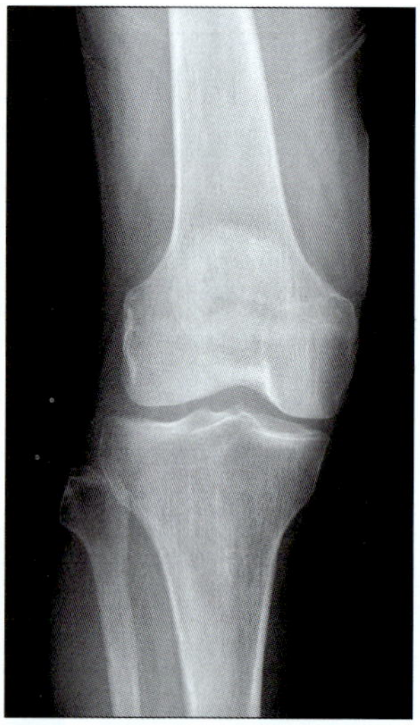

A

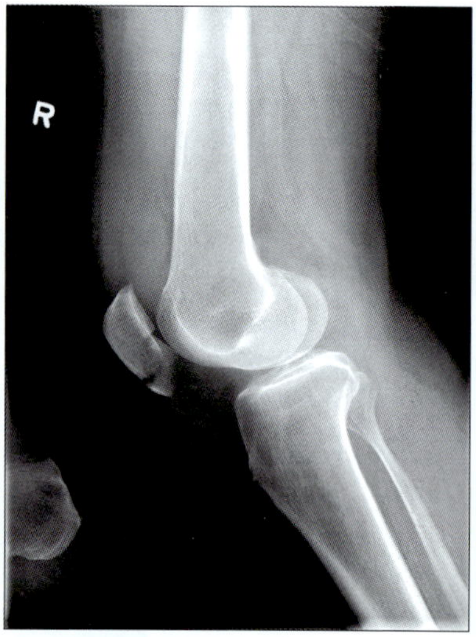


B

图10

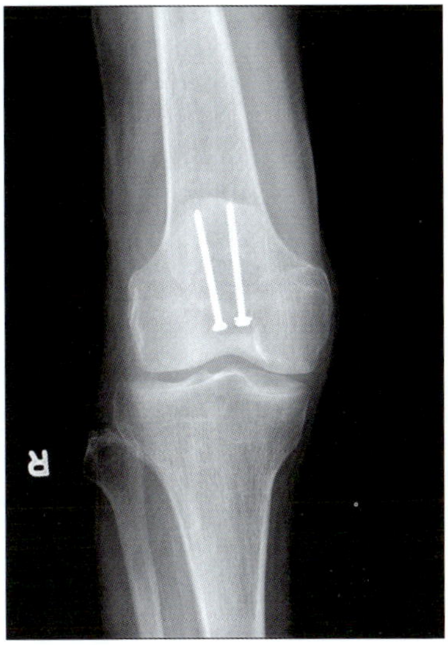

A

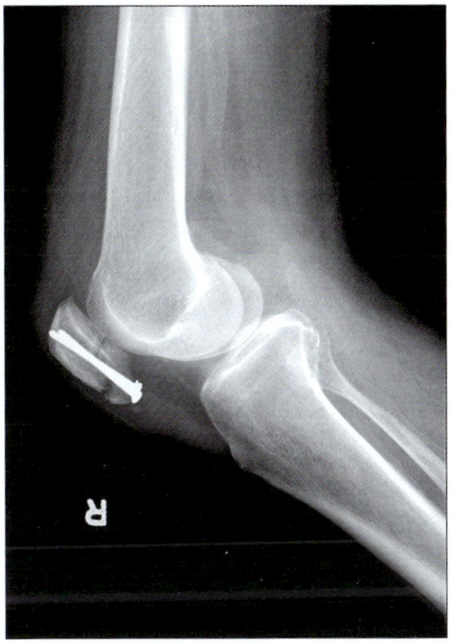

B

图11

> **注意事项**
>
> - 拉力螺钉固定对横行的且两骨折块无游离的两部分骨折较理想
> - 透视和触摸法确保复位
>
> **要点**
>
> - 不要对关节面产生张力带的效果
> - 螺钉头有可能陷入髌骨皮质内

## 步骤 3

- 钻孔穿过骨折的方式与前张力带技术相似。
- 测量螺钉的长度，确保螺纹不会横跨骨折线
- 将 4.0mm 半螺纹松质骨钉拧入后使骨折加压。
- 将第二枚螺钉以同样的方式平行置入（图 11A、11B）。
  - 可使用垫圈以保证螺钉不会陷进骨皮质。
- 使用空心螺钉，将张力带钢丝穿过螺钉并打结，以达到更牢固重建的效果。

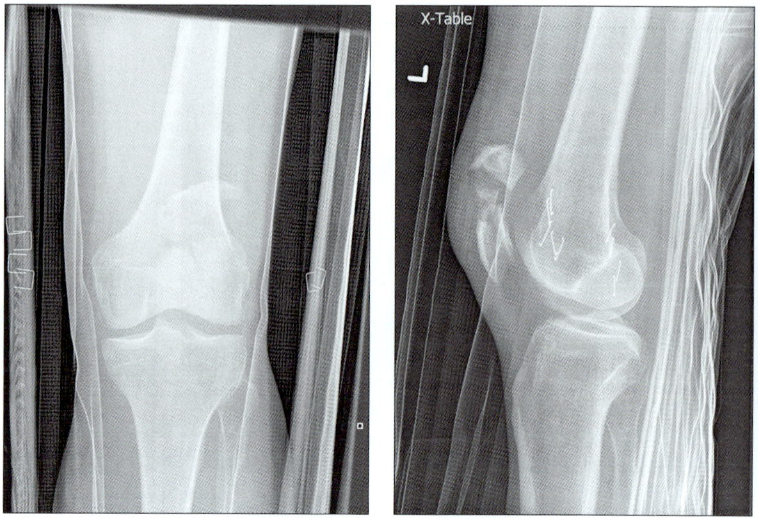


A　B

图12

### 器械 / 植入物

- 小型器械 / 空心螺钉
- 复位夹 / 钳
- 透视仪

### 争议

- 单独应用螺钉有断裂的风险。

## 过程：钢丝环扎法

- 由于上述技术不适用于严重的粉碎骨折，因此间接复位法可以解决这类损伤。

## 多骨折块骨折

- 对于有多个骨折块的髌骨骨折，如果没有大的骨折块用前张力带或螺钉固定，则可用钢丝环扎技术复位骨折（图 12A、12B）。
- 钢丝通过环绕髌骨一周在软组织内紧贴骨质的通道或 16 号导管内穿过。
- 不用复位钳的手法复位，在环扎钢丝逐渐拧紧时将关节面复位。
- 按前述方法使用前张力带技术。

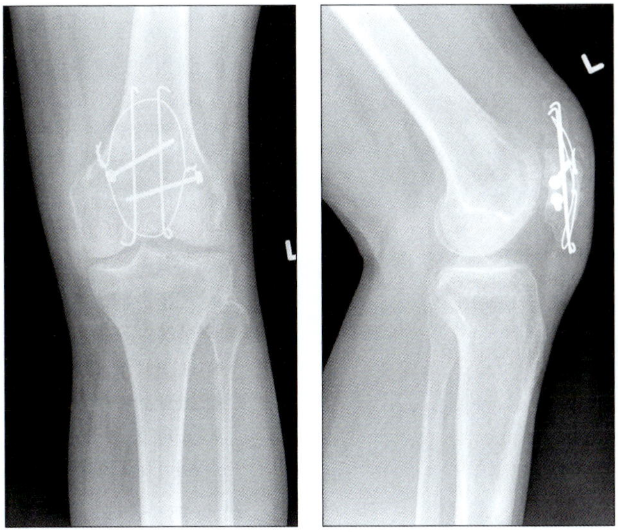

A　　B

图13

## 多个主要骨折线

- 如果骨折有一个以上的主要骨折线，将较小的骨折块复位固定后形成的两个主要骨折块就可以按张力带技术来处理。
- 较小骨折块可用拉力螺钉、克氏针或可吸收钉固定，而前较大骨折块可用前张力带来修复（图 13A、13B）。

## 下极骨折

- 下极骨折通常是非关节内骨折，可用环扎钢丝复位和拉力螺钉固定。
- 如果线孔可以看见的话直接穿过环扎钢丝到髌韧带的矢状中部并靠近下极骨折块。
- 通过拧紧环扎钢丝可获得复位，随后以一枚 4.0mm 拉力螺钉经远端骨折块固定。

### 注意事项

- 对严重粉碎性骨折来说钢丝环扎术是理想的办法
- 大的骨折块聚合在一起后用张力带环绕。
- 前张力带经过 4.0 或 4.5mm 螺钉套管部分的固定对骨质疏松或病理骨折有作用。

### 要点

- 钢丝环扎术可能破坏髌骨的血供。

## 过程：髌骨切除术（部分及全部）

- 损伤导致一极的严重粉碎骨折并且不能采用内固定方式时，则需要行髌骨的部分切除并修复其周围软组织。
  - 在上极或下极严重粉碎的情况下，采取髌骨切除，韧带重建的方法。
- 高位移位及粉碎的髌骨骨折不能行内固定时，可能需要行髌骨全切术。
- 在选择髌骨切除术前均应尝试所有可用的补救措施。
- 理论上的优点包括更短的制动时间、相对不复杂的手术技术及更早的恢复工作（Hung et al., 1985; Weber et al., 1980）。
- 必须有全厚皮瓣和保留髌韧带及伸肌装置的所有活性部分。
- 修复韧带是手术的最关键部分。
- 采取大量 Mersilene 或 Ethibond 缝线（Ethicon Inc., Somerville, NJ）的编织缝合 (Bunnel or Krackow) 来修复髌韧带。

### 髌骨部分切除术：上极和下极

- 在清创及去除碎骨后，沿剩余髌骨的长轴在骨内向下打三个孔（图 14A）。
- 在关节面水平而不是前方的皮质骨水平上重建韧带，在肌腱当中采用锁边缝合的方法（图 14B）。

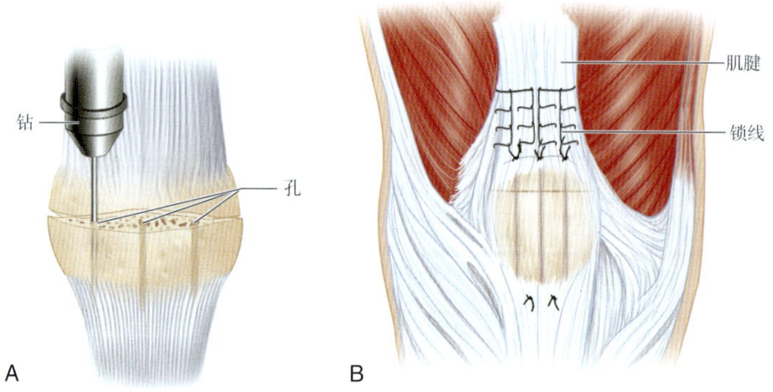


**图14**

- 在复位及固定过程中髌骨下极的准确对位非常重要，可防止髌骨的倾斜和增加股骨髁接触的压力。
- 伸直或轻度屈曲膝关节检查关节面避免复位不良。
- 由于伸膝装置产生的力量通过了髌骨，所以在做髌骨部分切除时，需要用其他的形式加强保护，包括固定钢丝、Mersilene 带或髌骨周围筋膜，髌韧带或胫骨近端。
- 通过全幅度的运动及观察骨块的运动及复位是否丢失，检测其整体结构。
- 支持带的缺损可用 0 号薇乔或 #1 多聚线行“8”字间断缝合来修复，留置引流后逐层关闭伤口。

### 全髌骨切除术

- 全髌骨切除术只在骨块的完全丢失或完全不能修复的情况下采用。
- 设计多重步骤来重建髌骨和四头肌腱。详细的过程超出本书的范围，读者可参考其他资料来决定哪个操作对患者最好。

**注意事项**

- 应避免修复中的张力过大。
- 被动活动随之可看到的主动活动锻炼应至少 4 周。
- 可立即行辅助下的负重。

**要点**

- 常见内置物综合征并随之将其取出。
- 大的缺损通过骨移植可避免骨不连。

## 术后护理及预后

- 已有报道前钢丝张力带临床效果优良（50% ~ 80%）（Bostman et al., 1983; Hung et al., 1985）。
- 开放性骨折可能会出现更高的感染概率（Torchia and Lewallen, 1996）。
- 钢丝张力带及通过空心螺钉的钢丝张力带属最坚固的固定结构。
- 一些作者发现使用可吸收降解的内置物相对于金属钢丝来说在临床及放射学效果上没有差异，并且在内置物取出时有更少的操作步骤（Chen et al., 1998）。
- 髌骨部分切除术病例的回顾性研究证实保留大的骨折块并维持关节面，效果更接近正常。许多研究提倡保留大的骨折块，这看起来能提高临床效果（Bostman et al., 1983; Bostrom, 1972; Marder et al., 1993; Sutton et al., 1976）。
- 行部分或全部髌骨切除术后，临床效果不满意、伸肌延迟及髌股关节炎较常见（Einola et al., 1976; Saltzman et al., 1991; Sutton et al., 1976; Torchia and Lewallen, 1996）。

## 证据

Bostman O, Kiviluoto O, Santavirta S, et al. Fractures of the patella treated by operation. Arch Orthop Trauma Surg. 1983;102:78-81.

回顾性跟踪 93 例髌骨骨折后分别行张力带固定、钢丝环扎、螺丝钉固定、部分或全部髌骨切除术的患者。效果优良的患者占 27%，良好的占 49%，效果可的占 16%，差的占 8%。30 岁以下患者较年老患者效果更好($P < 0.01$)。张力带固定优于螺丝钉固定($P < 0.05$)，髌骨部分切除优于全髌骨切除（$P < 0.02$)。作者推断张力带固定及髌骨部分切除术是髌骨骨折外科处理的可选治疗方法。

Bostrom A. Fracture of the patella: a study of 422 patellar fractures. Acta Orthop Scand. 1972;143:1-80.

Catalano JB, Iannacone WM, Marczyk S, et al. Open fractures of the patella: long-term functional outcome. J Trauma. 1995;39:439-44.
作者跟踪了 79 例开放性髌骨骨折后经冲洗清创、开放复位内固定及伸肌装置重建治疗的病例。其中有 3 例内固定失败，1 例无症状性骨不连。在平均 36 个月的时间里观察 22 例患者，膝关节评分达良好及优良的有 17 例。作者推断应该尝试伸肌重建，髌骨全切留作补救措施。

Chen A, Hou C, Bao J, Guo S. Comparison of biodegradable and metallic tension-band fixation for patella fractures: 38 patients followed for 2 years. Acta Orthop Scand. 1998;69:39-42.
在一项 24 个月追踪观察的随机研究中，作者比较了髌骨骨折后用可降解张力带固定(B)及金属张力带固定(M)的效果。共 38 例骨折(B 组 18 例,M 组 20 例)。在 B 组中,临床效果为良的 13 例,优的 4 例,差的 1 例，在 M 组中，相应数据分别为 15、3 和 2。这两种方法在临床或放射学上无差异。作者推断髌骨骨折采用可降解张力带固定的方法治疗是成功的。

Einola S, Aho AJ, Kallio P. Patellectomy after fracture: long-term follow-up results with special reference to functional disability. Acta Orthop Scand. 1976;47:441-7.
该研究发现在行髌骨全切术的患者中只有不到 25% 的患者取得优良的效果，并且均证实存在一定程度的肌力减弱、股四头肌萎缩以及活动和锻炼时疼痛。作者推荐在可能的情况下充分保留髌骨。

Hung LK, Chan KM, Chow YN, Leung PC. Fractured patella: operative treatment using the tension band principle. Injury. 1985;16:343-7.
回顾性跟踪观察 68 例髌骨骨折后行钢丝张力带固定手术的患者。72% 的患者对膝关节功能结果感到欣慰，81.3% 的患者有优或良的客观效果。作者推断髌骨骨折后钢丝张力带是安全且有效的技术。

Jakobsen J, Christensen KS, Rasmussen OS. Patellectomy—a 20-year follow-up. Acta Orthop Scand. 1985;56:430-2.
28 例髌骨切除的 27 名患者在平均 20 年后复查，12 例膝关节达优良标准，10 例为良好，6 例为可。股四头肌肌力平均为对侧肢体的 2/3。X 线片显示有 4 名患者有股骨、胫骨关节病变。

Marder RA, Swanson TV, Sharkey NA, Duwelius PJ. Effects of partial patellectomy and reattachment of the patella tendon on patellofemoral contact areas and pressures. J Bone Joint Surg [Am]. 1993;75:35-45.
在 4 对人尸体膝关节上，行部分髌骨切除术前后分别测量髌股接触面积及压力。部分髌骨切除术减少了髌股接触面积增加了压力，在部分髌骨切除后观察到髌股关节接触近端移位，在髌骨切除 20% 和

40% 时髌韧带的前方重建可显著减少其影响（$P < 0.05$）。在切除 60% 髌骨后，不管髌韧带重新附着点如何髌股接触面改变明显，减少到对照组的不到 50%。

Saltzman CL, Goulet JA, McClellan RT, et al. Results of treatment of displaced patellar fractures by partial patellectomy. J Bone Joint Surg [Am]. 1991;73:1273-4.

作者对 40 例行部分髌骨切除术的患者进行了报道，其中 31 例患者获得良到优的效果，效果可的 6 例，效果差的 3 例。与健侧腿相比，临床参数无显著差异，其效果依赖于骨折的类型。

Sutton FS, Thompson CH, Lipke J, et al. The effect of patellectomy on knee function. J Bone Joint Surg [Am]. 1976;58:537-40.

作者对行髌骨全切术的患者在日常生活活动、股四头肌肌力和功能性方面进行了评估，他们发现股四头肌肌力减少 49%，活动范围平均丢失 18°，更大的膝关节不稳定性以及在步态周期着地期屈曲时下肢大约 50% 行程的丢失。

Torchia ME, Lewallen DG. Open fractures of the patella. J Orthop Trauma. 1996;10:403-9.

梅奥诊所对 57 例髌骨开放骨折的外科治疗进行回顾，显示有 77% 效果为良到优，有 10.7% 的深部感染率。在立即行内固定术的 I 型和 II 型开放损伤中无感染发生。

Weber MJ, Janecki CJ, McLeod P, et al. Efficacy of various forms of fixation of transverse fractures of the patella. J Bone Joint Surg [Am]. 1980;62:215-20.

25 例新鲜尸体膝关节横行骨折后用以下方式固定：钢丝环扎、钢丝张力带、Magnusson 线及钢丝张力带改良型，同时测量股四头肌肌力、屈曲角度和骨折分离情况。骨折块的分离在 Magnusson 线及改善的钢丝张力带术式中远小于钢丝环扎术或标准的钢丝张力带术。支持带的修复可促进稳定性，这似乎是较少刚性修复中最重要的。作者推断在治疗髌骨横行骨折时如果要早期活动，则术中应将钢丝直接锚定在骨质上并且支持带也应修复。

# 28 胫骨近端骨折

*Kelly A. Lefaivre and Peter J. O' Brien*

**注意事项**

- 任何胫骨骨骺和干骺端的骨折都应予以评估，以除外是否有血管损伤及筋膜室综合征。
- 内侧和双髁平台骨折系高能量致伤，较为不稳定。对所有膝关节骨折—脱位及相关损伤产生的危险因素都需要进行评估。

**争议**

- 许多作者认为，严重的软组织损伤是切开复位内固定的暂时性禁忌证，并主张进行短期的外固定处理。尤其注意此种情况下前内侧皮肤的损伤，因为此处皮肤最易损伤。

## 切开复位内固定

### 适应证

- 绝对适应证
  - 开放性损伤
  - 筋膜室综合征
  - 骨折合并血管损伤
- 相对适应证
  - 双髁移位合并内侧平台骨折
  - 外侧平台骨折合并关节不稳或者非半月板原因所致的下关节面移位。
  - 任何骨折合并大于 10° 的膝关节内翻或外翻畸形。
  - 髁之间的宽度增加 5mm 以上。
  - 膝关节的骨折 - 脱位
  - 多发损伤患者

### 检查 / 影像

#### 体格检查

- 完成体检及其他损伤的相关检查
- 患肢的检查
  - 检查肢体形态
  - 皮肤状况（肿胀、水疱、利器伤、擦伤）评估
  - 膝部关节内肿胀的检查
    - 累及平台以及其他类型的损伤可能引起关节积血，无菌关节穿刺抽出带有脂肪球的关节内积血可证实关节内骨折
  - 神经检查
  - 血管检查，包括踝臂血压指数检查（和对侧比较）
    - 如果有明确的局部缺血，血管造影术可以为损伤区域定位，但是进一步检查会引起血管探查和血管成形手术的延迟，这种延迟是不合理的。

- 在规定时间复查，因为筋膜室综合征一般发生于损伤24小时。
- 必须进行损伤部位近端和远端的关节检查。

## 影像学研究

- X线片
  - 膝关节的正侧位（图1A）
    - 焦点成像能够评估骨折解剖学位置和平面，及其粉碎和移位情况。
    - 其他损伤如股骨远端、髌骨的情况也可以进行评估。
  - 评估胫骨平台至胫骨结节的骨折线距离。
  - 胫骨的正侧位：下肢全长影像可以评估下肢力线，远端损伤的程度和骨折的成角。
  - 胫骨平台位片：在胫骨正常倾斜位的平面内向远端倾斜10°的定位片，有助于探查潜在的延伸于胫骨平台和胫骨棘的骨折线。
  - 膝关节斜位片：尽管此项检查很大程度地为CT技术所代替，但仍然有助于诊断骨折线延伸于平台的特征。

### 治疗选择

- 交链式支具
  - 如果要进行早期活动，需要充分地复位和固定。
- 确定性外固定
  - 对于确定性切开复位内固定术是禁忌证的不稳定型骨折，可以考虑使用此方法。
  - 可以联合局部切开复位内固定。
  - 尽量早的开始膝关节活动。
- 髓内钉固定
  - 可用于关节外的胫骨近端骨折

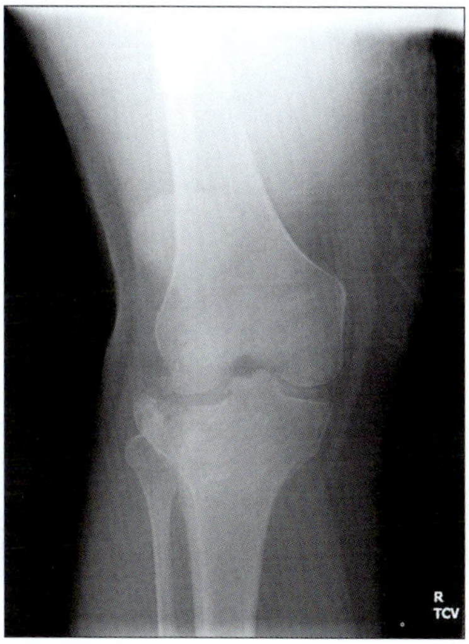


A

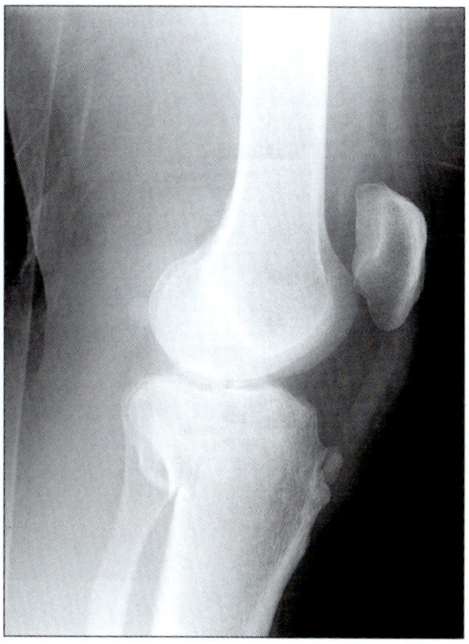

B

**图1**

- 牵引和应力检查：这些检查对于意识清醒的患者进行评估是不实际的，但是对于手术室已麻醉的患者来说，透视检查就可有助于鉴别骨折解剖学和韧带损伤。

■ CT 检查

- 关节周围损伤要求通过薄层 CT 成像技术描述关节结构，此技术是胫骨近端骨折评估的标准。
- 矢状和冠状重建可以更好地描述关节损伤，因为中轴损伤是在损伤的内部（图 2A 和 2B）。
- CT 扫描提供了三维信息，对于复位固定技术非常有帮助。
- 对于单纯的干骺端损伤，大多数人认为此技术没有必要用于所有的术前检查。

■ 磁共振影像学

- 磁共振影像学有助于鉴定合并有胫骨平台骨折的半月板和韧带损伤。
- 一些作者认为此技术可作为常规检查应用于所有的高能量损伤，但是目前对治疗效果仍然没有什么影响。

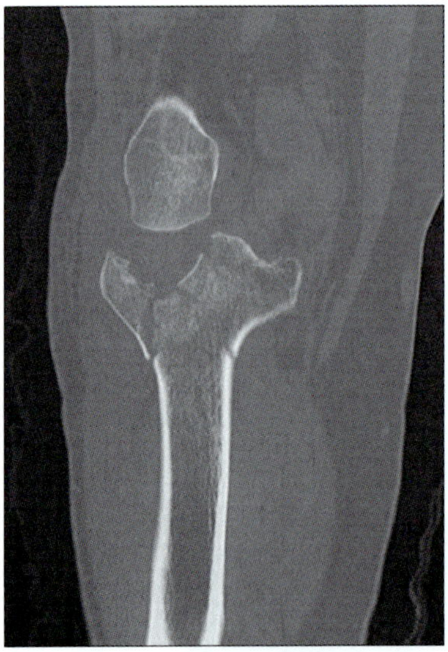

A

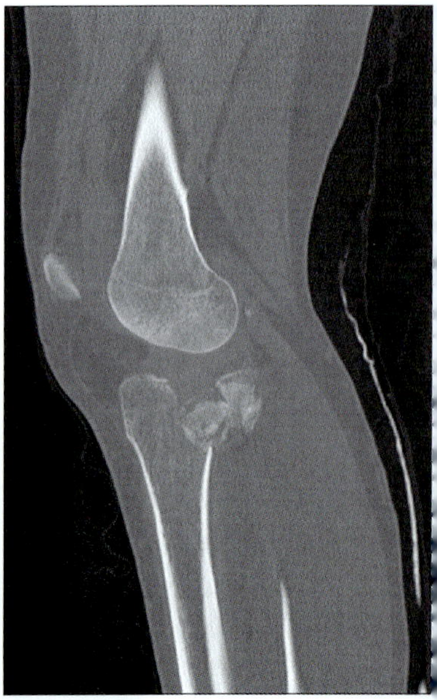

B

**图2**

## 外科解剖学

- 骨折 / 胫骨解剖
  - 胫骨外侧的平面略微高出中间平面，与胫骨干形成一个 3° 的内翻角。
  - 外侧的平面较小而且突出，内侧的平面较大而且凹陷。
  - 60% 的重量通过内侧的胫骨平面，传导至软骨下骨，故其具有更高的骨密度。
  - AO/ASIF/OTA 分型将其分为：关节外骨折、部分关节内骨折和完全关节内骨折，然后根据其粉碎情况将其再分为亚型（图 3A）。

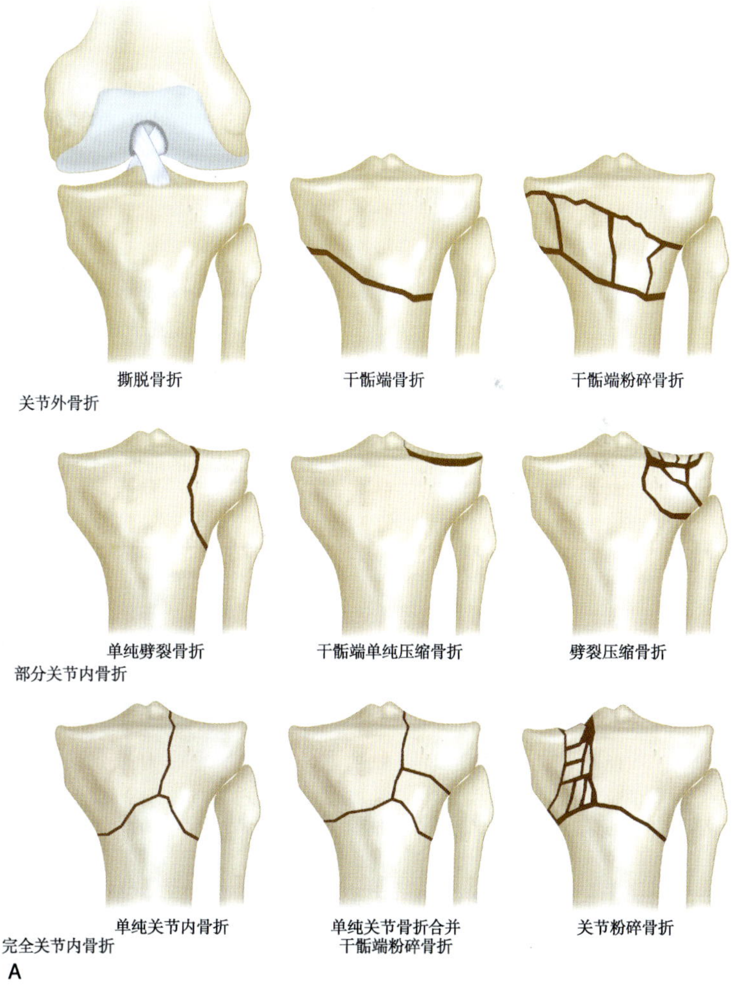


图3

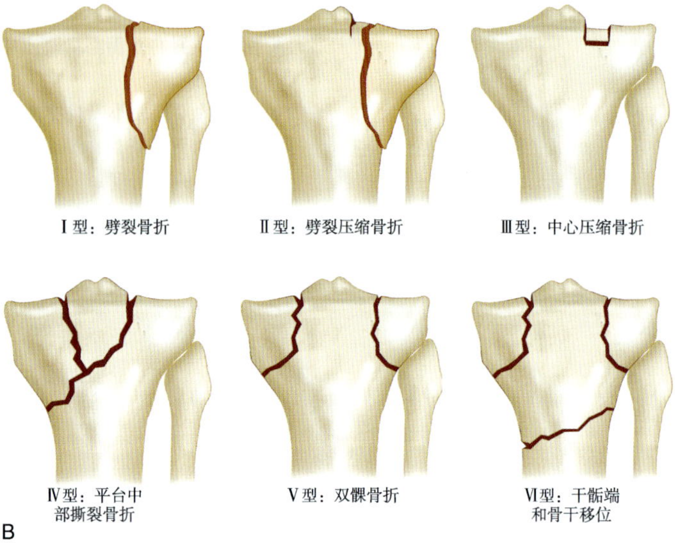


**图3续**

- Schatzker 分型在关节损伤的特征方面描述更清楚，而且对于切开复位内固定患者更适用（图 3B）。

■ 皮肤解剖

- 软组织检查对于手术的时间安排和切口选择具有重要的参考作用。
- 直接位于皮下的前内侧软组织，更容易受到损伤（图 4）。

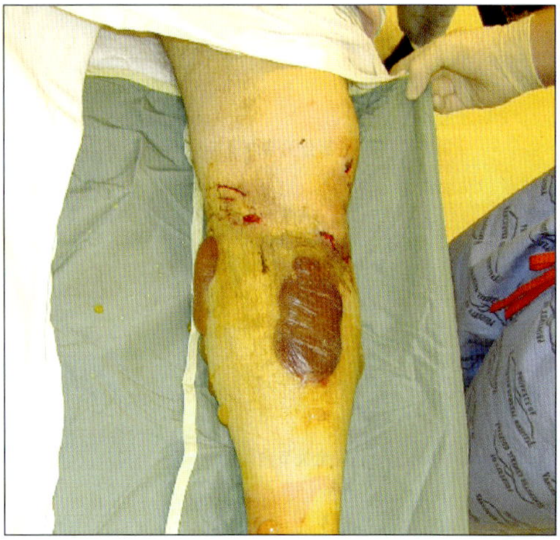

**图4**

**要点**

- 如果要用定位三脚架，应该置于大腿远端，而不是置于腘窝，这样可以允许软组织活动。
- 应该从手术台的对侧拉近透视显示器

**注意事项**

- 膝关节后方的延长的定位器带有坚硬三角垫，此定位器可以控制血液系统，即使在没有止血带的时候也起到作用，可代替止血带。

■ 半月板
- 半月板很可能随着移位的平台骨折而受损，所以需要通过该路径将其复位。
- 外侧半月板小于内侧半月板，但是却覆盖了较大部分的关节面（图 5）。

■ 腘动脉（图 6）
- 腘动脉在从胫骨平台下行过程中，其近端被大收肌肌腱固定，远端被比目鱼肌肌腱固定。
- 在比目鱼肌的纤维弓前方，腘动脉分为胫前动脉、胫后动脉和腓动脉。

■ 腓总神经和胫神经（图 6）。
- 这些神经于腘窝上方分支，胫神经走行于后骨筋膜室深部。
- 腓总神经穿过后方行走于腓肠肌外侧头，并且行走于皮下环绕腓骨小头，然后分为深浅两支。

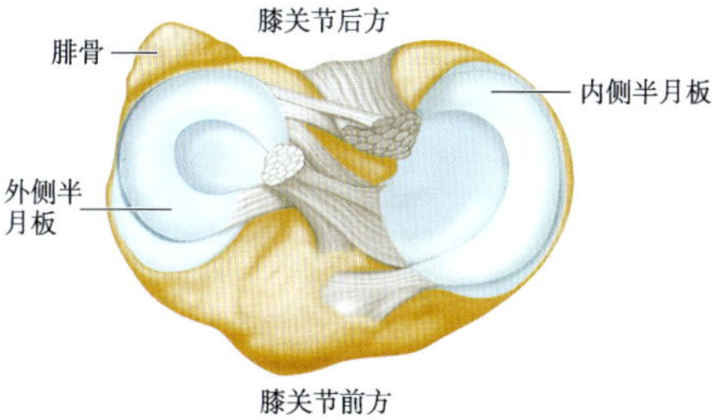


**图5**

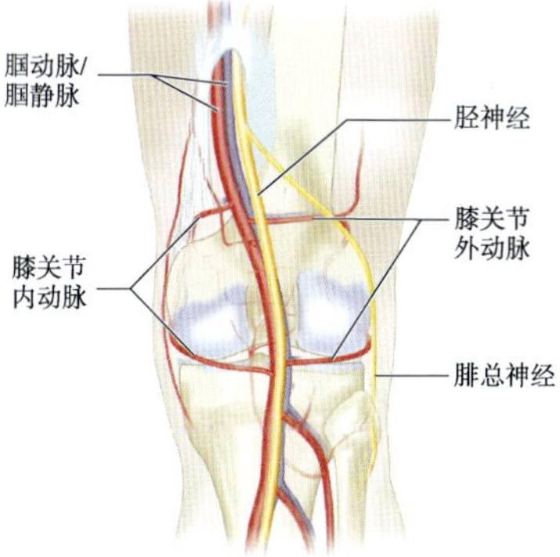


**图6**

## 器械

- 可透过射线的膝盖弯曲三角软垫系统是非常理想的。多角的三角装置，或者多种型号的三角形，都非常有用。

## 争议

- 一些外科医生倾向于应用屈膝的手术台，这样可使患肢悬挂于手术床的末端。此法适用于腿部牵引和重力复位。

- 肌肉解剖（图 7）
  - 前骨筋膜室包绕了胫骨前外侧，胫骨前内侧直接位于皮下。
  - 侧骨筋膜室位于前骨筋膜室的后方，包绕腓骨。
  - 后骨筋膜室的深部位于和浅表部胫骨的后方。

## 体位

- 可根据骨折解剖以及拟定的复位固定方式决定对患者体位。
- 病人常常仰卧位于能透过射线的手术床上（图 8A）。
  - 小软垫的使用取决于拟行的手术入路方法。
  - 止血带置于术侧的大腿高位。
  - 无菌膝关节屈曲软垫的应用使肢体能够屈曲姿势定位或者以伸直姿势定位。
  - 4 种肢体定位图可应用于经后内侧的手术入路。
- 可以使手术床处于弯曲状态来定位，以便使腿下部避免悬挂带来的不适（图 8B）。
- 一些骨折类型要求俯卧位，以直接的后入路来进行手术。

## 入口和显露

- 胫骨近端的前外侧入路
  - 从股骨外侧髁后面做 S 形切口，跨过关节水平，向远端延伸约一指宽到达胫骨顶端的外侧，跨越适当的长度显露骨折处（图 9）。
    - 只有在需要的时候才可以使用此入路的切口近端，因为切口远端 $^2/_3$（相当曲棍球棒的形状）常常就足够了。

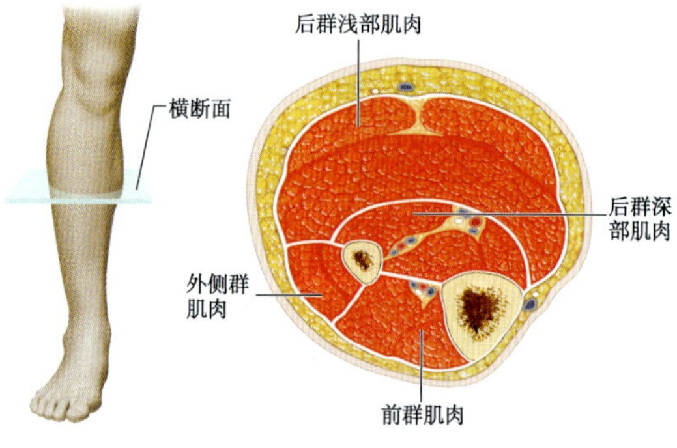


图7

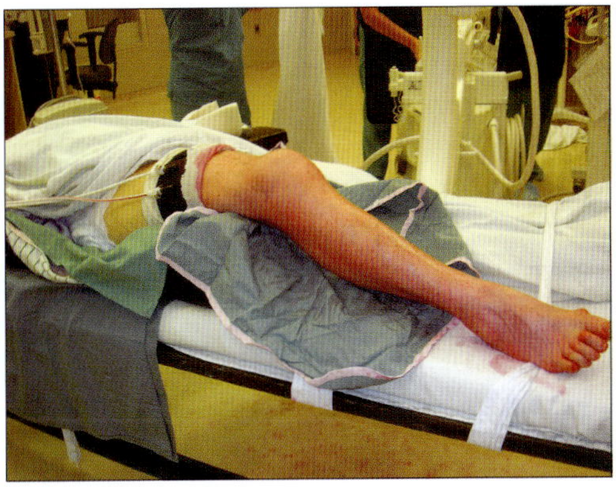
A

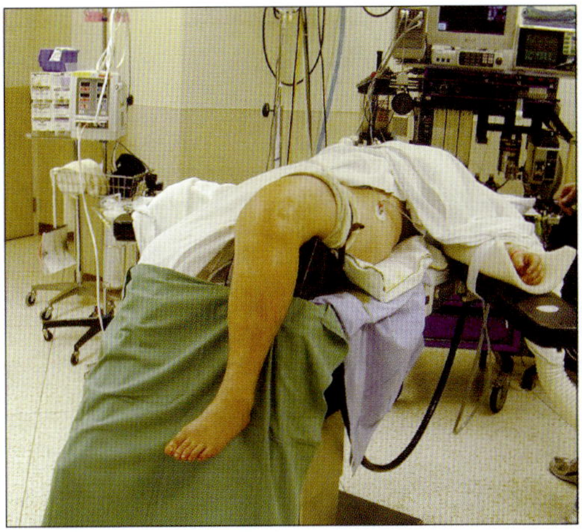
B

图8

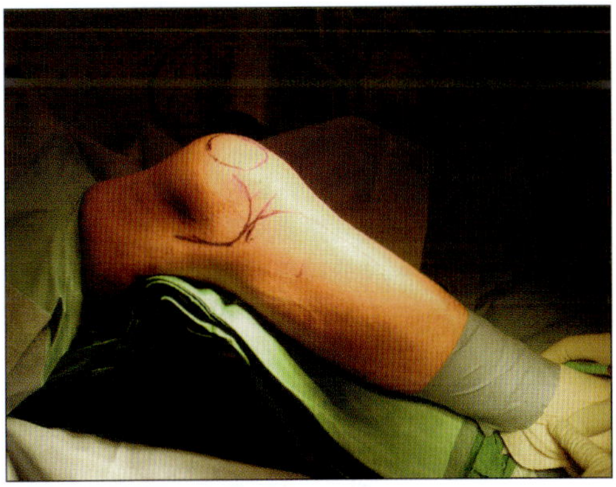

图9

### 要点

- 如果要行筋膜切开术，首先要做适合内固定术的切口。
- 半月板中的牵引缝能使得半月板下方入路对胫骨平台有更好的可视空间。
- 对于横向的胫骨平台骨折，在手术最后阶段保护和修复半月板非常关键，这决定了最终的修复效果。
- 股骨移位可能是内侧移位或者外侧移位，这依据骨折的类型（外侧移位发生于外侧髁骨折，内侧移位发生于内侧髁骨折）。

### 注意事项

- 双切口（同时行前外侧切口和后中部切口）已经成为胫骨平台双髁骨折的标准（图 12）。
- 内侧接骨板不能够通过正中切口置入,因为正中切口损伤软组织。

  - ◆ 切口必须小心保持在胫骨前缘的外侧（1cm），以免切口直接位于皮下的胫骨上方。
  - ◆ 骨折的解剖学特征和拟行的固定方法决定了皮肤切口的长度。
  - ◆ 如果使用最微创的接骨板内固定技术，那么可以经过此切口的中段。
  - ◆ 对于关节外骨折，可以使用此切口的中远段。
- 然后从前骨筋膜室游离出胫骨体，位于胫骨平台的下方。
  - ◆ 此方法使髂胫束附着于外侧的平台骨折块，从而保护它的血运（图 10）。
  - ◆ 在骨膜下谨慎地切开，可以保护前骨筋膜室的神经血管。
  - ◆ 如外侧半月板完整，冠状韧带可被切开，将半月板牵开。

■ 胫骨后内侧入路

- 患者仰卧位，按照图 4 实施。
- 皮肤切口在胫骨后内侧，在及鹅足其肌腱后方，在腓肠肌的前方（图 11A）
- 在半膜肌和腓肠肌内侧头之间的间隙切开（图 11B）。
  - ◆ 如果需要的话，可以将鹅足肌向远侧牵拉，或者分离后再修复。
  - ◆ 必须小心仔细分离，切勿损伤内侧副韧带的深层组织。
  - ◆ 腓肠肌内侧头的切开有助于暴露术野，但是要谨防损伤膝下内侧动脉。
  - ◆ 通过这个入路所获得的关节内视野非常有限，常规是在关节外复位；因此，关节切开不是常规操作。

■ 直接后路手术

- 此入路要求患者俯卧位。
- 皮肤切口从近端外侧到远端内侧，呈弧形。
- 在切口的远端可以看到短的隐静脉，其外侧伴行着内侧腓肠皮神经。

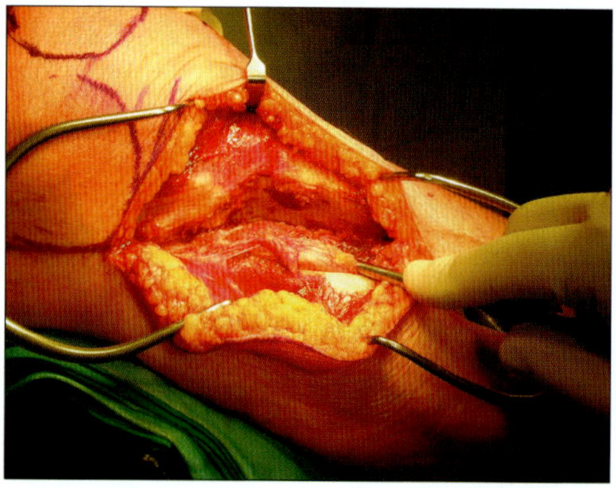

图10

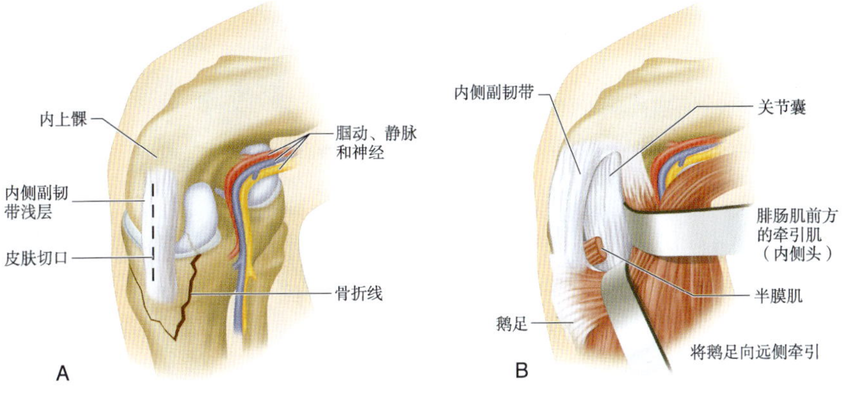
内上髁
腘动、静脉
和神经
内侧副韧
带浅层
皮肤切口
骨折线
A
内侧副韧带
关节囊
腓肠肌前方
的牵引肌
（内侧头）
半膜肌
鹅足
将鹅足向远侧牵引
B

图11

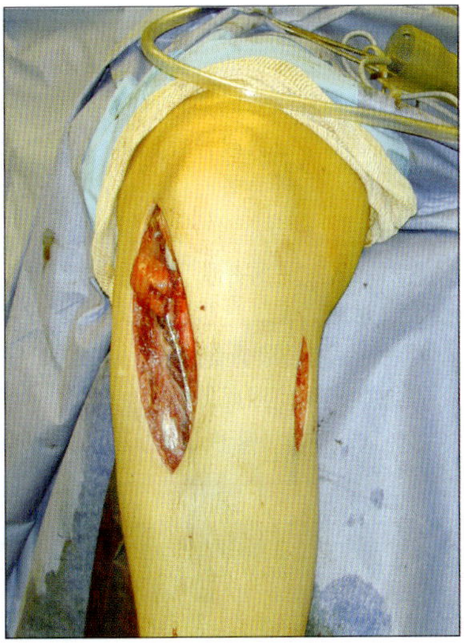

图12

## 争议

- 髂胫束的止点可置于适当的位置（见图 10），可以像此处描述的一样处理，也可以随同小腿中连续的前骨筋膜室外膜被剥离（图 13），这在理论上会损伤平台骨折块处的血运，作者倾向于让它附着于局部。
- 如果关节损伤在外侧平台的内侧，而且没有在半月板下面，那么外侧半月板的前角就可因切割而游离出来并向侧面回缩，这是在它可以适当回缩的前提下。
- 切口可以像描述的那样做“S”形，或做成直切口或曲棍球棒样切口。我们发现 S 形切口是最可延伸的。

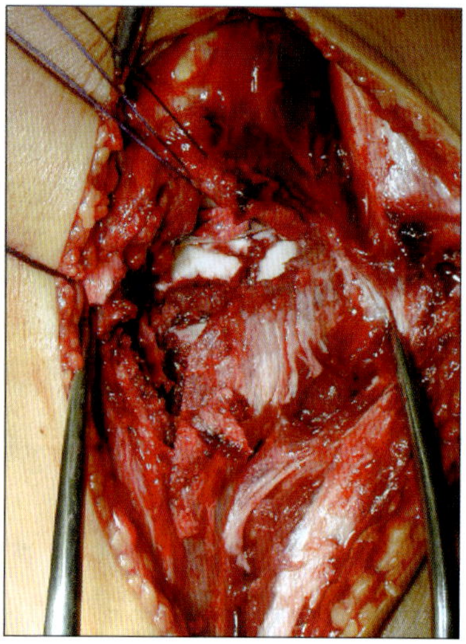

图13

## 要点

- 当清理塌陷的关节内骨折块时，最重要的是尽可能多的清理软骨下的骨片和关节软骨。一旦压缩处被填充并用移植骨或骨替代物支撑起来后，将对关节面提供最好的支撑作用。
- 人们总是优先放置移植骨，而不是给予暂时的固定。这包括克氏针、内固定螺钉和股骨骨穿针。
- 如果在之前预先使用外固定器，则它可以被用做撑开牵引装置。

- 使用剪刀，两者都可以从内侧腓肠皮神经（胫神经）的起点开始向后分离。
- 沿着股二头肌内缘可以鉴别分离出腓神经并向远端切开暴露。
- 沿着小隐静脉可以逆行追溯到腘静脉；伴随动脉位于其深部内侧。
- 为了获得手术通路，可以把腓肠肌内侧头和外侧头切开。
  - 腓肠肌的一个头可以游离并随血管神经束牵拉到对侧。其方向可因骨折部位和拟行的固定方法不同而不同。这可使后侧平台暴露而避免损伤血管神经。
- 使用此切口完成关节外骨折复位时，不常规直接暴露关节面。

# 步骤

## 步骤 1：关节面复位

- 襞裂或裂缝凹陷性外侧胫骨平台骨折
  - 平台襞裂塌陷性的襞裂提供了显露关节面塌陷的通路（图 14A）。可以用骨膜起子或冲子将塌陷的关节面抬起来。（图 14B）

- 被抬起的碎骨块可以用克氏针暂时固定起来。因抬起关节碎块而产生的骨质缺损可以用移植骨或骨替代物来填充。
- 抬起的碎块一旦被固定后，骨折裂开部分即被关闭，暂时被关节周围复位钳或大骨折块复位钳固定在适当位置。
- 下一步，从内侧到外侧打入克氏针，不影响接骨板放置（图15A）。

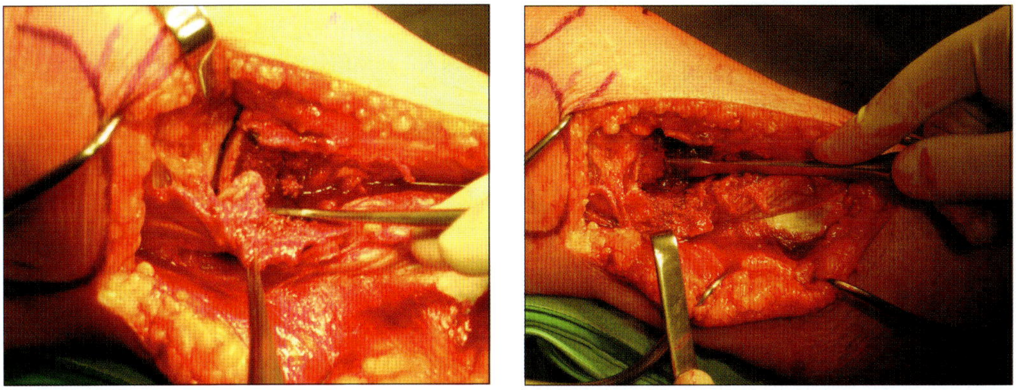

A　　B

**图14**

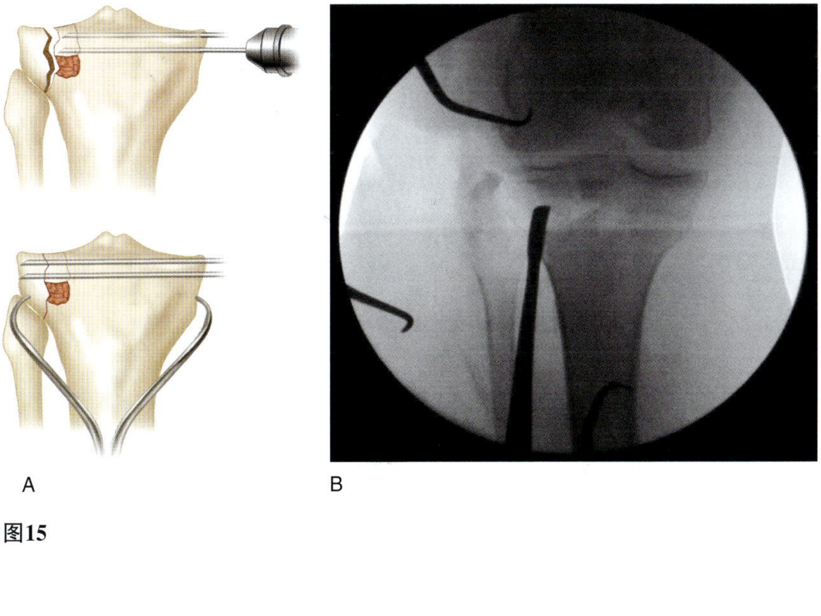

A　　B

**图15**

## 注意事项

- 在关节外粉碎性骨折的情况下，损伤区域应该给予连接，损伤肢体应该恢复对线。关节外粉碎性骨折的广泛的切开复位内固定会危害骨折区域的生物学特性，并导致感染、不愈合及畸形愈合的风险增加。
- 如果髁间棘被牵涉并且移位，那么需要重新定位。可以用缝线固定它们，如果足够大的话也可用螺丝钉固定。
- 用强有力的复位钳复位关节骨折块，髁的过度压缩有可能而且应该避免。

## 器械 / 植入物

- 小的填塞物和大的骨膜起子（用来翘起压缩的关节骨折块）
- 大的骨折块复位钳或关节周围复位钳
- 股骨分离器
- 克氏针，大直径的克氏针

## 争议

- 此处描述的技术包括将粉碎的髁间棘复位和固定于胫骨干上，随后是更多复杂的处理。但是，对于有些骨折类型来说，也有人可能会首先将双髁的关节碎块复位固定在一起，随后将其复位固定于胫骨干上。

    - 克氏针可放置于前外侧到内侧，以远离接骨板要放置的位置，但是作者更喜欢前者。
  - 可通过半月板的形态或 X 线检查来判断复位情况（图 15B）。
- 外侧胫骨平台的单纯塌陷骨折
  - 这种损伤方式不常见，它要求在干骺端开一个 2cm 见方的窗口，直通受损的骨折块。
    - 可以使用骨凿开个窗口，窗口需要足够大，能够使器械进入操作。
    - 窗口的三面游离，第四面起到连接作用。
  - 一旦从窗口深入，压缩的骨折块将被抬起并可通过 X 线影像评估。
  - 这些骨折块可暂时用克氏针固定。
  - 再次强调，骨缺损需要用合适的移植骨或骨替代物来填充，最后再固定。
- 胫骨内侧平台单纯劈裂骨折
  - 在这些损伤中，骨折线通常会地延伸入髁间窝，或者到达外侧平台的内侧缘。
  - 在干骺端复位内侧平台骨折（图 16），用 X 线影像检查。关节面和胫骨干的整体排列情况对线性。
  - 暂时用克氏针通过切口固定维持复位。或者用复位钳通过小的侧方切口固定。
- 胫骨平台双髁骨折
  - 在这些损伤中，除非胫骨内侧平台无移位，或者有一块较大的骨块可用最小的切口和复位钳操作，否则关节面的复位要求使用两个切口。

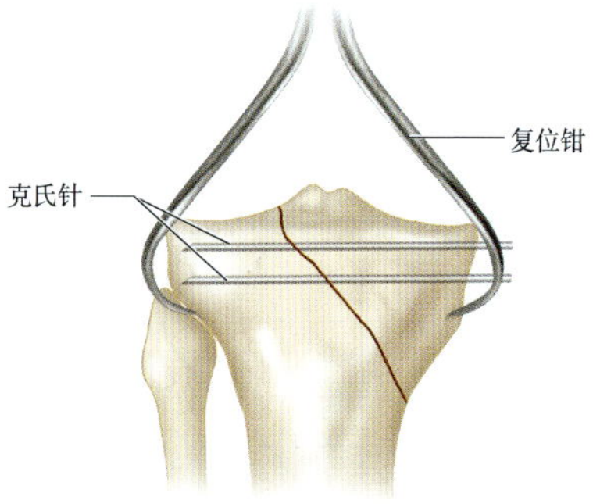


图16

- 一般来说，内侧髁骨折是相对单一的骨折类型，可以首先将其暂时复位固定。外侧髁的骨折通常是劈裂塌陷性骨折，一旦内侧髁复位稳定后，外侧髁可以照此处理。
- 股骨牵开器放置好后，内外侧髁骨折块相互靠近复位，然后用关节周围复位钳固定在一起（图 17A 和 17B）。
- 再次强调，关节下克氏针的暂时使用可以将骨折块固定在一起（图 17C）。

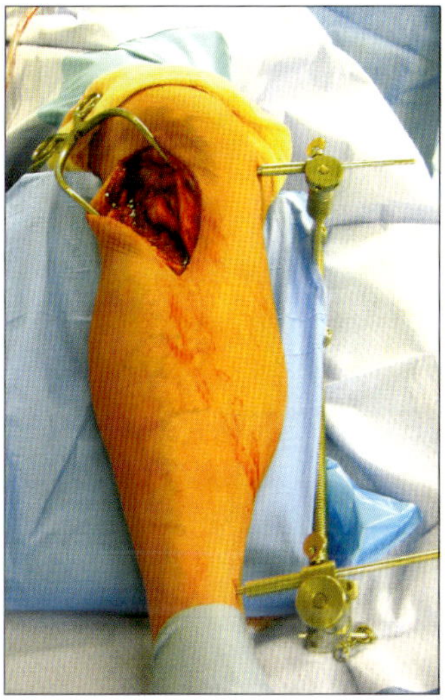

A

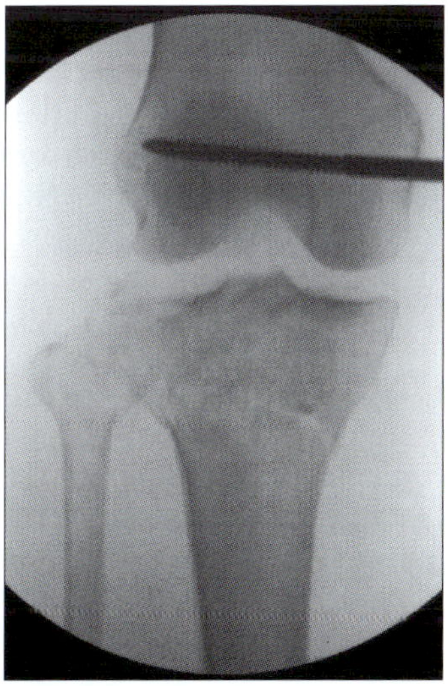

B

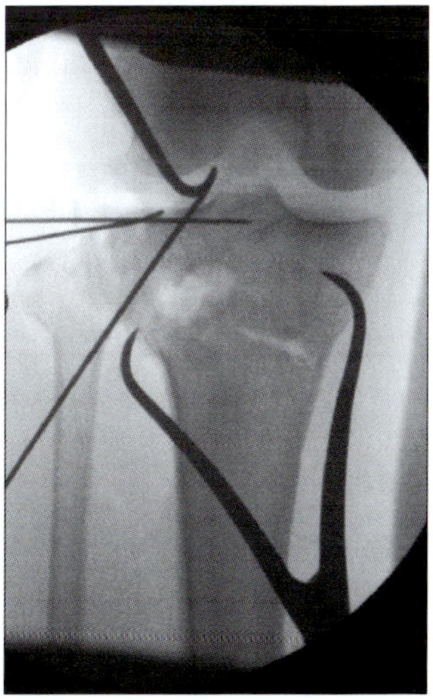

C

**图17**

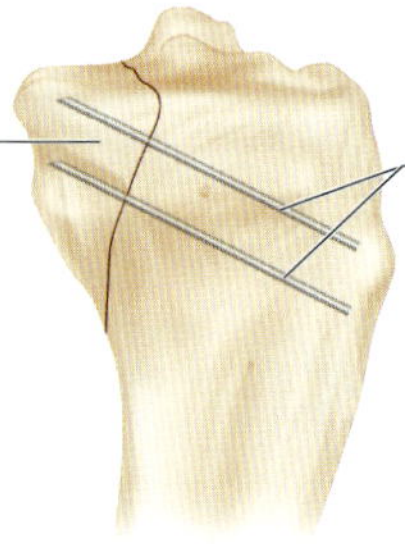


图18

■ 后方剪切应力性胫骨平台骨折
  - 和前路手术不同，使用直接的后路手术不显露关节面。
  - 通过骨折部位，可以将关节骨折块抬起，并通过 X 线影像进行评估。
  - 一旦复位，这些骨碎块可以用克氏针暂时固定。
  - 下一步，髁部剪切应力骨折块复位并用切口外的克氏针固定，克氏针可从内侧或外侧进入（图 18）。

■ 关节外胫骨近端骨折
  - 通常，闭合复位并且经皮接骨板固定是适当的选择。

## 步骤 2：骨移植或骨移植替代物的置入

■ 劈裂或劈裂压缩性胫骨外侧平台骨折
  - 在一个单纯的劈裂骨折中，这一步是不需要的。在一个劈裂压缩性骨折中，因抬高关节面造成的下方骨质缺损必须填充，以此来保证对抬高的关节面的结构支撑（图 19A）。
  - 既往是用自体骨移植物或同种异体移植骨小片来填充，但是随着时间的推移此方法发生了改变。
  - 自体骨移植物必须在劈裂的骨折块复位之前使用（图 19B）。
  - 骨移植替代物通常也用于襞裂骨折块复位之前，但有时也用于复位之后。
    - ◆ 市场上，许多具有骨传导结构的骨替代移植物在应用。

### 要点

- 填充物的应用允许关节面下自体移植骨具有最大的密度。
- 可注射的移植替代物在接骨板固定后可以实施。
- 如果骨移植替代物不可用，那么任何劈裂塌陷性骨折可以应用髂嵴作为移植骨。

### 注意事项

- 如果对移位的髁间棘复位失败，应该在操作过程中修改固定方案，因为对此结构的复位是必需的

## 争议

- 磷酸钙黏固膏的优越性目前已经具有一级水平临床证据，其对关节骨折块的支撑作用已通过 X 线影像证实。
- 从减少复发率和减少手术时间考虑，我们赞成在大多数病例中使用磷酸钙黏固膏。

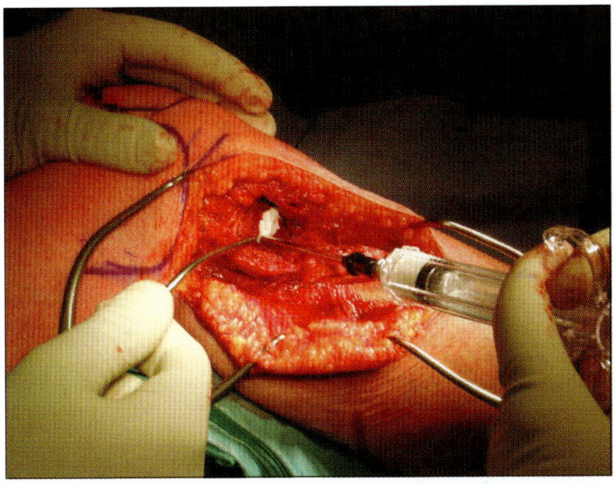

A

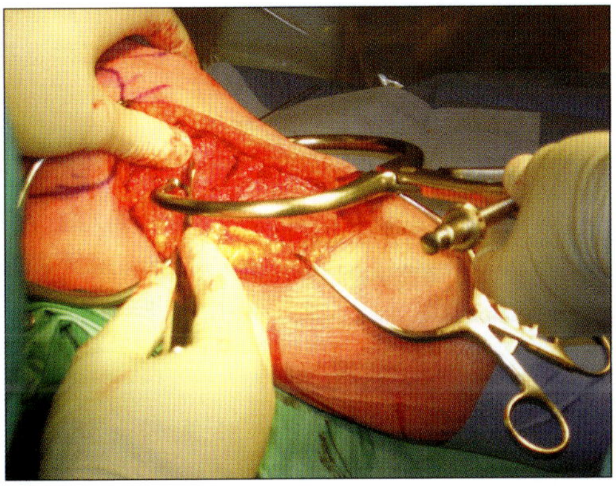

B

**图19**

- ◆ 膏状骨替代物（即磷酸钙）具有相当的黏固性而容易干燥变硬，可以通过一个小窗口注射进去，因此可在劈裂复位之后置入。

■ 单纯的压缩性胫骨外侧平台骨折

- 骨移植物或移植替代物提供的支撑具有同样重要的作用。
- 如步骤 1 中的窗口一样，在骨皮质窗口关闭之前，窗口用来置入移植物。
- 再次强调，可注射的替代骨移植物可在手术过程的任何时间置入。

■ 胫骨平台双髁骨折

- 在这种骨折类型中，重要的是将其变成近端简单骨折。
- 如果计划使用外侧锁定接骨板，这是在骨折块之间进行加压的唯一选择。
- 另外，要小心选择放置螺钉的位置，应预先考虑到接骨板的放置。

## 要点

- 必须在髁间螺丝钉置入之前获得令人满意的关节面复位。
- 在正位片中（尾部 10° 角）进行仔细的 X 线检查，通过侧位片确保螺丝钉在关节面外。
- 如果拟置入无锁定的胫骨近端接骨板，就需要较多的软骨下螺丝钉。

## 注意事项

- 此阶段，软骨下螺丝钉的最佳位置通常是关节周围接骨板的位置，此处具有便于固定的特殊解剖位置。
- 如果计划使用锁定板，螺丝钉的轨道必须考虑，因为在锁定板中穿过板子的螺丝钉不能更改位置。

## 器械 / 植入物

- 大骨折块 AO 螺丝钉
- 小骨折块 AO 螺丝钉
- 6.5mm 空心螺丝钉
- 合适的垫圈

## 步骤 3：关节面的固定

- 劈裂或劈裂 - 压缩性外侧胫骨平台骨折
  - 在单纯的襞裂骨折中，使用带垫圈的大的 AO 螺丝钉能获得充分的固定，且此法常常通过小的切口完成（图 20A 和 C）。
  - 在劈裂 - 压缩骨折中，螺丝钉暂时的固定可以加压劈裂的骨折块，并且在不使用复位钳的情况下允许接骨板置入。
    - 如果计划使用锁定接骨板，这是骨折块加压的唯一机会。
    - 通常将螺丝钉从外侧向内侧拧入。所需的螺丝钉数量要根据骨折情况。
    - 大的骨折块螺丝钉或小的骨折块螺丝钉都可以在这里使用，有时需要用空心螺丝钉。
    - 通过透视导向进行钻孔来保证孔道直接通过软骨下，从而使螺丝钉像竹排样位于关节面下方。
    - 必须选择好适合本步骤的最终的接骨板，保证骨折块下方的螺丝钉头不会阻碍接骨板。
- 单纯压缩型胫骨外侧平台骨折
  - 一旦压缩的部分被抬起之后，小骨折块螺丝钉成竹排样组成置入软骨下以支撑关节面（图 21A 和 B）
  - 通常不需要用接骨板固定
- 单纯的胫骨内侧平台骨折
  - 尽管在这些损伤中没有因骨块嵌入需要复位，骨折块之间仍需要用螺丝钉加压。
- 胫骨平台双髁骨折
  - 在此骨折类型中，下一步操作需要根据骨折情况来定。
  - 如果拟使用双接骨板，且内侧的骨折块为简单骨折，则先用支撑钢板固定内侧骨块。
  - 如果内侧髁骨折为简单骨折，而拟定使用单纯的外侧锁定接骨板，那么先使用复位钳将内侧髁复位，然后在双髁之间固定。

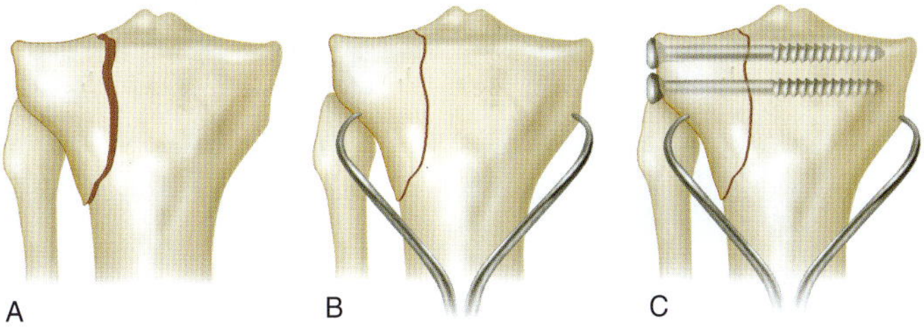


图20

**要点**

- 锁定板系统不能在骨折块中加压，不能用于调整复位
- 锁定头螺丝钉不能把接骨板压迫在胫骨上。
- 波形接骨板的放置不适当及加压螺钉或装置的应用，将导致复位不良。

- 如果在外侧使用锁骨接骨板。此时在骨折块之间实施的加压是唯一的一次加压机会。

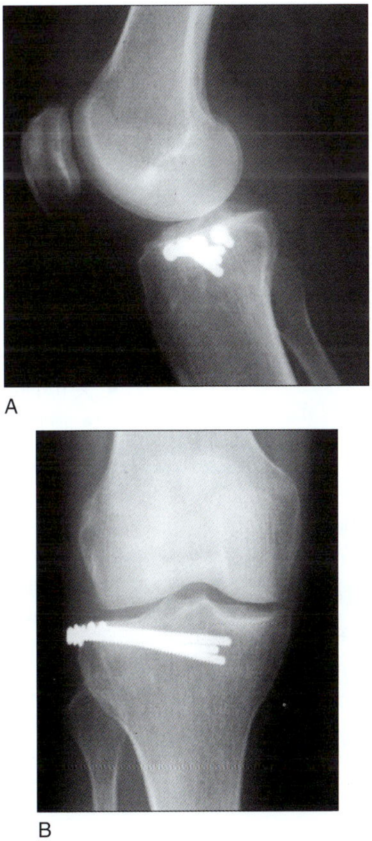


图21

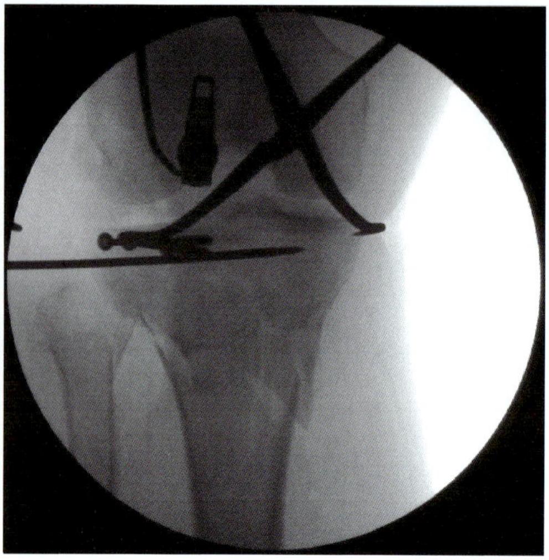

A

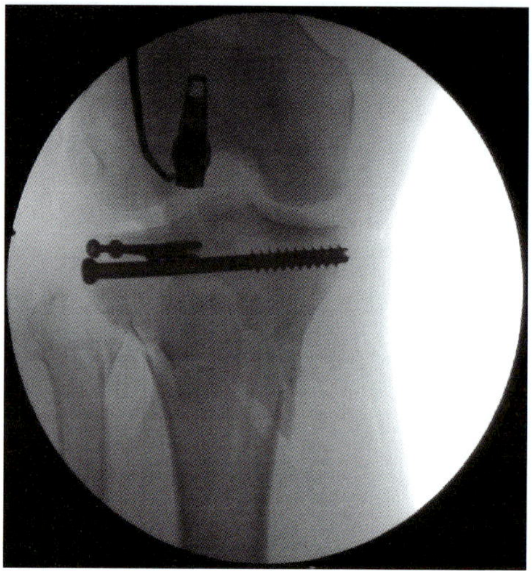

B

图22

**器械/植入物**

- 关节周围的波形接骨板系统，锁定或非锁定。
- 微创锁定接骨板系统
  - 要适当地熟悉该系统，洗手护士也应当熟悉该系统，这是很重要的。
- 处理小骨折块的设备

**争议**

- 最后的固定时间目前还有争议，许多人提倡，对于较高能量的损伤应该用阶段性的入路。
- 我们发现，避开受损的前内侧皮肤是可行的，在切口远离水疱的情况下，避开前内侧皮肤行早期切开复位内固定是很恰当的。

  - 同样，为了接骨板更好地放置，我们应该小心安放螺丝钉的位置（图22A、B）
- 如果内侧干骺端粉碎性骨折影响复位，可以先将近端骨折块可以用复位钳复位，将双髁固定。使其变成一简单骨折。

■ 后方应力胫骨平台骨折
- 在骨折类型中，透视下，从后方向前方拧入螺钉使骨折块加压。
- 同样，从内向外的螺钉或从外向内的螺钉可通过小切口放入。

■ 关节外胫骨近端骨折
- 通常，从外侧放置预弯的锁定钢板进行固定。

## 步骤4：最后的稳定

■ 劈裂或劈裂—压缩性胫骨平台外侧骨折
- 对于单纯的劈裂骨折，如果是简单骨折且骨质良好，用骨折块间螺钉作为最终的固定来复位。
- 劈裂—塌陷骨折要求对凹陷的骨块进行另外的支撑。
  - 目前已经从标准的固定板系统发展到经预弯的关节周围固定板系统。
  - 通常，对于具有正常的骨质强度的患者来说，非锁定接骨板技术对这种骨折类型是足够的。对于骨质疏松的骨折来说，锁定板可提高其稳定性。

- 小接骨板中的多个小骨折块螺钉提高了比大块接骨板具有更好竹排样支撑功能，我们更倾向于在劈裂 - 凹陷骨折中应用。
- 如果系统支持接骨板放置于胫骨外侧，克氏针通过螺钉孔或特殊的线孔暂时置入（图 23A）。
- 首先，板子的远端对胫骨干是安全的。
- 透视下将软骨下螺钉置于关节面下（图 23B）。然后保持干骺端的螺钉置于接骨板上（图 23C）。

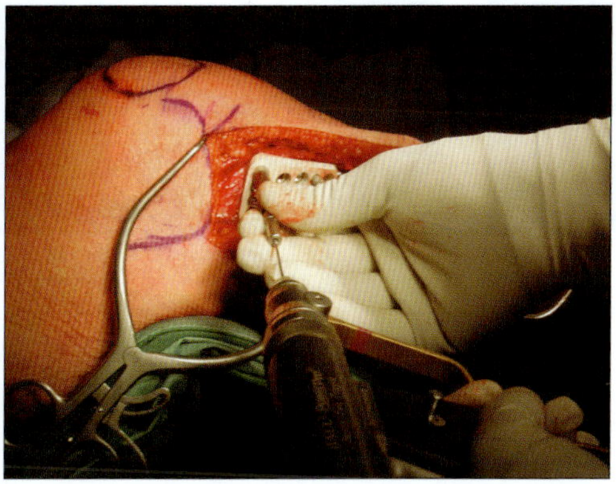

A

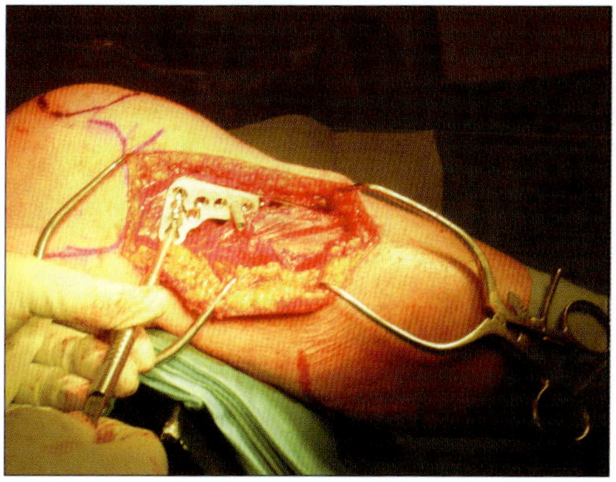

B

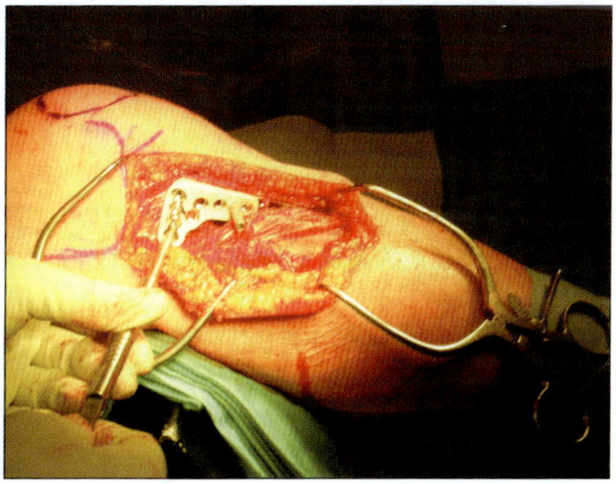

C

**图23**

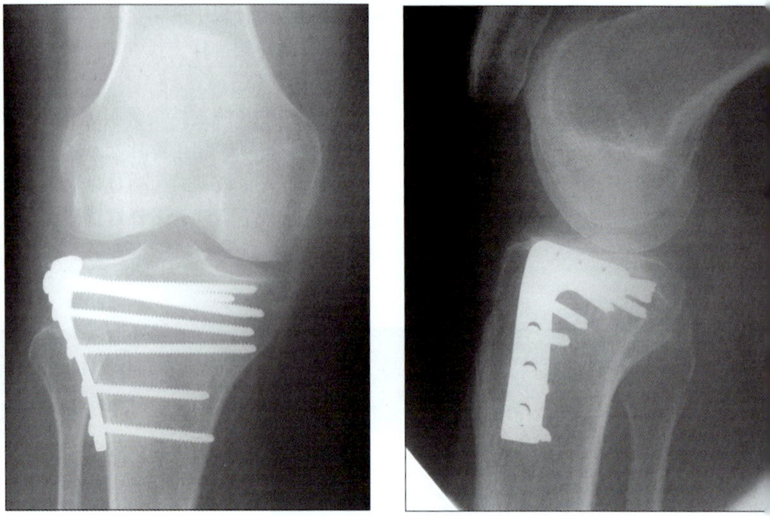

A　　B

图24

- 根据此入路，固定板放置于髂胫束上方。如果髂胫束已经被抬高，板子应置于其下方。这样便于用 X 线影像评估接骨板的位置，以确保螺钉位于软骨下适当位置（图24A ~ B）。

■ 单纯凹陷型胫骨平台外侧骨折
- 这种骨折、软骨下螺钉的竹排样固定能提供充分支撑。

■ 单独的胫骨平台内侧骨折
- 单独的一个后内侧钢板能够满意大多数这种类型的骨折固定（图 25A ~ B）。
- 可使用内侧预弯接骨板或标准的小骨块接骨板

■ 胫骨平台双髁骨折
- 此有多种选择，应根据骨折解剖和移位的情况来决定。
- 对于干骺端内侧粉碎性骨折，我们推荐使用双接骨板固定（图26A ~ B）

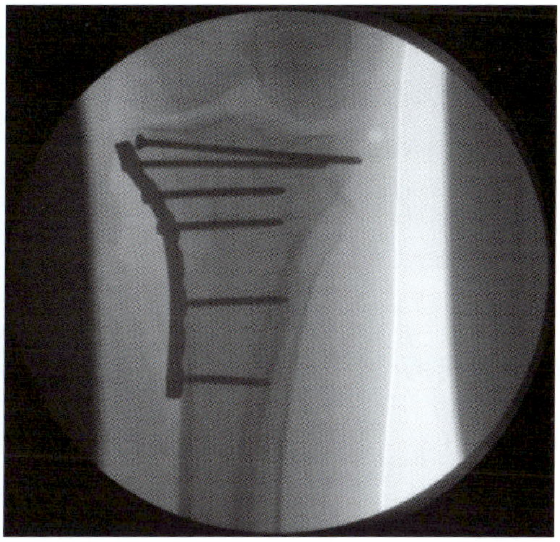
A
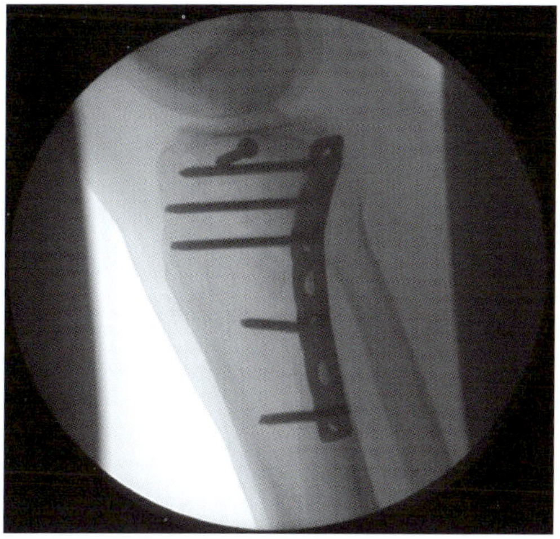
B

图25

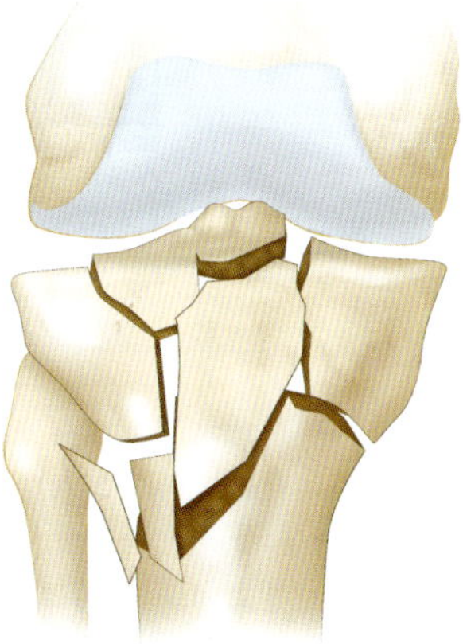
A
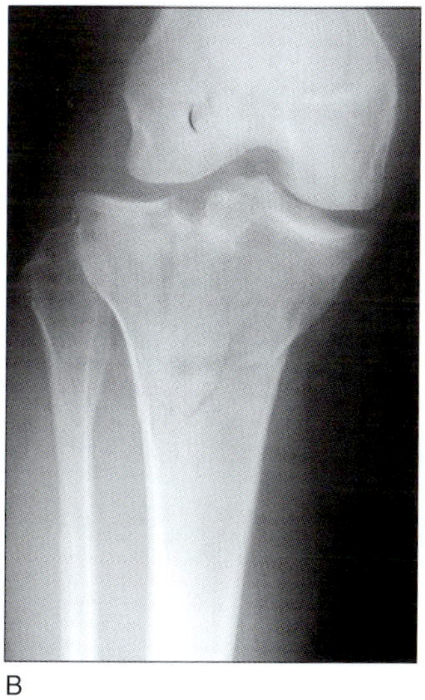
B

图26

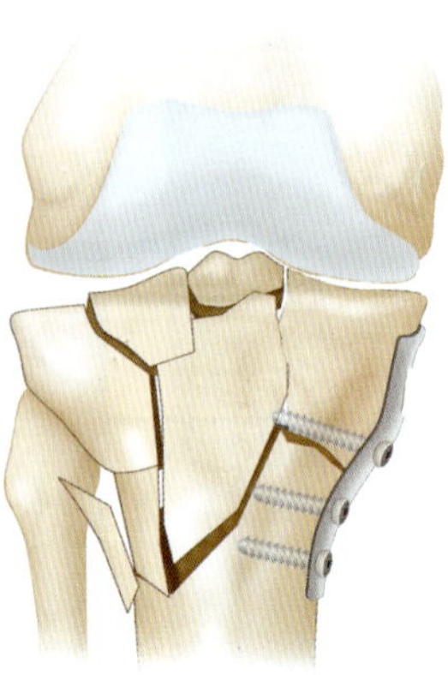

A

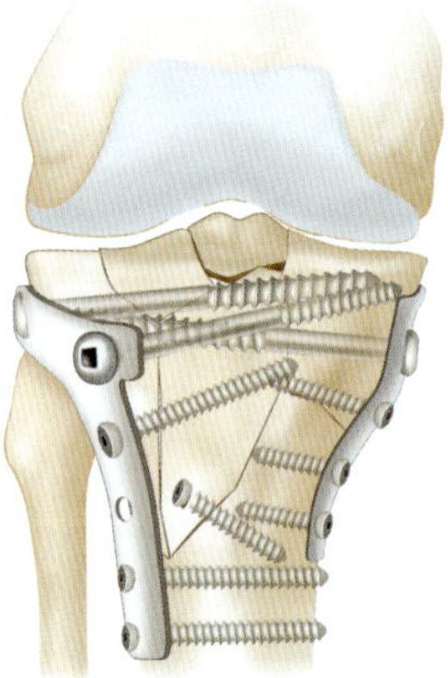

B

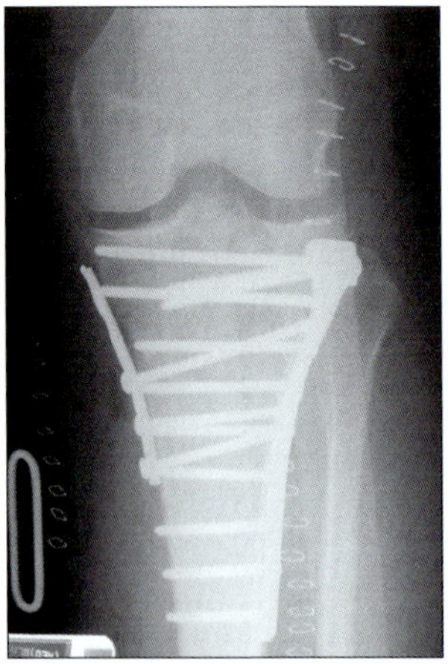

C

**图27**

- 在此情况下，首先应该使用小支撑弧形接骨板来支撑内侧骨折块（图 27A）。
- 接下来在外侧使用关节周围固定板进行复位和固定，方法和上面描述的类似（图 27B ～ C）。
- 如果干骺端粉碎比较广泛，可以使用微创固定板系统，以减少对软组织的损伤。

- 如果内侧的骨折是简单骨折（即没有粉碎），可以从内侧使用股骨牵开器或复位钳将内侧复位，在此情况下，最好使用一个简单的外侧锁定系统（图 28）。

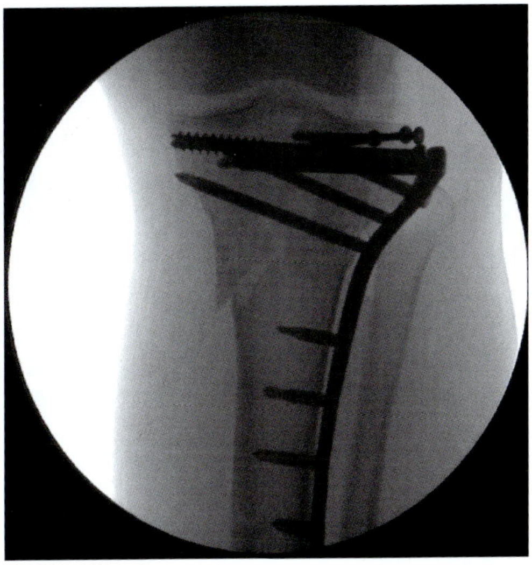

图28

- 可以切开固定也可以用微创系统。

- 后方剪切应力胫骨平台骨折
  - 使用支撑接骨板将骨折块支撑起来。
  - 目前没有特殊的预弯钢板用于此类骨折。
  - 对于固定坚强应力所致的碎块，小块 T 形固定板是很好的选择。
  - 必须使用 X 线影像检查螺钉的放置，确保它们在关节外。
- 关节外胫骨近端骨折
  - 对于关节外骨折的较好方法是在牵引的情况下采用闭合复位技术。
  - 微创固定系统（如 LISS）在骨折部位没有广泛剥离的情况下施行固定。
  - 特有器材（带螺纹的推拉装置）可用来将骨干向锁定板方向提拉。帮助复位。

## 步骤 5：闭合伤口

- 伤口要充分地冲洗。
- 松止血带后充分止血，把术后血肿发生的可能性降到最小。
- 半月板要仔细地修复到冠状韧带。
  - 如果外侧显露时里袖状牵开，则在缝合半月板时需要通过其间隙，并在缝合袖状组织时将其收紧。
- 如果可能的话，前方筋膜室应该被固定在接骨板的外侧。如果髂胫束被剥开将接骨板放置于其下方，在接骨板上方，单层修复完整的外侧组织层（图 29B）。
- 可吸收缝线缝合皮下组织。
- 皮肤无张力缝合。

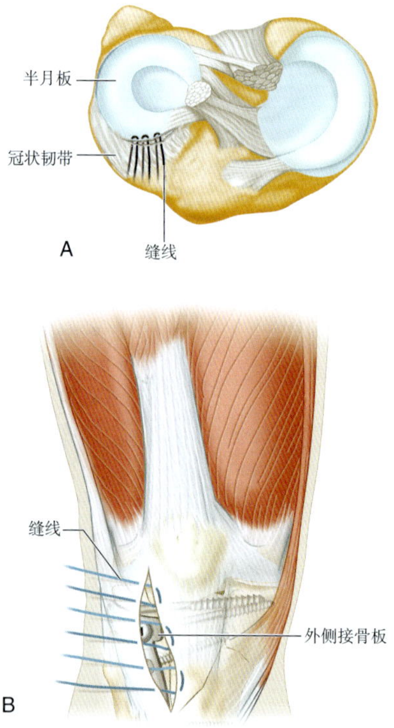


图29

要点

- 基于稳定固定方法的关节复位损伤最小。
- 大部分的骨不连或愈合不良集中在高能量骨折的干骺端。

注意事项

- 应该积极治疗术后感染。如果充分地治疗感染失败，或总是盲目遵从患者的意见，那么将导致软组织缺失、感染性的骨不连接或膝关节的脓毒性关节炎。

争议

- 目前没有深部静脉血栓形成、肺动脉栓塞或者因这些损伤导致死亡的证据，而且没有预防深部静脉血栓形成的明确指导方针。
- 在我们研究所，对没有并发深部静脉血栓较大危险因素的患者，我们没有给予预防措施。

## 术后护理和预后

### 术后护理

- 伤口用无菌松厚的辅料覆盖。
- 为了防止伤口并发症的发生，应该对患者进行密切的随访，在术后 10 ~ 14 天对患者进行临床观察。
- 将患者腿部置于功能恢复支具，使其运动范围没有限制。
  - 对于直接使用后路手术处理的后部应力损伤，采用短期的 10° 伸展支具有助于把关节面的再嵌入损伤降至最小。
- 康复治疗非常关键，它有助于更好的预后，应该早期无限制地进行主动活动度锻炼。
- 根据骨折类型和固定的稳定性，鼓励动员患者进行非负重锻炼或趾尖接触性负重锻炼。
  - 建议患者锻炼踝关节活动范围，防止跟腱萎缩。
- 一般在 12 周左右，根据骨愈合的状况逐渐开始负重锻炼。
- 负重锻炼到一定程度，患者应该进行步态、本体感觉及力量加强等方面的练习。

### 预后

- 治疗结果取决于患者因素损伤因素及手术因素。
- 正常序列的恢复和关节复位决定了治疗结果(Barei et al., 2006)。
- 对于高能量损伤骨折类型，远期的效果并不乐观，但总体而言还是令人满意的（Rademakers et al., 2007)。

## 证据

### 专家评论

Barei DP, Nork SE, Mills WJ, et al. Functional outcomes of severe bicondylar tibial plateau fractures treated with dual incisions and medial and lateral plates. J Bone Joint Surg [Am]. 2006;88:1712-21.

Ⅳ级水平（胫骨双髁平台骨折通过双切口进行内外侧板固定）取得了令人满意的效果。关节复位的精确度决定固定的结果。

Bhatticharyya T, McCarty LP, Harris MB, et al. The posterior shearing tibial plateau fracture: treatment and results via a posterior approach. J Orthop Trauma. 2005; 19:305-10.

对于胫骨平台后部剪切骨折，Ⅳ级水平（后路手术和拱形接骨板固定）是一种安全有效地治疗方法

Karunakar MA, Egol KA, Peindl R, et al. Split depression tibial plateau fractures: a biomechanical study. J Orthop Trauma. 2002;16:172-7.

生物力学数据支持软骨下排索螺丝钉的应用，这样可以支撑抬举的

关节碎块并可以于术后延长负重 10 ~ 12 周。

Rademakers MV, Kerkhoffs GM, Sierevelt IN, et al. Operative treatment of 109 tibial plateau fractures: fi ve- to 27-year follow-up results. J Orthop Trauma. 2007; 21:5-10.

根据Ⅳ级水平，由于这种标准外科技术的应用，胫骨平台骨折的远期治疗效果极好。但由于创伤后患骨关节炎的风险性高，会导致大于 5° 角的复位偏差。

Ricci WM, Rudski JR, Borrelli J. Treatment of complex proximal tibia fractures using the Less Invasive Stabilization System. J Orthop Trauma. 2004;18:521-7.

Ⅳ级水平（置于外侧的锁定板）可用于复杂的胫骨平台骨折，而不再需要内侧拱形接骨板。

Russell TA, Leighton RK. Comparison of autogenous bone graft and endothermic calcium phosphate cement for defect augmentation in tibial plateau fractures. J Bone Joint Surg [Am]. 2008;90:2057-61.

基于 I 级水平的研究，A 级建议，磷酸钙骨水泥作为骨移植代替物可支撑抬举的关节骨折块。

# 29 胫骨近端骨折：髓内钉固定

*Max Talbot*、*Greg K. Berry*

### 注意事项

- 胫骨近端骨折累及胫骨平台骨折不应该采用此方法。
- 胫骨近端骨折块必需足够大以容纳三枚胫骨近端锁定螺钉。
- 胫骨近端骨折块上至少有 4cm 以上的完整的胫骨前侧皮质以容纳髓内钉。

### 治疗方案

- 多种髓内钉系统都可以选择，最好选择胫骨近端不同平面上至少容许三枚锁定螺钉的髓内钉系统。
- 其他选择：
  - 经皮锁定板钉
  - 组合外固定架
  - 切开复位板钉固定（不推荐使用）

## 适应证

- 胫骨近端关节外骨折
- 胫骨近端骨折骨折线延伸到关节内

## 检查 / 影像

- 细致检查神经血管，包括踝臂指数。
- 确认软组织状况是否为开放性骨折。
- 注意骨筋膜室综合征。
- 如图（图 1A 和 1B）所示胫骨全长的前后位和侧位 X 线片。
- 如果考虑骨折线延伸至关节内进行 CT 扫描。

## 外科解剖

- 如图（图 2A）所示，胫骨近端的进钉点可能累及半月板，内侧副韧带以及关节面（图 2B）。
- 掌握已经建立的放射学标志避免损伤到上述结构。

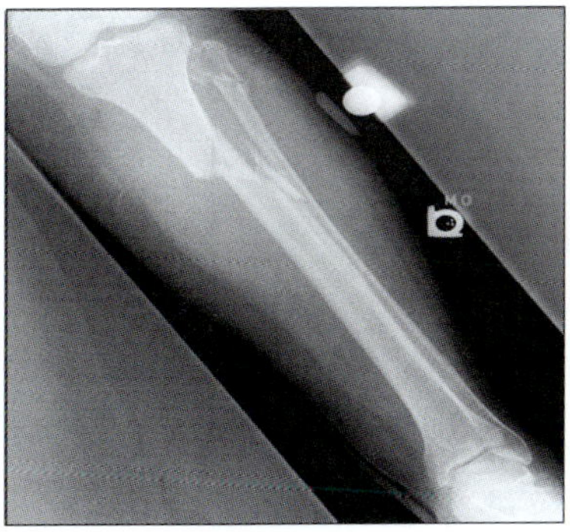

A

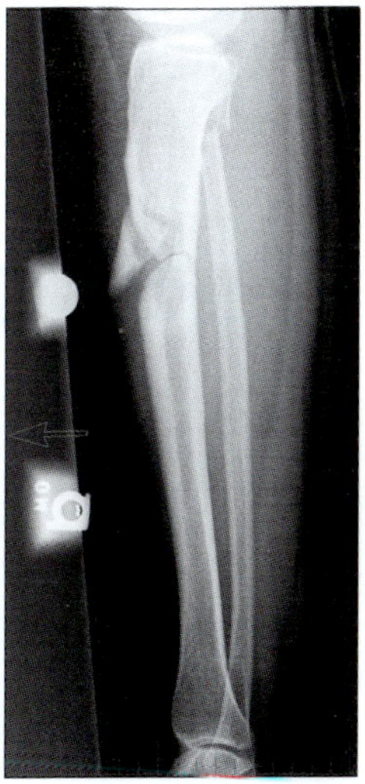

B

图1

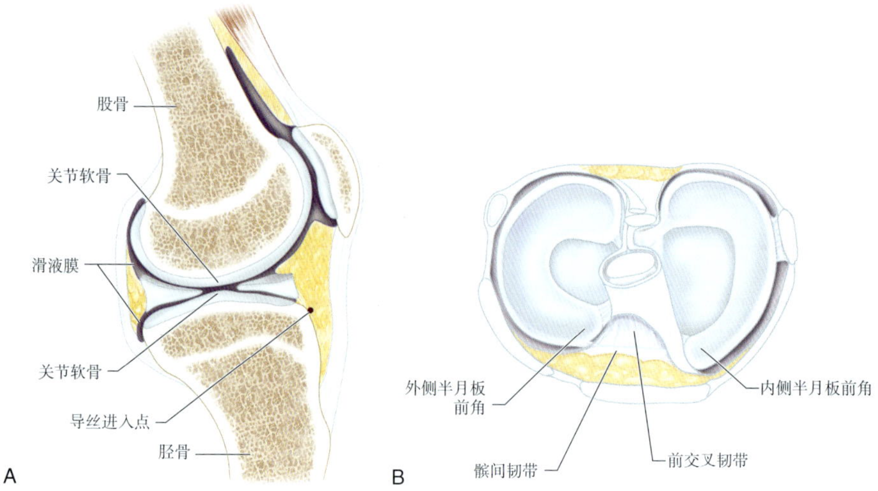


图2

> **要点**
>
> - 术前准备和铺单前获得初步的C臂影像以保证视野清晰

**器械**

- 可调节的三角支架

## 体位

- 患者仰卧位
- 应用可调节的三角支架支撑肢体（图 3A 和 3B）。此方法可以容许术中操作时膝关节的不同屈伸角度。
- 一旦需要膝关节的最大屈曲，在助手的帮助下通过三角架的滑动非常容易的获得理想的角度。此操作对于扩孔钻头的进入尤其有用，保证扩孔钻沿着胫骨的前侧皮质平行进入干骺端。

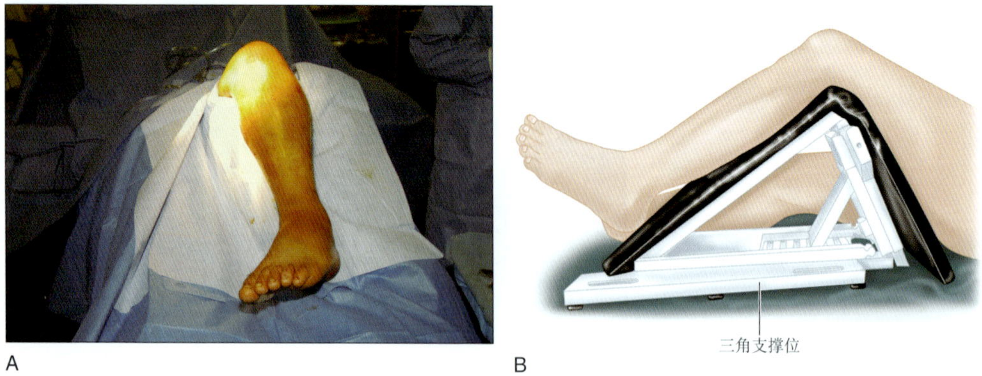


图3

## 入路 / 显露

- 建议经髌腱入路或者平行于髌腱的外侧入路。
- 经髌腱入路
  - 这是作者推荐的胫骨近端骨折入路。
  - 皮肤切口位于髌腱中央，从髌骨下极直到胫骨结节（图 4）。
  - 劈开髌腱到达胫骨近端。
  - 与髌腱外侧入路相比，此入路并不增加并发症或降低功能康复。
- 髌腱旁侧入路
  - 髌腱外侧小切口（图 4）。
  - 髌腱内侧稳定。

**注意事项**

- 无论采取哪种入路。整个操作过程中都必须严格保护髌腱，尤其是扩髓过程。

## 手术步骤

### 步骤 1

- 定位进针点
  - 冠状面上进针点位于胫骨棘的外侧或者稍微内侧一点（图 5）
  - 矢状面上进针点位于胫骨前侧皮质与胫骨平台的交点（图 2A）
- 空心扩孔器打开胫骨近端

**要点**

- 胫骨近端髓内钉扩孔钻进针点的方向十分重要。
- 胫骨近端髓内钉扩孔钻进针过程应该在 C 臂下进行。
- 胫骨近端髓内钉扩孔钻进针点的方向应该与胫骨前后位和侧位相一致。
- 扩孔钻容易从胫骨后侧穿出。尽可能的近端进针点可以避免后侧穿出。在扩孔钻进针过程中膝关节的极度屈曲可以帮助医生达到矢状面上的正确方向。

**器械 / 植入物**

- 采用导针找到入钉点，导针比尖钻更为准确

### 步骤 2

- 最长出现的畸形是外翻和前屈
- 复位骨折块的技巧
  - 外固定架操作
  - 临时板钉固定
    - 开放骨折更适用
    - 尽最大可能保持骨块上的软组织附着
    - 应用有限接触滑动加压板固定，骨折线的两侧个打入两枚单皮质螺钉（图 6A 和 6B）。 在板钉固定后进行扩随和置钉，此步骤完成后内固定的板钉可以去掉或者留在原位。

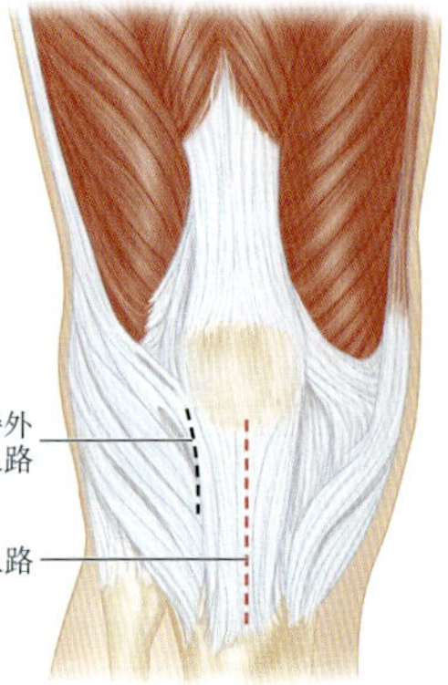

图4

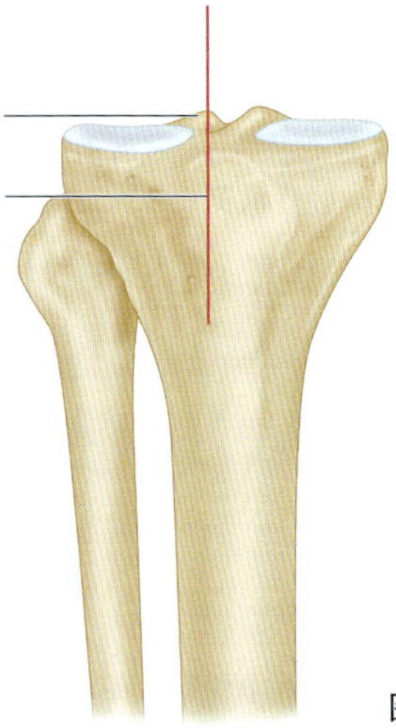

图5

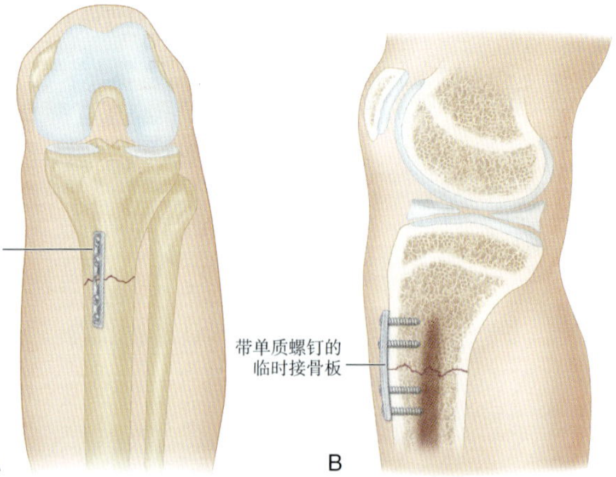

图6

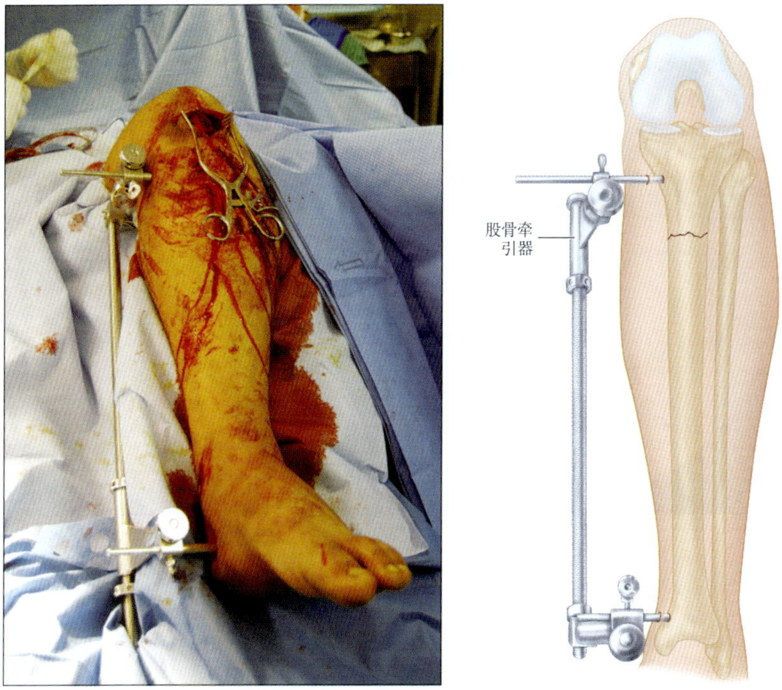


A　B

图7

## 要点

- 扩随过程中有效维持复位以避免离心扩随。

## 注意事项

- 扩随和进针前骨折块必须复位。
- 骨折不复位不进行扩随。否则会出现离心扩随、置入髓内钉后的成角畸形。
- 不能奢望髓内钉来复位骨折块。

- 从内侧使用牵开器。（图 7A 、7B）
  - 一此类型的骨折块可以通过牵引复位。
  - 近端骨折块上的 Shantz 钉从后侧放置，这样它还可以做为前方扩髓和进针的阻挡钉。
- Poller 螺钉（阻挡钉）
  - 这种固定小骨块的螺钉辅助引导扩髓和进针的正确方向。本质上讲，它们减少了髓腔的宽度
  - Poller 螺钉应用在成角畸形的凹面
  - 应用 C 臂成像以保证内固定的正确放置。图 8A 所示，髓内钉置入后出现向前成角畸形。移除髓内钉，置入 Poller 螺钉，髓内钉重新置入。 图 8B 所示为重新操作矫正畸形后的状况。
- Shantz 钉
  - Shantz 钉应用 T 型套筒经皮打入（图 9A、9B）

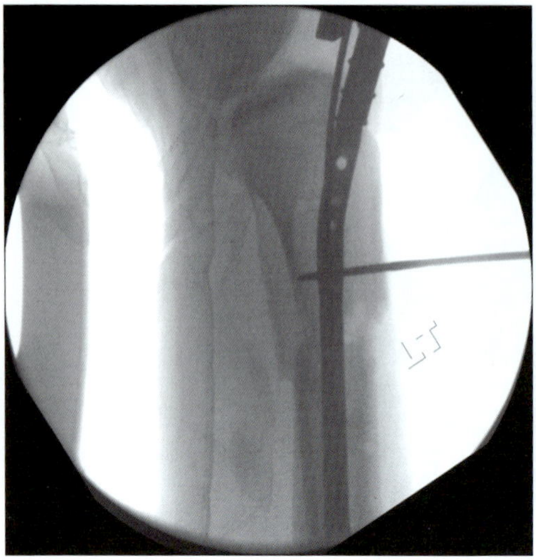


A

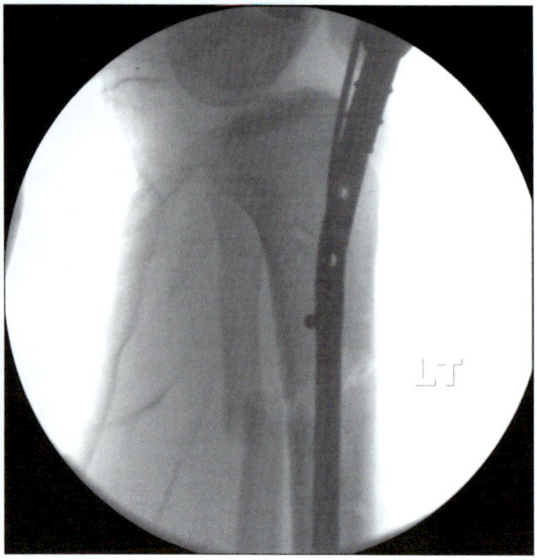


B

图8

- Shantz 钉可以置入骨折块内并用作骨折块复位的操纵杆。

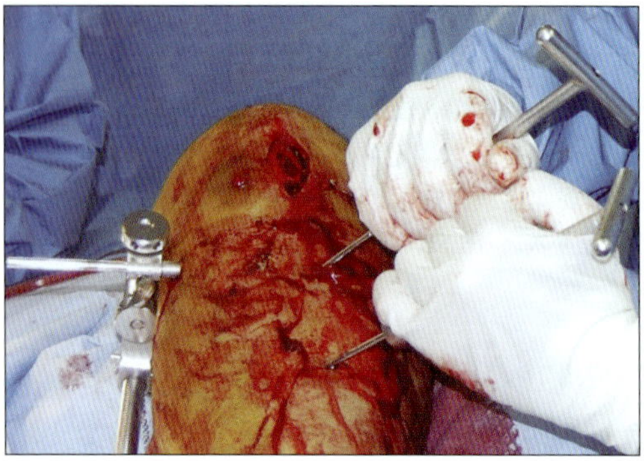

A

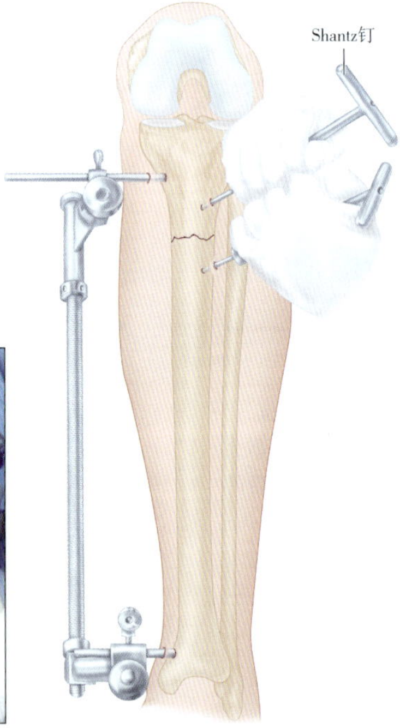


B

图9

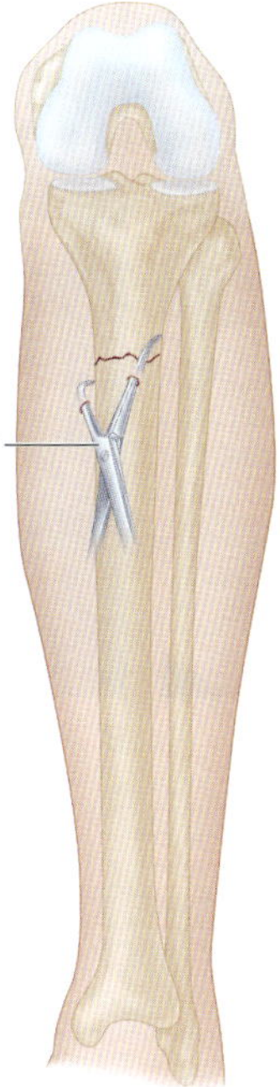


图10

### 器械 / 植入物

- 胫骨近端骨折的髓内钉固定需要用到以下器械：小骨块复位系统、股骨牵引器、Shantz 钉、通用 T 型工具固定器。

### 注意事项

- 如果髓内钉置入后存在明显的畸形，原因可能是进针点的偏移或者近端骨块的不正确扩随。一旦出现，去除髓内钉、在成角畸形的凹面置入 Poller 螺钉、扩髓、重新置入髓内钉。
- 离开手术室前，进行应力测试以验证骨折固定的稳定性，很多骨折会出现复位丢失。如果出现整体稳定性不好，可以考虑在髓内钉周围增加 Poller 螺钉或者骨折的近端增加锁定螺钉。

- 经皮复位钳
  - 复位钳的尖端经皮插入，其他部分留在体外（图 10）。
  - 注意神经、血管结构。
- 体位
  - 膝关节屈曲 15° ~ 20° 时，近端骨折块上的髌腱拉力下降，此体位有助于减少骨折复位后的向前成角。

### 步骤 3

- 导针直接穿向远端直到胫骨踝关节上顶。进行扩髓，直到听到扩髓钻与骨皮质摩擦的震颤声。
  - 也可以选择非扩髓髓内钉。
  - 扩髓过程中随时 C 臂成像以确定扩髓没有引起骨折移位。
- 轻轻锤入髓内钉。
- 在锁定髓内钉前进行 C 臂成像以保证冠状面和矢状面上的完全复位。
  - 低于 5° 的成角畸形是可以接受的
  - 注意力线的旋转

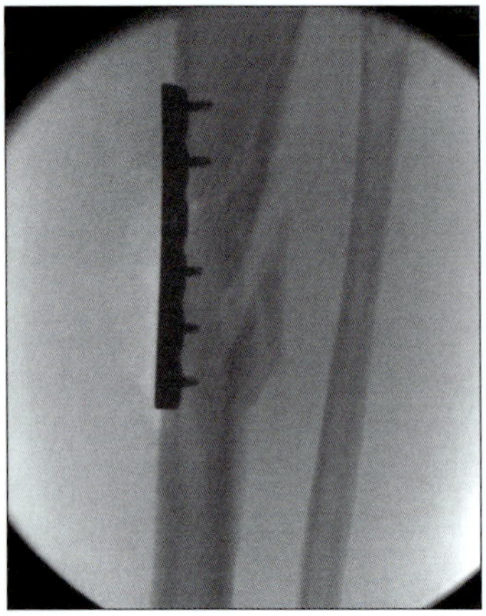

A

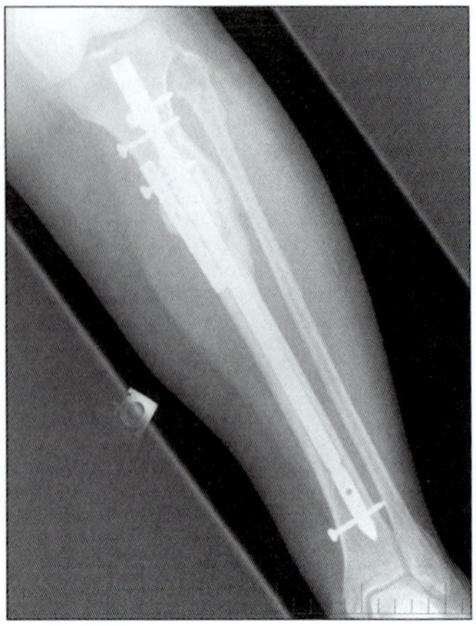

B

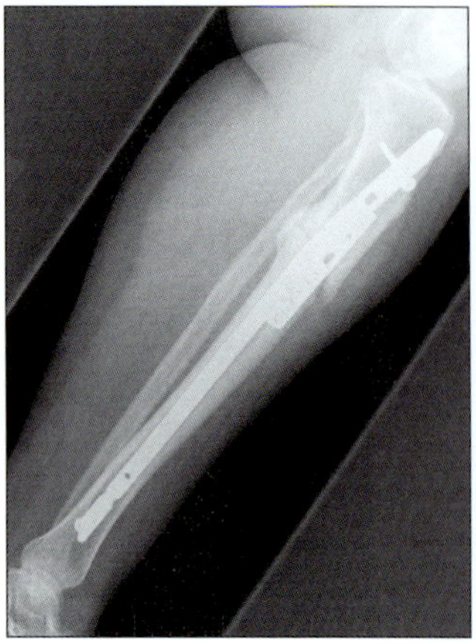

C

图11

**器械 / 植入物**

- 步骤根据内固定种类不同而有所变化. 术前仔细阅读髓内钉厂商的说明书并认真遵守。
- 选择的髓内钉在近端骨折块上的多个平面应该容许至少三枚锁定螺钉。
- Herzog 弯曲比较远的髓内钉在复位过程中可能存在问题。如果髓内钉的弯曲在骨折线以远，复位过程中可能会挤压远端骨折块向后侧移位。

- 远端锁定徒手锁定
- 近端锁定应用瞄准器锁定
- 理想情况下，近端骨折块应有三枚锁定螺钉
- 逐层关闭伤口
  - 粉碎骨折如图 11 所示，临时板钉固定维持复位（图 11A）。插入扩髓髓内钉。板钉留在原位。
  - 骨折平稳愈合（图 11B、11C）。

## 术后护理和预后

- 鼓励早期功能锻炼。
- 大多数患者 6 周后进行负重锻炼。
- 负重程度取决于影像学愈合结果和临床愈合结果。

## 证据

Buehler KC, Green J, Woll TS, Duwelius PJ. A technique for intramedullary nailing of proximal third tibia fractures. J Orthop Trauma. 1997;11:218-23.

作者应用股骨牵引器辅助复位，选择近端偏外入钉点，膝关节极度屈曲位扩髓，伸直位打入锁钉以达到好的治疗效果。（证据等级Ⅳ）

Dunbar RP, Nork SE, Barei DP, Mills WJ. Provisional plating of Type Ⅲ open tibia fractures prior to intramedullary nailing. J Orthop Trauma. 2005;19:412-4.

此研究应用临时板钉维持复位，然后打入髓内钉的方法来治疗 32 例 Gustilo 分类 Ⅲ度开放性胫骨近端骨折。髓内钉打入后移除临时板

钉。所有骨折在任何平面上的成角畸形都小于 3°（证据等级 Ⅳ级）

Krettek C, Stephan C, Schandelmaier P, Richter M, Pape HC, Miclau T. The use of Poller screws as blocking screws in stabilising tibial fractures treated with small diameter intramedullary nails. J Bone Joint Surg [Br]. 1999;81:963-8.

作者应用 Poller 螺钉治疗了 10 例胫骨近端骨折 . 所有患者的对线良好。骨折愈合过程中复位丢失极小，显示此装置稳定性良好。没有与 Poller 螺钉相关的并发症。（证据等级 Ⅳ级）

Lang GJ, Cohen BE, Bosse MJ, Kellam JF. Proximal third tibial shaft fractures: should they be nailed? Clin Orthop Relat Res. 1995;（315）:64-74.

作者研究了 32 例胫骨近端骨折采用髓内钉固定的患者，其中 84% 的骨折对线成角大于 5°，25% 出现复位丢失。此文着重强调胫骨近段骨折复位不良的问题。 自从本文刊出后，此文强调的复位技术逐步普及，说明了充分重视骨折复位的必要性。（证据等级 Ⅳ级）

Nork SE, Barei DP, Schildhauer TA, Agel J, Holt SK, Schrick JL, Sangeorzan BJ. Intramedullary nailing of proximal quarter tibial fractures. J Orthop Trauma. 2006;20:523-8.

作者总结了一组胫骨近端骨折病例，25% 采用了髓内钉固定。78% 的病例需要辅助固定以维持复位，而不仅仅是外在操作。最常用的是股骨牵引器和单皮质板钉。37 例骨折患者中 34 例达到了复位满意，也出现了 2 例骨折不愈合、2 例深度感染的并发症。文章证实：在此类比较困难的骨折中，充分重视骨折复位，结果也可以达到满意。（证据等级 Ⅳ级）

Tornetta P 3rd, Collins E. Semiextended position of intramedullary nailing of the proximal tibia. Clin Orthop Relat Res. 1996;（328）:185-9.

作者采用了半延伸的体位来处置胫骨的向前成角。采用此体位和入路，所有患者的胫骨向前成角由 8° 降低到 5°（5 例在膝关节屈曲位置完成手术），髌骨外侧半脱位的位置上完成髓内钉打入操作。（证据等级 Ⅳ级）

Väistö O, Toivanen J, Kannus P, Järvinen M. Anterior knee pain after intramedullary nailing of fractures of the tibial shaft: an eight-year follow-up of a prospective, randomized study comparing two different nail-insertion techniques. J Trauma. 2008;64:1511-6.

作者完成了一组随机对照试验，将经髌腱入路与髌骨旁内侧入路胫骨近端髓内钉内固定做了对照。在 8 年的随访过程当中，两组患者中膝关节前方疼痛、功能评分、肌力等均无显著性差异。此文也证实经髌腱劈开入路并没有不良后果，此入路也是我们处置胫骨近端骨折的首选。（证据等级 Ⅱ级）

# 30 胫骨近端骨折：外固定 I

Mark D. MacLeod

**注意事项**

- 当骨折处长度没有损失，关节结构完整时，不使用临时跨膝关节外固定。此时只需要夹板或支具固定即可。

**争议**

- 有些医生建议早期复位固定复杂的胫骨平台骨折。仔细术前准备后尽早手术，精确的手术并对软组织进行有效处理，可以使关节周围骨折获得比较好的功能恢复，并且并发症较少。

## 临时的跨膝关节外固定

### 适应证

- 临时跨膝关节外固定适于软组织有损伤、肿胀或者潜在肿胀，不能立即行切开复位内固定的胫骨近端骨折。
  - 图 1 示不累及膝关节的胫骨近端骨折，A：正位；B：侧位
  - 图 2 示骨折合并软组织损伤
- 临时跨膝关节外固定目的是：
  - 可以在关节面粉碎，关节不稳定时，保持膝关节的长度和对线。
  - 可以在胫骨平台粉碎性骨折时，维持长度（比如 Schatzker 6 型骨折）。
  - 可以在关节半脱位时保持关节对线。
  - 可以在软组织肿胀的情况下，保持适当的张力，促进骨折复位，防止骨折块之间的挛缩。

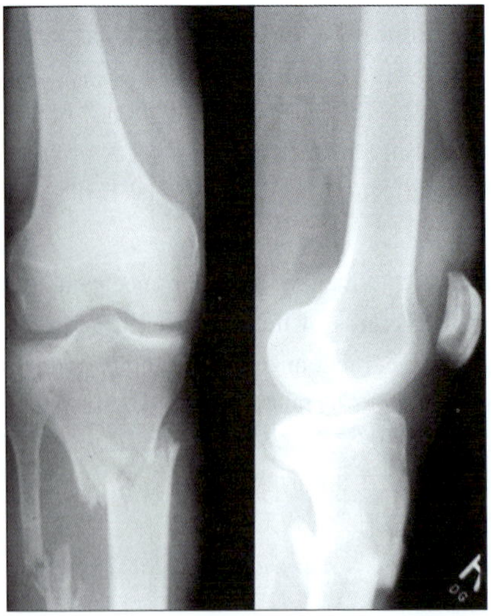

A　B

图1

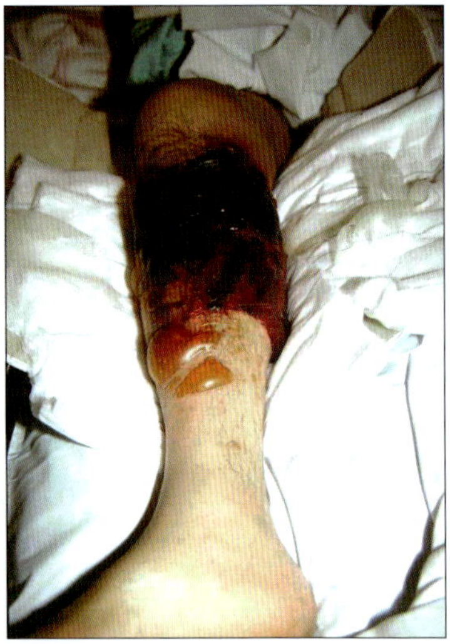

图2

## 治疗方案

- 临时跨膝关节外固定可以用来修复关节面。关节的修复需要通过小切口来减少伤口愈合的问题。用临时跨膝关节外固定结合小切口修复关节可以让软组织肿胀消退，再来处理胫骨平台的问题。

## 检查／影像

- 临时跨膝关节外固定可以在拍摄 X 线平片之后完成
- 要求完成关节或胫骨近端的正侧位片
  - 图 3 示 Shatzker 6 型胫骨平台骨折的正位（图 3A）和侧位（图 3B）
  - 图 4A 和 4B 示 CT 扫描影像

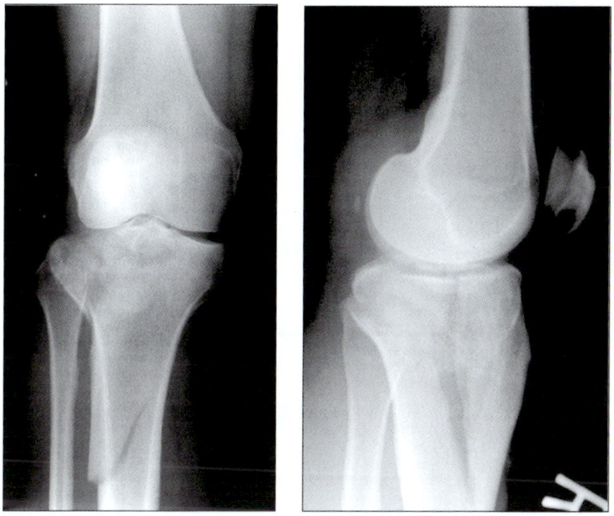

A　　B

**图3**

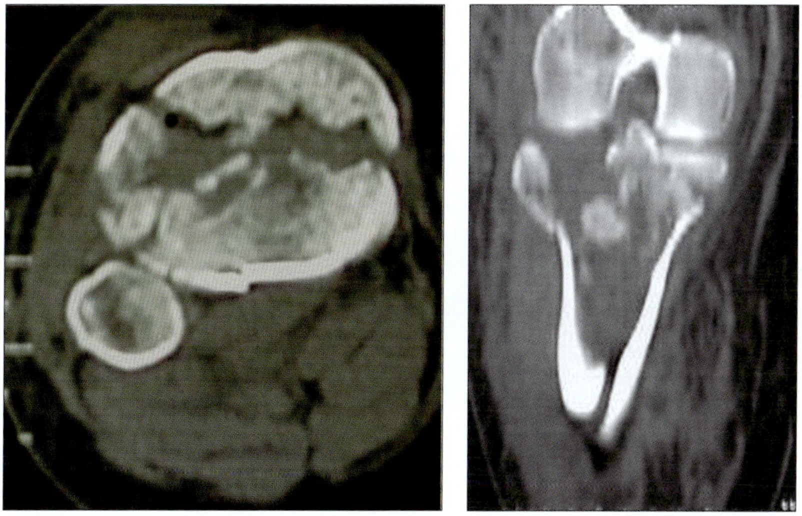

A　　B

**图4**

## 外科解剖

- 在使用临时跨膝关节外固定时，所有操作在损伤区之外完成
- 目的是避免骨折部位和将来再次手术区域的医源性感染
- 外固定针必须放在非损伤区域，膝关节囊外，及将来再次手术区域之外（图 5）。

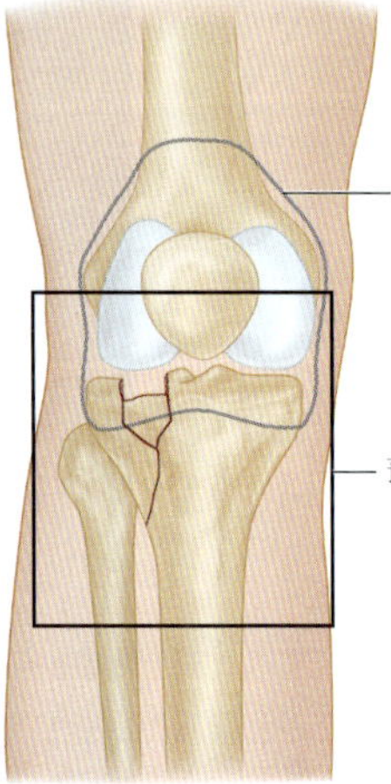


图5

### 注意事项

- 使用非无菌止血带会影响近端股骨固定钉的打入

### 器械

- 临时跨膝关节外固定不需要使用膝关节定位设施

### 争议

- 外固定针放置在前方和侧方目前仍有争议。支持放在侧方的医生认为在前方放置外固定针会影响股四头肌的功能。然而我们发现，短期使用外固定架并不影响股四头肌功能，而且外固定针在前方放置更符合生物力学，方便，费用低。

## 体位

- 患者仰卧位，患侧臀部垫高。
- 一般不使用止血带，除非要同时进行关节固定。
- 患侧膝关节稍垫高，保持微屈。

## 入路 / 显露

- 股骨外固定针从前方（图 6A 和 6B）或者侧方（图 7A 和 7B）插入。
- 股骨固定针不能放置在股骨中线的内侧，避免神经血管损伤。

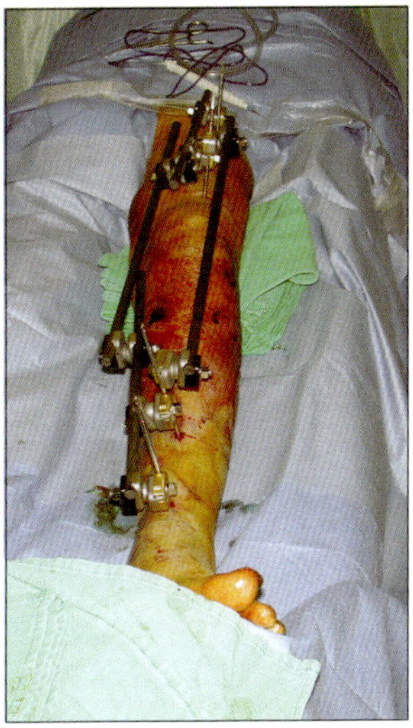

A

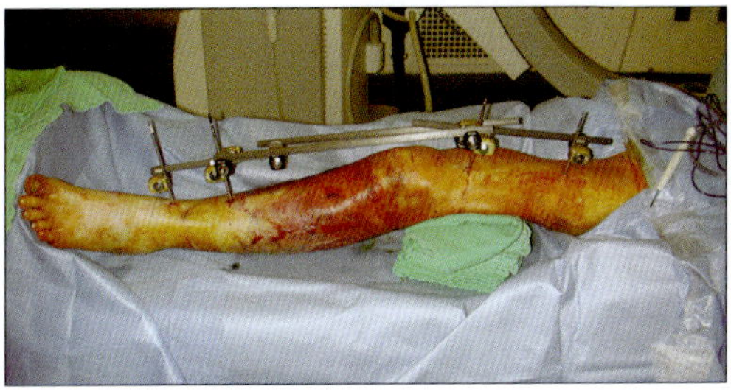

B

图6

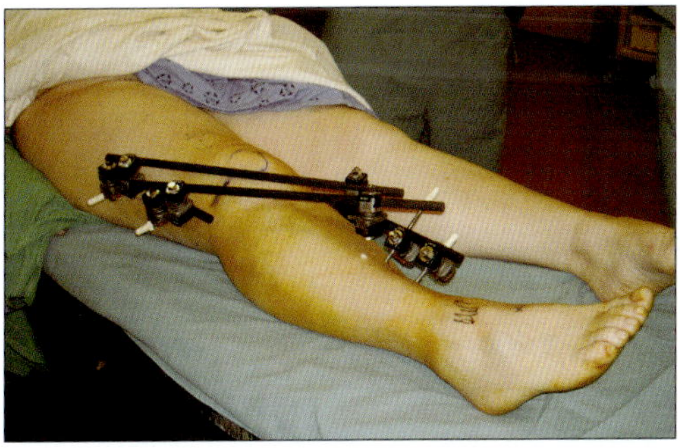

A

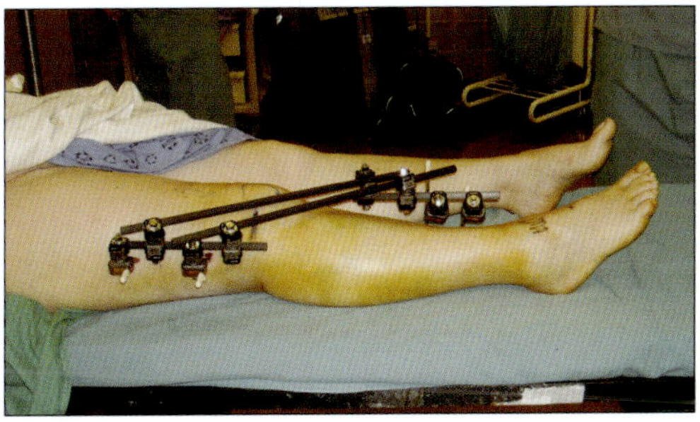

B

图7

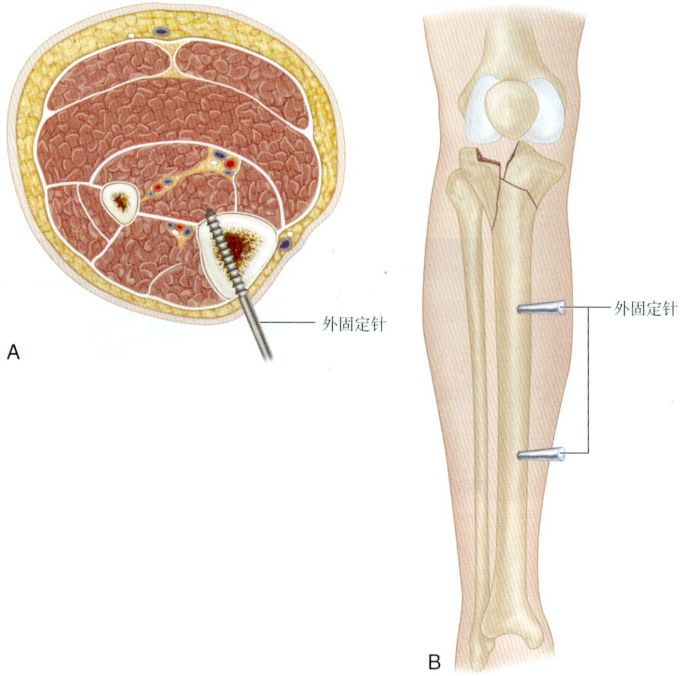


图8



**要点**

- 外固定的原则包括：
  - 外固定针放置间距尽量大。
  - 外固定针放置在骨折和关节区域之外，并且远离将来的手术区域。
  - 外固定针越粗，稳定性越好。
  - 横连要尽量接近皮肤，但不要压迫皮肤。

- 胫骨固定针放在前内侧从胫骨棘内侧开始，呈逐渐垂直于胫骨内侧缘（图 8A 和 8B）。

## 手术步骤

### 步骤 1

- 按照操作说明使用外固定针
- 外固定安放顺序包括
  - 放置股骨侧
  - 放置胫骨侧
  - 连接股骨和胫骨外固定
- 图 9 示外固定在胫骨干上放置的理想位置：骨折和手术切口区域之外
- 图 10A 示两固定针距离太近
- 图 10B 显示固定针离骨折太远，降低了稳定性

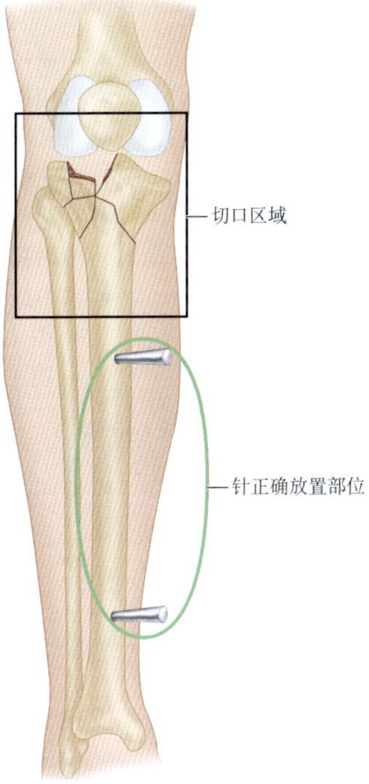


图9

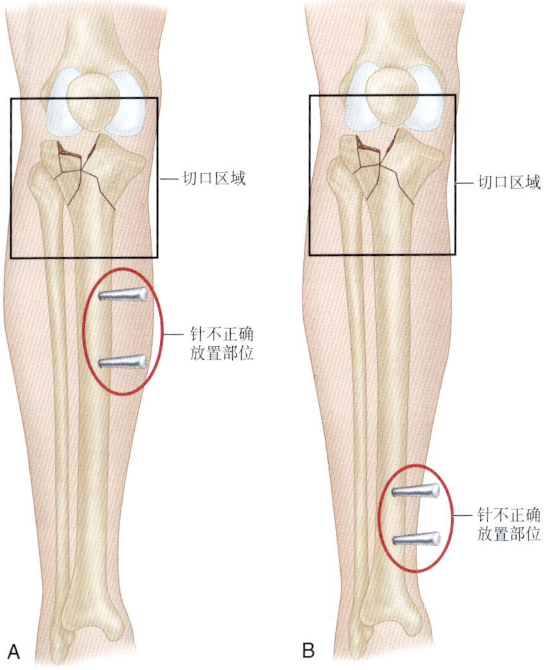


图10

> **注意事项**
>
> - 膝关节完全伸直位固定会影响患者的活动功能，所以采取稍屈曲位固定。

**步骤 2**

- 用横杆分别将股骨和胫骨侧的外固定针连接起来（图 11A）。
- 再用横杆将股骨和胫骨跨膝关节固定（图 11B）。
- 横杆尽量贴近皮肤，使其固定作用最佳，但是注意留适当空间，以防软组织肿胀及便于换药。
- 手法牵引，恢复下肢长度和对线。膝关节屈曲 5° ～ 10°，膝关节做相对整复。
- 术中透视确定骨折长度和对线。
  - 图 12A 和 12B 示 Schatzker 6 型骨折术前影像。
  - 图 12C 和 12D 示 Schatzker 6 型骨折术后影像。

**步骤 3**

- 外固定钉孔的包扎根据医生的习惯

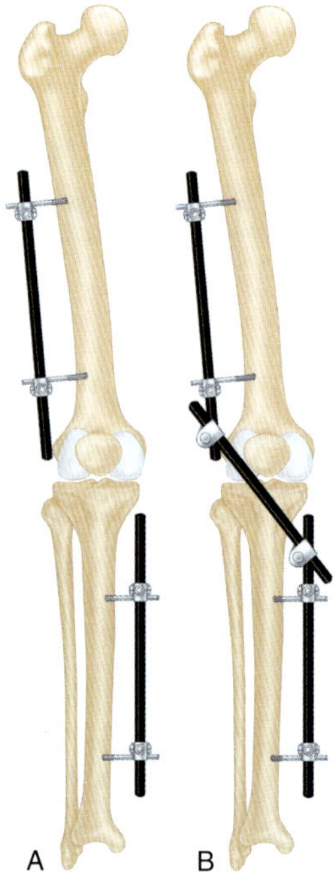


**图11**

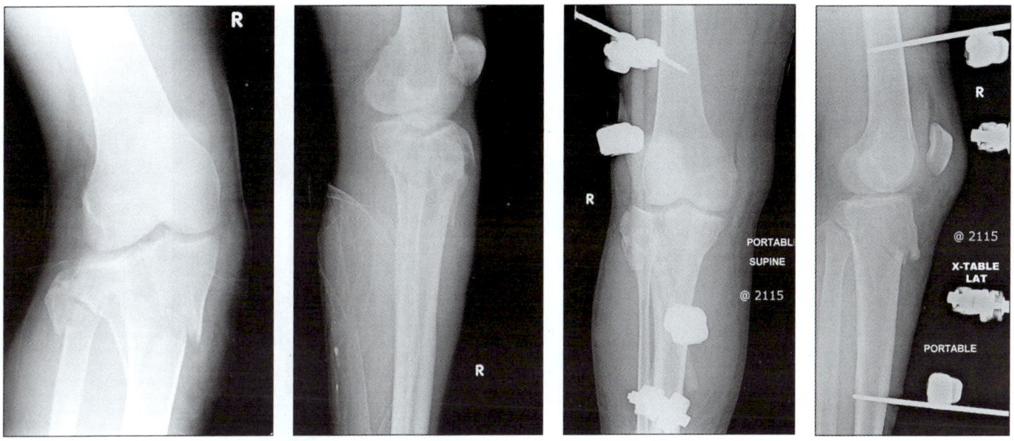


A B C D

图12

- 通常，软组织非封闭式包扎可以防止其相对于外固定钉移动。这可以减少钉孔周围软组织炎症反应。
- 包扎要适当并且稳固，可以减少软组织相对于固定钉移动。

■ 踝关节跖屈位固定。

## 术后护理和预后

■ 48 小时后换药
- 使用非封闭式换药
- 作者习惯每天使用生理盐水清洗后在钉孔附近使用抗生素软膏。
- 不使用过氧化氢。

■ 复查 X 线和 CT，决定下一步确定性手术治疗。

■ 预防下肢深静脉血栓形成。

■ 下肢抬高和冷敷可以促进肿胀消退。

■ 注意下肢软组织是否消肿
- 当皮肤周围再次出现褶皱时可以进行下一步确定性手术。
- 图 13 中图 1 和 2 显示患肢在 25 天时的情形。此时患肢可以进行进一步固定。

**要点**

- 术后要使用抗生素。一般而言，在术后 48 小时或者钉孔有红肿渗出时使用。

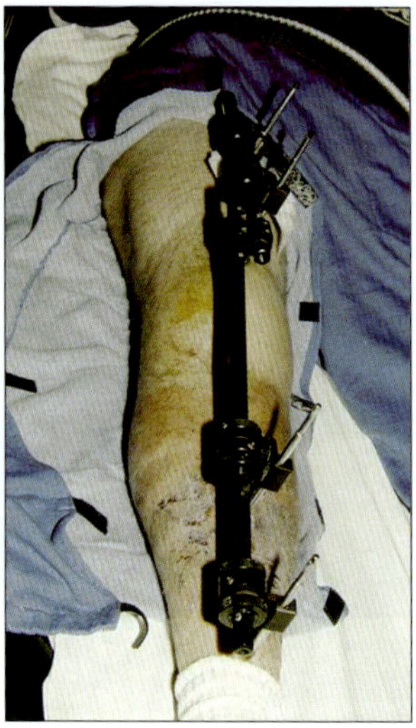

图13

## 证据

Dirschl DR, Del Gaizo D. Staged management of tibial plateau fractures. Am J Orthop. 2007;36(4 Suppl):12-7.

本综述讨论了第二次手术的微创技术的原则和技巧。

Egol KA, Tejwai NC, Capla EL, Wolinsky PL, Koval KL. Staged management of high-energy proximal tibia fractures (OTA types 41). J Orthop Trauma. 2005;19:448-55.

高能量胫骨平台骨折的标准处理方案和预后。其并发症发生率较低，文中进行了探讨。

Tejwani NC, Hak DJ, Finkemeir CG, Wolinsky PR. High-energy proximal tibial fractures: treatment options and decision making. AAOS Instr Course Lect. 2006;55:367-79.

本综述讨论了处理高能量胫骨平台骨折的方案，包括使用暂时跨膝关节外固定。

# 30 胫骨近端骨折：外固定Ⅱ

*Mark D. MacLeod*

**注意事项**

- 环形外固定架的使用有一定的难度，需要经过一定的培训。同时，要严格遵循使用原则，否则达不到理想的效果。
- 本文讲述的使用方法适合标准的伊利扎洛夫环形外固定架和混合型环形外固定架。
- Taylor 特殊外固定架可以简化使用流程，但是本章不对之进行讨论。

**争议**

- 通常建议在使用环形外固定架前经过一定的培训。虽然环形外固定架原理很简单，但是有很多小的细节需要注意，在书本上难以讲清楚。本教程没有特别详细的介绍外固定架的使用，只是介绍了一般的流程，及使用中的一些原理。

## 环形外固定架

### 适应证

- 累及胫骨近端内侧和外侧柱的骨折（Schatzker 5 或 6 型骨折）
- 胫骨近端粉碎骨折
- 软组织条件不适合进行切开复位内固定的骨折

### 检查 / 影像

- 体格检查要注意软组织情况，如皮肤的褶皱，骨折水泡是不是血性，是否在手术区之外。神经和血运需要仔细检查。
- 如果怀疑深静脉血栓形成，需要进行适当的检查和治疗。
- 拍摄胫腓骨 X 线平片
  - 评估膝关节半脱位的程度
  - 评估胫骨髁间嵴骨折，它在侧位片上显示最清楚
  - 观察胫骨平台的塌陷，正位片（图 1A）和侧位片（图 1B）
- CT 扫描能有效观察关节内骨折情况。标准的扫描应该包括轴位、冠状位和矢状位。
  - CT 可以提供完整的关节损伤信息，包括髁间嵴骨折（图 2A、2B），关节面塌陷的位置和程度（图 3A-C），骨折块的大小，前交叉韧带撕脱骨折（图 4A，箭头）和后交叉韧带胫骨附着点撕脱骨折（图 4B）。

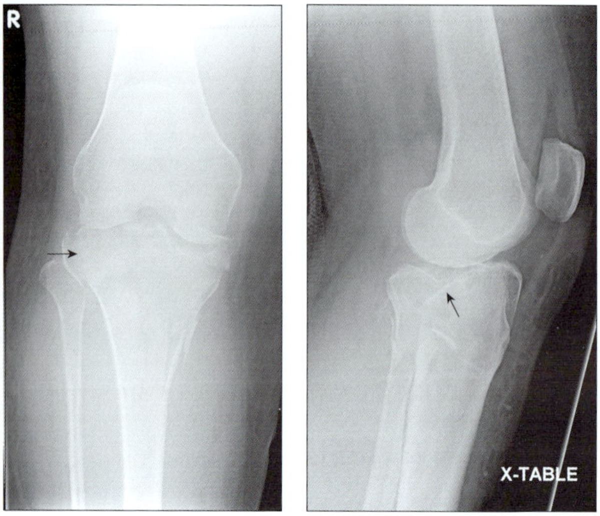


A B

图1

## 治疗方案

- 治疗胫骨平台骨折有多种选择，可以用锁定或非锁定接骨板，可以在内侧或外侧固定，可以经过一个切口或者两个切口（前外或者后内）。
- 非重建治疗用于

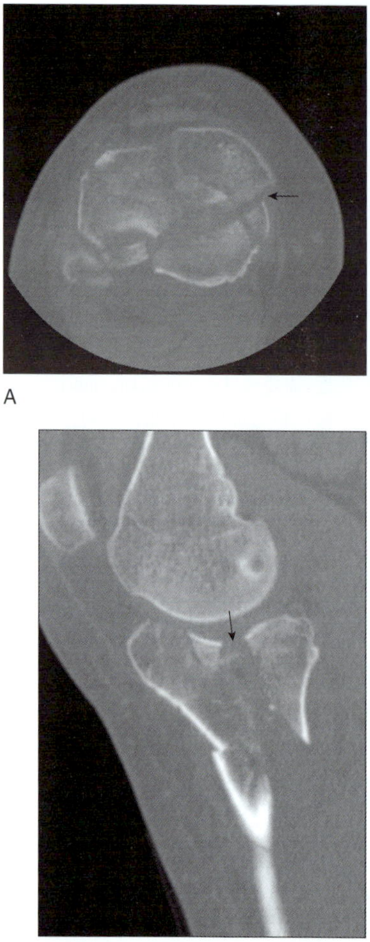

A B

图2

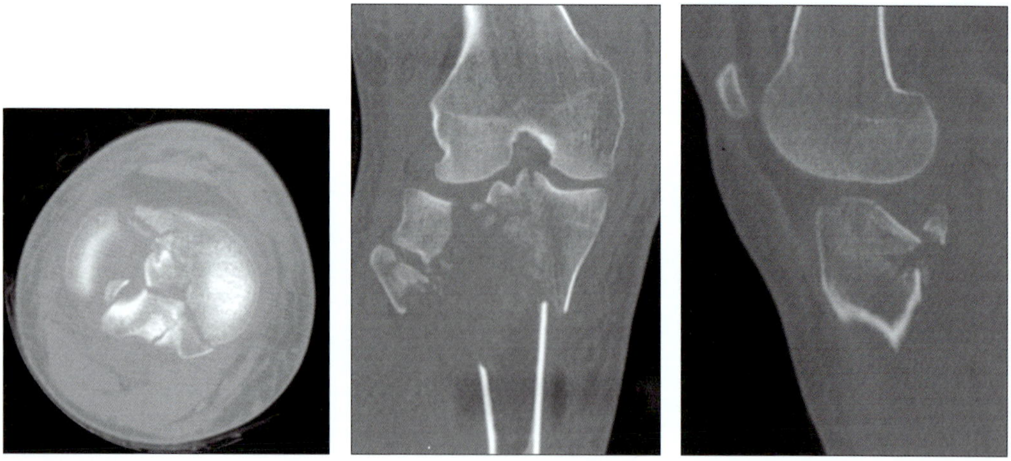

A B C

图3

- 它们帮助确定骨折的切口。如一个前外侧髁间嵴骨折（图5，箭头），需要采用膝关节外侧入路。

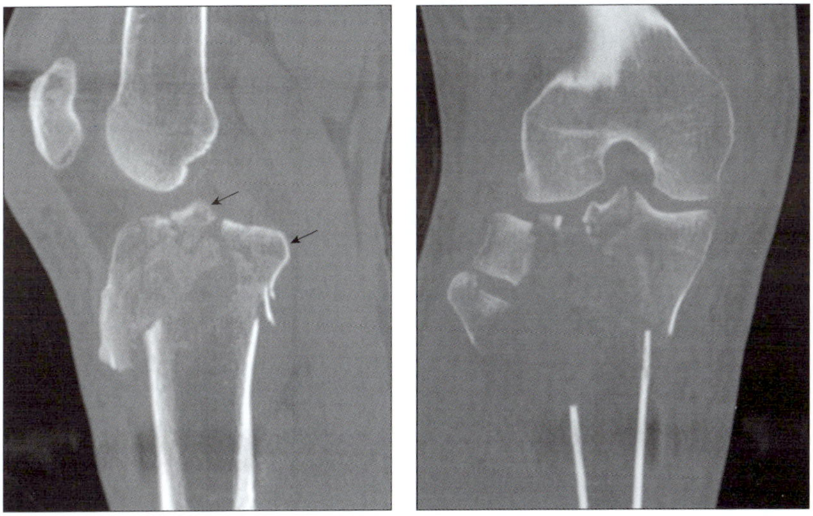

A

B

图4

## 治疗方案一续

严重损伤无法解剖复位的患者，适合采用全膝关节置换的患者，不能行走的患者，软组织损伤严重的患者。这些患者可以使用外固定支架或者夹板治疗。

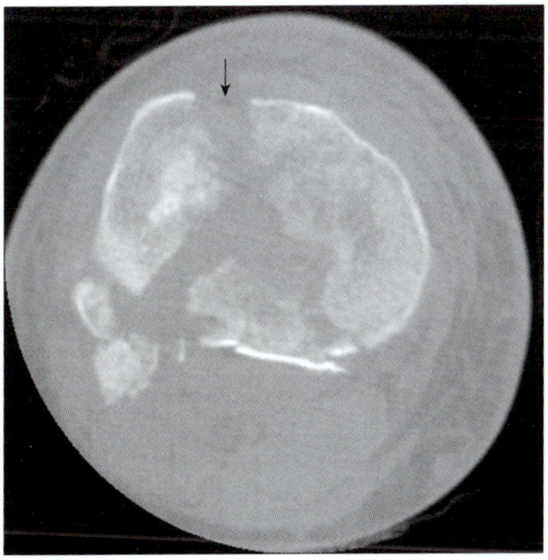

图5

## 外科解剖

- 胫骨近端骨折手术治疗时需要注意
  - 腓总神经绕过腓骨颈。
  - 腘动、静脉在腘窝处紧邻胫骨近端。
- 安全区位于腓骨外侧到胫骨内侧中部（图 7A）。克氏针和钢针不能越过安全区。
- 在小腿部，安全区位于胫骨前外侧到后内侧之间（图 7B）。

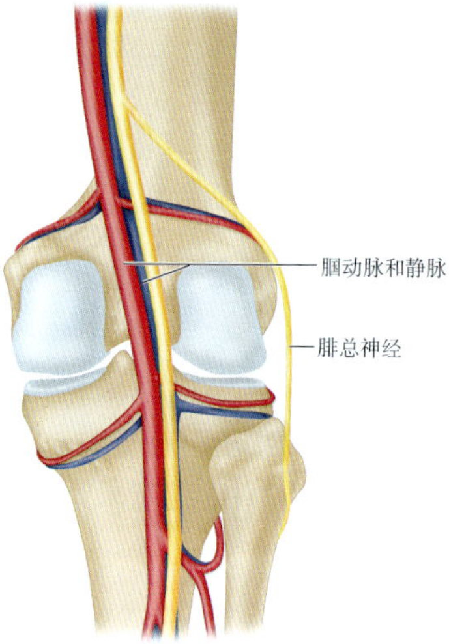


**图6**

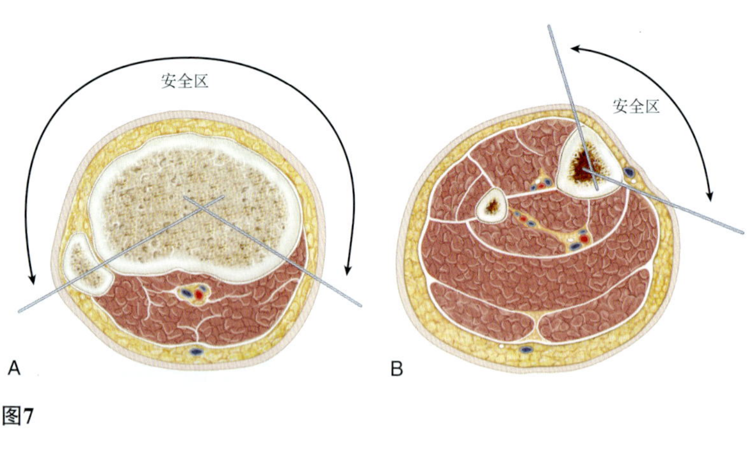


**图7**

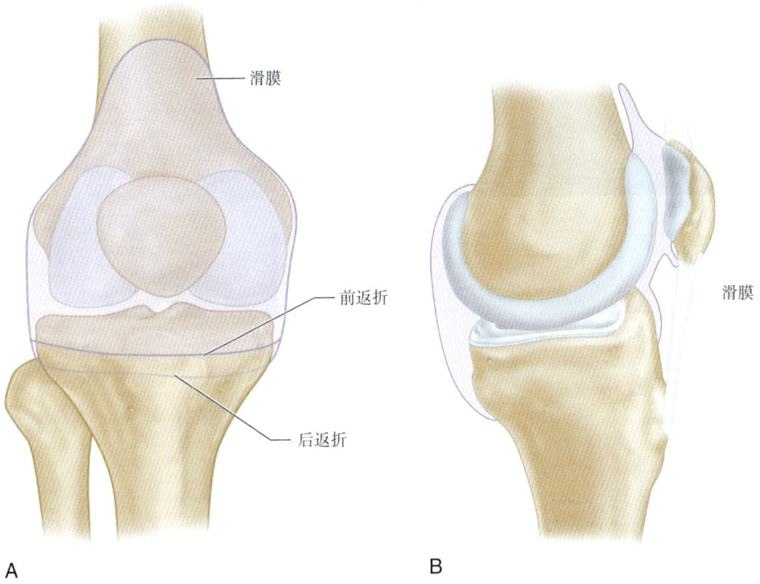


图8

**要点**

- 手术中，下肢牵引架作用很大，可以帮助固定下肢，增加关节间隙，利于复位。

**注意事项**

- 保持膝关节轻度屈曲。但是屈曲过大会使骨折移动，影响骨折复位和处理。
- 如果使用骨折牵引床，术中需要变换体位，如改变牵引的长度和角度，膝关节旋转和侧方移位的程度。

- 为了减少感染的风险，克氏针和钢针需要避开关节囊（图 8A、8B）。因此，克氏针和钢针固定位置离胫骨平台上缘要大于 1cm。

## 体位

- 患者取仰卧位，使用透光或者骨折手术床
  - 使用透光手术床时，患侧下肢在股骨远端和踝部垫高（图 9）
  - 使用带有跟骨牵引及牵引靴的骨科手术床，股骨下垫高，保持膝关节微屈（图 10）。
- 无论何种技术，重要的是充分显露胫骨近端，以便于关节复位、手术操作和 X 线摄片。
- 术中全程透视。
- 为了关节骨折复位建议使用止血带。

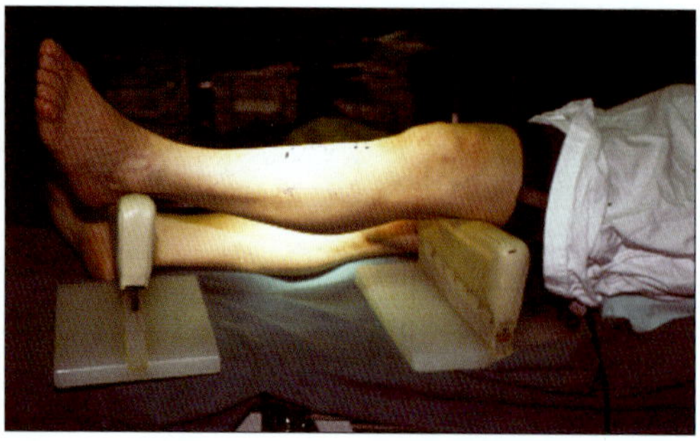

图9

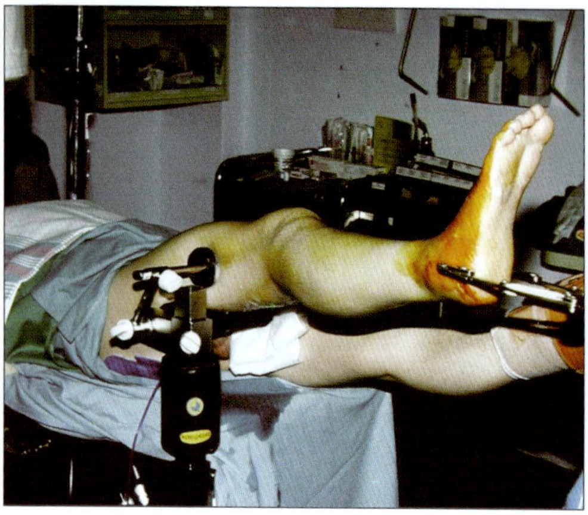

图10

## 器械

- 透光手术床或骨折手术床
- 透光的垫子或者牵引装置
- 股骨牵引器
- 大视野透视机

## 入路／显露

■ 通常采用小切口复位关节面。切口要根据骨折情况来选择，通常包括：
  - 前外侧或者前内侧切口（图 11A）
  - 内侧或后内侧切口（图 11B）

■ 操作安全范围在上文已经介绍了

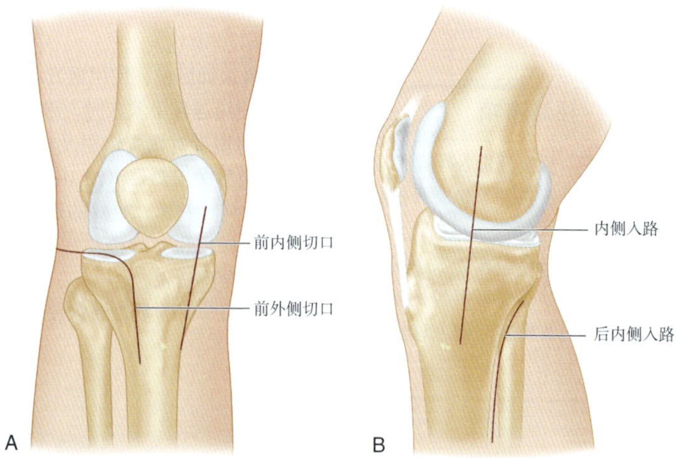


图11

### 要点

- 切口需要根据骨折的 CT 扫描结果来决定
- 半月板下切口暴露关节面

### 注意事项

- 任何情况下都不能将半月板和关节囊或者骨性连接处分离，否则修复半月板将会十分困难。

### 器械

- 使用股骨牵引器，在股骨远端和胫骨使用单根固定针牵引，有助于显露关节面。
- 多种内固定材料可以使用，包括带螺纹的骨圆针和长螺钉。
- 多种复位钳可以使用。

### 要点

- 外固定架可以使用多种固定环。环厚度取决于骨折类型，特别是关节面处骨折的类型。许多混合型外固定系统固定环比较厚，影响了其使用。

## 手术步骤

### 步骤 1

- 术前计划是手术成败的关键因素。
- 术前计划包括复位和上外固定装置的方法
  - 图 12A 显示的是一例胫骨平台双髁骨折的正位像。
  - 图 12B 显示使用环形外固定架治疗后的情况。
- 环形外固定架需要根据术前影像预先安装。一般来说，包括近端的和远端两个环。
  - 不同的环形外固定架厚度不同，伊利扎诺夫系统的碳纤维环（图 13，下）比金属环（图 13，上）要厚。
  - 图 14A 显示的是用于图 12 中骨折的外固定架，其近端是透光环。图 14B 是显示其固定在模型上，图 14C 显示其用于患者下肢的外像。

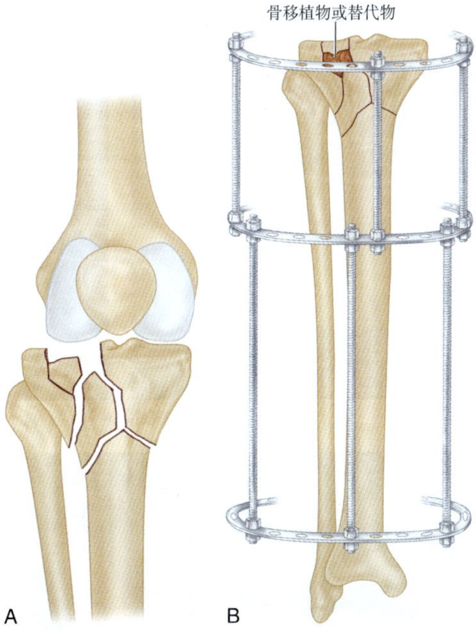


图12

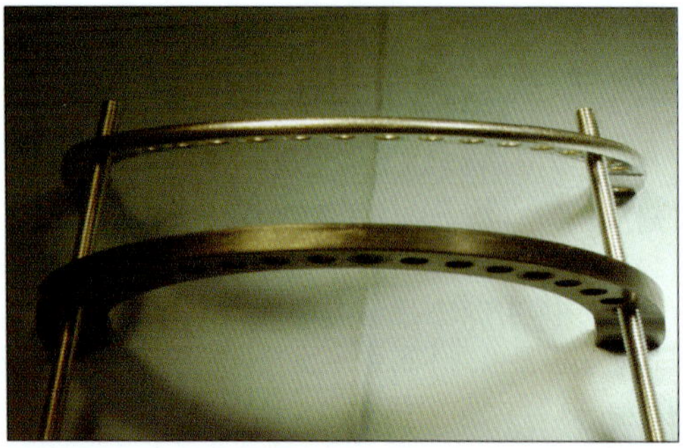

图13

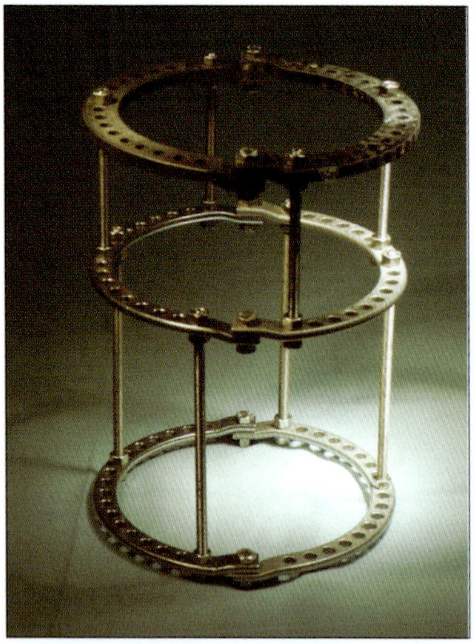

A

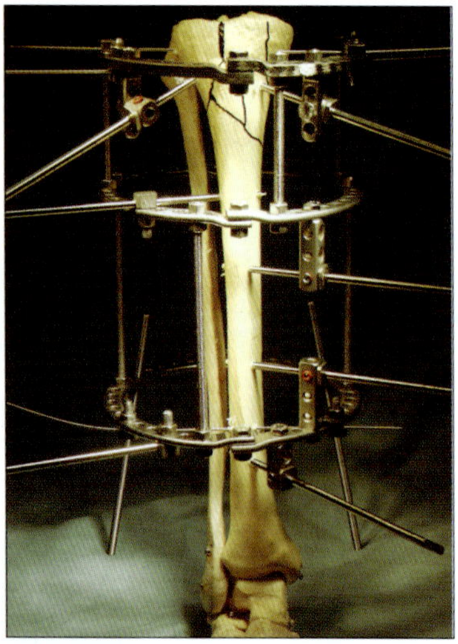

B

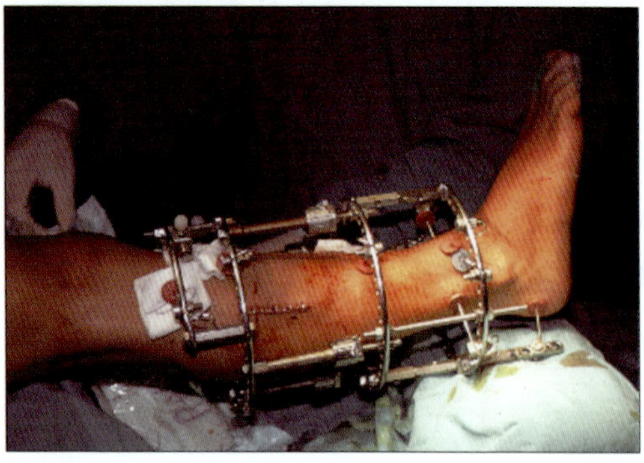

C

图14

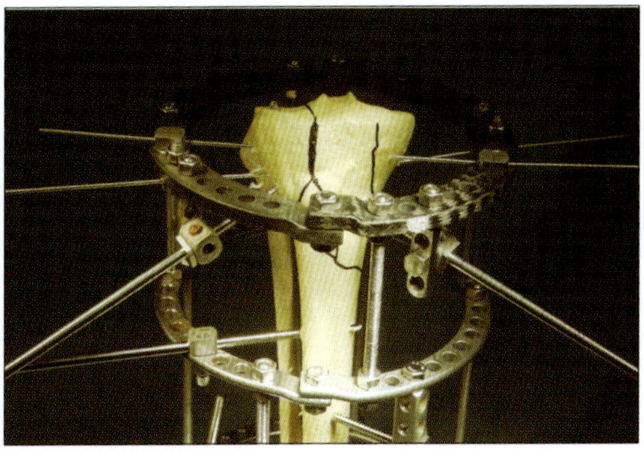

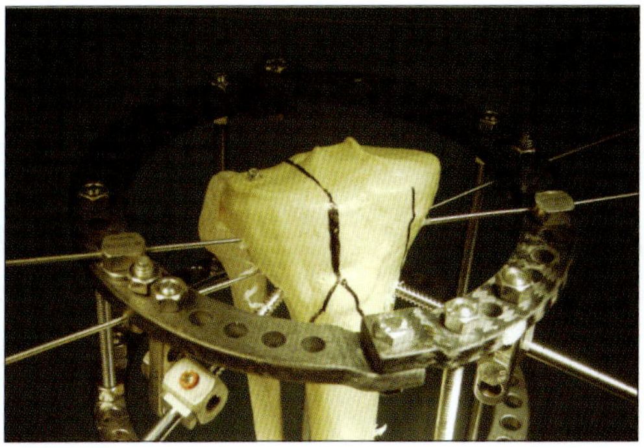

A B

图15

- 推荐使用标准外固定架。图 15A 和 15B 显示作者常用的节段定向型外固定架。

**步骤 2**

- 经过一个或多个入路复位关节面。观察半月板有无撕裂，并牵开显露关节面。目的是尽可能获得稳定的关节骨折内固定。
- 胫骨近端皮质的骨折线可以暴露，更好的显露关节。
- 清理关节内血肿及无法固定的骨折碎屑
- 骨折块复位后用复位钳或克氏针临时固定
- 直视及透视下观察骨折复位情况，然后用螺钉和带螺纹的细针固定较小的骨折块
- 固定材料平行于关节面并尽量接近关节面，并且没有穿透关节面（图 16A、16B），给环形外固定架保留足够的空间
  - 内外侧平台在同一平面（图 17A），不能在不同平面（17B）。
  - 内外侧平台在同一高度（18A），不能在不同高度（18B）。

**要点**

- 关节面需要复位
  - 复位所有累及关节面的骨折块
  - 内外侧平台需要在同一水平面（见图 17）
  - 复位内外侧平台高度（见图 18）

**注意事项**

- 胫骨髁间嵴的宽度需要保持。在胫骨平台中部骨质损失时，需要仔细复位髁间嵴，维持其宽度，有时需要植骨。

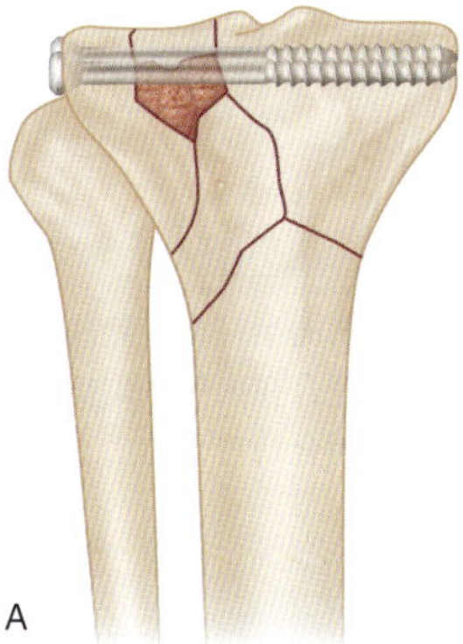

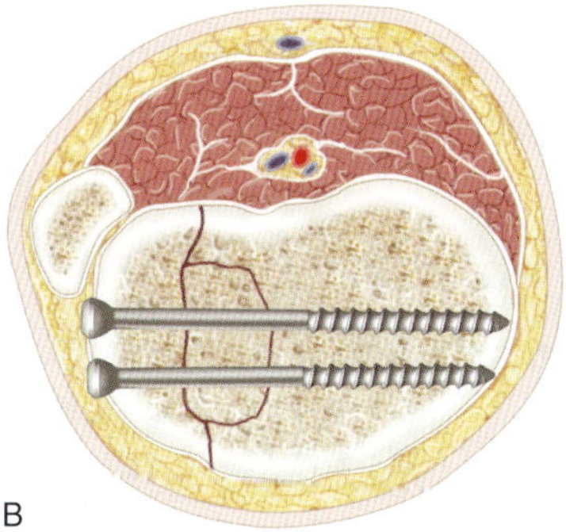

A B

图16

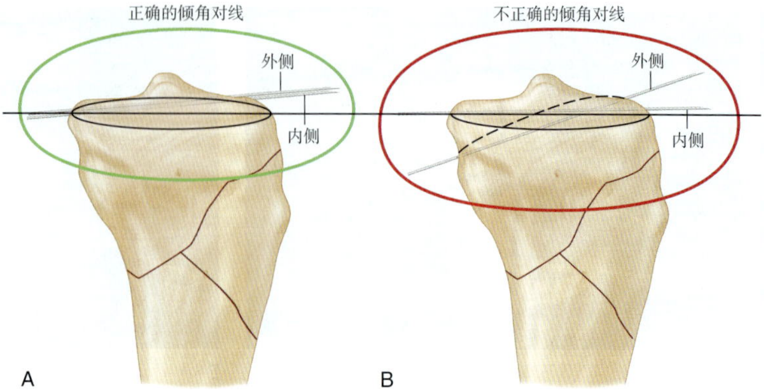


图17

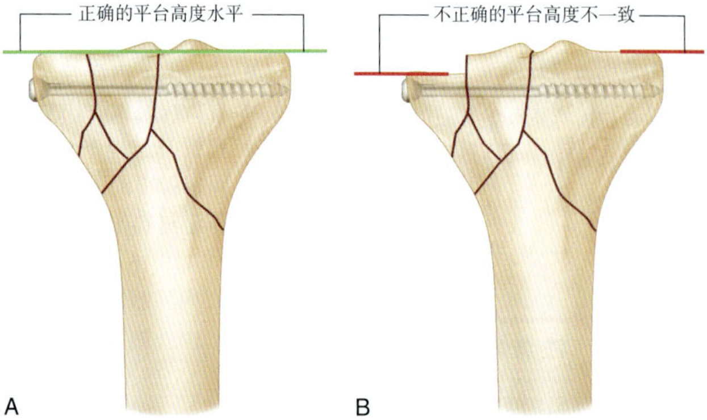


图18

## 争议

- 大骨折块固定可以使用橄榄或串珠样钢丝。这是一种高难度的操作，在此不做论述。

- 损伤的半月板清除或者修复，依据位置。使用不可吸收线将半月板缝合在内外侧副韧带上。
- 先闭合切口，然后上环形外固定架

**要点**

- 平行于关节面的克氏针可以帮助确定近端外固定环平行于关节面。

**注意事项**

- 连接胫骨平台和胫骨干时，胫骨平台处于中立位或者前倾位，会使膝关节张力较大。

## 步骤 3

- 先将近端骨折和外固定环固定
- 第 1 步在胫骨平台下的安全区打入横穿克氏针
  - 克氏针要平行于平台，大约离关节面 1cm，避免进入关节囊（图 19A）
  - 克氏针保持适当张力，附着于外固定环（图 19B）
    - 外固定环的位置根据克氏针决定，此即为环形外固定架的上界。
    - 外固定环和皮肤之间保持 1.5cm 距离
- 第二根克氏针要保持胫骨平台在矢状面上相对于近端外固定环有一定的前倾（图 20A）
  - 这根克氏针要求在冠状面上平行于关节面（图 20B）
  - 克氏针保持适当张力，附着于外固定环并使胫骨关节面相对于近端外固定环保持 10° 后倾（图 20C）

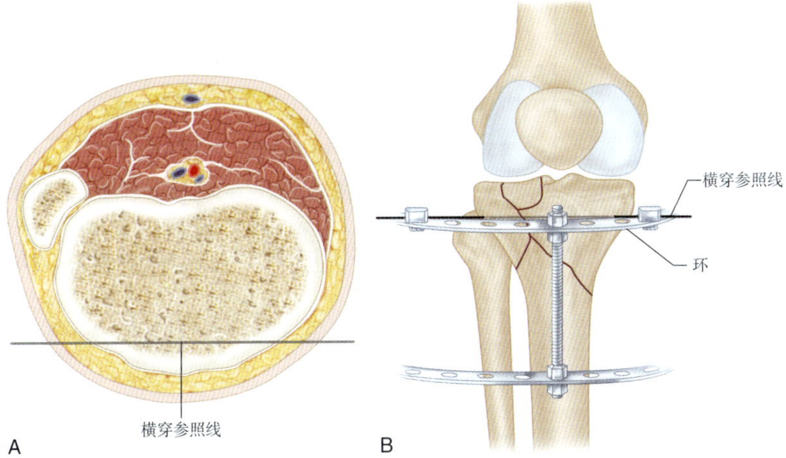


**图19**

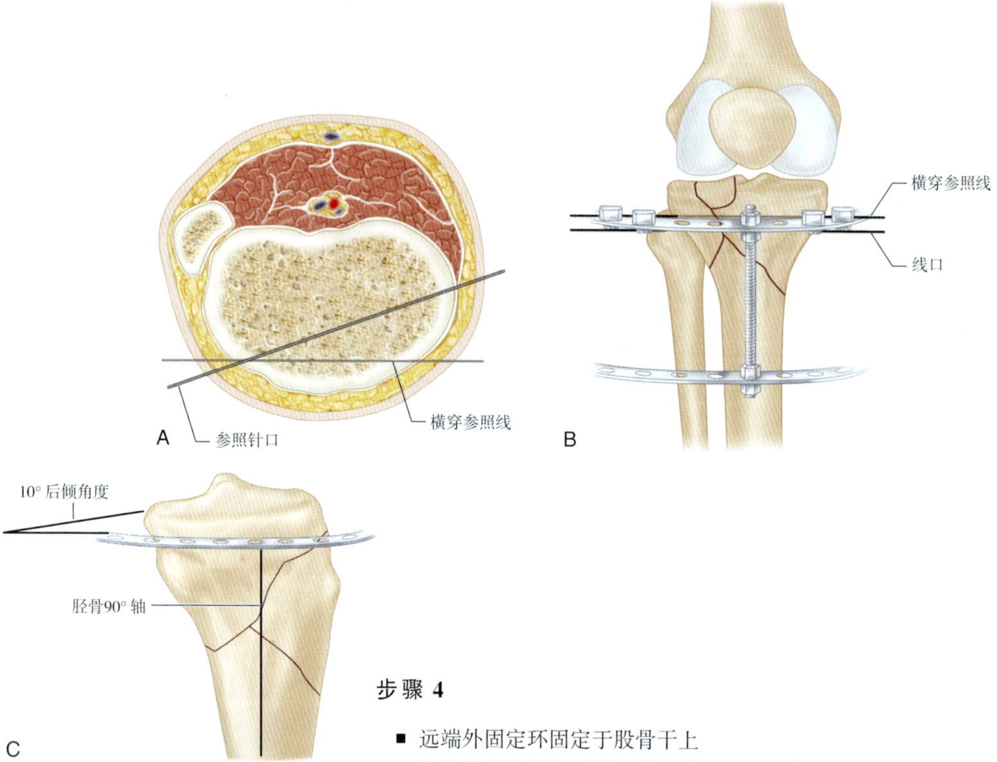


图20

## 步骤 4

- 远端外固定环固定于股骨干上
- 如果使用外固定环固定器，需要在远端外固定环水平横穿一根克氏针为标记（图 21A）
  - 外固定环距离皮肤 1.5cm，与踝关节么距离 2cm 左右。

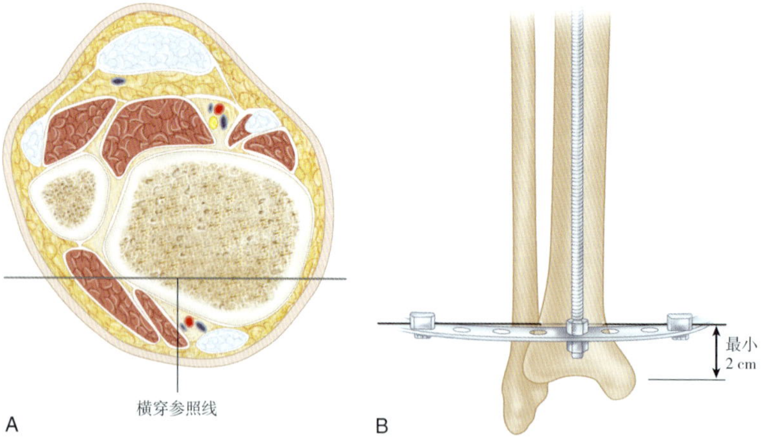


图21

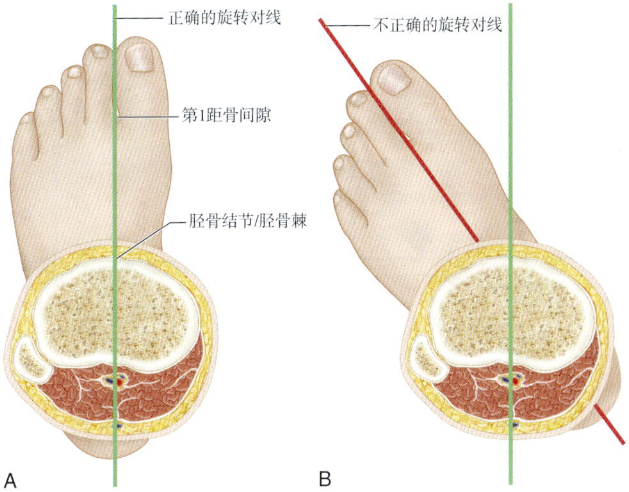


图22

- 此时，胫骨远端对线一定要调整好。图 22A 示胫骨近端和远端对线良好，第一趾骨间隙正对胫骨粗隆 / 胫骨棘，22B 示对线不良。

■ 操作中，最好保持近端外固定环和骨折之间的固定。

■ 第三根定位克氏针在远端外固定环水平打入胫骨。这根定位针使胫骨长轴平行于外固定长轴（图 23A、B）
  - 完成这一步，远端外固定环与近端外固定环平行，胫骨平台关节面与近端外固定环保持 20° 的后倾。
  - 胫骨远端长轴垂直于远端外固定。

■ 近端和远端外固定环相互平行，正位上，膝关节会和胫骨干成一直线，侧位上，会有约 10° 的后倾。

**要点**

- 如果仅仅使用环形外固定架，骨折的对位和对线要在离开手术室前调整好，离开手术室后将很难再调整。外固定长度可以通过螺纹杆调整。
- 混合型外固定架可以在手术室外调整，然而也建议在离开手术室前调整合适。

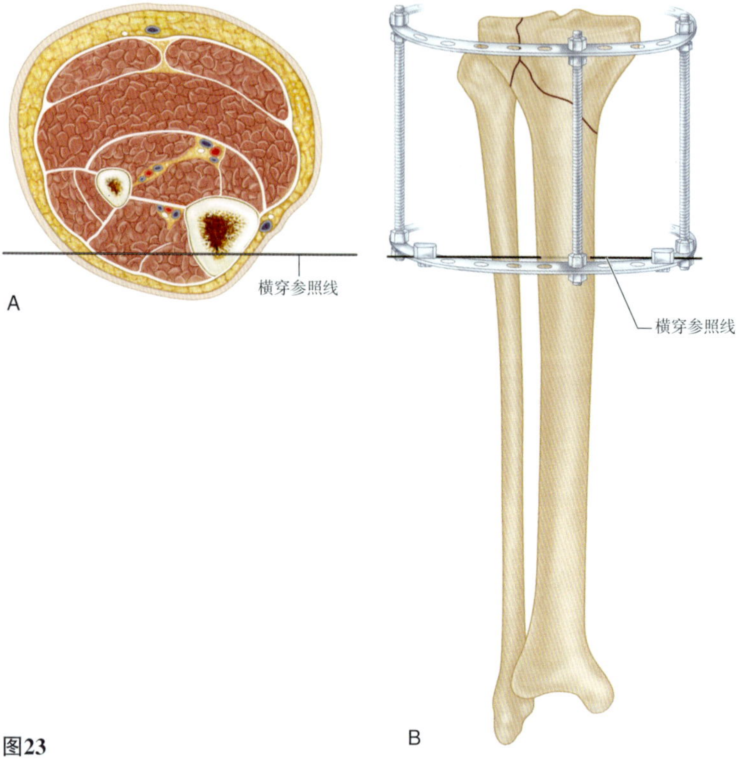


图23

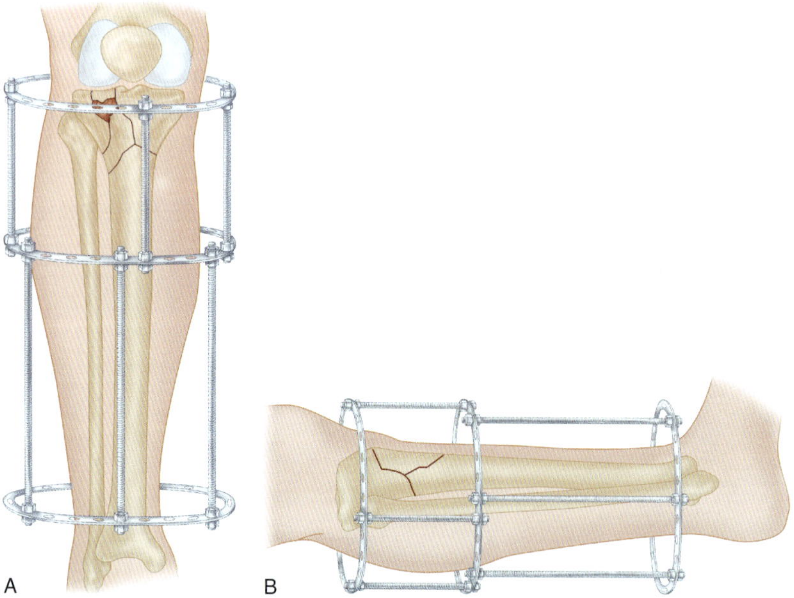


图24

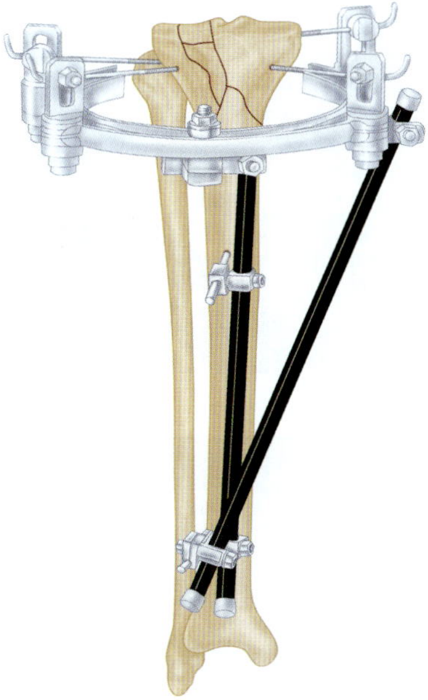

图25

- 如果用混合外固定架，胫骨远端外固定环的使用要注意：
  - 使用较大直径的外固定针
  - 外固定针距要足够大
  - 外固定针位于安全区内
  - 横连不影响软组织
- 依照使用规范和说明将远端外固定环与近端外固定环连接（图25A、B）

**步骤 5**

- 将外固定环安装完毕
- 可以进一步使用克氏针或者钢针固定骨折。钢针比克氏针通常更容易从不同方向打入骨折并固定。
- 克氏针和钢针有不同的方法固定在外固定环上（图 26A-C），钢针还能成一定角度固定在外固定环上（图 27A-C）。

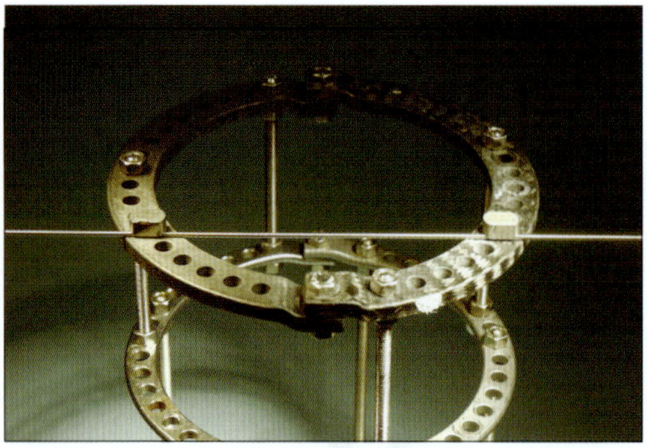

A

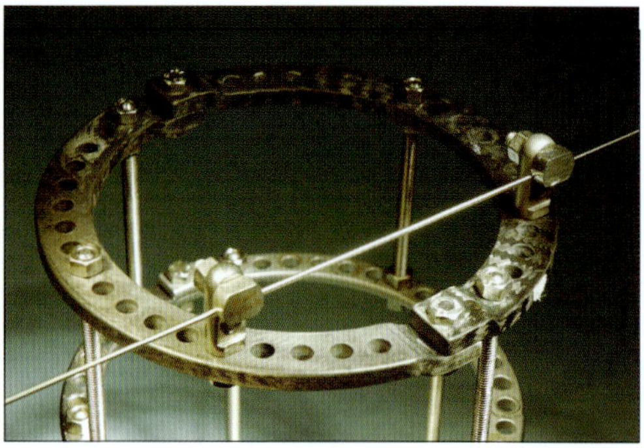

B

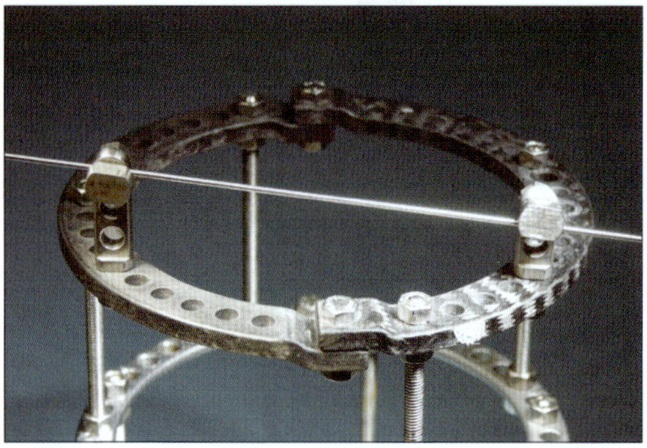

C

图26

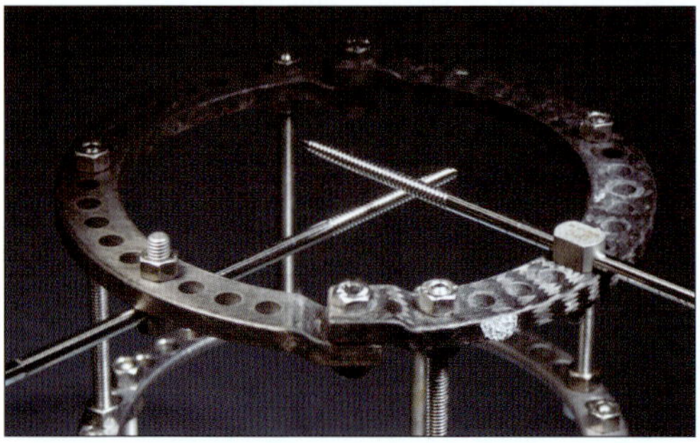

A

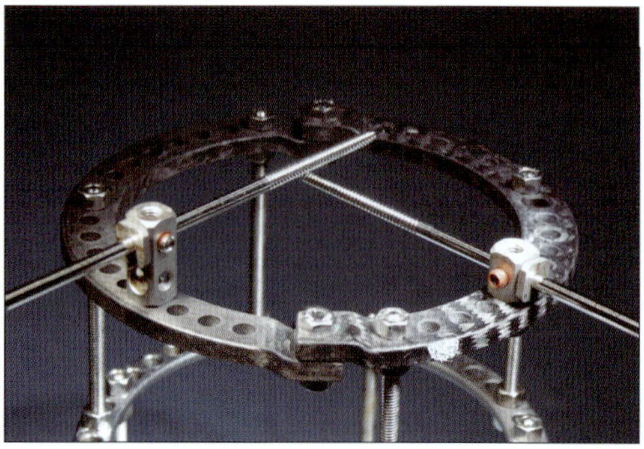

B

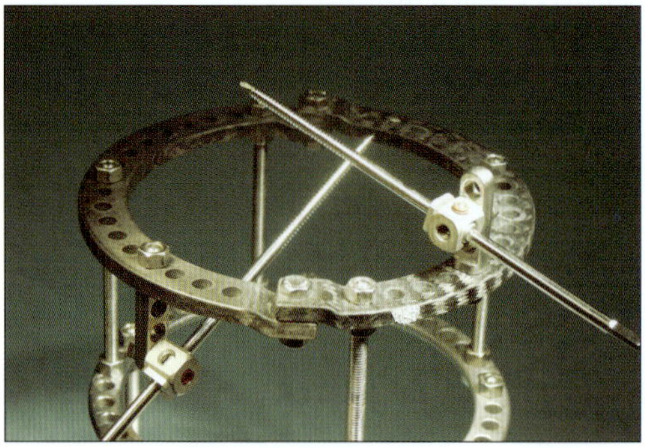

C

图27

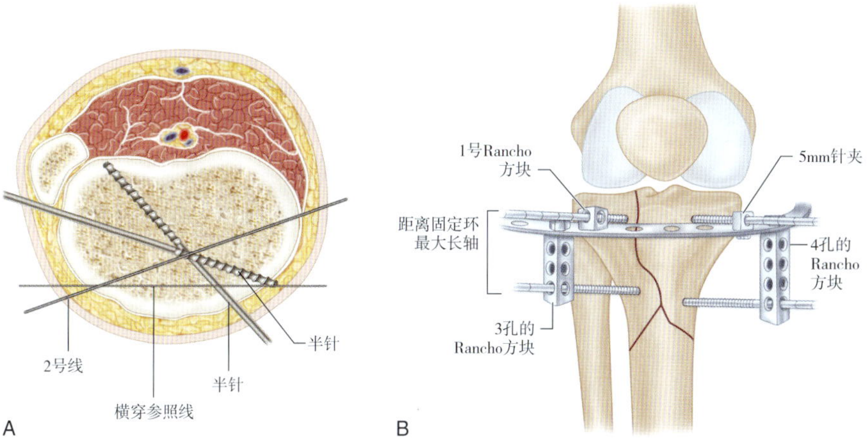


**图28**

- 胫骨近端，克氏针和钢针要从不同角度（图 28A）和不同水平（28B）打入骨折区域。
- 胫骨近端至少有 4 处固定在外固定环上，无论是使用克氏针还是钢针。最远端外固定环要有 3 处固定，其他的外固定环最少 2 处。
- 钢针和有适当张力的克氏针都具有足够的强度和韧性。
- 针孔处要垫足够厚度的辅料，防止软组织相对克氏针或钢针移动。
- 在手术室用夹板将踝关节固定于跖屈位。

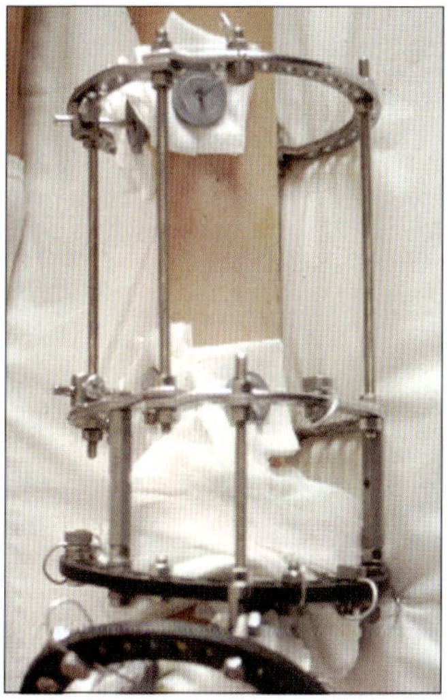

**图29**

### 步骤 6

- 骨缺损可以用多种方法处理：
  - 在切开复位内固定时使用异体或自体骨移植。
  - 也可以局部注射人工骨。

## 术后护理和预后

- 48 小时内更换辅料，作者习惯每天用盐水清洗后使用非封闭辅料。
- 定期检查外固定是否松动。
- 伤口愈合后即开始物理治疗，注意膝关节和踝关节活动和力量。
- 影像证明骨折愈合前，患肢免负重或轻微负重，并根据患肢疼痛和患者自体感受来决定，之后逐渐增加负重。
- 外固定架在骨折确定愈合，患者负重时无疼痛之前不要松动。之后逐渐松解外固定，增加骨折处负重，最终拆除外固定架。
- 一般来说，外固定架在术后 3 ~ 6 个月拆除。

## 证据

Canadian Orthopaedic Trauma Society. Open reduction and internal fixation compared with circular fixator application for bicondylar tibial plateau fractures: results of a multicenter, prospective, randomized clinical trial. J Bone Joint Surg [Am]. 2006;88:2613-23.

83 例骨折随机对照研究，平均随访 2 年。环形外固定架组住院时间缩短，功能恢复较明显较快。预后结果相似，但并发症较少。(等级 Ⅱ)

Catagni MA, Malzev V, Kirienko A. Advances in Ilizarov apparatus assembly: fracture treatment, pseudarthroses, lengthening, deformity correction. Milan, Italy: Il Quadratino, 1994:119-22.

本文讲述了伊利扎诺夫外固定架的设计，使用和组装。第 3 章详细讲述了骨干骨折的外固定使用，包括胫骨近端。

Catagni MA, Ottoviani G, Maggioni M. Treatment strategies for complex fractures of the tibial plateau with external circular fixation and limited internal fixation. J Trauma. 2007;63:1043-53.

本研究中，95% 的患者都获得了良好的恢复。作者总结出使用伊利扎诺夫外固定架结合小切口内固定治疗复杂胫骨近段骨折效果良好。

Chin TY, Bardana D, Bailey M, Williamson OD, Miller R, Edwards ER, Esser MP. Funtional outcome of tibial plateau fractures treated with the fine-wire fixator. Injury. 2005;36:1467-75.

使用克氏针固定治疗 21 例胫骨平台骨折（包含 7 例开放骨折），随访 28 个月，仅 39% 的患者获得了较好的恢复。(等级Ⅳ)

Green SA (ed). Basic Ilizarov Techniques. Tech Orthop. 1990;5:4.

非常实用的介绍伊利扎诺夫技术的教材

Kataria H, Sharma N, Kanojia RK. Small wire external fixation for high-energy tibial plateau fractures. J Orthop Surg (Hong Kong). 2007;15:137-43.

48 例 Shatzker V 或 Ⅳ型骨折，最少随访 2 年。有 5 例发生术后感染，4 例腓总神经麻痹。32 例获得了较好的功能恢复。

Katsemis D, Athanasiou V, Megas P, Tylianakis M, Lambiris E. Minimal internal fixation augmented by small wire transfixion frames for high-energy tibial plateau fractures. J Orthop Trauma. 2005;19:241-8.

48 例 Schatzker V 或Ⅳ型骨折，包括 18 例开放骨折，使用关节面内固定结合环形外固定治疗。一例不愈合，41 例获得较好的功能恢复。(等级Ⅳ)

Stamer DT, Schenk R, Staggers B, Aurori K, Aurori B, Behrens FF. Bicondylar tibial plateau fractures with a hybrid ring external fixator: a preliminary study. J Orthop Trauma. 1994;8:455-61.

23 例骨折使用环形外固定治疗。8 例关节面处切开内固定，其余使用经皮外固定。19 例获得较好的功能恢复。(等级Ⅳ)

# 31 胫骨干骨折

*Ghassan B. Alami, Michael Kelly, and Peter J. O' Brien*

### 注意事项

- 对于髓腔较窄，皮质较厚的患者（例如，年轻运动员），必须使用适当直径的髓内钉（特别是在中心处容积较小的时候），必要时采用非髓内固定。
- 骨折畸形愈合或者不愈合可能导致髓腔堵塞或者对线异常，这可能对使用髓内技术造成很大困难。
- 已经存在的感染（包括外固定架的针道感染）是立即行髓内钉治疗的禁忌证。
- 伴有感染的复杂多平面胫骨畸形是另一个髓内钉治疗的禁忌证。

### 争议

- 虽然有证据表明，Gustilo-Anderson ⅢB 和 ⅢC 的开放性骨折早期使用髓内钉固定与感染率高并没有相关性，但部分外科医生仍认为这种骨折不应该使用髓内钉固定。
- 尽管近端三分之一和远端四分之一的胫骨骨折可以使用特殊的髓内钉技术治疗，但其他方法也可以考虑。

### 治疗方案

- 闭合复位，石膏固定
- 切开复位，接骨板内固定
- 闭合复位，外固定
- 闭合复位，髓内钉固定

## 髓内钉

### 适应证

- 急性开放性或闭合性不稳定骨干骨折
- 部分近端或远端干骺端骨折
- 病理性损伤
- 畸形矫正后可以应用髓内钉固定进行修复的骨折不愈合
- 伴或不伴畸形的骨折不愈合

### 检查 / 影像

- 病史中值得强调的关键点，例如病人的心理和家族史，这可能对治疗产生重要影响。
- 查体
  - 使用标准的高级创伤生命支持的方法来寻找相关的肌肉骨骼和其他部位的损伤（包括同侧股骨，胫骨近端及远端）。
  - 仔细检查软组织情况和软组织损伤程度，包括位置、大小和所有开放性伤口污染程度，并记录在案。
  - 仔细记录肢体的血管状况和所有神经感觉和运动功能。
  - 病人的疼痛程度和镇痛的需求都需要记录下来，还有腿的四个筋膜室（包括被动拉伸试验）需要进行完整的评估，并定期复查以防发生骨筋膜室综合征。
  - 完成检查后，轻轻将骨折复位，用夹板固定，并给予适当镇痛。
- 影像学检查
  - 胫、腓骨前后位（AP）（图 1A）和侧位（图 1B）可以看到膝关节和踝关节。成像的角度必须垂直，并包括完整的胫腓骨。
  - 是否伴发腓骨骨折及其位置可以从片中看出。
  - 如果骨折延伸到胫骨近端或远端的三分之一，或者有症状或体征表明伤到膝关节或踝关节，影像应该包括损伤的关节。

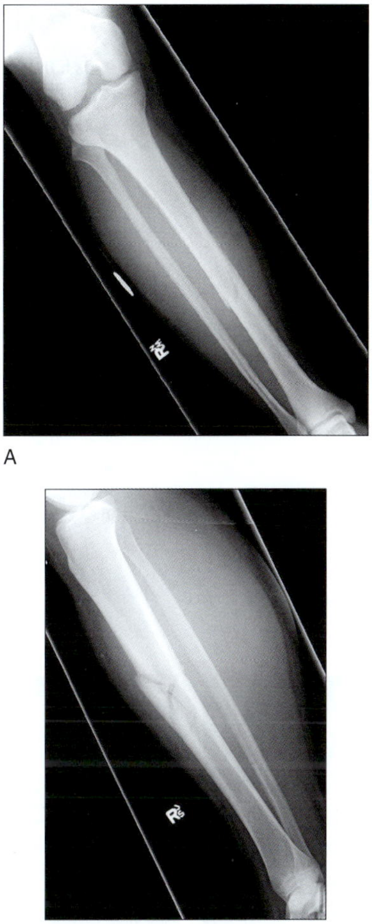

A

B

**图1**

- CT 扫描通常无法增加任何关键信息，所以一般不进行检查。但是，有文献表明，CT 扫描可以显著提高远端三分之一以内累及关节的隐匿性骨折的诊断（Purnell et al., 2008）。

## 外科解剖

- 骨的解剖
  - 胫骨近端有一个约 15° 尖前角。其髓腔从胫骨结节开始成为管状，长 5 ~ 10cm，有较厚的骨壁，尤其是前部胫骨脊约占骨直径的三分之一。远端骨壁变得更加狭窄（这一特性使该段易发生螺旋骨折）。
  - 骨干端髓腔横切面明显比胫骨远端外形更圆。不过，即使扩髓后，髓内钉能够获得合适的贴附，也仅仅在胫骨中段（峡部）的数厘米。
  - 在胫骨远端前内侧表面可以看到有一个相当一致的凹线轮廓。如果在皮下，而不是在骨的中轴线，可以说明出现了内翻畸形。恢复这个凹线是胫骨干远端骨折复位的重要组成部分。
- 血管解剖
  - 腘动脉的分叉始于胫骨平台和骨间膜近端以远 5cm 的胫骨前动脉分支和前移处。在该分叉以远 3.5cm，胫骨后动脉发出腓动脉，后者仍延续在后方筋膜室内（图 3）。

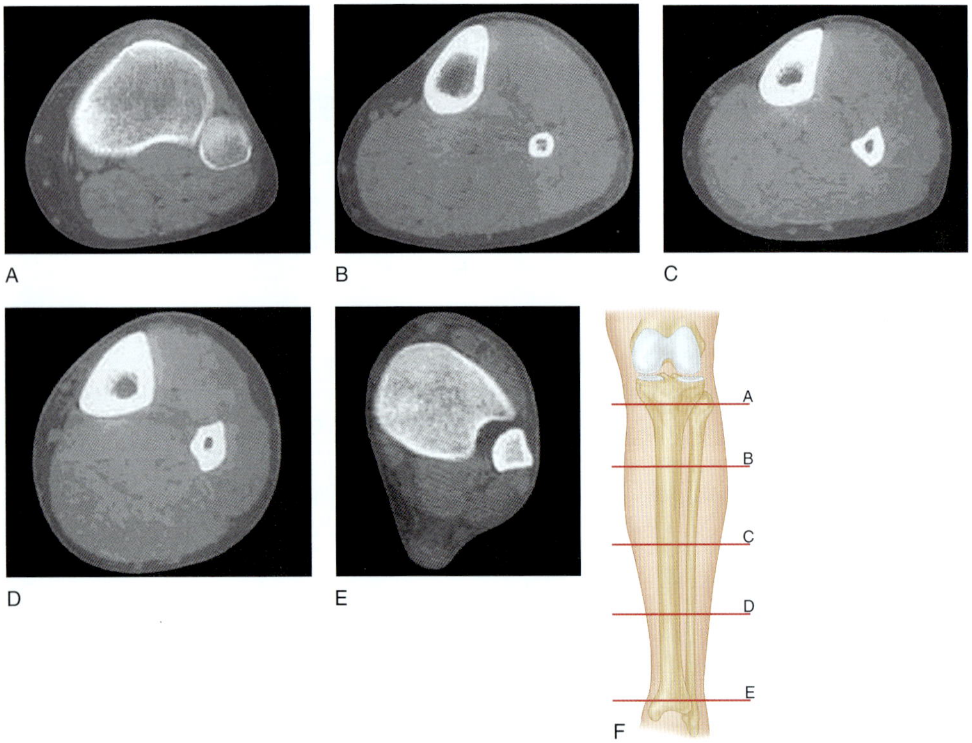


**图2**

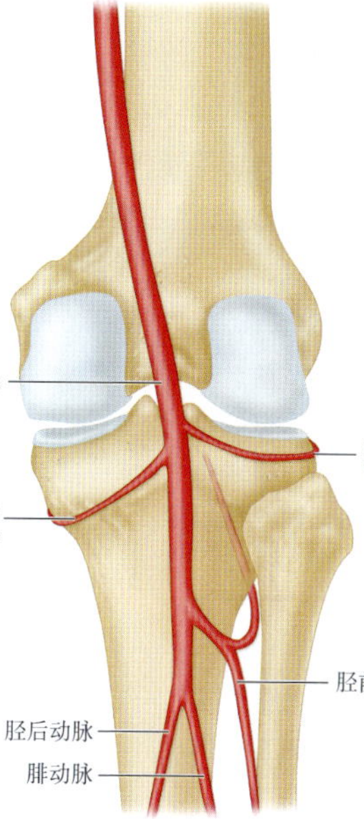


**图3**

- 在大于90%的患者中，有一个来自胫后动脉的近端胫骨滋养动脉。骨干骨折移位时，这条动脉容易在通过较长的滋养孔处受伤。
- 胫骨干相对干骺端来说，很少有骨外的血管滋养。通常情况下，骨外血管只能够使四分之一到三分之一的皮质血管化。骨折后，骨外血管可以接管皮质动脉供应附近的骨折部位。他们还滋养代谢活跃的外周骨痂。
- 如果位于损伤部位远端的骨干，由于严重软组织剥脱失去其骨外血液供应，容易出现骨髓炎和骨不连的风险。
- 胫骨远端四分之一的周围软组织依赖一条特别脆弱的穿支血管供血。

■ 危险结构

- 在胫骨近端，腓动脉紧密附着在骨上，可能胫骨近端骨折时该结构(以及相邻胫神经)有撕裂或裂伤的危险。另一个例子，腘动脉在前后位锁定螺钉和遮挡螺钉插入过程中有损伤的风险。
- 腓深神经在胫骨干骺端水平进入前方筋膜室，因此在近端锁定螺钉拧入的过程中有损伤的风险。

- 隐神经和静脉由胫骨前内侧向远端走行，可能在中外侧远端锁定螺钉拧入过程中出现损伤。类似的，胫前血管、胫前肌腱和趾长伸肌腱也可能在前后位远端锁定螺钉拧入时发生损伤或激惹。

### 要点

- 正确的初始体位和成像是过程平稳的关键。在拍摄膝关节前后位时，考虑到钉在冠状面入口的位置，透视机向头侧倾斜，将避免其接触到病人的大腿，同时可以提供所需的资料。

### 注意事项

- 确保股骨支具放在远离腓骨头处，没有压迫腘窝和外侧接触部位。
- 调整旋转和牵引，在铺巾之前尽可能准确。

### 器械

- 根据复位技术的要求，需要使用标准骨折床或放射线可透床。
- 骨牵引系列，包括克氏针和相对于牵引床的弓形连接器，如果需要使用骨折床的话，还需要膝关节支架。

## 体位

- 胫骨固定时病人采用仰卧位。术中透视是闭合复位固定所必需的，因此透视设备必须使用。
- 一系列复位和临时固定策略在胫骨干骨折固定时都是可行的，而每项也都会影响（复位的）位置。
  - 体位和利用三角架闭合复位是一种常见的技术，需要病人仰卧在透光床上。临时外固定架固定也需要患者仰卧在透光床上。
  - 我们更倾向于使用骨折床上固定的牵开器，因为这能帮助复位和临时固定。
- 使用无菌技术，插入一个经跟骨牵引线，用一根坚固的克氏针插入跟骨内侧面前方约 2.5cm 和接近跟骨后方和足底边缘约 2.5cm 处。在图 4 中，病人的右腿经过开放骨折清创和冲洗，他的左边是由于韧带不稳定进行了固定。
- 骨折侧的髋关节被弯曲到略小于 90°，而膝关节略大于 90°，大腿后侧远端到腘窝之间填充一个支撑垫以保持这个体位。内侧和外侧与支撑垫相固定以保证髋关节无外展 / 内收。从手术床的远端观察大腿与小腿应对线。

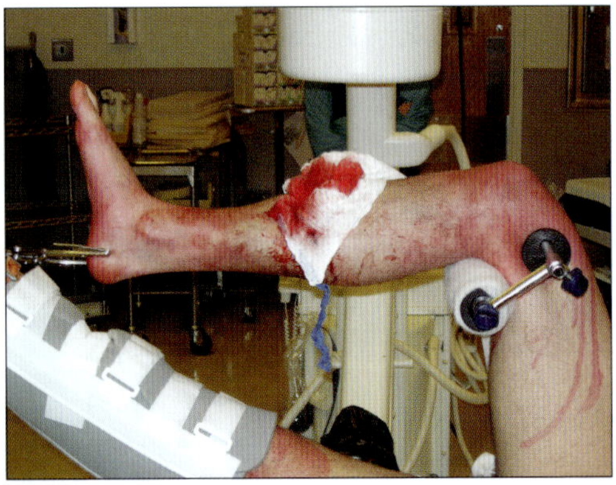

图4

**争议**

- 有些医生倾向于伸直位固定膝关节，但通常这不是必需的。骨折床和腿部非牵引下固定的选择通常根据外科医生的倾向决定。

- 骨折侧下肢在上述体位时，跟骨牵引钉通过相应的连接器固定在牵引床上，而尖端回弯可以保证安全。
- 非骨折侧下肢足部包裹并固定在牵引鞋中，固定在膝关节伸直，髋关节轻度屈曲，足部与手术侧足部相邻，这样可以保证透视机轻松移动，而不阻碍透视手术侧（图 5）。
- 从这个角度，透视机从骨折侧下肢外侧照入，两侧有足够空间以保证看到胫骨所有节段。
- 之后，闭合骨折复位可以给予必要的牵引在透视下进行，手术准备和铺巾前必须获得充分的复位，包括长度、对线、对位和旋转，在之后的过程中，复位仅做很小改动。
- 在整个手术过程中，手术医生和助手均站在骨折侧肢体内侧。

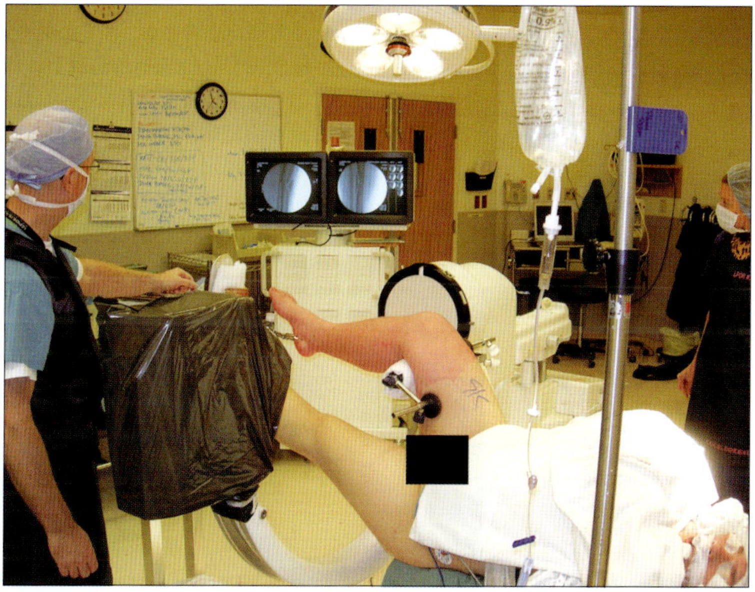

**图5**

## 注意事项

- 当放置锁定螺钉时，仅皮肤应该锐性分离，然后使用止血钳钝性分离深层组织。这样可以避免损伤各手术解剖层次的相关结构。
- 在选择入钉点的过程中，如果胫骨处于外旋位，选择的入钉点应该与图6中的理想位置有所不同。这点对于胫骨近端三分之一骨折特别重要。
  - 胫骨仅10度外旋时，认为在胫骨外侧脊内侧与胫骨长轴一致的导针证明更在内侧并与真正的前后位成一角度。

## 入路／显露

- 行近端切口前，可以在皮肤表面放置一根导针，通过透视来参考最佳入钉点和导针方向。
  - 最佳入钉点，换句话说，就是对于关节组织损伤最小，胫骨髓腔对线较好的位置。已经证明位于前后位胫骨外侧髁间脊稍内侧，同时侧位位于紧邻关节面前方的部位。
  - 图7中尸体照片显示入钉点靠后伴有损伤关节内结构的风险。
- 皮肤切口沿纵轴，通常3～4cm长（或者长度足够适应主钉的插入导向器），以髌骨下极为中心。如果有合适的插入装置的话，也可以使用经皮入路。
  - 我们确定切口的位置，是根据切口是否可以直接进入到理想的胫骨入钉点，大多数情况下通过髌韧带（图8）。
- 通常情况下，仅有的其他切口是用于近端和远端锁定螺钉的。
  - 通常切口在内侧面。大多数髓内钉系统提供不同的主钉方向。除非没有其他选择的情况下，我们不鼓励使用前后位螺钉，因为大家应该十分谨慎小心，避免损伤后方神经血管等结构。
  - 近端锁定螺丝的切口位置是根据插入的导向器决定的。一旦通过透视定位了钉孔，远端切口可以投射到钉孔所在部位。而定位钉孔时需要满足，X射线平行于穿过螺纹孔的轴线，钉孔给人一种完美的圆形（图9：侧面观）。

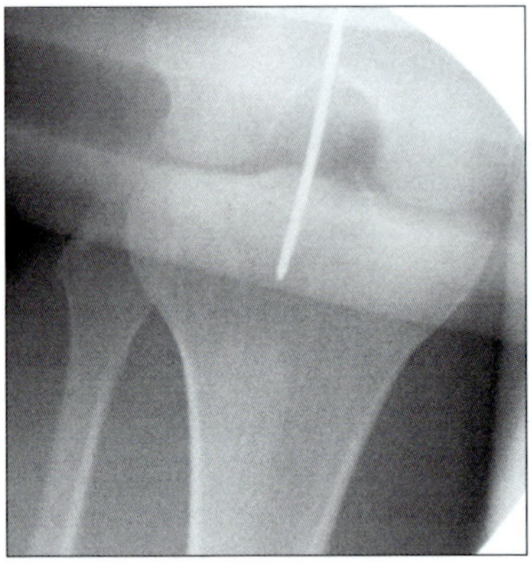
A

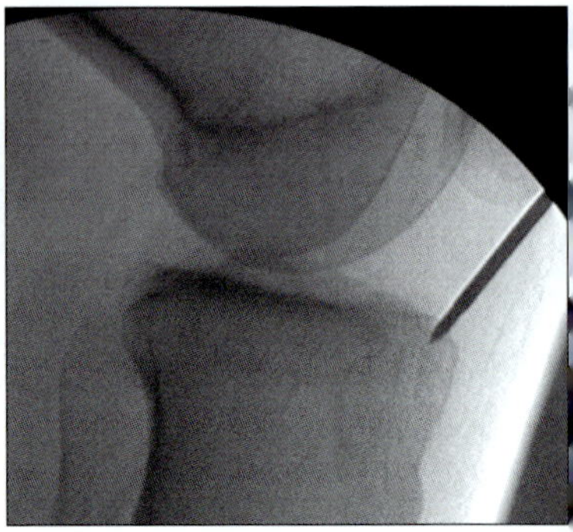
B

**图6**

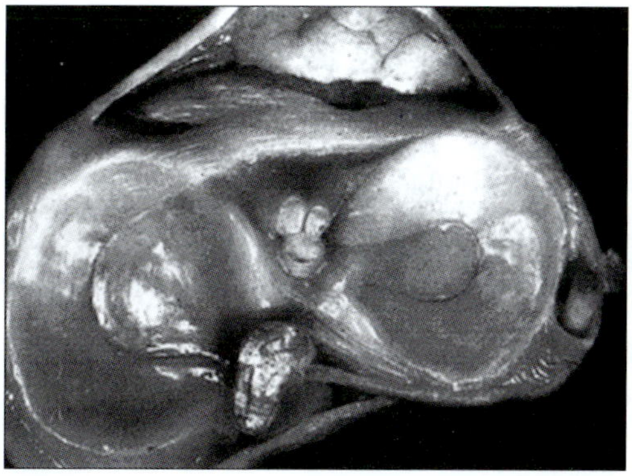

图7

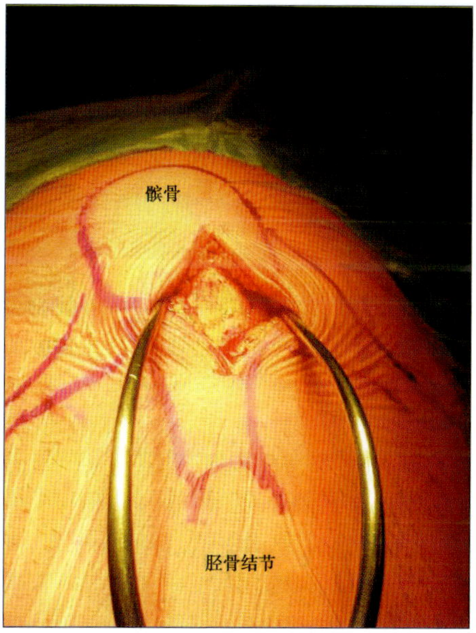


图8

## 争议

- 一些外科医生不愿意通过髌韧带作为入钉点选择切口。Althausen 等（2002 年）表明髌韧带解剖存在变异，支持我们描述的根据病例来决定切口位置的方法。另外，经髌韧带的切口避免了外科医生必须与半脱位的髌骨相对抗的状态（特别是当膝关节屈曲时），到现在也没有被证明是增加术后膝关节疼痛的原因。
- Tornetta 等（2008 年）主张膝关节固定时采用半伸直体位，通过髌骨内侧切开关节利用滑车作为管道从而起到平滑装置或瘘管的作用。该方法也证明与膝屈曲位髌下入路相比，没有导致膝关节疼痛的增加。

- 其他可选切口应用于那些可以使用一个点状复位钳或短复位接骨板经皮复位的更复杂的骨折，或者用于拧入锁定螺钉的情况（见要点第 1 步）。

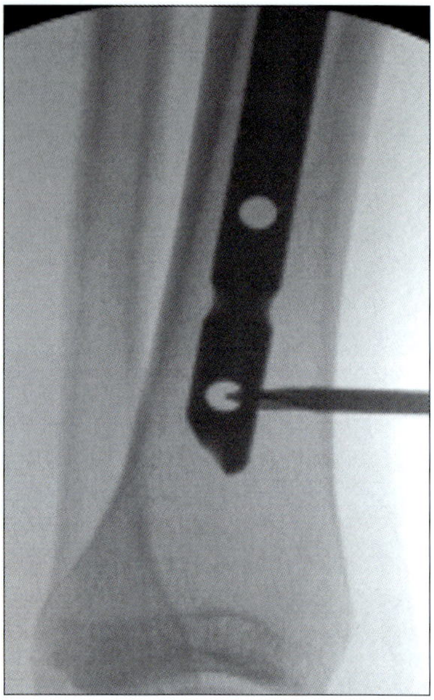

图9

### 要点

- 入钉点的位置对于胫骨近三分之一骨折特别重要，同时，定位导杆位于胫骨远端中心对于获得胫骨远端三分之一骨折的解剖复位来说，也是至关重要的。
- 锁定钉最佳位置通常是在近端骨折畸形凹侧，通常是外翻畸形的外侧和前弧和后移的后方。
- 在胫骨远端骨折合并腓骨骨折时，只有当它影响了踝关节的稳定性，或者修复它有助于重建腿的长度和对线，有助于维持胫骨的复位和固定，腓骨骨折才需要固定。

# 手术步骤

## 步骤 1：复位和插入导针

- 复位通常是在定位过程中完成，如定位步骤中所述。该过程中的任何时候都可以通过直接操作或者使用下面描述的复位方法，进行调整。
- 确定合适的起点后，使用髓腔钻，空心骨刀，锥子打开胫骨。
- 然后，球头的扩髓导杆与前皮质平行插入髓腔
- 球头的扩髓导杆在正位和侧位均位于中央位置，跨过骨折部位，下至远端骨骺。导杆的末端弯曲重定向，以便主要部分是集中在远端胫骨的中央（图 10A-C）。
- 如果骨折是横断性，粉碎性，或位于接近的胫骨近端或远端，单纯闭合操作可能无法复位。可能以下可选的复位方法会有所帮助（可单独使用或组合）。

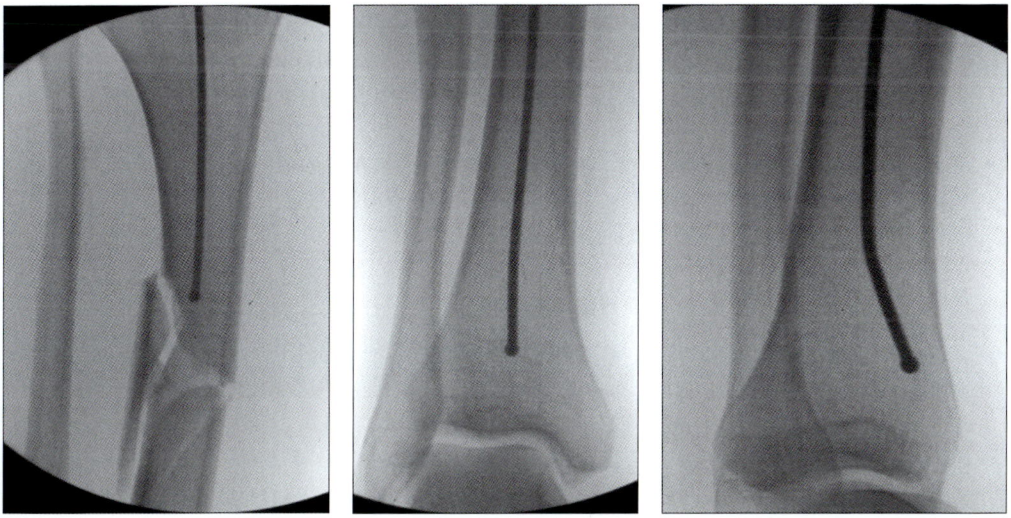

A B C

图10

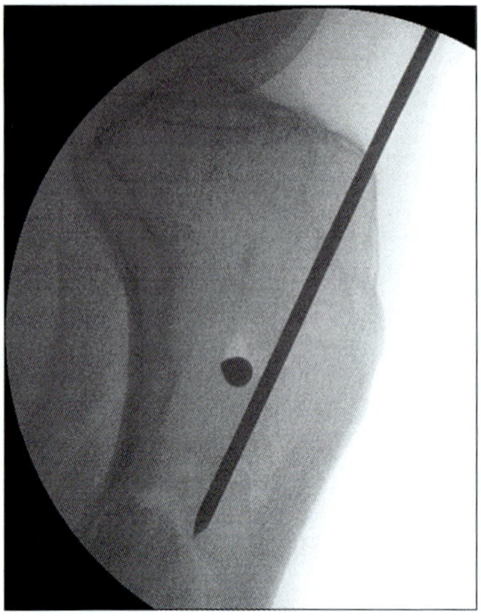

图11

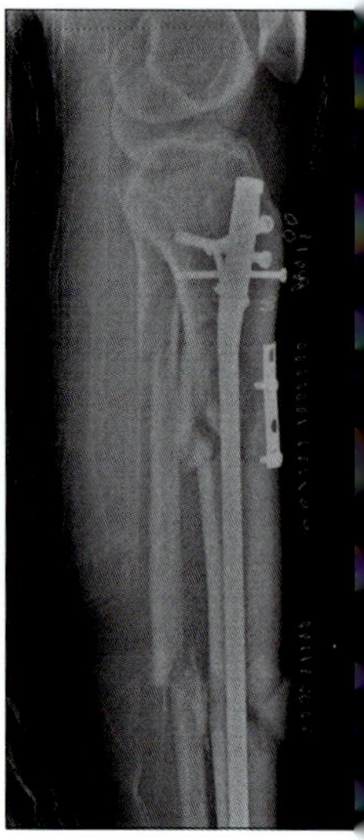

图12

- 经皮使用了大的骨块或骨盆复位钳。
- 使用阻挡钉（也称为 Pollard 钉），通过有效缩小髓腔，暂时或永久地纠正（图 11）导杆在成角的干骺端的路径。保证导杆平行于胫骨前皮质，这可以防止前屈畸形。
- 另外，放置短复位板和单皮质螺钉（图 12），可以有效地临时或永久性减少骨折碎片的数量。

### 注意事项

- 当心延伸到关节内的近端和远端骨折，或合并关节内骨折，在手术开始时通过动态透视可以予以排除。如果找到确实累及关节的骨折，用一个复位钳暂时稳定，然后通过骨折块间拧入拉力螺钉和/或一块接骨板给予明确的固定。另外，如果锁定接骨板能够按原则在预期的位置固定，那么明确的关节周围固定也可以在开始时就进行处理。
- 复位器材如阻挡螺钉或复位接骨板通常可以永久留在体内。但如果由于某些理由必须取出，最好坚持到拧入的螺钉和阻挡螺钉达到一定数量，再取出，以避免发生再移位。

### 器械 / 植入物

- 虽然我们发现使用带螺纹导丝的方法更精确，更高效，但一些医生仍然倾向于锥子，只要在胫骨上留下较大痕迹之前准确定位，这也是一个安全的选择。
- 如果需要的话，最好是髓内钉系统的锁定螺钉被用做阻挡螺钉。当然，较粗的带螺纹钢针也可以替代阻挡螺钉使用 。
- 如果发现骨折累及关节，需要一套固定器材来稳定关节内骨折。固定物种类（如皮质螺钉对比空心螺钉，预弯对比标准塑性接骨板）取决于骨折的性质，有时也根据外科医生的偏爱。

## 要点

- 术前模板测量很重要，可以确保相应植入物的可用性。健侧胫骨的 X 线片可以被用于长度和直径更准确的估计。峡部最窄处直径通常最好是从侧位测量，然而众所周知的是，峡部直径测量仍是不准确。
- 钻，然后是髓内钉，将按照导针引导的路径，所以一个完美的导钉位置应该保证并尽量维持住(可以在钻孔前,通过轻轻敲击导针，使其固定在胫骨远端)。另外，在钻孔时，偶尔透视，防止非故意的插入或退出，还需要不断看着导钉的尾端。

## 争议

- 胫骨髓内钉可以采用不扩髓技术插入。但一项前瞻性随机对照试验“评估扩髓胫骨髓内钉治疗胫骨骨折患者疗效的前瞻性研究“(SPRINT)，发现与不扩髓技术相比，扩髓术后 1 年再手术的相对风险降低 33%。但是，排除动力化（包括手术和自发动力化[例如，螺钉失效]）导致这个明显差异消失。对于开放性骨折来说，倾向于非扩髓髓内钉，但并无显著差异。另外，扩髓髓内钉和非扩髓髓内钉在功能上没有差异。

## 步骤 2：钻孔和测量

- 一旦导针在合适的位置，就可以开髓了。
- 一般来说，最开始的髓腔锉的大小为 8.5mm，它的尖部应该先切掉。但对于非常狭窄的髓腔，髓腔锉可能不得不从更小的尺寸开始。术前模板测量可以帮助手术医生预见到这种特殊情况。
- 开髓钻进入时缓慢，但是保持全速旋转。如果遇到阻力时，医师应保持旋转着前进，可以后退几毫米清除碎屑，然后再前进。如图 13 所示，外部操作可用于帮助开髓钻的跨过整个骨折。开髓直到符合导针的曲度为止。
- 进一步使用侧面切割的开髓钻扩髓，以 0.5mm 为一梯度增加。在髓腔较宽时，也可以按 1mm 为梯度进行递增。开髓一直持续到手术医生感到摩擦皮质的咔哒作响为止，这种咔哒声实际是开髓钻与皮质绞索的声音和触觉。
- 选择比开髓钻最大直径小 1.0 ~ 1.5mm 直径的髓内钉。
- 髓内钉的长度可以通过放置第二个同样长度的导针，其尖端抵住入钉点，测量两根导针未重叠部分的长度获得。另外，也可以在透视下放置可透光标尺进行测量。
- 当选择好髓内钉时，弯曲的导针可以换成带套筒的直导针或者装置允许的情况下也可以不换。之后，与髓内钉直径相对应的开髓钻沿着这根直导针进入直到导针尖部，以防止远端干骺端的位置丢失。

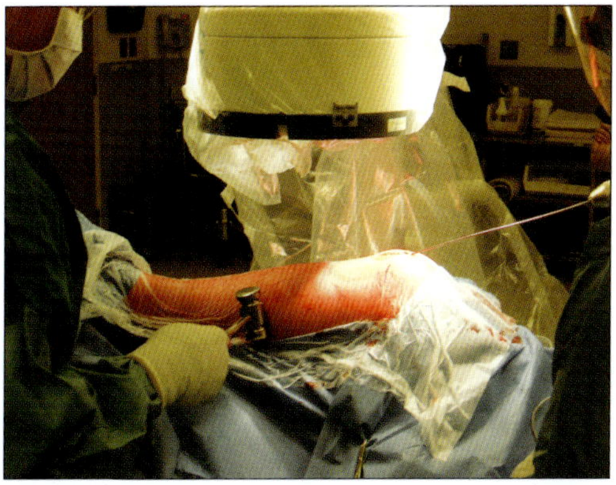

图13

## 要点

- 在远端锁钉插入过程中，如果髓内钉相对于胫骨来说发生外旋，可能无法通过“围绕 C 形“旋转透视机来达到对准钉孔和投射线的要求。因此这样的外旋应避免。
- 除了非常不稳定的骨折，在拧入远端锁定螺钉前减少牵引的力量可以避免骨折移位。被牵引的横行骨折可以通过减小牵引进行主动干预，拧入远端螺钉，再回打髓内钉，然后拧入近端螺钉。
- 已经证明在近端中间外侧增加一个斜锁定螺钉可以显著提高抗成角和扭转失效的强度（Laflamme 等，2003）
- 为了方便摘取尾帽防止拧入过程中螺帽脱扣的情况，一根缝线沿着钉帽缠绕呈环状，并将其尾端与改锥连在一起。一旦尾帽拧入髓内钉，缝线就可以拉出来。

## 步骤 3：固定

- 插入髓内钉
  - 不同的髓内钉系统尽管重要部分非常相似，但仍有一定的区别，因此对于特定的骨折应该选择与之相适应的内植物。例如：小直径的髓内钉（如：9mm 或更小）经常是非扩髓的，这就造成其插入横断或者粉碎性骨折是很困难。而大多数情况下通常会选择扩髓的髓内钉。
  - 在髓内钉插入之前，手术医生必须确认合适的钻头能够顺利的通过髓内钉导向器，套筒以及所有将被使用近端锁定螺钉的位置。
  - 之后，通过引导的导针插入扩髓髓内钉，并用锤子在可控的节奏下不断敲击使其深入，从而使胫骨可塑性改变以适应髓内钉。有所接触和抵抗的固定可以提高抗旋转的稳定性。
  - 在骨折所在水平面，髓内钉插入过程必须在透视监视下进行，以确保皮质的接触不会引起不经意的偏转或者进一步粉碎。一旦髓内钉良好的插入远端，就可以把导针取出，并将髓内钉进一步送至最终位置。
  - 尽管髓内钉的近端与导向器紧密相连，但大多数髓内钉系统都包括可以通过透视判断髓内钉近端顶部插入深度的方法
- 髓内钉锁定
  - 由于报道的出现未锁定或早期动力化的并发症发生率较高，我们通常所有螺钉都选择静态锁定（Whittle et al.，1995）。螺钉的数量根据骨折位置，布局和粉碎程度决定。
    - 对于简单、中段骨折，一个近端和一个远端静态锁定钉就可以提供足够的稳定性。
    - 对于粉碎骨折，推荐两端各两个锁钉。
    - 对于非峡部骨折，需要在干骺端靠近骨折处使用两个或以上螺钉以期在髓腔较宽的部位获得更好的稳定——“拖把在斗”现象（“mop-in-the-bucket” phenomenon）——并避免移位。
  - 除了使用回敲的技巧时（见要点），近端锁定通常首先拧入。插入导向器的套管通常也提供多种选择以供选择（见入路 / 显露中每步选择有关的风险）。

### 注意事项

- 如果随着锤子的敲击，髓内钉不再深入，敲击的音调升高，取出髓内钉，用原来的开髓钻或小一号的髓内钉以避免医源性骨折或髓内钉嵌顿。
- 大多数锁定钉有非常浅的螺纹，操作起来更像木桩，然而他们通常有一定的把持力能够防止在重力的压迫下退钉。为了避免钻透皮质而失去把持力，在接近螺钉拧入结束时需要小心，必要时可以通过透视判断其位置。

- 远端，我们徒手插入锁定螺钉，经典的在 中外侧方向。透视机放置在侧位，接收器尽可能的接近腿外侧以便为中间的钻留出空间。图像优化后如图 9 所示，使用放大模式以便定位和钻孔。
- 通过螺孔参考位置来精确定位的切口可以避免在拧入过程中被软组织所妨碍。
- 使用合适的器械可以固定未安装的钻头，同时避免一只手直接暴露在 X 线下，钻头的位置在骨上，中央正好位于透视的螺孔上，主干稍倾斜（图 14A）。一旦钻头尖的位置满意，钻的杆和钉孔改为呈直线，以便获得点对点的效果或牛眼征（图 14B）。

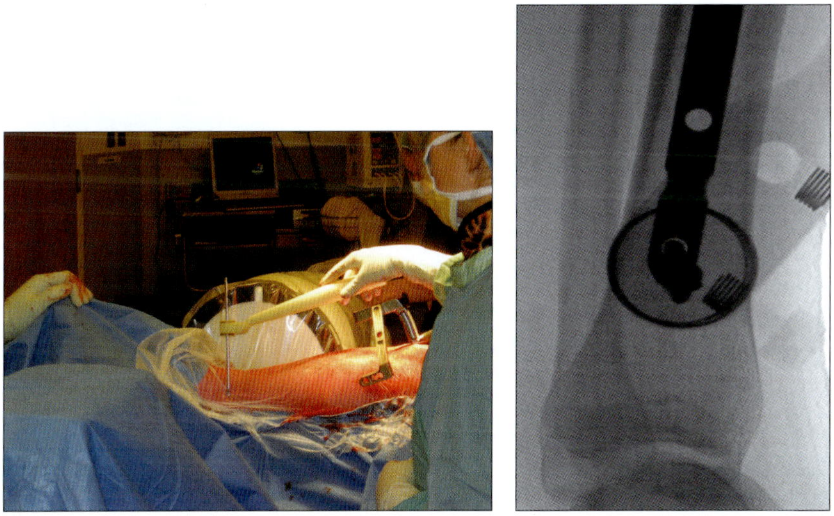

A B

**图14**

### 器械 / 植入物

- 不同时代的髓内钉有不同角度和不同位置的矢状面的弯曲。这个弯曲的位置越靠近远端，移位的可能性越大，近端骨折的对线不良的可能性也越大。
- 最近的髓内钉设计采用远端轻度向后的弯曲（如 3 度）以便更好地适应胫骨远端的解剖。

    - 通过锤子敲击，钻头进入皮质，并通过髓内钉的两个孔。这时，电钻装上钻头，手术医生小心钻入远端皮质，使用 X 线定向，观察钻头的角度。最后，用常规的测深尺测量螺钉长度（图 15）。
    - 一旦所有需要的螺钉都拧入后，可以拆掉髓内钉的导向器，如果使用的是钛钉，近端应该安装合适尺寸的尾帽。
- 一个长椭圆形的螺孔（动力孔）可以采用静态锁定的方式：在干骺端近端，螺钉放置在椭圆形螺孔的远端（图 16A）。在干骺端远端，放置在螺孔的近端。
- 如果选择将来行动力化锁定的话，螺钉放在上述位置的另外一端。当预期将来有动力化的需求时，第二个静态螺钉沿着动态螺钉放置同一干骺端，如果出现延迟愈合，可以取出静态螺钉，允许动态螺钉在椭圆孔内移位（图 16B）。

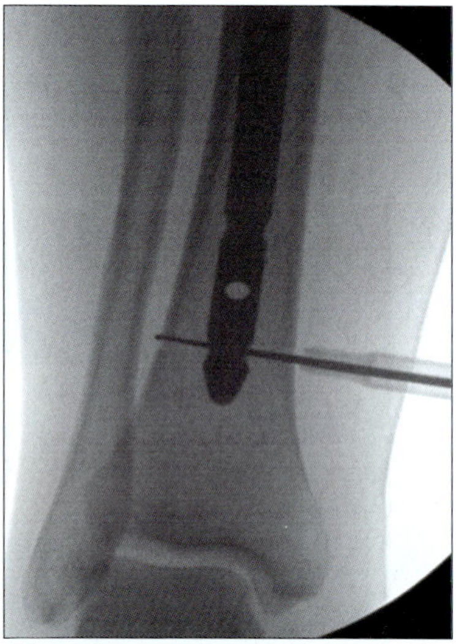

**图15**

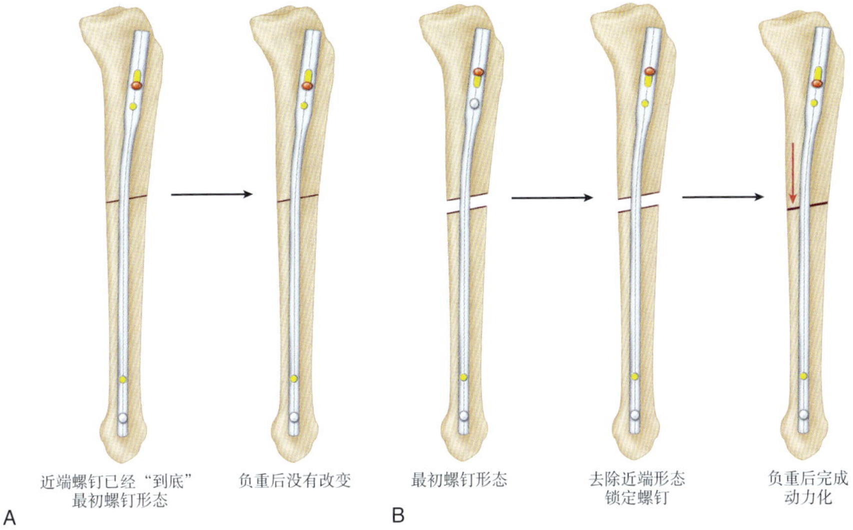


**图16**

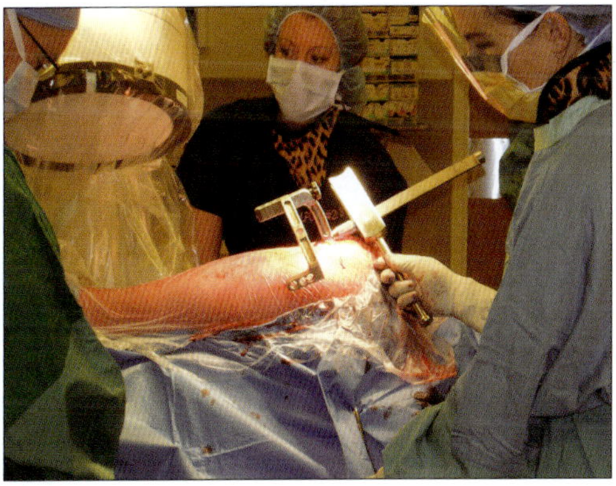

**图17**

## 术后护理和预后

- 术后护理
  - 术后，尤其是术后48小时，应监测手术侧肢体是否有出现骨筋膜室综合征的可能。
  - 早期开始活动，例如：立即主动进行踝关节和膝关节的活动度练习，但是肌肉力量练习需要推迟到术后6周。

### 要点

- 损坏的螺钉不总是坏事，因为这可以使固定时被轻度牵引的骨折自发动力化。只要骨折仍然很好的固定，当需要负重时，可负重下持续观察。

### 注意事项

- 有症状的固定物应该在术后12～18周之前取出，因为这个时候骨桥和皮质重塑已经完成。

### 争议

- 螺钉动力化通常作为一种延迟愈合后促进愈合的简单方法。但是，缺乏高水平证据支持该项技术的使用。有些医生相信如果有进行手术干预的适应证，具有一定争议性的方法仍然是有保证的。另外，这个干预措施与自身潜在并发症有关，尤其是不稳定骨折，或者如果髓内钉的尾端离相邻的关节太近。

- 负重状态由骨折的稳定性决定。但是，甚至是稳定的骨折（如横行、非粉碎骨折），我们也建议至少在骨折后6周使用拐杖保护性负重。
- 术后10～14天，检查手术部位，并进行X线检查随访。6周时再次行X线检查，如果临床和放射学征象良好，可以开始进行性负重练习。另外，患者需要在接下来的4～6周为一间期定期复查，直到骨折愈合。一般来说，钻孔的螺钉固定完全愈合需要20周时间。

■ 预后

- 在上面部分已经说明，胫骨髓内钉是一项技术要求较高的手术。但是，如果手术操作较好，并且所有陷阱都有效避免了，那他的成功率会很高。追溯到1990年，普通固定后的治愈率已经报道超过95%，其愈合时间与软组织损伤的时间直接相关。
- SPRINT研究（Bhandari，2007）的再手术率为60%，低于五年前随机对照试验的结果，说明近年来技术和内植物的发展可能会使这个手术的成功率进一步提高。
- 严重软组织损伤之外，其他可以一定程度预测结果的因素包括：患者年龄，骨折分类（Orthopaedic Trauma Association）和开放骨折。
- 髓内钉最重要的进步可能是大量病例避免了外固定和快速早期活动。

■ 并发症

- 潜在早期局部术后并发症
  - 血管损伤（腘窝血管、膝下动脉、隐静脉）
  - 神经损伤（腓总神经、隐神经、隐神经的髌下分支）
  - 骨筋膜室综合征
  - 皮质和邻近软组织的热坏死
  - 浅表和深层感染
- 潜在的晚期局部术后并发症
  - 前方膝关节疼痛
  - 不愈合（无菌性对比有菌性，伴或不伴内固定物失效）
  - 畸形愈合（成角，旋转，短缩）
  - 深部感染（急性出血性或延迟的局部感染）
  - 肌腱激惹（鹅足，胫前肌腱炎）
  - 复杂局部疼痛综合征
- 膝前疼痛是最常见并发症，报道的并发症发生率为20%～70%。严重疼痛并不常见，但是在各种活动常出现疼痛，而且休息时也很常见（Lefaive et al.，2008）。伴有疼痛的患者常常更年轻，活动更多。
  - 膝关节疼痛的原因仍然不清楚，可能是多原因的。当面对这种情况时，推荐的方法是寻求其中具有可逆性的原因，例如突出的髓内钉或者锁钉尖部。许多作者发现取出髓内钉可以解决或者改善大部分疼痛。医源性（入钉点不良）或者遗漏的创伤性的半月板撕裂是另外一种可治愈的原因。
    - 其他膝前疼痛可能的原因包括软骨损伤（仍然是医源性或者创伤性损伤），隐神经髌下分支的损伤，和软组织结痂。经髌骨韧带入路相对于髌旁入路来说，并没有增加膝关节疼痛的风险（Toivanen 等，2002）。
- 一些患者在胫骨干水平伴有疼痛。这个疼痛可能和骨折本身相关，同时骨和锁定钉之间弹性模量的差异也是可能的原因。
- 如果热坏死出现在足够大的范围内，当坏死的深部骨组织和软组织发生感染时，也是一项潜在的严重并发症。与这个并发症相关的体征包括术后皮肤出现水泡和跗指下垂。可能的原因包括止血带充气下钻孔（尽管现在的证据已经表明这可能不是重要的因素），使用的钻头较钝，使用过大的钻头，在钻相邻的孔之间没有留出充分冷却的时间，和钻孔时使用过大或过小的压力（Karunakar 等，2004）

## 证据

Althausen PL, Neiman R, Finkemeier CG, Olson SA. Incision placement for intramedullary tibial nailing: an anatomic study. J Orthop Trauma. 2002;16:687-90.
推荐等级 C（基于尸检研究和医生调查）：在行皮肤切口前，术前进行胫骨近端入钉点的荧光定位，以便确定内侧髌旁，经髌或者外侧髌旁入路哪个更能直接到达入钉点。这项研究表明对于所有胫骨髓内钉始终使用同一入路是不正确的。

Bhandari M. A randomized trial of reamed versus non-reamed intramedullary nail insertion on rates of reoperation in patients with fractures of the tibia. Paper #21, Tibia. Presented at the annual meeting of the Orthopaedic Trauma Association, Boston, October 17-20, 2007.
证据等级 A：该研究发现与不扩髓技术相比，扩髓术后 1 年再手术的相对风险降低 33%（$P = 0.01$）。但是，拒绝动力化（包括手术和自发动态化［例如，螺钉失效］）导致这个明显差异消失。对于开放性骨折来说，倾向于非扩髓髓内钉，但并无显著差异。另外，扩髓髓内钉和非扩髓髓内钉在功能上没有差异。

Henley MB, Meier M, Tencer AF. Influences of some design parameters on the biomechanics of the unreamed tibial intramedullary nail. J Orthop Trauma. 1993;7:311-9.

Hernigou P, Cohen D. Proximal entry for intramedullary nailing of the tibia: the risk of unrecognised articular damage. J Bone Joint Surg [Br]. 2000;82:33-41.
这项回顾性尸检研究发现标准的开髓钻和一些髓内钉的近端部分要大于典型的可以避免某些关节结构损伤的安全区域。这些可能被损伤的结构包括双侧半月板的前角，双侧胫骨平台的前方部分，以及交叉韧带。作者得出结论，认为对于这些结构的损伤可以解释常见的术后膝关节疼痛的问题。

Karunakar MA, Frankenburg EP, Le TT, Hall J. The thermal effects of intramedullary reaming. J Orthop Trauma. 2004;18:674-9.

这项回顾性动物研究在有或没有止血带的前提下，对狗的胫骨进行性钻孔过程中，测量的皮质温度类似。该研究既不支持也不鼓励止血带的使用。但是，基于他们的发现，作者推荐增加连续钻孔和限制性钻孔之间的时间间期，以便尝试着减少热坏死的发生。

Laflamme GY, Heimlich D, Stephen D, Kreder HJ, Whyne CM. Proximal tibial fracture stability with intramedullary nail fixation using oblique interlocking screws. J Orthop Trauma. 2003;17:496-502.

这个尸检研究 2cm 胫骨截骨后在单独的中间外侧螺钉的基础上，使用第二根近端斜方锁定螺钉固定，证明可以显著提高 50% 的内翻 / 外翻稳定性，47% 的屈曲 / 伸展稳定性，以及 18% 的扭转稳定性。增加的斜方螺钉提供的稳定性类似于局部的接骨板固定，小梁骨密度对于所有结构的稳定有明显的影响。

Lefaivre KA, Guy P, Chan H, Blachut PA. Long-term follow-up of tibial shaft fractures treated with intramedullary nailing. J Orthop Trauma. 2008;22:525-9.

这项对于 56 名患者的 14 年的中期随访的回顾性综述，表明平均标准简表 -36 和简化肌肉骨骼功能评估，与参考正常人群没有统计学差异。在研究的其他相关发现中，只有 26.7% 的患者没有膝关节疼痛，但自我报告的膝关节疼痛和胫骨髓内钉或者放射片中的髓内钉突出缺少相关性。还有，93.9% 的患者患侧膝关节活动度与对侧相同，但 42.4% 出现踝关节活动度受限。31 名进行了放射性检查的患者中，尽管没有对线的丢失，但 35.4% 出现退行性改变。

Purnell GJ, Altman DT, Muffley MT, Altman GT. Results of a standard protocol evaluating distal third tibial fractures with computed tomography. Scientific Poster #13, Tibia/Polytrauma. Presented at the annual meeting of the Orthopaedic Trauma Association, Denver, October 15-18, 2008.

推荐等级 C 获得胫骨远端三分之一骨折的 CT 扫描能够有效提高关节内骨折的诊断，这些骨折可能在平片难以诊断。 67 名胫骨远端骨折的患者中，通过 CT 检查发现 43% 存在延伸到关节内的骨折，但经过专业训练的骨折医生或放射科医生仅能通过平片诊断大约一半的病例。

Toivanen JA, Väistö O, Kannus P, Latvala K, Honkonen SE, Järvinen MJ. Anterior knee pain after intramedullary nailing of fractures of the tibial shaft: a prospective, randomized study comparing two different nail-insertion techniques. J Bone Joint Surg [Am]. 2002;84:580-5.

一类证据支持髌腱旁入路，相对于经髌腱入路来说，没有减少膝前疼痛或功能损伤的发病率的假说。随机选取的髌旁入路患者中 15 名(71%)报告存在膝前疼痛，而经髌腱组有 14 名(67%)有相同的问题。

Tornetta P 3rd, Steen B, Ryan S. Tibial metaphyseal fractures: nailing in extension. Scientific Poster #7, Tibia/Polytrauma. Presented at the annual meeting of the Orthopaedic Trauma Association, Denver, October 15-18, 2008.

三类证据支持通过中间髌旁关节切开行髓内钉固定，治疗延伸到干骺端的胫骨近端和远端骨折。结果评估涉及术后对线不良，复位丢失，活动度。在平均 48 周的随访中，这个方法出现的髌前疼痛率为 21%，并没有高于标准的髌下，髌上髓内钉固定的方法（22%）。

Walker R, McKee MD, Waddell JP, Schemitsch EH. Ideal tibial intramedullary nail insertion point varies with tibial rotation. Scientific Poster #74, Basic Science. Presented at the annual meeting of the Orthopaedic Trauma Association, Phoenix, October 5-7, 2006.

这项对于 12 例下肢标本的尸检、影像学研究显示胫骨的旋转可能导致没有被发现的高达 15mm 的起点的移位。作者建议使用腓骨头平分线来避免外旋位，从而避免这种潜在的起点移位。这条平分线与入钉点相关，而入钉点一般位于理想入钉点的中心或偏外侧 5mm 以内。

Whittle AP, Wester W, Russell TA. Fatigue failure in small diameter tibial nails. Clin Orthop Relat Res. 1995;(315):119-28.

这项研究表明在 8mm 和 9mm 的髓内钉系列出现 13.8% 的内植物失效率，其中动力化锁钉出现在所有损坏的髓内钉中。这项研究建议仅在轴线稳定的骨干骨折中保留动力化。还建议在粉碎和干骺端骨折中，预防性交换髓内钉固定。并且对于骨缺损大于 50% 的骨折，在 6 ～ 12 周行骨移植治疗。

---

图2 引自Trafton PG. Tibial shaft fractures. In Browner BD, Levine AM, Jupiter JB, Trafton PG (eds). Skeletal Trauma, ed 3. Philadelphia: Elsevier Saunders, 2003:2131-255.

图7 引自Hernigou P, Cohen D. Proximal entry for intramedullary nailing of the tibia: the risk of unrecognised articular damage. J Bone Joint Surg [Br]. 2000;82:33-41.

图10引自Walker R, McKee MD, Waddell JP, Schemitsch EH. Ideal tibial intramedullary nail insertion point varies with tibial rotation. Scientific Poster #74, Basic Science. Presented at the annual meeting of the Orthopaedic Trauma Association, Phoenix, October 5-7, 2006.

# 32 胫骨干骨折的接骨板固定术

*Henry M. Broekhuyse*

**注意事项**

- 胫骨骨折的接骨板固定术治疗并不适用于以下情况：
  - 胫骨干骨折的常规处理
  - 胫骨骨折伴发大面积的软组织损伤，或者放置接骨板的区域存在软组织缺失

## 适应证

- 胫骨干近段和远端伴有移位的骨折。这些部位应用髓内钉在技术上存在难度，因为髓内钉内固定很难获得较好的骨折复位。除此之外，在胫骨骨干的近段和远端，髓内钉和皮质骨之间缺少合适的阻碍物，所以也不能充分维持复位。
- 完全的胫骨近端关节内骨折合并胫骨骨干骨折(AO Type 41-C)。
- 完全的胫骨远端关节内骨折合并胫骨骨干骨折(AO Type 43-C)。
- 胫骨任何部位的骨不连。

## 检查和影像

### 检查

- 图 1 显示的是 Gustilo Ⅲ 型开放性骨折和胫骨关节周围骨折。
- 因为考虑到在胫骨干放置接骨板内固定，所以一定要详细评估膝关节到踝之间皮肤的状况。在评估时需注意以下问题：
  - 伤口的位置和大小
  - 皮肤水泡、挫伤和擦伤
  - 大面积皮下套脱的迹象
- 神经功能检查，包括运动功能和周围皮下神经控制区域的感觉
- 血管是否损伤，包括脉搏和毛细血管搏动征
- 必须检查即将或有潜在发生危险的骨筋膜室综合征的症状或体征

### 影像

- 评价胫骨干骨折，包括膝关节和踝关节在内的 X 线正位片和侧位片。

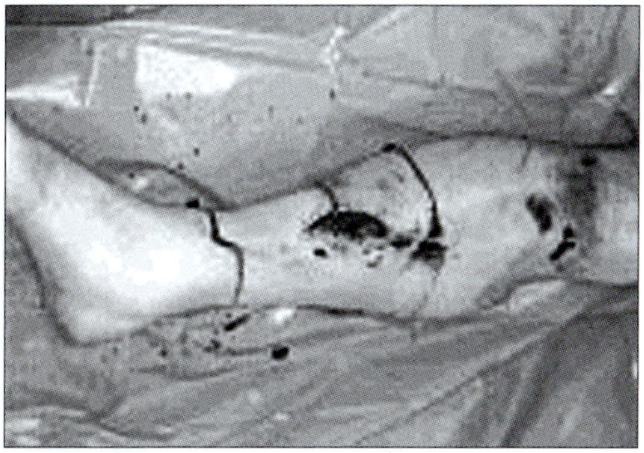

图1

## 外科解剖

- 胫骨干表面的前外侧、外侧和后侧被四个肌肉间隔所包裹。
  - 前骨筋膜室
    - 肌肉：胫前肌、伸趾长肌、伸踇长肌和第三腓骨肌（图2A）

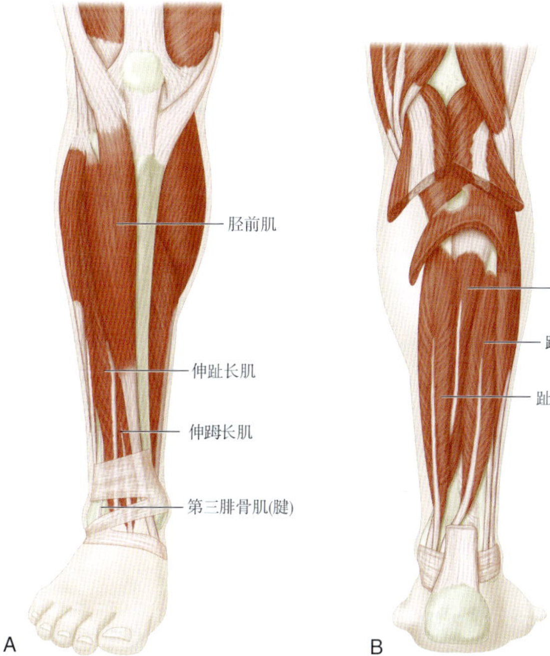


图2

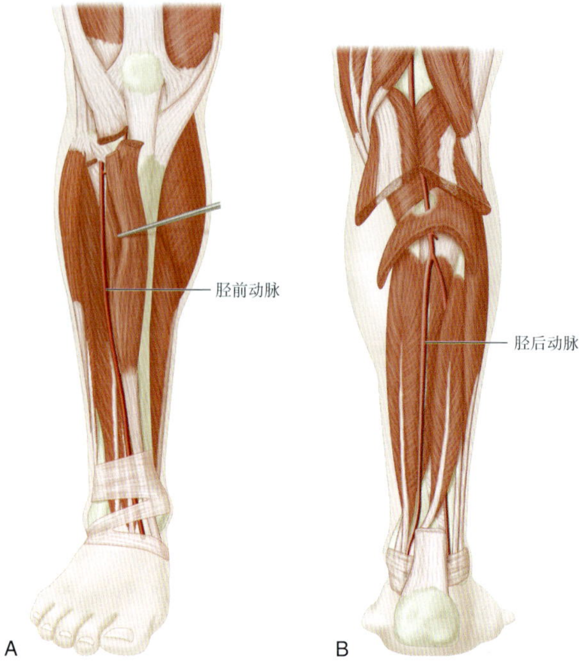


图3

- 动脉：胫前动脉（图 3A）
- 神经：腓深神经
- 外侧骨筋膜室
  - 肌肉：腓骨长肌和腓骨短肌
- 后浅骨筋膜室
  - 肌肉：腓肠肌、比目鱼肌、跖肌
- 后深骨筋膜室
  - 肌肉：趾长屈肌、踇长屈肌、胫后肌（图 2B）
  - 动脉：胫后动脉（图 3B）
  - 神经：胫后神经

■ 胫骨前内侧面仅有皮肤和皮下组织覆盖

■ 为了显露深部结构，所有胫骨切开复位内固定的纵行手术切口入路，均要经过上述的两个或更多的肌肉间隔。

## 体位

■ 仰卧位

- 仰卧位适应于所有切开复位手术（除了后侧入路）、所有闭合复位和经皮微创接骨板内固定术

- 如果在胫骨前外侧放置接骨板，则可在患侧臀部下方放置垫子，以便于操作。

■ 俯卧位
- 俯卧位适应于胫骨的后外侧入路。

■ 侧卧位
- 侧卧位同样适应于胫骨后外侧入路（也可选用俯卧位），但是在进行接骨板固定的手术时，该体位在操作上会稍微不便。

## 入路 / 显露

### 切开复位

■ 胫骨表面的解剖特点决定了接骨板放置的部位：外侧、内侧或后侧。
- 图 4A 为小腿的横截面，显示了胫骨外侧（绿线）、内侧（红线）

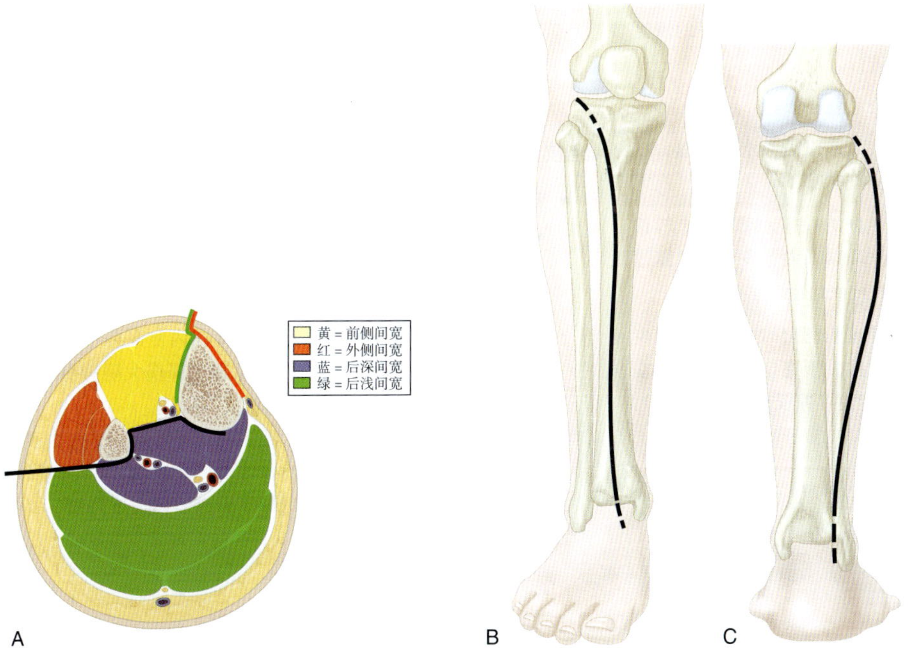

图4

和后侧（蓝线）的手术入路，及其与小腿骨筋膜室的关系。

- 前面的手术切口，能够比较容易的显露胫骨的外侧和内侧面
  - 标准的入路是胫骨嵴外侧 1cm（图 4B）。在胫骨近端的切口可以为直行，或略带弧度的转向内侧或外侧（根据接骨板的位置决定）。胫骨骨干中段 2/3 切口直行。远端切口则略带弧形转向内踝，在胫前肌肌腱内侧并与之平行。
  - 切口直达筋膜层，避免分离皮下组织。
  - 如果需将接骨板放置在胫骨内侧面，则避免打开外侧骨筋膜室的筋膜。如果接骨板放置在胫骨的外侧面，则需要在胫骨嵴打开外侧骨筋膜室。
- 后外侧入路时，需要在腓骨后方沿腓肠肌侧方边缘做一纵行切口（图 4C）
  - 首先分离后浅骨筋膜室（后面）和外侧骨筋膜室（前面）之间的软组织。然后，继续分离后深骨筋膜室（主要为拇长屈肌）和腓骨肌。
  - 沿腓骨的后表面分离踇长屈肌（注意避免损伤腓动脉），沿骨间膜分离胫后肌直至胫骨后表面的外侧缘。然后所有的肌肉从胫骨的后表面分离。
  - 这个入路可以从踝关节平面（远端）至胫骨近端 1/4 的平面（近端）。

**注意事项**

- 接骨板内固定操作，确切地说是要等软组织情况得到较好的恢复时再进行。
  - 皮肤水泡愈合
  - 肿胀最严重处，水肿消退，皮肤皱纹重现
- 为了更好的显露，宁可做个较长的皮肤切口，而不要为了显露过度牵拉皮肤边缘
- 在设计皮肤切口时，应尽量减少或消除接骨板在伤口一侧或末端（更不能使接骨板直接在切口下）的可能性。

## 经皮复位

- 胫骨近端骨折或胫骨干骨折
  - 如果接骨板放在外侧，则需在胫骨平台的前外侧做一个长 3 ~ 4cm 的纵行切口（图 5 和 4B），前骨筋膜室的肌肉需要从胫骨外侧平台的下方的骨膜上剥离。
  - 如果接骨板放在内侧，则可直接在内侧胫骨平台上方做一个长 3 ~ 4cm 的纵行切口，注意避免损伤大隐静脉和神经（图 6）。自切口向远端用剥离器做皮下隧道。
- 胫骨远端骨干的骨折，需要在内踝的内侧或前内侧做一长 2 ~ 3cm 的纵行切口（图 7）（注意图中的横行切口系外伤所致的开放性伤口）。从切口向近端用剥离器做皮下隧道。

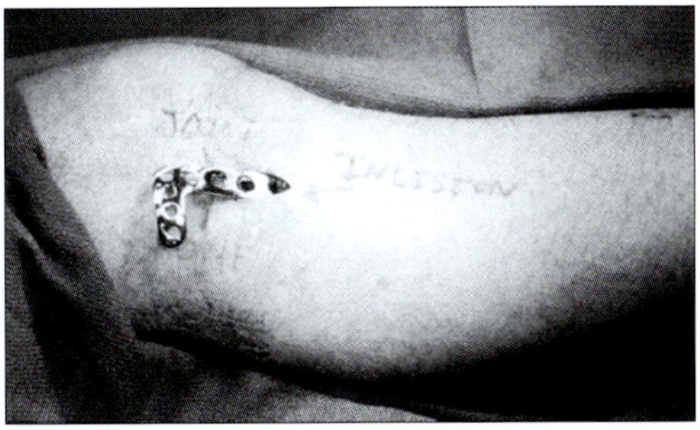

图5

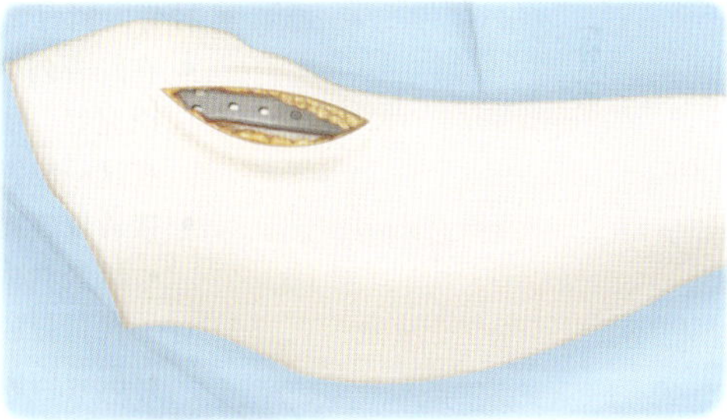

图6

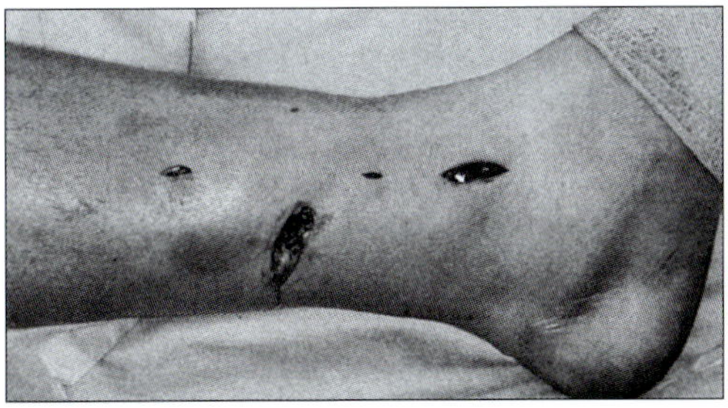

图7

## 手术 1——切开复位和接骨板内固定

### 步骤 1：术前计划——决定接骨板放置的部位

- 胫骨的外侧面
  - 接骨板放置在胫骨的外侧面，前骨筋膜室的肌肉组织可以为接骨板提供很好的覆盖，并且在严重的开放性骨折中，这些软组织常常为接骨板提供有效的覆盖。
  - 将接骨板放置在这一位置也有不利的影响。
    - 剥离胫骨外侧面上附着的前骨筋膜室的肌肉，影响了来自肌肉营养胫骨的血运。
    - 前骨筋膜室内重要的神经与脉管组织需要在处理软组织时特别注意。
    - 胫骨近端和远端的外侧面并不规则，所以接骨板的塑形是比较困难的。采用特殊设计的胫骨近端或远端外侧面的接骨板可以解决这一问题。
- 胫骨内侧面
  - 在胫骨内侧面放置接骨板的前提条件是，要确保覆盖的软组织完好，如果存在严重的开放性骨折则应避免将接骨板放置在这一位置。
  - 接骨板放置这一区域的有利条件：
    - 因胫骨内侧的被覆的软组织较少向胫骨提供血运，所以与接骨板放置在外侧和后侧相比，该方法对血运影响较小。
    - 胫骨内侧面相对平坦，所以接骨板的塑形较容易。
- 胫骨后面
  - 在胫骨后面放置接骨板内固定，很少作为胫骨骨折固定的常规术式。但是在处理骨折不愈合时，则是个很好的选择，因为：
    - 此入路肌肉软组织丰富，在开放骨折发生过程中和前侧入路手术过程中很少受到波及。
    - 此入路也可以进行后外侧植骨来治疗骨折不愈合。

### 步骤 2：术前计划——选择内植物

- 胫骨骨折经常用到 4.5mm 窄加压或锁定接骨板，4.5mm 宽接骨板因太过宽大在这一区域很难被软组织被覆，并且较坚硬，很难塑形以适应胫骨复杂的轮廓。
- 体型较小的患者，在胫骨内侧放置接骨板是经常需延伸至内踝，这就需要考虑用 3.5mm 的加压或锁定接骨板，这样可以避免接骨板突出造成的软组织损伤而使患者不适。
- 胫骨近端和远端干骺段的 C 型骨折可以考虑用预塑形的和解剖型接骨板。这种接骨板有不同的长度，不但可以固定干骺端的骨折，还可以用于胫骨干骨折的固定。
- 接骨板的锁定孔有很多优点：
  - 固定骨质较差的骨折（例如骨质疏松）

- 用于固定胫骨最近段和最远端，可提供不同角度的螺钉固定，以便维持肢体的准确对线。
- 采用螺钉经皮板钉内固定术由于不需要接骨板的精确塑形而避免了应用常规螺钉将骨折块固定于预塑形不理想的接骨板上导致的骨折块对位对线不良。

■ 骨折端每侧要空出 3 个螺钉孔。

**要点**

- 因粉碎性骨折需使用桥接接骨板时，接骨板的长度应是骨折区域长度的 3 倍。虽然根据这个指南所选择的接骨板在骨折断段两侧的接骨板上会有更多的钉孔，但不需要固定每一个钉孔。应为（1）间隔固定；(2) 不固定毗邻骨折断段的第一个钉孔，这样在整个骨折区域被桥接起来，使接骨板的应力分散。

## 步骤 3：手术显露

■ 参看入路和显露部分

## 步骤 4：骨折复位

■ 应用直接或间接复位技术

## 步骤 5：接骨板塑形

■ 胫骨内侧面中间三分之二是相对比较平的，所以在内侧放置接骨板只需要稍微的弯曲。但如果用于胫骨近端的干骺端，则需要一个较大的弯曲以适应骨骼的轮廓。

■ 胫骨远端干骺端，接骨板的塑形则更具挑战性。需要以下技巧：

- 在手术前，根据胫骨塑料模型预先将接骨板塑形，之后进行消毒。手术当中再根据实际情况进行微调。
- 根据 Mast 等人在 1989 年的描述，预先在手术前或手术中对接骨板进行塑形。图 8A 显示的是接骨板需要一个凹形弯曲，该弯曲的曲线应是一个直径约 20cm 圆上的一段弧。图 8B 显示从胫骨中段至内踝上部区域，胫骨的内表面在逐渐发生变化扭转。为适应这一变化，则需要接骨板需有一相应的扭转。
- 术中进行塑形，需要利用有韧性的金属模具。

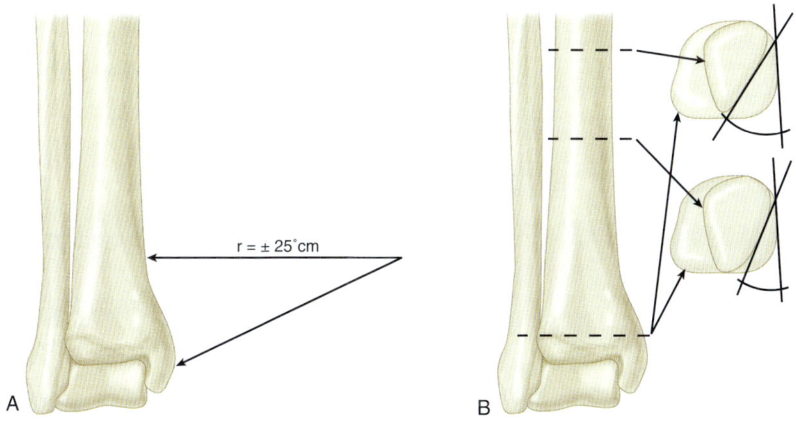


**图8**

**要点**

- 闭合复位和经皮微创接骨板固定保护了骨折周围的结构和微环境（髓内钉也有该优点），且接骨板提供了稳定的骨折内固定。

### 步骤6：骨折固定

- 简单骨折的传统接骨板，可以通过以下方法使骨折碎块间加压固定，（1）使用拉力螺钉（2）加压板的动力加压作用。通常在骨折的任何一段都至少需要有6层皮质固定。

### 步骤7：术中透视

- 最后需进行正位和侧位的术中透视，以确保良好的骨折对线。
- 在手术结束前，需要确定有良好的成角和旋转对线。如果对位不满意，则移除接骨板并对接骨板进行塑形调整。

## 手术2——胫骨干骺端和骨干骨折的经皮复位和内固定

**要点**

- 如果联合了胫骨平台的关节内骨折，则首先需要经皮或者微创技术进行复位和固定。

### 步骤1：术前计划——决定接骨板放置的部位

- 微创接骨板接骨只适用于胫骨的内侧和外侧面。可参看手术1中第1步中的介绍，以了解两种选择的优缺点。

### 步骤2：术前计划——选择内植物

- 参看手术1的第2步中对内植物选择的讨论
- 接骨板的尾端设计成锥形，以便在微创手术中更好的插入和应用。

### 步骤3：手术显露

- 参看入路和显露部分

### 步骤4：骨折复位

- 胫骨干骺端和骨干骨折首先需要利用大牵开器或股骨牵引器进行间接复位（图9A和9B）
- 近端固定针的选择：
  - 近端从前向后置入固定针（图9B）
  - 近端从内向外（接骨板放置外侧），或从外向内（接骨板放置内侧）（图9A）
  - 在股骨内髁或外髁
- 远端固定针的选择
  - 远端从前向后（图9B）
  - 远端由内向外，远离骨折端避免妨碍接骨板的置入（图9A）
  - 置入跟骨
- 术中透视确保准确复位。胫骨长度的恢复是比较容易做到的，但是确保在接骨板固定时准确的角度和旋转对线，还需要经皮复位的其他技巧。

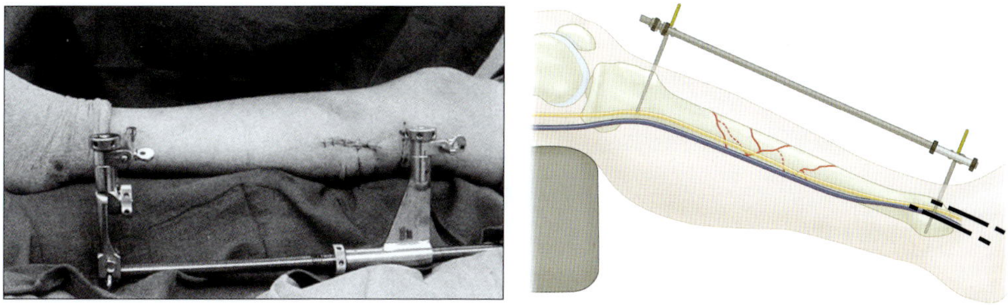

A　　B

图9

### 步骤 5：接骨板塑形

- 参看手术 1 中第 5 步

### 步骤 6：插入接骨板

- 如放置在外侧面（常采用专门用于胫骨外侧平台骨折内固定的预塑形长接骨板），则接骨板需由纵行的皮肤切口插入，并放置于前骨筋膜室肌肉的下方（图 5），接骨板在胫骨平台的前外侧向远端插入，注意使接骨板贴服胫骨干的表面，接骨板的近端与胫骨平台前外侧面紧密接触。
- 若接骨板放置在胫骨内侧（常采用窄 4.5mm 接骨板），则从皮肤切口向远端插入皮下隧道（图 10A），接骨板在骨膜和筋膜之间向远端插入，注意使接骨板贴服胫骨干的表面在骨膜与筋膜之间伸向远端（图 10B）。远端通过小切口拧入螺钉。
  - 如果损伤没有将皮下软组织大面积剥离，则需用适中的力量插入接骨板。
- 接骨板插入之后，需透视确定其位置是否合适
  - X 线正位片上需要确定①从近端向远端插入的接骨板，需在骨折端每侧要合适个数的螺钉孔；②接骨板需贴附胫骨表面。
  - X 线侧位片上，确保接骨板在胫骨的中间。
- 如有必要，则应对接骨板末端进行调整，可通过皮下（用克氏针或改锥头通过小切口）或直接在接骨板末端切开一长 2 ～ 3cm 的纵行切口进行操作。

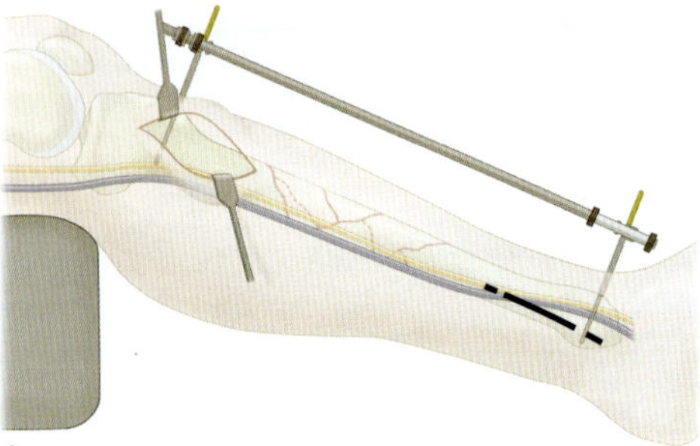

A

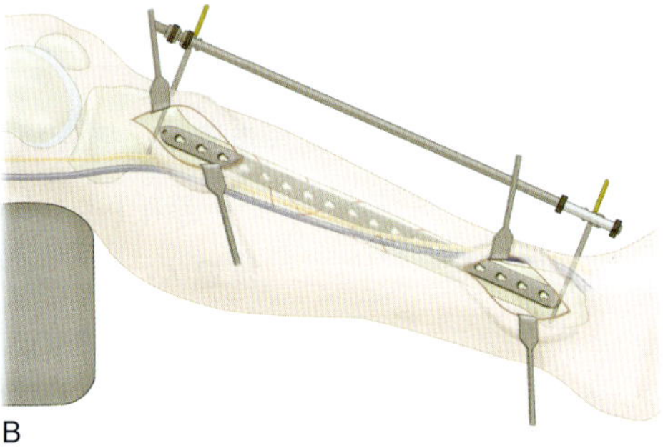

B

图10

## 步骤 7：骨折固定

- 如接骨板的位置合适，即可进行螺钉固定
  - 经过插入接骨板的伤口，在直视下在接骨板的最近段拧入一或两颗螺钉。并进行透视检查，确定螺钉的位置。
    - 图 10 中接骨板放置在外侧，螺钉通过 C 形臂透视引导（图 11A）和小切口（图 11B）拧入。

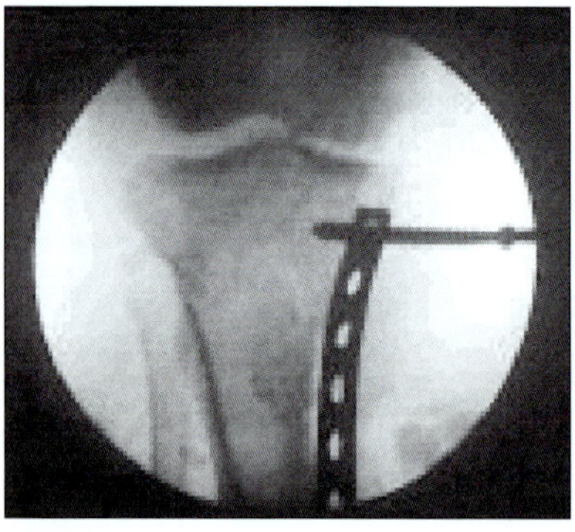

A

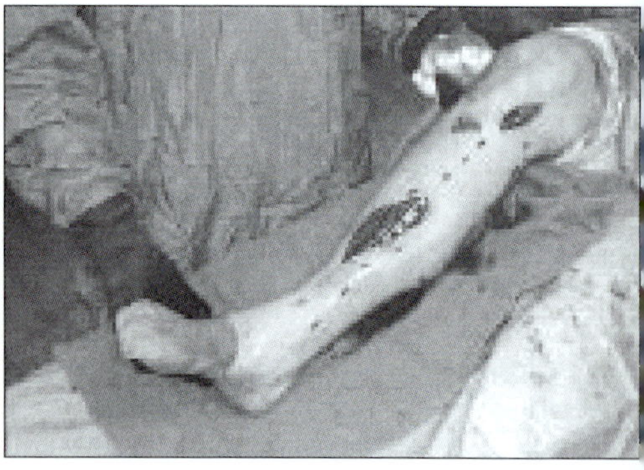

B

图11

- ◆ 接骨板置入胫骨内侧固定骨干骨折，用一个螺钉进行复位，将骨折断段拉向接骨板（图 12A）。
- ● 所有的螺钉通过小切口拧入（切口位置可以通过影像或直接触摸获取），用钳子钝性分离皮下组织至螺孔，然后拧入直径匹配的套筒。图 12B 显示胫骨骨折在内侧插入接骨板，并通过小切口置入螺钉。缝线系在螺钉帽的下方，以便能够迅速找到该螺钉，并在手术结束前移除该缝线。
- ■ 外侧接骨板的螺钉长度可以通过测深尺和影像检查估算。内侧接骨板的螺钉长度，通常情况下通过测深尺估算。
- ■ 如果螺钉置入的部位接骨板贴服不满意，并希望通过螺钉减少接骨板和骨块间的距离时，在固定过程时可采用一个较长些的螺钉，但应在手术结束前换成长度适中的螺钉。

## 步骤 8：术中透视

- ■ 手术结束前需确保良好的成角和旋转对线。如果对线不满意，则移除接骨板，对其进行塑形。
- ■ 术中透视的视野有限，可能妨碍对骨折对线的评估；这是可选用下面的两种方法。
  - ● 术中获得一个全长的 X 线平片。图 13 显示的是胫骨干骨折(图 12）复位后的 X 线正位片。

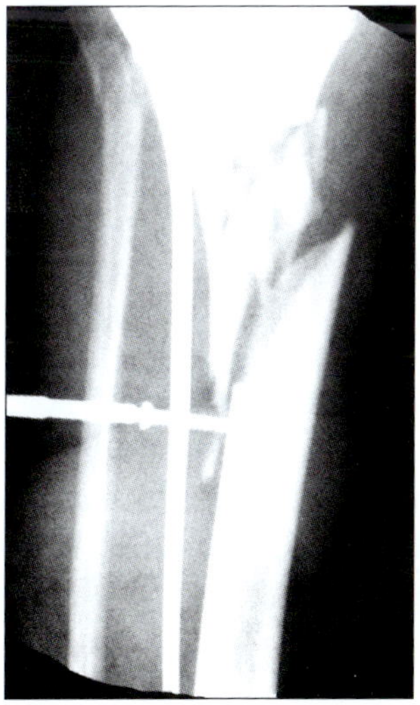

A

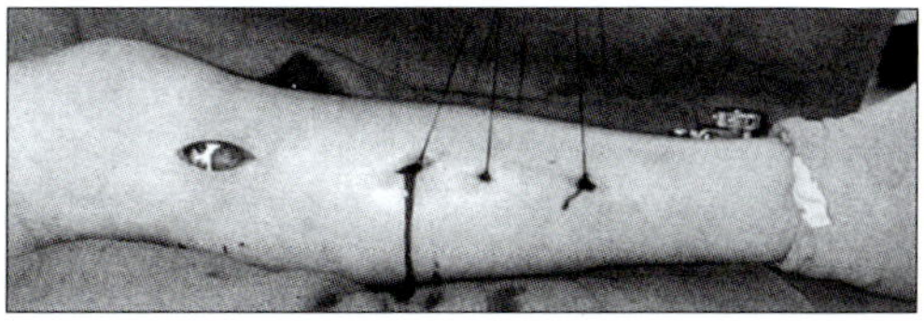

B

**图12**

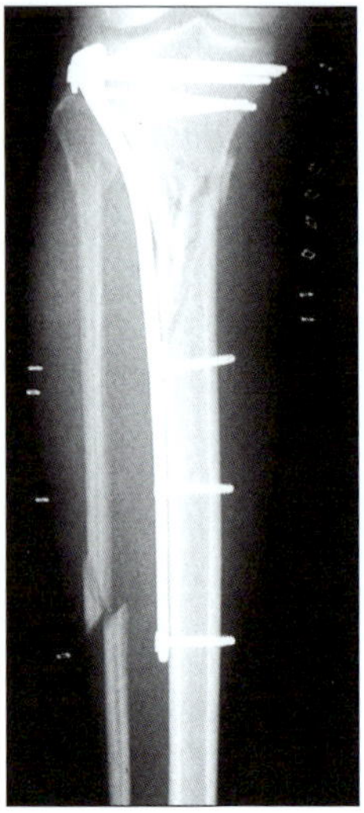

图13

## 手术3——胫骨远端干骺端骨折的经皮复位和内固定

### 步骤1：腓骨骨折的复位和固定

- 胫骨干远端三分之一的骨折常常伴有腓骨干骨折，首先考虑对腓骨进行切开复位内固定。
  - 可以很大程度上纠正胫骨骨折的畸形，包括长度、旋转、成角，并且提供一定程度上的稳定性。所以经常可以不需使用大牵开器或股骨牵引器。
  - 如果有原因导致腓骨很难直接切开复位和内固定（例如骨折发生在腓骨的近端或中段1/3处或腓骨高度粉碎性骨折），或效果不满意时，仍需要对胫骨进行外部牵开复位。

## 要点

- 在用螺钉将骨块与接骨板固定在一起之前，有几种办法可以用来矫正骨折块的复位不理想。
  - 前后成角可以通过胫骨干上、踝关节或者足部放置包裹好的毛巾得到矫正。
  - 对于简单的斜行骨折，可以经皮在骨折部位应用复位钳固定。
  - 骨折部位的残余移位（通常是侧方）和成角（通常是外翻），可以通过在骨折块远端与接骨板远端之间的拉力螺钉来得到矫正。

### 步骤 2：接骨板塑形

- 参看手术 1 中的第 5 步

### 步骤 3：胫骨接骨板插入和骨折复位

- 接骨板从切口处插入皮下隧道，向远端插入，注意使接骨板贴附胫骨干的前面。图 14 中腓骨骨折已经通过接骨板内固定。胫骨接骨板放置于胫骨末端的内侧面。螺钉固定前用克氏针进行临时固定。图中显示测深尺经皮测深。
  - 如果损伤没有将皮下软组织大面积剥离，则需用适中的力量插入接骨板。
  - 接骨板插入之后，X 线透视正侧位确定其位置是否合适。

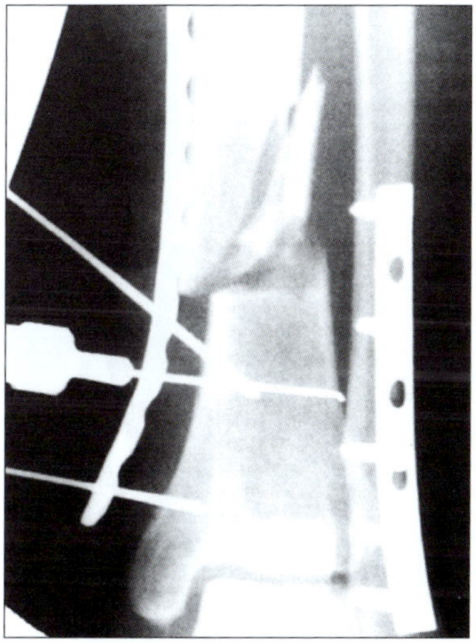

**图14**

### 步骤 4：置入螺钉

- 如接骨板的位置合适，即可进行螺钉固定。
  - 经过插入接骨板的伤口，直视下在接骨板的最远段拧入螺钉。然后所有的螺钉通过螺孔表面的小切口置入。
  - 图 15 显示的是螺钉拧入骨折远端螺孔（图 14），促使远端骨片的复位。接骨板近端（尚没有固定）充当复位钳的作用，随着螺钉的拧入远端骨片向内侧平移复位。
  - 螺钉的长度可以直接通过测深尺确定（图 14）

### 步骤 5：术中透视

- 参看手术 2 中的步骤 8
- 图 16 显示的是胫骨骨折复位的正位片（图 14）。

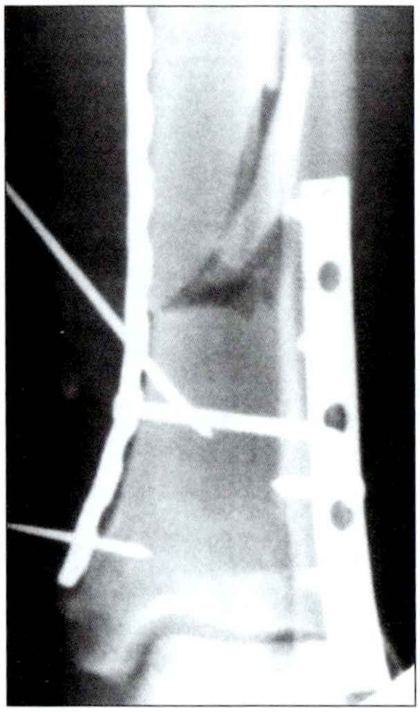

**图15**

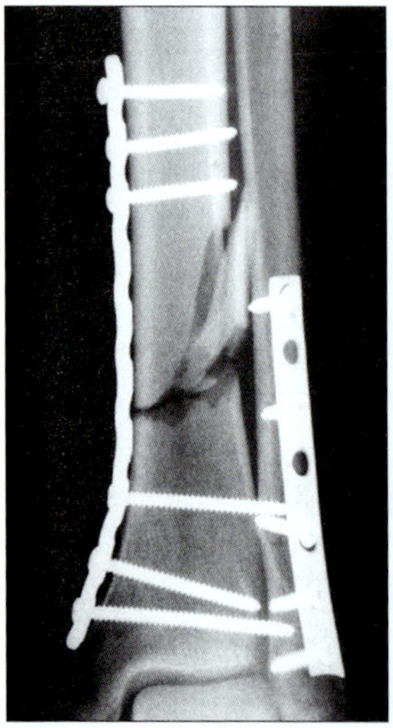

**图16**

### 注意事项

- 骨筋膜室综合征作为一个胫骨骨折的并发症的发生率达 5%
- 缺少及时的诊断和治疗，小腿骨筋膜室综合征会导致永久性的功能障碍。
- 监测骨筋膜室综合征非常有必要，可通过以下方法：
  - 频繁对腿部的肌力和感觉进行评估
  - 监测患者疼痛和止痛剂需求的水平。
  - 考虑使用内置的持续监测筋膜室压力的装置。

## 术后护理和预后

### 术后护理

- 如果手术结束时没有进行，需要在术后照全范围的 X 线平片。
- 胫骨远端骨折，需要在中间位置用稳定的夹板固定，但不要超过 2 周。
- 立即进行膝关节、踝关节活动度锻炼
- 术后需要对肌力、感觉和脉管功能进行详细的检查，并在术后最初的 48 ～ 72 小时内反复进行。
- 至少 12 周内伤肢不要负重，或直到临床和影像学有骨折愈合的迹象时再负重。

### 预后

- 在没有严重并发症的情况下，患肢接受经皮接骨板固定后恢复到伤前水平的速度和时间与髓内钉固定没有明显差别。大多数患者可以恢复到伤前水平，但需要一个 6 ～ 12 周的恢复期。

### 并发症

- 感染是胫骨骨折接骨板内固定常见的并发症，尤其是复杂骨折或皮肤和软组织受损时。微创接骨术因手术过程本身减少了软组织损伤,而可能降低了感染率,但危险事件实际减少率仍不清楚。
- 微创接骨术的应用容易导致对线不良，但可以通过手术细致的操作将其发生率降到最低或完全避免。微创接骨术治疗胫骨远端干骺端骨折时的技术失误最常导致足外翻和外旋畸形。
- 骨不连常常发生于高能量的损伤中。通过减少手术损伤、接骨板和螺钉合理地选择，可以使骨不连的发生率控制在 5% ～ 10% 以下。
- 疼痛多见于接骨板放置在胫骨内侧皮下的情况。如果症状明显，可以在骨折愈合后将接骨板拆除。

## 证据

过去 20 年积攒下的经验清楚的显示，髓内钉内固定在治疗急性胫骨干骨折要优于切开复位和接骨板内固定，主要表现在髓内钉内固定有较低的并发症发生率和较高的治愈率。

经皮微创接骨板固定术较好的应用于治疗胫骨干已有 10 年的历史，越来越多的证据表明，特别在胫骨近端和和远端干骺端的骨折中，并发症的发生率与髓内钉内固定术相当，甚至优于后者。到目前为止，证据主要来自于以下列出的病例。

Bedi A, Le TT, Karunakar MA. Surgical treatment of nonarticular distal tibia fractures. J Am Acad Orthop Surg. 2006;14:406-16.
作者介绍了一篇文献综述，总结了经皮微创接骨板内固定术治疗胫骨远端骨折的 6 个病例，重点阐述了愈合和骨连接不正率。(证据等

级Ⅳ级）

Collinge CA, Sanders RW. Percutaneous plating in the lower extremity. J Am Acad Orthop Surg. 2000;8:211-16.
作者详细描述了经皮微创接骨板内固定术治疗胫骨干骨折的手术技术，并总结了 17 例复杂胫骨干骨折的治疗效果。（证据等级Ⅳ级）

Hasenboehler E, Rikli D, Babst R. Locking compression plate with minimally invasive plate osteosynthesis in diaphyseal and distal tibia fracture: a retrospective study of 32 patients. Injury. 2007;38:365-70.
作者介绍了并总结了 32 例经皮微创接骨板内固定术治疗胫骨干和胫骨远端骨折的治疗效果和手术技巧。（证据等级Ⅳ级）

Helfet DL, Shonnard PY, Levine D, Borrelli J. Minimally invasive plate osteosynthesis of distal fractures of the tibia. Injury. 1997;28（Suppl 1）:S.A42-8.
作者详细描述了经皮微创接骨板内固定术治疗胫骨远端骨折的手术技术，并总结了 20 例的治疗效果。（证据等级Ⅳ级）

Mast J, Jakob R, Ganz R. Planning and Reduction Technique in Fracture Surgery. Berlin: Springer-Verlag, 1989.
对于所有对间接复位技术感兴趣的外科医师需要通读该文。阐述了很多切开复位内固定和经皮微创接骨板内固定术的技术“要点”。

Morgan SJ, Jeray KJ. Minimally invasive plate osteosynthesis in fractures of the tibia. Oper Tech Orthop. 2001;11:195-204.
作者详细阐述了经皮微创接骨板内固定术治疗胫骨近端和远端干骺端骨折的适应证、术前技术和手术技巧。（证据等级Ⅳ级）

Pai V, Coulter G. Minimally invasive plate fixation of the tibia. Int Orthop. 2007;31:491-6.
作者详细描述了经微创接骨术治疗胫骨远端骨折的手术技巧，并总结了 26 例的治疗效果。（证据等级Ⅳ级）

Rüedi TP, Buckley RE, Moran CG（eds）. AO Principles of Fracture Management, Second Expanded Edition. Davos Platz, Switzerland: AO Publishing, 2007.
该书是运用 AO 原则骨折治疗的权威著作，术中阐述了所有将从事该类手术的外科医师所需的核心知识。

Vallier HA, Le TT, Bedi A. Radiographic and clinical comparisons of distal tibia shaft fractures（4 to 11 cm proximal to the plafond）plating vs intramedullary nailing. J Orthop Trauma. 2008;22:307-11.
在这篇回顾性论著中，113 例胫骨远端骨折的患者接受接骨板或髓内钉内固定术，延迟愈合和对线不良更常见于髓内钉内固定术。（证据等级Ⅲ级）

Figures 1, 10A-C, 12A, and 12B引自Collinge CA, Sanders RW. Percutaneous plating in the lower extremity. J Am Acad Orthop Surg. 2000;8:215. Figures 4A, 4B, 9B, 11A, and 11B引自Rüedi TP, Buckley RE, Moran CG (eds). AO Principles of Fracture Management, 2nd expanded edition. Davos Platz, Switzerland: AO Publishing, 2007:845, 847. Figures 5, 7, 9A, 13A, 13B, and 14-17引自Morgan SJ, Jeray KJ. Minimally invasive plate osteosynthesis in fractures of the tibia. Oper Tech Orthop. 2001;11:198-201. Figure 8A and 8B引自Mast J, Jakob R, Ganz R. Planning and Reduction Technique in Fracture Surgery. Berlin: Springer-Verlag, 1989:60.

# 33 胫骨远端关节面骨折

*Allan S. L. Liew*

### 注意事项

- 伴有严重的相关软组织损伤时，立即切开复位内固定会导致让人难以处置的创伤并发症的高发生率。这种方法也许对精心挑选的病人有效，但不一定能有效避免严重并发症。相应的急诊分阶段外固定和延迟最终固定这种方法能减少并发症发生率。

### 争议

- 经皮小切口放入接骨板固定术保留了骨骼的软组织覆盖和血管供应（Borelli et al.，2002）。虽然这种复位较传统的切开复位所需时间长，但能收到满意的复位效果，还可以减少在软组织和骨骼愈合过程中并发症的发生率，这些优势充分肯定了这种手术方法（Borens et al., 2006; Cole abd Benirschke, 1999）。

## 切开复位和经皮接骨板固定术

### 适应证

- 伴有关节碎片移位的胫骨远端关节内骨折、胫距关节半脱位或胫骨远端关节面的错位。

### 检查 / 影像

- 为了很好的评估挤压或撕裂的伤情，完整的体格检查除了包括跨越骨折部位的肌腱还包括受伤部远端的所有周围神经（腓浅神经、腓深神经、隐神经、胫后神经、胫后神经）。
- X 线平片
  - 应获取前后位片，侧位片及踝关节和胫骨接合处影像。
    - 如图 1A 前后位片中箭头所示的胫骨前外侧骨折片涉及远端胫腓关节面。
    - 如图 1B 侧位片所示，距骨相对胫骨轴和关节面半脱位。
  - 牵引下的影像或外固定影像能帮助确定骨折块的位置和大小、力学对线、是否存在踝关节半脱位和关节撞击或冲击。
- 计算机断层扫描
  - 纠正了主要的骨折移位后，对于检查最初闭合复位或外固定，CT 扫描最有效 。如图 2A 中 CT 所示，标明了前部骨折线的位置（箭头所示）。
  - 对关节内骨折块的分析可以确定最佳手术入路以及内固定位置（Tornetta and Gorup, 1996）。
  - 为了完成满意复位提前评估骨折块间的粉碎情况。
  - 冠状重建影像（图 2B）和矢状重建影像（图 2C）可以帮助分析复杂的骨折类型。

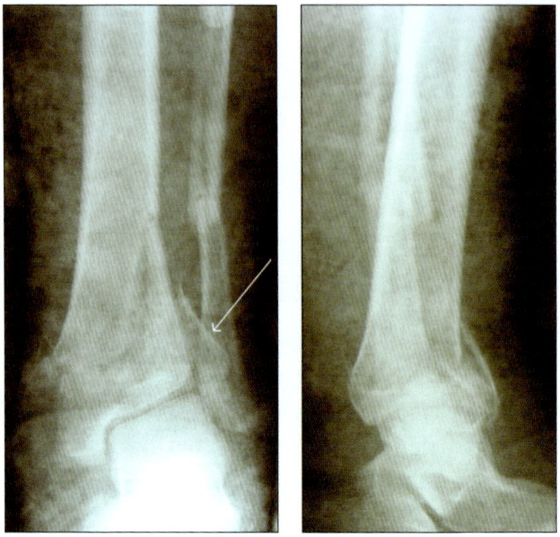

A B

图1

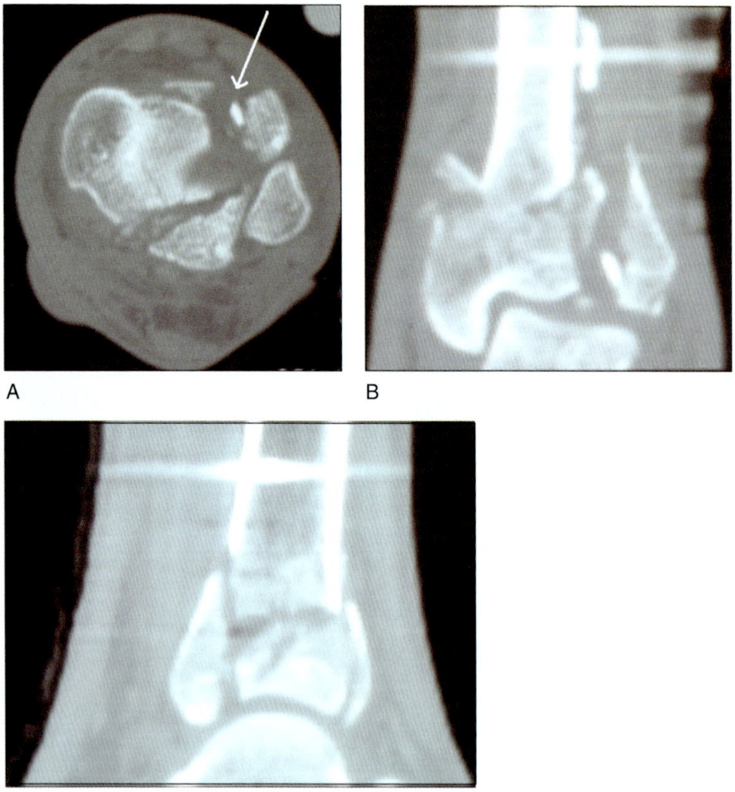

A B C

图2

## 治疗方案

- 在需要切口的位置如果有严重的软组织水肿和任何骨折处水疱的再上皮化，我们需要处理了这些情况再行明确复位和固定。
- 手术入路，复位方法的选择以及是否应用经皮小切口接骨板固定术取决于骨折类型和软组织覆盖情况。其他的方法也可以选择，包括可延展的前外侧入路，它可以同时处理腓骨和胫骨的骨折（Grose et al., 2007），还包括可以延展的前正中入路（Assal et al., 2007）、关节前切开术和前外侧经皮小切口接骨板固定术（Wolinsky and Lee, 2008）。

## 外科解剖

- 腓浅神经（图 3A）
- 腓深神经
- 隐神经和隐静脉（图 3B）
- 胫前肌肌腱
- 趾长伸肌
- 伸肌支持带

## 体位

- 患者仰卧位，垫高患肢同侧的大转子以维持下肢中立位。如图 4A，用射线可透的小平台将患肢小腿垫高 20cm。
- 止血带置于患侧大腿根部。
- 准备膝关节以上的大腿部分并包裹以获得最大程度的活动度。
- （图 4B）。主刀医生和助手分别站在床尾和一侧的中间位置；另一侧准备好 X 线透视仪。
- 电刀和吸引器接好从床头递过来。

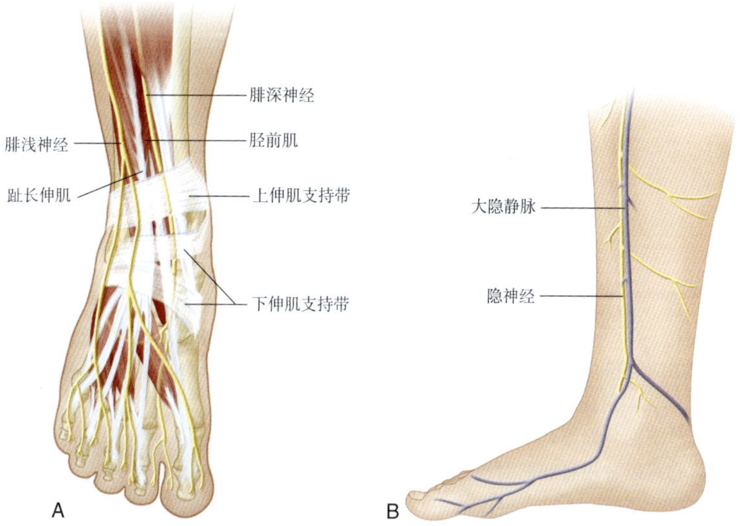


**图3**

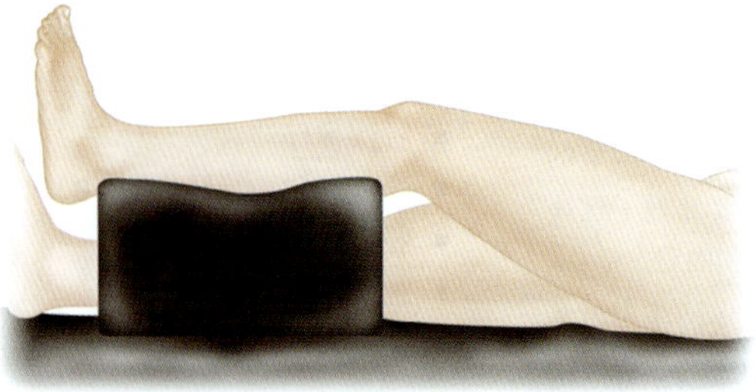

A

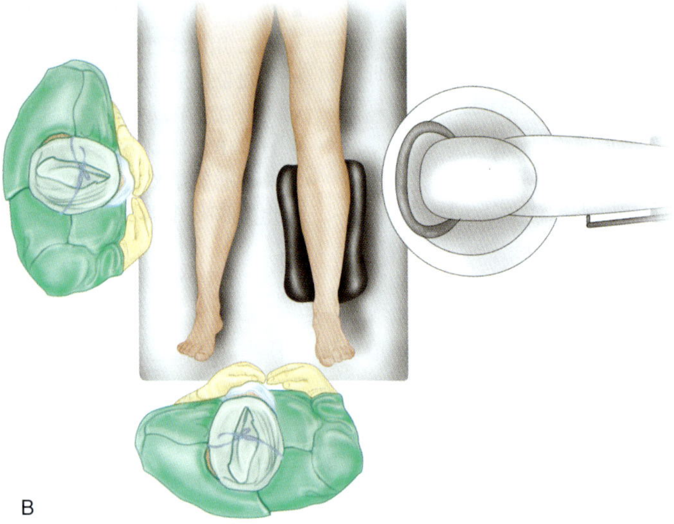

B

图4

## 要点

- 将下肢用射线可透的材质垫高20cm（例如：用几块折叠的毯子置于铺单下面）以维持下肢的中立位，它可以放松腓肠肌对踝关节的牵拉，还方便术中进行X线透视。

## 入路 / 显露

- 进行腓骨接骨板固定的侧位切口
  - 在腓骨远端做一纵切，这一切口稍微靠后，切口以骨折处为中心（图5A）。
- 踝关节前切口
  - 术前CT扫描显示出前面主要骨折线，基于这条骨折线做一跨越纵行切口，长度在踝关节上3cm下2cm。分离组织直至伸肌支持带，为避免进一步破坏筋膜血管不要再过多的分离旁边组织。
  - 前正中切口或靠内侧暴露骨折，切开伸肌支持带和位于其下的胫骨前肌肌腱鞘，从前方骨折线处牵开胫骨前肌肌腱。

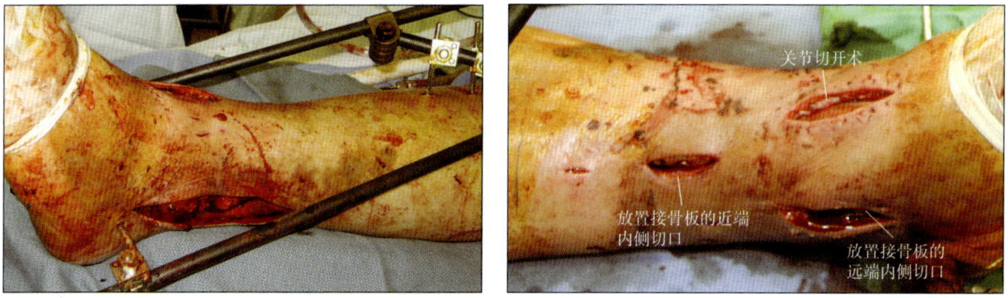


A　B

图5

## 注意事项

- 将脚后跟抬至相同高度，由于腓肠肌使踝关节向前半脱位，这导致复位困难。
- 下肢近端外旋使踝关节面相对胫骨长轴内旋，从而导致复位不良。

## 器械

- 射线可透的手术台
- 中等大小的沙袋
- 可透射线的 20cm 高的小平台

## 要点

- 当远端胫骨骨折应用多个切口时，切口之间尽可能保证距离并避免重叠，不一定非得遵从 7cm 规则，这样可能就避免了并发症的发生（Howard et al., 2008）。
- 外固定架起到一个关节牵张器的作用，除了有利于关节面与胫骨轴的对位，还有利于暴露和复位关节骨折块。

  - 侧位切口暴露骨折时，在趾长伸肌上方切断伸肌支持带，从骨折线处牵开趾长伸肌腱。
  - 纵向切开这个腱鞘的后面，然后切开关节囊以及脂肪垫进入踝关节。进一步分别从前正中和侧位切开暴露骨折断端。
- 经皮内侧支撑接骨板放置入口——远端内侧切口（图 5B）。
  - 纵向切口直接跨越内踝，切口长度为自内踝突起近端 4cm 至远端 2cm。
- 用来支撑接骨板近端螺钉打入的近端内侧切口（图 5B）。
  - 做一纵向内侧切口跨越经内侧置入的支撑接骨板的近端。切口长度为 3cm 就足够暴露接骨板近端，还可容许有适度的空间来打入接骨板近端的两个螺钉。
- 内侧切开小口——用来打入接骨板中间部位螺钉。
  - 经皮切开一个小口，然后钝性分离以免损伤隐神经和隐静脉。这些切口与打入胫骨髓内钉远端锁钉而做的切口类似。

## 注意事项

- 要避免使用自动牵拉器或强力软组织牵拉器，否则会导致创缘组织坏死。

### 要点

- 尽管外固定架需要根据复位不良的状况进行调整，但它的临时应用可以帮助腓骨骨折的复位和固定。
- 用外固定器通过寻找外侧 Chaput 骨折块来进行良好复位。应该将距骨顶部复位到这个骨折块下方。

### 注意事项

- 外固定架的钉子如果太靠近骨折处，例如位于距骨颈处，会影响到充分暴露骨折、进行复位和固定的切口，还会增加感染的机会。

## 手术步骤

### 步骤 1：复位和固定胫骨与腓骨

- 腓骨骨折通过侧位切口复位和固定，以保证满意的轴向和旋转对位。如果腓骨有严重的粉碎性骨折，应用外固定架有利于骨折的复位。
- 应用外固定架固定胫骨
  - 在胫骨长轴的近端嵌入两个外固定架螺钉，距离胫骨骨折线近端的接骨板螺钉至少 10cm。
  - 跟骨牵引杆从跟骨结节穿过，避开外侧的腓肠神经和内侧的神经血管束。
  - 用一个三角架将他们接合起来。
    - 内侧和外侧的牵引杆维持轴对位和长度（图 6A）。两根牵引杆在近端前倾而远端后倾，从而纠正距骨的向前错位（图 6B）。

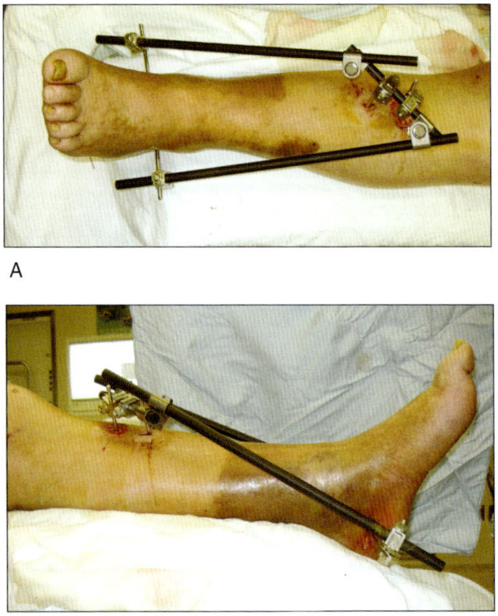

A

B

图6

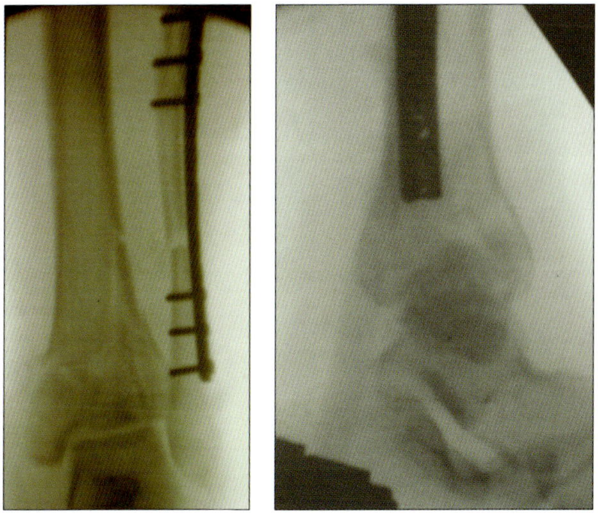

A　B

图7

## 要点

- 调节外固定器有利于骨折的复位。
- 肉眼观察复位后，再用X线透视仪确定复位效果满意。将X线束向尾部倾斜时影像图显示关节的后面，向头部倾斜时影像图显示关节的前面。

## 注意事项

- 骨折碎片之间的嵌顿组织清理不完全常常导致不满意的关节复位。

## 器械/植入物

- 小骨钩或牙挑
- 直角钳
- 髓核钳
- 克氏针
- 小型或微型螺钉

    - 在固定好接骨板后的X线片中（图7A），距骨复位到Chaput骨折块下方。在侧位片中（图7B），距骨复位到胫骨关节面下。
- 为了维持踝和足的位置，另外可在第一趾骨底部增加一个牵拉螺钉并将它与主支架连接起来。

## 步骤2：关节面的解剖复位

- 通过前面切口暴露进入踝关节（图8A），牵开胫前肌腱（图8B）。
- 从前面正中切口骨膜外剥离，显露出关节骨折断端。
- 使用一个小的骨/牙挑或直角钳夹出骨折间的碎片、组织（图9A）和关节内碎片。
- 基于对CT扫描图像的分析和术中了解的情况，处理并解剖复位关节内骨折块。复位过程中同时用到直接钩拉的小骨钩，经皮克氏针和韧带夹板修整等。
- 直接或经皮克氏针起到暂时固定的作用；确认复位效果满意后再按适当方向拧入小型或微型拉力和定位螺钉。

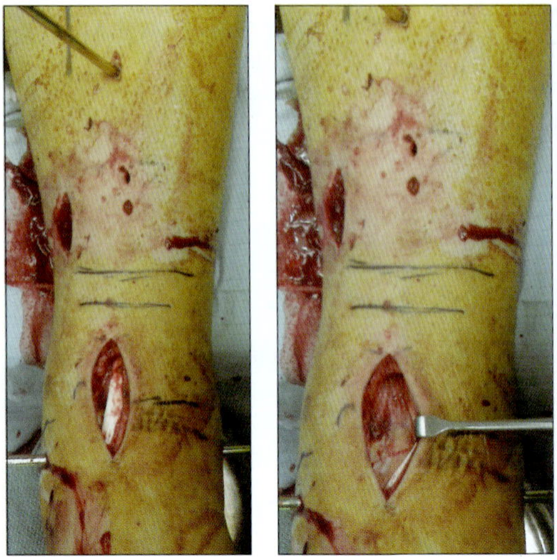

A B

图8

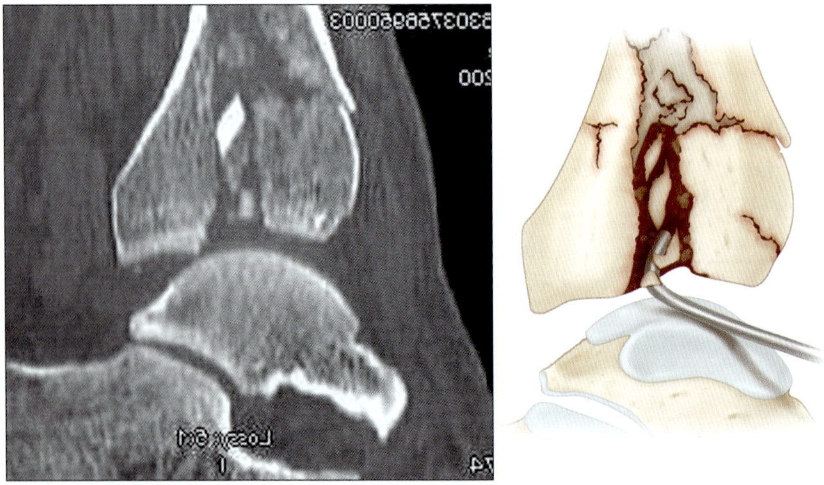

A B

图9

## 要点

- 这种情况事先对接骨板进行弯曲塑形处理很有用 。保证接骨板很好贴服骨远侧表面，避免接骨板突出部分可能会造成的潜在损伤。
- 利用非锁或可变角锁定接骨板将远端螺钉分别固定于关节骨折块的前外侧和后外侧，螺钉深入关节骨皮质下最大限度地维持关节面。

## 注意事项

- 当伴有干骺端广泛的粉碎性骨折时，不要打拉力螺钉以免破坏接骨板的桥接作用。

## 步骤 3：在内侧植入经皮支撑接骨板

- 通过内侧远端切口将胫骨内侧面外膜从远端至近端剥离（图 10A）。
  - 利用 X 线透视确定所需接骨板的合适长度。Cobb 剥离器或接骨板末端可以帮助测量。
  - 当需要应用一个较长的接骨板时，则通过内侧近端切口从近端至远端剥离骨膜。
- 支撑接骨板经皮植入（图 10B）。在最近端的两个螺钉锁定之前需要进行前后位和侧位透视，以确保关节外复位和接骨板安放位置令人满意（图 11A）。
- 仔细选择好内侧接骨板的长度，纠正内翻再固定好接骨板近端，确保接骨板远端位于胫骨关节面的前内侧中央（图 11B）。

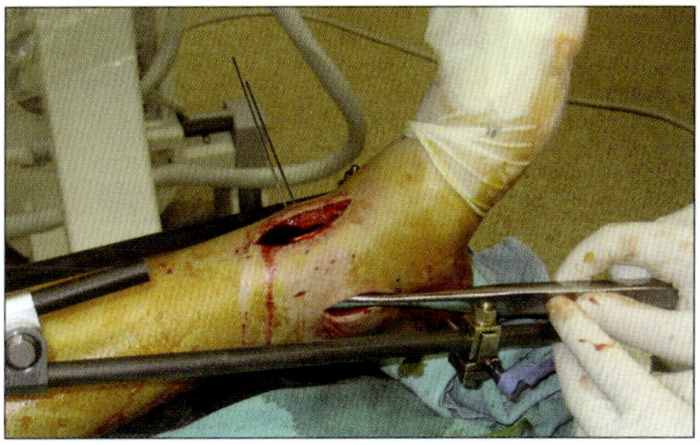

A

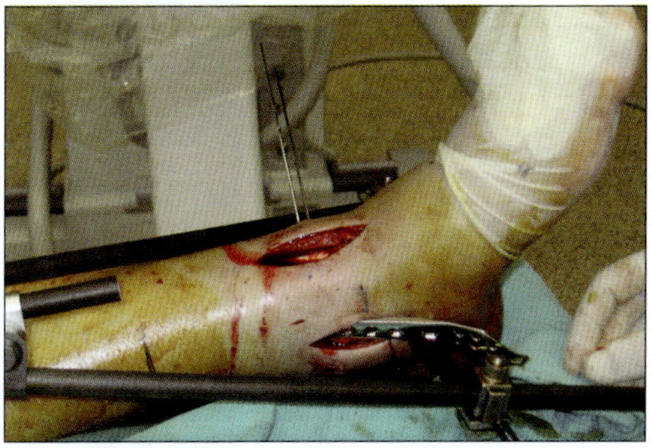

B

**图10**

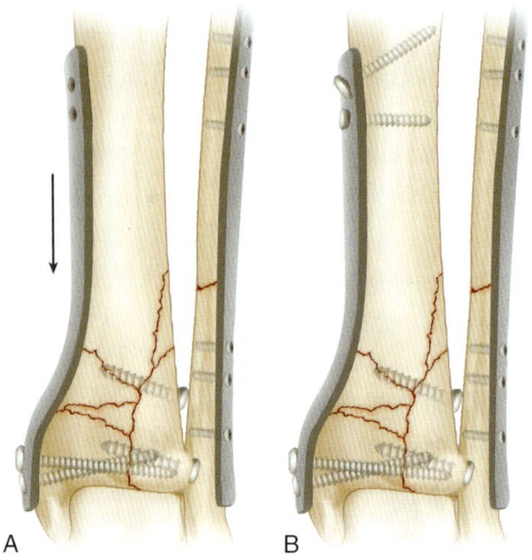


图11

**器械 / 植入物**

- 预先塑形的胫骨远端干骺端板比较薄，容易进行皮下插入；近端较厚刚性大。

■ 其余的螺钉分别在远端和近端固定。简单骨折时，干骺端拉力螺钉经皮通过接骨板固定。

■ 术后进行 X 线透视（图 12A 和 12B，13A 和 13B）和 CT 扫描（图 13C）以评估关节内复位和固定情况。

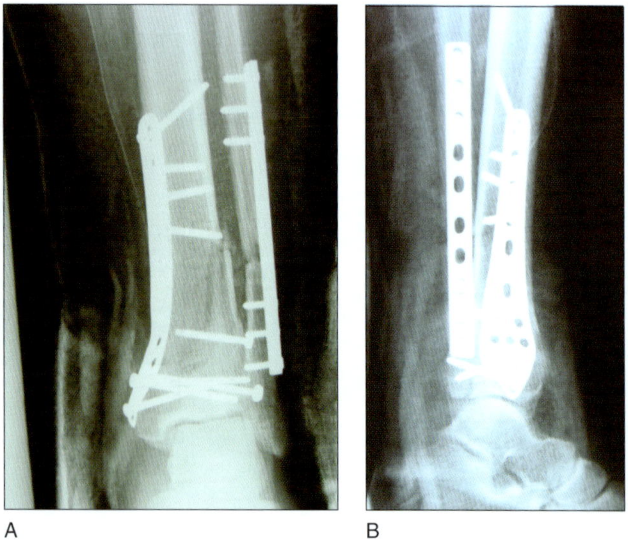


图12

## 争议

- 应用锁定接骨板内侧固定距骨头侧移位伴胫骨远端粉碎骨折（Pilon 骨折）具有争议性。腓骨结构和远端胫腓韧带的重建给予了踝关节外侧面很好的支持；因此，当这些结构未损伤或重建后，不一定要常规应用固定成角的板钉系统。锁定接骨板在骨质疏松性骨折和/或小段关节骨折的情况时固定效果较好；然而，螺钉最好不能直接固定于关节骨折块上。胫骨前外侧没有内侧柱的支撑，此处应用锁定接骨板更有优势。

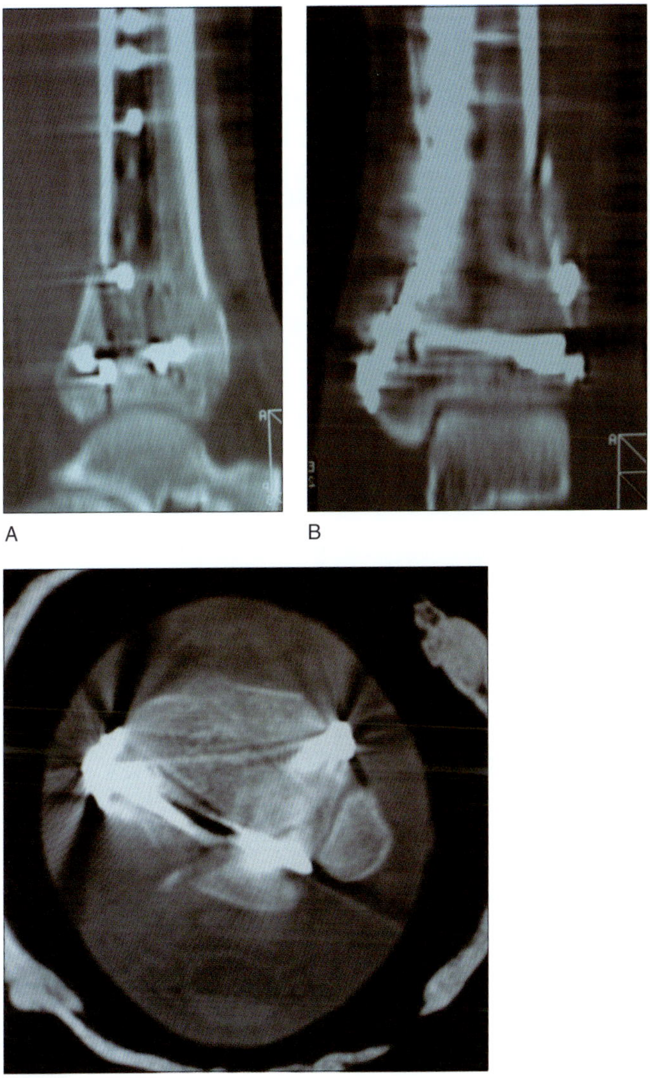

A

B

C

**图13**

### 步骤 4：闭合伤口

- 前面切口
  - 缝合伸肌支持带防止相应肌腱形成弓弦状，并能大大减少其对覆盖皮肤的张力。
  - 皮肤用尼龙缝线外翻垂直褥式方法缝合。

**要点**

- 用一个0的编制缝线和角针缝合伸肌支持带。伸肌支持带可能有脆性，锋利的缝针很容易穿过。
- 内侧切口处皮下组织少，所以皮下层缝合不好实现或缝合意义不大。单层皮肤缝合也许效果更好。

- 内侧切口
  - 此处组织需审慎处理，以防止缺血和坏死。
  - 皮肤用尼龙缝线外翻垂直褥式方法进行单层缝合。

## 术后护理和预后

- 为了软组织水肿早日消除和创口的早日愈合，在术后第一个星期，踝关节需维持中立位置制动 。一周后不应该再有明显的伤口引流。
- 当软组织水肿有所改善时，可以进行早期 运动和物理治疗，通常在术后两周内。患肢在术后六周内禁止负重。
- 到六周时，如果X线片显示骨折愈合，患肢可以开始部分（50%）负重 。为防止残留踝关节僵硬需要积极地进行功能锻炼。
- 三个月时，进行拍片如果显示骨折进一步愈合，则病人可以恢复正常负重。

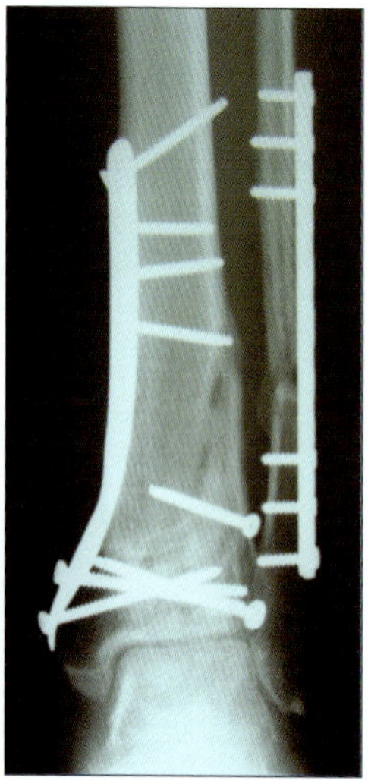

**图14**

### 要点

- 早期活动—包括踝关节、足和足趾—会大大提升患肢功能和患者满意度。劝导患者戒烟可能会避免伤口的延迟愈合和创伤并发症的发生。

### 注意事项

- 如果患者不服从活动早期限制负重就会导致治疗失效。所以要跟每个患者强调主动坚持适当时间的活动限制的重要性。

## 证据

Assal M, Ray A, Stern R. The extensile approach for the operative treatment of high-energy pilon fractures: surgical technique and soft-tissue healing. J Orthop Trauma. 2007;21:198-206.

Description of technique and results for the extensile anterolateral approach to pilon fractures. (Level Ⅲ evidence)

该文章介绍 Pilon 骨折的可延长性前外侧入路方法技巧和效果。(Ⅲ级证据)

Borelli J Jr, Prickett W, Song E, Becker D, Ricci W. Extraosseous blood supply of the tibia and the effects of different plating techniques: a human cadaveric study. J Orthop Trauma. 2002;10:691-5.

Cadaveric study describing the distal tibial blood supply and effect of different plating techniques. Open plating caused more disruption of the extraosseous blood supply than percutaneous techniques. (Level Ⅲ evidence)

尸体研究阐述胫骨远端的血液供应和不同的接骨板固定技术的效果。与经皮技术相比，切开接骨板固定会造成更多的外源血液供应的中断。(Ⅲ级证据)

Borens O, Kloen P, Richmond J, Roederer G, Levine DS, Helfet DL. Minimally invasive treatment of pilon fractures with a low profile plate: preliminary results in 17 cases. Arch Orthop Trauma Surg. 2009;129:649-59.

Description of technique and results for minimally invasive plating of pilon fractures. (Level Ⅲ evidence)

该文章介绍 pilon 骨折的最低侵入性接骨板固定方法的技巧和效果。(Ⅲ级证据)

Cole PA, Benirschke SK. Minimally invasive surgery for the pilon fracture: the percutaneous-submuscular plating technique. Tech Orthop. 1999;14:201-8.

Description of technique of percutaneous-submuscular plating of pilon fractures. (Level Ⅲ evidence)

该文章介绍 pilon 骨折的经皮 - 肌肉下接骨板固定的手术方法。(Ⅲ级证据)

Grose A, Gardner MJ, Hettrich C, Fishman F, Lorich DG, Asprinio DE, Helfet DL. Open reduction and internal fixation of tibial pilon fractures using a lateral approach. J Orthop Trauma. 2007;21:530-37.

Description of technique of extensile lateral approach for plating of pilon fractures. (Level Ⅲ evidence)

该文章介绍 pilon 骨折的可延长的侧位入路接骨板固定的手术方法。

（Ⅲ级证据）

Howard JL, Agel J, Barei DP, Benirschke SK, Nork SE. A prospective study evaluating incision placement and wound healing for tibial plafond fractures. J Orthop Trauma. 2008;22:299-306.

Description of complications after open reduction internal fixation of pilon fractures through multiple incisions, average 5.9 cm apart.（Level Ⅲ evidence）

该文章介绍 pilon 骨折时通过多个切口（平均 5.9cm）的开放性复位接骨板内固定后的并发症。（Ⅲ级证据）

Sirkin M, Sanders R, DiPasquale T, Herscovici D Jr. A staged protocol for soft tissue management in the treatment of complex pilon fractures. J Orthop Trauma. 1999;2:S32-8.

Description of results using a staged protocol to treat pilon fractures. Results described significantly lower complication rates compared to previous series of acute definitive fixation.（Level Ⅲ evidence）

该文章介绍分期治疗 pilon 骨折的效果。结果显示，与以前的一系列急诊明确固定方法相比，它可以明显降低并发症的发生率。（Ⅲ级证据）

Tornetta P Ⅲ, Gorup J. Axial computed tomography of pilon fractures. Clin Orthop Relat Res. 1996;（323）：273-6.

Description of findings of pre-operative CT scans for pilon fractures compared to plain radiographs. Additional information resulted in the operative plan being changed in 64% of patients.（Level Ⅲ evidence）

该文章介绍 pilon 骨折时，与平片相比，术前 CT 扫描提供的更多信息会使 64% 的患者的手术计划发生变化。（Ⅲ级证据）

Wolinsky P, Lee M. The distal approach for anterolateral plate fixation of the tibia: an anatomic study. J Orthop Trauma. 2008;22:404-7.

Anatomic cadaver study describing the neurovascular structures at risk using an anterolateral incision for pilon fractures.（Level Ⅲ evidence）

尸体解剖研究显示，pilon 骨折时，利用前外侧切口的方法容易损伤相关的神经血管结构。（Ⅲ级证据）

# 34 胫骨远端骨折的外固定

*Jeremy A. Hall*

### 注意事项

- 应用外固定技术作为胫骨远端骨折的临时处理也可以导致周围软组织的局限性坏死或污染，并能危害到替代外固定的其他确定性治疗的效果。

### 争议

- 目前对于伴有严重软组织损伤的胫骨远端骨折，外固定只是起到临时固定作用，还是作为最终治疗手段存在争议。

### 治疗方案

- 如果软组织条件允许，多数医生更愿意尽早应用髓内钉固定或板钉固定等确定性治疗方法。

## 适应证

- 对伴有严重软组织损伤的骨折，如开放骨折或明显的软组织肿胀的闭合骨折进行“损伤控制”临时固定。
- 对污染、感染的骨折，或伴有严重软组织损伤的骨折的最终治疗。

## 检查 / 影像

- 软组织状况
  - 开放伤口
  - 严重的软组织挫伤、软组织肿胀
- 检查神经血管情况并认真记录
- 胫骨的正位（图 1A）和侧位（图 1B）X 线片，以及踝关节的正位、侧位和踝穴位相（图 2）
- 如果怀疑有关节内骨折，应对胫骨穹窿进行 CT 扫描

## 外科解剖

- 根据不同水平的横断面定义出外固定针置入的解剖“安全区”（图 3）。
  - 胫骨近端干骺端处提供了 220° 范围的可置入外固定针的前侧弧形安全区。
  - 胫骨的其他部位提供了 120° ～ 140° 范围的前内侧安全入针区域。

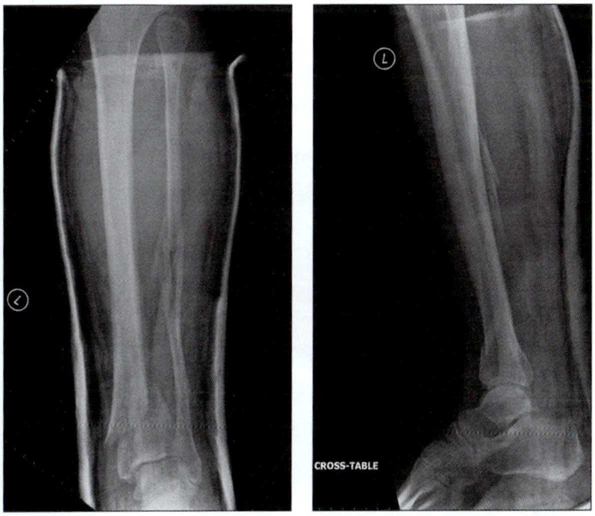


A　B

图1

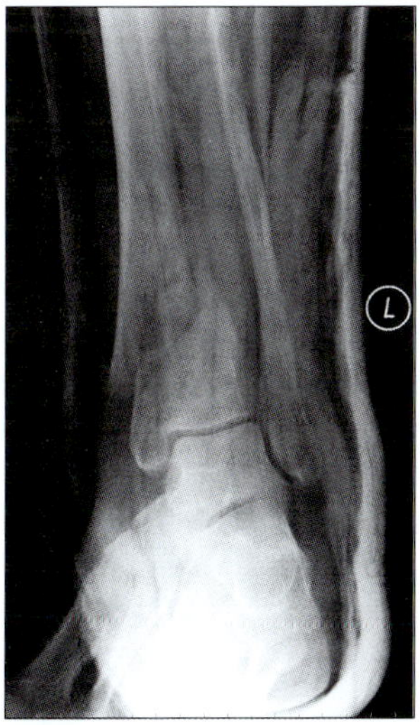

图2

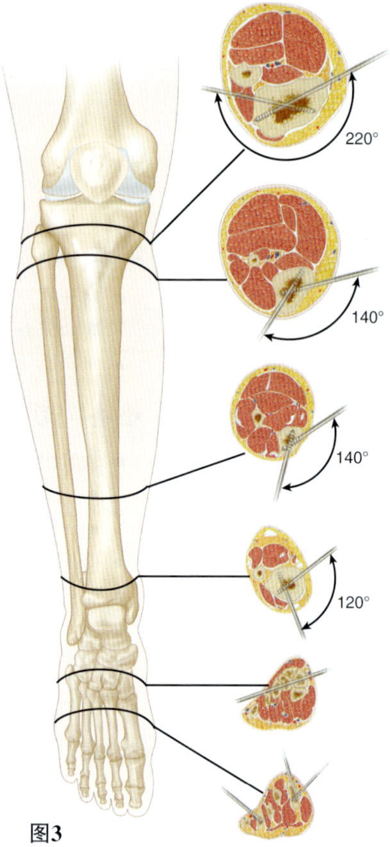


图3

## 要点

- 局麻可能影响对术后骨筋膜室综合征的评估。
- 同侧臀下放垫可以向内旋转患肢，而避免其过度外旋。

## 体位

- 全麻较好
- 患者仰卧于可透 X 线的手术床上，并在患肢下方放置其他如垫子或架子等协助维持体位的东西（图 4）。
- 应用止血带，并将患肢消毒、铺单。

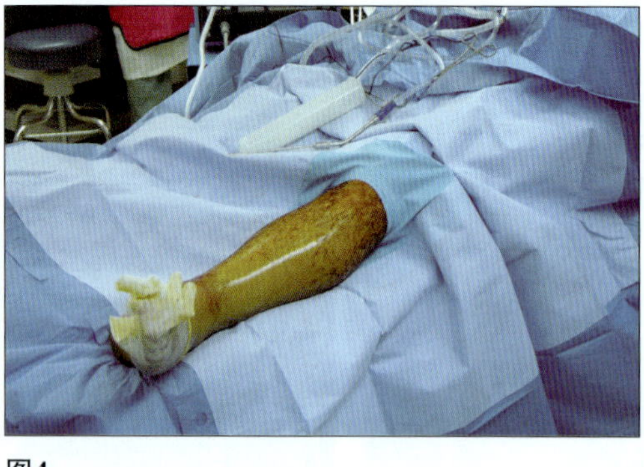

图4

### 器械

- 卷成团的无菌单和手术衣、或者预先组装好的膝关节架，能有助于骨折复位和调整力线。

### 争议

- 专用于骨折的手术台有助于骨折的对位，但体位摆放不可避免的延长了操作时间。

## 入路 / 显露

- 绝大多数情况下，在胫骨、跟骨、以及第一跖骨处做小切口以便置入外固定针（图 5）。
- 腓骨骨折从可触及的外侧皮下缘显露固定更方便（图 6）。
- 累及关节的胫骨穹窿骨折，可以经皮固定。如果软组织条件允许，而且的确必要时，可以应用正规的前外侧入路或内侧入路进行固定。

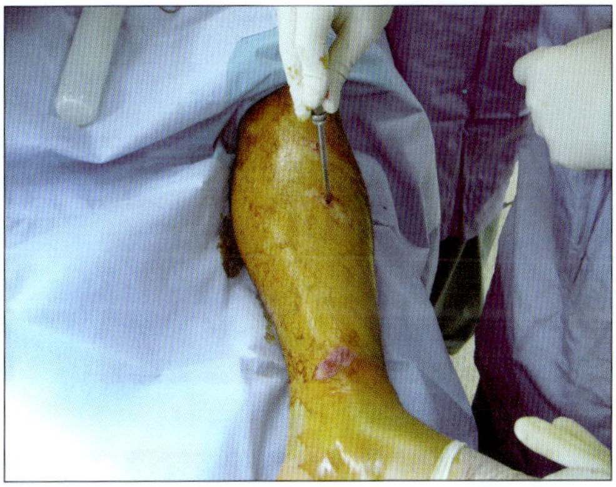

**图5**

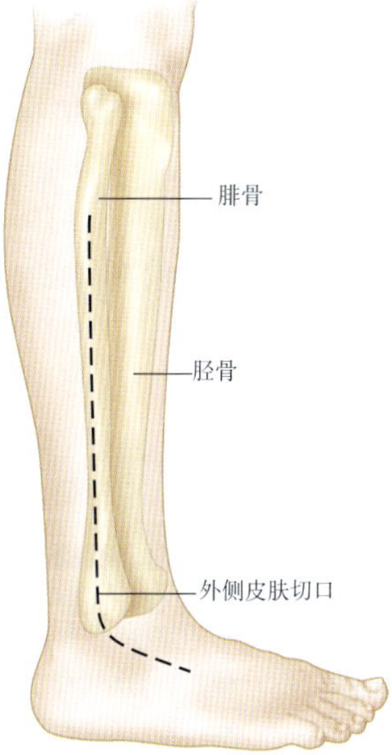


**图6**

### 器械

- 空心的小骨折块间加压螺钉可能在固定胫骨穹窿的关节内骨折块时有用。

### 争议

- 对于在对胫骨远端进行外固定时早期的固定腓骨骨折，还是在以后的重建中固定腓骨骨折，仍存在争议。

### 要点

- 如果外固定仅作为临时固定措施，计划放置外固定针的进针点应远离最终的板钉固定区域，以防止软组织污染。
- 尽早固定腓骨和关节内骨折块，有助于随后的确定性固定。

### 注意事项

- 警惕随后的确定性固定手术区域的外固定针针道，因为污染的组织将不可避免的导致术后并发症。
- 伴有软组织明显肿胀的正规的前外侧或内侧入路，也可导致严重的伤口愈合方面的并发症。

## 要点

- 腓骨获得解剖复位和固定后，可作为恢复胫骨的长度以及纠正胫骨骨折旋转畸形的标准。

## 注意事项

- 明显的软组织肿胀或严重的开放伤口也可能妨碍腓骨的一期固定。
- 谨防固定近端腓骨骨折，并小心损伤腓浅神经近端。

### 器械 / 植入物

- 标准的应用于小骨折块的加压螺钉内固定器械
- 透视机

### 争议

- 如果二期有必要进行胫骨骨折的短缩和加压的话，腓骨骨折板钉固定后会引起困难。

### 器械 / 植入物

- 应用空心的小骨折片间加压螺钉可使关节内骨折固定更方便。

# 手术步骤

## 步骤 1：腓骨骨折的复位和固定

- 只要软组织条件允许，首先处理腓骨骨折。
- 应用腓骨外侧切口复位和固定腓骨骨折（图 7），一般应用 3.5mm 拉力螺钉和 3.5mm1/3 管型板固定，或 3.5mm LCDC 板和螺钉固定。

## 步骤 2：胫骨骨折 - 复位和内固定

- 对于胫骨穹窿的关节内骨折应当通过胫骨远端的前外侧入路或内侧入路在直视下进行复位，或者是在透视下进行间接的手法复位（图 8A 和 8B）。
- 在打入拉力螺钉时，应先将骨折块以克氏针固定。

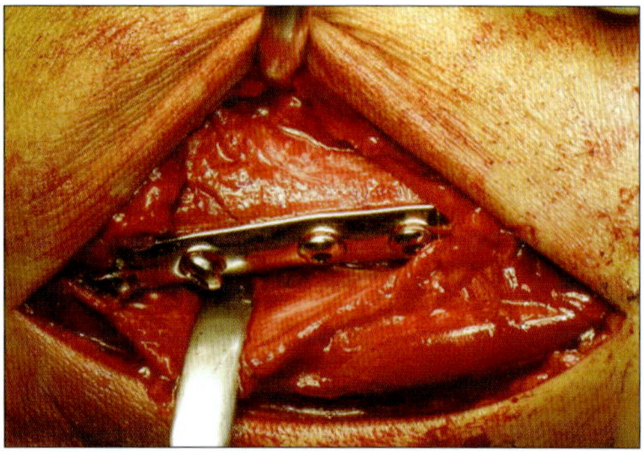

图7

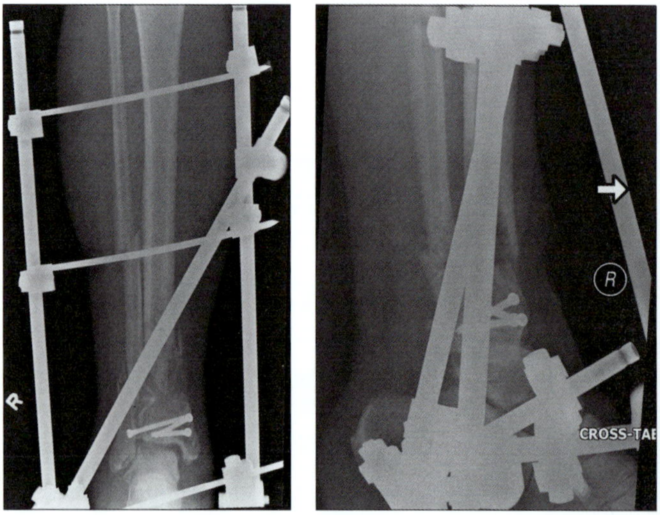


A　B
图8

### 要点

- 早期的关节内骨折的复位和固定可使二期确定性固定时应用微创技术并有更大的灵活性。

### 注意事项

- 软组织条件不好如明显的肿胀或严重的软组织损伤可能妨碍关节内骨折块的早期固定

### 要点

- 如果外固定不是确定性治疗，在手术计划时应使外固定针针道远离确定性固定区域，不要污染将来的术野。
- 可通过增加每一个骨折端的固定针的间距、增加针的直径、增加固定针和连接支撑杆的数量、跨越踝关节增加固定点以及增加固定平面或应用环形外固定架来增加外固定的稳定性。

### 注意事项

- 应通过前后位相和侧位相保证充分的纠正力线。

## 步骤 3A：胫骨骨折 - 跨关节外固定

- 可应用跨关节的外固定架（图 9A 和 9B）。
- 按照二期确定性固定方法的要求，在骨折近端的胫骨的内侧面或前外侧面，经皮或者是小切口打入 2 枚 5 mm 半螺纹外固定针。
- 先钝性分离至骨面，然后以软组织保护套筒保护好周围组织，接着经套筒钻孔、攻丝、并打入螺钉。
- 骨折远端的外固定针可以放置在胫骨远端骨折块、跟骨和第一跖骨、或距骨颈等处。
  - 经跟骨外固定针应从内侧向外侧放置在跟骨结节处，以防止损伤内侧的神经血管结构。
  - 第一跖骨外固定针应放置在第一跖骨基底的前内侧面。
  - 有时可选择经跗骨窦切口在距骨颈前外侧放置外固定针。
- 然后通过术中透视进行胫骨远端的复位和和调整力线，并组装外固定架。
- 调整外固定架时，应松开连接夹，进行纵向牵引，并在透视下进行轻柔的手法复位以调整骨折块的位置。然后术者维持位置，由助手拧紧连接夹。

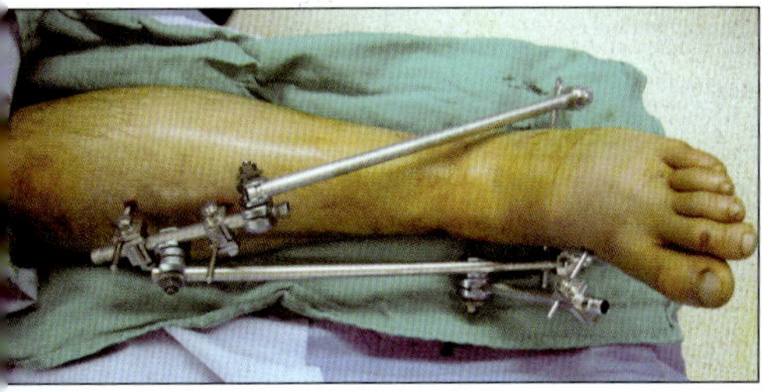

A

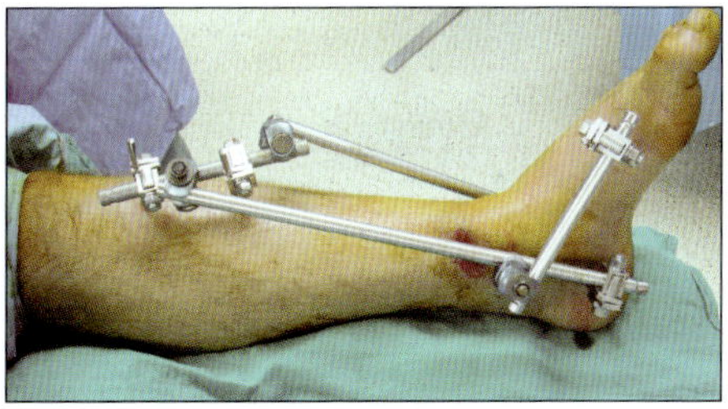

B

图9

**器械 / 植入物**

- 经跟骨外固定针应打入至其中1/3以提供更佳的纵向稳定性

**争议**

- 混合外固定架可有助于增加远端干骺端小骨折块的稳定性。

**注意事项**

- 对于软组织污染的骨折采用非跨关节外固定架时应小心。通常必须去除这些污染组织、进行针道清创、并石膏固定肢体直至伤口愈合良好，然后才能进行确定性固定。

**争议**

- 非跨关节的外固定架可以保持在原位更长时间，而不必担心踝关节或距下关节僵硬的风险。

**要点**

- 应用外固定架时要考虑到伤口和针道护理，同时维持骨折力线。

**注意事项**

- 针道污染或感染时可能要延期进行确定性骨折固定。

### 步骤 3B：胫骨骨折 - 非跨关节外固定架

- 有时可选择应用不跨关节的外固定架。
- 如果胫骨远端骨折块足够大并能容纳半螺纹外固定针打入时，可应用一个简单的外固定架。
- 对于干骺端骨折块较小的患者来说，近端采用半螺纹外固定针、远端采用精细的克氏针组成混合外固定架，作为一种临时的或确定性的治疗技术是有用的。

## 术后护理和预后

- 术后，伤口敷料包扎，并将小腿以大量无菌敷料包扎起来。
- 患者一直保持在非负重状态，直到确定性治疗时，或者是影像学提示骨折有足够的稳定性时。
- 采用髓内固定装置的确定性治疗应考虑在伤后 7 ~ 14 天以前进行，以最大程度的降低外固定针道处细菌聚集增殖或感染的风险，因为这可以髓腔内脓毒症。
- 采用板钉结构的确定性治疗可以在任何时间进行，只要能获得适当的力线、纠正旋转畸形、并保证关节面的平整。
- 确定性固定的理想时间应当是术后 10 ~ 21 天，并且取决于足够好的软组织条件。
- 以外固定架作为确定性治疗要求该装置能保持原位 8 ~ 12 周，直至影像学提示骨折有愈合迹象时。

## 证据

Bone L, Stegemann P, McNamara K, et al. External fixation of severely comminuted and open tibial pilon fractures. Clin Orthop Relat Res. 1993;(292):101-7.

本文是关于胫骨穹窿的外固定并有限内固定的以往的各种级别的论据。

Bhandari M, Zlowodzki M, Tornetta P, Schmidt A, Templeman DC. Intramedullary nailing following external fixation in femoral and tibia shaft fractures. J Orthop Trauma. 2005;19:140-4.

系统的综述提出了外固定后进行胫骨髓内钉固定的C级证据。结果显示如果在骨折外固定后的28天之内进行髓内钉固定，有平均9%的感染率，90%的愈合率，并且感染的风险降低了83%。该研究建议进行进一步的前瞻性研究以对外固定后应用髓内钉固定提供更可信的证据。

Williams TM, Marsh JL, Nepola JV, et al. External fixation of tibial plafond fractures: is routine plating of the fibula necessary? J Orthop Trauma. 1998;12:16-20.

D级研究提示对胫骨穹窿骨折采用辅助的腓骨固定取得了较差的临床结果。

Wyrsch B, McFerran MA, McAndrew M, Limbird, TJ, Harper MC, Johnson KD, Schwartz HS. Operative treatment of fractures of the tibial plafond: a randomized, prospective study. J Bone Joint Surg [Am]. 1996;78:1646-57.

B级研究提示对于切开复位内固定，和有或无有限内固定的外固定之间没有差异。但在该项研究中没有应用现代的固定技术和微创入路。

Figure 3 modified from Behrens F, Searls K. External fixation of the tibia. J Bone Joint Surg [Br]. 1986;68:246-54.
图3修改自Behrens F, Searls K. External fixation of the tibia. J Bone Joint Surg [Br]. 1986;68:246-54.

# 35 踝关节骨折的手术治疗

*Chris Graham*

## 争议

- 应力片阳性，即距骨可复位的踝关节骨折，由于难以维持复位，除非有绝对手术禁忌证否则应手术治疗。

## 治疗方案

- 手术目标：
  - 切开解剖复位和坚固内固定，术后可进行安全的康复训练
  - 避免可能发生的并发症
- 根据骨折类型、骨质和植入物的特点，可以从螺钉（钢、钛和生物可吸收）、接骨板、克氏针和环扎线等固定方式中进行选择。
- 严重的腓骨粉碎性骨折更适于应用微创技术治疗，以避免破坏骨性碎片的血运。

## 适应证

- 开放骨折
- 内踝移位超过 2mm 或外踝移位超过 3mm
- 任何外踝短缩
- 难以闭合复位或是难以维持闭合复位
- 任何距骨外侧移位：内侧踝关节间隙大于上侧踝关节间隙
- 双踝或三踝骨折
- 正位和踝穴位检查提示韧带联合断裂
- 受力（重力或外力）时动力学不稳定
- 任何踝关节碎片向后移位（≥ 2 mm）大于关节面的 25%
- 任何向后的距骨移位
- 胫骨关节面边缘性嵌塞

## 检查 / 影像

### 体格检查

- 进行全面下肢检查找出伴发损伤。
  - 检查可能存在的局部合并损伤，包括距骨、跟骨、第五跖骨基底和跗跖关节的损伤。
  - 常可以看到肿胀、挫伤和局部压痛。
  - 第一个 24 小时内可能形成骨折水泡。
- 必须进行血管神经检查。
- 应及时对提示有脱位的畸形进行紧急复位。
- 对开放伤口或隆起（尤其是内踝上），必须评估皮肤情况。

### 影像学检查

- X 线平片是决定进行手术治疗的主要提示。
- 进行正位、踝穴位和侧位检查。通过解剖学可以完全理解影像学提供的信息。
  - 外踝短缩在关节平面上表现为在腓骨靠近外侧胫骨处软骨下骨不连续。两个软骨平面应该组成平滑的弧线，但双踝移位骨折时表现为图 1 中所示，软骨下骨与正常距骨轮廓不相匹配（图 1A 、图 1B）。距骨小腿角增加，超过正常（图 1C）；少量的踝关节短缩也可以出现。

- 距骨外侧移位在 X 线表现为内侧踝关节间隙大于上侧踝关节间隙。图 2A 是 一例 Weber B 型骨折术中应力下摄片结果，显示对比胫骨远端和距骨之间间隙，内踝和距骨之间的内侧踝关节间隙增宽（图 2B）。

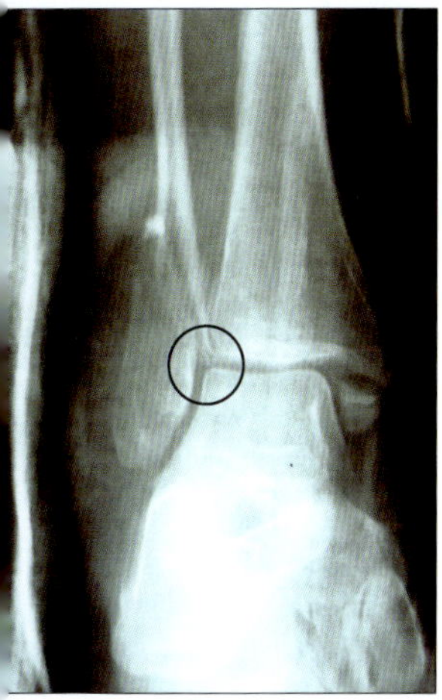
A

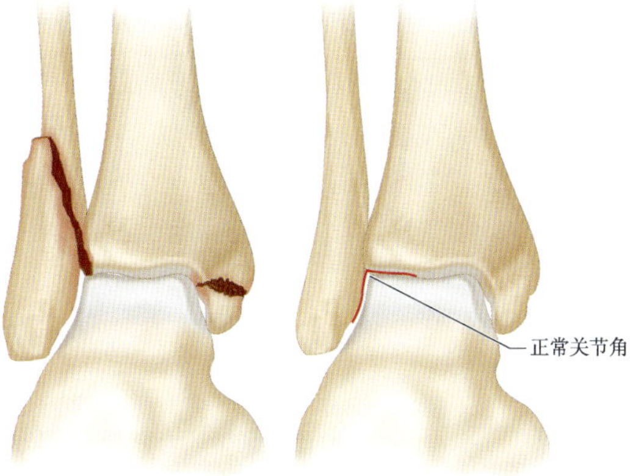

B

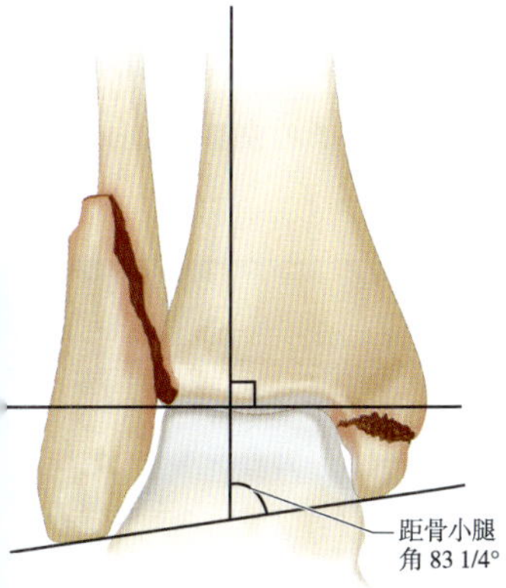

C

图1

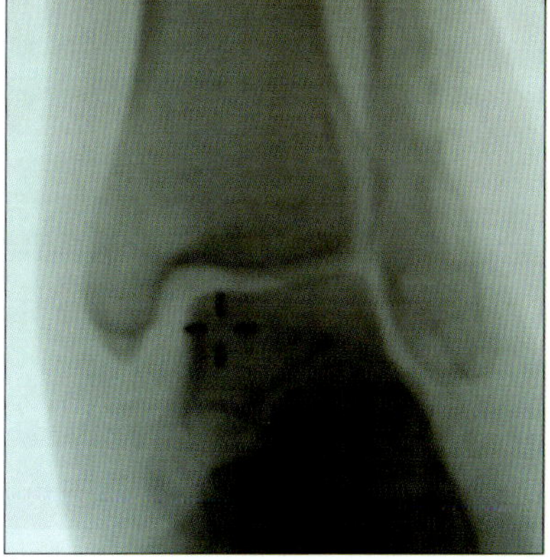
A

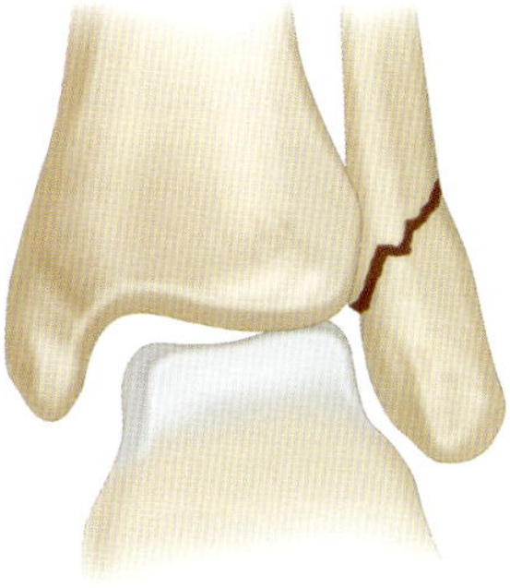
B

图2

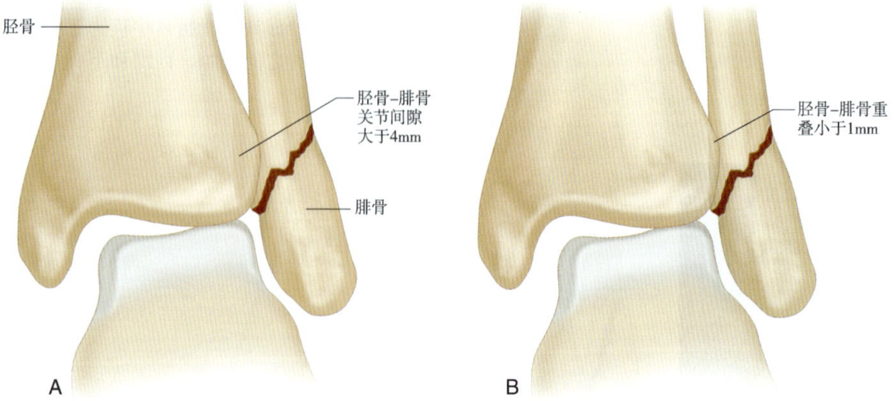


图3

- 诊断韧带联合断裂主要依靠摄于踝关节上 1cm 处的正位和踝穴位 X 线片。正位时，胫骨 - 腓骨重叠小于 1mm，胫骨 - 腓骨关节间隙大于 4 mm（图 3A）。 踝穴位时，胫骨 - 腓骨重叠小于 1mm（图 3B）。

■ 患者体位对于获得良好摄片角度很重要。
- 图 4-6 展示了用于拍摄正位（图 4A、4B）、侧位（图 5A、5B）方向和踝穴（图 6A、6B）时足和骨骼模型的方向。

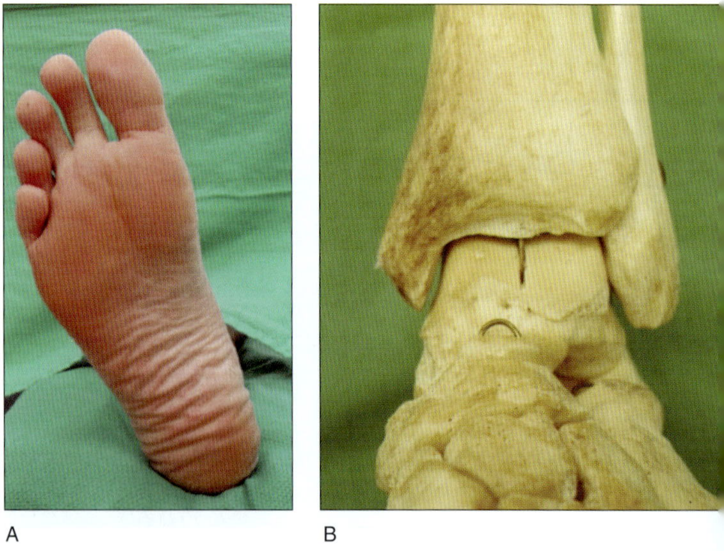


图4

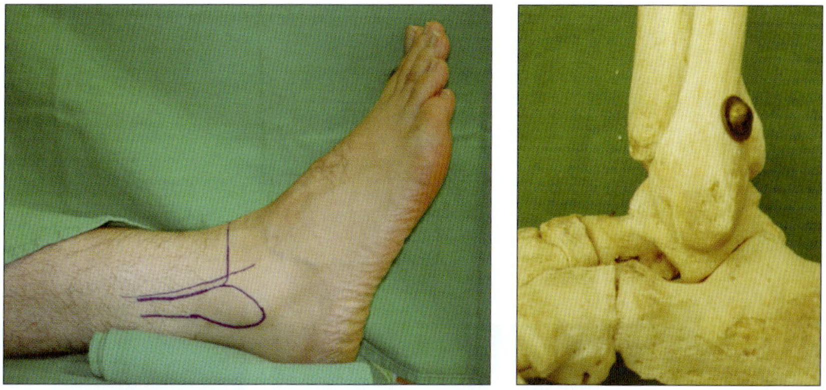

A　B

图5

- 图 4-6 中骨骼标本展示了后外侧位和图 1A 中的腓骨软骨下区域。

■ 任何内收和外展损伤都要仔细检查以判断有无胫骨关节面边缘性嵌塞。

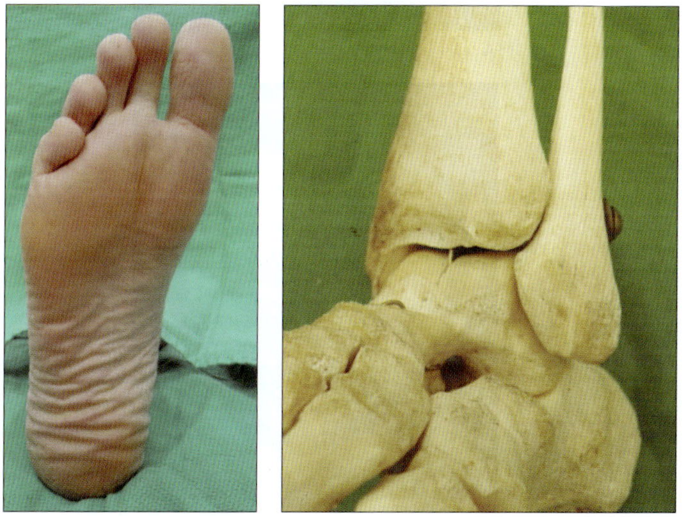

A　B

图6

- 三踝骨折脱位（图 7A）时 CT 检查可以明确边缘性嵌塞和骨软骨碎片。
  - 矢状位 CT 扫描突出边缘性嵌塞（图 7B）。
  - 轴位 CT 扫描显示内侧和外侧嵌塞碎片范围和软骨下骨粉碎性骨折（图 7C）。
- MRI 在评估韧带联合复合体的软骨、韧带损伤和软组织情况时有重要意义。

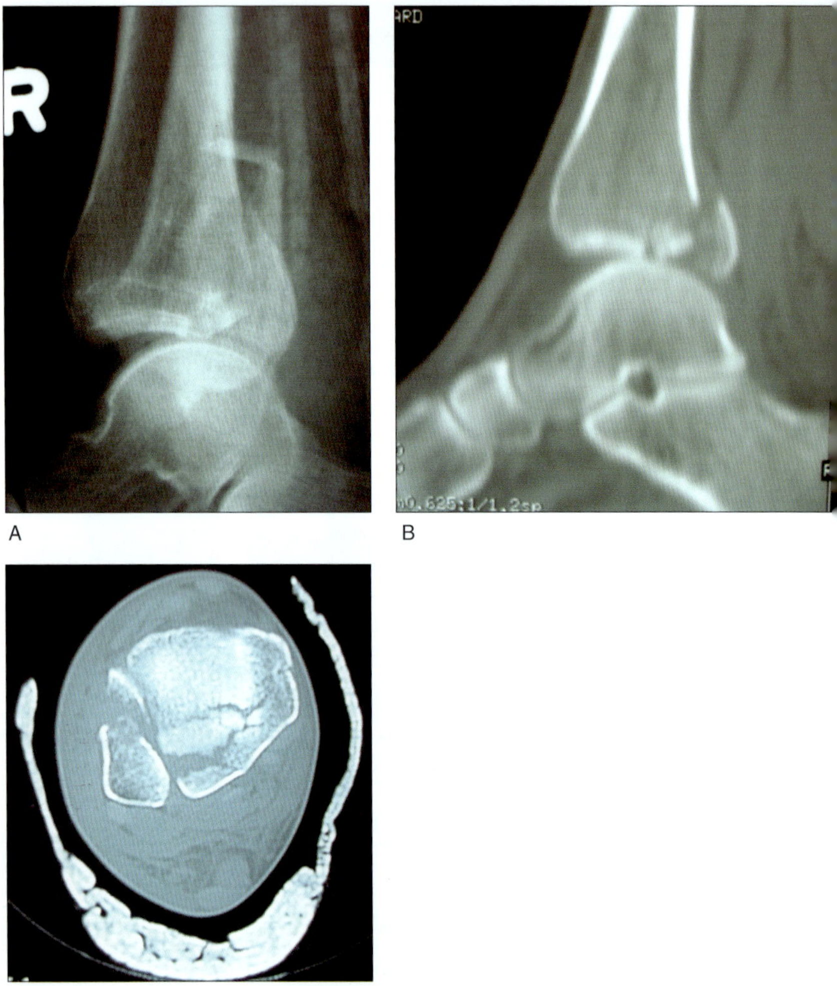


A B C

图7

## 外科解剖

- 外踝包括以下需要注意的结构（图 8A）：
  - 腓浅神经分支
  - 腓骨肌
  - 胫腓前韧带和跟腓韧带（图 8B）。
  - 骨折时可见胫腓前下韧带（AITFL）（图 8B）。

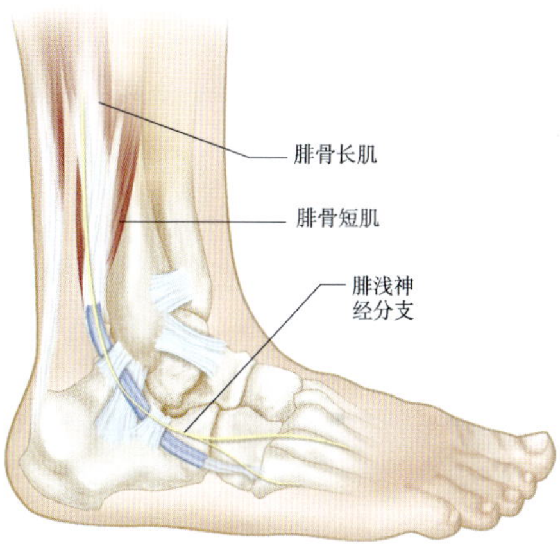


A

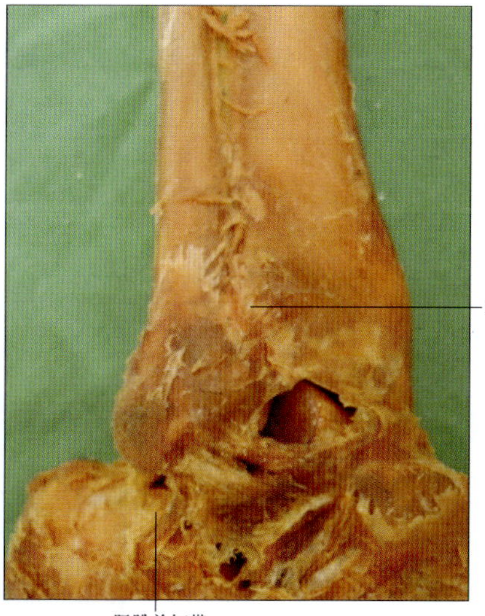


B

图8

- 内踝包括以下需要注意的结构（图 9A）：
  - 内踝前下方的大隐静脉和隐神经。
  - 胫骨后肌肌腱。
  - 三角韧带。
  - 内踝的前丘和后丘（图 9B）和胫骨后肌肌腱沟。
  - 通过前内侧踝关节可以看到距骨顶，评估前踝骨折线（图 9B）。

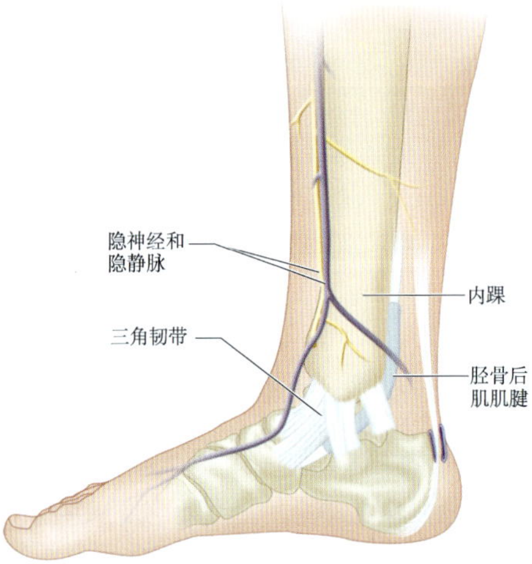

A

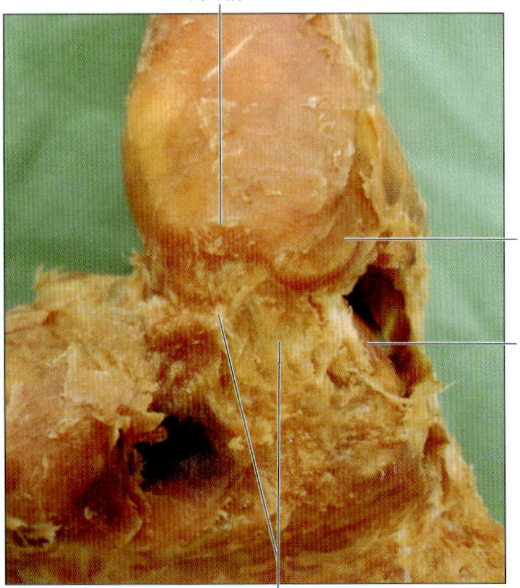

B

**图9**

- 后踝包括以下需要注意的结构（图 10A）：
  - 跟腱和外踝。
  - 腓肠神经（后外侧走行）。
  - 距腓后下韧带（PITFL），骨间韧带，关节囊（图 10B）。
  - 踇长屈肌（FHL）内侧血管神经束。
  - 在踝关节水平唯一是肌腹的是踇长屈肌；其他肌肉在这个位置是肌腱。

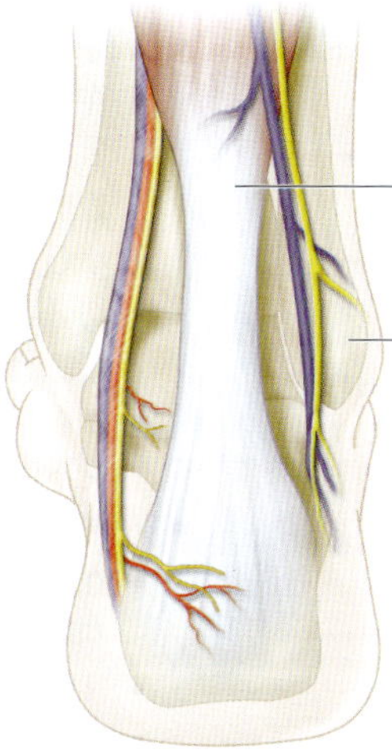


A

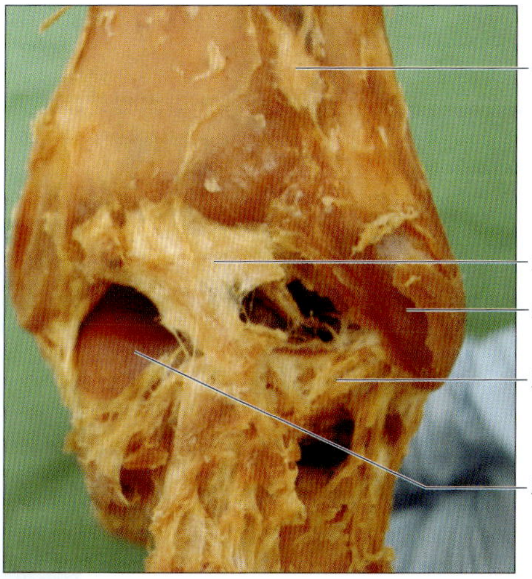


B

**图10**

### 要点

- 将足置于手术台边缘，下方垫治疗巾，方便在腓骨前侧钻孔或拧螺钉。

### 注意事项

- 进行侧位透视检查时，足跟部放支持物后距骨可能向前移位，进而造成腓骨复位不良的假象。在大腿下放支持物使得在胫骨下距骨可以复位。

### 要点

- 将直角拉钩拉开踝关节囊前内侧和皮瓣，可以提供极佳的踝关节前内侧视野，可以预防只能通过内侧入路才能识别的旋转不良的发生。

### 注意事项

- 隐静脉、隐神经和胫后肌腱可能受损。
- 保护包括腓浅神经分支在内的外侧结构。

## 体位

- 患者取仰卧位，用垫子将骨性突起垫起。
- 止血带置于大腿之上。
- 垫起患侧臀部，方便内旋和显露外踝。
  - 外侧复位或外侧固定后去除垫子，以便于自然外旋和暴露内踝。
- 治疗后踝时可采用俯卧位或侧卧位，之后将患者翻转或重新摆体位显露内踝和外踝。

## 入路 / 显露

- 外侧（图 11）：
  - 在腓骨上取一直接外侧切口，可以暴露腓骨的各个角度（前面，后面和外侧面）和胫腓前下韧带，向远端延展切口，可见胫骨前外侧边缘。
  - 小心保护腓浅神经。
  - 切开腓骨肌筋膜，将其从腓骨远端后外侧剥离，用于后方放置防滑板。
  - 如取单切口治疗后踝和外踝骨折，可以采用后外侧切口（详见下面第 2 步）。
- 内侧（图 12）
  - 在内踝正中线取直切口，可以暴露踝关节、前踝、三角韧带和胫后肌腱。
  - 注意保护隐神经和隐静脉。
  - 可以将踝关节骨折块拉开来观察和治疗距骨顶损伤。
  - 观察胫骨距骨关节前面来评估踝关节复位情况。
- 后侧（图 13）
  - 在腓骨与跟腱外侧缘之间作切口。
  - 注意保护腓肠神经分支。
  - 将腓骨肌向外侧、踇长屈肌向内侧牵拉，可以显露后踝。

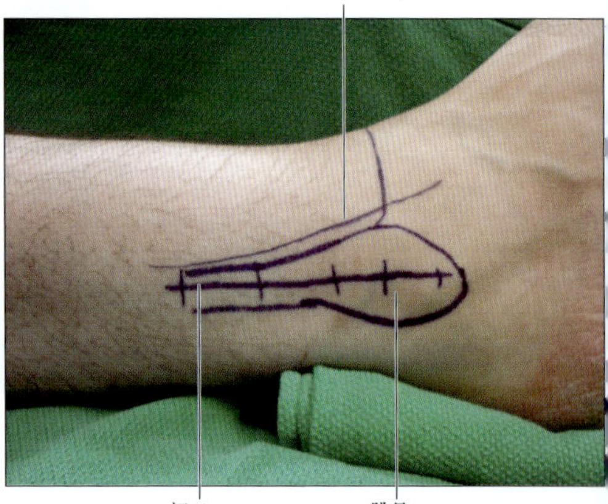


**图11**

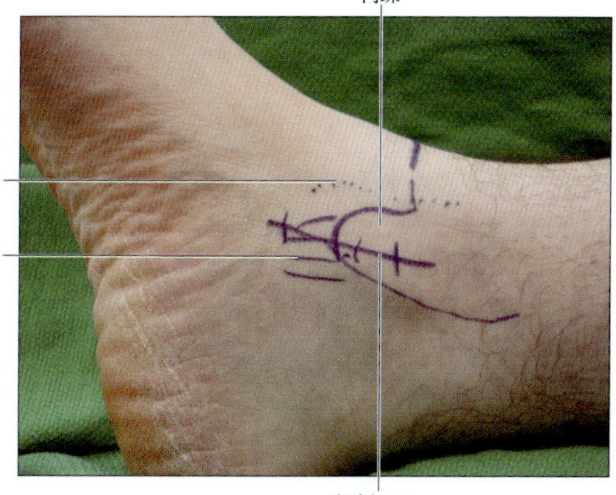


图12

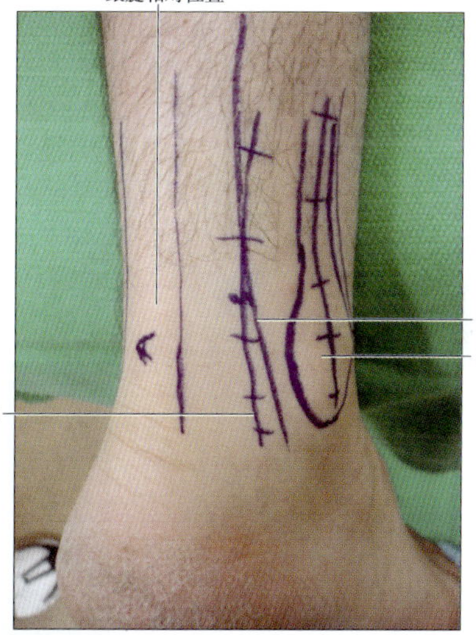


图13

## 要点

- 中立位固定时接骨板需要进行预弯用以匹配腓骨外侧的角度。
- 防滑固定时接骨板要在远端轻度过弯，以适应腓骨远端的弧形表面，同时对后外侧表面进行加压（图 16），可减少后方隆起对腓骨肌腱的影响。近端接骨板要相对平直。
- 如果有粉碎性骨折存在，可以应用较大的接骨板如 3.5mm 的骨盆重建板或 3.5mm 的动力加压板。
- 韧带联合需要使用螺钉时，接骨板的置入可参考腓骨的解剖。

## 注意事项

- 在腓骨表面准确置入接骨板可使螺钉置入最佳位置，固定更稳定。

# 手术步骤

## 步骤 1：修复腓骨

- 首先处理腓骨可以使得距骨进行准确复位。进行腓骨临时性解剖复位后距骨未能复位时，有必要进行内侧关节切开探查术。
- 患者取仰卧位，臀部下置垫子，止血带加压，标记皮肤上骨性标志物和手术切口。
- 纵行切开皮肤，将全层皮瓣从深筋膜和骨膜处剥离。
  - 如果皮下支存在，或分离足够靠近近端，腓浅神经分支可以看到，保护好该神经。
  - 锐性分离腓骨肌群筋膜，肌肉向后剥离，显露腓骨后侧。
  - 暴露骨折部位，清除骨膜、碎骨块和血肿。
- 应用骨折复位钳进行复位。前侧皮质留出足够空间以置入螺钉。如果骨折允许可以通过接骨板从后置入拉力螺钉。
- 通过钻孔和拧入皮质螺钉，或拧入部分螺纹的拉力螺钉。能维持足够稳定后再去除临时性骨折复位钳。
- 除非无法解剖复位或怀疑韧带联合内有软组织嵌顿，此阶段不需要进行透视评估。
- 此阶段经常应用 1/3 管状板来维持腓骨稳定。在外侧可以作为中和接骨板应用（图 14）或是在后外侧作为防滑板应用（图 15C 和 15D）。
- 远端骨折最少应用三根螺钉（六皮质），总体来说足以维持骨折的稳定性。
  - 如果置入中和接骨板，应在远端置入两到三枚螺钉。应用防滑板时，在获得解剖复位后任选螺钉辅助拉力螺钉进行固定。

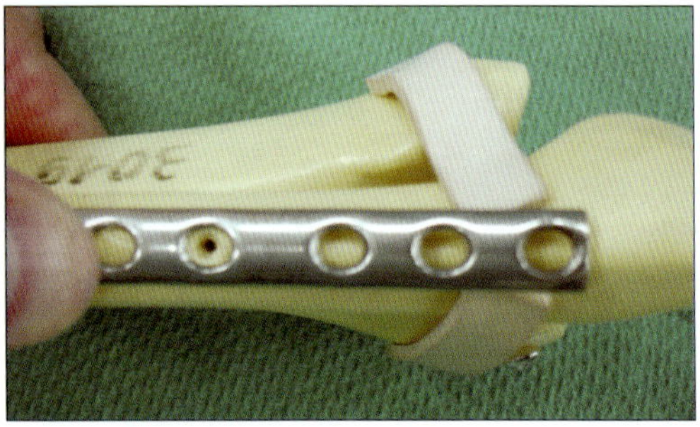

图14

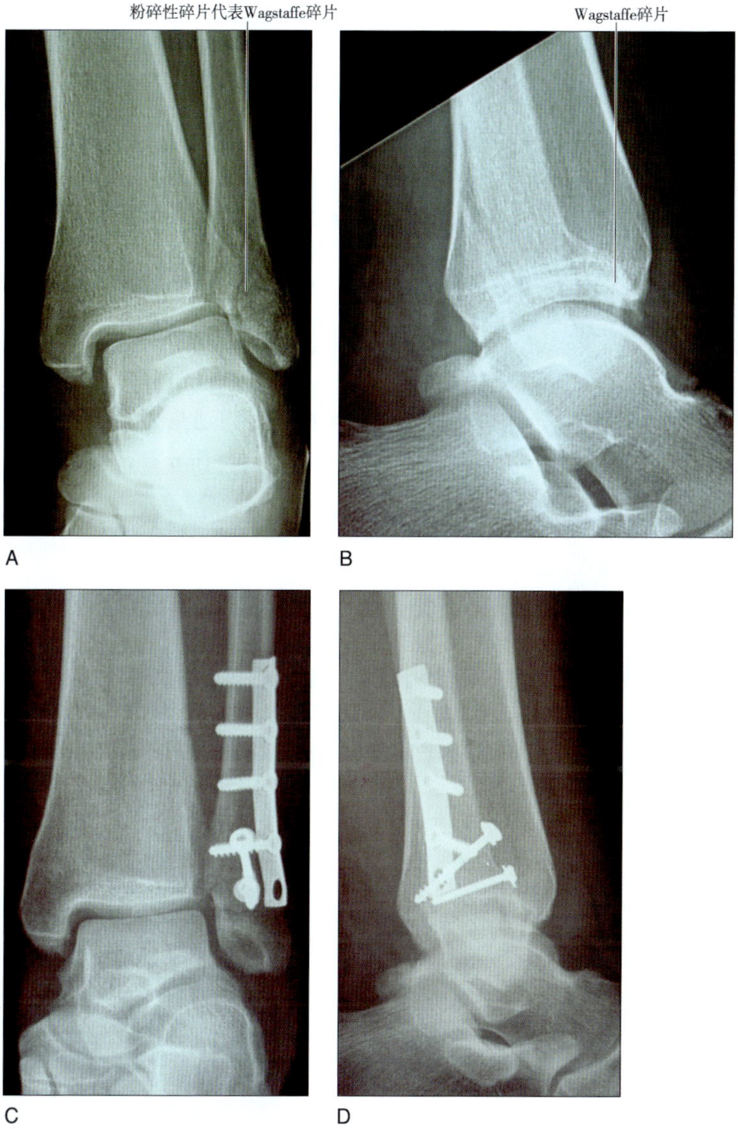


图15

## 器械 / 植入物

- 小骨折块固定设备（许多生产商都提供）；包括需要的器械，如接骨板和螺钉。

## 争议

- 因骨折或是解剖原因可能会将接骨板置于腓骨之上。后放置入更坚固，且对皮肤刺激更小。
- 内侧韧带损伤不需要修复。
- 踝穴位外旋或腓骨向外牵拉可获得应力位 X 线片，查找有无韧带联合增宽和距骨外侧移位。
- 斜行骨折单纯应用螺钉固定时至少需要两枚螺钉，螺钉间隔至少 1cm。

- Tilleaux-Chaput（胫骨前外侧）或 Wagstaffe（腓骨前侧）撕脱碎片使用带垫圈或缝合锚的小螺钉进行修复。
  - 图 15 展示了有 Wagstaffe 碎片的腓骨粉碎性骨折的正位（图 15A）和外侧位（图 15B）X 线片。
  - 术后正位（图 15C）和外侧位（图 15D）X 线片显示对 Wagstaffe 碎片的固定。

■ 进行包括韧带联合应力位在内的透视检查，评估复位和内置物置入情况。
- 任何韧带联合不稳定需待内侧骨性损伤处理后再进行处理（见第 3 步）。
- 腓骨骨折合并三角韧带损伤在腓骨解剖复位后，不需要进行内侧韧带修复（Tourne et al., 1999）。

■ 撤去臀部下方垫子，腿部内旋，有利于显露内侧入路。

## 步骤 2：后踝切开复位内固定

■ 关节面损伤超过 25%、有大约 2mm 的缺损或腓骨骨折固定后距骨后方不稳时可对后踝进行切开复位内固定（ORIF）。

■ 间接入路：
- 后踝通常复位至腓骨（距腓后下韧带附着处）。
- 从前方应用拉力螺钉可以进行稳定复位。
- 可以使用牙科钳或持骨钳从外侧切口将后踝向后外侧复位至腓骨。
- 注意保护前方的血管神经和肌腱结构。

■ 有时可能需要后外侧直接入路（图 13）。

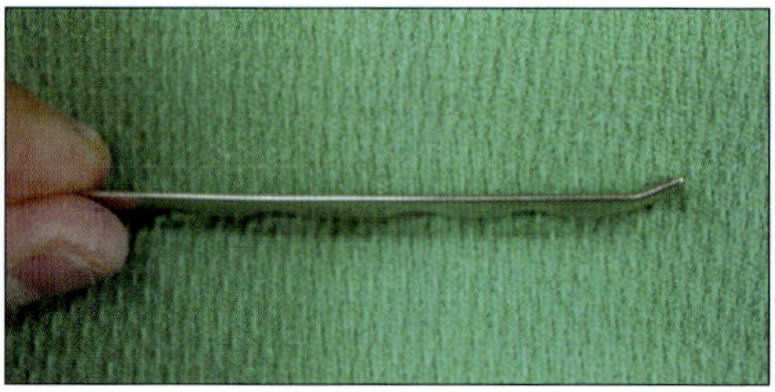

**图16**

**要点**

- 在评估复位和钻孔、置入螺钉时进行透视很有意义。

**注意事项**

- 保证尽量宽的皮桥至关重要。所以，尽量不要同时取外侧和后外侧手术切口。

- 患者取俯卧或外侧卧位。
- 术前标示一后外侧手术切口，以用于处理腓骨和后踝损伤，最先处理后踝。
- 保护腓肠神经。
- 在跟腱和腓骨肌腱之间进行解剖，至踇长屈肌和腓骨肌腱之间。踇长屈肌保护了内侧的神经血管束。
- 清除血肿，对骨折进行复位。
- 适于应用拉力螺钉和防滑板。

## 步骤 3：修复内侧碎片

- 现在处理内侧碎片。
- 做一纵行切口，拉开全层皮瓣（图 12）。对软组织操作要柔和。
  - 向前牵拉隐静脉。
  - 此阶段骨折暴露很明显，清除嵌插的骨膜和血肿。
  - 向下牵拉踝部骨折块来暴露距骨视野，观察有无关节内病变。
  - 应用巾钳或持钩将踝关节保持在解剖复位位置（图 17）。一般需要在骨折近端钻一个孔。

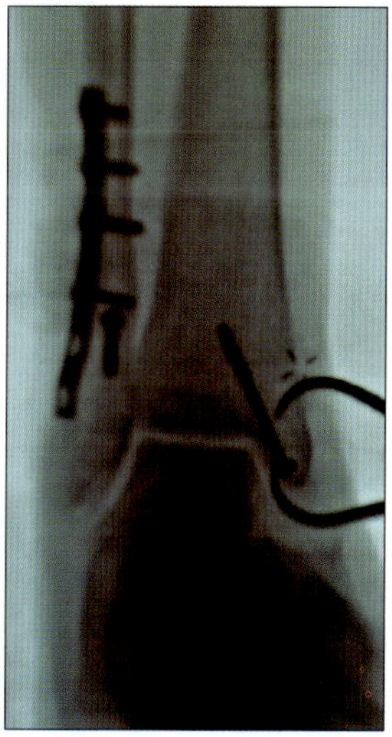

**图17**

**要点**

- 拉力螺钉所有的螺纹都应穿过骨折。
- 前丘骨折合并深层三角韧带损伤会导致踝关节稳定性下降，需要对韧带联合进行修复。
- 旋前 - 外展损伤时，腓骨常为粉碎性骨折。固定内侧时首先需将距骨位置置于胫骨之下。
- 旋后 - 内收损伤时，首先处理内侧损伤，以便于之后处理边缘性嵌顿。

**注意事项**

- 垂直剪切力存在时必须评估是否有边缘性嵌顿，是否需要复位和植骨。
- 因为有垂直剪切力，需要置入防滑板。
- 应用钳子夹持骨折块时应小心，避免钳子尖穿入骨折线。

- 将关节前囊向胫骨前内侧牵拉，以便于观察复位。

■ 此时根据手术医师个人喜好和骨折特点选择固定方式。

- 一般情况下，将两枚 4.0mm 半螺纹空心螺钉沿与骨折线垂直方向平行置入，足够维持固定。
  - 置入螺钉时观察有无压缩。
  - 去除钳子，踝关节应该已经稳定。
- 如为较小的骨折块或粉碎性碎片，应首选张力带固定。
- 虽为小碎片但骨质坚硬的骨块可以采用单一加压螺钉和防旋螺纹针固定。

■ 图 18 展示了图 7 中三踝骨折脱位术后正位（图 18A）和外侧位（图 18B）X 线片。

- 需要后外侧和内侧入路。
- 边缘性嵌顿抬高至正常位置，应用人工骨进行骨移植。
- 后踝和外踝应用拉力螺钉和防滑板维持稳定，内踝应用张力带。

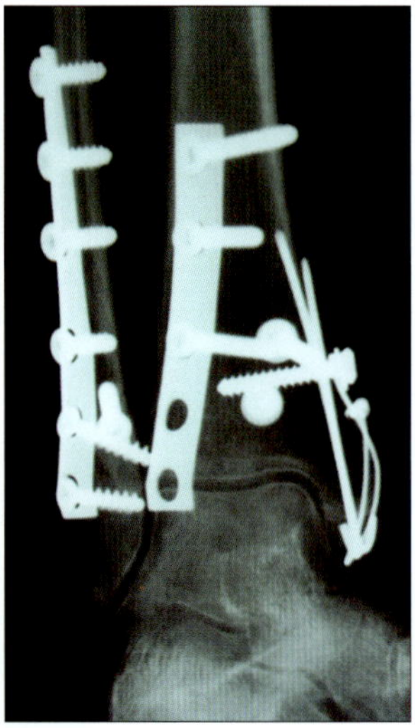
A

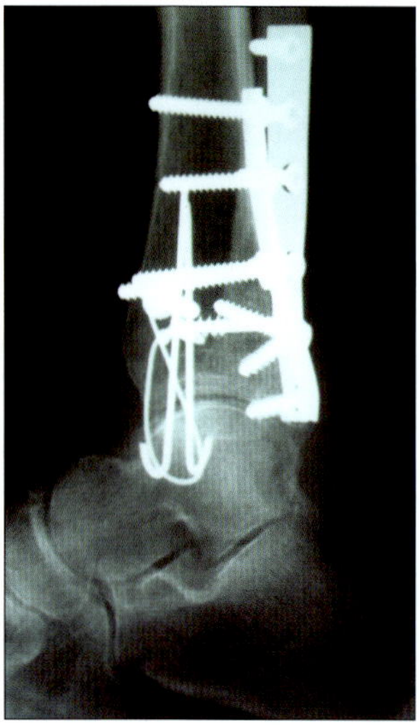
B

**图18**

### 要点

- 通过外侧切口前后感触，并触摸胫骨前切迹都可以很轻易评估腓骨是否准确复位。

### 注意事项

- 腓骨错位可导致预后不良。
- 过早取出螺钉可致软组织恢复不足，复位效果变差。

### 争议（Dattani et al., 2008）

- 金属还是可吸收螺钉，或是目前正在研究中的弹性装置
- 一枚还是两枚螺钉
- 应用 3.5mm 还是 4.5mm 螺钉
- 三枚还是四枚皮质钉
- 是否去除螺钉
- 去除螺钉时间（至少 3 个月以待软组织完全强化）

## 步骤 4：韧带联合固定

- 有必要将腓骨准确的复位于胫骨的腓骨切迹中。可以通过外侧切口或透视下进行。
    - 在 X 线上，胫骨 - 腓骨间隙的大小和重叠程度都必须是可接受的。
    - 侧位片上，腓骨应该位于胫骨关节轮廓的后半部分（即确认位于胫骨后外侧的位置）。
    - 距骨在胫骨下必须处于合适位置。
- 固定时必须用一把复位钳维持复位。
- 应用螺钉固定稳定骨折，直至软组织愈合。
    - 螺钉应垂直于腓骨切迹方向置入，大约偏离水平面 20°（图 19），即从外后向前内与冠状面成 20° 角打入，以防止关节复位不良。
    - 最下侧螺钉应置入于腓关节上缘。
- 去除钳子，进行放射检查评估复位、螺钉位置和稳定性。
- 图 20 展示双踝骨折术前 X 线片（图 20A）和术后应用外侧拉力螺钉、防滑接骨板和内侧拉力螺钉固定后的 X 线片（图 20B）。应用远端缝合锚修复胫腓前下韧带撕脱。
- 图 21 展示伴粉碎性腓骨骨折和不稳定韧带联合的 Weber C 型骨折。应用单根 3.5mm 重建板，长拉力螺钉和加压技术进行切开复位内固定（图 21B）。应用两枚螺钉固定韧带联合。

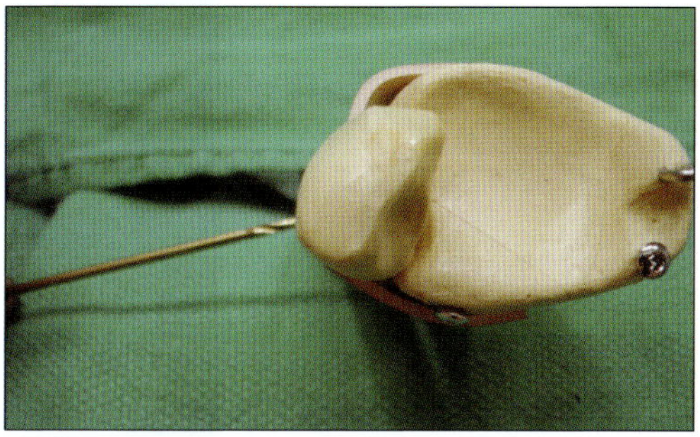

**图19**

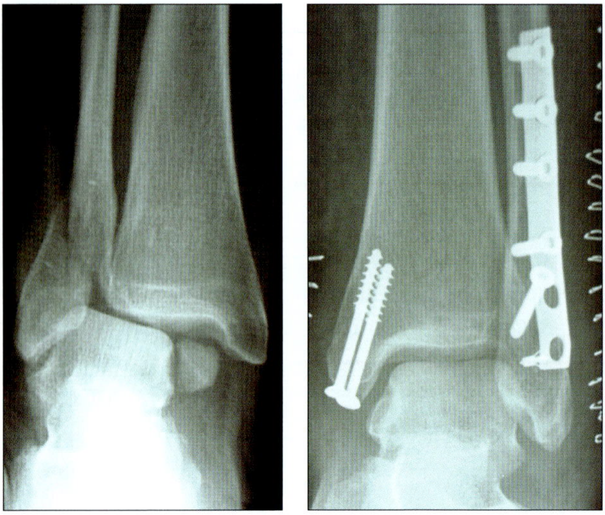

A　　B

图20

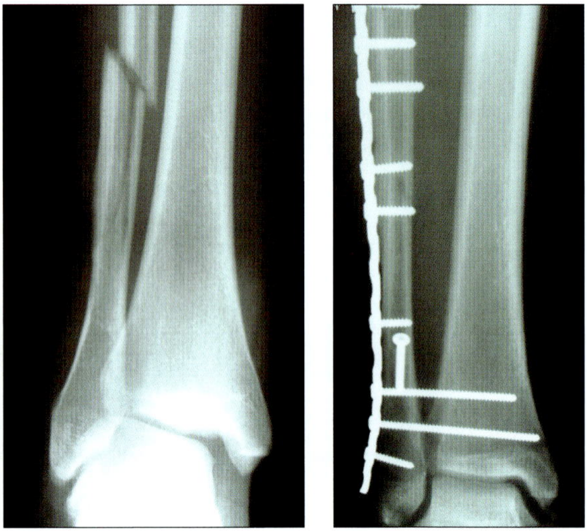

A　　B

图21

## 术后护理和预后

### 术后护理

- 因损伤性质、患者因素、手术医师理解不同，术后康复计划和预后各不相同。

- 牢固固定和骨质良好的特定病人，可以进行早期（大约 2 周）活动和功能治疗。
- 另一种方法，是采用管状石膏制动 6 周。
- 大多数情况下，术后 6 周骨折部分愈合，足以进行承重。所以多数情况下 6 周时停止制动，开始活动。
    - 糖尿病患者一般多需要 3 ~ 6 周进行恢复。因过早活动导致糖尿病患者复位不良时（图 22A），应用强度更大接骨板、韧带联合固定和内侧张力带技术进行补救（图 22B）。
    - 伴有韧带联合损伤时通常需要超过 6 周的无负重恢复阶段，取决于外科医师的个人理解。有些医师建议 12 周内进行无负重恢复。

## 预后

- 文献包括了不同人群和衡量方法，因此，讨论了各种值得注意的变化和趋势。
- 恢复解剖和稳定性（比如，最初提示手术的因素）的患者结果最好。
- 根据功能和临床结果衡量的短期结果（5 年）显示，总体上 80% ~ 90% 的患者取得了好和极好最终效果（de Vries et al., 2005；Egol et al., 2006; Lash et al., 2002; Mont et al., 1992; Weening and Bhandari, 2005）。

**要点**

- 糖尿病患者术后制动和负重保护需要更长时间，有时甚至是非糖尿病患者两倍时间（见图 22）。
- 仔细挑选合适患者进行术后早期活动训练。

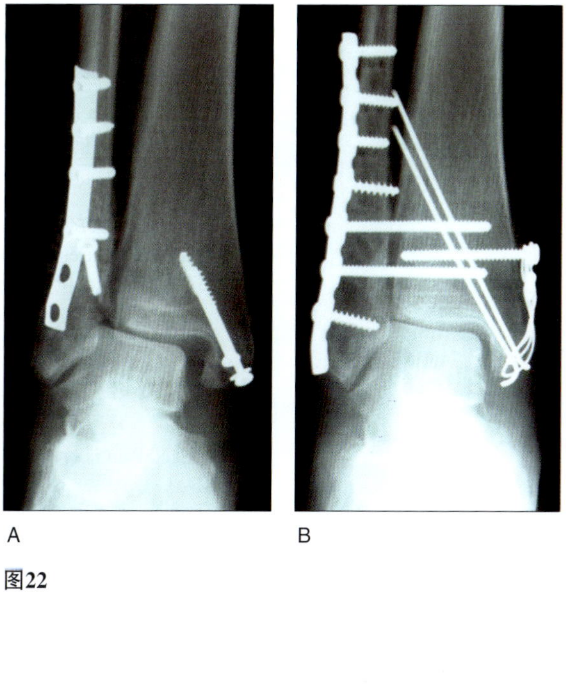

A　　B

**图22**

- 有学者进行了一些长期研究，然而结果显示随时间增加总体趋势趋于恶化，有调查报道10年时只有52%患者得分为好和极好（Day et al., 2001）。
- 放射检查提示关节炎很常见，到10年时，70%～75%患者有退行性改变（Mont et al., 1992）。
- 轻度关节炎和胫腓骨性联合很常见，通常无症状。
- 预示结果不佳的因素包括：
  - 残余内侧关节间隙异常
  - 旋后 - 内收机制引起的损伤
  - 腓骨短缩
  - 韧带联合增宽（Weening and Bhandari, 2005）
  - 距骨倾斜残存
  - 年龄大于40岁
  - 有骨折脱位
- 对最终结果关系不确定的因素包括：
  - 后踝骨折碎片的大小

## 证据

Dattani R, Patniak S, Kantak A, Srikanth B, Selvan T. Injuries to the tibiofibular syndesmosis. J Bone Joint Surg [Br]. 2008;90:405-10.
这是最近一篇强调踝关节韧带联合的解剖、诊断和治疗的综述。

Day G, Swanson C, Hulcombe B. Operative treatment of ankle fractures: a minimum ten year follow-up. Foot Ankle Int. 2001;22:102-6.
作者总结了手术治疗的小范围人群的10年随访结果。153名患者中有23位有效，女性平均年龄为54.6岁，男性平均年龄为41.8岁。根据Phillips系统进行评分，好至优秀的占到64%。包括放射学评分后，这一比例降至52%。36%的患者预后很差。最初骨折 - 移位严重和手术时间拖延4天以上患者预后很差。（四级证据）

de Vries J, Wijgman A, Sierevelt I, Schaap G. Long term results of ankle fractures with a posterior malleolar fragment. J Foot Ankle Surg. 2005;44:211-17.
回顾性分析踝关节骨折后21年以上的成年人的状况。主要评估后踝骨折患者长期预后，骨折块小于25%需要进行固定的患者状况，和骨折移位对预后的影响。80名患者中45位符合条件，平均年龄为61岁（37～81）。平均随访13年（2～24）。作者发现根据AFSS和NSPain进行评分，临床结果很好。合并较大后踝碎片的骨折移位预后较差。结论表明小于25%的碎片不需要固定。（四级证据）

Egol K, Tejwani C, Walsh M, Capla E, Koval K. Predictors of short-term outcome following ankle fracture surgery. J Bone Joint Surg [Am]. 2006;88:974-9.
对232位进行踝关节骨折手术治疗，短期固定后至少一年的198位患者进行综述。对基线特点、ASA 水平、术中发现和 SMFA 评分和 AOFAS 评分进行数据收集。1 年后 88% 患者无痛，90% 娱乐活动无限制。AOFAS 评分显示超过 90% 患者有≥ 90% 的功能恢复。SMFA 评分在一年处于基线。短期内恢复良好预后因素包括男性、年轻（< 40）、无糖尿病、低 ASA。(一级证据)

Lash N, Horne G, Fielden J, Devane P. Ankle fractures: functional and lifestyle outcomes at 2 years. Aust N Z J Surg. 2002;72:724-30.

作者对 141 位踝关节骨折治疗超过 1 年患者中的 78 位进行了至少 2 年的随访进行综述。样本中包括一些非手术治疗的病例。应用 Olerud Molander 评分和 EQ-5D 生活质量评分。管型石膏治疗的 Weber A 型的患者评分较好。后踝骨折评分较差。比起管型石膏，手术的 VAS 结果更差。这种情况下患者的踝关节本体感觉较差。Weber A 型结果超过 Weber B 和 C 型。EQ-5D 与 OMA 结果进行对比且有一致性，OMA 评分较差患者更容易产生残疾。总体上好到优秀的占到了 77%。(四级证据)

Mont M, Sedlin E, Weiner L, Miller A. Postoperative radiographs as predictors of clinical outcome in unstable ankle fractures. J Orthop Trauma. 1992;6:352-7.

对 80 例踝关节骨折手术处理的患者进行连续随访。随访临床检查结果与 X 线检查结果相关联。好 - 优秀占到 80%。放射学上内侧关节间隙增宽和大于 20% 后踝的骨折预后较差。多种异常预示着预后较差。年龄较大和延迟> 7 天进行切开复位内固定手术的患者预后较差。腓骨短缩、距骨倾斜、联合韧带变宽时提示预后较差，但无统计学意义。(二级证据)

Pettrone F, Gail M, Pee D, Fitzpatrick T, Van Herpe L. Quantitative criteria for prediction of the results after displaced fracture of the ankle. J Bone Joint Surg [Am]. 1983; 65:667-77.

对 146 例双踝和三踝骨折患者进行最少 1 年的随访。进行物理检查和 X 线检查。根据 Jay 评分表格进行主观评分。在主观、客观和放射学结果之间存在关联。评分显示 19.9% 预后差，45.9% 预后好，34.2% 预后优秀。当获得解剖复位时结果明显改善。

Thordarson D, Motamed S, Hedman T, Ebramzadeh E, Bakshian S. The effect of fibular malreduction on contact pressures in an ankle fracture malunion model. J Bone Joint Surg [Am]. 1997;79:1809-15.

这是对 9 例新鲜冰冻尸体标本进行研究。踝关节处于中立位通过胫骨近端轴向增加负荷。应用压力敏感胶片。伴随腓骨移位增加，胫距关节处压力转移至中央及后外侧区域。短缩最为重要，结合短缩，外侧移位和外旋增加接触压力。作者阐释 2mm 短缩或外侧移位和 5°的外旋导致压力重分配和升高。对于这些骨折推荐进行解剖复位。

Tourne Y, Charbel A, Picard F, Montbarbon E, Saragaglia D. Surgical treatment of bi- and trimalleolar ankle fractures: should the medial collateral ligament be sutured or not? J Foot Ankle Surg. 1999;38:24-9.

这是研究 48 例双踝 / 三踝骨折的回顾性研究。对 33 例进行随访，其中 29 例为男性，四例超过 30 岁（15 ~ 73），平均随访 27 个月（9 个月 ~ 5 年）。对 Weber A 型（18%），B 型（39.5%），C 型（42.5%）进行分析，所有都有踝穴的内侧变宽。内侧韧带没有进行探查或缝合。临床和放射学结果具有一致性。（四级证据）

Weening B, Bhandari M. Predictors of functional outcome following transsyndesmotic fixation of ankle fractures. J Orthop Truama. 2005;19:102-8.

这是一项回顾性研究。在 425 例患者中，51 例有韧带联合固定，67% 为男性，平均年龄 40 岁（+/-18）。患者于 1998-2001 年间就诊于三家医院。研究包括 VAS、重返工作和 OMS 和 SMFA 指数。结论：（1）手术医师之间存在技术水平差异；（2）16% 的韧带联合评分没有必要；（3）韧带联合复位可以使预后评分结果更好。（四级证据）

# 36 距骨骨折

*Greg K. Berry and Max Talbot*

## 引言

- 由于以下种种原因，距骨骨折对于外科医生，一直是一类富有挑战性的疾病。
  - 移位的距骨颈骨折属于外科急症，何时复位对于是否发生骨坏死有重要影响。
  - 对于大型创伤中心以外的医疗机构，距骨骨折的患者相对来说比较少见，大概只占所有骨折患者的1%（Santavirta et al., 1984）。发病率低加上复位及固定的技术要求高，使外科医生处理距骨骨折的难度提升。
  - 因为大部分距骨骨折都是由高能量损伤造成的，所以经常伴有其他损伤。
  - 鉴于骨折后骨坏死及创伤后关节炎十分常见，多发于年轻人的距骨骨折治疗效果往往令医生和患者都不满意。
- 其他还有一些注意事项。
  - 研究表明，复位时间并不是影响距骨颈骨折后最终发生距骨体骨坏死的危险因素（Lindvall et al.，2004；Vallier et al.，2004）。
  - 标准双切口手术入路，视情况行内踝截骨，使骨折复位更加精确与简单；而更小更贴合的内固定物设计，使手术固定方案多样化。
  - 不幸的是，纵使如此，骨坏死及创伤后关节炎此类并发症发生率仍然很高，直接影响了患者的治疗结果（Lindvall et al.，2004；Vallier et al.，2003，2004）。
- 距骨骨折可以简单根据受损部分分为：距骨体骨折、距骨颈骨折、外侧突骨折。
  - 距骨颈骨折是指骨折发生在外侧突前方，而距骨体骨折则是穿过外侧突或在外侧突后方。
  - 距骨跖面前方骨折，多损伤跗管或者距下关节的中间关节面；而后方的骨折除了引起胫距关节背侧损伤之外，还会导致距下关节后方关节面更大更为严重的损伤（Inoguchi et al., 1996）。
  - 很多距骨体骨折都合并距骨颈骨折（Vallier et al., 2003）。
- 压缩性距骨体骨折的治疗很有意思。
  - 如何治疗是需要谨慎决定的；一方面骨折块复位会有感染的

风险；而另一方面，如果将骨折块切除，将导致局部骨量不足，从而使足部结构重建困难。

- Smith 等（2006）研究确定了在积极冲洗伤口和清创之后，保留骨折块并行距骨体骨折固定的安全性。

■ 距骨颈骨折分型最为广泛使用的是 1970 年的 Hawkins 分型。其对了解骨折脱位情况及预测缺血性骨坏死有指导意义。

- Ⅰ型：非移位骨折
- Ⅱ型：骨折伴有距下关节脱位或半脱位
- Ⅲ型：同时发生踝关节及距下关节脱位的骨折
- Ⅳ型：Ⅲ型骨折加上距舟关节的脱位或半脱位

## 适应证

■ 距骨颈骨折

- 标准 Hawkin I 期骨折（完全无移位骨折）很少见，可以采用非手术治疗，石膏固定制动直到骨折愈合（6～8 周）。
- 对于移位的距骨颈骨折（Hawkins Ⅱ期到Ⅳ期），只要患者各种条件允许，应手术治疗。
- 由于距骨与胫骨、腓骨、跟骨、舟骨形成关节，所以即使骨块间排列紊乱很小，都会导致踝部骨块间应力及活动异常（Daniels et al., 1996; Sangeorzan et al., 1992）。

■ 距骨体骨折

- 无移位的距骨体骨折与无移位的距骨颈骨折的治疗基本相同。
- 移位型距骨体骨折，伴有踝关节及距下关节损伤，其治疗需要切开复位内固定；任何没有处理的脱位都会增加创伤后关节炎发生的风险。

■ 外侧突骨折

- 无移位性外侧突骨折的治疗方法同无移位距骨颈骨折相同。
- 骨折粉碎程度直接影响治疗方案的制定：简单骨折可以行复位内固定，而粉碎性骨折难以固定的则需要切除。

## 检查/影像

■ 不同类型的距骨骨折都可以通过体格检查来确定周围组织水肿的情况。

- 距骨颈骨折
  - ◆ 典型的距下关节后正中脱位的患者足部，可以看到明显畸形。
  - ◆ 屈肌肌腱张力过大将会导致脚趾屈曲畸形，而如果胫神经发生损伤，则会导致足跖面感觉功能减退。
  - ◆ 典型的开放伤通常发生在足部正中，可能导致距骨体的脱出（图 1A）。
  - ◆ 不论何时何地，这种损伤都是很复杂的。
- 距骨体骨折
  - ◆ 除非合并脱位，不然很少出现局部畸形。

### 争议

- 尽管距骨颈骨折能否早期复位内固定对于术后是否发生骨坏死并没有明显相关性，但对于移位的骨折，以及发生皮损、有骨坏死风险、张力性或压迫性血管损伤伴或不伴神经损伤、开放伤的骨折，仍应行早期手术治疗。
  - ■ 闭合性骨折的早期治疗可以选择闭合复位或者经皮牵引复位，之后等局部软组织条件及人力条件允许时，再行切开复位内固定。
  - ■ 一旦发生难以复位的脱位，应立即行切开复位内固定。
  - ■ 对于距骨体骨折脱位，经后正中跟腱距骨体穿针可减小固定难度。耐心、精细地牵引、旋转、调整角度，将使复位获得满意效果。用跟骨针将跟骨牵开后，螺钉及克氏针可以作为操纵杆来控制距骨。

  - 踝周损伤同样会很复杂。
  - 很少发生皮肤、血管、神经损伤。
- 外侧突骨折
  - 外踝尖前方和远端的骨折处理比较复杂。
  - 由于 X 线平片上很难发现这些细小的骨折，所以必须进行仔细的体格检查。

■ 距骨骨折影像学检查包括足踝的前后位片、侧位片以及斜位片。图 1B 显示的就是图 1A 距骨体脱出的踝部侧位片。

- 如果怀疑或者已经发现距骨颈骨折，则需要行特殊体位的 Canale 片检查。将足部呈马蹄足放于桌面，足尖内旋 15°（足外侧离开桌面），正中线偏离垂直，向头侧成角 15°（朝向脚后跟）。

■ CT 及重建可以准确计算出三种类型距骨骨折的角度及方向，另外也能显示合并的损伤。

- 距骨颈骨折
  - 图 2 显示的是开放性 Hawkins Ⅲ型距骨颈骨折，图 2A 是平片，图 2B 是 CT 矢状面重建图像。
- 距骨体骨折
  - 在病例 2 中，平片上可见距骨体骨折合并距骨前外侧穹窿粉碎，这可以在矢状面 CT 上得到确实（图 3B）。

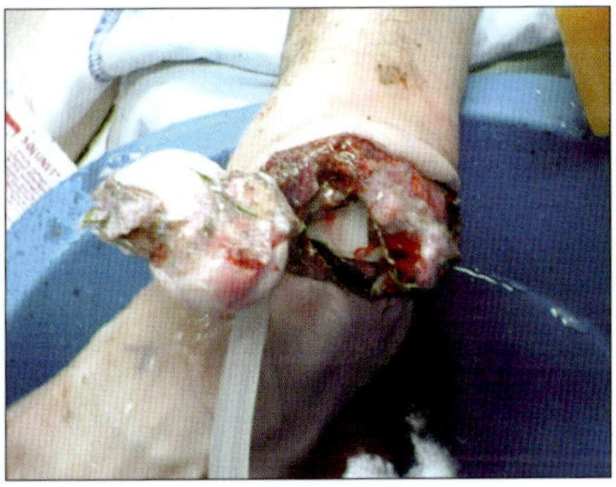

A

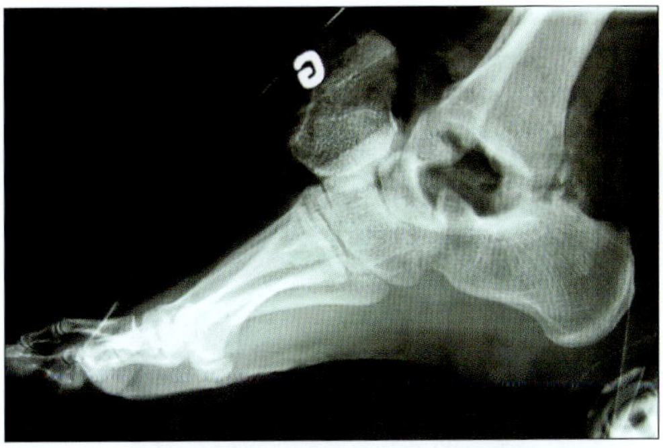

**图1**　B

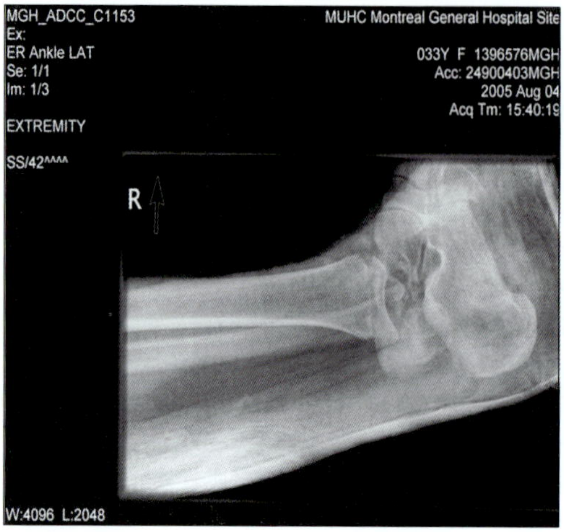
MGH_ADCC_C1153
Ex:
ER Ankle LAT
Se: 1/1
Im: 1/3
EXTREMITY
SS/42^^^^
MUHC Montreal General Hospital Site
033Y F 1396576MGH
Acc: 24900403MGH
2005 Aug 04
Acq Tm: 15:40:19
R
W:4096 L:2048

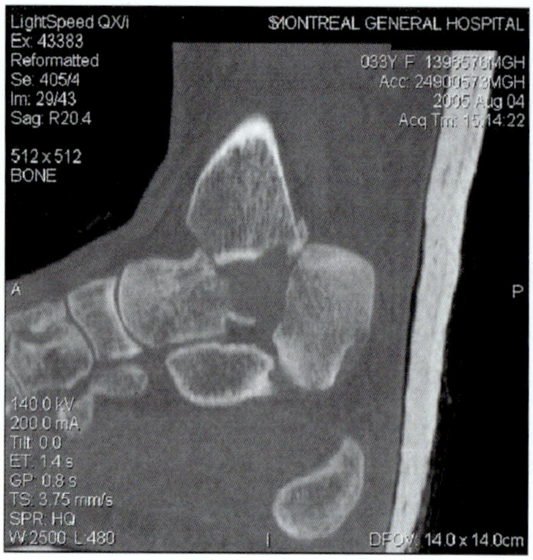
LightSpeed QX/i
Ex: 43383
Reformatted
Se: 405/4
Im: 29/43
Sag: R20.4
512 x 512
BONE
MONTREAL GENERAL HOSPITAL
A
P
140.0 kV
200.0 mA
Tilt: 0.0
ET: 1.4 s
GP: 0.8 s
TS: 3.75 mm/s
SPR: HQ
W:2500 L:480
DFOV: 14.0 x 14.0cm

图2 A B

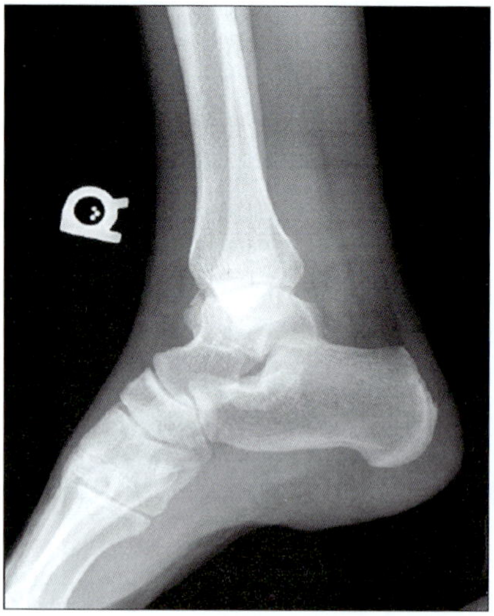

A

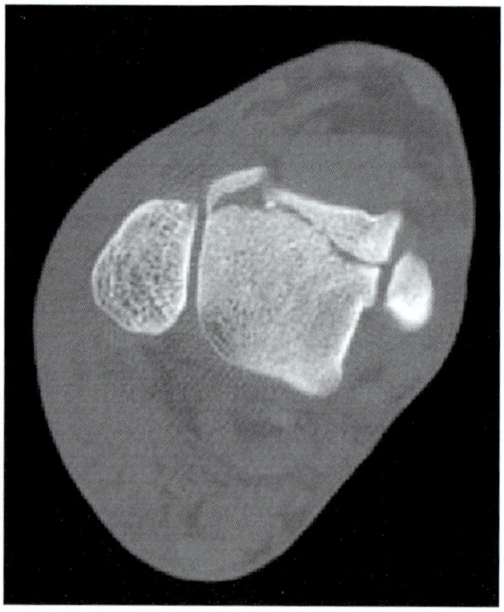

B

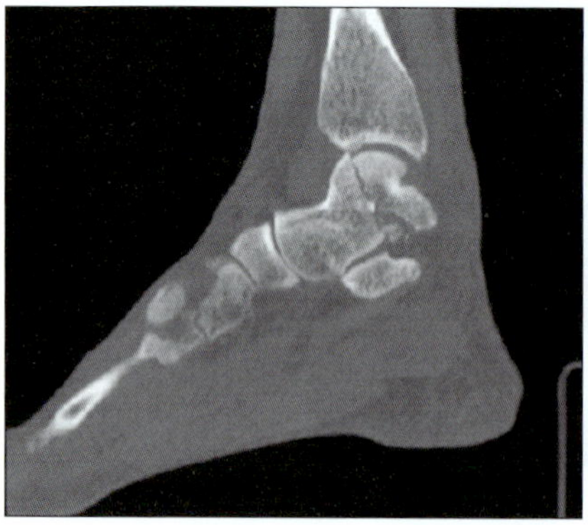

图3 C

- 距骨颈体联合骨折
  - 图 4 显示的是 1 例联合距骨体矢状平面骨折和距骨颈横断骨折，图 4A 是水平位，图 4B 是冠状位，图 4C 是矢状位。

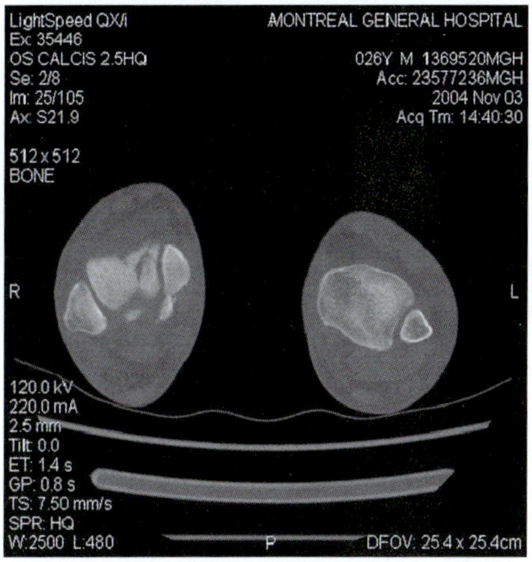


A

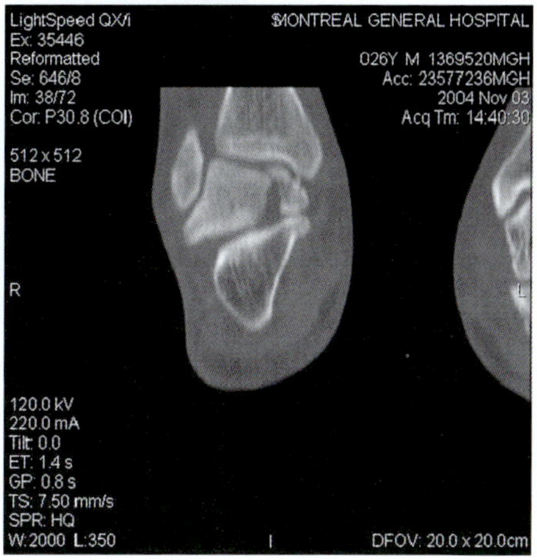


B

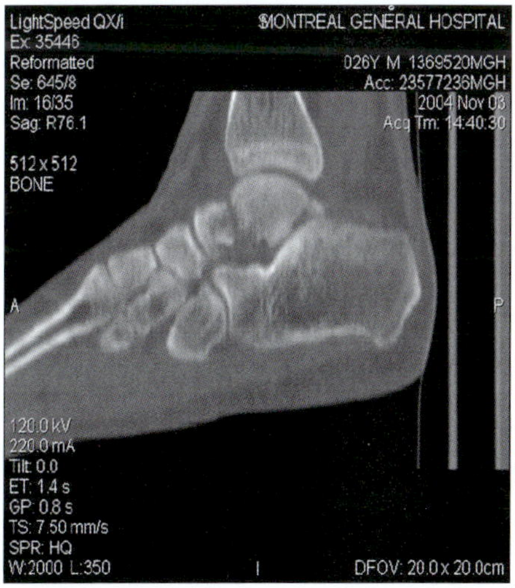


C

**图4**

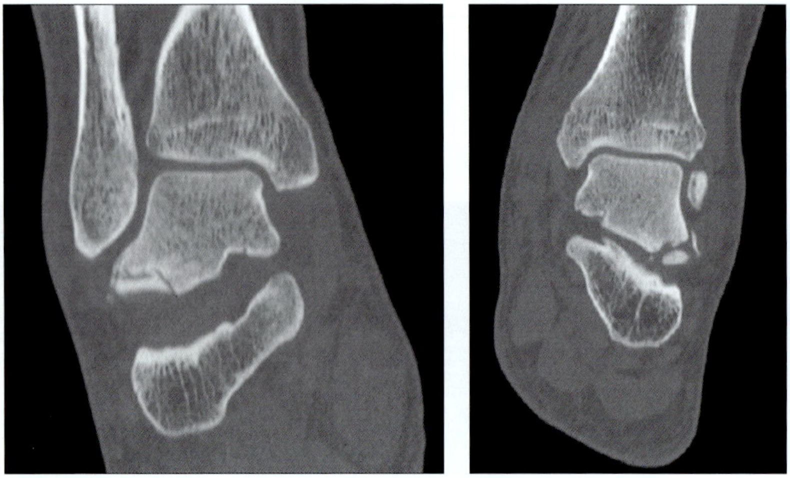

A　　B

图5

- 外侧突骨折
  - 病例 4 中的患者发生外侧突骨折。右侧（图 5A）有轻微的粉碎和挤压，而左侧（图 5B）粉碎较严重。

## 外科解剖

- 距骨与胫骨、腓骨、跟骨及足舟骨四块骨形成关节。
  - 由于这些关节包绕，距骨有三分之二的表面覆盖有关节软骨，而距骨本身也在足部负重及运动中起到重要作用。因此，任何骨折脱位，都有可能损伤到关节面。
  - 此外，由于广泛的关节软骨覆盖而导致局部损伤后血供少，损伤后骨坏死一直是距骨体骨折和距骨颈骨折的一大难题。
- 距骨骨皮质的血供有三个来源（图 7A，7B）：前方的足背动脉，后方的胫动脉以及腓动脉（Mulfinger and Trueta, 1970）。
  - 由于距骨表面无肌肉及肌腱附着，上述血管负责距骨 30% 表面未覆盖关节软骨的皮质血供，并且是距骨仅有的血供来源。
  - 跗骨管动脉通过直接供应和发出三角支（供应距骨体中间 1/3）间接供应距骨体绝大部分血供。
  - 距骨手术入路包括距骨颈的上下关节面和距骨体的内侧。在该区域解剖时一定要仔细操作，避免损伤剩余的血供。

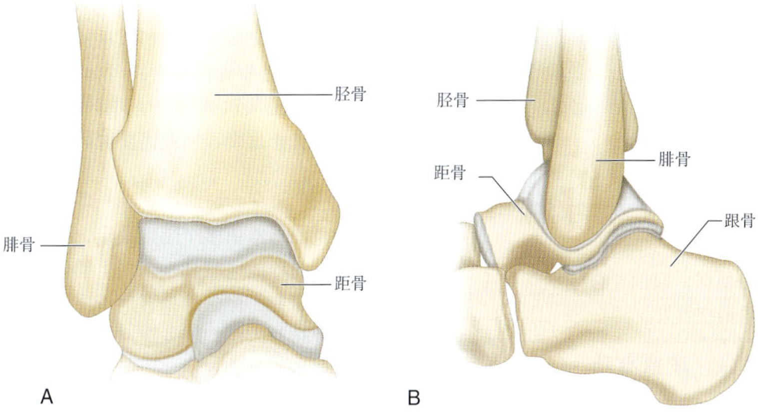
胫骨
腓骨
距骨
A
胫骨
腓骨
距骨
跟骨
B

图6

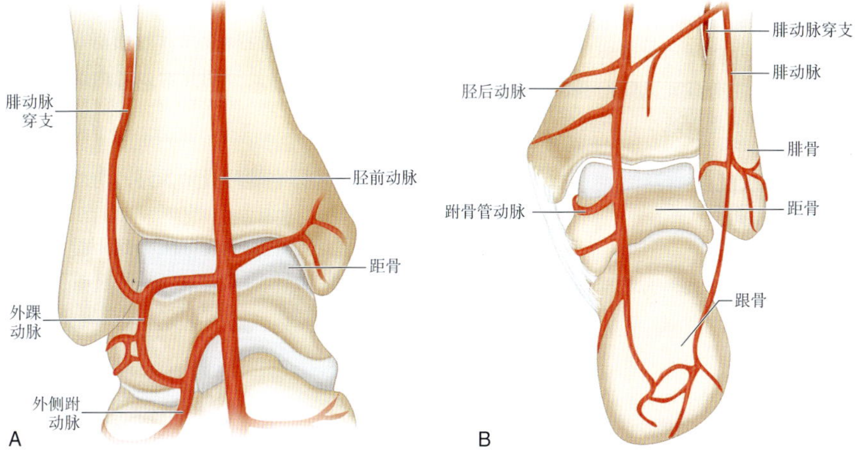
腓动脉
穿支
胫前动脉
距骨
外踝
动脉
外侧跗
动脉
A
腓动脉穿支
腓动脉
胫后动脉
腓骨
跗骨管动脉
距骨
跟骨
B

图7

## 要点

- 充分暴露，解剖复位才能获得满意的治疗效果。

## 注意事项

- 时刻牢记，距骨颈是踝部的中间结构；传统的跗骨窦入路从外踝前方延伸至第四跖骨基底，这种入路要求广泛的跗骨窦解剖，有可能损伤距骨的血供。
- 不管扩大解剖有多大益处，为了避免血运受损及远期并发症的发生，都应该尽量减少距骨颈跖侧和背侧的暴露，这是非常关键的。与其单切口增加骨坏死风险，不如选择双切口入路，减少解剖操作。

## 体位

- 患者以平卧位，躺在射线可以透过的手术台上。
  - 对部分距骨颈骨折或者距骨体骨折，需要由后向前打入距骨钉，这时需要改变体位呈侧卧位或俯卧位。
- 大腿根部扎止血带，情况需要时可充气止血。

## 入路 / 显露

- 显露的范围通常由多个因素决定，包括距骨骨折的位置、模式、程度以及粉碎的区域和手术医生的偏好。
- 术前仔细研究影像学结果有助于决定是否有必要行双切口，或者是否需要切开内踝或者外踝。
- 距骨颈骨折
  - 移位的距骨颈骨折通常采用前内侧和前外侧双入路手术。
  - 内侧胫前后肌肌腱之间的暴露有助于直视距骨颈。解剖到距骨颈内侧关节面，可以找到大部分粉碎的骨折块。如果情况需要，可以将切口向近端延伸，例如行内踝截骨或者前内侧关节切开。
  - 外侧切口与内侧切口平齐，之间需留置足够的皮桥，以避免皮肤坏死。由跗骨管内侧上方仔细钝性分离至距骨颈外侧。
- 距骨体骨折
  - 距骨体骨折的行单切口暴露还是双切口暴露，取决于损伤区域。前内侧及前外侧关节切开术或者内踝截骨都可用于评估骨折情况。
- 外侧突骨折
  - 此型骨折入路是标准的跗骨窦入路，由外踝前缘下行至第四跖骨基底。
  - 详细解剖需下到距下关节囊，跖面到距腓韧带前方，关节切开的方向与皮肤切口一致。

**注意事项**

- 为避免复位不良，粉碎性骨折应仔细复位，特别是内侧的复位。

**要点**

- 固定物通常由不锈钢或钛材料做成；钛材料固定物的优点在于，万一患者发生创伤后骨坏死时，术后不影响患者行 MRI 检查。

**注意事项**

- 当由后向前拧入距骨钉时，注意不要伤及表浅的腓肠神经，在踇长屈肌外侧操作以保护好胫后神经血管束。螺钉头埋入距骨后外侧结节，减少踝关节跖屈时对踝关节和距下关节的撞击。

## 手术步骤：距骨颈骨折

### 步骤 1

- 简单骨折，特别是外侧的骨折的复位情况可以通过观察骨折区域骨皮质连续情况来了解。
- 距骨颈是四边形结构，因此对单外侧入路治疗距骨颈骨折合并内侧粉碎的手术时，要特别注意在外侧缘解剖复位后，其余三侧有无复位不良。
- 粉碎侧的骨移植物必须保证足量，能够维持原有结构的高度与宽度。

### 步骤 2

- 骨折复位主要依靠克氏针固定。
- 复位效果依靠术中影像学结果评判，包括 X 线正位片，侧位片，斜位片及 Canale 片。
  - 术中通常需要使用 C 形臂 X 线机，如病历 1 中行侧位片检查（图 8）。
  - 如果没有术中 C 形臂，则可用多角度 X 线平片来代替。

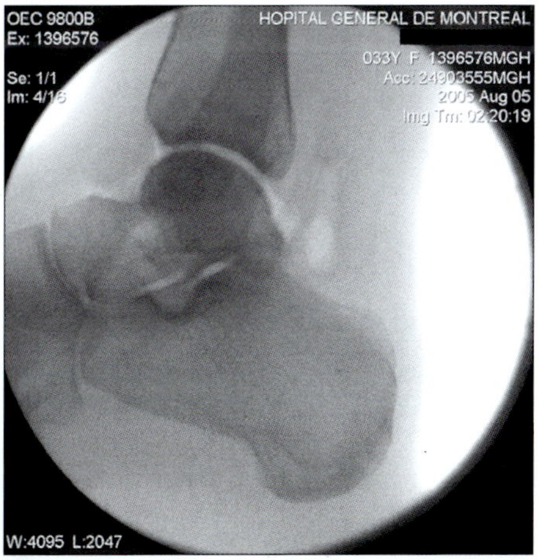


图8

## 步骤 3

- 一旦完成解剖复位，需要大量植入物来完成准确固定。通常情况下需要备有小型和微型植入物，另外还需手 / 足接骨板及螺钉（1.5 ~ 2.7mm 植入物）。
- 所有术前 CT 发现的关节内骨折块，必须从踝关节及距下关节内切除。
- 简单骨折可以用拉力螺钉行加压固定。可以有以下两种方法：
  - 第一种方法用拉力螺钉直接由距骨头后方打到距骨体。这种需要在螺钉头侧钻孔。
  - 另一种方法则是在跟腱外侧踝关节水平作一小切口，利用拇长屈肌腱和腓长短肌腱之间的间隔，将螺钉由距骨后外侧结节打至距骨头（Trillat et al., 1970）。
    - 一般的骨折加压使用 3.5 ~ 4.0mm 的半螺纹空心钉。
    - 空心钉固定只能用于简单骨折的原因有两点：①因为这样固定的结果是骨折块间产生加压，如果是粉碎性骨折，则会导致骨折块排列不齐；②由于病人体位是平卧位或者俯卧位，所以骨折只能闭合复位或者单外侧切口解剖复位。
- 而在粉碎性骨折情况下，应避免加压，以免导致骨折块崩塌。固定方式可以选用在距骨颈内外侧打入固定钉，或者选用常规接骨板或者成角接骨板。
  - 理论上，接骨板应该放在骨折粉碎较为严重的一侧，一般情况下距骨骨折为内侧。但由于内侧未构成关节的骨质较少，

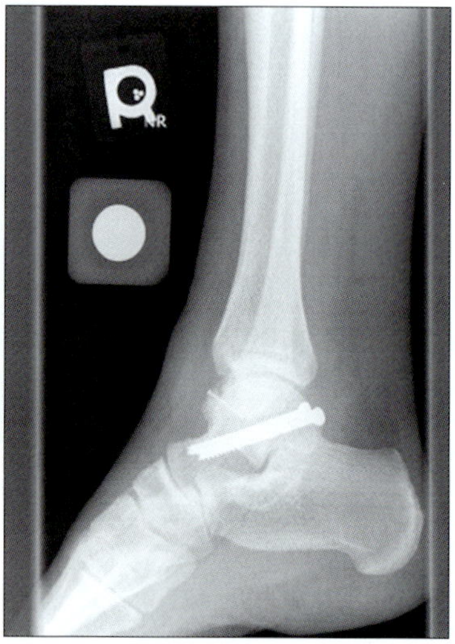

**图9**

接骨板空间不足，所以许多外科医生常常在距骨颈外侧使用接骨板来维持内侧的高度。

- 图 10 分别展示了病历 1 骨折后固定的斜位片（图 10A）及侧位片（图 10B）。距骨颈骨折合并典型的内侧粉碎，外侧用 2.7mm 钛合金板，内侧用两枚固定钉，分别为 3.5mm 和 2.7mm，复位后固定。
- 骨折固定后的缺损用自体骨或异体骨填充。

**注意事项**

- 由于内踝截骨术涉及踝穴顶的胫骨关节面，所以需要特别小心。损伤外侧会损伤踝关节的承重面，与此同时内侧固定也会妨碍内侧距骨穹窿的充分暴露。

## 步骤 4

- 最后再行 X 线检查，确认精确复位和固定物的位置。
- 测试活动角度以评估骨折固定的稳定程度，便于指导术后功能锻炼。
- 逐层关闭伤口，留置引流，中立位石膏夹板固定。

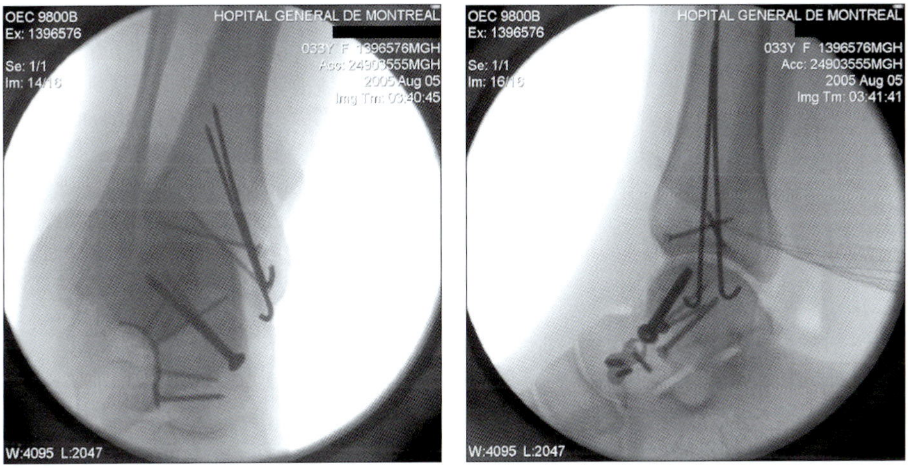


A　　　　B

**图10**

## 手术步骤：距骨体骨折

### 步骤 1

- 如果骨折越过距骨穹窿矢状面中线，有可能需要踝关节截骨术。
- 内踝截骨术的切口将内侧距骨颈切口向近端延伸即可。
  - 关节切开后，用 Hohmann 拉钩保护关节软骨，可以暴露出踝部的前后缘。
  - 截骨术中用克氏针做引导，X 线确认位置。
- 预先钻孔，然后用摆锯行 V 形截骨，切到软骨下骨，最后用骨凿仔细分离关节面。
- 术中踝关节向下牵引，以暴露距骨体。因三角韧带中有三角动脉供应距骨体的分支，故应避免损伤。

### 步骤 2

- 足内侧暂时安置外侧固定架，有助于改善关节暴露情况，易于复位。
- 分别在胫骨、跟骨及第一跖骨上钉，建立三角框结构。
  - 图 11A 显示的是病例 3 中应用内侧距骨颈入路行内踝截骨术治疗距骨体矢状面骨折合并距骨颈横断骨折的情况。分别在胫骨内侧、跟骨及第一跖骨上打入 Schanz 钉，安置小型外固定器，可以起到分散踝关节及距骨颈骨折处应力的作用。而之前骨折块和固定器之间挂线固定的技术现多已不用。
- 应先用克氏针行骨折复位与固定，再行透视或者 X 线平片成像。
  - 图 11B 就是用内外侧联合入路克氏针复位固定的图像。注意外固定器使用后对关节应力的分散情况。

**要点**

- 准确螺钉固定可以使用预钻孔技术或者不同螺距的无头钉。

## 步骤 3

- 骨折处行内踝截骨入路，用拉力钉及接骨板固定。
  - 图 12 是内踝截骨入路治疗距骨颈体联合骨折术后的侧位片、斜位片以及正位片。截骨处用 3.5mm 拉力钉固定，胫骨颈用 2.7mm 的接骨板及钛钉固定，距骨体用 2.7mm 钛钉固定。
- 视情况需要，间隙内填充适量移植骨。

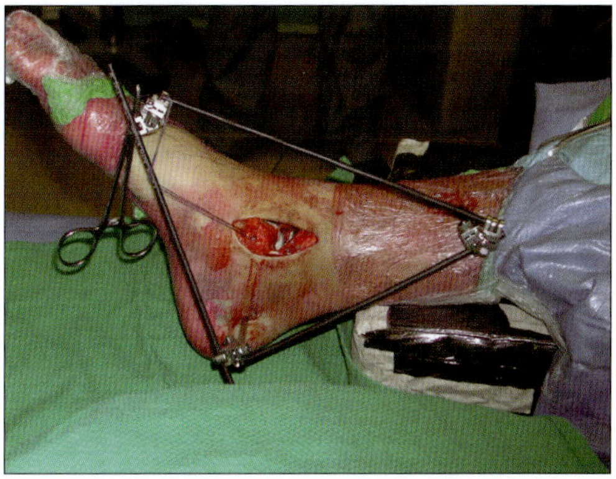

A

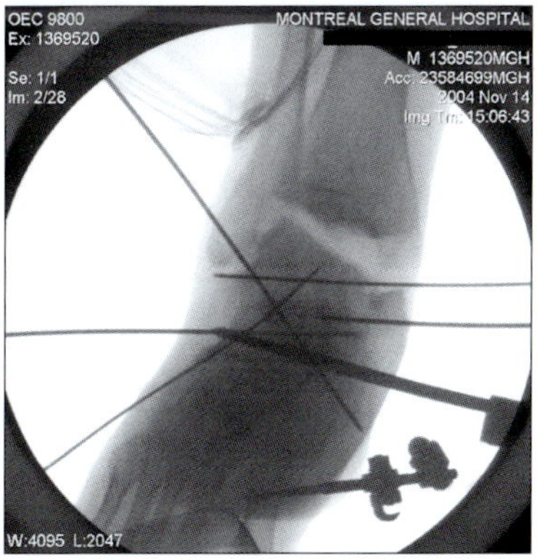


B

图11

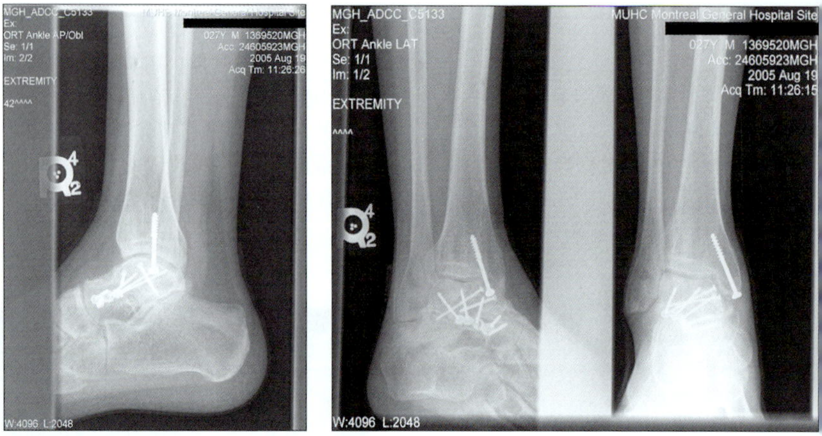

A　　B

图12

步骤 4

- 术毕，逐层关闭伤口，留置引流，夹板固定。

## 手术步骤：外侧突骨折

步骤 1

- 首先应清楚关节腔积血，明确骨折线位置。
- 对于骨折块可以固定达到解剖复位的简单骨折，行拉力钉固定，器械可以选用小型或者手足专用固定器械，或者不同螺距的无头钉。
- 粉碎性骨折不适宜行固定的部分骨折块，应予以切除。
- 在病历 4 内外侧突骨折的术后 X 线片中可以看到，右侧行拉力钉固定（图 13A,13B），左侧予以切除（图 13C）。

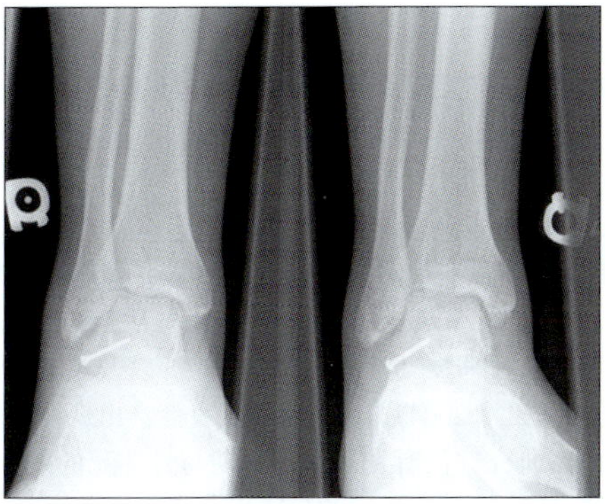

A

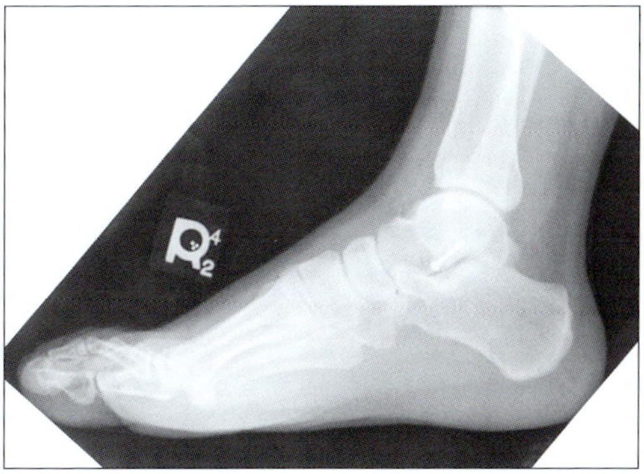



B

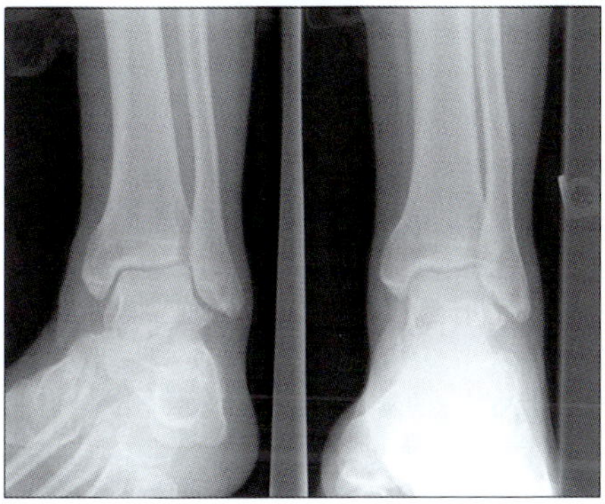

C

**图13**

### 步骤 2

- 术毕，逐层关闭伤口，留置引流，夹板固定踝关节于中立位。

## 术后护理和预后

### 术后康复

- 术后制动应持续 7 ～ 10 天，等待伤口愈合。
- 在康复科医生的督导下，患者行踝关节、距下关节以及跗横关节的轻微活动。
- 接触应力承重锻炼应持续到术后 10 ～ 12 周，确认已经临床愈合或者骨折线模糊，此时术后康复还应增加力量锻炼及本体感觉锻炼。

## 预后

- 近期的文献报道了有关距骨颈骨折的治疗效果情况。
  - Vallier 报道，术后早期并发症包括深部感染（5%）、表面感染（3.3%）以及伤口裂开（3%）。对于开放性骨折以及非解剖复位，骨折延迟愈合（1.7%）及不愈合（3%）更为常见。
  - 术后晚期并发症包括骨坏死、创伤后关节炎以及局部疼痛。
    - 骨坏死的发病率从 20% ～ 60%，其与是否为 Hawkins Ⅱ型或者Ⅲ型骨折，是否为开放性骨折以及是否粉碎相关（Vallier et al.，2004）。通常晚期并发症会出现在伤后 10 个月以内。研究并没有发现手术延期与骨坏死的发生存在明显关联（Lindvall et al., 2004; Vallier et al., 2004）。
    - 距骨颈骨折患者术后发生骨关节炎的可能为 0 ～ 18%，距下关节炎为 15% ～ 40%，而两者合并的可能为 0 ～ 57%（Lindvall et al., 2004; Vallier et al., 2004）。
    - 疼痛是非常常见的后遗症，绝大部分病人（80%）都会感到轻度到中度的疼痛（Lindvall et al., 2004）。
- 距骨体骨折的术后并发症与距骨颈骨折相差不多。
  - Vallier 报道，距骨体骨折术后骨坏死的发生率为 38%，但如果合并距骨颈骨折，则发病率上升至 55%。
  - 但相比距骨颈关节炎，距骨体骨折术后踝关节炎（65%）及距下关节炎（35%）的发病率更高。
  - 开放性骨折术后的病人更容易同时发生骨坏死和关节炎；而发生骨坏死、关节炎以及开放骨折及粉碎性骨折的患者的术后功能评分也较差。

## 证据

Daniels TR, Smith JW, Ross TI. Varus malalignment of the talar neck: its effect on the position of the foot and subtalar motion. J Bone Joint Surg [Am]. 1996;78:1559-67.

Hawkins LG. Fractures of the neck of the talus. J Bone Joint Surg [Am]. 1970;52:991-1002.

Inoguchi S, Ogawa K, Usami N. Classification of fractures of the talus: clear differentiation between neck and body fractures. Foot Ankle Int. 1996;17:748-50.

Lindvall E, Haidukewych G, DiPasquale T, Herscovici D, Sanders R. Open reduction and stable fixation of isolated, displaced talar neck and body fractures. J Bone Joint Surg [Am]. 2004;86:2229-34.

Mulfinger GL, Trueta J. The blood supply of the talus. J Bone Joint Surg [Br]. 1970;52:160-7.

Sangeorzan BJ, Wagner UA, Hrrington RM, Tencer AF. Contact characteristics of the subtalar joint: the effect of talar neck misalignment. J Orthop Res. 1992;10:544-51.

Santavirta S, Seitsalo S, et al. Fractures of the talus. J Trauma. 1984;24:986-9.

Smith C, Nork S, Sangeorzan BJ. The extruded talus: the results of reimplantation J Bone Joint Surg [Am]. 2006;88:2418-24.
随访成功的 19 位患者中，12 位行单一手术。19 人中仅有 2 人发生术后感染。而在所有合并距骨颈骨折的病例中，均出现了重建后塌陷、骨坏死或者关节炎这些并发症；其中 5 例未发生骨折，3 例最终无合并症。笔者认为受压性距骨骨折残余骨块应尽量保留，如果合并距骨颈骨折，预后较差。

Trillat A, Bousquet G, Lapeyre B. Les fractures-separations totales du col ou corps de l’astragale: interet du visage par voie posterieure. Rev Chir Orthop Reparatrice Appar Mot. 1970;56:529-36.

Vallier HA, Nork SE, Barei DP, Benirschke SK, Sangeorzan B. Talar neck fractures: results and outcomes. J Bone Joint Surg [Am]. 2004;86:1616-24.

Vallier HA, Nork SE, Benirschke SK, Sangeorzan B. Surgical treatment of talar body fractures. J Bone Joint Surg [Am]. 2003;85:1716-24.

# 37 跟骨骨折

*Richard E. Buckley*

### 争议

- 年龄大于60岁的患者是否需要手术仍有争议。
- 工伤赔偿：享受工伤赔偿的患者术后回到工作岗位的情况并不令人满意。

### 治疗方案

- 对于那些老年人、损伤很小或者关节内骨折没有移位的患者，推荐保守治疗。如果关节没有移位，且Böhler角大于15°，不管手术还是保守治疗，患者伤后恢复都令人满意。
- 保守治疗也适用于那些本身就有健康问题的患者，例如有糖尿病、周围血管疾病或者不愿意戒烟的患者。
- 通常情况下切开复位是用的扩大切口。对于那些跟骨骨折块较大或者骨折处于跟骨边缘区，扩大切口会导致皮肤或伤口并发症的患者，可以使用经皮技术。
- 研究证实，对于某些固定人群，如年轻、女性、简单骨折、精确复位的患者，手术治疗比保守治疗的效果更好；而对于那些老年、工伤患者以及Böhler角接近正常的患者，手术治疗较保守治疗并没有明显差异。

## 切开复位内固定

### 适应证

- 开放性骨折
- 移位的关节内后关节面骨折
- 骨折合并脱位
- 跟骨结构、形状、形态受到明显改变并导致患者出现穿鞋困难的骨折

### 检查/影像

- 体格检查
  - 坠落或撞击会导致的足跟与一坚硬平面之间产生压缩，从而导致跟骨骨折并伴发严重的软组织损伤。事实上，因压缩产生的软组织损伤经常要比跟骨骨折本身还要严重。
  - 开放伤口需要仔细观察，明确局部情况，特别是内侧载距突下和后方跟腱止点周围的情况。
    - 软组织水疱通常出现在受伤最初的24小时之后，这些水疱一般是浆液性的或出血性的。骨折也会产生严重的软组织肿胀。
    - 定期观察，谨慎查体，对于早期发现骨筋膜室综合征是十分有意义的。它可以表现为与损伤不相符的逐渐加剧的疼痛；足部远端感觉功能的改变，伴或不伴伸趾运动疼痛。
- X线平片：足的侧位和哈里斯轴（Harris axial）观
  - 侧位片（图1A）可以明确显示出骨折压缩的程度（Böhler角的丢失）。正常Böhler角的范围在25°～40°。通常情况下，Böhler角大于15°且不涉及明显的关节面破坏的跟骨骨折都可以保守治疗，而一旦Böhler角小于15°，则认为是严重损伤。
  - Harris轴位片拍摄效果满意的话，能够显示关节面，主要骨折线以及后方骨折块的数目。而且还能确定可以用于重建跟骨的剩余骨块的大小和数目。

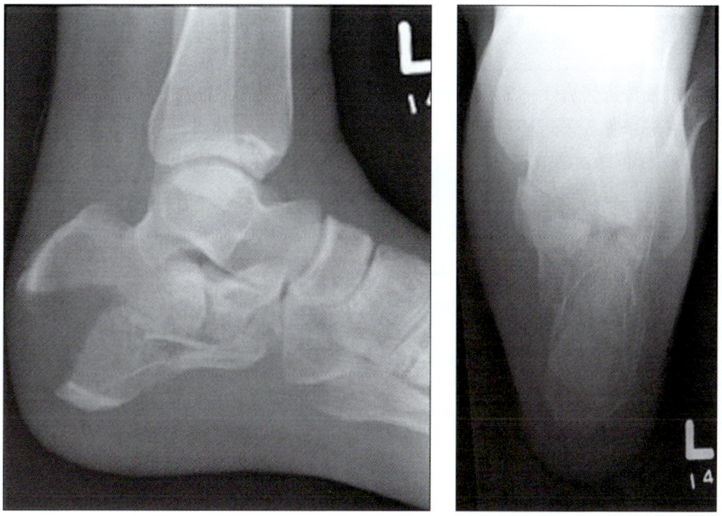


A B

**图1**

- 电子计算机 X 线断层扫描技术（CT）
  - 建议同时扫描患侧和对侧足部，观察 2mm 厚轴位片（图 2A）和冠状位片（图 2B）。
  - CT 仔细评估跟骨后侧关节面、跟骰关节、跟骨结节，这对术前计划十分重要。

**图2**

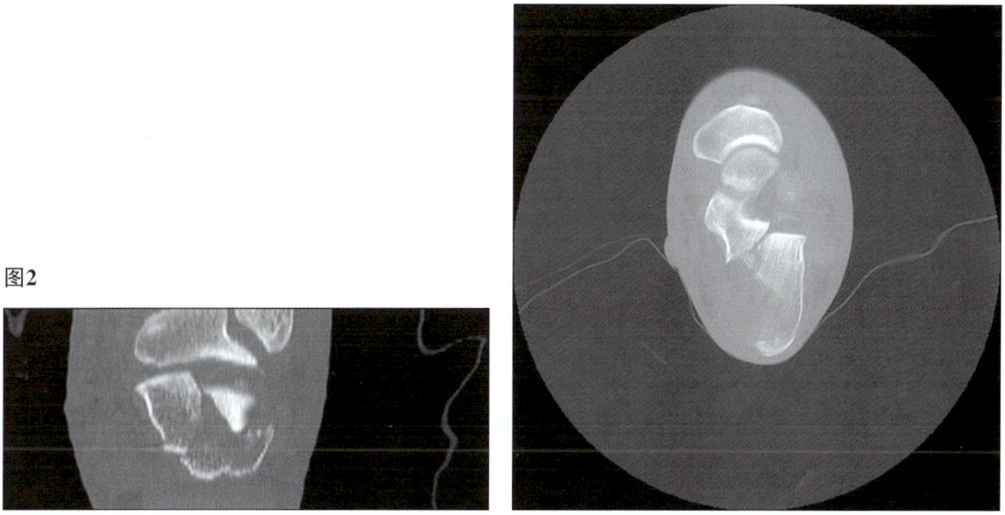

A B

## 要点

- 跟骨骨折伤后3～10天，由于软组织条件较差，不应手术。伤后10～17天水肿稍减轻，是手术的最佳时机。而如果超过21天，骨折就开始愈合，手术时机也不理想。
- 足够的辅助和手术器械，例如克氏针，对于骨折复位的观察和维持是十分重要的。

## 注意事项

- 软组织皮瓣一定要谨慎保护好，无论是切开还是闭合，以防止出现感染和伤口崩开。
- 开放性跟骨骨折有很高的感染发生率，只有确保软组织条件允许并且完整清创的前提下，才能行内固定治疗。

## 器械

- 通常需要一些特殊器械，例如间隙撑开器、Schanz钉、C形臂、复位钳以及骨移植物等。
- 如果骨折有严重粉碎，可能会用到特殊的预先成型的接骨板或锁定板。

## 外科解剖

- 骨解剖（图3A）
  - 后关节面是跟骨三个关节面中最大的，另外两个分别在载距突顶部内侧的中间关节面以及前关节面。
  - Gissane角是由距骨外侧突和跟骨的外侧关节面以及前后关节面形成（图3B）。
- 神经血管解剖（图4）
  - 尽管局部并不存在神经裸区或者肌肉裸区，但由侧方及上方的腓动脉以及后方足跟来源的胫后动脉构成的血管网中，存在部分裸区，易于手术操作。
  - 腓肠神经走形于延伸型L切口全层皮瓣的上方。
- 肌肉肌腱解剖（图4）
  - 附着于跟骨结节的跟腱是足跟所有肌腱结构中最为坚强的。
  - 跟腓韧带附着于跟骨，可以限制距下关节的活动。
  - 腓侧肌腱走形于跟骨外侧，由腓侧结节及支持带结构固定。

## 体位

- 一般建议侧卧位，仔细保护好所有的骨性突起部分。患足稍向后展方便操作。
- 患肢大腿处安放止血带。
- 建议脚趾用手套罩住以防感染。
- 如果是双侧跟骨骨折，可以使用俯卧位；但笔者更倾向先侧卧位固定一侧跟骨，再变换患者体位行另一侧固定。

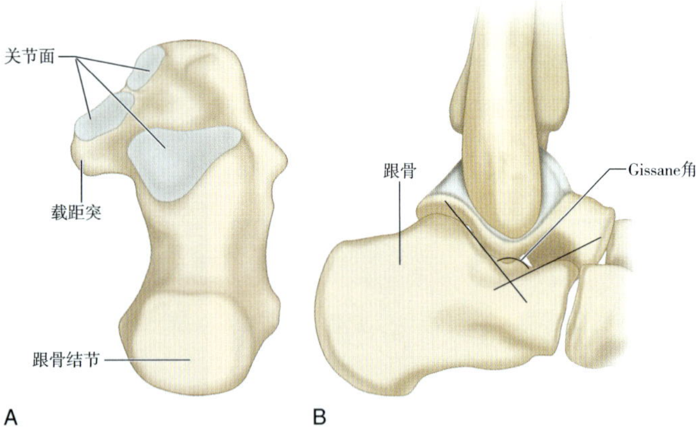


图3

## 入路/显露

- 延伸的 L 型切口切开全层直到骨膜，并行骨膜下解剖。
  - 通常切口由腓骨和跟腱之间开始向下延伸至跟骨末端的侧方，这个地方的皮肤结构会有所变化（有毛区和无毛区的交界点）。

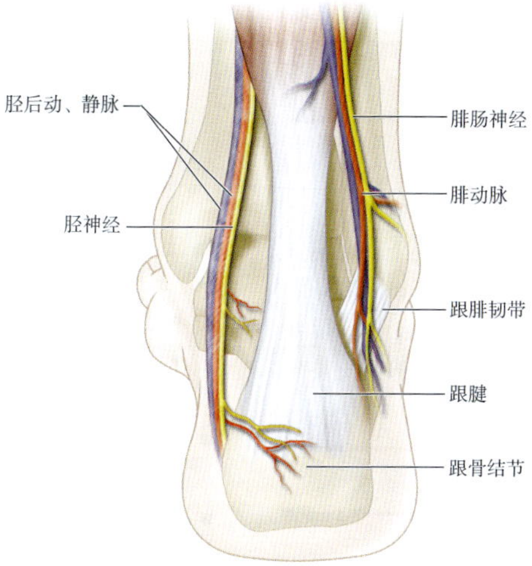


**图4**

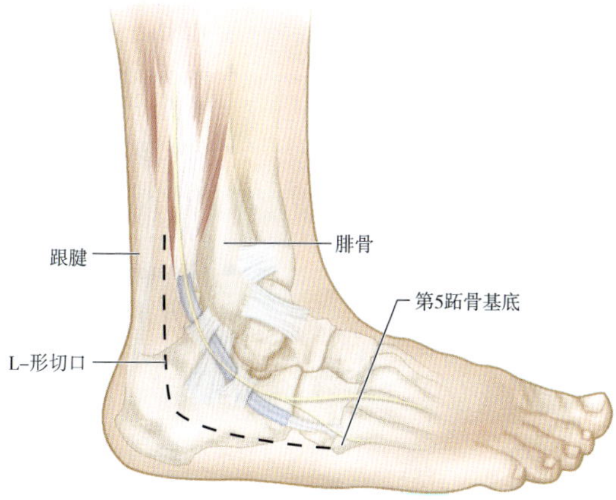


**图5**

### 要点

- 用克氏针钻入距骨外侧突、腓骨或跟骨远端、骰骨以帮助显露。弯曲这些克氏针以固定皮瓣。
- 清除距下关节后关节面前方的软组织，有利于跟骨前突的操作。
- 如果关节碎块从后关节面上取下，应当适当标记以方便稍后重新定位和固定。

### 注意事项

- 尽可能保留所有骨性结构的软组织附着。
- 如果没有适当的拉开和分散局部应力，并且使用复位器械，很可能导致跟骨结节内陷从而使关节复位困难。

### 要点

- 准确复位前必须清除所有的血块。将固定于骨块的克氏针作为操作杆使用，帮助复位。
- 软骨下区的骨折块，用拉力螺钉固定。
- 仔细复位关节，以提供稍后干骺端区复位的足够支撑；由于骨丢失明显，干骺端的骨折往往粉碎更为严重。

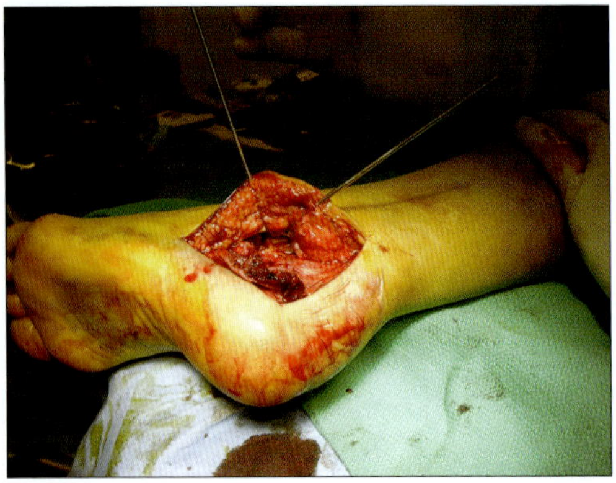

**图6**

- 然后向前延伸至第五跖骨基底，保证完整切开全层。
- 注意保护切口上方的腓肠神经，解剖足跖面时仔细操作，避免损伤外展肌。

■ 切开后保护外侧壁，保证有软组织及骨附着。切开过程中其可能损失部分骨膜附着。

■ 探查并保护好腓侧肌腱，切开腓骨肌支持带以方便将肌腱翻向近侧。

■ 由于跟腓韧带构成距下关节囊的外侧壁，故需切开。

## 手术步骤

### 步骤 1

■ 保护好外侧壁并将之翻向下或后侧，这样可以起到复位时参照的作用。

■ 移除跟骨内的血块，暴露因跟骨结节压迫而位置深在的跟骨后关节面。

■ 后关节面较大的骨折块，特别是后方的骨折块，保护好其软组织附着；但如果已经完全游离，则将其标记后取下放到一边的手术台上，等待重建。

■ Gissane 角是十分重要的解剖标志，其由跟骨前后关节面外侧延伸并和跟骨体外侧共同构成。它对于骨折的复位有很好的指示作用：跟骨的后关节面必须复位到这个骨性标志。

## 要点

- 跟骨经常会有复位不足的情况出现（骨折侧 Böhler 角恢复不良），所以术前应准备对侧的 X 线片或 CT 以作术中参照。

## 争议

- 克氏针可以临时使用，也可以作持续固定。许多外科医生倾向于用其做暂时固定。在骨折复位完成并固定后，将克氏针撤出。而克氏针作持续固定时，既可以把持复位后的后关节面（通常都已经碎成小骨折块），也可以钻透跟骨结节的后方及跖面。这些克氏针不但可以帮助骨折复位，也可以提醒患者不要用他们刚做完手术的患足走路。

- 骨折复位，首先是跟骨距下关节从内到外，然后从前向后。意思就是如果是粉碎性关节损伤，后关节面的重建是按照一定顺序的，如从内侧到外侧。但如果是两部分骨折，则用单枚拉力螺钉即可。图 7 显示的就是经接骨板、拉力螺钉及克氏针复位固定的骨折图像。

### 步骤 2

- 将跟骨后关节面从内向外重建好后，下面就是十分重要的恢复包括跟骨结节的关节面高度的操作。
- Gissane 角监测、将手指放置于载距突上以及将翻折的外侧壁重新复位，对于接下来的操作都有很大帮助。
- 通过复位器械，例如 Schanz 钉、螺纹克氏针或者间隙撑开器等，恢复跟骨关节高度；并临床结合影像学检查其恢复情况。
- 内翻和外翻韧带也必须仔细检查（图 8）。

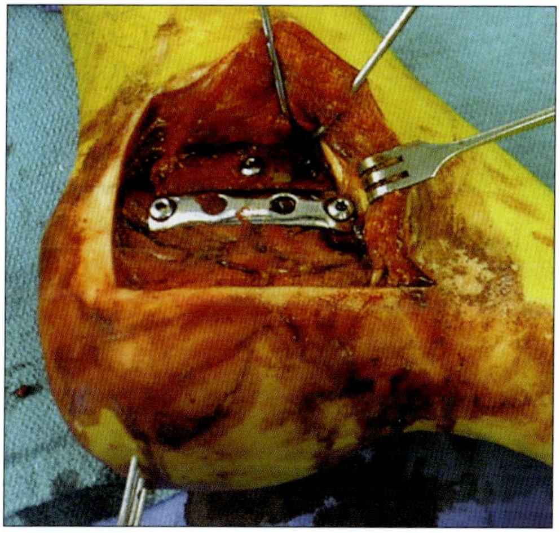

图7

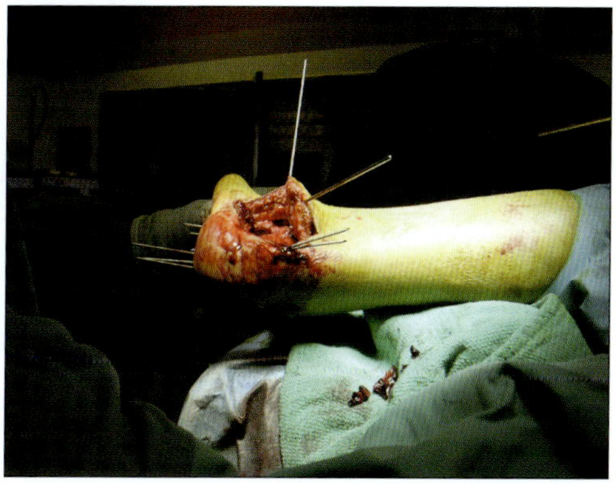

图8

### 要点

- 手术医生把手置于足底内侧，可以感觉得到足跟高度的恢复程度。克氏针可以帮助固定。
- 克氏针穿过翻折的皮瓣置于 Gissane 角下方同样有效。
- 模块化手器械包里的螺钉可用于软骨下关节面的固定，起拉力螺钉的作用。通常情况下，如果患足比较小，小骨折块固定方法并不适用。

### 注意事项

- 如果医生没有用 C 形臂仔细检查患足的内翻 / 外翻复位情况，患足有可能复位后足心上翻且足内翻。这对术后功能恢复是极其有害的。

### 争议

- 是否使用人工替代骨仍值得讨论。
- 目前已经不赞成自体骨移植。
- 随着越来越多稳定固定和周边固定方式的出现，一些外科医生开始不再处理跟骨中间部位的骨缺损。

### 步骤 3

- 一旦骨折复位，行 X 线检查确认无误，克氏针暂时固定，可以在骨折中间空腔内注入骨填充物（平均 5 ~ 10ml），如图 9 术后 X 线片所示。
- 上面提到的填充物是一种含钙磷的骨填充物，能够抵抗因 Böhler 角丢失或者因后关节面高度丢失而产生的压力。
- 必须保持跟骨床干燥。

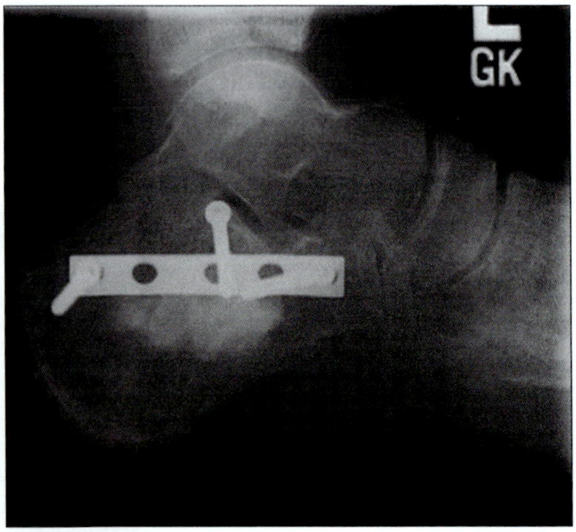


图9

### 步骤 4

- 将外侧壁置于后方，可指示跟骨前突复位后跟骨结节后关节面的适当高度。选用合适的接骨板固定跟骨外侧。
- 在跟骨四周打入螺钉固定。
  - 最佳的入钉选择是分别于载距突前方和内侧打入，钉头适当下倾，另在跟骨结节内侧前方打入跟骨结节正常骨质。
  - 某些预先成型的接骨板，螺钉可以直接置入在后关节面下方。

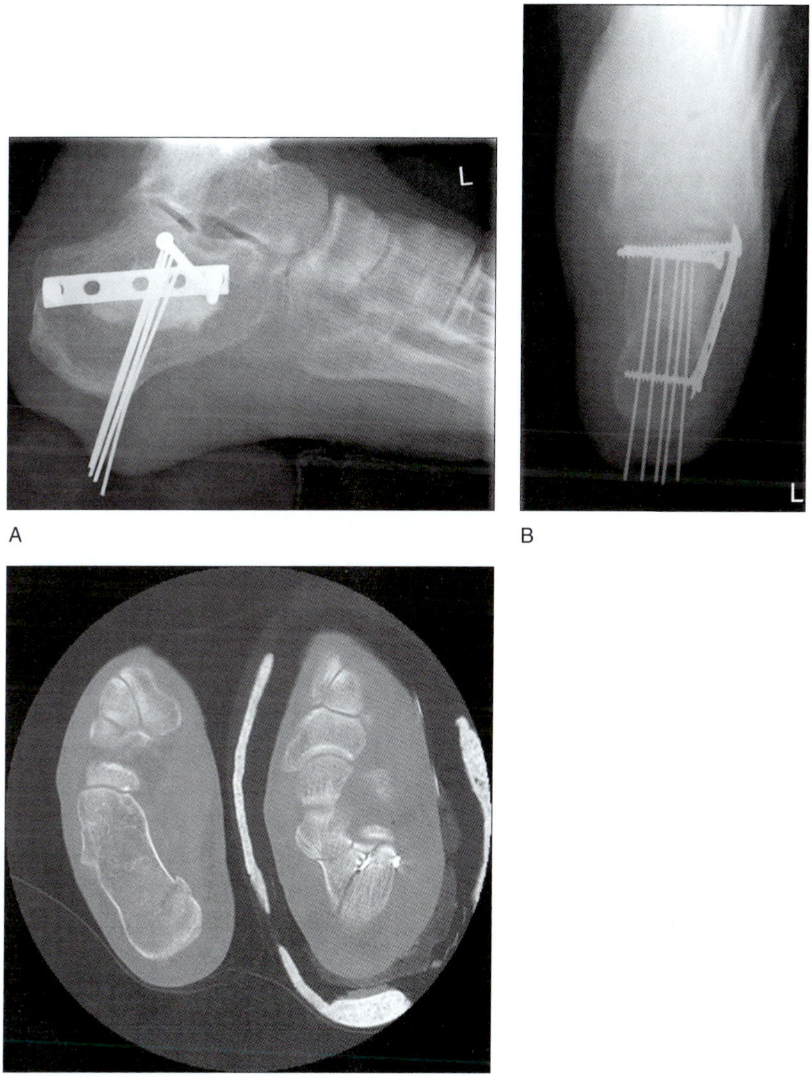


A B C

图10

### 要点

- 螺钉可以固定于载距突内侧的正常骨质，因为这部分骨质较厚且易于测量。这些螺钉在患足较大的时候通常长达 45 ~ 50mm。
- 单个螺钉的固定作用和接骨板上的螺钉并不完全一致，对外侧壁的加压较小。
- 建议使用较薄的接骨板、较小的螺钉以及较小的移植物，并且这些都避开 L 形切口的转角处，可以减小伤口裂开的概率。

### 要点

- 延伸的 L 形切口闭合时需要附加处理，通过皮下缝合将前后皮瓣缝合到一起，可以减少皮肤张力。

### 注意事项

- 如果伤口在有张力的情况下缝合，伤口基本上一定会裂开。
- 使用 VAC 敷料可能对伤口愈合有一定辅助作用。

### 争议

- 是否使用 Hemovac 引流仍值得商榷。
- 术后伤口使用 VAC 敷料也需要进一步讨论。
- 水疱去顶或者点孔也是有争议的。如果水疱在手术中没有收到破坏的话，一些外科医生倾向不处理，等其自行形成上皮。

- 闭合伤口前必须仔细检查距下关节关节面，保证没有关节内没有硬性突出；由于跟骨后关节面解剖发生异常，很容易发生螺钉或者其他固定物进入关节内。
- 后关节面复位必须详细检查评估，可以通过术中 X 线片（图 10A，10B）或者术后 CT（图 10C）。

### 争议

- 许多接骨板都被设计用于跟骨固定。锁定板适用于粉碎严重的骨折，因为这种骨折往往很少有合适的骨块适于把持复位。但是大部分情况下，建议使用 1/3 管型接骨板或者解剖形接骨板。
- 不论光滑的还是带螺纹的接骨板，是否将克氏针留置穿出皮肤仍是值得商榷的。通常足跟部留置克氏针的患者的依从性较好。
- 部分外科医生倾向于术中 X 线片评价后关节面的复位，而其他人则多靠术后 CT 来判断复位情况。

### 步骤 5

- 仔细缝合 L 形切口，留置 Hemovac 引流。
- 外侧切口应无张力双层缝合。
- 缝针均匀分散应力与皮肤张力，可以避免切口两端的坏死。
- 间断褥式缝合使皮肤切缘外翻。

## 术后护理和预后

- 伤口闭合后，将足置于 90° 位置，夹板固定。注意护垫保护好受压点。
  - 术后将患足夹板固定到 90°，方便术后冠状位和轴位 CT 扫描。由于费用的原因，这在某些医院是否必要是值得争议的，但 CT 可以确保关节内没有硬物磨损。
- 患肢抬高、冰敷、加压对于术后 2 ~ 10 天伤口恢复是十分重要的。这时戒烟也是十分必要。
- 术后早期活动在伤口闭合后（术后 2 ~ 14 天）即开始，缝线于 14 ~ 28 天内拆除。由于伤口裂开很常见，特别是扩展 L 形切口两端，所以并不急于拆线。
- 不负重活动 8 ~ 12 周。
- 建议术后 3 周、6 周、12 周复查 X 线片，之后可以开始负重。
- 理疗对于复杂骨折的康复十分重要。
- 年轻患者简单骨折长期预后较好，可以恢复大部分功能，包括重体力活动。纵使如此，发生跟骨骨折之后的年轻人术后也很少能够长距离跑步的。

- 现今重体力劳动者如果发生粉碎性跟骨骨折，其中有一半人因此而失去工作。
- 工作主要以久坐为主的患者，可以在伤后 6 个月即回到工作岗位；但重体力劳动者则需要长到 1 年的时间来恢复。
- 长期以来，抗感染药物的使用都是很常规的；另外，定制的矫形器械及矫形鞋靴对于此类骨折患者的康复有重要作用。

## 证据

Abidi NA, Dhawan S, Gruen GS, Vogt MT, Conti SF. Wound-healing risk factors after open reduction and internal fixation of calcaneal fractures. Foot Ankle Int. 1998;19:856-61.

B 级推荐：这篇基于小型回顾性，循证Ⅳ级研究的文章探讨了不同人群伤口愈合的问题。（2 级推荐）

Bajammal S, Tornetta P 3rd, Sanders D, Bhandari M. Displaced intra-articular calcaneal fractures. J. Orthop Trauma. 2005;19:360-4.

B 级推荐：这篇回顾性文章研究的内容是有移位的跟骨关节内骨折，并尝试对这种疑难骨折治疗总结出指导性意见。这篇文献中循证医学证据是Ⅱ级。（2 级推荐）

Bajammal SS, Zlowodzki M, Lelwica A, Tornetta P 3rd, Einhorn TA, Buckley R, Leighton R, Russell TA, Larsson S, Bhandari M. The use of calcium phosphate bone cement in fracture treatment: a meta analysis of randomized trials. J Bone Joint Surg [Am]. 2008;90:1186-96.

B 级推荐：通过对随机对照试验的 Meta 分析得到这样的结论，骨填充物可以减少足跟骨折重建后坍塌的风险。（2 级推荐）

Buckley R, Tough S, McCormack R, Pate G, Leighton R, Petrie D, Galpin R. Operative compared with nonoperative treatment of displaced intra-articular calcaneal fractures: a prospective, randomized, controlled multicenter trial. J Bone Joint Surg [Am]. 2002;10:1733-44.

B 级推荐：长期随访显示，对于移位型跟骨关节内骨折，手术治疗与保守治疗的预后差异不大。但这个随机前瞻性研究（亚Ⅱ级研究）也显示，对于特定人群（年轻，女性，简单骨折，非工伤意外者），手术效果更好。（I 级推荐）

Buckley RE, Tough S. Displaced intra-articular calcaneal fractures. J Am Acad Orthop Surg. 2004;12:172-8.

B 级推荐：这篇文章回顾性讨论了移位型跟骨关节内骨折患者因素与骨折本身因素对患者预后的影响。（2 级推荐）

Howard JL, Buckley R, McCormack R, Pate G, Leighton R, Petrie D, Galpin R. Complications following management of displaced intra-articular calcaneal fractures: a prospective randomized trial comparing open reduction internal fixation with nonoperative management. J Orthop Trauma. 2003;17:241-9.

B 级推荐：这篇文章把研究的重点集中于哪些患者会出现并发症以及患者的预后情况如何这两点。不论手术或者保守治疗的病人，有并发症的病人的预后都不如没有并发症的病人。

Johal H, Buckley R, Le I, Leighton R. A prospective randomized controlled trial of bioresorbable calcium phosphate paste（Alpha BSM）in displaced intra-articular calcaneal fractures. J Trauma. 2009;67:875-82.

B 级推荐：此项前瞻性随机对照研究证实磷酸钙骨填充物可以减少跟骨骨折切开复位内固定术后 Bohlers 角的丢失。（2 级推荐）

Longino D, Buckley RE. Bone graft in the operative treatment of displaced intraarticular calcaneal fractures: is it helpful? J Orthop Trauma. 2001;15:280-6.

B 级推荐：研究显示，对于移位型跟骨关节内骨折，骨质缺损处填充骨移植物，对于预后没有明显意义。即使什么骨移植物都不适用，长期预后也无明显差异。这是基于亚前瞻性随机研究得到的结果。（I 级推荐；Ⅱ级证据）

Loucks C, Buckley R. Bohlers angle: correlation with outcome in displaced intra-articular calcaneal fractures. J Orthop Trauma. 1999;13:554-8.

B 级推荐：随机对照研究，分析以 Böhler 角作为评价标准分析跟骨骨折预后（Ⅱ级研究）。此项研究资料信度不够。（2 级推荐）

Tufescu TV, Buckley R. Age, gender, work capability and worker’s compensation in patients with displaced intraarticular calcaneal fractures. J Orthop Trauma. 2001;15:275-9.

A 级推荐：研究证实，同样是移位型跟骨关节内骨折，有工伤赔偿的患者病情明显不同于不享受工伤赔偿的患者。这是基于前瞻性随机研究得到的结果，但证据信度不足。（1 级推荐）

Van Tetering EA, Buckley RE. Functional outcome（SF-36）of patients with displaced calcaneal fractures compared to SF-36 normative data. Foot Ankle Int. 2004;25:733-8.

B 级推荐：研究证实，相比于其他骨科疾病（后背痛，关节成形术和踝关节损伤），跟骨骨折患者长期预后的 SF-36 评分明显要差很多。这是由亚Ⅱ级随机对照试验得到的结果。（1 级推荐）

# 38 跗跖关节骨折脱位的修复（Lisfranc 损伤）

*Rajrishi Sharma and Brad Petrisor*

## 适应证

- 跗跖关节损伤的治疗目的是获得合适的关节位置和序列从而保持关节的稳定性。
- 非手术治疗适合那些跗跖关节扭伤的病人。
  - 这些定义为负重时疼痛，触诊没有任何的放射学不稳定和无移位的韧带损伤。
  - 非手术治疗的指征包括在负重和应力位片上在任何层面移位小于 2mm 且没有关节序列不稳。
  - 这些损伤可以用短腿非负重石膏固定 6 周并在伤后 10 天反复仔细观察。
  - 这些病人当他们能够进行无疼痛的单腿足跟站立时才能够逐渐开始主动康复活动。
- 如果出现任何大于 2mm 的畸形和不稳定就需要解剖复位。

## 检查 / 影像

### 体格检查

- 通常出现疼痛、肿胀或出现在跗跖关节复合体任何区域的瘀斑（图 1A 和 1B）。
- 单独的跖骨（MT）头在被动背伸和跖屈时出现疼痛或尝试单腿足跟活动时中足疼痛提示有 Lisfranc 损伤。

### 影像学研究

- 放射学检查包括 X 线平片，应力位片和 CT 扫描。
  - 总的来说 X 线平片对于诊断 Lisfranc 损伤是足够了。
  - 前后位（AP），侧位和向内倾斜 30° 片对于准确评价前足是必要的。
- X 线平片上，正常足中下面的各种关系应该被保持：
  - 前后位（图 2A）
    - 不论在内侧还是外侧，第 1 跖骨和内侧楔骨保持连续序列。
    - 第 2 跖骨的内侧缘应与中间楔骨的内侧缘保持连续序列。

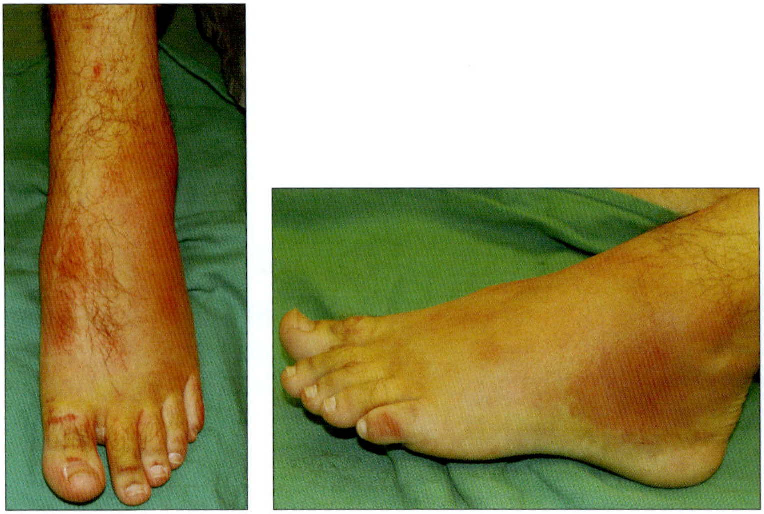

A B

图1

- 侧位（图 2B）
  - 第 2 跗跖关节在背侧表面要使近端跗骨与远端跖骨基底保持连续。
  - 跖骨的背侧移位是不正常的。
  - 向足底小于 1mm 的移位是正常的。

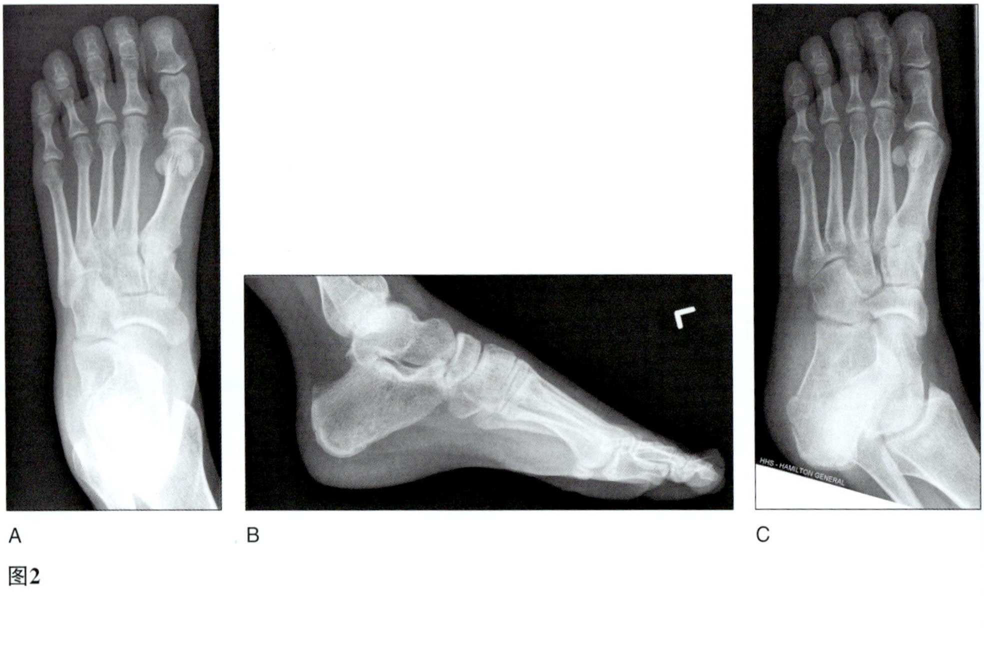


A B C

图2

- 30° 内斜位（图 2C）
  - 这种检查主要用于评价第 3、4、5 跖骨。
  - 第三跖骨的内缘要与外侧楔骨的内缘保持连续。
  - 第四跖骨的内缘要与骰骨的内缘保持连续。
- 在任何一个位置放射线片检查上正常序列的异常都可能提示 Lisfranc 损伤。
  - 跗跖关节附近的撕脱骨折 -“斑点征”：第 2 跖骨内侧基底从 Lisfranc 韧带附着处的撕脱，见病例 1（图 3A 和 3B）。
  - 第 1 跖骨间隙增宽。
  - 第 2 跖骨基底骨折。
  - 骰骨和内侧楔骨的挤压伤，见病例 2（图 4A 和 4B）。
  - 足舟骨粗隆骨折。
- 可用应力像进一步评价跗跖关节复合体的稳定性。具体做法是稳定住后足，将前足置于旋前 / 旋后或者内收 / 外展位。
  - 第 1、2 跖骨基底增宽移位大于 2mm 应考虑韧带损伤。
  - 负重像用来对足纵弓施加应力并评价第一跖骨间隙的增宽。
- 普通（图 5A）和三维（图 5B）CT 扫描也能够用来更好的评价轻度的 Lisfranc 损伤或对于其他并发的骨折进行术前评估。

**治疗方案**

- 治疗选择包括切开复位内固定或部分一期融合（内侧柱融合）。
- 一些作者认为单纯的韧带损伤即便是最初解剖复位和稳定固定也会导致慢性疼痛和不稳定，因此建议对这些损伤一期融合（Coetzee and Ly，2007；Ly and Coetzee，2006）。

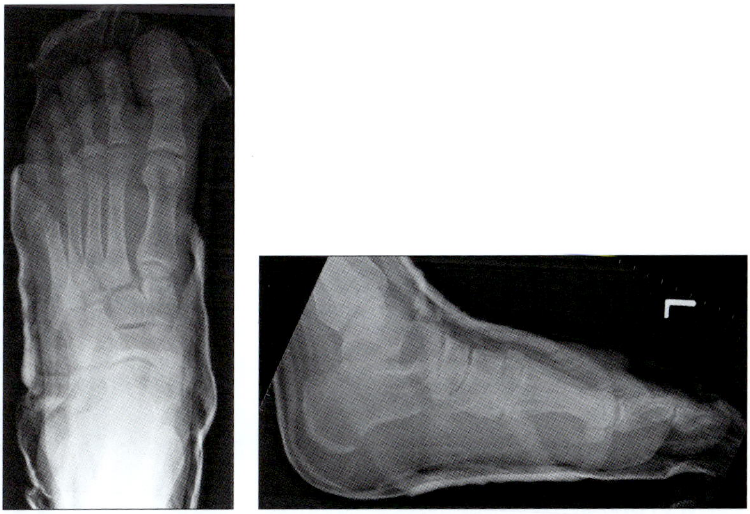


A　B

**图3**

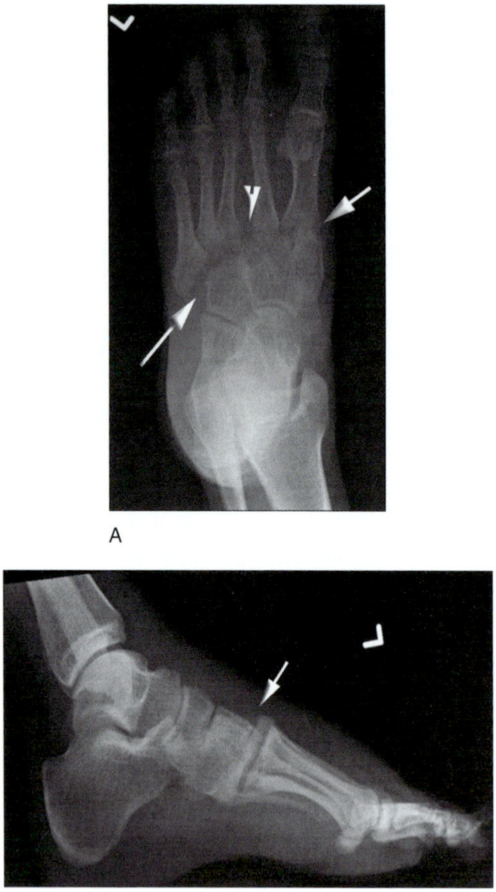

A

B

图4

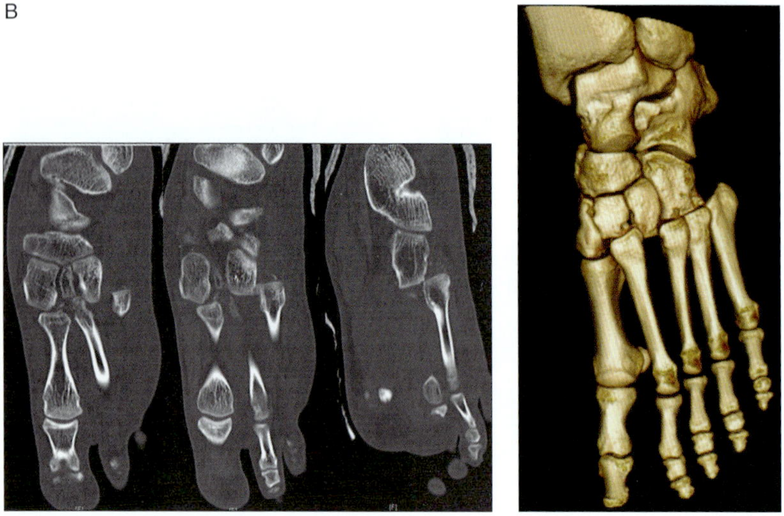

A

B

图5

## 外科解剖

- 跗跖关节是复杂的并被分为内、外侧柱（图 6）。
  - 内侧柱进一步分为内、中两部分。
    - 内侧部分包括第 1 跖骨和内侧楔骨。这一部分比中间部分活动度大三倍。
    - 中间部分包括第 2、3 跖骨和中外侧楔骨。这部分是坚固的，它是中间部分和外侧柱活动的支点。
  - 外侧柱由第 4、5 跖骨和骰骨组成，它是前足的活动单位而且对于舒适步态的维持是至关重要的。
- 经跖骨足弓的稳定性是基于 Roman 弓在第 2 跖骨基底的支点效应。
  - 第 2 跖骨比第 1 跖骨凹陷和回缩 1cm，比第 3 跖骨凹陷和回缩 0.5cm。
- 跖，背侧骨间的关节囊韧带的限制为跗跖关节复合体提供了进一步的稳定性。（图 7A 和 7B）
- 第 2 至第 5 跖骨基底是由致密的横行跖骨骨间韧带连接的，背侧比跖侧较薄弱。
- 在第 1 和第 2 跖骨间没有跖骨间韧带。

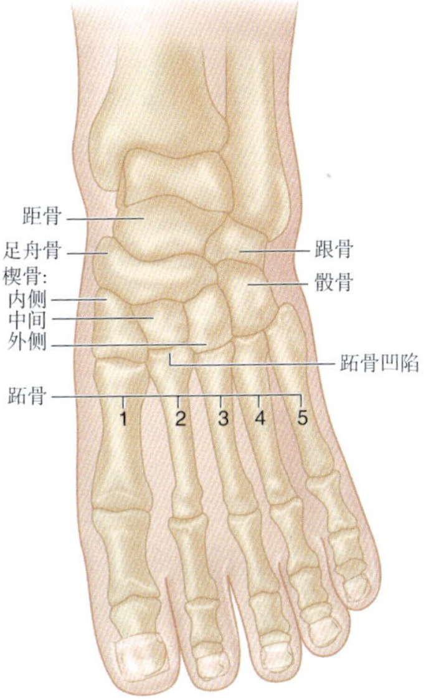


**图6**

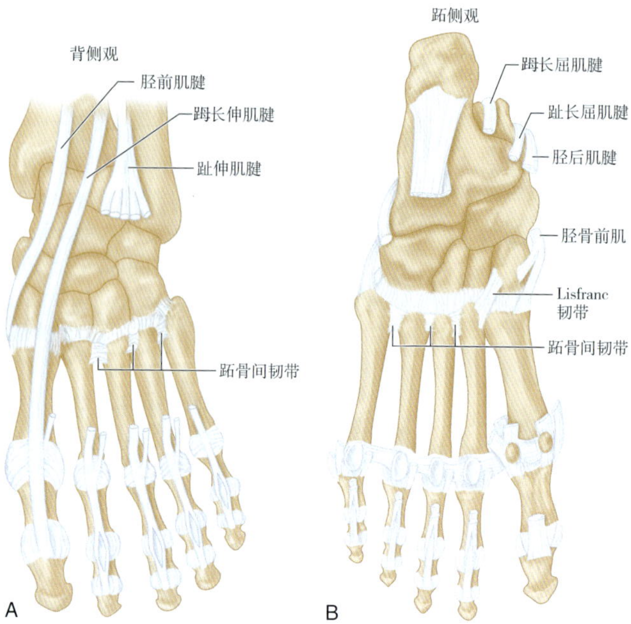


**图7**

- 第 2 跖骨基底由内侧骨间韧带与第 1 跗跖关节相连，此韧带连接第 2 跖骨基底的内跖侧面和中间楔骨的跖外侧面。
  - 这是前足复合体最大的韧带，只支撑在内侧柱的内、中部分和外侧柱之间。
  - 众所周知它就是 Lisfranc 韧带。
- 必须保护神经和动脉。(图 8)

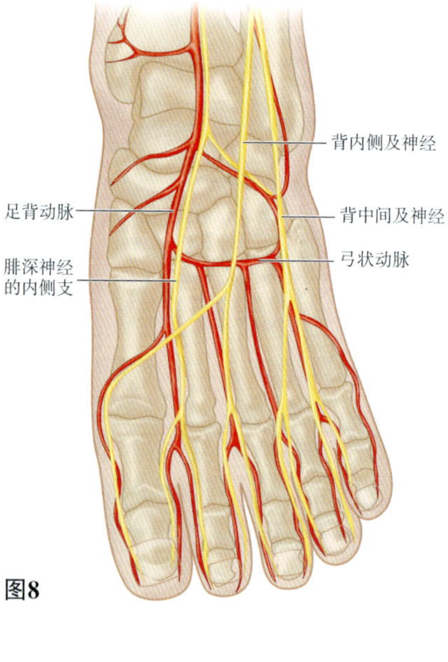


**图8**

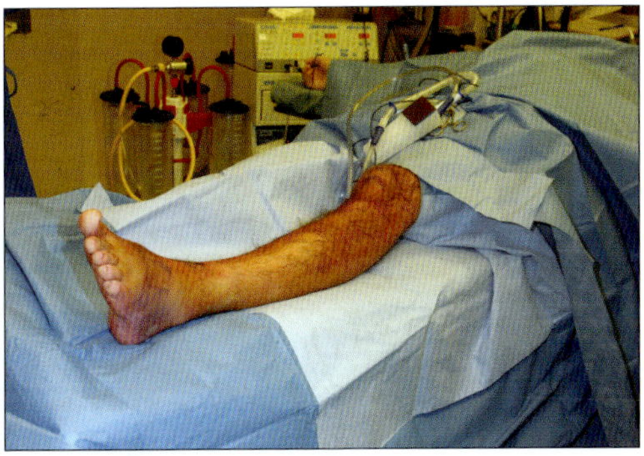

图9

器械

- 术中需要透视机。

注意事项

- 做第一个切口时：
  - 保护跗长伸肌腱，足背动脉和腓深神经。
  - 分离和保护腓浅神经的浅感觉支。
- 如果还需要再做一个切口，还要小心不要切到腓浅神经的外侧支。

注意事项

- 第 1、2 跖骨间隙间关节面的压缩，关节囊的嵌入，骨折块的撕脱和肌腱的嵌入均会造成对复位机械性的阻碍。

## 体位

- 病人取仰卧位，用垫子放在患侧髋关节下。
- 使用大腿止血带并充气至 300 ~ 350mmHg（图 9）。
  - 此外也可选用小腿止血带，充气至 250mmHg。

## 入路 / 显露

- 根据不稳定的范围，可以做一到两个背侧纵行切口（图 10A 和 10B）。
- 第一个切口是纵行的，在第一二跖骨间或在第 2 跖骨上。
  - 长度大约 5cm，在跗长伸肌腱（EHL）的外侧，切口远端距第 1 跗跖关节以远 3cm。
  - 腓浅神经的浅感觉支要被分离和保护起来（图 11）。
  - 切开伸肌下支持带，在跗长伸肌腱与拇短伸肌间找到被分离神经血管束。向内侧牵拉跗长伸肌腱以显露 Lisfranc 关节。
- 如果第 3 跗跖关节还未能显露，还要在第 3、4 跖骨间或第 4 跖骨背侧再做一个纵行切口。
  - 要保护腓浅神经的外侧浅感觉支。
  - 抬起趾长伸肌（EDL）以显露趾短伸肌（EDB），它能够被纵行劈开或从外向内抬起（图 12）。

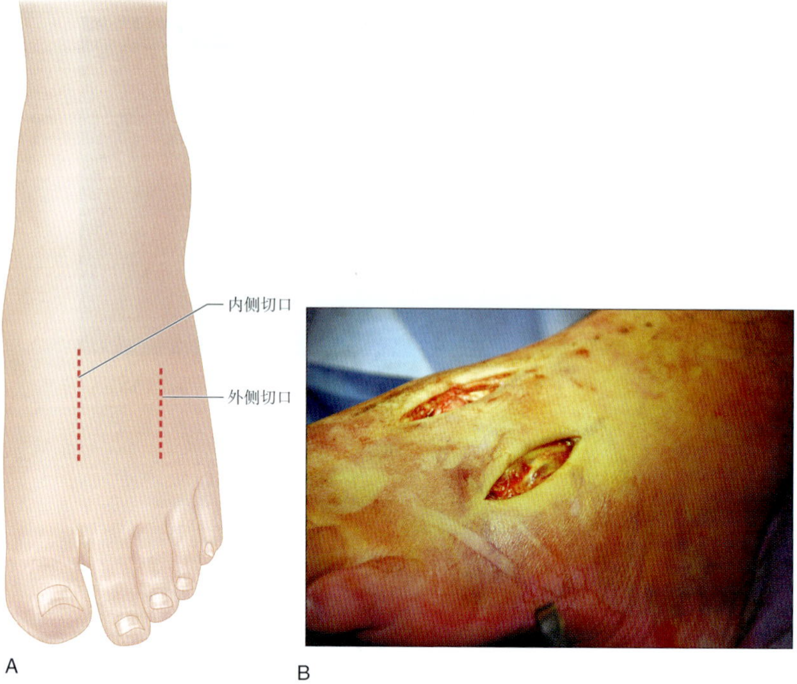


图10

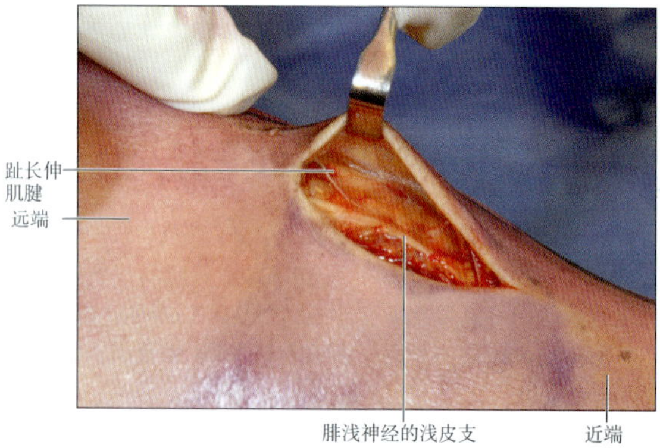


图11

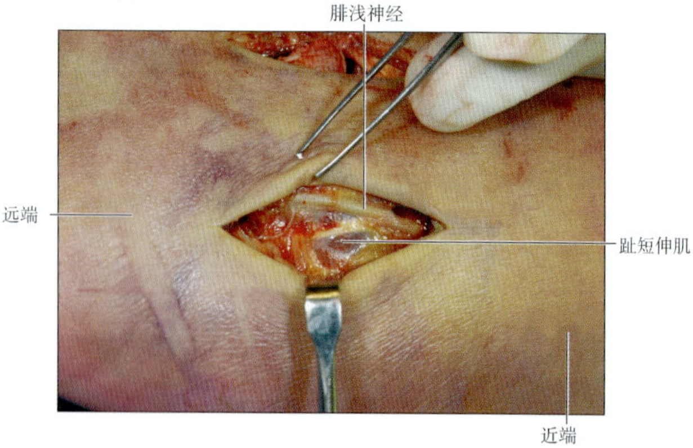


图12

**要点**

- 在解剖复位和固定跗跖关节前应先修复楔骨。

**要点**

- 要小心确保第 2 跖骨在跖背平面和内外平面上充分复位。如果在第 1 楔骨和第 2 跖骨间清创不完全，它可能会向背侧移位。

## 手术步骤

### 步骤 1

- 为了是解剖复位更容易，要从第 2 跖骨基底和内侧楔骨间清除任何的骨碎屑和血肿。

### 步骤 2

- 评价和修复楔骨。
- 如果需要使用楔骨间螺钉，应在透视引导下将螺钉从内侧楔骨的内侧打入到中间楔骨。

### 步骤 3

- 总的来说，修复过程从内向外，第一颗螺钉是“Lisfranc”螺钉，从内侧楔骨到第 2 跖骨基底。
- 但如果第 1 跗跖关节不稳定，应该首先将它稳定。
  - 插入临时克氏针稳定关节，然后从远端向近端拧入一枚 3.5mm 全螺纹螺钉。
  - 也可以用一枚 4mm 半螺纹松质骨螺钉或者 3.5mm 空心螺钉通过关节固定，在完全拧紧螺钉之前取出克氏针。要小心避免过度加压，像病例 1（图 13A 和 13B）。
- 可以用大的点状复位钳对第 2 跖骨和内侧楔骨进行复位。

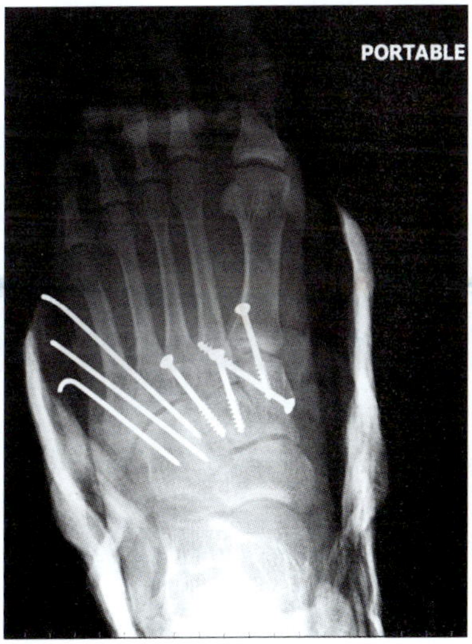

A

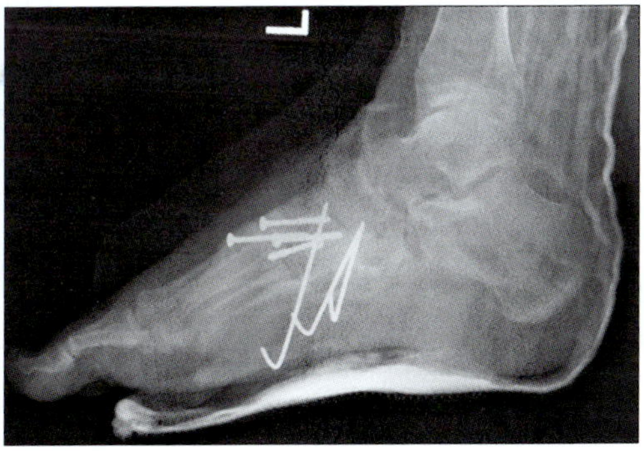

B

图13

## 要点

- 当将螺钉从远端跖骨逆行向近端各个楔骨放置时，要用埋头器在距离关节以远至少 1 ~ 1.5cm 处的跖骨远端皮质上做一个小的凹槽。这个凹槽能够防止螺钉头与跖骨背侧表面的点状接触，因为这种接触可能在螺钉拧紧时造成背侧骨皮质的骨折。它也可以防止螺钉头凸出，以及刺激上面走行的伸肌腱。

## 争议

- 由于螺钉被缓慢放入，有可能考虑到关于对关节的过度加压与造成软骨损伤的问题。但是，这些还不是明确的造成创伤后退变性改变的决定因素，最主要的因素是是否得到了解剖复位（Ly and Coetzee, 2006；Mulier et al.，1997；Myerson et al.，1986）。
- 3.5mm 空心或皮质骨螺钉还是 4mm 松质骨螺钉
  - 由于有位置好的导针的引导，可以将空心螺钉放到精确的位置上。这就防止了多次钻孔和前足小骨的医源性骨折。但是，这种大小空心螺钉的导针经常很软，有时很难放置。如果弯曲，它们有可能钻高或钻透。
  - 如果能够熟练地正确放置螺钉，也可以使用非空心螺钉，因为它们一般来说更坚固和不容易折断。

## 步骤 4

- 直视下在第 2 跖骨和内侧楔骨间复位跗跖关节，用大巾钳复位并维持位置（图 14）。并在透视下确认复位位置。

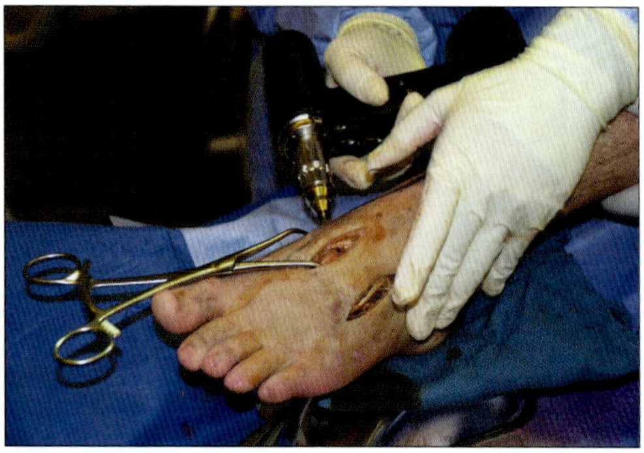

**图14**

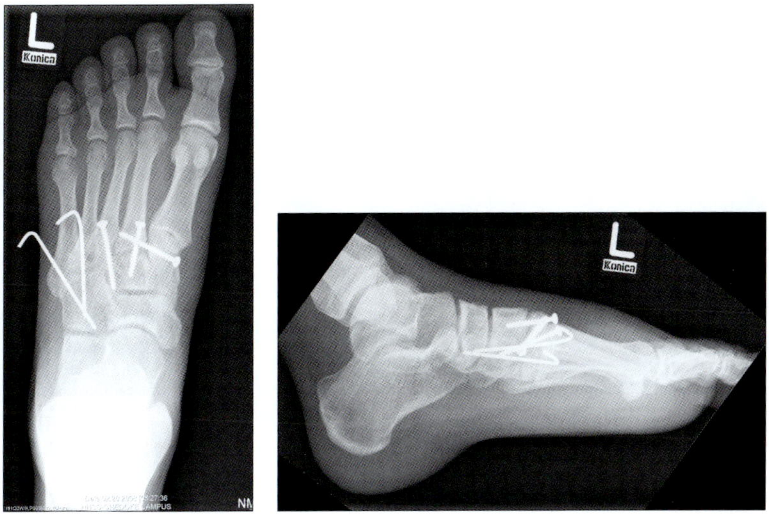


A　　B

图15

## 要点

- 在螺钉放置过程中要仔细确认第 2 跖骨没有向背侧抬起。如果在螺钉放置之后还有一个残留的间隙，要重复前面的步骤以确保没有组织卡在第 2 跖骨基底和内侧楔骨间，同时要再次确认是解剖复位。

## 注意事项

- 足背动脉在第 1、2 跖骨间从第一跖间关节以远 1cm 处从背侧向跖侧走行。在放置 Lisfranc 螺钉时这根动脉处于危险中。

- 用 3.5mm 螺钉钻头钻孔，从内侧楔骨到第 2 跖骨基底拧入，就像病例 2（图 15A 和 15B）。
  - 空心螺钉可以通过位置导向针使螺钉精确的放置。
  - 这是一个关键的螺钉为 Lisfranc 韧带的愈合提供稳定性；拉力螺钉技术在这里也可以使用。
- 接下来，用 3.5mm 螺钉钻头钻孔，然后从第 2 跖骨基底拧入中间楔骨。

## 步骤 5

- 如果第 3 跗跖关节还不稳定，要在趾长伸肌外侧第 3、4 跖骨间隙再做一纵行切口。
  - 抬起趾长伸肌而显露趾短伸肌，把它从外向内抬起或沿肌肉纤维劈开。
  - 用 3.5mm 螺钉钻孔后从第 3 跖骨基底拧入到外侧楔骨。
- 如果第 4、5 跖骨没有复位，它们可以用闭合或切开复位经皮 1.6 ~ 2.0mm 克氏针固定。（图 16）
- 用标准的方法关闭切口，像图 17 中病例 1 所示。

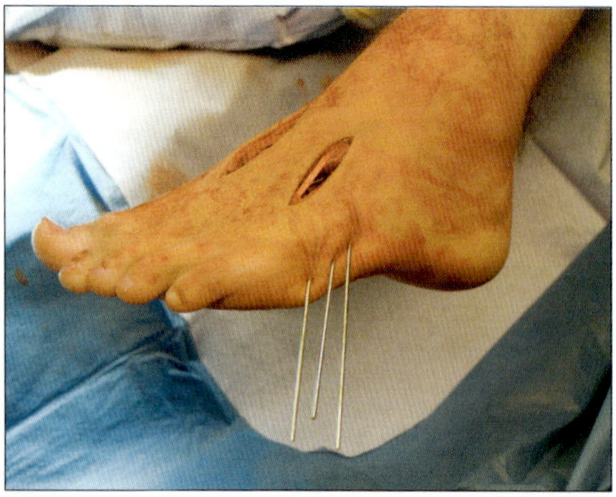

图16

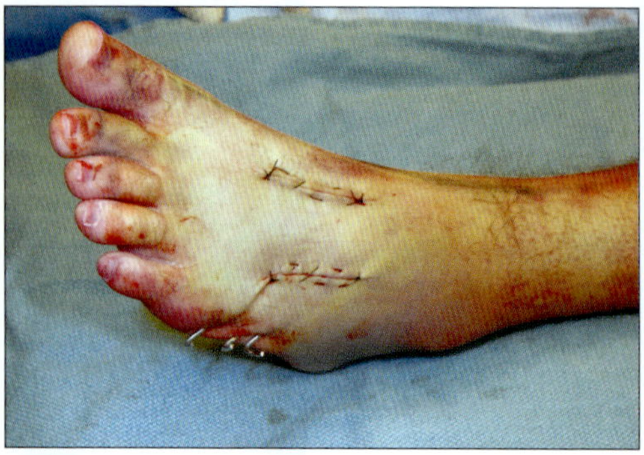

图17

**要点**

- 通常一旦前两或三个跗跖关节复位后第 4、5 跖骨自然就复位了。但是，如果需要，经皮克氏针和非坚固的内固定也可以用于第 4、5 跗跖关节。

## 术后护理和预后

- 术后治疗要从一个好的舒适的石膏夹板开始（图 18）。
- 检查伤口，去除缝线或皮钉，使用不过膝的短支具固定 2 周。
- 第 8 周，去除第 4、5 跖骨骰骨的克氏针，用一个可拆卸的定制靴形支具固定到 12 周。
- 病人应该在 3 个月之内不负重。
- 术后接近 6 个月时通常应去除内固定物，但如果病人如果没有症状也可以留在体内。

## 并发症

- 即便恢复了关节的解剖结构，也有一定比例的病人出现疼痛和僵硬（Myerson et al.，1986）。

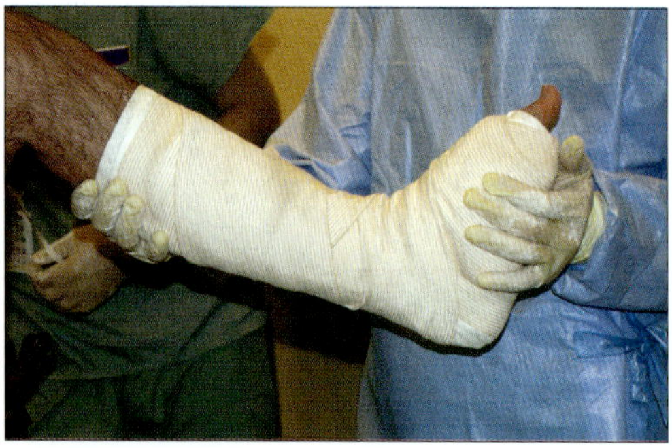

图18

- 常见的并发症是伴随中足疼痛和肿胀的创伤后关节炎（Ly and Coetzee，2006；Mulier et al.，1997；Myerson et al.，1986）。
    - 病人可能负重困难从而进一步发展为步态异常。如果没有达到解剖复位，或者关节移位超过 2mm 则更容易出现。
    - 第 2 跖骨畸形愈合和创伤后关节炎可以用足弓支撑和垫厚底的方法穿鞋矫正。如果还不行，要进行手术治疗，包括纠正任何畸形和跗跖关节融合。
- 另一个可能的并发症是第 2 跖骨畸形愈合从而导致背外侧成角。后遗症是创伤后关节炎，中足足弓丢失，和邻近跖骨头的传导性跖骨痛。
- 其他并发症包括螺钉断裂、感染、不愈合、血管损伤和骨筋膜室综合征。

## 证据

Coetzee JC, Ly TV. Treatment of primarily ligamentous Lisfranc joint injuries: primary arthrodesis compared with open reduction and internal fixation. Surgical technique. J Bone Joint Surg [Am]. 2007;89（Suppl 2 Pt 1）：122-7.

这篇文章用随机对照试验描述了 Lisfranc 关节切开复位内固定与一期关节融合的方法和手术技术的区别。

Kuo RS, Tejwani NC, Digiovanni CW, Holt SK, Benirschke SK, Hansen ST Jr, Sangeorzan BJ. Outcome after open reduction and internal fixation of Lisfranc joint injuries. J Bone Joint Surg [Am]. 2000;82:1609-18.

这篇文章对 48 个有韧带以及韧带合并骨损伤的病人平均 52 个月的效果进行随访并进行回顾性研究。结果表明对骨折脱位进行稳定的解剖复位长期效果最好。这些病人关节炎表现少而且有更好的美国骨科足踝学会的踝后足评分。（Ⅳ级证据）

Ly TV, Coetzee JC. Treatment of primarily ligamentous Lisfranc joint injuries: primary arthrodesis compared with open reduction internal fixation. A prospective, randomized study. J Bone Joint Surg [Am]. 2006;88:514-20.

这个随机前瞻性研究比较对于单纯韧带性 Lisfranc 损伤切开复位内固定与部分融合的效果。41 例病人平均 42.5 个月时的结果显示一期关节融合能够比切开复位内固定获得更好的短、中期效果。（I 级证据）

Mulier T, Reynders P, Sioen W, van den Bergh J, de Reymaeker G, Reynaert P, Broos P. The treatment of Lisfranc injuries. Acta Orthop Belg. 1997;63:82-90.

这篇对于 31 例病人的病例回顾中，作者认为对于结果的主要决定因素是复位的质量，损伤的范围和最初修复的类型。（Ⅳ级证据）

Myerson MS, Fisher RT, Burgess AR, Kenzora JE. Fracture dislocations of the tarsometatarsal joints: end results correlated

with pathology and treatment. Foot Ankle. 1986;6:225-42.
这篇报道对于 72 例 TNT 关节骨折脱位病人进行回顾分析。作者认为结果的主要决定因素是解剖复位。跗跖关节不稳定和创伤后退行性改变会引起长期症状。(Ⅳ级证据)

Teng AL, Pinzur MS, Lomasney L, Mahoney L, Havey R. Functional outcome following anatomic restoration of tarsal-metatarsal fracture dislocation. Foot Ankle Int. 2002;23:922-6.
这篇文章对那些 Lisfranc 关节解剖复位内固定的病人的预后进行评估。他们发现解剖复位的病人的步态经步态分析可以达到正常。但是，许多人会出现影像学上表现出的关节炎，功能结果更差的评分和病人自觉症状。

# 39 骨筋膜室综合征

*Abdel-Rahman Lawendy and David W. Sanders*

## 引言

- 骨筋膜室综合征的成因是骨筋膜室内压（ICP）增高所导致的微循环障碍。如果不进行筋膜室减压，会产生缺血和细胞坏死。
- 在很久之前人们便认识到了骨筋膜室压力增高所产生的影响和后遗症，但是急性骨筋膜室综合征的理念直到19世纪80年代才得以发展。急性骨筋膜室综合征是指在一个闭合的骨筋膜室内组织压力升高导致了微循环的损害。
- 100年多前便有学者提出通过筋膜切开术实现筋膜室的减压（Volkman, 1881）。在之后的实验研究和临床实践中（Rorabeck, 1984）证实了筋膜切开术可以预防挛缩的发展。时至今日筋膜室切开术仍是治疗骨筋膜室综合征唯一切实有效的方法。

## 急性骨筋膜室综合征的病理生理学

- 在闭合的间室内当组织压力超过毛细血管灌注压时即可发生骨筋膜室综合征，导致微循环障碍和组织缺血。随着筋膜室内压的升高，微循环的灌注发生障碍，降低的氧和营养供应不能达到组织需求。
- 三种理论试图阐述微循环障碍和组织缺血的病理生理。
  - 临界闭合压力理论认为存在一个临界压力，在该压力上小动脉发生主动闭合，血管内外压差（血管内压和组织压力的差值）下降。
  - 微循环闭合理论认为骨筋膜室内的压力导致了骨筋膜室综合征。因为在休息时正常毛细血管压力是25mmHg，组织压力升高至相同的水平会导致毛细血管血流的下降，最终产生缺血和肌肉坏死。
  - 依据动静脉梯度理论，组织压力升高会降低动静脉梯度，导致血流下降。骨骼肌血流的下降使组织的代谢需求不能获得满足，导致最终损伤的发生。
- 由于骨骼肌新陈代谢需求较大，肢体一旦发生骨筋膜室综合征，骨骼肌最易受到损害。骨筋膜室高压的程度和持续的时间均会显著影响肌肉组织的存活。骨骼肌局部血流的下降导致缺血和最终的细胞坏死。
- 虽然在骨筋膜室综合征中缺血是最主要的机制，其他的因素也很重要。
  - 最近有证据表明大多数的骨筋膜室综合征是“低血流量”缺

血机制的结果，而不是完全的缺血。因为组织压力不会超过收缩压，在受到影响的间室内仍存在潜在的血流灌注。这种现象同缺血再灌注损伤类似，包括活性氧代谢产物的释放以及显著的中性粒细胞激活（lawendy 等，2007；Sadasivan 等，1997）。

- 在急性骨筋膜室综合征中性粒细胞激活进一步加重了微循环障碍和血流量异常。
- 有证据表明在急性骨筋膜室综合征中炎症反应和缺血共同导致了细胞损伤。长时间的压力升高加重了微循环的损害，加重了缺血再灌注损伤，并且显著减少了肌肉组织内高能量磷酸盐，形成的不可逆的超微结构组织损伤。

## 适应证

- 骨筋膜室综合征的手术指征包括已经出现了骨筋膜室综合征，或者即将出现骨筋膜室综合征。
  - 由于骨筋膜室综合征一旦漏诊会产生严重的后遗症，大多数的骨科医生手术治疗。任何患者如果存在骨筋膜室综合征的体征，或显著危险因素，就应考虑行筋膜切开术，而无论是何部位。
- 可能的禁忌证包括足部的骨筋膜室综合征，一些医生认为筋膜切开术后的后遗症会超过该手术所带来的益处。然而，诊断明确的足部骨筋膜室综合征最好仍手术治疗。

## 检查 / 影像

- 对于骨筋膜室综合征的早期诊断至关重要，关系着治疗能否成功和治疗效果。未能及时诊断是造成治疗结果不佳的唯一重要因素（Matsen 等，1980；McQueen 等，1997）。
- 认识到患者的危险因素，了解骨筋膜室综合征的早期临床表现，谨慎地使用筋膜室压力测定有助于骨筋膜室综合征的早期诊断（McQueen 等，1996）。急性骨筋膜室综合征的危险因素包括性别为男性，青年、胫骨骨折、高能量的前臂骨折、高能量的股骨干骨折以及低凝状态。
- 骨筋膜室综合征的漏诊或诊断不及时会导致严重的并发症，如肌肉梗死、肌肉挛缩、继发性畸形、肌无力和神经功能障碍（Matsen 等，1980）。其他的相对少见的后遗症包括感染、革兰阴性杆菌败血症、截肢和感觉神经纤维终器的损害。
  - 从发病到出现坏死的时间并不一致，最长约 6 小时。急性骨筋膜室综合征精确发病时间的判断通常较困难，因为病程同创伤的发生并不平行。因此，需要对患者进行持续性的危险评估十分重要，有利于发现潜在的延期发生的急性骨筋膜室综合征。
  - 漏诊或诊断不及时通常是由于缺乏临床经验，缺少警惕或患者临床表现复杂。患者意识障碍、局部麻醉、患者自控性镇痛法的使用和神经损伤所引起的疼痛感觉异常是造成疾病诊断不及时的危险因素。保持适当的警惕可以防止急性骨筋膜室综合征诊断不及时的后遗症和医疗事故。

**要点**

- 肢体部位的诊断要点：
- 足
  - 诊断困难
  - 通常由挤压伤造成
  - 大范围的肿胀，感觉障碍很常见
- 小腿
  - 发生骨筋膜室综合征的最常见部位
  - 前方和外侧间室最常受累
- 大腿
  - 肿胀，张力高
  - 前方间室最常见(Schwartz 等，1989)
- 手
  - 同足类似
  - 肿胀，张力高，可自我缓解，感觉障碍
- 前臂
  - 前方间室最常见
  - 病因较多：线性损伤 、咬伤、烧伤等
- 上臂
  - 骨筋膜室综合征的少见部位
- 儿童
  - 诊断困难（Mars 和 Hadley，1998）
  - 对麻醉药需求增加可能是唯一的表现

## 临床诊断

- 急性骨筋膜室综合征的首发症状包括同创伤程度不相称的疼痛以及肌肉的被动牵拉痛（PPS）。患者镇痛需求的不断增加可能提示潜在的骨筋膜室综合征。
  - 小腿前方急性骨筋膜室综合征的被动牵拉痛是足或足趾跖屈痛。同创伤程度不相称的疼痛以及被动牵拉痛是最为敏感的临床的表现（19%），也通常是筋膜室内肌肉和神经缺血不断发展的唯一临床表现。虽然这 2 种疼痛表现的特异性达到了 97%，但敏感性却不令人满意，仅有 19%。
  - 将疼痛作为诊断标准会造成大量急性骨筋膜室综合征患者的漏诊（Ulmer，2002）。假阳性率低提示无痛可作为排除急性骨筋膜室综合征的有效手段。然而，必须保持足够的警惕，疼痛的缺失也可以因如下情况出现，如患者个体差异、疼痛感觉异常、后方深层间室的骨筋膜室综合征、或由于漏诊的骨筋膜室综合征已出现感觉障碍。
- 感觉异常大约出现在缺血发生后的 1 小时。
  - 受累筋膜室内的神经其分布区出现感觉减退和感觉异常是急性骨筋膜室综合征首先出现的神经症状。通过对骨筋膜室综合征的临床研究发现，感觉异常的敏感性为 13%，特异性为 98%（Ulmer，2002）。第 1 趾蹼间隙出现感觉减退和感觉异常提示腓深神经损伤和前方的骨筋膜室综合征，而足背感觉麻木可能提示外侧的骨筋膜室综合征和腓浅神经受压。对于神经的直接创伤也可以导致类似的症状。
  - 受累筋膜室内的肌肉组织瘫痪或 / 和麻痹是急性骨筋膜室综合征的晚期表现，筋膜切开术也难以挽救。
- ICP 增高所导致的间室肿胀和高张力是急性骨筋膜室综合征的早期体征。如果是单纯的深层间室受累表现可不明显。应去除敷料和石膏以准确地评价组织肿胀的程度。无脉并不是急性骨筋膜室综合征的特点，当然脉搏存在也不能排除骨筋膜室综合征的可能。
- 急性骨筋膜室综合征的诊断需要仔细分析所有的临床表现。Ulmer（2002）发现如果疼痛，被动牵拉痛，感觉异常或瘫痪这些表现存在一种的话，急性骨筋膜室综合征的发病率可能为 25%；如果这些表现同时出现的话，发病率可以达到 93%。需要注意的是，单纯凭借症状和体征远不能对骨筋膜室综合征做出完美的诊断，但是需要对其进行仔细的分析以防止漏诊所产生的严重后遗症。

## 争议

- 在急性骨筋膜室综合征中ICP测量的作用仍存在争议。临床研究中ICP测量所带来的益处尚不明确。同时对于需要行筋膜切开术的ICP测量值也不清楚。
- 然而，ICP测量是一种有价值的诊断工具。持续性的筋膜室压力测定可以防止筋膜切开术的延迟，从而避免远期并发症的风险。在复杂的病例中ICP测量能够证实临床中的发现。

## 治疗方案

- 受累筋膜室的筋膜切开术是治疗骨筋膜室综合征的金标准。
- 非手术治疗作用有限。一旦骨筋膜室综合征的诊断确立，延期的筋膜切开术会造成严重的后果。药物治疗只是对筋膜切开术起辅助作用。
  - 动物实验证实了甘露醇的治疗效果。已有报道对骨筋膜室综合征的患者成功使用甘露醇治疗避免了筋膜切开术。
  - 高压氧治疗可以产生氧诱导的血管收缩效应，在较低的灌注压下维持氧灌注，从而减轻受累筋膜室的水肿。虽然可以对筋膜切开术起到辅助的治疗效果，其有效性有限。最近的文献综述发现高压氧治疗可以促进伤口愈合，降低截肢率，减少手术比率。
  - 组织超滤可以降低血容量，从而降低ICP。虽然仍需进行临床试验，对于即将发生骨筋膜室综合征的患者药物治疗是有效的。

## 筋膜室压力测定

- ICP的测定可以为急性骨筋膜室综合征的诊断提供客观的证据。
- 为了ICP测量的精确，使用适当的技术至关重要。需要在骨折位置以及受损部位近端和远端5cm的位置测量ICP以获取ICP的峰值（Heckman等，1994）。需要同时测量患肢其他间室的ICP以防止漏诊。
- 测量ICP的工具包括针状压力计、套管针导管、裂隙导管以及电子传感器导管。
  - 针状压力计是将一个充满空气的20ml注射器同充满盐水和空气的柱体连接而成。ICP是使盐水和空气之间液柱平衡的压力。虽然该技术简单且费用低廉，但可靠性最差，因为针头很容易堵住。
  - 套管针导管是针状压力计的改良，从导管尖端存在纤维。纤维防止组织填塞，维持导管的通畅，提高了精确性。
  - 裂隙导管是针状压力计的另外一种改良，其技术原理是同组织的接触面积越大，导管的通畅性越佳。导管的尖端被纵向切开，形成了花瓣样。液柱同压力传感器连接。裂隙导管的优势在于由于导管尖端的开放性设计而比较耐用以及通过对导管尖端施压从而击碎体内的凝血块。精确度同套管针导管类似。
  - 电子传感器导管的尖端为传感器，其对于筋膜室压力的测定精确度较高。其构成包括插入筋膜室内的固态传感器导管部分，液压系统以及电子传感器尖端系统。电子技术不依赖于肢体的位置和压力探头的高度，而且不需要校正。该装置的缺点是花费较高而且重复消毒困难。
- McQueen等于1996年描述了ICP测量的指征，包括：
  - 昏迷的患者
  - 难以评估的患者，如儿童
  - 患者的症状及体征可疑，特别是伴随有神经损伤的患者
  - 多发伤的患者
- 为了避免漏诊，McQueen等随后又对ICP测量的指征进行了补充，内容包括：所有的胫骨干骨折的患者，特别是年轻的男性患者；年轻的高能量的桡骨远端骨折和前臂骨干骨折患者；高能量的胫骨干骺端骨折患者；以及软组织损伤或有出血倾向的患者。
- 虽然ICP测量被用于急性骨筋膜室综合征的诊断，但是需要行筋膜切开术时的特定压力阈值仍然存在有争议。需要进行减压术的ICP阈值报道不一，有30、40和45mmHg。在1975年，提出ICP和舒张压的压差（ΔP）可以预测组织缺血，ΔP达到20mmHg便提示组织缺血。在1996年，通过回顾性研究推荐ΔP的阈值为30mmHg，该值不会造成急性骨筋膜室综合征的明显漏诊。相对于ICP值许多创伤科医生更倾向于使用ΔP。ΔP阈值的优势在于对低血压的创伤患者更适用以及同单纯使用ICP阈

值相比使用 ΔP 阈值筋膜室切开术相对较少。

■ Neer 红外线（NIR）光谱是检验骨筋膜室综合征组织缺血情况的无创技术。NIR 光谱可以穿过皮肤被血红蛋白所吸收。被血红蛋白所吸收的光量取决于血红蛋白中铁分子的氧化还原状态，因此 NIR 光谱可以持续测定组织的氧和状态。红外线成像技术也是一种辅助的诊断工具。急性骨筋膜室综合征的患者大腿和足部的温度差呈现出特殊的类型。虽然 NIR 和红外线成像技术有着应用前景，在常规临床应用之前仍需要进一步的研究。

## 外科解剖

■ 足部存在 4 个主要的筋膜室：前足或骨间筋膜室，位于足背和跖骨之间；内侧筋膜室，位于蹲趾的表面；外侧筋膜室，位于第 5 跖骨的外侧面；中央筋膜室，位于足的跖面（图 1）。

- 解剖研究表明存在 9 个独立的解剖间室结构。后足的横中隔将中央筋膜室分割为浅深 2 层，每个骨间肌和蹲内收肌都可以看作是独立的间室。
- 然而，组织液可以在中央筋膜室的各层之间自由地流动，因此我们在外科松解手术时将中央筋膜室看作是一个独立的筋膜室。最近的尸体研究表明中足内侧的筋膜切开术可以为跖侧和背侧的筋膜室提供足够的减压。

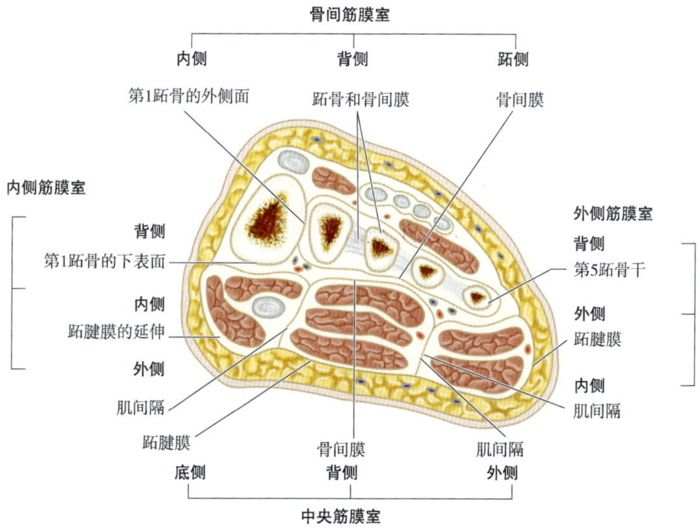


图1

- 小腿包括 4 个筋膜室：前方、外侧、后方深层和后方浅层（图 2）。
  - 前方筋膜室包括足和踝的伸肌。筋膜室内侧为胫骨的前外侧面，外侧为肌间隔，后方为腓骨的前面和骨间膜。前方筋膜室被小腿深筋膜所包裹。
  - 外侧筋膜室容纳腓骨肌，使足外翻。内侧为腓骨，肌间隔从前方和后方环绕该筋膜室。
  - 后方筋膜室容纳足和踝的屈肌。筋膜层将后方的肌肉分为浅深 2 层。在小腿，后方筋膜室被 1 个致密的纤维 - 骨性结构同其他筋膜室分隔开。腓骨和后方肌间隔将后方筋膜室同外侧筋膜室分隔开。在前方，骨间膜和胫骨的后面将其同前方筋膜室分隔开。
- 大腿肌肉可以分为三群。内收肌群位于内侧，伸膝肌群位于大腿的前方，屈膝肌群位于后方。伸膝肌群所在的筋膜室通过薄层的内侧肌间隔同髋部和内收肌群相间隔（图 3）。外侧肌间隔十分致密，同阔筋膜相邻，将前方和外侧间室分割开。内收肌群和屈肌群并不被肌间隔所分割。
- 手部有 10 个筋膜室，包括大鱼际、小鱼际、踇内收肌以及 4 个背侧和 3 个掌侧的骨间肌筋膜室（图 4）。每个骨间肌均被坚韧的筋膜层所包绕，因此认为每个都是一个独立的筋膜室。鱼际筋膜、肌间隔和第 1 掌骨包绕成大鱼际筋膜室。小鱼际筋膜室也类似，由小鱼际筋膜、肌间隔和第 5 掌骨包绕而成。
- 前臂包括掌侧的屈肌筋膜室、背侧的伸肌筋膜室和移动性肌肉（图 5）。

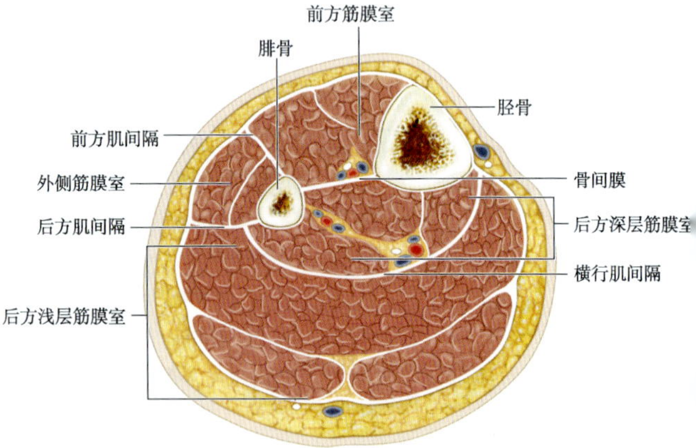


**图2**

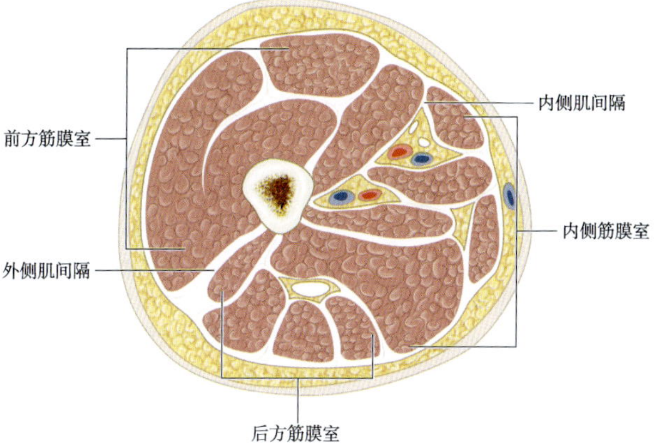
前方筋膜室
内侧肌间隔
内侧筋膜室
外侧肌间隔
后方筋膜室

**图3**

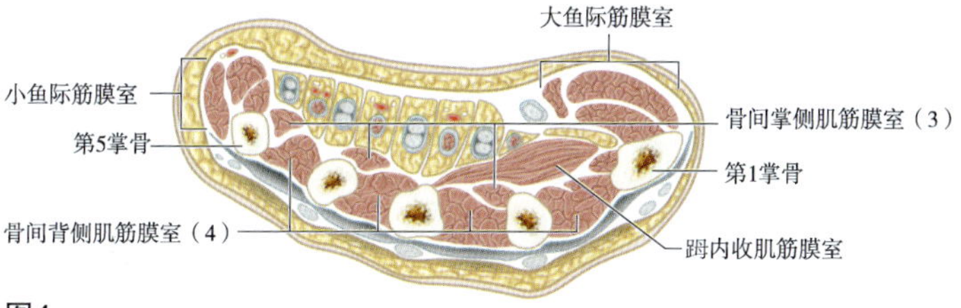
大鱼际筋膜室
小鱼际筋膜室
骨间掌侧肌筋膜室（3）
第5掌骨
第1掌骨
骨间背侧肌筋膜室（4）
踇内收肌筋膜室

**图4**

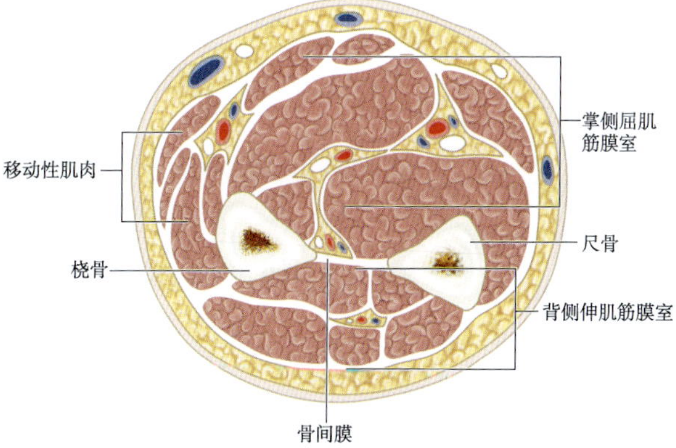
掌侧屈肌
筋膜室
移动性肌肉
尺骨
桡骨
背侧伸肌筋膜室
骨间膜

**图5**

- 屈肌筋膜室位于尺桡骨和骨间膜的前方。前臂筋膜从前方覆盖掌侧筋膜室。屈肌筋膜室分为三层。浅层为起自屈肌总腱的旋前圆肌、桡侧屈腕肌、掌长肌和尺侧屈腕肌。中间层为指浅屈肌，深层为指深屈肌、拇长屈肌和旋前方肌。
- 前臂的背侧筋膜室位于尺桡骨和骨间膜的后方，包含手指和腕关节的伸肌。浅层的伸肌包括肘肌、尺侧伸腕肌、小指伸肌、指伸肌。深层的肌肉包括拇长展肌、拇短伸肌、拇长伸肌、旋后肌和示指伸肌。
- 移动性肌肉同前臂筋膜之间为一层结缔组织，包括肱桡肌、桡侧腕长短伸肌。
- 上述三个筋膜室均由深筋膜所包绕。前臂骨筋膜室的深层结构由坚韧的骨间膜和骨所分隔，因此深层肌肉（指深屈肌和拇长屈肌）最易受到严重损害。
- 虽然腕管的近端和远端均是开放的，但是通常将其看作是一个独立的间室，由于其被滑膜所包绕，其内部的组织液并不同近端和远端的间室相交换。

■ 解剖学上将上臂分为前方的屈肌筋膜室和后方的伸肌筋膜室（图6）。前方的屈肌筋膜室包括喙肱肌、肱二头肌和肱肌。后方的伸肌筋膜室包换肱三头肌。在上臂的远端2/3，内侧和外侧肌间隔将前后方的间室分隔开。肱骨也是前后方间室的分界。

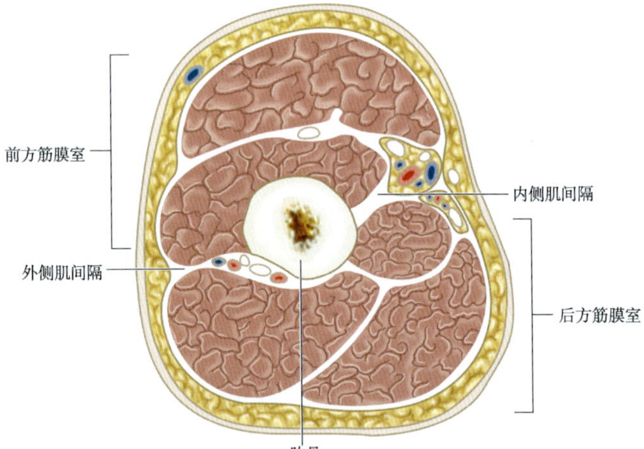


**图6**

### 体位

- 对于足部的骨筋膜室综合征，患者取仰卧位，患肢消毒铺单；患肢抬高，应用止血带但不要充气，采用内侧入路对足部的筋膜室进行减压。
- 对于小腿的骨筋膜室综合征，体位的选择依赖于手术技术。
  - 若使用单切口筋膜切开术，患者取仰卧位，患侧髋关节下方垫软垫。应用止血带但不要充气，患肢消毒铺单。
  - 若使用双切口筋膜切开术，患者取仰卧位，应用止血带但不要充气。患肢消毒铺单。
- 对于大腿的骨筋膜室综合征，患者取仰卧位，显露出患肢的髂骨嵴至膝关节部分。
- 对于手部的骨筋膜室综合征，患者取仰卧位，使用脱手板。需要止血带。
- 对于前臂的骨筋膜室综合征，患者取仰卧位，患肢外展置于脱手板上。需要止血带。
- 对于上臂的骨筋膜室综合征，患者取沙滩椅体位，患肢消毒铺单。需要显露出锁骨的内侧端以便血管控制的需要。

### 显露

- 骨筋膜室综合征外科治疗的手术显露在下面的各解剖章节中详细描述。

## 骨筋膜室综合征的外科治疗

### 手术：足

#### 步骤 1

- 以拇展肌为中心的内侧纵形切口，可以充分显露足部中央筋膜室。
- 触及跟骨的内侧结节；向远端延长切口约 7cm，以保证从拇内收肌至拇趾的充分减压。

#### 步骤 2

- 将筋膜纵形切开；在远端，筋膜同拇短屈肌的内侧头相融合。
- 注意不要损伤足底的血管和神经，血管神经束从近端进入筋膜室，位于内踝下方约 1 横指的距离。

#### 步骤 3

- 通过内侧入路松解内侧、跖侧和外侧筋膜室。
- 通过 2 个背侧纵形切口松解背侧骨间筋膜室，其中一个切开位于第 1、3 跖骨之间，而另一个切开位于第 4、5 跖骨之间（图 7A-C）。

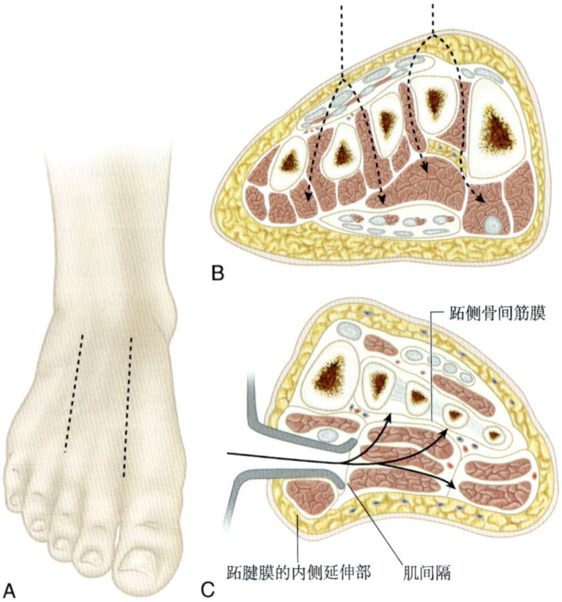


图7

## 小腿骨筋膜室综合征的外科技术

- 通常使用3种手术技术：双切口筋膜切开术、单切口腓骨周围筋膜切开术和腓骨切除术。
  - 我们更倾向于使用双切口技术，该技术对各筋膜室显露充分，可以评估肌肉的活性，防止神经血管的损害。
  - 不切除腓骨的单切口4间室筋膜切开术可应用于软组织损伤或污染严重的病例，例如小腿只有单一血管供应的患者或需要行皮瓣移植术的患者。
  - 切除腓骨的4间室松解术可以通过单一的外侧切口完成。该技术利用了所有的筋膜均止于腓骨的解剖特点。然而，该方法可能会损伤腓动静脉，而且腓骨的切除在通常情况下并不是必需的。
  - 双切口技术和单切口技术均可以有效地降低ICP。
- 皮下筋膜切开术是一种通过小的皮肤切口使用组织剪在不可视的情况下切开筋膜的技术。这项技术的优点包括技术简单而且美观。然而，不能显露至后方深筋膜室和神经血管束，而且完整的皮肤组织使得ICP的松解并不彻底。
- 小切开筋膜切开术和内镜引导下的筋膜切开术可应用于慢性劳力性的骨筋膜室综合征。然而，该技术不能应用于急性骨筋膜室综合征，因为在皮肤组织完整的情况下，即使完成了筋膜松解术，肢体缺血仍可能复发。对于急性骨筋膜室综合征，只有皮肤和筋膜的同时彻底松解才能最大限度的降低 ICP。

## 手术：小腿的单切口筋膜切开术

### 步骤 1

- 在小腿外侧，腓骨表面行一个纵形切口。切口从腓骨头的近端 3cm 延伸至外踝。在切口远端应小心腓浅神经。
- 将前方的皮肤游离，使用组织剪行前方和外侧筋膜室的纵形筋膜切开术。而将后方的皮肤游离，行后方浅筋膜室的筋膜切开术。
- 于切口远端辨认出后方浅筋膜室和外侧筋膜室之间的间隙，从腓骨上剥离比目鱼肌从而将该间隙向近端显露。完成拇长屈肌的腓骨骨膜下剥离。

### 步骤 2

- 至此，完成了 4 筋膜室减压。然而，胫后肌是个例外，仍被筋膜所包裹，因此需要继续进行深层分离直至胫后肌被松解。
- 向后方牵开腓骨肌和腓动静脉。辨认出胫后肌和腓骨之间的筋膜，并将其纵形切开。

### 步骤 3

- 保持伤口开放，包扎伤口。或者将皮肤疏松的缝合在负压吸引装置上。

## 手术：小腿的双切口筋膜切开术

### 步骤 1

- 在前方筋膜室表面，腓骨干和胫骨前脊之间的中点位置行 25cm 的切口。进行皮下组织剥离以获得充分显露。
- 显露外侧肌间隔，辨认位于肌间隔后方的腓浅神经。
- 使用组织剪沿胫前肌从近端向远端松解前方筋膜室。沿腓骨干从近端向远端松解外侧筋膜室（图 8A 和 8B）。

### 步骤 2

- 在胫骨后方 2cm 的位置做第 2 个纵形切口。
- 进行皮下组织游离，辨认并保护大隐静脉和隐神经。
- 确认后方深浅筋膜室之间的肌间隔，沿腓肠肌和比目鱼肌的全长松解其表面的筋膜。

### 步骤 3

- 沿趾长屈肌表面切开筋膜，松解后方深筋膜室（图 9A 和 9B）。
- 如果比目鱼肌的起点延伸至胫骨的远 1/2，需要将这部分起点松解。
- 在松解了后方筋膜室后，确认胫后肌所在的间室，沿其肌腹松解。

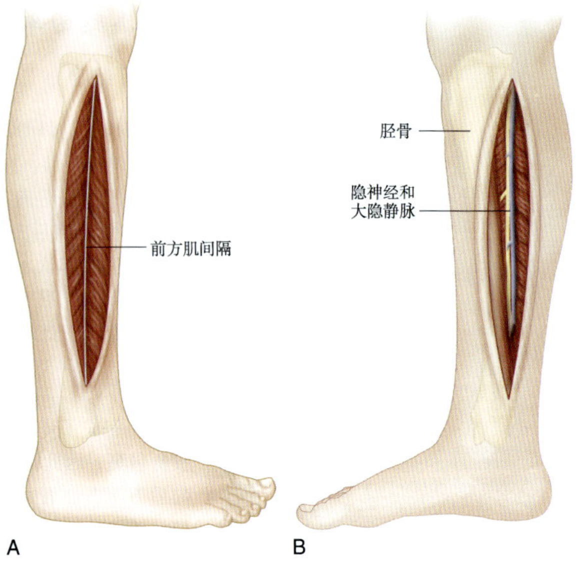
前方肌间隔
胫骨
隐神经和
大隐静脉
A
B

图8

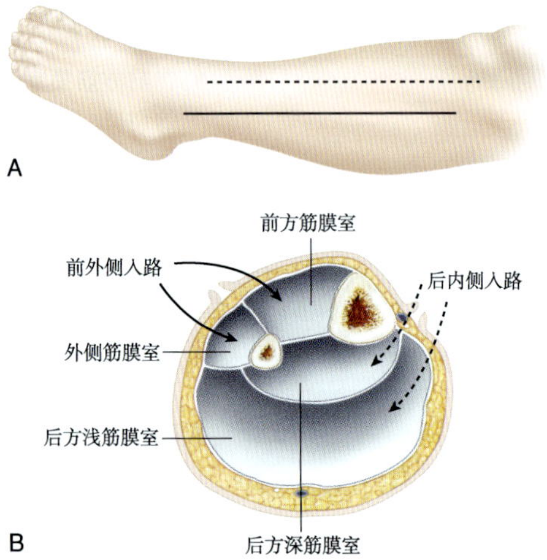
A
前方筋膜室
前外侧入路
后内侧入路
外侧筋膜室
后方浅筋膜室
后方深筋膜室
B

图9

### 步骤 4

- 保持伤口开放,包扎伤口。应用石膏夹板将踝关节固定在中立位。

## 手术：大腿

### 步骤 1

- 切口起于股外侧肌嵴止于股骨外上髁。沿髂胫束全长切开。
- 股外侧肌通常会从切口疝出。需要评估肌肉组织的活性。从外侧肌间隔上剥离股外侧肌。
- 在剥离时电凝遇到穿支动脉。
- 沿切口全长切开外侧肌间隔。

### 步骤 2

- 一旦完成前方和后方筋膜室的松解，测量内侧筋膜室的压力。如果压力升高，需要通过内侧入路显露内收肌筋膜室，切口沿大隐静脉，于缝匠肌内侧，而后切开内侧肌间隔。

## 手术：手

### 步骤 1

- 使用手背侧双切口显露骨间筋膜室，完成手部的减压。
- 需要考虑腕管的松解或 Guyon 管尺神经的松解。如果需要的话还可以行大鱼际和小鱼际的切口。

### 步骤 2

- 通过手背侧第 2、4 掌骨表面的 2 个纵形切口松解背侧、掌侧和内收肌筋膜室（图 10)。切口延伸至掌骨全长，切开骨间背侧肌筋膜。

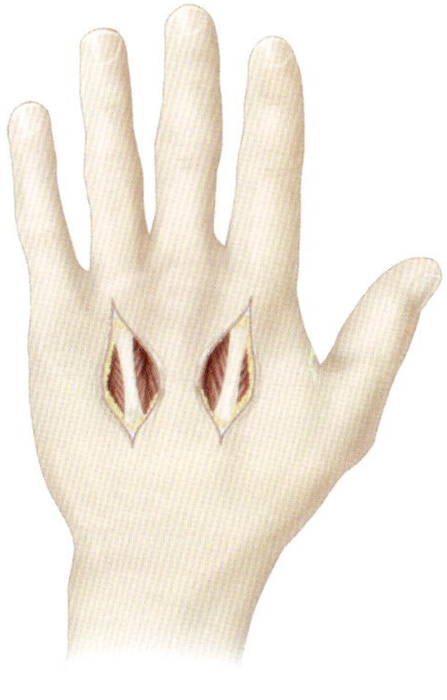

图10

■ 沿第 2 掌骨的桡侧松解第 1 掌骨和内收肌筋膜室。如果需要进一步减压，可以在第 1 掌骨桡侧和第 5 掌骨尺侧行纵形切口松解大鱼际和小鱼际筋膜室。

### 步骤 3

■ 保持伤口敞开，将伤口用生理盐水湿纱布松松地包扎。
■ 在行筋膜切开术的同时固定骨折，以避免术后使用石膏固定。
■ 在 48h 后再次进行冲洗和清创术。

## 手术：前臂

### 步骤 1

■ 为显露正中神经和尺神经而采用曲线形切口。
■ 切口起自二头肌腱的内侧和近端，斜形穿过肘窝以防止关节挛缩。切口可向远端延伸至手掌，同样需要斜型穿过腕横纹以防止关节挛缩。
■ 这样的切口设计还可以完成腕管的松解（图 11）。如果尺神经受损，可以使用远端掌尺侧入路以探查 Guyon 管（Allan 等，1985）。

### 步骤 2

■ 在切口近端分离纤维腱膜；如果需要的话可以显露桡动脉。向远端进一步分离沿切口全长松解掌侧浅筋膜室。
■ 确认尺侧屈腕肌，将其连同深部的神经血管束向尺侧牵开。将指浅屈肌和正中神经向内侧牵开以显露深层筋膜室。沿指深屈肌纵形切开筋膜和肌膜。
■ 继续向远端分离，在掌长肌和正中神经的尺侧切开腕横韧带。检查肌肉组织的血供、颜色、连续性和收缩能力。切除坏死的肌肉。

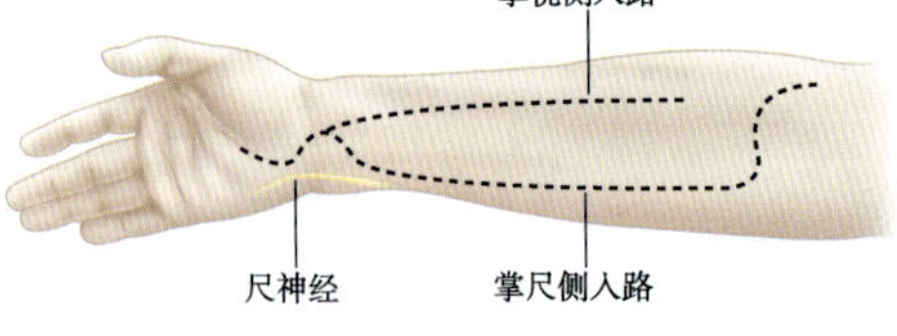


图11

**争议**

- 单纯的前臂骨筋膜室综合征是否必须行腕管松解仍存在争议。尚无骨筋膜室综合征诱发腕管综合征的报道。一项骨筋膜室综合征的解剖学研究发现前臂组织压力升高并不容易传导至腕管。然而，许多外科医生仍在处理前臂急性骨筋膜室综合征时常规松解腕管。
- 正中神经在近端可能被卡压的部位包括旋前圆肌的尺骨头和肱骨头之间或指浅屈肌近端的边缘，虽然在急性骨筋膜室综合征中纤维状的边缘不会发生挛缩，但是严重的烧伤或电击伤除外。
- 对于罕见的肢体高压电击伤的患者，需要彻底显露深层筋膜室，因为深层的肌肉优先受到损伤，这是由于骨组织的电阻高而产生的热损伤。

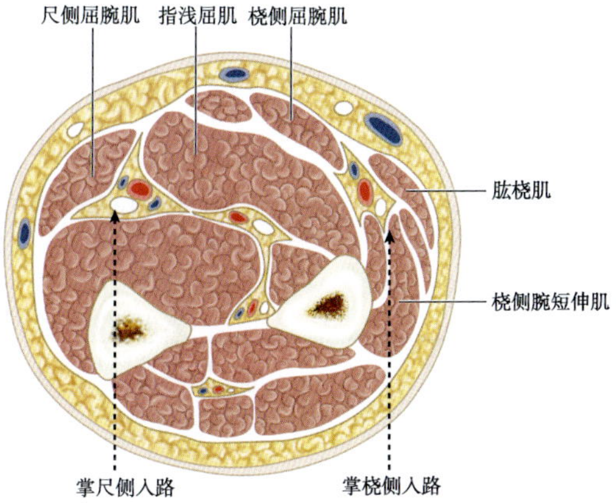


图12

### 步骤 3

- 测量后方筋膜室的压力。
- 通常情况下对于前臂来说掌侧筋膜室的减压便足够了。然而，如果即使完成掌侧筋膜室松解后，背侧筋膜室的高压仍持续，那么就需要再做一个背侧切口了。
- 切口起自外上髁的远端，沿伸指肌腱和桡侧腕短伸肌之间向远端延伸。
- 剥离皮下组织，松解覆盖移动性肌肉的筋膜和伸肌支持带（图12）。

### 步骤 4

- 用无菌的湿敷料包裹患肢，石膏固定。

## 手术：上臂

### 步骤 1

- 纵形切口起于喙突近端，沿三角肌胸大肌间隙向外侧和远端延伸，直至三角肌止点。沿肱二头肌前外侧边界继续向远端延长切口。
- 在近端的浅层剥离中显露胸大肌、三角肌和肱二头肌表面的筋膜。
- 沿皮肤切口的方向切开上臂的深筋膜。显露肱二头肌和肱肌之间的间隙以便深筋膜的松解。
- 肌皮神经和旋肱前动脉从内侧向外侧穿过术区。

### 步骤 2

- 一旦完成了前方的筋膜切开术，将上臂内旋以显露后方的筋膜室。
- 切口近端的体表标记为肩峰，远端为鹰嘴窝。切口起自肩峰下方10cm，沿上臂后方正中线纵向切开。
- 将外侧头和长头表面的筋膜切开，显露出肱三头肌肌腱。在近端钝性分离外侧头和长头，将外侧头牵向外侧，长头牵向内侧。显露出肱三头肌深头，必要时可将其筋膜松解。
- 桡神经和肱深动脉位于切口的近端。

### 步骤 3

- 评估肌肉状况，包扎伤口，注意不要加压。

## 术后护理和预后

- 我们常规在术后 48 小时于手术室内再次检查患肢，清创以清理坏死的肌肉组织，并进行伤口处置。
- 筋膜切开术后的伤口处置包括一期缝合，延期缝合，二期愈合，或断层皮片移植。
- 伤口处置的一些新技术包括“鞋带”或“鞋袜”技术，以及真空辅助伤口关闭技术。
- 鞋袜技术是使用一根弹性带来回穿过伤口，为创缘提供适当的张力。
  - 使用这种技术可以减少创缘皮肤回缩，从而减少皮肤移植的可能性。
  - 然而，该项技术需要使创缘缓慢接近，可能需要 2 周时间才能闭合伤口。
- 真空辅助伤口关闭技术类似，也是一种给创缘适当张力的技术，同时可以减少伤口污染，保持组织湿润，以及减少组织坏死。

## 证据

Allan MJ，Steingold RF，Kotecha M，et al. The importance of the deep volar compartment in crush injuries of the forearm. Injury. 1985;16：273-5.

这篇文章讨论了骨筋膜室综合征的诊断教训和筋膜室测压的应用。（Ⅳ级证据）

Heckman MM，Whitesides TE，Grewe SR，et al. Comparment pressure in association with closed tibial fractures：the relationship between tissue pressure，compartment，and the distance from the site of fracture. J Bone Joint Surg [Am]. 1994;76：1285-92.

这 2 篇文章测量了骨折患者不同间隙内的筋膜室间压力差，测量的准确度接近是十分重要的。（Ⅱ级证据）

Lawendy A，Sanders D，Bihari A，Parry N，Gray D，Badhwar A. Elevated intracompartmental pressure and muscle injury：an experimental study using intravital video microscopy. Paper presented at the Orthopedic Trauma Association Annual Meeting，Boston，Massachusetts，2007.
这篇文章研究膜室综合征中炎症和低流量缺血的作用。

Mars M，Hadley GP. Raised compartmental pressure in children：a basis for management. Injury. 1998;29：183-5.
这篇文章注意到了儿童患者骨筋膜室综合征漏诊的风险，提出需要加强警惕 。（Ⅳ级证据）

Matsen FA，Winquist RA，Krugmire RB. Diagnosis and management of compartmental syndromes. J Bone Joint Surg [Am]. 1980;62：286-91.
这篇经典的文章提出了骨筋膜室综合征的传统诊断和治疗原则。（Ⅳ级证据）

McQueen MM，Christie J，Court-Brown CM. Acute compartment syndrome in tibial diaphyseal fractures. J Bone Joint Surg [Br]. 1996;78：95-8.
这篇前瞻性文章研究了筋膜室压力测定的作用并提出了早期手术的意义。（Ⅱ级证据）

Mubarak SJ，Owen CA. Double incision fasciotomy of the leg for decompression of compartment syndromes. J Bone Joint Surg [Am]. 1977;59：1854-7.
作者讨论了筋膜切开术技术。（Ⅳ级证据）

Rorabeck CH. The treatment of compartment syndromes of the leg. J Bone Joint Surg [Br]. 1984;66：93.
这篇文章综述了小腿骨筋膜室综合征的诊断和治疗流程。（Ⅳ级证据）

Sadasivan KK，Carden DL，Moore MB，Korthuis RJ. Neutrophil mediated microvascular injury in acute，experimental compartment syndrome. Clin Orthop Relat Res. 1997;（339）：206.
这篇文章研究膜室综合征中炎症和低流量缺血的作用。

Schwartz JT，Brumback RJ，Lakatos R，et al. Acute compartment syndromes of the thigh：a spectrum of injury. J Bone Joint Surg [Am]. 1989;71：392-400.
大腿骨筋膜室综合征的临床研究，发现同小腿文献报道相比残留后遗症的患者较少。（Ⅳ级证据）

Ulmer T. The clinical diagnosis of compartment syndrome of the lower leg：are the clinical findings predictive of the disorder? J Orthop Trauma. 2002;16：572-7.

研究了骨筋膜室综合征临床检查方法的敏感性、特异性和预测值。提出了辅助诊断策略（Ⅱ级证据）

Volkmann R. Ischaemic muscle paralyses and contractures. Clin Orthop Relat Res. 1881;（50）：5.

这是一篇非常经典的历史文章，文章没有考虑临床证据。

# 第三部分

# 脊柱、骨盆和髋臼

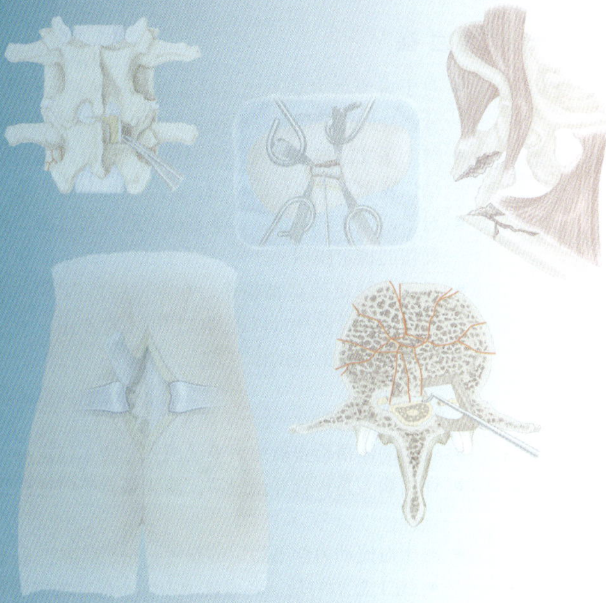

# 40 骨盆外固定术

*William N. Dust and Trevor B. Stone*

### 注意事项

- 髂骨翼骨折
- 垂直不稳定骨盆骨折的确切固定方式
- 对于合并骨盆环和髋臼骨折的病人，螺纹针和外架的植入将使外科手术入路和体位更复杂。

### 争议

- 对于不稳定的病人，骨盆兜能够起到外固定架的作用并且更快更容易地实施吗？
- 植入外固定架的地点：急诊室还是手术室？
- 何时植入外固定架：在剖腹探查手术之前还是之后？
- 在多发伤的病人中，对于“稳定的”侧方压缩骨折，是否应该使用外固定架以利于早期活动？

## 适应证

- 对于血流动力学不稳定的骨盆骨折患者，作为复苏急救的一部分，外固定架起到临时稳定的作用。
- 对于多发创伤的病人，稳定骨盆骨折可以起到缓解疼痛，早期活动恢复至直立体位的作用。
- 对于某些旋转不稳定，垂直稳定的骨盆骨折，外固定架可以起到确切的稳定作用。
- 对于不稳定的 C 型损伤，在辅助后路内固定的前提下，外固定架对于前骨盆环可以起到确切的治疗作用。
- 前路内固定的辅助稳定方式。

## 检查 / 影像

- 轻柔的体格检查被用来测试内外旋转不稳定和垂直不稳定。
- 评估病人是否合并泌尿系、消化系、髋臼损伤来决定外固定架的选择。
- 对于血流动力学不稳定的患者，拍摄骨盆前后平片通常即可。
  - 图 1 显示的是一名血流动力学不稳定的多发伤患者（病例 1）的垂直不稳定骨盆骨折（C2 型）
  - 图 2 显示的是一名外旋不稳定，垂直稳定（B1 型）的压缩骨折患者（病例 2）的前后位片
- 计算机断层扫描，辅助骨盆入口位和出口位平片，被用来决定确切的治疗方案。
  - 图 3 显示的是关书样侧方压缩骨折（B2 型）（病例 3）

### 治疗方案

- 对于外旋和垂直不稳定的血流动力学不稳定的患者采用骨盆兜。
- 对于外旋和垂直不稳定的血流动力学不稳定的患者采用内旋体位并且与下肢捆绑在一起进行固定。
- 对于外旋和垂直不稳定的血流动力学不稳定的患者采用骨盆钳。
- 切开复位内固定或经皮固定耻骨支骨折和 / 或耻骨联合分离，是治疗骨盆前环损伤的确切方式。
- 对于血流动力学不稳定的患者，要实施强制的抗休克措施。然而，在使用上还存在着争议。

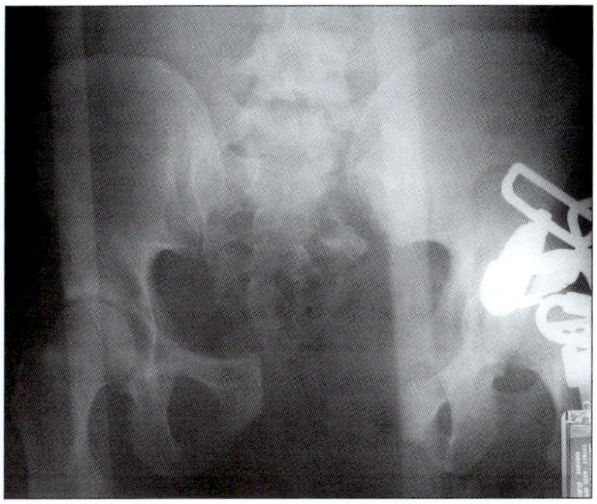


图1

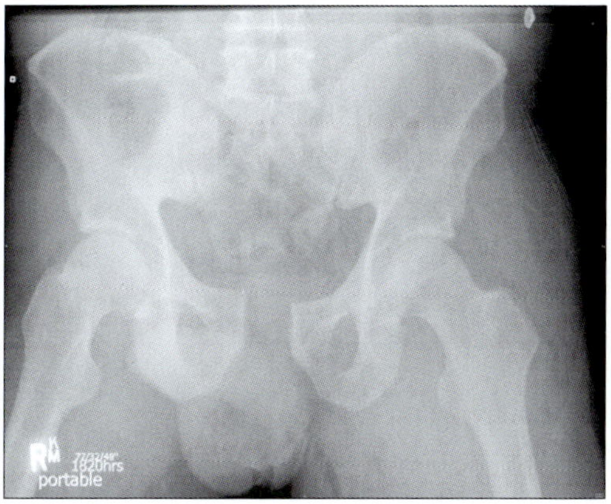

图2

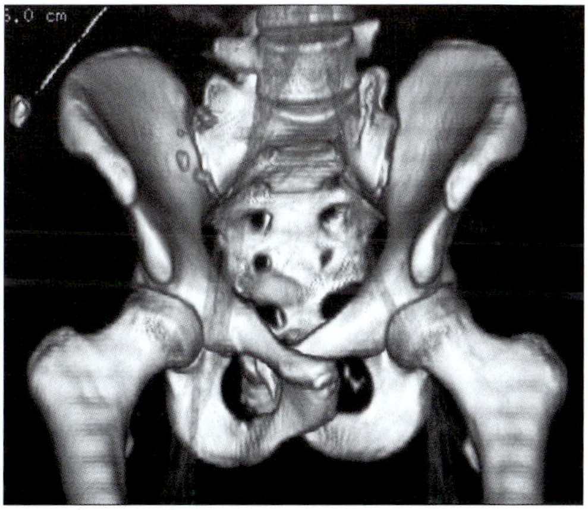


图3

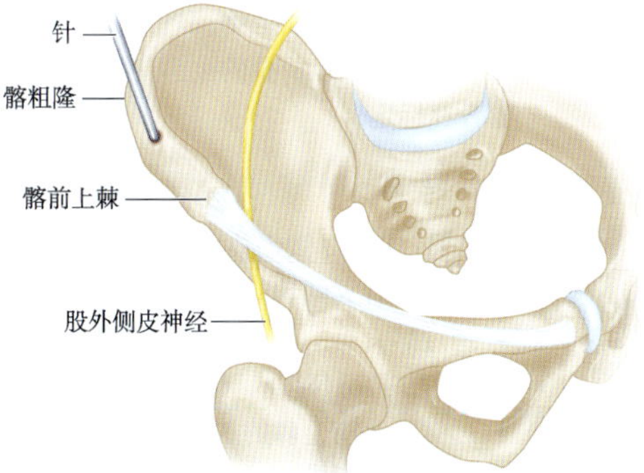


图4

**要点**

- 下腹部和大腿近端应该做好准备
- 对于垂直不稳定骨折考虑放松下肢

**器械**

- 可透射线的手术台和成像放大器是非常有用的，尤其是打入髋臼上方骨针时。
- 对于垂直不稳定骨折，骨牵引可能有用。

**要点**

- 牵开器，套筒/套管系统，或拉钩应该被用来保护股外侧皮神经。
- 应该充分显露，以便沿髂骨内壁（和/或外壁）置入克氏针确定髂骨翼的方向。
- 独立的横切口可以在骨盆复位后围绕骨针更方便地延伸。
- 髂前下棘穿一根克氏针可以方便放射工作人员在各种需要的角度进行投照。

**器械**

- 一个10ml的注射器针筒可以被用作透射线的钻头套筒来保护神经血管结构

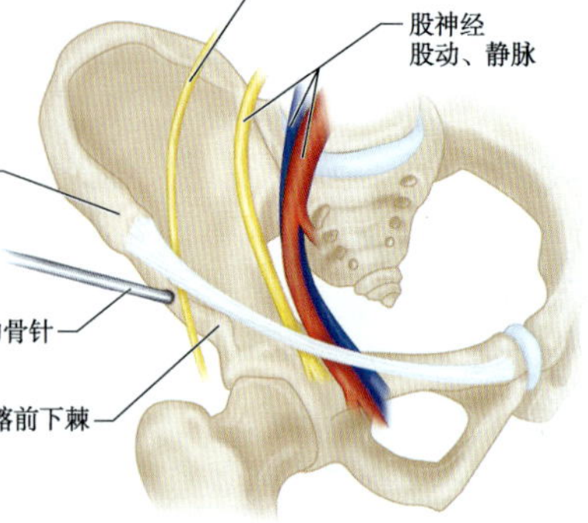


图5

## 外科解剖

- 螺纹针在髂骨翼上打入的位置应该位于髂前上棘（ASIS）和髂骨粗隆之间（图4）。
  - 必须考虑到髂骨翼的曲线和倾斜度，这样使螺纹针最后汇合至髋臼近侧的坚硬骨质上。
  - 危险的组织结构包括
    - 在髂前上棘区域的股外侧皮神经
    - 髋关节（螺纹针打入过深）
- 髋臼上方（前侧）的螺纹针应该位于髂前上棘和髂前下棘（AⅡS）之间（图5）。
  - 危险的组织结构包括
    - 股外侧皮神经
    - 髋关节（螺纹针方向错误）
    - 股神经和股血管
    - 坐骨切迹（螺纹针偏离过远）

## 体位

- 患者处于仰卧位
- 在骨盆下方垫以折叠的被单，利于后方移位的复位，也可以方便髂骨翼标定。

## 入路/显露

- 髂骨翼：切开/微创技术（图6）
  - 沿着髂骨翼的切口或者
  - 跨过髂骨翼的横切口，利于每一枚导针的穿入
- 髋臼上方：切开技术（图7）
  - 远端至髂前上棘的3~4cm切口，延伸线向着髌骨外侧边缘
  - 可能会用到横切口
  - 钝性分离至骨面，使用牵开器保护股外侧皮神经
  - 对于很胖的病人来说，可以使用透视来帮助引导切口定位

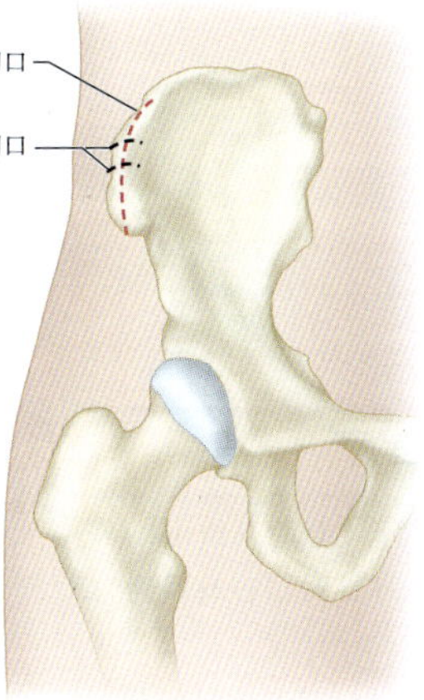


**图6**

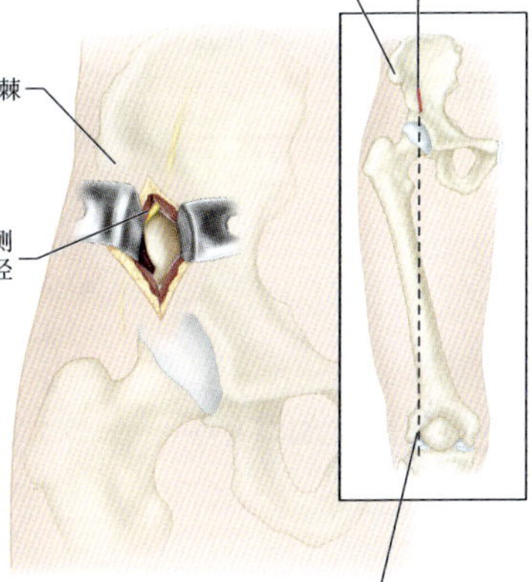


**图7**

## 注意事项

- 精确的经皮打入不允许保护股外侧皮神经或髂骨方位的测定，然而，可以使用微创的技术
- 由于半侧骨盆处于异常的位置，因此在复位后，需要延长或改变切口，预防骨针导致皮肤坏死

## 手术步骤

### 步骤 1　半侧骨盆方位的确定

- 首先确定移位的半侧骨盆的方位
  - 克氏针（2mm）的钝头端沿着内侧滑入来确定髂骨的方向
  - 第二根针以同样的方式沿着外侧滑入

### 步骤 2　骨针的置入

- 髂骨翼骨针
  - 第一枚骨针放置在髂前上棘后方 2cm
    - 由于髂骨翼外侧突出，因此应避免骨针放置在髂骨翼的外侧半部分
    - 使用钻头进行皮质开孔，但并不需要全程钻透
    - 徒手插入导针（最好是非钻头端），这样导针可以自行找到内外侧之间的通道。插入深度应该在 5cm 左右。
  - 对于成人骨盆来说，使用直径 5mm 的骨针
  - 每侧髂骨翼打入 2~3 枚导针
  - 术中透视闭孔出口位能够帮助鉴别位置异常的骨针
  - 图 8 显示在病例 1 多发伤患者中，使用外固定架部分复位并稳定 C2 型骨折
  - 图 9 显示病例 3 B2 型外侧压缩骨折患者中，使用外固定架复位和确切固定（图 9A），以及伤后 1 年的前后位 X 线片（图 9B）
- 髋臼上骨针
  - 使用钻头打开皮质。并不需要将骨针全程都钻透
  - 第一根针打入髂前下棘水平，第二根针在髂前下棘和髂前上棘之间
    - 骨针的角度应该远离髋关节
    - 手动插入骨针（最好是非钻头端），这样他们能够在内壁和外壁之间自行找到通道。插入深度大约 5cm
  - 每侧一到两根骨针
  - 这一区域骨质较厚，通常可以使用 6mm 骨针
  - 术中间隔投照入口位和髂骨斜位片将会指导骨针安全打入

**要点**

- 附带导针的套管 / 套筒系统可以使钻孔和插入导针时很容易找到同一孔道
- 在插入髋臼上导针时，使用术中透视能够确保不打入髋关节
- 甚至在使用自钻 / 自攻骨针时，导向孔都非常有用

**注意事项**

- 以一定力量插入导针，这样在皮质开孔更加容易

**争议**

- 在使用髂前下棘标记定位时，每侧髂骨翼一根安全的骨针就足够了

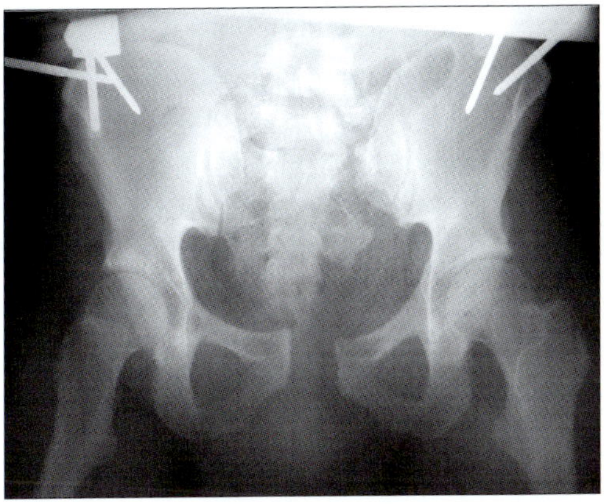

图8

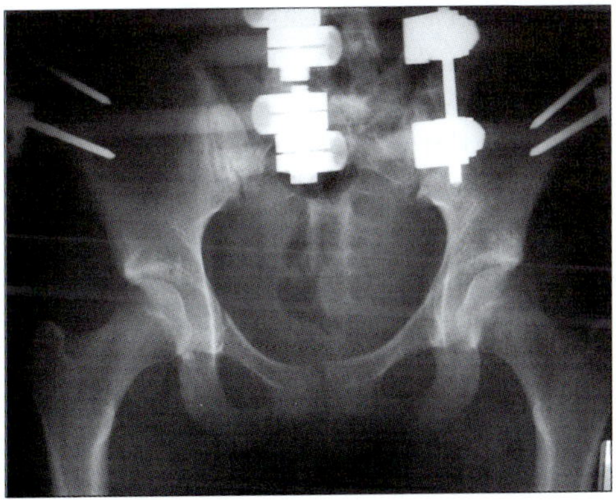

A

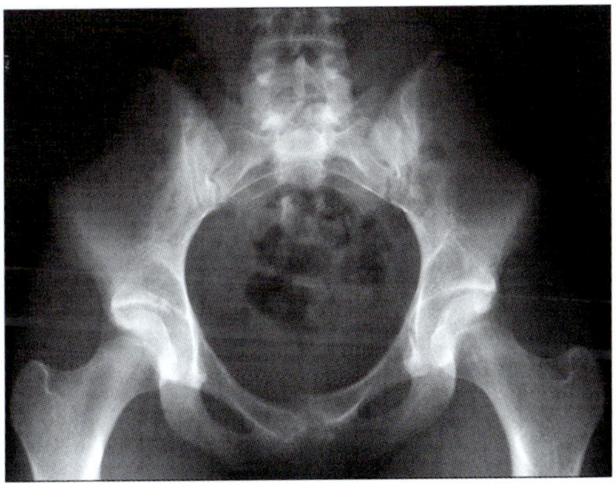

B

图9

## 要点

- 对于血流动力学不稳定的患者，尽可能快的完成操作
- 使用长骨针（200mm）
- 不要切断或修剪骨针，这将会遗留锋利的尖端，可能会导致患者或其护理员的损伤，如果需要切断骨针，那么在其末端放置保护帽

## 步骤 3　外固定架固定

- 组装框架
  - 所有标准的框架结构将会很好地控制前骨盆利于复苏或确切的固定，但没有哪种方式能够足够坚强的控制后方的垂直不稳定。因此通常使用单纯的“A”型框架或梯形（Slatis）框架
  - 打入前方的骨针后，需要使用单根棒
- 使用骨针作为手柄复位骨折
- 拧紧框架
- 框架再加入第二水平，以增加稳定性
- 应该关闭切口或放松切口，这样对皮肤不会牵拉，不会遗留骨针位置过度开口

### 要点

- 确保连接夹和连接棒与骨针位置良好，并远离皮肤，预防出现肠梗阻并利于护理方便
- 组装好框架，利于其他区域显露，例如腹部进行剖腹探查术和腹股沟进行血管造影术

### 注意事项

- 未能识别出垂直不稳定，使用外固定架作为确切处理方法
- 在非透视状态下打入髂前下棘骨针是并不推荐的

### 要点

- 在离开手术室后可以使用类似于预防渗液的相同包扎方法来促进局部止血

## 术后护理和预后

- 常见骨针部位渗液
  - 如果有渗液，那么骨针应该用 4 ~ 6 寸厚的纱布包裹来吸收渗液并稳定骨针周围软组织（图 10）
  - 如果没有渗液，就不需要包裹
- 每日需要骨针部位护理，清洁骨针部位，去除渣皮，使用正常的生理盐水是比较满意的
- 如果有骨针帽，应该放松
- 骨折模式和其他损伤一旦确定，就要开始下床活动和深静脉血栓的预防

## 并发症

- 感染
  - 如果出现了骨针部位的感染，那么护理员必须确保骨针周围的软组织安全并且没有脓肿。必须经常更换敷料
  - 可能需要使用抗生素，然而，伤口的护理才是最重要的治疗方法
  - 如果伴随感染出现了骨针松动，那么必须拔除骨针重新植入
- 如果骨针叩痛，那么是骨针松动的临床征象
- 复位丢失
  - 图 11A 显示的是在病例 2 前后压缩骨折的患者进行剖腹探查及外固定架固定后的前后位片。随后骨折出现了复位丢失（图 11B）
  - 使用一个单针的前方框架然后再次获得复位（图 11C），通过生物力学的前上方框架，复位得到改善，并且维持 1 年（图 11D）

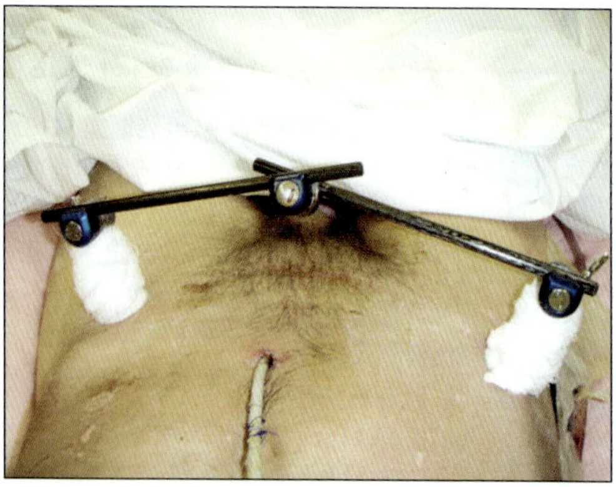

**图10**

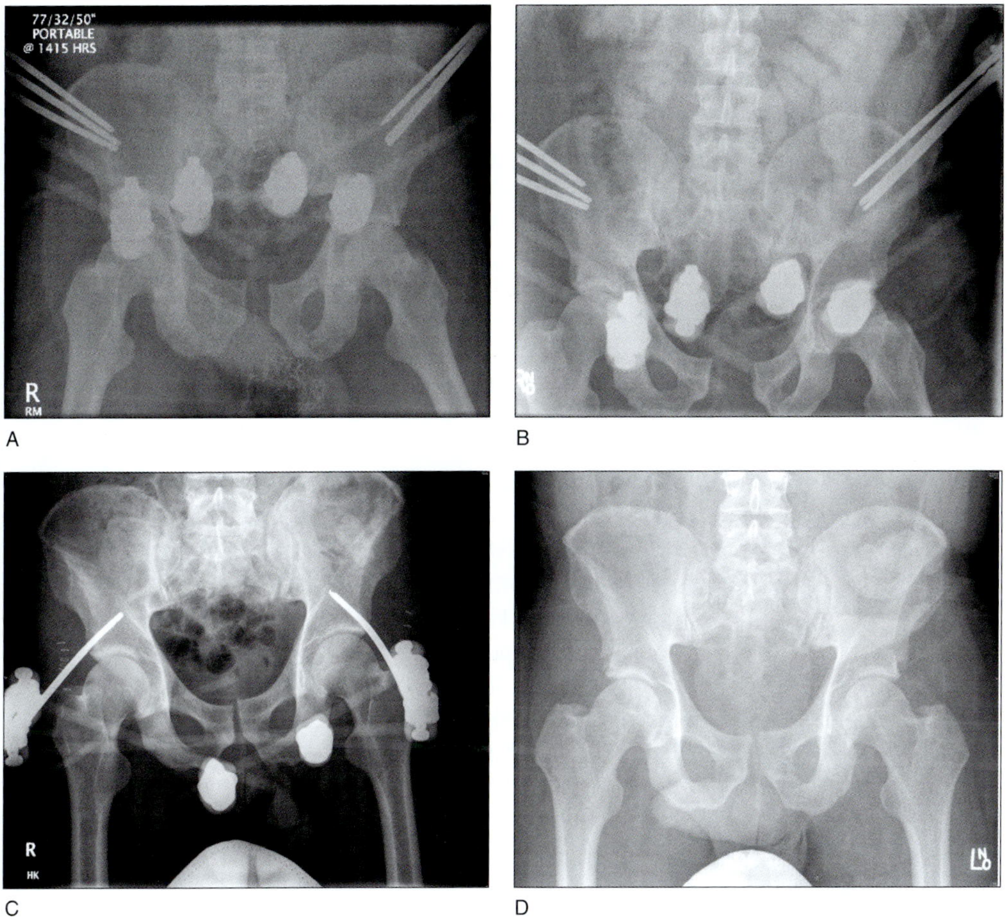


图11

## 证据

Gansslen A, Pohlemann T, Krettek C. Supraacetabular external fixation for pelvic ring fractures. Eur J Trauma. 2006;5:489-99. (Level IV evidence)

Pennig D, Gausepohl T. External fixation in pelvic ring injuries: the pelvic fi xator. In De Bastiani G, Apley AG, Golderg A (eds). Orthofi x External Fixation in Trauma and Orthopaedics. Berlin: Springer-Verlag, 2000:219-35. (Level V evidence)

Rommens P, Hessmann M. External fixation for the injured pelvic ring. In Tile M, Helfet D, Kellam J (eds). Fractures of the Pelvis and Acetabulum, ed 3. Philadelphia: Lippincott Williams & Wilkins 2003:203-16. (Level V evidence)

# 41 前路骨盆内固定术

*Ross K. Leighton and Alun Evans*

### 注意事项

- 不稳定危重患者
- 未充分清创的严重开放骨折
- 碾压伤
- 耻骨上导管插入术
- 骨质疏松或骨质差
- 严重粉碎骨折
- 隐匿的后方不稳定，X 线片上可见创伤后骨盆移位导致耻骨联合分离小于 2.5cm

### 争议

- 外固定对于伴有严重的软组织损伤（如：开放损伤，严重的软组织挫伤，或耻骨上插管导尿后伤口污染）可作为首选方法。

### 治疗方案

- 非手术治疗：稳定或耻骨联合分离小于 2.5cm
- 外固定：适用于早期复苏时的处理或对于开放损伤、碾压伤的最终处理手段，以及粉碎性骨折的后固定

## 适应证

- 伴有骨盆骨折或耻骨联合骨折的骨盆损伤典型的结果是骨盆前后位 X 线片上耻骨联合分离大于 2.5cm 的损伤。
- 严重的骨盆损伤可能需要同时行后方的骶髂关节固定术。

## 检查 / 影像

- 骨盆创伤通常是高能量创伤的结果。应当同时考虑其他伴随的损伤以及血流动力学的不稳定情况。评估和复苏应当遵循加强创伤生命支持的原则。
- 其他一些损伤也应当高度怀疑并适当处理。
  - 骨盆骨折可能伴随严重的泌尿系统、阴道、直肠、腹腔脏器及神经血管损伤。
  - 这些损伤可能需要多学科的医疗团队进行处理，包括普外、泌尿外科、妇产科以及放射介入科等。
- 对于开放性损伤，需要仔细评估软组织情况，包括直肠和阴道的创伤以及严重的碾压伤，这些严重的损伤可能需要另行处理。
- 影像学检查应当包括骨盆的前后位片以及骨盆入口和出口 X 线片。
  - 骨盆 CT 对于评估后骨盆的粉碎程度是有帮助的。
  - 需要时应行泌尿系对比增强以及血管造影术。

## 外科解剖

- 肌肉解剖（图 2）
  - 前腹直肌鞘前部厚而在髂前上棘下方的后部分厚度变化大，切开时需要仔细保持腹膜外操作
  - 腹直肌在腹直肌鞘内，腹白线位于腹直肌中线。该肌为切开提供了无血管的平面和很好的关闭组织
  - 腹直肌的止点在损伤侧常常发生撕裂，这一点在显露时就应当考虑到，以减少过多的肌肉止点剥离
  - 切口继续向外越过耻骨结节双侧 1cm，尽可能多地保留腹直肌前方止点

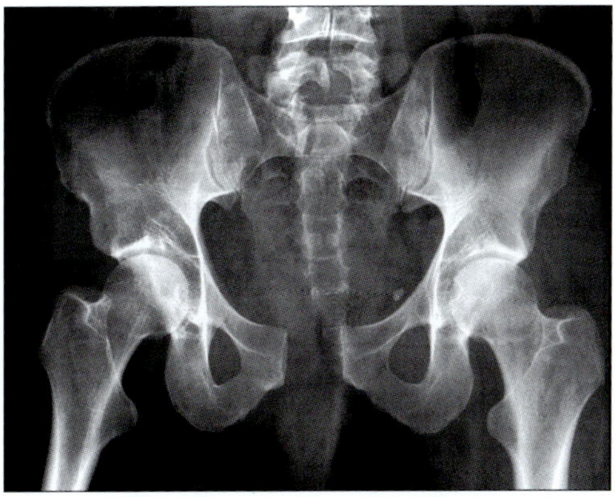

图1

### 要点

- 需要有可透射线的手术台
- 患者在手术台上必须没有扭曲或旋转以保证准确的复位
- 对于非常肥胖的患者，可以略将头部向下倾斜以使腹腔脏器可以离开术野

### 注意事项

- 确保足够的空间来获取前后位，以及骨盆入口、出口位影像
- 如果计划处理后方稳定性则需要侧位像

- 神经血管解剖（图 3A）
  - 腹壁下动脉穿过术野需要结扎或电烧。
  - 如果采用侧方切口应辨别精索或圆韧带、相邻的髂腹股沟神经以及腹股沟管浅环（图 3B）。
- 耻骨上支中部的固定术可以使用侧方入路，但耻骨上支外侧的骨折则需要延长切口至髂腹股沟入路或使用经皮螺钉固定术
- 膀胱位于耻骨联合的后方，之间有一个潜在的间隙（Ret zius 间

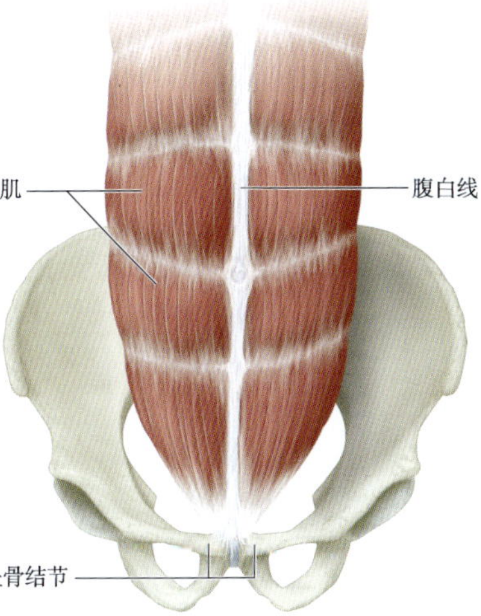


图2

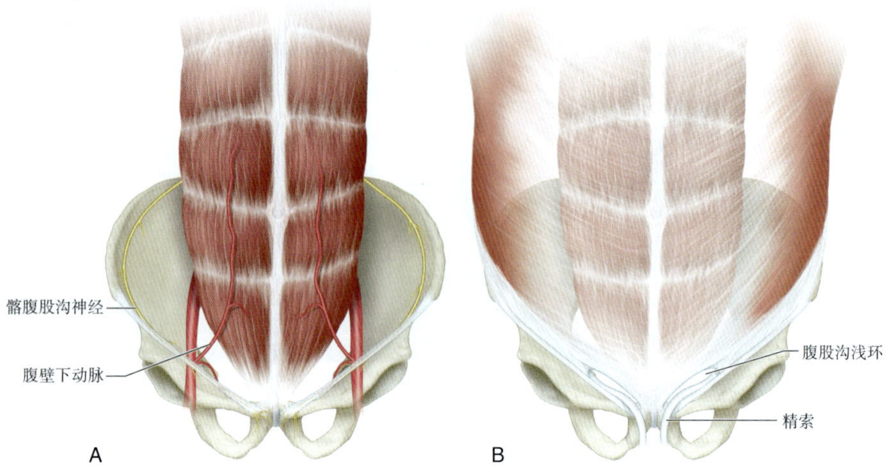


图3

## 要点

- 对于肥胖患者，延长切口与侧向分离表浅组织有利于暴露深部的结构
- 如果需要，切口可以侧向延长，循髂腹股沟入路暴露整个耻骨上支以及髋臼
- 切口可以提供耻骨上支螺钉的入钉位置
- 如果需要使用前正中入路急诊剖腹探查，可以向下延长切口用于内固定（在进行剖腹探查时可以使用巾钳临时固定耻骨联合）

隙，耻骨后间隙）（图 4）

- 这个间隙可以用手指进行钝性分离，需要小心，如果该部位曾经有过手术或固定时间过长，耻骨可能与膀胱发生粘连。
- 在术前可以插入气囊导尿管以方便辨别膀胱。

## 体位

- 全麻
- 仰卧位
- 透射线手术台

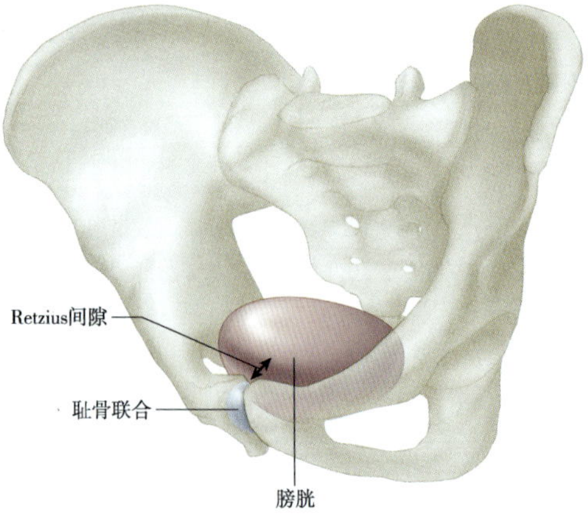


图4

- 后方可透射线支架（如果也需要后方螺钉）
- C 臂 X 线机
- 气囊导尿管
- 切口及会阴部备皮
- 胸廓至阴茎阴阜底部铺巾

## 入路 / 显露

- 沿皮纹行普芬南施蒂尔（Pfannenstiel）切口，耻骨联合上 1 ～ 2cm，长约 15cm（图 5）。
- 切开皮下组织至腹直肌鞘。
- 清除腹直肌鞘内的脂肪组织，在肌腹间纵行切开腹白线，避免损伤下方的膀胱以及腹膜腔（图 6）。膀胱基底以及尿道可以通过气囊导尿管辨别。

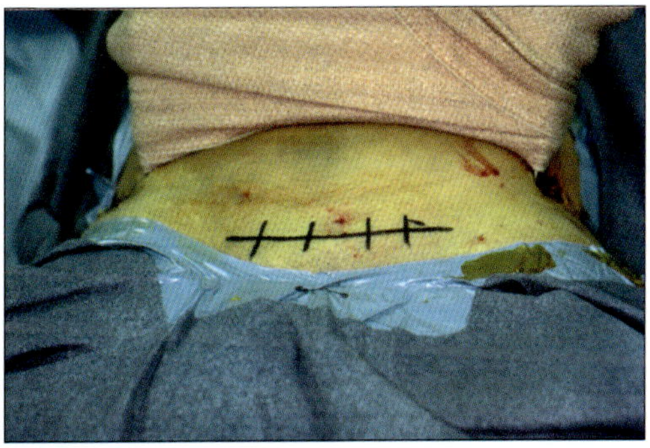

**图5**

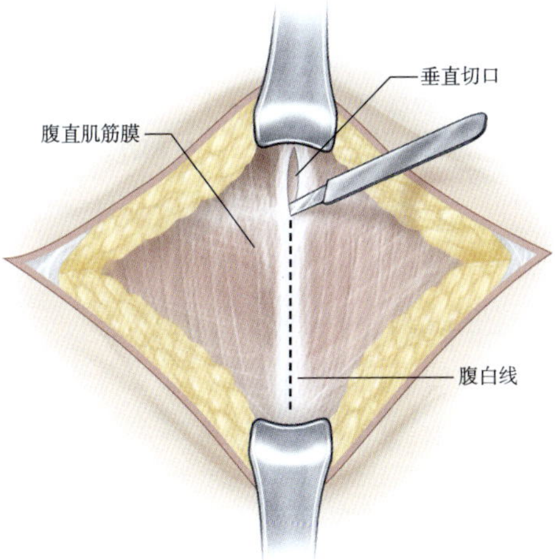


**图6**

## 注意事项

- 如果需要延长至髂腹股沟入路，在沿耻骨上支向外分离时，必须注意防止损伤死亡冠（corona mortis）。这是髂外血管和闭孔血管之间的可变的吻合支。如果在牵拉终止于难达到部位的血管时，不留神损伤血管可导致大出血。
- 如果继发于以前的创伤或手术形成的粘连，分离膀胱与耻骨联合可能有困难。如果膀胱损伤则需要修复。
- 在这个平面后腹直肌鞘差异很大，如有必要，则需仔细分离，保持腹膜的完整

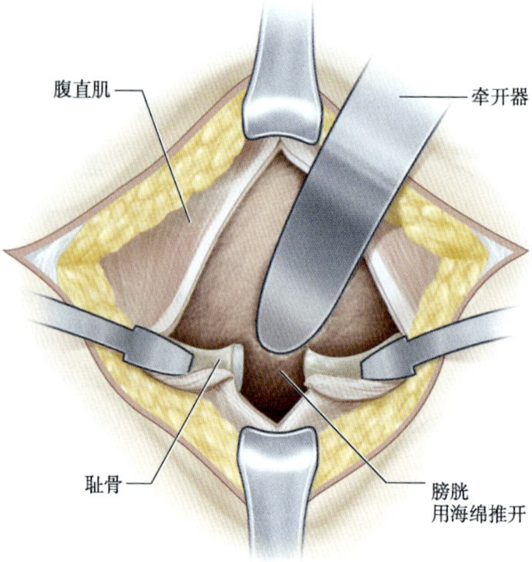


图7

## 器械 / 植入物

- 可伸展的牵开器和棉拭子可用于术中保护膀胱
- 亦可使用大一点的棉拭子塞入耻骨后间隙来分隔膀胱与耻骨联合。

- 耻骨后间隙（Retzius 间隙）位于耻骨联合后方，钝性分离耻骨与膀胱
  - 耻骨后间隙常发生血肿，需要清理。
  - 可使用牵开器从耻骨联合后方推开并保护膀胱（图 7）
- 向侧方牵开腹直肌，用 Cobb 剥离器将腹直肌止点从耻骨体和上支处行骨膜下剥离。
  - 术者只需暴露需要显露的结构，而尽量保护其他的组织
  - 显露需要充分，用以每边安置 3 枚 3.5mm 的螺钉。常需要侧方分离至耻骨结节旁开 1cm 处。
- 侧方分离时，必须防止伤及精索或环韧带以及髂腹股沟神经

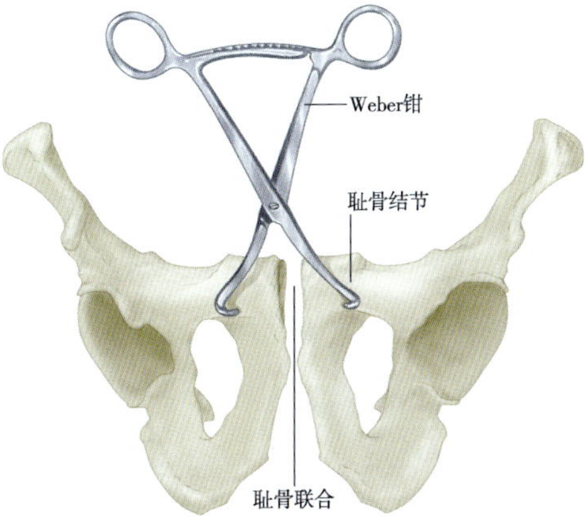


图8

**注意事项**

- 前方的复位不良将导致后方的解剖复位无法完成。
- 如果前方和后方均需要固定，则先行前侧解剖复位，然后再处理后方损伤。行后侧固定时应保留前方的创口，以备后方复位无法完成时使用。

## 手术步骤

### 步聚 1：复位

- 将韦伯钳放置于每侧耻骨结节的一个点（图 8）
  - 每个点的位置可以根据外旋的角度和头侧或尾侧移位的程度进行调整。
  - 如果复位困难，可以将韦伯钳放置于两侧闭孔，这可方便对骨盆的把握以及三维复位。
- 如果有明显的后方以及头侧移位，可以使用 4.5mm 的螺钉沿前

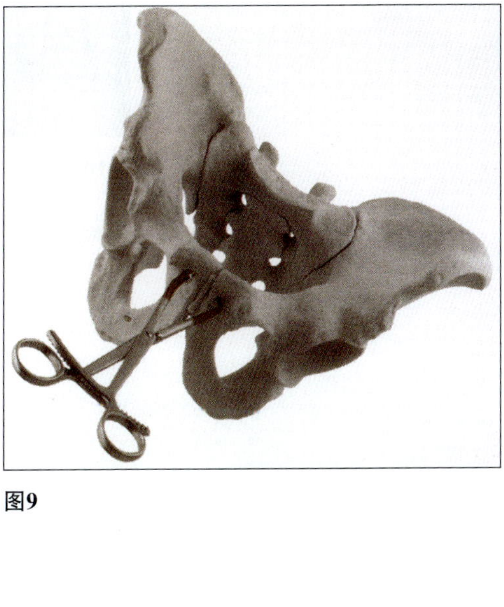

图9

### 器械 / 植入物

- 有很多特殊的骨盆复位钳可以选择（图 10）。这些复位钳包括各种角度，曲度和偏移距离的复位钳和螺钉。

### 争议

- 固定顺序：先前方还是先后方？
- 前方固定可以直接显露骨折，更加容易进行解剖复位。
- 因为骨盆是个环状结构，前方的解剖复位应保证后方的解剖复位。

### 要点

- 将手指置于耻骨间隙可以帮助控制螺钉的方向

### 注意事项

- 对后方损伤的估计不足将导致前方固定的不够

后向拧入骨盆体，并使用骨盆复位钳来帮助复位（图 9）。

- 解剖复位是目标，特别是需要后方固定的患者。
- 通过前后位、骨盆出口、入口位像来确保复位。

## 步骤 2：固定

- 对于只有旋转不稳定的骨折，可以使用 3.5mm 的 6 孔重建板，置于骨盆体上缘和耻骨上支（图 11A）。
  - 图 11B 所示为 6 枚螺钉与 3.5mm 重建板固定骨盆的前后位像。
- 对于既有旋转又有垂直不稳定的骨盆骨折，前方固定需要辅助适当的后侧固定。图 12 所示为单板前方固定辅以后方骶髂螺钉固定。
- 对于一些伴随后方损伤的病例，可以使用双板重建或使用一些特殊设计的链板来提供更好的稳定。
  - 如果使用双板，两板应相交互，一枚重建板位于上部，另一枚位于骨盆体的前缘和耻骨上支（图 13）。
  - 图 14 所示为使用 6 孔钩板（图 14A）联合后方骶髂螺钉（图 14B）固定骨盆骨折。
- 如果有后方固定的禁忌证（如严重的软组织损伤），钩板或双板固定术可以前侧使用。

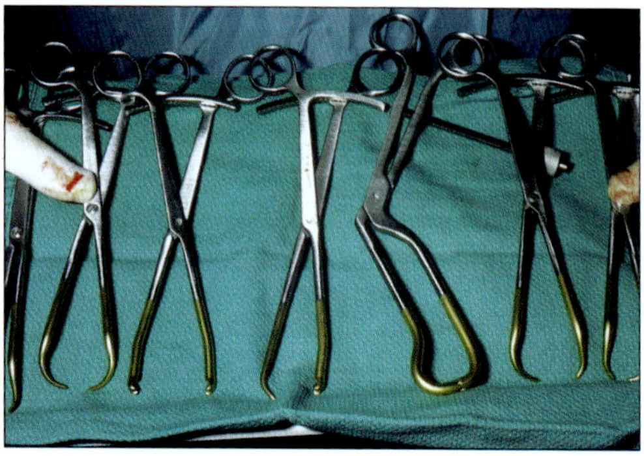

**图10**

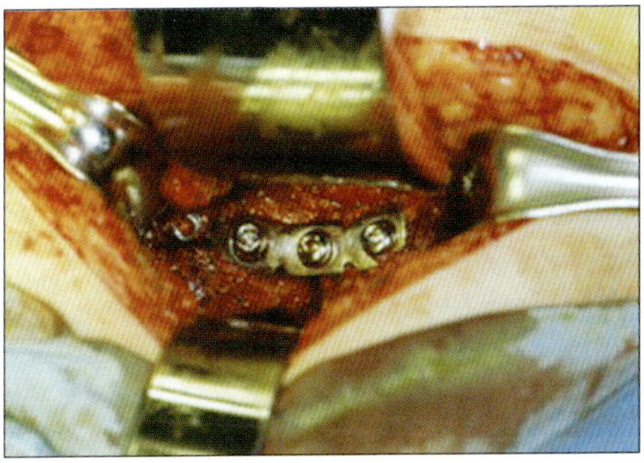

A

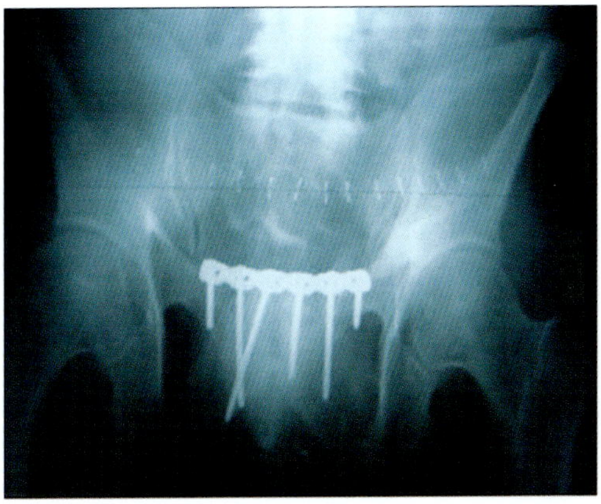

B

图11

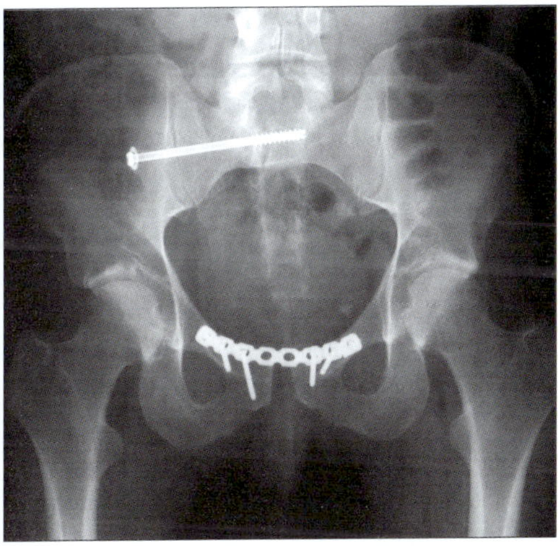

图12

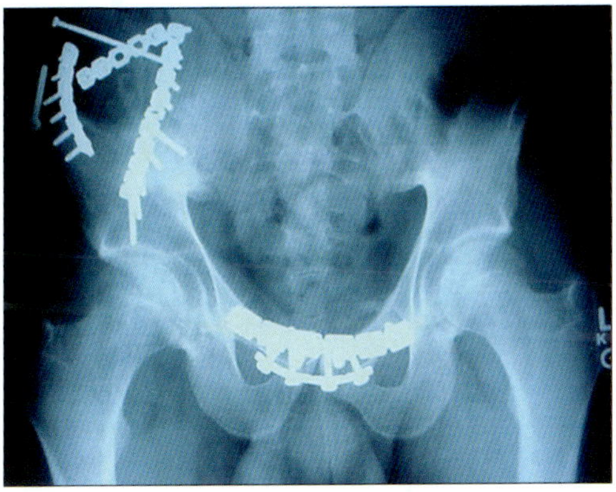

图13

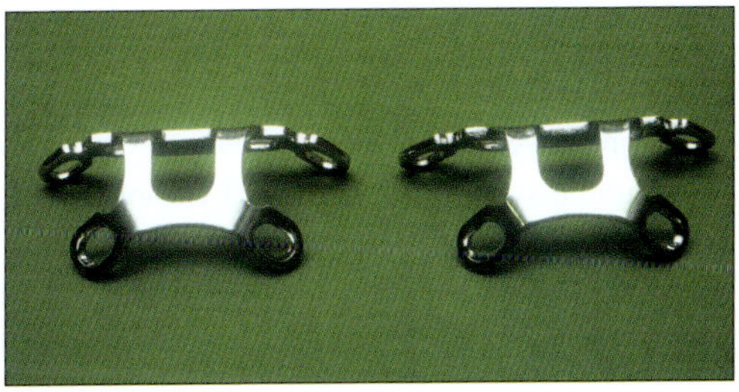

A

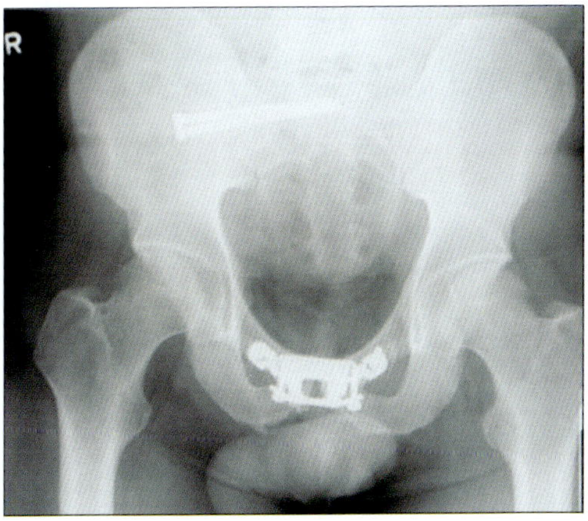


B

图14

## 器械 / 植入物

- 前方骨盆固定可以使用多种接骨板，包括 3.5mm 重建板，特殊设计的 3.5、4.5mm 联合板以及 3.5、4.5mm 链板。
- 对于垂直稳定的损伤，我们推荐 6 孔 3.5mm 重建板（或类似）骨折两侧各 3 枚皮质骨螺钉。
- 对于垂直不稳定的损伤，应使用链板或两枚交叉放置的 3.5mm 重建板。

## 争议

- 一些学者倾向于非坚强固定以允许骨盆的“生理”性活动，然而这种固定方法易于导致骨折不愈合以及金属固定物疲劳的发生。

## 要点

- 避免在深部组织关闭时的瑕疵以降低术后疝的风险

## 争议

- 通常无需取出接骨板。当然，对于有并发症的情况则可以取出。

## 步骤 3：关闭创口

- 于耻骨后间隙放置引流管
- 间断缝合腹直肌
- 可吸收线间断缝合皮下组织
- 缝合皮肤

## 术后护理和预后

- 抗生素常规连续使用 24 小时
  - 如果膀胱亦有修复，抗生素应连续使用至气囊尿管拔除，通常使用至术后 10 天。
- 低分子肝素需要一直使用至患者可以活动（如果没有禁忌），然后使用阿司匹林 6 周，（或者类似的预防血栓的物质）。
- 患者可以部分负重（25% 体重）在受影响的骶髂关节侧 6 周。
- 如果引流量已经很少，引流管应在术后 24 小时拔除。
- 术后需要行影像学检查以保证固定成功。

## 证据

骨盆损伤自身的特点使得很难获得有力的对照临床试验。我们的治疗方案基于我们的经验以及其他同行的经验。具体的信息可以从下列的文献中获得。

Bucholz RW, Heckman JD, Court-Brown CM, Tornetta P, Koval KJ （eds）. Rockwood and Green's Fractures in Adults, ed 6. Philadelphia: Lippincott Williams & Wilkins, 2005.

Hoppenfeld S, deBoer P. Surgical Exposures in Orthopaedics: The Anatomic Approach, ed 3. Philadelphia: Lippincott Williams & Wilkins, 2003.

Leighton RK. Nonunions and malunions of the pelvis. In Chapman MW （ed）. Chapman's Orthopaedic Surgery, ed 3. Philadelphia: Lippincott Williams & Wilkins, 2001:921-34.

Tile M, Helfet DL, Kellam JF. Fractures of the Pelvis and Acetabulum, ed 3. Philadelphia: Lippincott Williams & Wilkins, 2003.

Giannoudis PV, Chalidis BE, Roberts CS. Internal fixation of traumatic diastasis of pubic symphysis: is plate removal essential? Arch Orthop Trauma Surg. 2008;128:325-31.
这项研究表明拆除接骨板没有必要。（Ⅱ级证据）

Sagi HC, Papp S. Comparative radiographic and clinical outcome of two-hole and multihole symphyseal plating. J Orthop Trauma. 2008;22:373-8.
这项回顾性研究比较了双孔和多孔板固定耻骨联合骨折的结果。研究表明双孔板技术可能增加骨盆畸形愈合以及金属内植物断裂的风险。

# 42 切开复位内固定治疗累及关节面的髂骨骨折脱位（新月形骨折）

*Jeff Yach*

**治疗方案**

- 不稳定、有移位的髂骨骨折的病人，如果其一般状况允许，通常采用切开复位内固定的方法来治疗。
- 固定的方式可采用穿越关节内固定或跨越关节内固定。
- 最初的临时性治疗措施包括骨盆绑带、骨盆外固定架和/或骨牵引。

## 适应证

- 有移位和/或不稳定的累及骶髂关节的髂骨骨折

## 检查/影像

- 由于此类病人常为高能量损伤所致，可能伴有多发损伤，因此，病人初期的复苏术应按照高级创伤生命支持系统进行。
- 仔细的远端神经血管检查，对于评估病人潜在的功能缺失至关重要。
- 腰5神经根及坐骨神经在骨折伴有脱位时尤其危险。图1显示患者右侧髂骨骨折脱位，髂骨向内侧移位，并有腰5神经根的损伤。
- 必须检查软组织情况，因为有关术野处软组织的情况可能影响手术入路、时机以及方式的选择。
- 初步的影像检查包括骨盆平片、骨盆入口位和出口位X线片。图2骨盆平片显示左侧髂骨累及关节面（新月形）的骨折。
- 计算机断层扫描（CT）或加三维重建有助于了解骨折的类型和制定术前计划。图3 CT扫描显示髂骨粉碎性骨折和骨折线累及骶髂关节。

## 外科解剖

- 涉及关节面的髂骨骨折
  - 骨折线通过关节面的髂骨骨折会累及骶髂关节，通常由侧方挤压外力所致的压缩损伤，伴有旋转不稳定。
  - 髂后上棘被强大的骶髂后韧带牢固地附着在骶骨上。图4显示了累积关节面的髂骨骨折伴前方关节面脱位（A），强大的骶髂后韧带使后方骨折块（B）一般保持良好的稳定性。
  - 另一部分髂骨和骶髂内侧关节面发生移位。

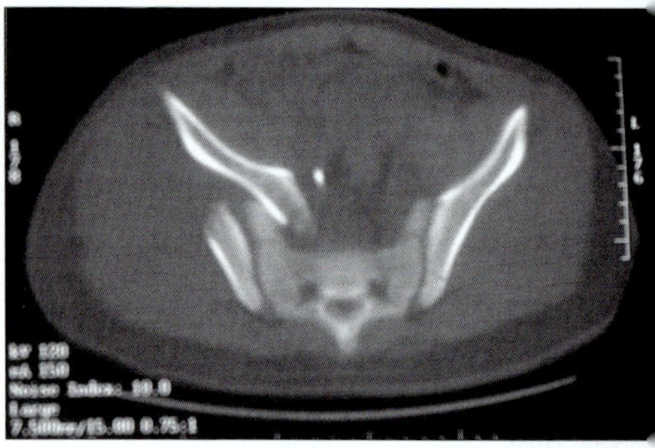

图1

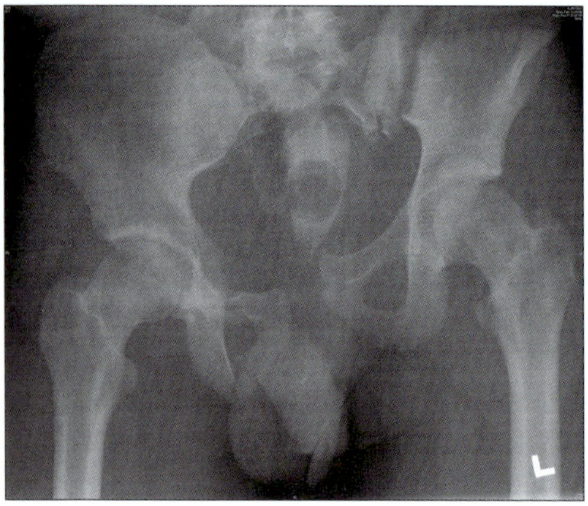
L

图2

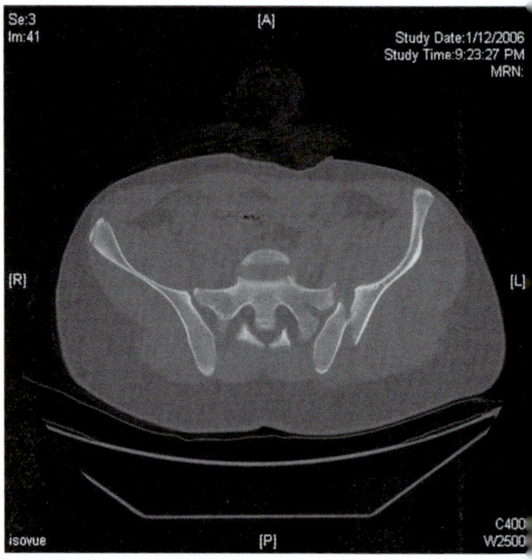
Se:3
Im:41
[A]
Study Date:1/12/2006
Study Time:9:23:27 PM
MRN:
[R]
[L]
isovue
[P]
C400
W2500

图3

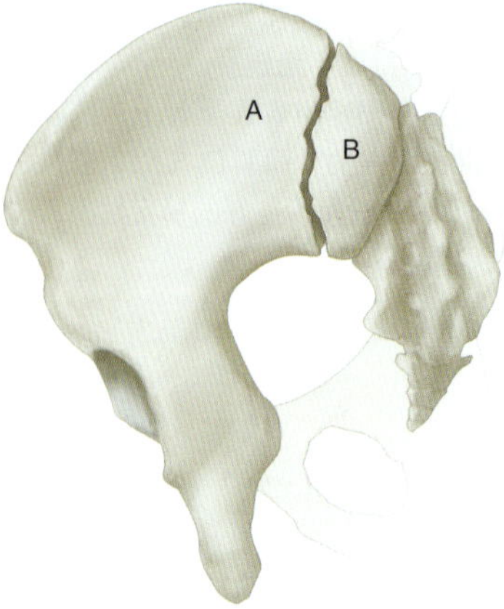
A
B

图4

## 要点

- 侧卧位时，允许前方可加辅助手术入路，有利于复位骨折脱位，并可减轻体重对骨折移位的影响

## 注意事项

- 确保获得足够的透视条件，特别是如果选择骶髂关节螺钉固定。

■ 易损伤结构

- 盆腔神经（图 5）
  - 腰 5 神经根走行于骶骨岬前方，位于骶髂关节内侧约 2.5cm 处。
  - 坐骨神经以及臀部神经血管束经坐骨切迹出盆腔。
- 骨盆肌肉（图 6）
  - 臀中肌和臀大肌止于髂骨的外侧表面，部分臀大肌止于中线。
  - 竖脊肌连起于髂后上嵴和骶骨嵴内侧。

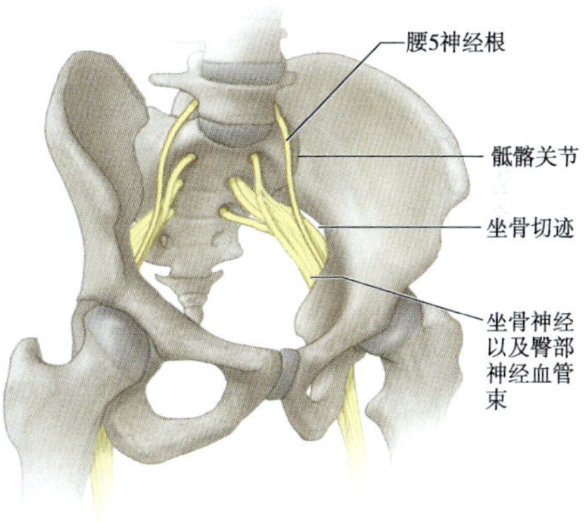


图5

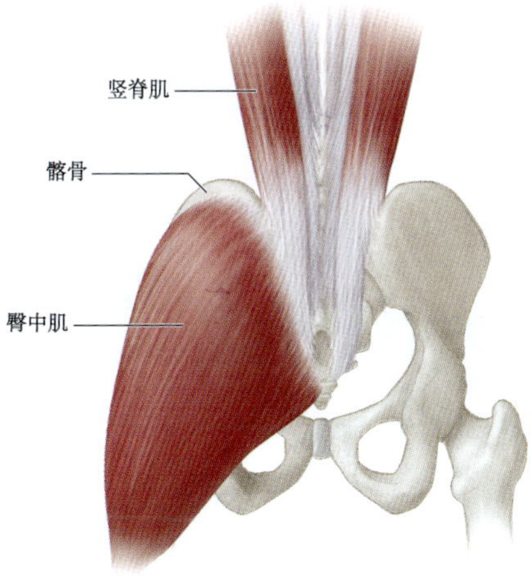


图6

### 注意事项

- 髂骨骨折线越向前方延伸，就越需要广泛的臀部组织剥离，因此，最好选择前方入路便于获得更好的显露。
- 伴有软组织严重损伤的病人可能有潜在的后方皮肤脱套伤，这会增加伤口并发症的风险，因此，可能要调整手术时机和/或手术方法。

### 争议

- 前方入路的支持者认为前方入路直视骶髂关节，但不能直视骨折线，且可选择内固定种类较单一。

## 体位

- 病人应安置在透视床上，以便术中透视。
- 根据需要采用仰卧位、俯卧位或侧卧位，以便于选择合适的手术入路复位与内固定。
- 取俯卧位或侧卧位时（图 7），可选择后方入路直到骨折部位，暴露骨折线，易于复位和手术固定。

## 入路 / 显露

- 沿髂后上棘做纵形或弧形切口（图 8A），全层切开皮肤皮下组织及深筋膜，深度达骨膜（图 8B）。

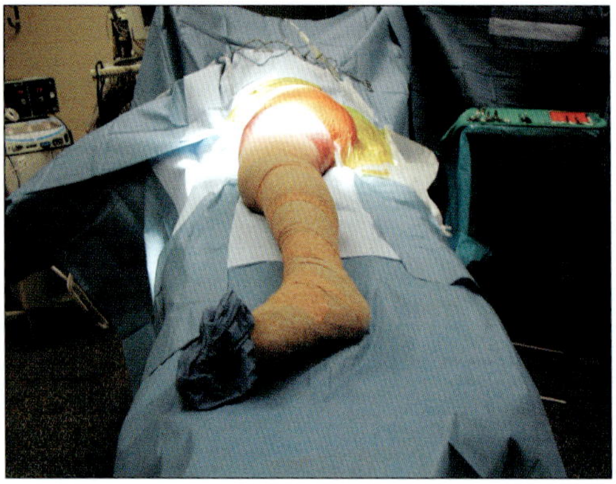

图7

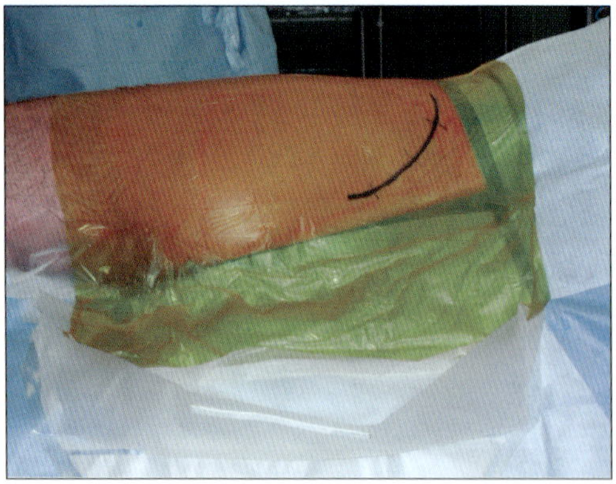

A

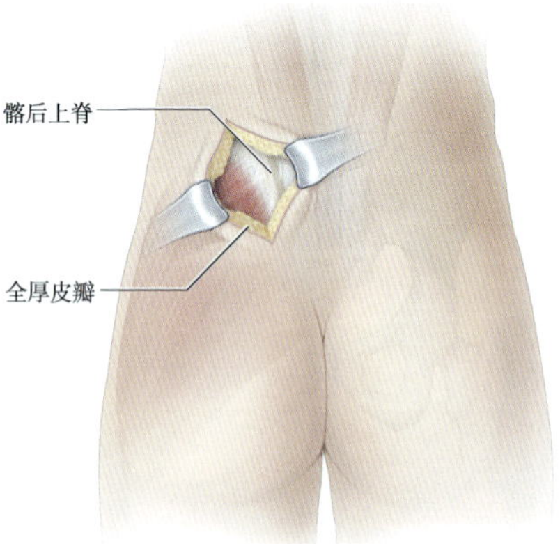


B

图8

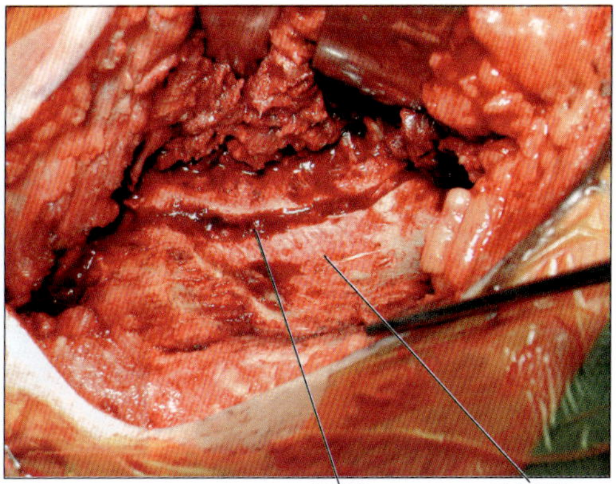


图9

- 在后方髂骨翼剥离臀肌。
- 辨认臀大肌中线起点并分离，向两侧牵开臀大肌。
- 骨膜下暴露髂骨外板，以利于直视骨折碎片和骨折线（图 9）。
- 向下方继续分离，可显露坐骨切迹，通过切迹可用示指触摸骶髂关节前方。
- 向前方分离可暴露前方骨折碎片，利于复位内固定。

**要点**

- 可以直视后方的骨折线。另外，骶髂关节是否复位，可以用透视或手指向下触摸予以确认。
- 难复性骨折有时可以使用钝性撬拨器小心插入，将前方骨折块撬开，使之与后方骨折块完全分离，并滑入原来的位置而达到复位。

## 手术步骤

### 步骤 1

- 由于后骶髂韧带复合体坚强有力，后方骨折块通常保持稳定。
- 前方骨折块可通过复位钳，撬拨杆、手法牵引加以复位。
- 通过牵引、点状球形复位钳、复位巾钳来移动前方骨折块，使之与后方骨折及骶骨对位（图 10）。
- 一旦骨折复位，就可以使用复位钳或克氏针临时固定。

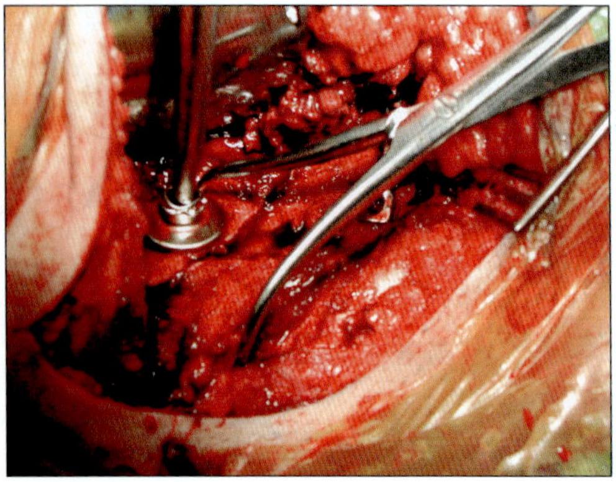

图10

**步骤 2**

- 按照髂嵴形状和模板来塑型骨盆重建接骨板。
- 对于非粉碎性骨折，置入接骨板后用螺钉加压固定。
- 如有必要，可以另外使用一块重建接骨板沿坐骨穹顶下缘植入固定，图 11 显示两块骨盆重建接骨板的位置，一块沿髂嵴放置，另一块重建接骨板沿着坐骨穹顶处植入。

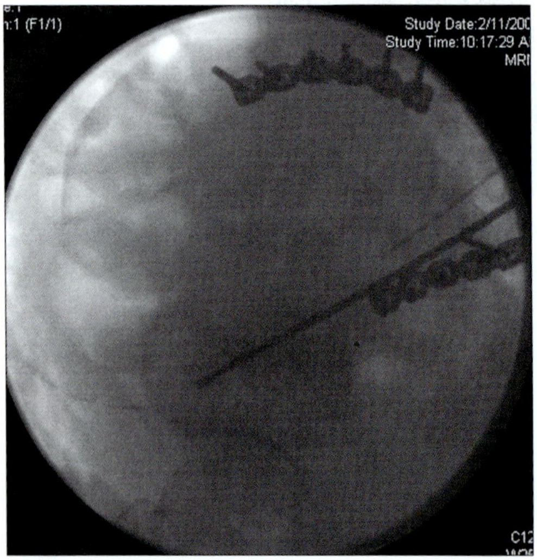


图11

### 要点

- 内固定接骨板应该沿着髂骨边缘，此处骨质比较厚，注意螺钉不要打入骨折断端。

### 步骤 3

- 从后方向前方置入跨骨折线拉力螺钉，方向是从髂后上嵴朝向髂前下棘。
  - 使用直径较大的螺钉，具有代表性的是直径 6.5mm 的半螺纹松质骨螺钉。
  - 对于粉碎性骨折，选用全螺纹螺钉。
- 图 12A 显示在透视引导下，植入 2 到 3 枚相互平行的螺钉。

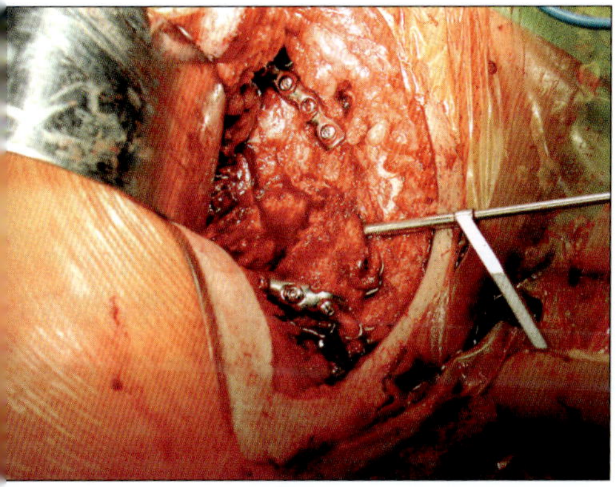

A

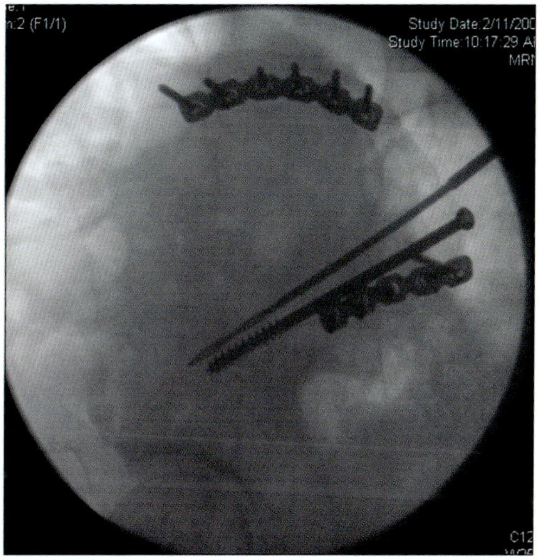


B

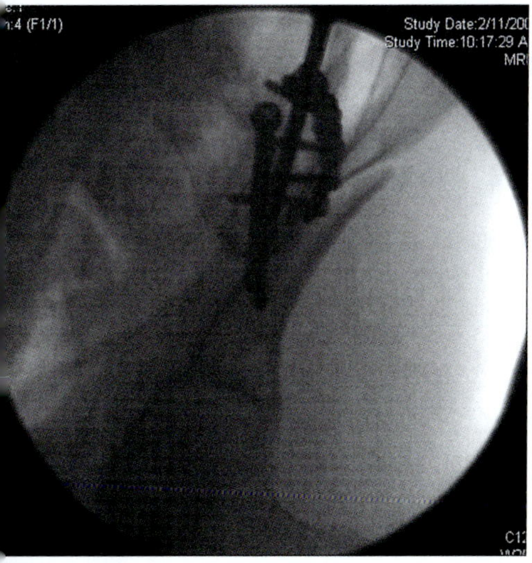


C

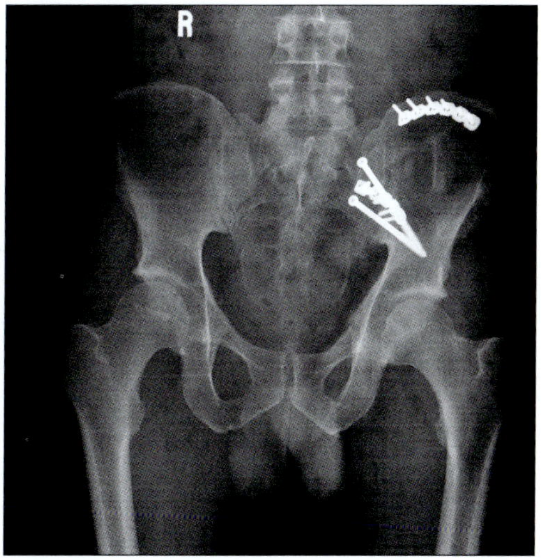


D

图12

### 注意事项

- 在使用接骨板固定之前，拧入跨骨折线螺钉，通常会导致骨折复位不良，因为在螺钉拧紧时骨折块会沿螺钉长轴滑动。

### 要点

- 术中透视，尤其是髂骨和闭孔斜位透视，有助于确定接骨板的正确安放位置
- 钻孔时用手指抵住坐骨切迹边缘有助于正确把握钻孔方向，避免误伤神经血管

- 取髂骨斜位和闭孔斜位进行透视（(图 12B)(图 12C)，有助于确保螺钉安放于合适位置。
- 图 12D 显示内固定放置情况。

### 步骤 4

- 对于合并有骨盆前环损伤的固定术式可依照骨折类型，固定方法的稳定性，患者的个体特征和外科医生的经验来定。

## 术后护理和预后

- 切口必须逐层缝合，并放置引流管
- 在 24 小时之内使用预防性抗生素
- 建议使用抗血栓药，疗程通常为 4 周
- 可允许病人扶拐下地，6 ~ 12 周后，如果骨折愈合许可，病人可以逐步去拐行走

### 注意事项

- 虽然，当髂骨后骨折块较小时，可以用骶髂空心螺钉固定，但操作时必须格外小心，确保螺钉位置不要太靠近骨折线，否则，将造成骨折块裂开，或固定失效。

### 争议

- 本节介绍了关节外固定和穿越关节内固定两种方法，需要根据骨折块的大小和骨折线的位置来选择最适合的方法。

### 争议

- 没有确切的证据证明术后需要使用多长时间抗凝药，然而，根据非对照的临床经验以及骨盆骨折病人出现日益增加的血栓形成概率，使用 4 周抗凝药似乎是合理的。

## 证据

Borelli J Jr， Koval KJ， Helfet DL. 新月形骨折：后部骶髂关节骨折脱位 J Orthop Trauma. 1996;10:165-70.

该文作者报道了回顾性分析采用关节外固定方式治疗22例骶髂关节骨折脱位的疗效。结果提示此种固定方式能够促成骨折的愈合，没有复位的丢失以及较少的并发症。

Day AC， Kinmount C， Bircher MD， Kumar S. 骶髂关节新月型骨折脱位: 功能分类. J Bone Joint Surg [Br]. 2007;89:651-8.

该文作者将16例新月形骨折患者按照后部骨块的大小分为了三个亚型，所有组均获得了好的疗效，并且骨折线的位置对于选择通过关节的内固定还是关节外固定至关重要。

Starr AJ， Walter JC， Harris RW， Reinert CM， Jones AL.经皮螺钉固定髂骨翼骨折及骶髂关节脱位（OTA 分型 61-B2.2 and 6.1-B2.3， 或 Young-Burgess 分型“侧方挤压型Ⅱ” 骨盆骨折）. J Orthop Trauma. 2002;16:116-23.

该文作者报道了关于尝试闭合复位及经皮螺钉固定的回顾性分析，如果可以获得满意的复位，则可获得满意的疗效。这项技术在一些特定的患者有用处，尤其适用于那些存在较高伤口并发症风险的病人。

# 43 骶骨骨折切开复位内固定

*Jeff Yach*

**注意事项**

- 由于存在发生伤口并发症的风险，许多轻微移位骨折的治疗宜选用非手术方式或者尽量减小侵袭性

**争议**

- 减压的作用在骶骨骨折合并神经损伤的病例中仍不清楚。一些患者不论减压与否都可恢复。

**治疗选择**

- 后方入路切开复位，应用骶髂螺钉内固定 ± 腰骨盆固定
- 闭合复位（如果病情要求和/或可能），经皮骶髂螺钉固定
- 后入路板钉固定/骶骨棒

**要点**

- 保证成像增强臂的活动范围充分，所有需要的像位都可以获得（前后位、斜位、入口位/出口位，侧位）

**注意事项**

- 荧光屏的显像可能受到脂肪，肠气或者对比度的限制，从而影响仪器操作的时间和方法

## 适应证

- 骶骨骨折移位，伴或者不伴有神经缺损
- 无移位的骨折不稳定，为防止出现继发的移位畸形
- 无移位骨折引起疼痛并且活动受限，为增强活动及控制疼痛

## 检查/影像

- 彻底的伤情评估是极其困难的，尤其是多发伤患者。
- 进展性创伤生命维持指引对于鉴别损伤并根据伤情决定治疗次序是有帮助的。
- 详细的神经检查对于鉴别伴发的神经损伤非常重要，但是对于反应迟钝患者或者多发伤患者仍有漏诊的可能。
- 最初的影像学检查通常包括骨盆前后位 X 线平片。
- 骨盆入口位和出口位片以及骶骨侧位片也可以提供有价值的信息。
- CT 检查不论进行三维重建与否，对于了解损伤模式和制订治疗方案都是很有帮助的。图 1 中的 CT 扫描证实了右侧骶骨翼经骶孔的骨折移位。

## 外科解剖

- 骶骨包括了 5 个融合在一起的骶椎（除非存在过渡节段）和尾骨（图 2）
  - 上三位椎骨通过两侧的骶髂关节与骨盆联接。
  - 相对于骶髂后韧带复合体，骶髂前韧带相对薄弱。
  - 多数骶骨骨折会绕过主要的骨间韧带，因此易造成骨折的不稳定。
- 神经成分（图 3）
  - 神经成分在脊椎管中走行，并发出分支通过两侧的骶孔。
  - L5 神经根从髂骨翼前方通过（位于骶髂关节内侧 2.5cm 左右），与髂血管伴行。

**器械**

- 可透视手术台
- 硅胶垫

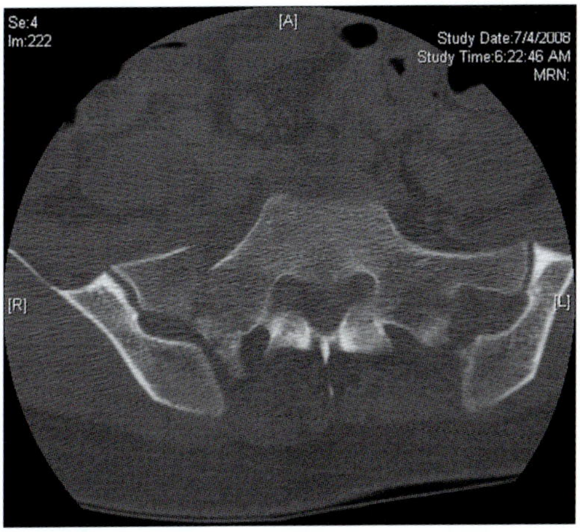
Se:4
Im:222
[A]
Study Date:7/4/2008
Study Time:6:22:46 AM
MRN:
[R]
[L]

图1

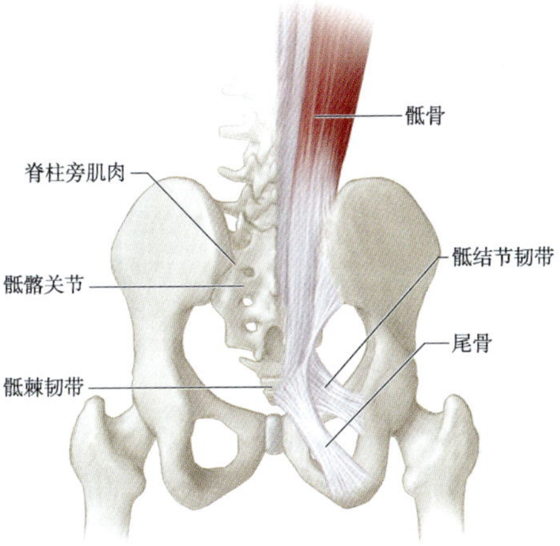
骶骨
脊柱旁肌肉
骶结节韧带
骶髂关节
尾骨
骶棘韧带

图2

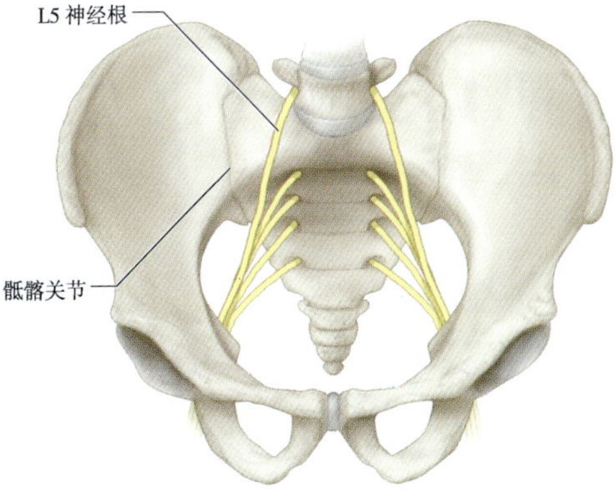
L5 神经根
骶髂关节

图3

**注意事项**

- 固有的手套状撕脱伤显著增加了发生伤口并发症的风险，要求进行清创处理或者选择其他切口代替。
- 完全剥离脊柱旁肌肉组织，显露头侧肌肉组织可以获得更充分的暴露，但也增加了发生伤口并发症的风险。

**要点**

- 在板摊开器或者 AO 撑开器的辅助下，将骨折线小心的牵开（锚钉在两侧的髂后上棘）。
- 可以把 Schanz 钉用作操纵杆来辅助复位。

**注意事项**

- 必须小心避免由于过分牵开或者侵袭性复位操作造成的医源性神经损伤。
- 在减压时，必须小心避开骶前静脉丛。

- 丰富的血供，骶前丛以及直肠近端靠近骶骨正中线的前方。
- 脊柱旁肌肉组织附着在髂中嵴和髂窝外侧面（见图 2）。

## 体位

- 手术台允许射线透过成像，患者呈俯卧位，放置硅胶垫。
- 受累及的腿通常不用布单铺盖，以便于纵向牵引。

## 入路 / 显露

- 手术入路的选择受软组织损伤情况以及骨折类型的影响。
- 正中入路适用于双侧骨折以及需要减压的患者，从 L4、L5 棘突和骶中嵴将腰骶筋膜剥离并牵向外侧。
- 脊柱旁入路（见图 5）适用于单侧骨折，沿髂后上棘和 L5 椎弓根连线劈开脊柱旁肌肉组织。
- 可以通过髂后上棘及其远端插入点剥离脊柱旁肌肉组织以获得更加充分的暴露，显示头侧的肌肉组织（图 6）。

## 手术步骤

### 步骤 1

- 荧光屏显像必须充分以保证内固定安全植入。
- 如果有指证可行椎板切除术。
- 暴露骨折线，小心移除松动的骨折碎片。图 7 显示了右侧骶骨骨折的后方暴露情况，一把骨膜起子置于骨折处。
- 复位的操作要考虑到骨折模式以及移位畸形的本质。
- 在两点复位钳的辅助下，复位骨折并维持复位。

**争议**

- 关于减压的必要性和时限的证据是有限的，大量回顾性研究表明不论行手术减压与否，神经功能都可改善。

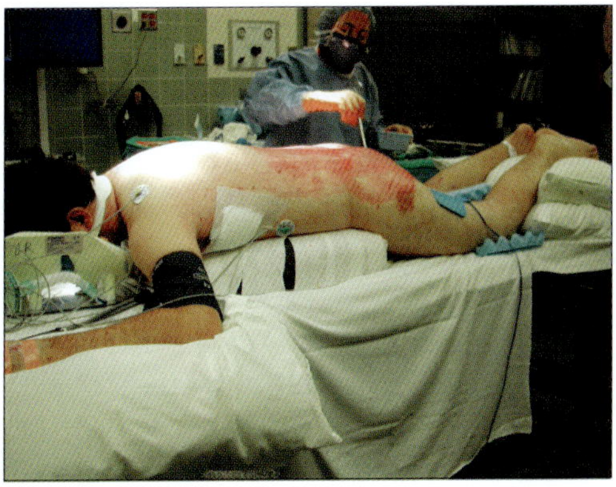

图4

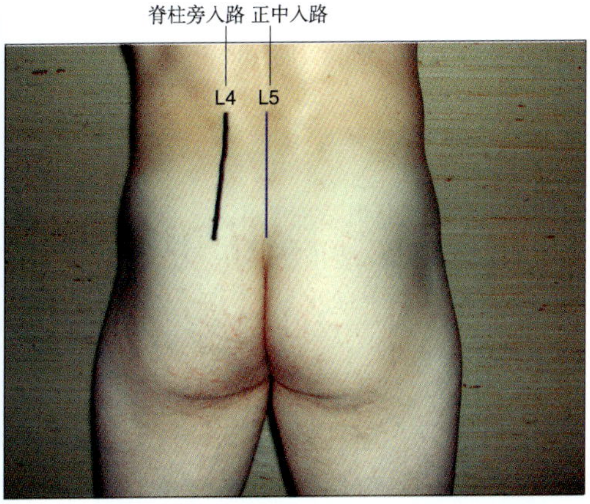


图5

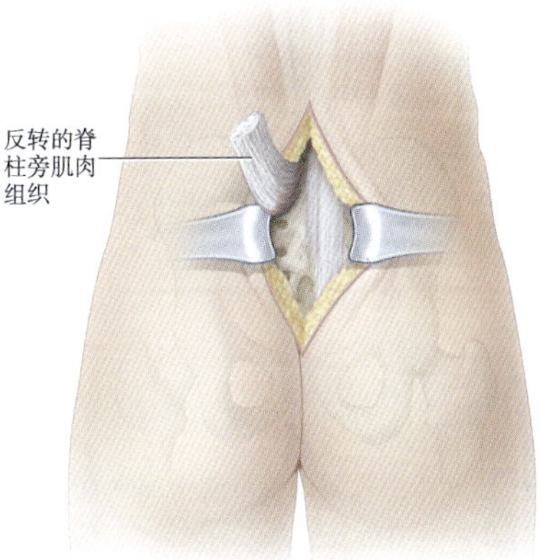


图6

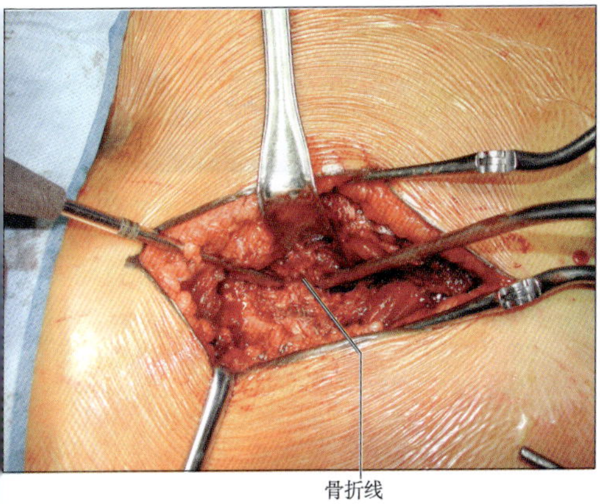


图7

### 要点

- 侧位影像上的骶骨翼前可帮助手术者确定正确的轨道，并避免器械突破骶骨翼前方而损伤 L5 神经根。
- 双侧骨折或者 3 区骨折通常要求置入一枚横跨骶骨进入对侧髂骨的螺钉，以获得充分的把持力。

### 注意事项

- 如果获得的入口位，出口位以及侧位影像不正确，会增加器械错误置入的可能性。
- 对于粉碎性骨折，尤其是经过骶孔的骨折，使用全螺纹螺钉可以避免过度压缩，防止神经根在骶骨孔处损伤。
- 置入跨骶骨螺钉的安全窗要小一些，以避免螺钉从对侧骶骨翼退出。
- 在术前要仔细鉴别解剖变异，如过渡性节段或者骶骨同质异形，这些变异会妨碍在既定部位置入螺钉的安全性。

### 争议

- 单独使用骶髂螺钉可能增加垂直不稳定骨折复位丢失的风险

## 步骤 2

- 一旦复位骨折，骶髂螺钉便可置入。
- 可通过侧位影像在臀部选择经皮起始点。
- 插入带螺纹的导针，将其置于髂骨外板，选择合适的起始点和轨道，使其与 S1 椎弓根重叠。通过骶骨侧位影像调整骶髂导针插入的起始点（图 8）。
- 在荧光屏影像引导下将导针插入 S1 椎体，除了侧位影像之外，还要应用入口位（图 9A）和出口位（图 9B）影像。
  - 入口位影像必须显示 S1 前皮质与 S2 前皮质在一条线上。
  - 出口影像必须显示耻骨结节与 S2 椎体重叠，以保证获得 S1 骶孔的真实端点影像。
  - 侧位影像用来保证导针通过骶骨椎弓根，而不会突破髂骨翼的前方或者后方皮质（即进入脊椎管）。
- 导针轨道必须尽可能与骨折线垂直。

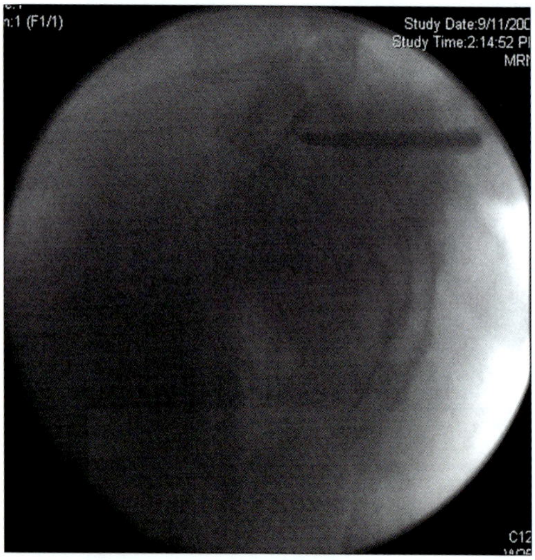


图8

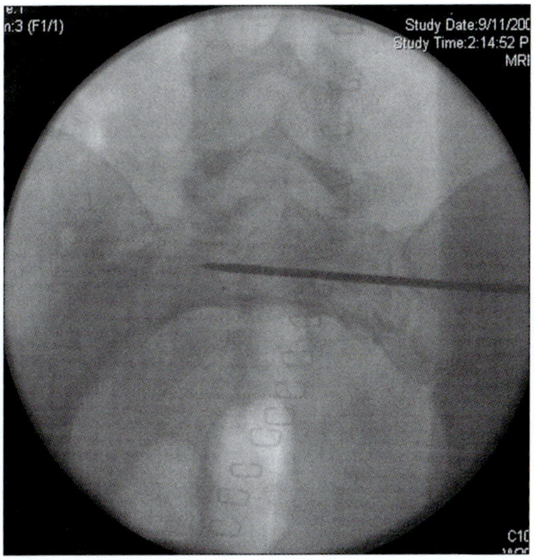


A

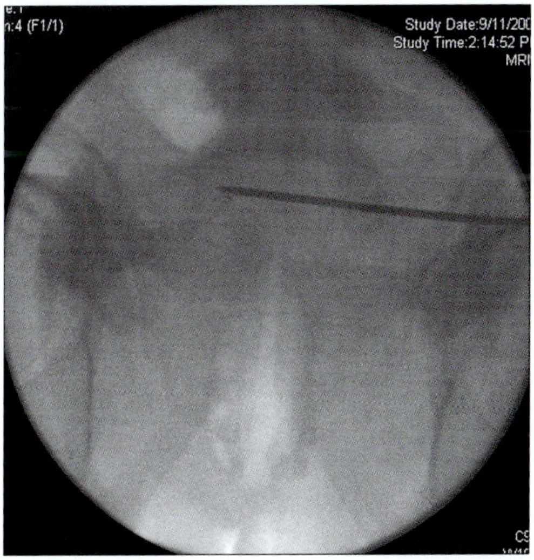


B

**图9**

- 对于单侧的经髂骨翼（1 区）或经骶孔（2 区）的骨折，导针应进入到 S1 椎体的对侧面，测深，上钉。

- 置入一枚空心螺钉。图 10 显示置入一枚全螺纹空心螺钉后的骨盆入口位（图 10A），出口位（图 10B）和侧位照（图 10C）。
- 如有足够的空间，可置入第二枚 S1 螺钉或一枚 S2 螺钉。图 11 显示为固定经骶孔粉碎性骶骨骨折而置入的 S1 和 S2 螺钉。

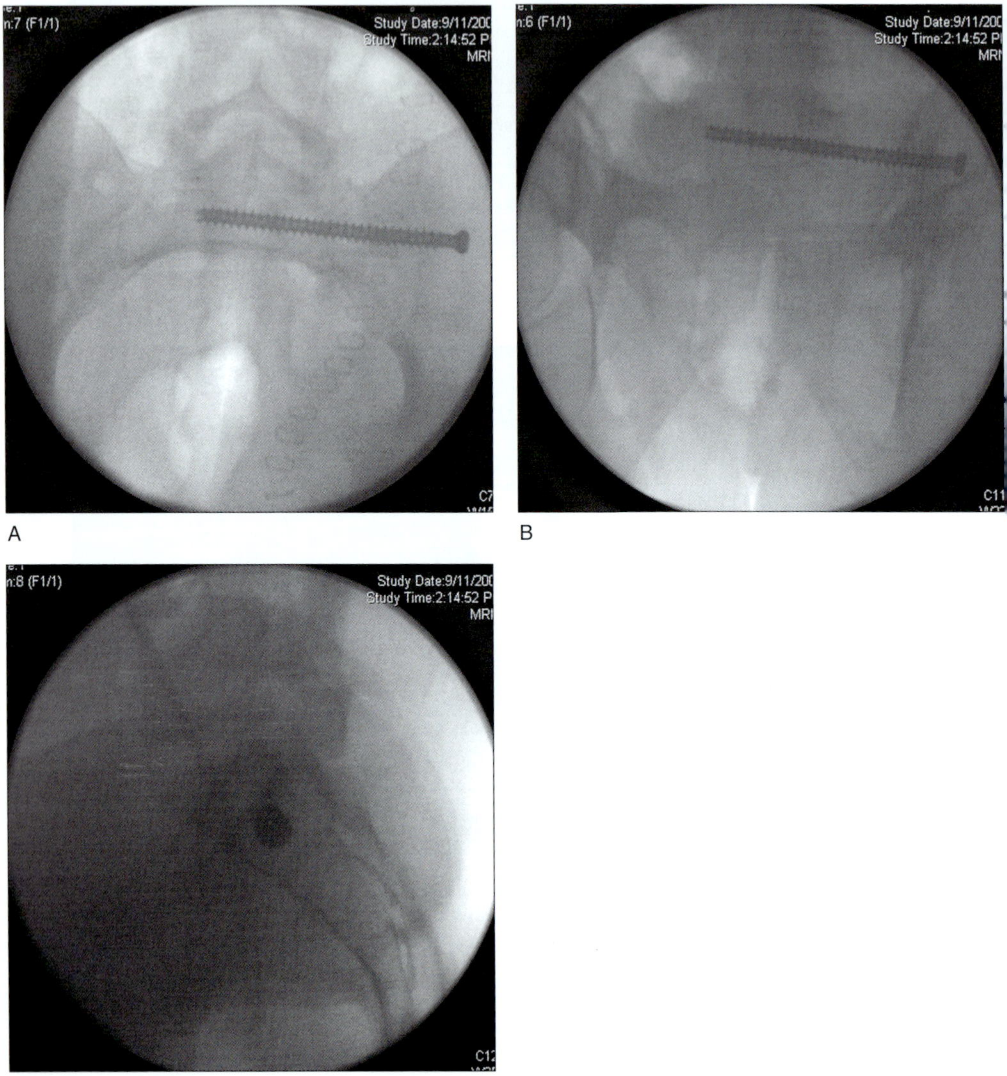

A　B　C

**图10**

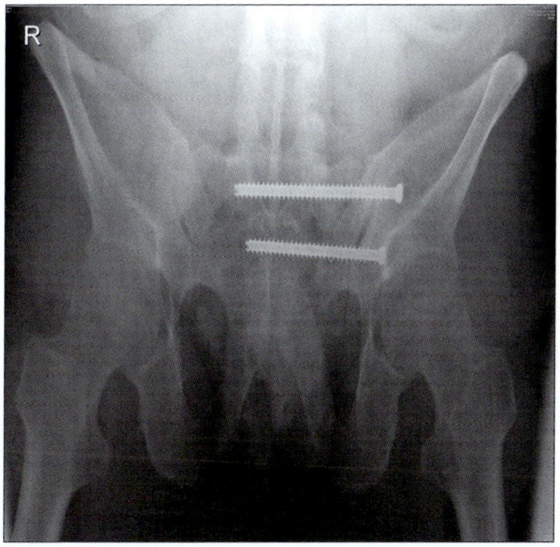

图11

## 要点

- 在髂骨使用大直径的多轴螺钉可获得最大化的把持力并将内植物突起最小化。
- 由于并不需要融合，通常可选择在术后6～9个月取出内植物。

## 步骤3

- 对于明显的移位和不稳定骨折可能需要使用附加的装置，尤其是为抵制垂直的剪切力。
- 可应用单侧或双侧腰骨盆固定
  - L5椎弓根置入一枚椎弓根钉（图12A），通过术中透视定位（图12B和12C）。
  - 由髂后上棘直接将第二枚螺钉向髂前下棘置入髂骨（图13A和13B）。
  - 将螺杆试模并塑形后锁定在位（图14），并得到最终的图像（图15A和15B）。

## 注意事项

- 内植物突起可出现相应症状，且内植物可逐渐出现松动或断裂，因此有计划的拆除内植物可使并发症最小化。
- 腰骨盆固定系统通常非常稳定，能用于最初的复位，但应注意避免医源性的神经损伤。

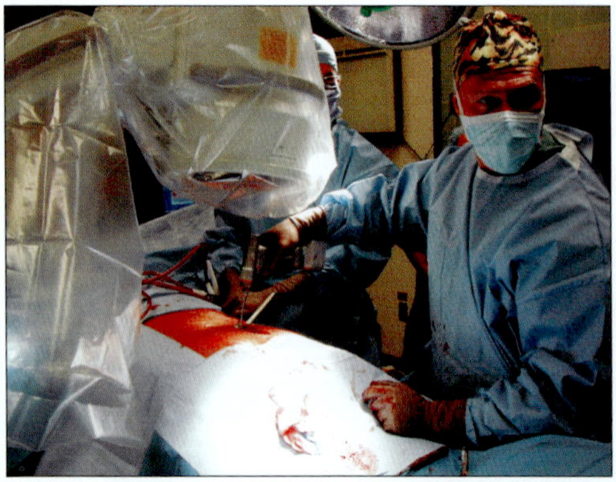

A

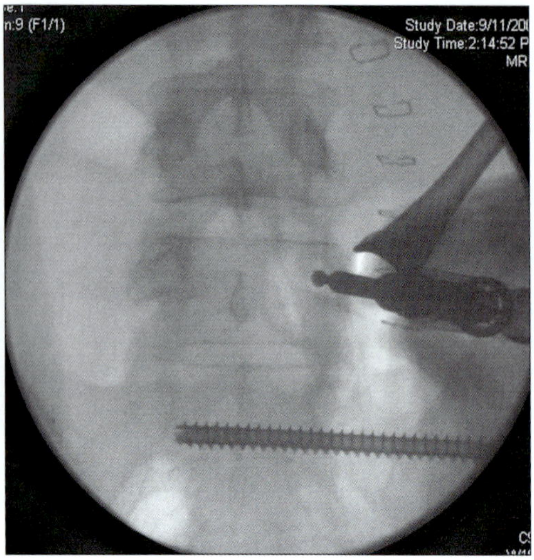


B

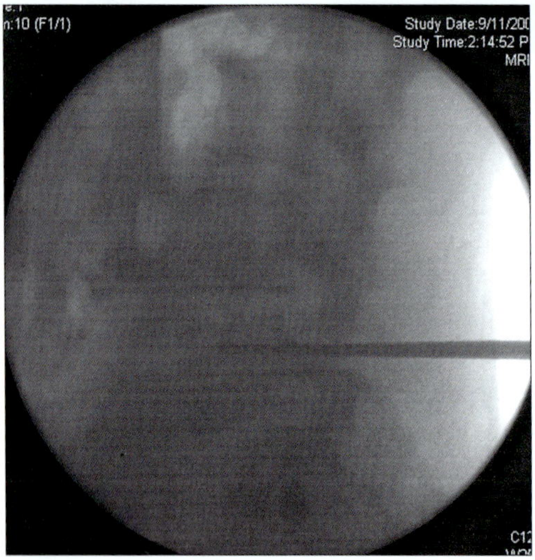


C

图12

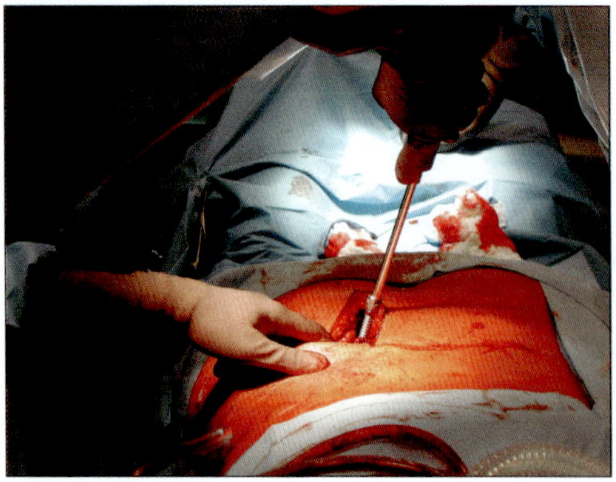

A

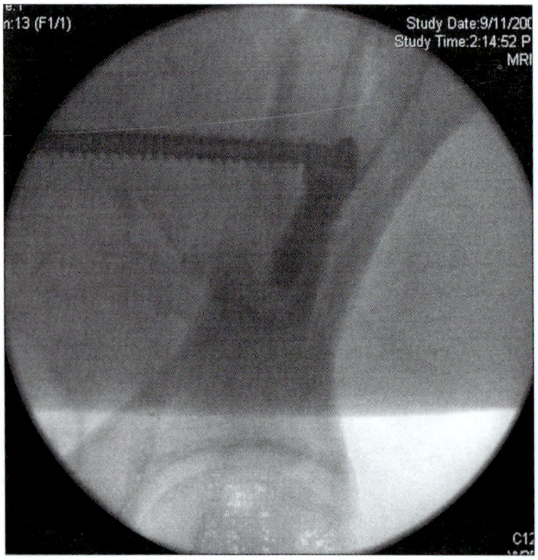


B

图13

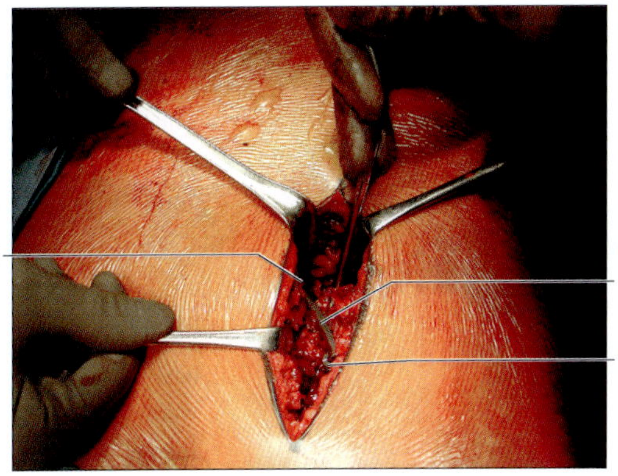


图14

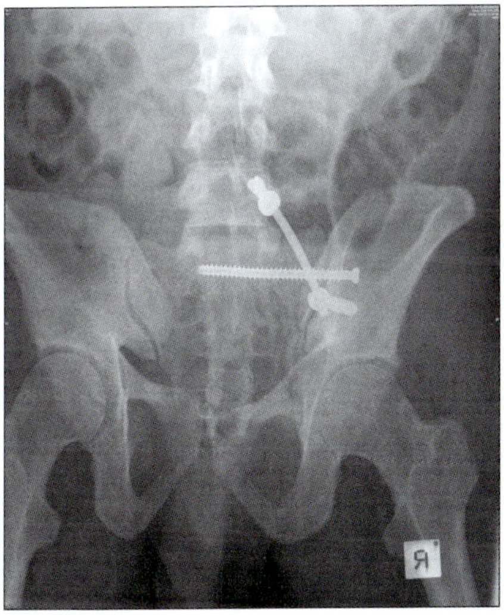


A

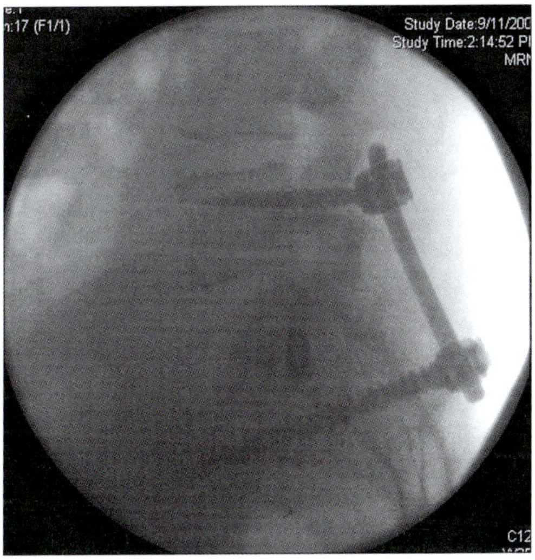


B

图15

## 术后护理及预后

- 关闭伤口后留置引流，并于24小时内预防性使用抗生素。
- 通常4周内预防性使用抗血栓治疗。
- 可允许患者可于术后6～12周患侧负重下床(如其他伤情允许)。
- 出现双侧骨折的患者通常在耐受后允许负重，至少实现由床到椅子的转换。

## 证据

Bellabarba C, Schildauer TA, Vaccaro AR, Chapman JR. Complications associated with surgical stabilization of high-grade sacral fracture dislocations with spino-pelvic instability. Spine. 2006;31（11 Suppl）:S80-8.

This retrospective study of 19 consecutive patients reported the complications of treatment with decompression and rigid lumbopelvic fixation. Fracture reduction was maintained in all patients, but asymptomatic rod breakage occurred in 31% and wound complications in 26%.

这项回顾性研究包括19名连续出现减压和腰椎骨盆固定并发症的患者。所有患者骨折复位均维持稳定，但是31%发生非对称钉棒断裂，26%出现伤口并发症。

Griffin DR, Starr AJ, Reinert CM, Jones AL, Whitlock S. Vertically unstable pelvic fractures fixed with percutaneous iliosacral screws: does posterior injury pattern predict fixation failure? J Orthop Trauma. 2006;20（Suppl）:S30-6.

This retrospective review of 62 patients showed a significantly higher incidence of fixation failure for isolated iliosacral screws in the vertical sacral fracture group compared to the group of sacroiliac dislocations and fracture-dislocations （12.5% vs. 0%）.

这项62例病例的回顾性研究表明单独骶髂螺钉固定垂直骶骨骨折，相对于骶髂移位和骨折移位来说，发生率明显升高。（12.5% vs. 0%）

Routt MLC Jr, Simonian PT. Closed reduction and percutaneous skeletal fixation of sacral fractures. Clin Orthop Relat Res. 1996;（329）:121-8.

The technique of reduction and percutaneous stabilization of sacral fractures was reported as an alternative to open technique when a closed reduction was feasible, citing decreased wound complications.

本文报道了复位和经皮固定骶骨骨折的技术，当闭合复位可能时，可以作为切开技术之外的另一种选择，有利于降低伤口的并发症。

Schildauer TA, Bellabarba C, Nork SE, Barei DP, Routt MLC Jr, Chapman JR. Decompression and lumbopelvic fixation for sacral fracture-dislocations with spinopelvic dissociation. J Orthop Trauma. 2006;20:447-57.

This retrospective review of 18 patients with 1-year follow-up demonstrated full or partial neurologic recovery in 15 patients （83%）. All 18 patients healed without loss of reduction.

这项回顾性研究包括18例病例，均随访1年，研究表明15名（83%）患者有完全或者部分的神经损伤的恢复。所有18例患者恢复过程中均没有出现复位丢失的情况。

# 44 髋臼前路手术

*David J. G. Stephen*

## 引言

- 本章提供了治疗髋臼骨折手术前方入路的概述。治疗的关键包括对 X 线片的解读，它决定了对骨折性质的判定；包括根据骨折类型分析手术的必要性，并作出恰当手术入路的选择；包括对实现和维持解剖复位方法的选择，最终达到尽可能满意的预后。
- 髋臼骨折的 Judet- Letournel 分型目前为世界上大多数外科医生所使用。这种分型将最常见的骨折类型划分为五种“单一骨折”(至少一个支撑柱的部分或全部分离)，以及五种“联合骨折”(至少两种单一骨折的组合)。
  - 五种单一骨折包括后壁骨折，前壁骨折，后柱骨折，前柱骨折和横行骨折。横行骨折并不“简单”，将其归入本组是由于此种类型只有一条骨折线。
  - 五种联合骨折包括后壁加后柱骨折、横行骨折加后壁骨折，前柱骨折加后半横骨折，T 形（伴或不伴后壁骨折）骨折以及双柱骨折。
- 治疗的目标与其他任何关节内骨折一致：关节面的解剖复位；稳定、连续关节接触面的重建；保证病人和关节早期活动的确切固定；以及对关节生物学特性的遵守。
- 髋臼手术的目标是通过一个无需延伸的单一切口达到对某种特定类型的骨折进行暴露，复位和固定。最常用的两种方法包括针对骨盆后部结构损伤的 Kocher-Langenbeck 入路和针对前方结构损伤的髂腹股沟入路。

## 适应证

- 手术指征包括关节面完整性的丧失、大于 2mm 的移位，后壁骨折片累及 20% 以上的关节面（存在争议），和其他累及上关节面的骨折。本章的重点是前路及其改良切口。
- 髂腹股沟入路的适应证包括前壁或前柱骨折、前柱合并后半横骨折，双柱骨折，以及少数横行骨折。
  - 髂腹部沟入路可应用于主移位发生在前柱的前壁骨折以及少数横行骨折。前方入路的某些步骤或其连续过程可用来复位 T 型骨折的前柱移位。
  - 它不应被用于合并坐骨支持粉碎性骨折、节段性或明显移位的前柱骨折、广泛的后壁骨折和那些超过三周（或当可以看到早期骨痂时）的陈旧性骨折。

- 治疗髋臼骨折的其他前方入路亦可用于暴露、复位和内固定。包括髂股入路、改良 Stoppa 入路和改良、扩大的髂腹股沟入路。
  - 髂股入路的适应证包括低位前柱骨折、前壁骨折，或需暴露髋关节的情况如合并股骨头骨折的骨盆骨折。
  - Stoppa 前入路最初是在疝外科手术中被描述。随后被 Cole 和 Bolhofner 修改并应用于某些特定类型的髋臼骨折。由此入路可获得后柱及其髂骨四边形面的改良通路，此通路为某些特定类型骨折所需：如前柱或前壁骨折、前柱加后半横骨折，横行骨折或 T 型骨折，以及双柱骨折。
  - 在某些情况下，医生可能需要改良的前骨盆通路，如前壁骨折或低位前柱骨折，和 / 或髋关节关节内通路（股骨头骨折）。
    - 在这些情况下，可将髂腹股沟入路切口向远端做垂直延伸，形成髂股、髂腹股沟联合入路。
    - 其他可选择的切口包括 Kloen 等人描述的髂腹股沟入路的改良皮肤切口（在髂前上棘 [anterior superior iliac spine，ASIS] 区下）。
    - Weber 和 Mast 描述了另一种整合了骶髂关节后方入路的改良髂腹股沟入路。此法可用于累及坐骨支持和骶髂关节的双柱骨折。

## 检查 / 影像

- 应进行详细的临床体格检查以评估神经血管情况以及病人的整体状况。患侧髋关节的查体结果会因疼痛受影响，但重要的是需排除合并关节脱位的髋臼骨折。髋关节前脱位表现为患肢缩短，外旋及轻度外展。
- X 线评估首先拍摄前后（AP）位，然后拍摄斜位（Judet 位），使髋臼前、后部结构充分显示。
  - 图 1 为闭孔斜位（图 1A）和髂斜位（Judet 位）（图 1B）X 线片，显示出高位前柱骨折（黑线示骨折线）。
  - 在图 2 中，一位 49 岁男性从梯子上摔下，前后位和斜位 X 线片示低位前柱骨折（黑线示骨折线）。
  - 在图 3 中，一名 55 岁的男子从屋顶跌下（病例 1），同样方法拍摄的 X 线片显示出前壁骨折累及髂骨四边形面（黑线示骨折线）。
- 如果患者的血流动力学稳定，进行电脑断层扫描（computed tomography，CT）可提供关于关骨折类型的进一步信息，如图 4 所示高位前柱骨折。
  - 在病例 1，体积显像（volume-rendered）的斜位 X 线片（图 5A）及轴向 CT 扫描（图 5B）证实仅有前柱骨折。
  - 在病例 2，CT 三维重建提供了前柱位移和粉碎程度的相关信息（图 6，黑色线条为后柱未移位骨折线）。如果是完全骨折，骨折类型有可能被认为是双柱骨折。轴位 CT 片（图 7）证实骨折累及前壁及髂骨四边形面。

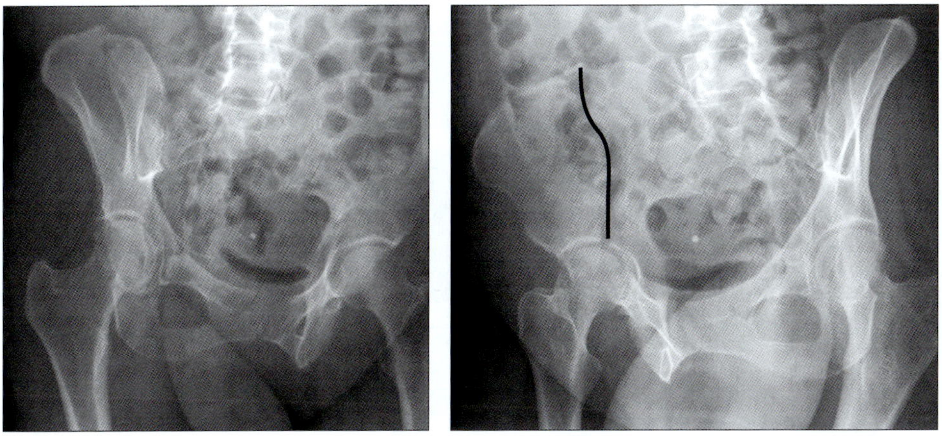

A B

图1

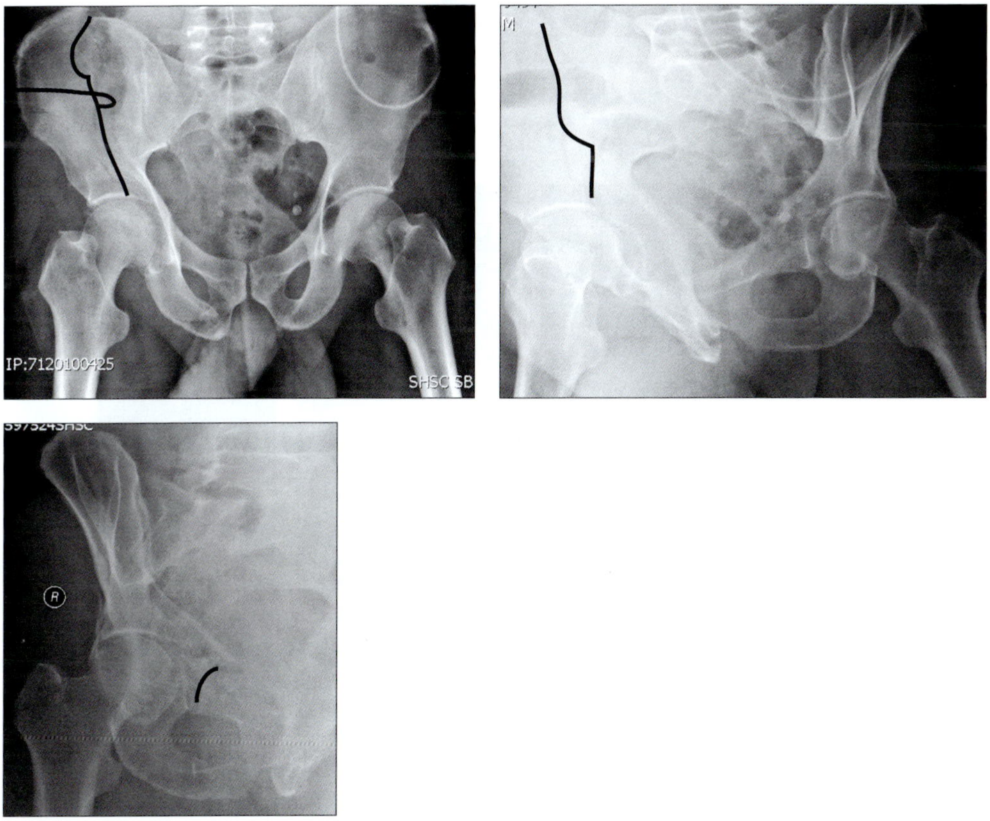


图2

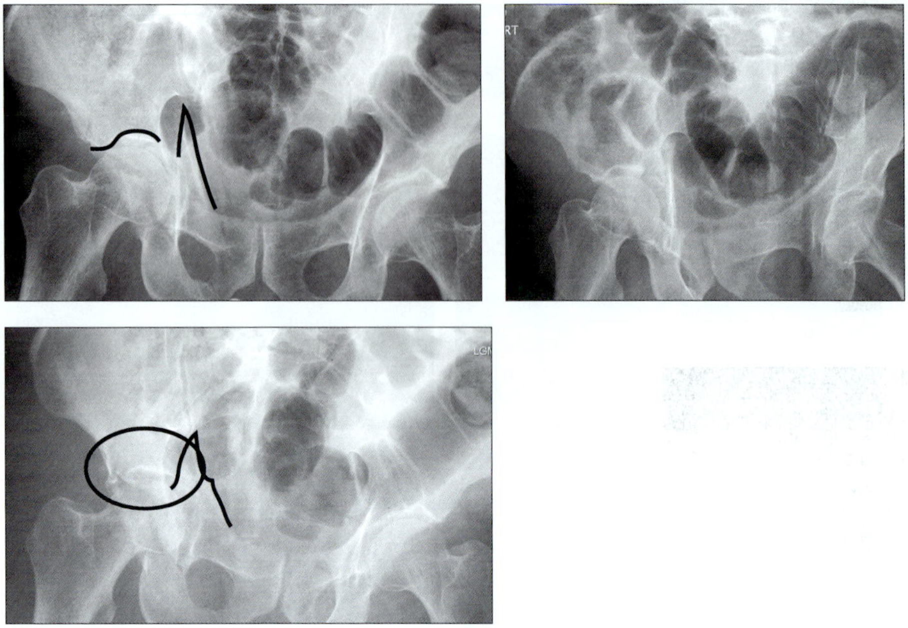

图3

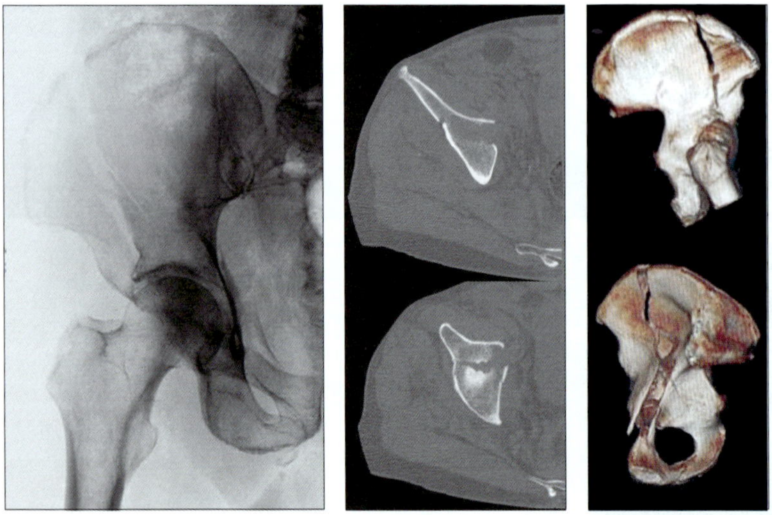

图4

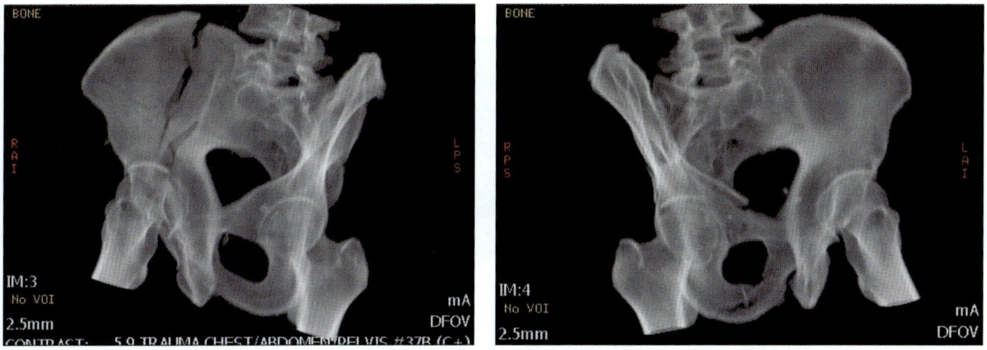
BONE
IM:3
No VOI
2.5mm
mA
DFOV
BONE
IM:4
No VOI
2.5mm
mA
DFOV

A

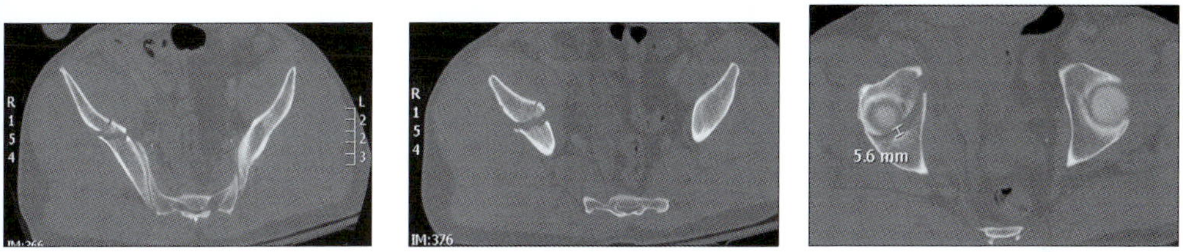
IM:376
5.6 mm

B

图5

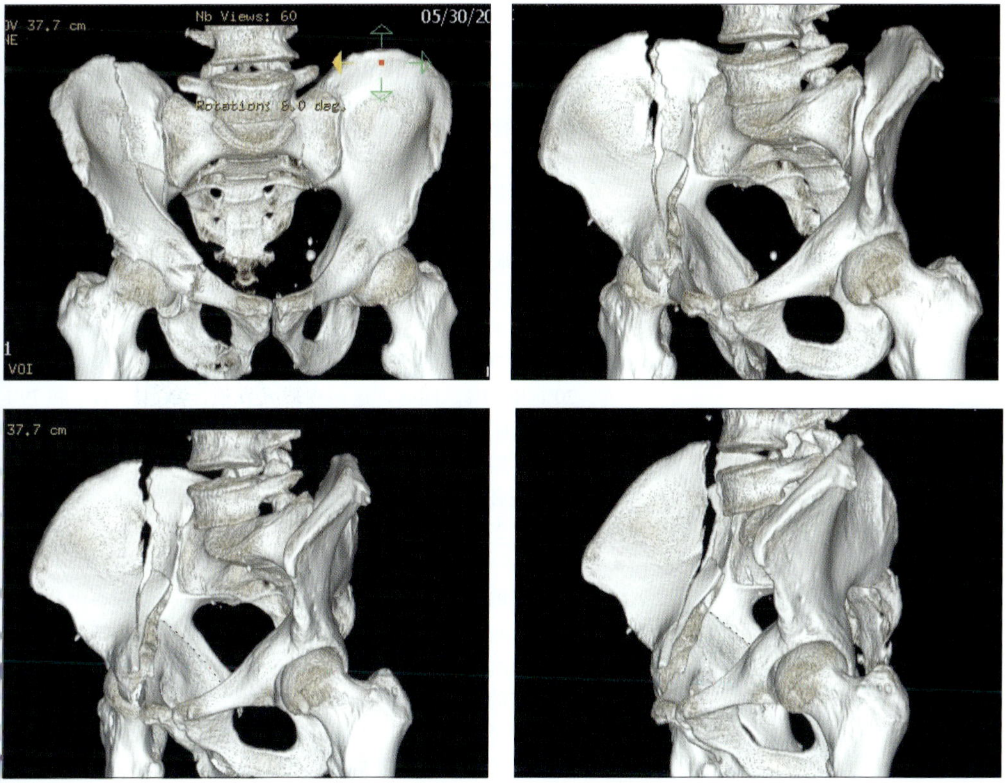
Nb Views: 60
Rotation: 8.0 deg.
37.7 cm

图6

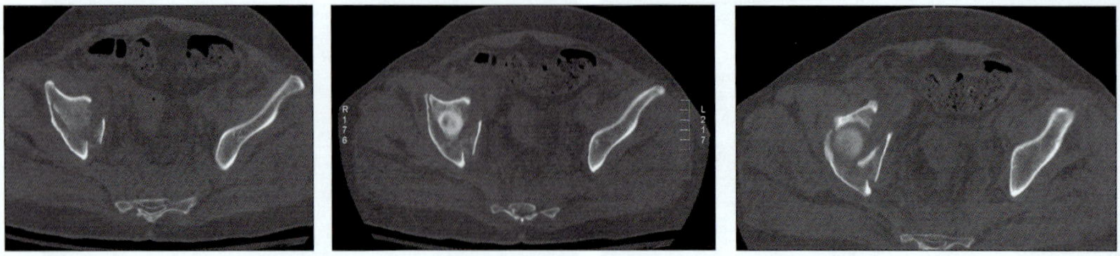

图7

## 外科解剖学

- 髂腹股沟入路
  - 危险结构包括大腿的股外侧皮神经，其通常位于ASIS内侧面不到1cm；但位置存在变异，有时甚至可位于ASIS外侧。股外侧皮神经通常走形于腹股沟韧带深面，分离ASIS内侧组织时常会将其切断。
  - 该入路涉及三个窗口的建立（见下文切开/暴露）。在髂腰肌（连同在髂腰肌肌束中的股神经一起）和髂外血管之间进行分离时，过度牵拉会损伤这些组织。除了这些易损伤的组织，通常会有一根经过髂耻筋膜的穿支血管，术中必须加以结扎或电凝。
  - 髂外血管的深面，在耻骨后区的血管丛被称为“死亡冠（corona mortis）”。它是耻骨后区域髂内外血管（通过闭孔）的吻合支，其直径和出现率存在变异。因此，在此区域进行分离时须仔细。一项研究指出，在经髂腹股沟入路手术时发现37%的患者存在耻骨后血管网，在分离时发现43%的患者存在多根沿耻骨上支分布的血管。对人尸体标本的两项研究发现，动脉吻合网的存在率分别为34%和43%，静脉吻合网的存在率分别为70%和59%，同时存在动、静脉吻合网的概率分别为20%和27%。同时，这两项研究发现，分别有84%和79%的人尸标本存在至少一条直径2mm以上的血管。
  - 由于沿髂骨四边形面和后柱区域的分离较为深在，闭孔血管和神经必须在直视下加以保护。在后方，腰5神经距骶髂关节不足2～3cm。
- 髂股入路
  - 此入路的缺点是暴露前柱的整条通道在内侧受限，因此，为避免影响髋关节正常活动，通过此入路行接骨板螺钉固定时应须远离髂耻隆起的内侧。
  - 本入路的风险结构髂腹股沟入路类似，同样包括大腿的股外侧皮神经。同样，向内侧过度腰大肌会损伤股神经和/或髂外血管；在后方，腰5神经距骶髂关节不足2～3cm。在大腿上部向远端分离时，旋股外侧动脉的降支也有可能发生损伤。

- 改良 Stoppa 入路
  - 为获取前柱通路，先利用髂腹股沟入路的第一窗（外侧窗）。从而降低髂外血管和髂腹股沟神经与股神经损伤的风险。然而，闭孔血管和神经以及腰骶干的损伤风险将会增加。
- 改良髂腹股沟入路
  - 风险结构与髂腹股沟入路的相似。此外，随着向远端垂直延伸切口（少见），远端分离使股外侧皮神经与旋股外侧动脉的降支面临损伤风险。

## 体位

- 髂腹股沟入路
  - 患者取仰卧位，于患侧臀下和肩下垫软枕。
  - 可以在牵引床上或在透视床上摆好患者体位，注意保证双下肢可自由活动。
    - 牵引床的优势在于大多数情况下，在髋臼穹顶下的股骨头可以通过垂直牵引伴或不伴外展牵引复位。
    - 透视床的好处是患肢消毒至术区且自由可动，可通过增加髋关节屈曲达到更好利用外侧窗的目的。
    - 对体位的选择取决于外科医生的偏好和见解。
- 髂股入路
  - 患者取仰卧位，于患侧臀下和肩下垫枕。
  - 髋关节轻度屈曲以放松髂腰肌。
  - 如准备同时做前方和后方暴露，通常将病人置于一个软垫上取所谓的松软侧位。
- 改良 Stoppa 入路
  - 患者在可透过放射线床上取仰卧位，但通常将对侧（非手术侧）垫高。这是因为该入路的精髓是提供更佳髂骨四边形面和后柱的暴露。
  - 在骨折对侧操作时低年资医师会花费大量时间。
- 改良髂腹股沟入路
  - 因 Weber 和 Mast 的改良髂腹股沟入路整合了暴露骶髂关节的后方入路，将患者在透视床上摆成松软侧位。
  - 消毒铺巾的范围从后骨盆到中线。

## 入路 / 显露

- 髂腹股沟入路
  - 髂腹股沟入路由 Letournel 提出并改良以解决髋臼暴露不完全的问题。 过去的切口（髂股）对内侧骨盆环、髂骨四边形面以及后柱提供的暴露有限。髂腹股沟入路提供了暴露整个前骨盆的通路—从耻骨联合到骶髂关节，以及不完全暴露髂骨四边形面以及后柱的通道（图 8）。然而，此入路本质上是关

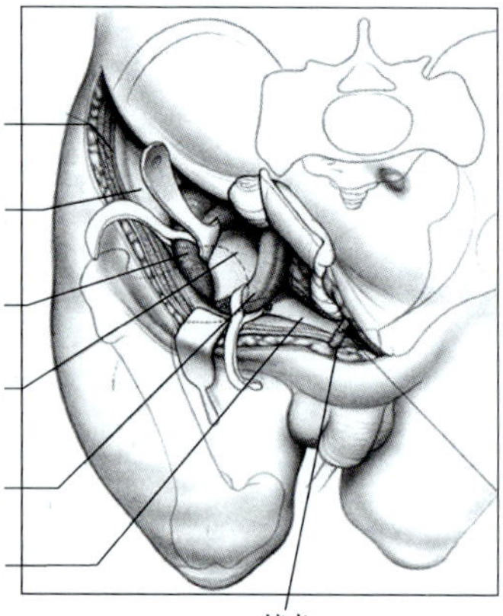


**图8**

节外入路，并不提供后柱的直接暴露，因此需要间接复位。

- 此入路的精髓在于三个“窗口”的形成。第一窗或称外侧窗提供了髂窝，骨盆缘以及骶髂关节的暴露。第二窗或称中间窗提供了髂骨四边形面和髂耻隆起的暴露。第三窗即内侧窗提供了耻骨上支、耻骨联合以及耻骨后空间的暴露。

■ 髂股入路

- 髂股入路是对 Smith-Peterson 入路的改良（图 9）。当需要做并不多见的前后联合入路时，这可能是首选的前方入路。

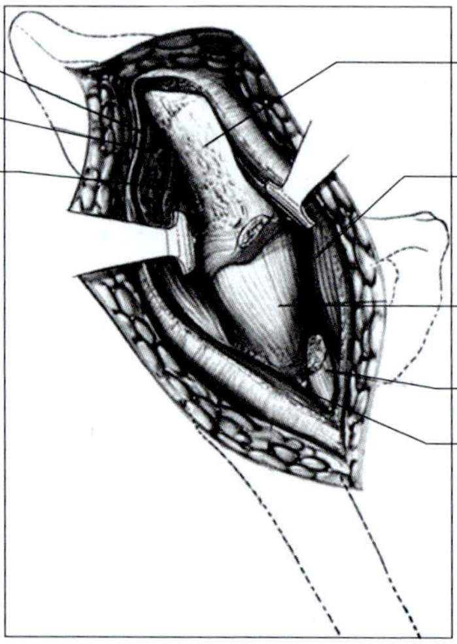


**图9**

- 通过屈曲、内收髋关节前柱的暴露和通道促成髂耻联合区的暴露。此外，对髂骨外面进行分离可提供前柱外侧面和头侧后壁骨折的暴露。

■ 改良 Stoppa 入路
- 髂腹股沟入路的第一窗（外侧窗）被用来暴露前柱。

■ 改良髂腹股沟入路
- 髂腹股沟入路的改良皮肤切口（ASIS 下方）由 Kloen 等人提出（见下文步骤：改良髂腹股沟入路）。
- Weber 和 Mast[13] 描述了另一种髂腹股沟入路，其联合了暴露骶髂关节的后方入路（见下文步骤：改良髂腹股沟入路）。

## 手术步骤：髂腹股沟入路

### 步骤 1

■ 此切口的几个标记点包括髂嵴、髂前上棘和耻骨联合。切口起自耻骨联合上方约 1cm（1 横指）处，向髂前上棘做弧形延伸，然后沿髂嵴走形，向后至其凸面最高点。切口位于髂嵴的皮下突起下方。

■ 一般来说，首先松解附着于髂嵴的腹部肌肉止点和附着于髂窝的髂肌 / 髂腰肌止点，显露外侧窗，继续向后到达骶髂关节，向前内到骨盆缘。骶髂关节前外侧大约 1.5cm 处有一支连续的滋养动脉 / 滋养孔，此滋养动脉必须通过骨蜡和 / 或电凝止血来控制，以防大量失血。随后此窗应用血垫填塞。

■ 接下来，将切口继续向耻骨联合内侧上方约 1cm 的点延伸。切开皮下组织后，辨认出腹股沟外环处的精索或子宫圆韧带（其内有生殖股神经的髂腹股沟干和生殖干）并用橡皮引流管加以保护。然后在内环口上方将腹外斜肌腱膜剥离（3 ~ 5cm）至髂前上棘正上方，但不进入内环。

■ 向远端牵拉腹外斜肌腱膜，辨认出腹股沟管内的组织（精索子宫圆韧带和神经）。确认并剥离腹股沟韧带，其为腹内斜肌和腹横机的联合腱远端汇合部，在远端留出一个开口（2mm），以便重建。
- 在处理外侧时须小心，因为股外侧皮神经就位于腹股沟韧带下方，在大多数情况下距 ASIS 不到 1 ~ 2cm 走行。通常，在对骨折进行暴露和复位时，由于向内侧牵拉髂腰肌和其内部的股外侧皮神经，此神经常会被撕脱。因其穿过腹股沟韧带，可通过向腹部肌群的远近端游离来减少作用在此神经上的张力。

■ 通过从内到外从髂窝和前柱剥离髂腰肌至髂耻隆起进一步暴露前柱。

■ 沿髂骨四边形面和骨盆缘上方的组织分离受髂耻筋膜限制，其为真假骨盆的分界。

### 步骤 2

- 对中间窗的暴露首先要从外侧将髂耻筋膜从腰大肌和股神经上钝性剥离，向内与髂内血管剥离。有一根起自髂外血管供给腰大肌的血管穿支，它穿透筋膜，术中必须予以结扎或电凝。
- 在髂耻隆起区直接垂直向下分离至耻骨支。把橡皮引流管置于腰大肌下方，形成一束包括腰大肌、股外侧皮神经和股神经的组织。
- 向近端进一步游离腰大肌下方的筋膜可为真骨盆、髂骨四边形面和骨盆缘提供通道。将 Hohmann 牵开器放置在中间窗可增加髂骨四边形面的暴露。尽量避免此区过长时间牵引以防止髂外血管闭塞和血栓形成，以及损伤闭孔神经和血管。

### 步骤 3

- 向内侧分离至髂外血管后，经典的内侧窗已建立完成。为保护淋巴结，应尽量小心多留取血管周围组织。耻骨支暴露后 Retzius 间隙就出现在膀胱区。在血管下方做骨膜下分离，用橡皮管穿过形成第三束组织。
- 血管的深部的视野保证非常重要，以确保在耻骨后无闭孔及髂外血管的死亡冠（“corona mortis”）；如果存在，应予结扎。这些血管也可以代表髂外系统或腹壁下动脉的闭孔动脉起源。

### 步骤 4

- 此入路现已完成，三束被橡皮引流管保护的组织分别是：①精索和生殖股神经的髂腹股沟干与生殖干；②髂腰肌和股外侧皮神经与股神经；③髂外血管。

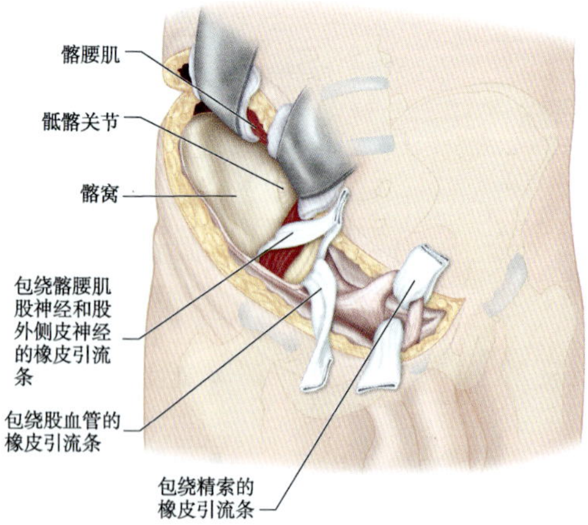


图10

- 第一窗（外侧窗）通过屈髋和向内侧牵拉髂腰肌提供了髂窝、骶髂关节、前柱到接近髂耻隆起区域的视野（图 10）。
- 第二窗（中间窗）通过横向外侧牵拉髂腰肌与股神经和向内侧牵拉髂外血管，提供了前柱、骨盆缘、以及部分髂骨四边形面的暴露，并提供了髂骨四边形面和后柱的通路（图 11）。

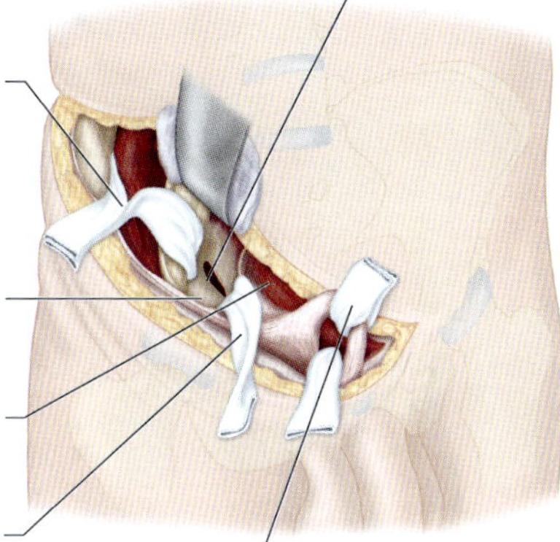


**图11**

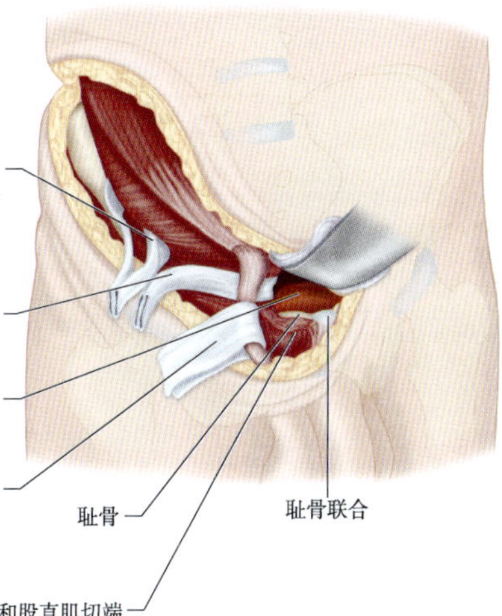


**图12**

- 第三窗（内侧窗）通过向外牵拉髂外血管和淋巴组织提供耻骨上支和 Retzius 区的视野（图 12）。

## 手术步骤：髂股入路

### 步骤 1

- 距髂嵴的皮下突起内侧或外侧 1cm 处做皮肤切口，并稍向内侧沿腹股沟韧带走向延伸（图 13A）。将髂腰肌从髂窝向上牵拉暴露前柱。向后方进一步分离可暴露骶髂关节。
- 髋关节的屈曲提供了髂耻隆起区内侧通路。如需暴露髋关节，可在缝匠肌区向远端延伸切口。游离出缝匠肌和阔筋膜张肌之间的间隙（图 13B）。

### 步骤 2

- 深层解剖须辨认位于髂前下棘（anterior inferior iliac spine，AⅡS）区的股直肌直头和反折头。向切口远端延伸时，分离至股直肌上筋膜深度时须仔细辨认并结扎的旋股外侧动脉的升支。
- 通过单独松解股直肌的反折头或一并松解其直头，可获得髋关节更佳通道，松解前应进行标记、并在手术结束前缝合。
- 髂小肌必须从关节囊上由外向内进行剥离。

### 步骤 3

- 在某些情况下，如计划获取髂骨的侧面或外面通道，可应用髂前上棘截骨术，为缝匠肌肌腱和髂腹股沟韧带的再附着用螺钉预钻孔。事实上，有些外科医生喜欢从此入路一开始就应用截骨术，

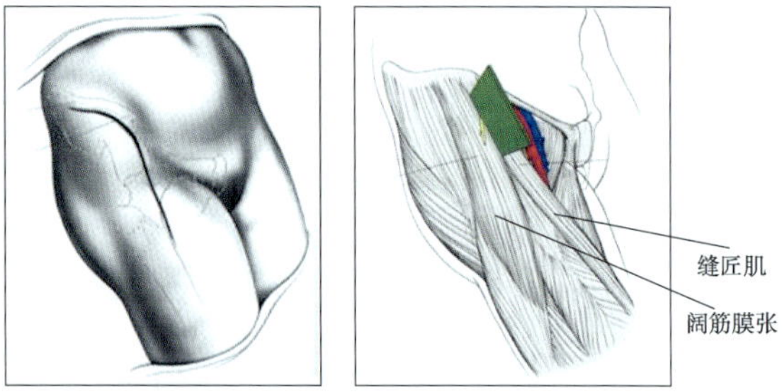

A　B

图13

从而达到更好地暴露前柱和髋关节的效果。

- 如果需要髂耻隆起的内侧通道，那么建议应用髂腹股沟入路。

## 手术步骤：改良 Stoppa（骨盆内）入路

### 步骤 1

- 按照 Pfannensteil 切口描述的方法做皮肤切口，于耻骨联合上方大约 2cm 做横行切口。
- 由筋膜的汇合点识别出中线，纵向劈开两块腹直肌肌腹，确保近端的切开位于腹膜外。在远端可辨认出耻骨。接着将腹直肌从耻骨上支上游离。注意辨认髂外和 / 或腹壁下血管之间的任何血管吻合网（“死亡冠”）。必须确保沿髂骨四边形面走行的闭孔血管和神经可在直视下加以保护（图 14）。

### 步骤 2

- 利用髂腹股沟入路的第一窗获取前柱视野并解除任何关节面的塌陷。向深层分离至髂外血管和腰大肌。髂肌和腰大肌向上掀起后可暴露前柱和骨盆缘。必须注意识别和保护闭孔血管和神经。
- 向骶髂关节做进一步后方分离。后方常见的困难来自髂腰动脉的分支，必须加以结扎。
- 向内至骶髂关节的分离为放置拉钩提供骶翼外侧的暴露。此暴露有助于复位钳及接骨板沿髂骨四边形面的放置。

## 手术步骤：改良髂腹股沟入路

- Kloen 等描述了一种髂腹股沟入路改良皮肤切口（在髂前上棘区下）。

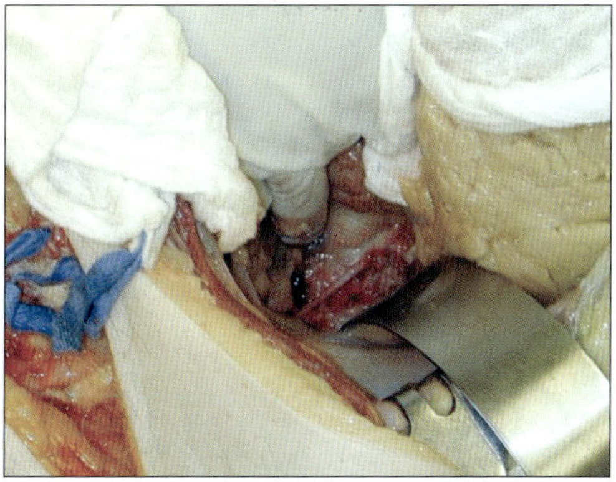

图14

- 切口近端的起点与经典髂腹股沟入路相同，在髂嵴中后三分之一交界处，但随后于髂前上棘外侧垂直向下延伸。在距髂前上棘远外侧大约 5cm 处，切口弯向耻骨联合。第一窗（外侧窗）的建立与经典入路相同。在髂前上棘处，此切口变为髂股入路切口（Smith-Peterson）。但是如果需要暴露中间窗和内侧窗，应在延伸切口之前进行。
- 第 1 步是游离出阔筋膜张肌和缝匠肌间隙。髂前上棘截骨（约 1cm × 2cm，预钻孔）以及附着的缝匠肌肌腱和腹股沟韧带有助于前壁和前柱的暴露。髋关节屈曲可进一步获得内侧的暴露。
- 游离附着于髂前下棘的股直肌直头和反折头可以增加髋关节的暴露（图 15）。 髂小肌覆盖于髋关节囊外，位于股直肌和外侧髂肌的深面（见图 15）。
- 从外向内将髂小肌和髂肌一起从关节囊上锐性剥离。打开髂耻关节囊向内牵拉髂腰肌可暴露前壁和前柱向上向外至髂耻隆起。
- 可以做 T 型关节囊切开，将骨钩置于小转子上方牵拉可使股骨头半脱位甚至完全脱位，这样旋股内侧动脉的深支就不易被损伤。
- 如果需要但尚未切开关节囊，可以通过临时固定髂前上棘以重建腹股沟韧带的张力来实现髂腹股沟入路的中间窗和内侧窗的暴露。

■ Weber 和 Mast 描述了另外一种联合后路暴露骶髂关节的改良髂腹股沟入路。

- 如上所述做髂腹股沟入路切口。不同的是将沿髂嵴的切口向后延伸至髂后上棘，然后按照标准后路的方法向远端做弧形

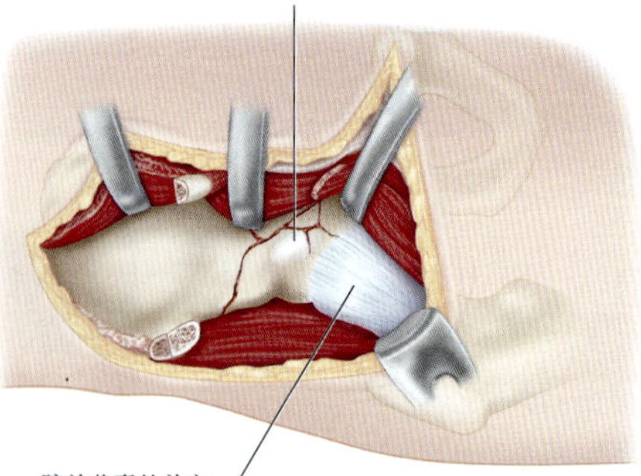


**图15**

切口至骶髂关节。

- 须将臀大肌从髂嵴外游离至骨折平面和/或至足够暴露骶髂关节的平面进行深部分离。

## 手术步骤：复位顺序和固定技术

- 复位依术前计划进行，术前计划建立在对骨折类型深刻理解的基础上。对骨折类型充分认识可指导对手术入路、复位所需的器械组合以及所需固定的选择。
- 与大多数关节内骨折不同，髋臼骨折的复位遵循从关节两端向关节的顺序。即使是沿着关节外骨折线和/或骨折片的轻微对位不佳也会导致关节面的复位不良。
- 在涉及前柱的骨折类型中（包括前柱加后半横行骨折和双柱骨折），手术应先复位并临时固定骨折线周围的碎骨片。
  - 在某些情况下，前柱的组成部分会有一块节段性骨折碎片（楔形，位于完整的髂骨和前柱主要碎片之间，并包含一部分关节面），这种碎片应予先行复位和固定。对于双柱骨折，发生

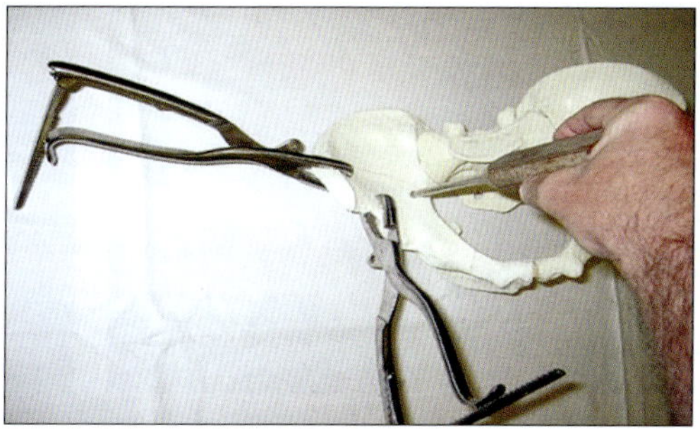

图16

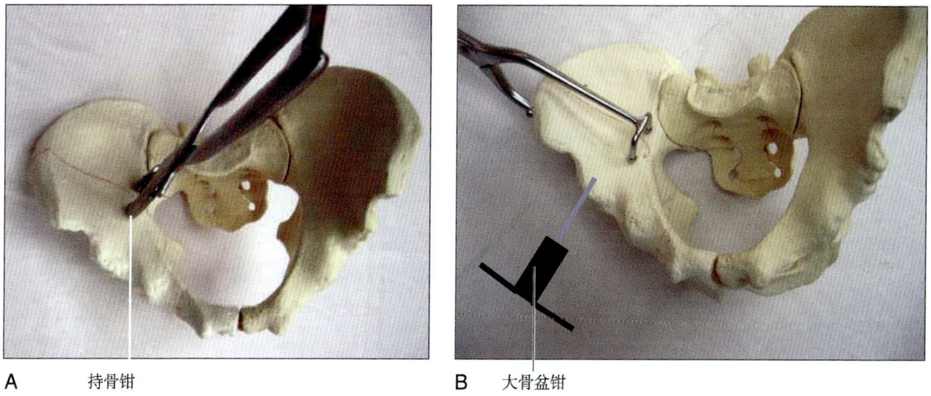


图17

内旋和外旋的前柱（即产生所谓的马刺征）必须加以复位。

- 利用点状复位钳（在髂翼面使用）（图 16）、Farabeuf 持骨钳和大骨盆钳（通常被称为“王后和国王钳”）等器械组合来纠正骨盆旋转(图 17A 和 17B),用斯氏针辅助复位(图 17B 所示)。
- 前柱复位后,用直径 3.5mm 的拉力螺钉（图 18A）完成固定,接骨板螺钉的型号配置依骨折类型而定,但通常沿髂翼上方,然后从髂前下棘区域直接向后进入坐骨支持（图 18B）。
- 图像增强可用来确保内固定位于关节外。

■ 通常用一块 3.5mm 口径的长重建接骨板沿骨盆缘折弯，从骶髂

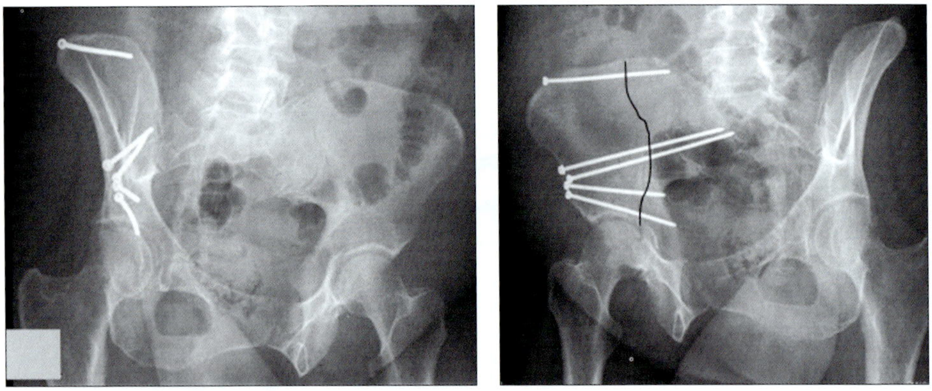

A

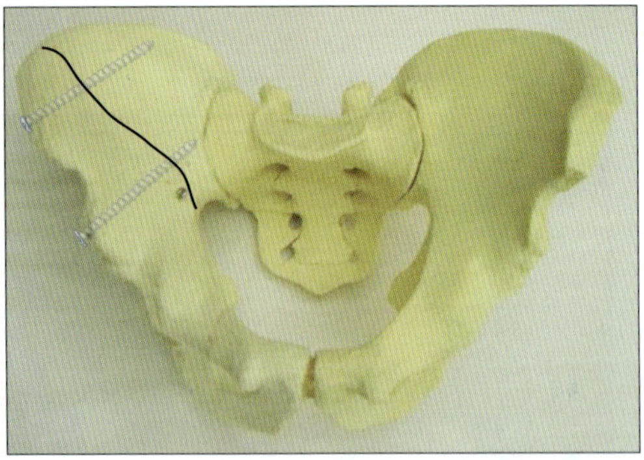

B　螺丝拧入方向

**图18**

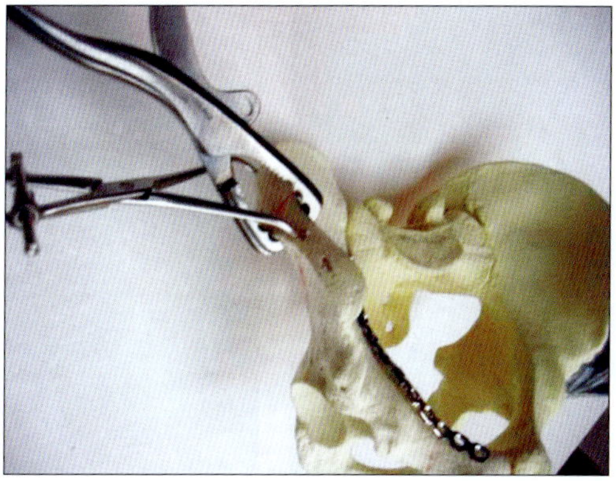

图19

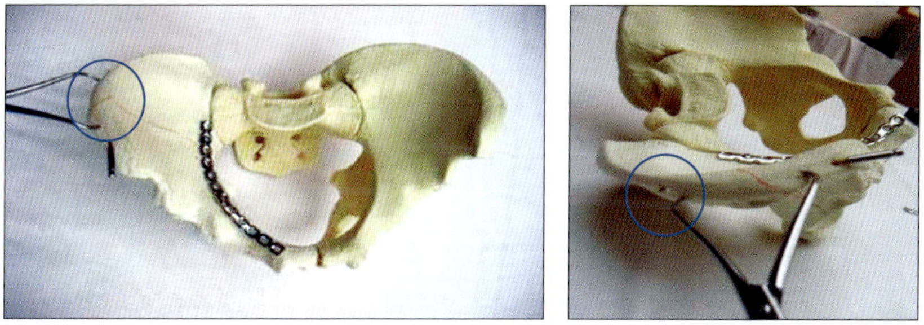

图20

关节尾侧区的外侧到耻骨上支安置接骨板（图 19）。接骨板通常是 12 ~ 14 孔长。放置时需要同时利用髂腹股沟入路的三个窗口。通常在接骨板近端用 3.5mm 的螺钉（图 20），远端用克氏针固定（K-wire）。

- 对于前柱联合后半横行骨折，前壁和 / 或前柱的部分节段可能会需要复位并用克氏针临时固定。
- 对于双柱骨折，后柱的复位可以用非对称钳，直角钳，点状大碎片复位钳通过外侧窗（第一窗）和中间窗（第二窗）来进行。最后将 2 到 3 枚 3.5mm 的螺钉拧入重建接骨板结束固定。
- 再次透视确保固定未突入关节（这些螺钉的长度可以超过 100mm）。

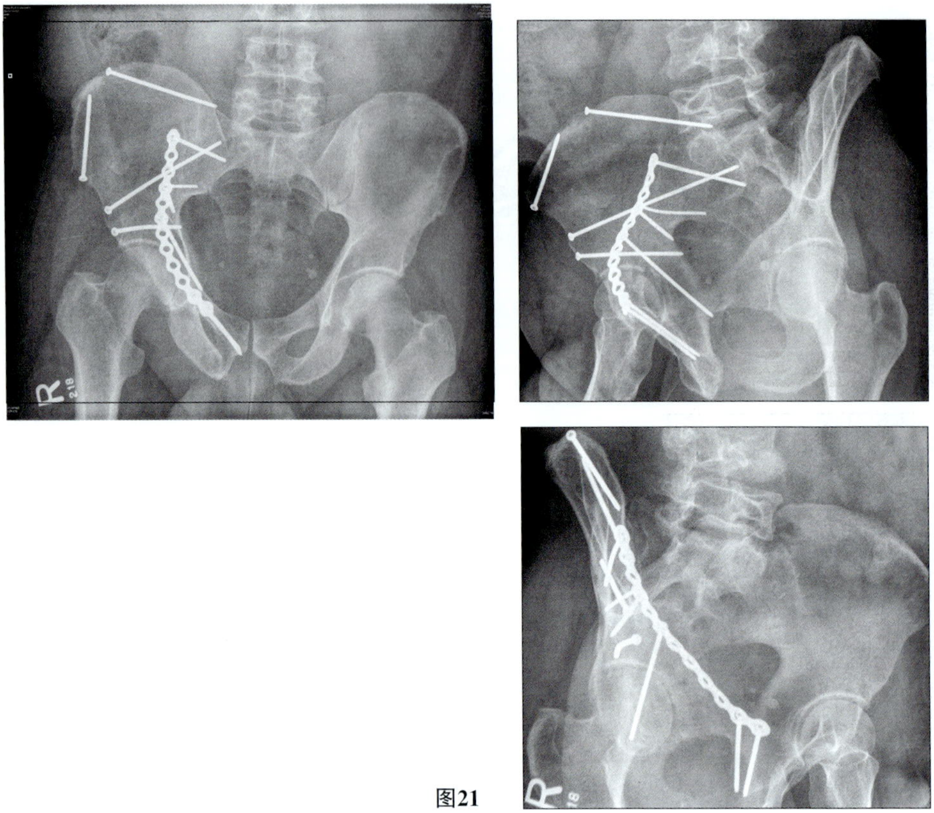

图21

- 最后，通过内侧窗（第三窗）将 3.5mm 的螺丝插入接骨板内侧。
  - 病例 1 的一年随访 X 线片展示了内固定情况，可以看到螺钉穿过接骨板进入后柱（图 21）。通常这也是双柱骨折的内固定策略。
  - 病例 1 的一年随访 X 线片显示出髂骨四边形面接骨板为四方面提供支撑（图 22）。
- 逐层关闭切口时，精准，确切的腹股沟韧带与腹股沟管床重建和腹部肌群的髂骨再附着，对于预防疝和/或伤口裂开并发症是很重要的。引流由手术医生慎重选择。

## 术后护理和预后

- 术后处理包括短疗程应用抗生素（一般 24 小时），以及对于预防血栓所做的治疗决策（取决于医疗机构）。对异位骨化的预防在前路手术较少见，除非分离至髂骨侧面，而这将对闭孔肌群造成

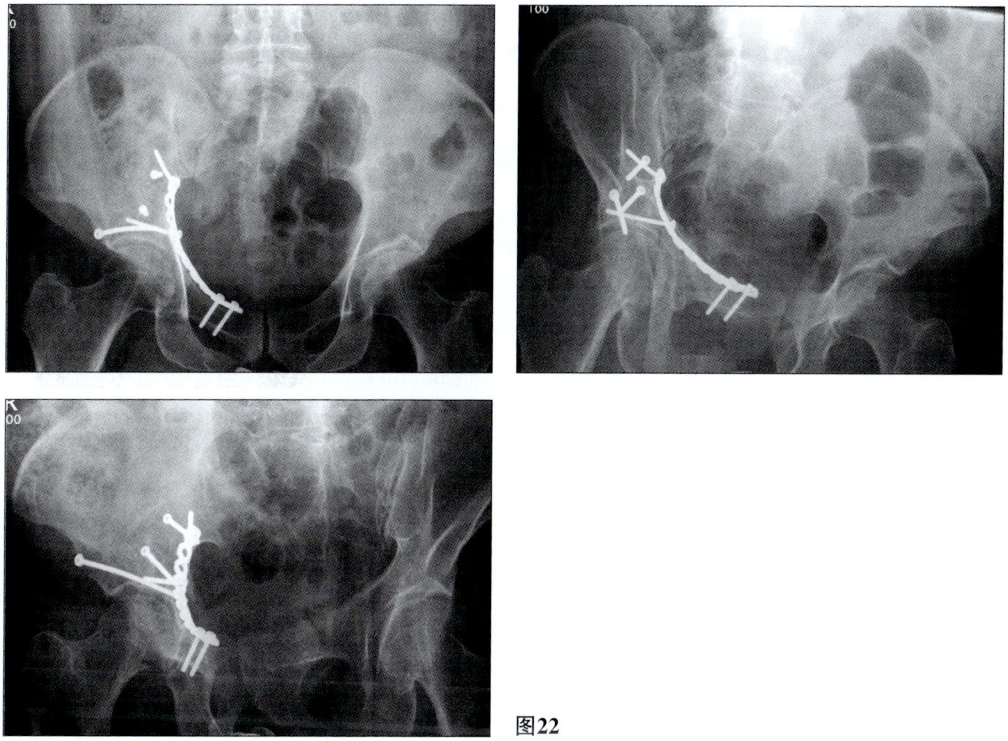

图22

潜在的损害。

- 要求患者在术后约 3 个月患侧趾触负重。随访时间由医师喜好决定，但通常是在术后第 6、12、26 和 52 周进行。
- 在医师指导下的康复锻炼由医疗组决定。
- 髋臼骨折治疗后疗效可从临床及放射学检查两方面进行评价。
  - 可以用外科医生分级评分系统对临床疗效进行评价，如 Merle D’Aubigne 和 Postel 功能评分，或患者分级评分系统如简表 - 36。Merle D’Aubigne 和 Postel 功能评分评估疼痛，步态和髋关节活动度，每项都有从 1 到 66 个分值。这三项分数之和为总分。临床结果被记为极好（18 分），好（17 分），良（15 ~ 16 分），中（13 ~ 14 分），差（< 13 分）。
  - 至少有两位作者质疑了 Merle D’Aubigne 和 Postel 功能评分的有效性，他们提出了此评分的数据“聚集”在数值范围的上端，称为“天花板效应”。
  - 一项研究通过病人导向评价（肌肉骨骼功能评估）发现，髋臼骨折患者完全恢复到受伤前的髋关节功能水平非常罕见。

- 影像学随访显然是另一种非常重要的预后评价方法。复位质量比如术后 X 线片所见和临床预后有很强的关联性。然而，研究显示术后 X 线评估存在困难，学者们倡导利用 CT 来细致评价复位效果，特别是涉及后壁的骨折。

## 证据

目前普遍认为长期拥有大批病例的外科医生会取得更好的临床疗效。单个手术医师的报告显示伤后三周内接受治疗的病人预后总体优良率为75%。然而，在多位手术医师的研究中，患者的预后优良率只有50%。在这些优良率较低的结果中反映的问题之一在于它们选取的病例中损伤累及后壁的病例比例高，即使最有经验的外科医生治疗此类骨折的预后也不满意。

另一问题是从受伤至手术的延迟同时影响达到解剖复位的难易程度和功能恢复的效果。一项研究表明伤后超过14天进行手术，复位不佳与伤后至手术的时间长短相关。另一项研究表明，伤后解剖复位的成功率每天下降18%；此外，单一骨折在伤后15天之内获取解剖复位的成功率较小，而对于联合骨折，获取成功复位的时间窗只有5天。这些研究是回顾性，因此只有“C”级推荐水平。

Borelli J Jr, Goldfarb C, Catalano L, et al. Assessment of articular fragmentdisplacement in acetabular fractures: a comparison of computerized tomographyand plain radiographs. J Orthop Trauma. 2002;16:449-56.

Cole JD, Bolhofner BR. Acetabular fracture fi xation via a modifi ed Stoppa limited intrapelvic approach: description of operative technique and preliminary treatment results. Clin Orthop Relat Res. 1994;（305）:112-35.

De Ridder VA, de Lange S, van Popta J. Anatomic study of the lateral femoral cutaneous nerve and the consequences for surgery. J Orthop Trauma. 1999;13:207-11

Hospodar PP, Ashman ES, Traub JA. Anatomic study of the lateral femoral cutaneous nerve with respect to the ilioinguinal surgical dissection. J Orthop Trauma. 1999;13:17-9.

Judet R, Judet J, Letournel E. Fractures of the acetabulum: classifi cation and surgical approaches for open reduction. Preliminary results. J Bone Joint Surg [Am].1964;46:1615-36.

Kaempffe FA, Bone LB, Border JR. Open reduction and internal fi xation of acetabular fractures: heterotopic ossifi cation and other complications of treatment. J Orthop Trauma. 1991;5:439-45.

Kellam JF, Tile M. Surgical techniques. In Tile M, Burgess A, Helfe DL （eds）. Fractures of the Pelvis and Acetabulum. Baltimore Williams & Wilkins, 1995:355-96.

Kim WY, Hearn TC, Seleem O, et al. Effect of pin location on stability of pelvic external fi xation. Clin Orthop Relat Res. 1999;（361）:237-44.

Kloen P, Seibenrock KA, Ganz R. Modifi cation of the ilioinguinal approach. J Orthop Trauma. 2002;16:586-93.

Letournel E. Acetabulum fractures: classifi cation and management. Clin Orthop Relat Res. 1980;（151）:81-106.

Letournel E. The treatment of acetabular fractures through the ilioinguinal approach. Clin Orthop Relat Res. 1993;（292）:62-76.

Letournel E, Judet R. Fractures of the Acetabulum, ed 2. Berlin: Springer Verlag, 1993.

Madhu R, Kotnis R, Al-Mousawi A, et al. Outcome of surgery for reconstruction of the acetabulum: the time dependent effect of delay. J Bone Joint Surg [Br]. 2006;88:1197-203.

Matta JM. Fractures of the acetabulum: accuracy of reduction and clinical results in patients treated within three weeks after the injury. J Bone Joint Surg [Am].1996;78:1632-45.

Matta JM. Operative indications and choice of surgical approach for fractures of the acetabulum. Tech Orthop. 1986;1:13-22.

Mayo KA. Open reduction and internal fi xation of fractures of the acetabulum: results in 163 fractures. Clin Orthop Relat Res. 1994;（305）:31-7.

Merle D'Aubigné R, Postel M. Functional results of hip arthroplasty with acrylic prosthesis. J Bone Joint Surg [Am]. 1954;36:451-75.

Moed BR, Carr SE, Gruson KI, et al. Computed tomographic assessment of fractures of the posterior wall of the acetabulum after operative treatment. J Bone Joint Surg [Am]. 2003a;85:512-22.

Moed BR, Yu PH, Gruson KI. Functional outcomes of acetabular fractures. J Bone Joint Surg [Am]. 2003b;85:1879-83.

Rice J, Kaliszer M, Dolan M, et al. Comparison between clinical and radiologic outcome measures after reconstruction of acetabular fractures. J Orthop Trauma. 2002;16:82-6.

Routt ML, Swiontkowski MF. Operative treatment of complex acetabular fractures: combined anterior and posterior exposures during the same procedure. J Bone Joint Surg [Br]. 1990;72:897-904.

Smith-Peterson MN. Approach to and exposure of the hip joint for mold arthroplasty.J Bone Joint Surg [Am]. 1949;3（Suppl I）:40-6.

Stoppa RE. The treatment of complicated groin and incisional hernias. World J Surg.1989;13（5）:545-554.

Stoppa RE, Rives JL, Warlaumont CR, et al. The use of Dacron in the repair of herniasof the groin. Surg Clin North Am. 1984;64:269-85.

Teague DC, Graney DO, Routt ML. Retropubic vascular hazards of the ilioinguinalexposure: a cadaveric and clinical study. J Orthop Trauma. 1996;10:156-9.

Tile M, Kellam JF, Helfet DL （eds）. Fractures of the Pelvis and Acetabulum. Baltimore:Williams & Wilkins, 1998.

Tornetta P. Displaced acetabular fractures: indications for operative and nonoperativemanagement. J Am Acad Orthop Surg. 2001;9:18-28.

Tornetta P, Hochwald N, Levine R. Corona mortis. Clin Orthop Relat Res.1996;（329）:97-101.

Ward WT, Fleisch ID, Ganz R. Anatomy of the iliocapsularis muscle: relevance tosurgery about the hip. Clin Orthop Relat Res. 2000;（374）:278-85.

Weber TG, Mast JW. The extended ilioinguinal approach for specifi c both columnfractures. Clin Orthop Relat Res. 1994;（305）:106-11.

Wright R, Barrett K, Christie MJ, Johnson KD. Acetabular fractures: long-term follow-upof open reduction and internal fi xation. J Orthop Trauma. 1994;8:397-403.

图 1, 4, 16, 17, 18B, 19, 和 20 由 Dr. Stephen Sims, Carolina Medical Center 提供。

# 45 髋臼骨折切开复位内固定治疗

*Hans J. Kreder, Richard Jenkinson, and G. Yves Laflamme*

### 注意事项

- 在某些特殊情况下选择保守治疗要慎重
  - < 20% 髋臼后壁骨折并且在麻醉下动态应力位 X 线片显示髋关节的完整性未受损（Tornetta, 1999）。
  - 在牵引或更为理想情况下如麻醉下拍摄应力 X 线片进行评估，无髋臼后壁及髋臼前后柱骨折（Olson and Matta, 1993; Tornetta, 1999）。
  - 除髋臼承重区的关节面骨折外，即在前后位及两个 Judet 位的 X 线片上弧顶弓角度大于 45°；或在 CT 上拱顶凝结区下方的关节间隙大于 1cm（Olson and Matta, 1993）。
  - 注：后柱拱顶的弧度可能要大于其正常值（在髂骨斜位上进行测量），从而避免在负重期间关节发生半脱位（图 1-A,C）。如果后柱骨折水平高于坐骨棘水平并进入关节（髂骨拱顶的弧度为 70°）或前柱骨折水平高于髂前下棘并进入关节，在负重期间可能会发生关节半脱位（闭孔拱顶的弧度为 30°）。（Vrahas et al., 1999）

## 后方入路

### 适应证

- 下列髋臼骨折需要手术复位：
  - 关节完整性遭到破坏
  - 股骨头半脱位
  - 关节面之间存在骨折块（这通常会导致关节的不完整）
- 在下列情形下可以考虑使用单纯的后方入路或在联合入路中随后使用，也可同时进行前后方手术：
  - 髋臼后壁骨折初级或相关骨折类型
    - 单纯髋臼后壁骨折
    - 髋臼后壁横行骨折
    - 后柱合并后壁骨折
    - 后壁 T 型骨折（通常需要另作切口或延长原切口）
  - 髋臼后柱（不包括后壁）初级及相关骨折类型单纯后柱骨折：
    - 单纯后柱骨折
    - 单纯横行骨折
    - 后柱后部分的 T 型骨折（通常需要另作切口或延长原切口）
    - 前柱后部分横行骨折或双柱骨折（手术切口通常要在前方）
  - 伴随髋臼骨折的股骨头骨折
    - 单纯股骨头骨折（通常需要前方入路）
    - 股骨头骨折内固定通常需要髋关节脱位（经过后方入路实施）

### 争议

- 原发髋臼双柱骨折伴继发关节的连续性遭受破坏，手术治疗还是非手术治疗（骨折类型：漂浮髋，即整个髋关节是漂浮的，与中轴骨失去连接）。
- 大多数这种损伤需要手术治疗，这样患者可以早期活动并确保最佳关节面复位。

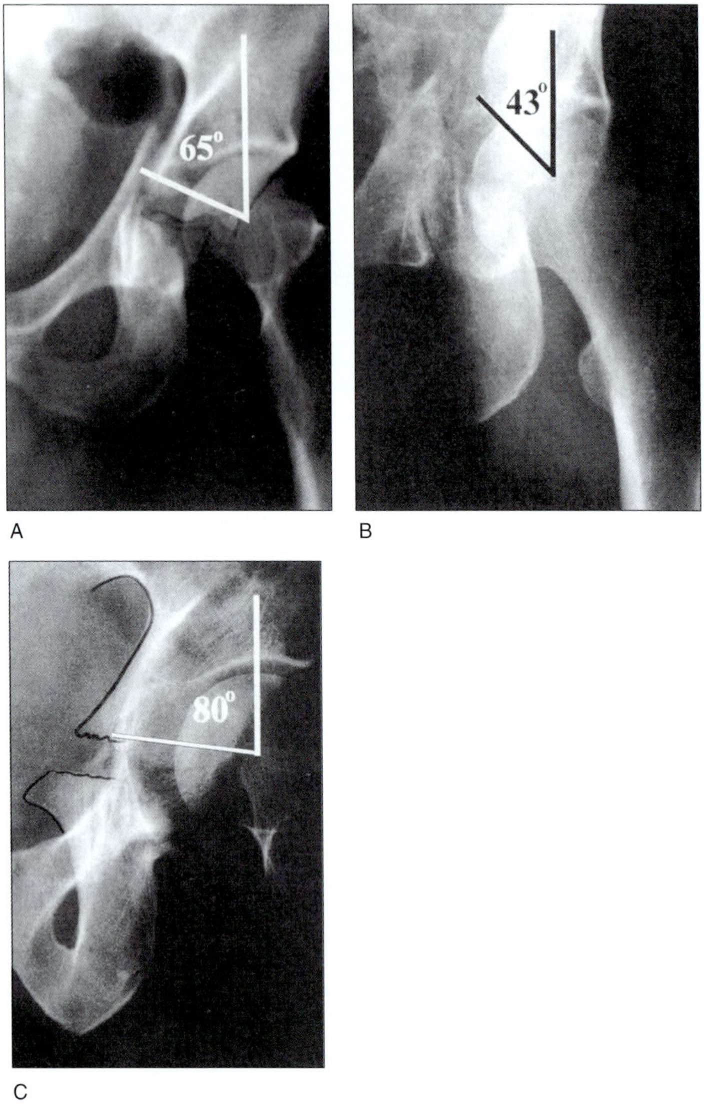


图1

**争议一续**

- 在双柱骨折类型的病例中可以看到次级不稳定。在某些情况下可以考虑应用保守治疗如患者年龄较大或对功能要求较低。然而，早期活动可能导致骨块再移位，后期手术很难将这些骨块进行固定。

**争议—续**

- 手术时间
  - 延期手术治疗会影响手术效果。骨折超过 3 周后，断端骨质吸收及早期骨痂形成。从而使局部解剖辨认困难，并且为了骨折端良好的复位可能需要延长切口（Olson and Matta, 1993）。
- 早期全髋关节置换术
  - 患者的骨质量较差、负重区明显压缩骨折、患者高龄及合并疾病，这些因素使得内固定手术治疗的结果大打折扣。
  - 现代全髋关节置换技术使得一部分患者可以获得活动优良的髋关节功能并且可早期活动。然而，全髋关节置换术的明确的适应证仍存在争议。
- 经皮内固定技术
  - 对功能要求相对较低的老年患者身而言，闭合复位及经皮内固定技术（有或无计算机导航辅助）扮演着一定的角色。为了微创手术操作，这种权宜手术是第二选择。
  - 由于髋臼骨折的解剖复位是获得良好髋关节功能的首要条件，所以这种技术的使用是有限的并要依照患者的个体情况而定。

**治疗方案**

- Kocher-Langenbeck 入路：使用大转子截骨技术可以到达更高的髋臼顶区域（Siebenrock et al., 1998）
- 改良 Gibson 入路：可以使术者更方便到达更高髋臼顶区域但是到达远端的髋臼柱则更难（Moed and McMichael, 2008）

## 检查 / 影像

- 术者在制订术前计划时要对髋臼所有骨折块充分了解。术者应当计划：
  - 手术入路（前入路、后入路、附加大转子截骨、两种入路依次进行或同时进行、延长切口）
  - 对于髋臼前后柱骨折和髋臼壁骨折，拉力螺钉置入的理想位置
  - 支撑髋臼壁的方法（支持接骨板、钩板）
  - 是否需要进行自体骨或骨替代物植骨植入（支撑抬起的边缘压缩骨折块）
- X 线平片
  - 骨盆正位 X 线片及 Judget 位 X 线片可以描绘出所有主要骨折块，并且这两张 X 线片对于制定手术入路计划来说已足够。
  - 图 2 是骨盆正位 X 线片，显示一些骨性标志并标记出了骨折块的轮廓。
  - 图 3 是闭孔斜位（图 3-A）及相关的骨性标志（图 3-B）。
  - 图 4 是髂骨斜位（图 4-A）及相关的骨性标志（图 4-B）。

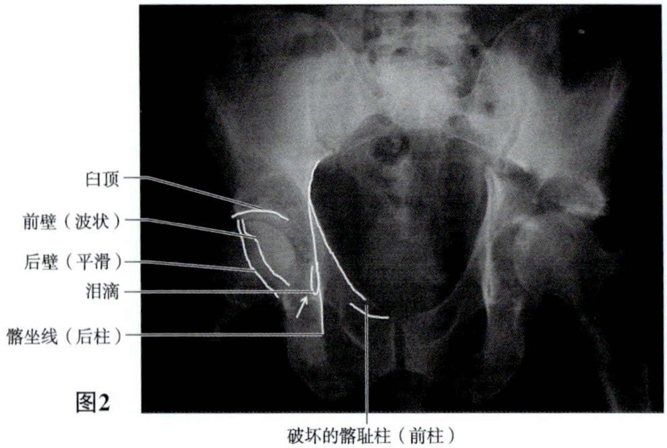


图2

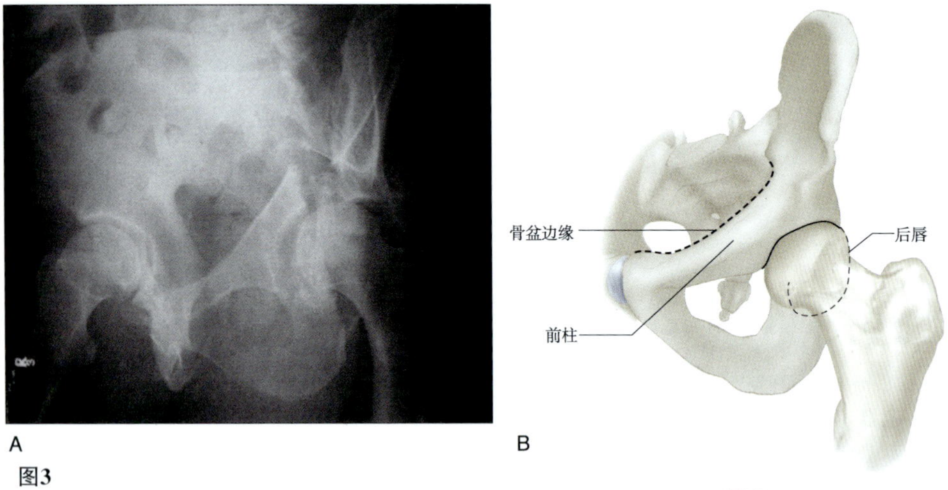


A B

图3

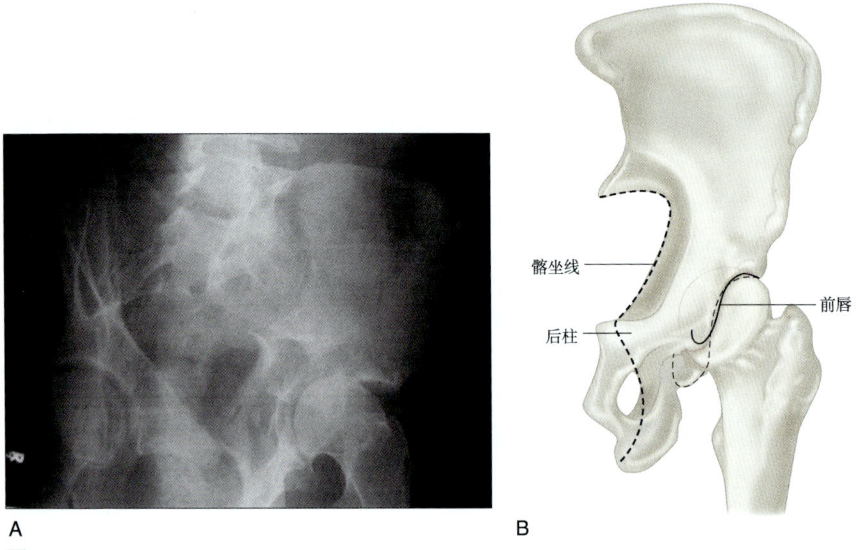


A B

图4

- CT 扫描
  - 轴位的 CT 扫描是必需的，其通常能够描述：
    - 股骨头骨折
    - 边缘压缩骨折（特别是髋臼顶及后壁）
    - 髋臼壁骨折碎块
    - 骨节内骨折
  - 冠状位、矢状位平扫及三位重建通常不是必须的，但是它可能对术者理解复杂骨折类型有一定的帮助。
    - 一位患者双侧髋关节轴位（图 5-A）和矢状位（图 5-B）的 CT 平扫显示边缘性压缩及后壁骨折。
    - 另一位患者选择性的 CT 平扫显示关节内骨折（图 6）。

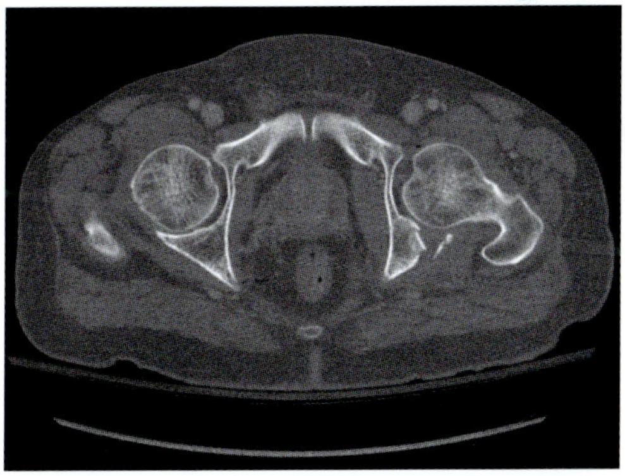

A

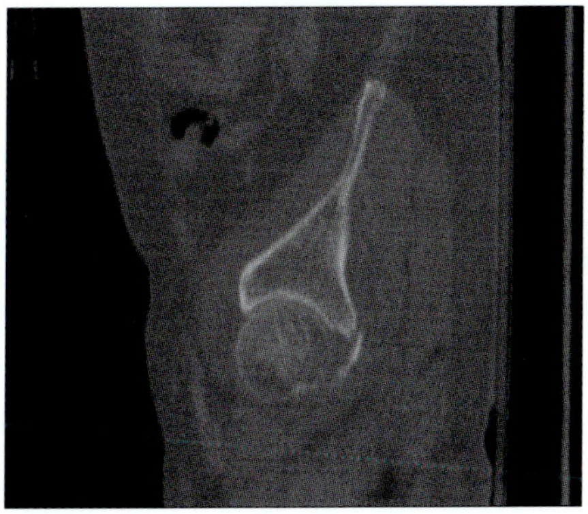

B

**图5**

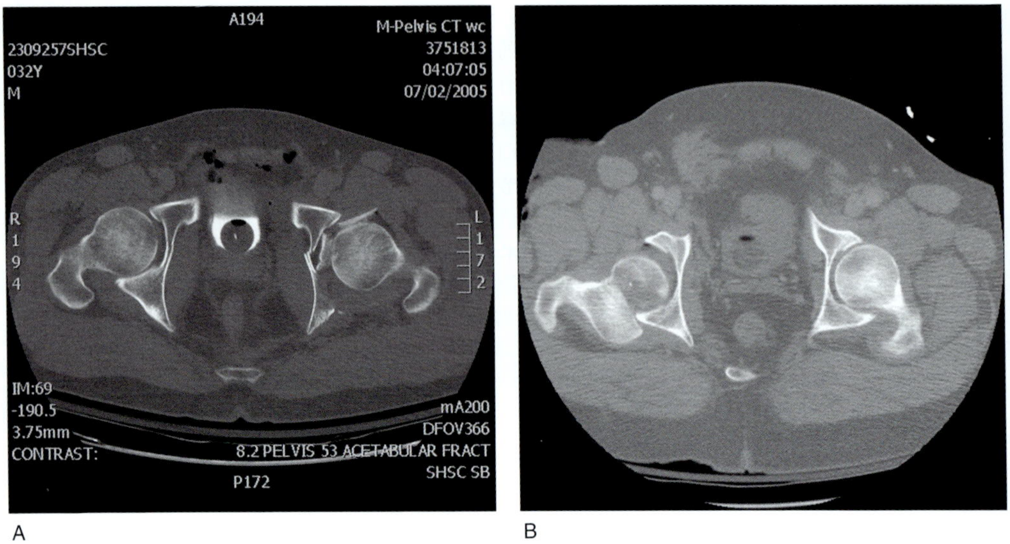


图6

## 外科解剖

- 骨性标志（图 7A）
  - 大转子
  - 髂后嵴
  - 坐骨大切迹
  - 坐骨小切迹
- 肌肉（图 7B）
  - 臀大肌

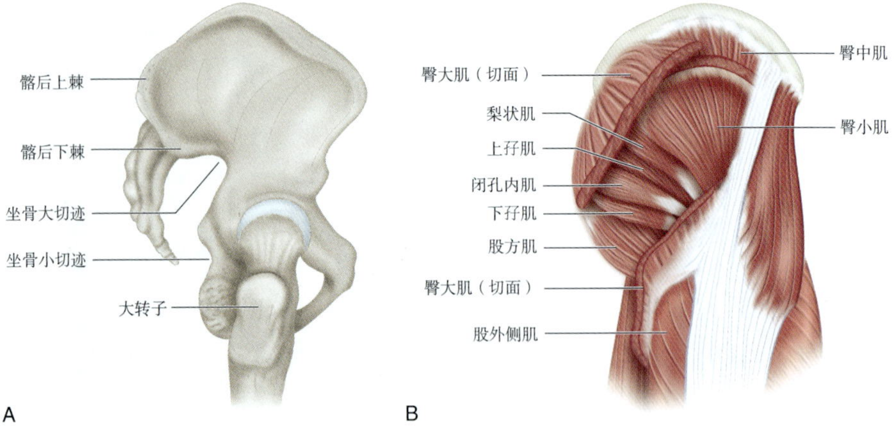


图7

**要点**

- 术中透视设备位于患侧肢体的对侧。
- 当使用侧卧位时，将小布袋置于患者身体下方（在腹部位于耻骨联合水平或在其下方，在背部在髂后上棘水平或其下方），这样可以在骨盆周围提供一个支撑作用，这样 使得术者在置入髋臼柱螺钉时方便其触摸骨性标志。
- 术前应该准备好一个 Mayo 底座（一个充填了无菌的 Mayo 单的枕头或法兰绒单包裹而成），它可以用来支撑屈曲的膝关节。根据术中所需患肢的位置，可以将其抬高或降低。

  - 股外侧肌
  - 臀中肌
  - 臀小肌
  - 梨状肌
  - 闭孔内肌
  - 上下孖肌
  - 股四头肌
- 神经（图 8）
  - 坐骨神经
  - 臀下神经
  - 臀上神经
- 血管
  - 臀上、下动脉
  - 旋股内侧动脉
- Letournel 分型将髋臼骨折分为最为常见的五种简单类型（图 9A）和五种相关类型（图 9B）
- 图 10 显示了髋臼双柱的概念（前柱：白色，后柱：红色）。

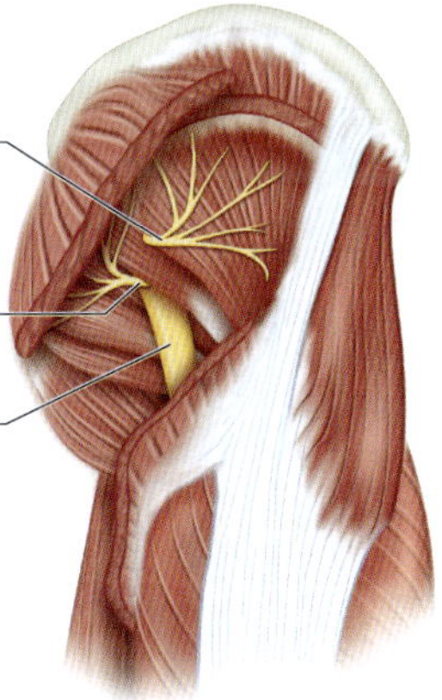


**图8**

**器械**

- 透 X 线床
- C 形臂
- 血液回输机

## 体位

- 因术中透视需要，患者须使用透 X 线床。
- 取决于术者的喜好，患者可采用侧卧位（图 11）或仰卧位。
- 为减少坐骨神经的张力，保持髋关节屈曲、膝关节屈曲。
- 患肢进行消毒、铺单。
- 使用一个可黏附性的塑料膜将腹股沟部与其上方的部分进行隔离。

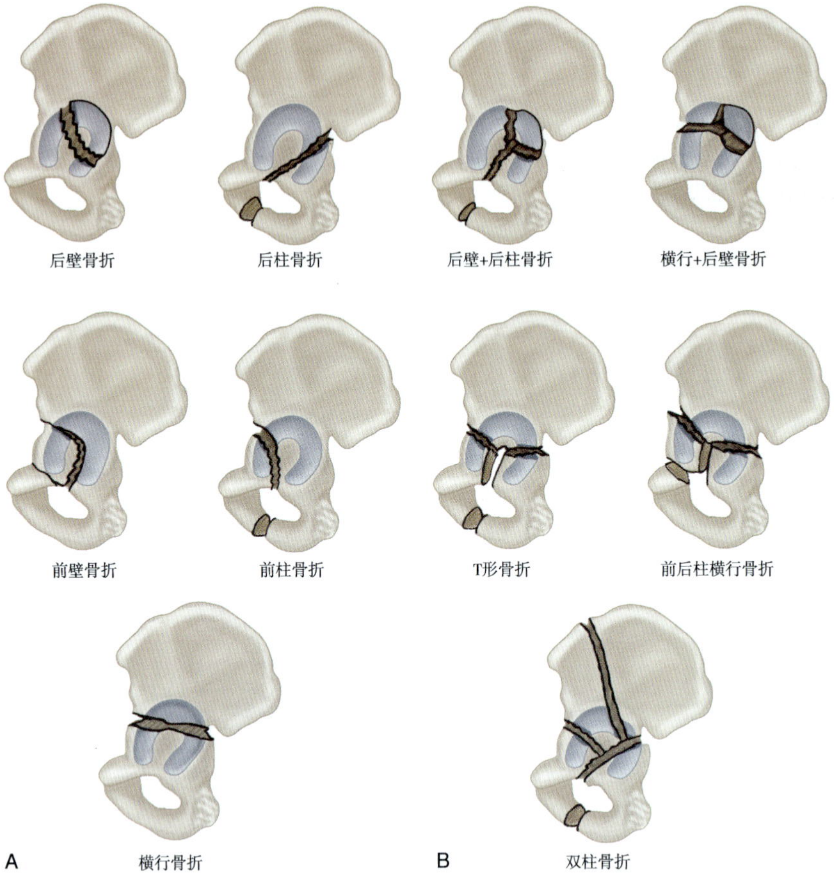


图9

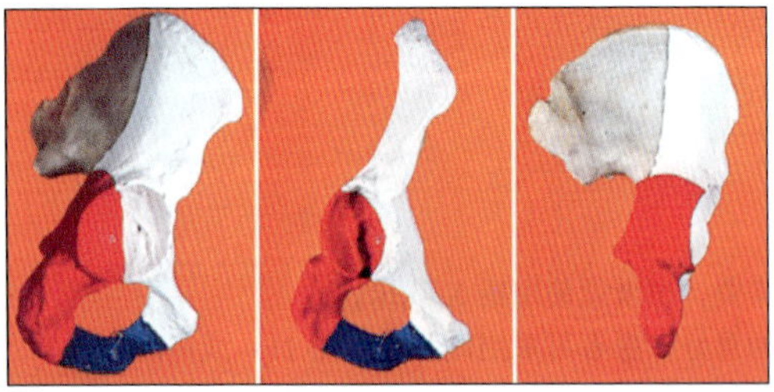

图10

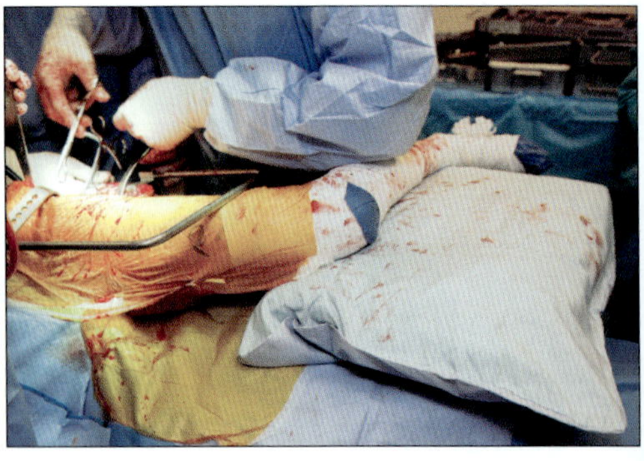

图11

## 争议

- 一些有经验的外科医师建议使用牵引床协助术中复位（Olson and Matta, 1993）。
- 有的外科医师倾向于使用侧卧位而另外一些外科医师更加喜欢仰卧位，两种入路都是十分有效的方法。
- 术中不常规进行神经功能检测，但是一些术者喜欢在复杂的病例中应用。

## 要点

- 对于简单的后方骨折，Gibson入路损伤臀下神经的概率最低。通过向远端牵引臀大肌止点或者松解臀大肌于髂嵴附着处的纤维，Gibson入路可以被延长（这需要在髂嵴的后方增加一个“L”形切口）。
- 当不需要显露髂骨柱或髋臼壁时，放松或移去位于坐骨大小切迹的拉钩。
- 保留骨块上所附着的所有软组织。
- 在最后阶段清创剪去失去活力和坏死组织（特别是臀小肌的下方部分），从而最大程度降低异位骨化和感染的发生率。
- 在侧卧位时，将一个由单子包裹的圆柱置于大腿近端之间，从而便于牵引。

## 入路／显露

- Gibson入路：从阔筋膜张肌和臀大肌间隙进入
- Kocher-Langenbeck入路：劈臀大肌肌纤维进入（图12）
  - 使用此手术入路时，可能损伤到臀下神经
  - 切口须尽量向远方延伸，从而可以松解臀大肌止点
- 仔细辨别坐骨神经。术者可在股方肌中寻找辨认而非在近端断裂的纤维组织中辨别（图13）。

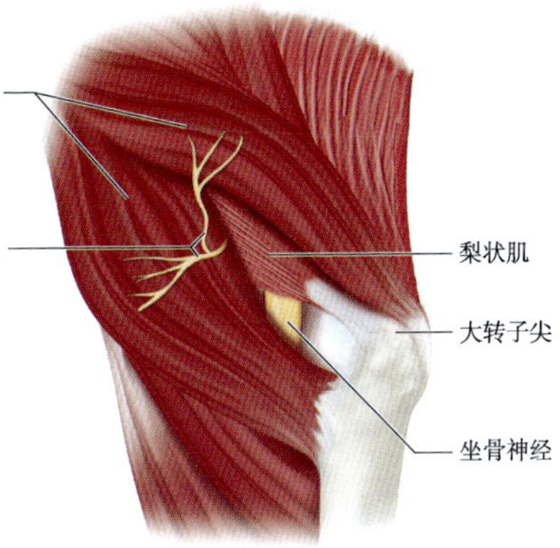


图12

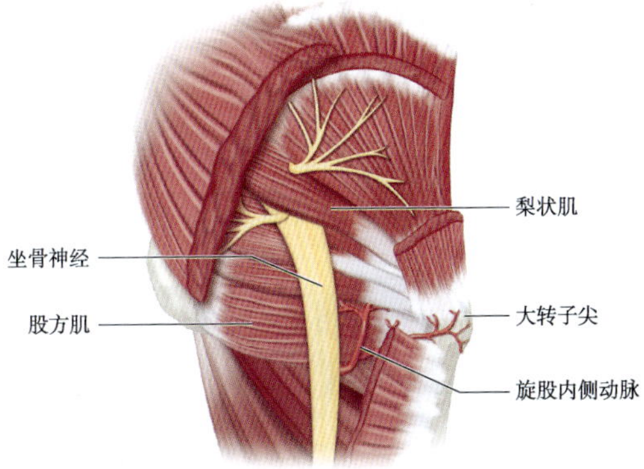


图13

**要点**

- 在关节囊的前方向远端延长切口至股骨小粗隆水平，这样可以更为清楚显露髋关节及将股骨头进行安全脱位。在近端，于髋臼侧不要将髋臼后壁骨折块从关节囊上分离下来。
- 关节骨折块位于关节囊下方隐窝内，在隐窝内通常可以找到这些骨折块。应当对这些隐窝进行检查，将这些区域连同关节腔一起进行冲洗。

- 股内侧动脉位于腹侧股四头肌的深方（图 13），术者必须要予以保护。

■ 在大粗隆处于肌腱附着点用手指向远端钩起的肌腱即梨状肌肌腱（图 14-A）。标记、分离、牵拉此肌腱，显露坐骨神经及坐骨大切迹（图 14-B）。将髋臼后壁及近端和前方的关节牵开显露髋关节。在髋关节上方将 Homman 拉钩置于臀肌边缘，进而显露髋关节并有助于支撑接骨板的置入。

■ 通过向远端触诊辨别上孖肌、下孖肌及闭孔内肌。将这群肌肉标记、分离及牵引，覆盖坐骨神经并显露坐骨小切迹（图 14-C）。

■ 将一拉钩置于坐骨小切迹处。

■ 拉钩将软组织拉于半膜肌于坐骨结节止点处的边缘。

■ 坐骨大切迹显露清楚后，用一把小型号的骨膜剥离器触摸横行骨折的各个部分。

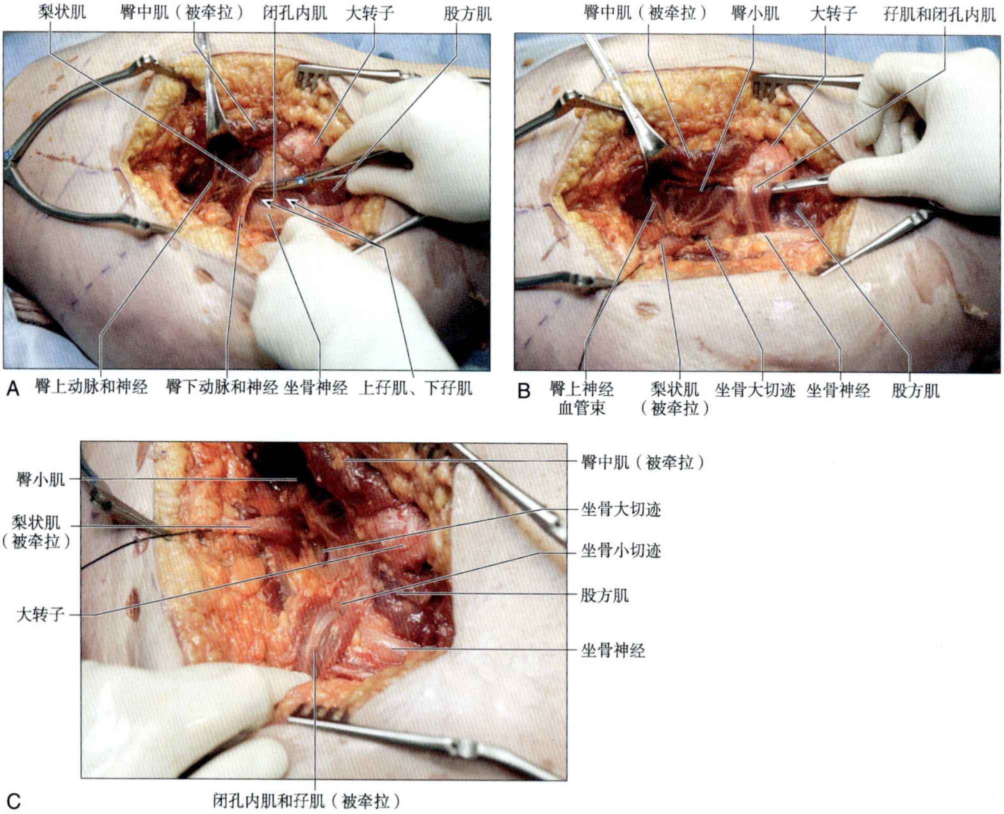


图14

## 器械

- Charnley 拉钩
- 钝及尖的 Hohmann 拉钩
- 骨盆拉钩，包括 Mehrding、Jackson 和 Deaver 拉钩
- 骨盆钳，包括带弯的钳子、offset 钳、Farabent 钳和其他一些特殊的钳子
- 尖骨钩
- 斯氏针（5 mm）
- 髓核钳
- 脉冲灌洗
- 探针，Howarth 骨膜剥离器，小号和大号带孔的骨膜剥离器，和 Cobb 骨膜剥离器
- 小号及大号吸引器头
- 小号骨膜剥离器
- 长柄的小号刮匙
- 尖钩 / 刮匙

## 争议

- 脱套伤通常与髋关节骨折同时出现，这种情况需要后路手术治疗。治疗方案包括术前的经皮清创术和引流术或开放清创术或两者同时进行。

- 将髋臼后壁及近端和前方的关节牵开显露髋关节。在髋关节上方将 Homman 拉钩置于臀肌边缘，进而显露髋关节并有助于支撑接骨板的置入。
- 如果需要，在此点进行大粗隆截骨。
- 将一把尖骨撬置于大粗隆近端或置入股骨头颈内一枚斯氏针从而分离髋关节。
  - 充分牵引从而便于查看髋关节情况，同时便于钳进咬骨钳入。
- 对关节进行清洗和灌洗，移除软骨及骨的碎片。
- 如果有需要的话，髋臼的横行骨折应当进行冲洗清理（图 15），这可能需要使用一个小号的骨膜剥离器将骨折端撬开。咬骨钳、小刮匙、尖钩、吸引器及冲洗都能够达到这个目的。

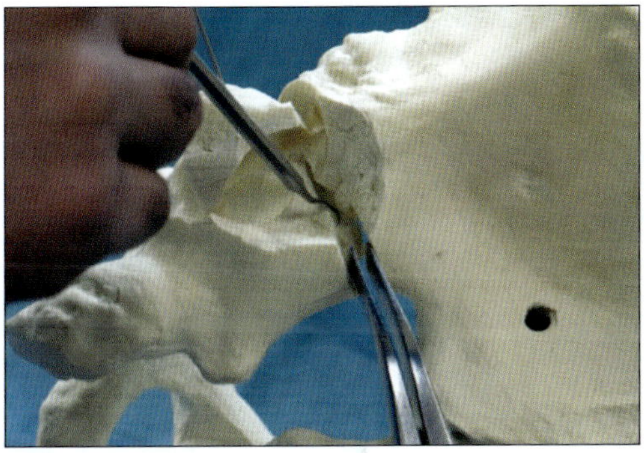

**图15**

### 注意事项

- 不要将一把拉钩同时置于坐骨大切迹和坐骨小切迹之间。
- 不要损伤股方肌，因为旋股内侧动脉就在其深方，股骨头的大部分血运就靠它来提供（见图 13）。
- 当清理坐骨大切迹时，小心不要损伤臀上血管和坐骨神经。 在进行骨块侵袭性操作时，如果血凝块脱落的话，注意损伤的臀部血管的分支可能会再次出血。高位后柱骨折当涉及坐骨大切迹时可能会损伤到血管。
- 当向近端牵引髋臼后壁时，很重要的一点是要避免关节面的损伤。尽量避免使用带尖的拉钩。如果可能的话，要尝试将拉钩置于松质骨边缘上。

## 注意事项

- 当清理髋关节时，在器械（或术者手指）进入关节前，要确保牵引的助手比较舒服和位置恰当，从而将对关节软骨（或医师的手指）的损伤降至最低。

# 手术步骤

## 步骤 1：复位和固定髋臼柱

- 对侧柱（前柱）复位
  - 于坐骨结节处置入一枚斯氏针可能是有帮助的（图 16）。
  - 通过切迹放置较大的点状复位钳（图 16-B 和图 16-C）。
  - 一个弯钳通过大切迹放置。

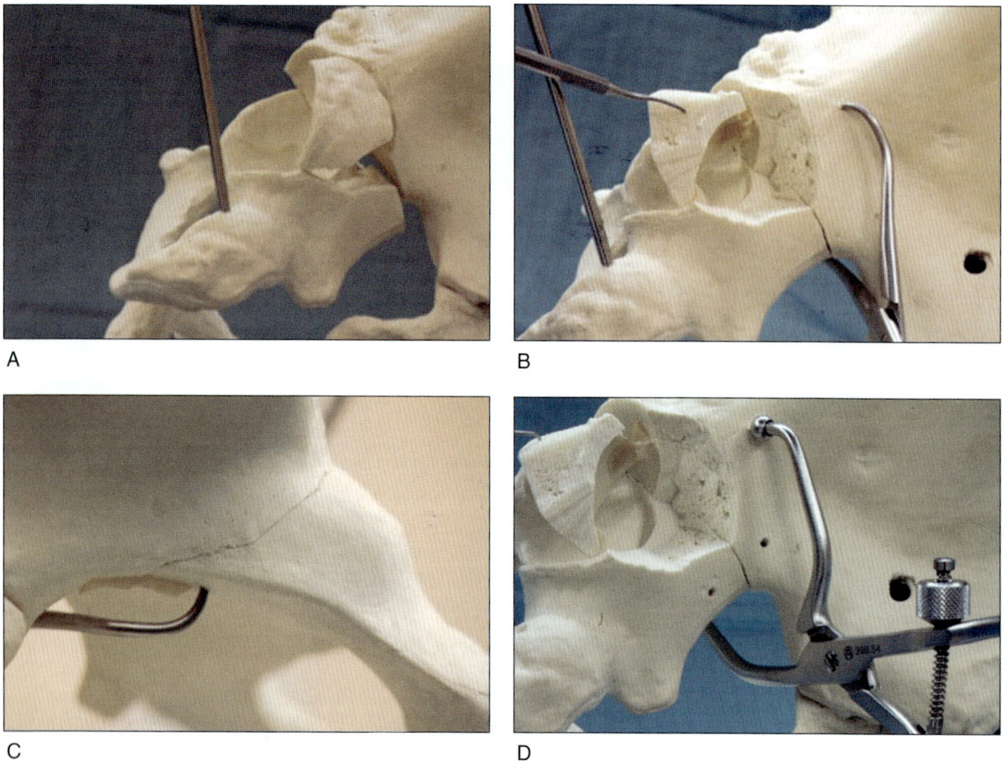


**图16**

■ 前柱拉力螺钉的放置

- 将 C- 臂置于闭孔斜位位置并向出口位倾斜，方便术者观察前柱。
- 起点便位于臀肌后方在关节附着点 2 ~ 4cm 处(图 17-A，C)。

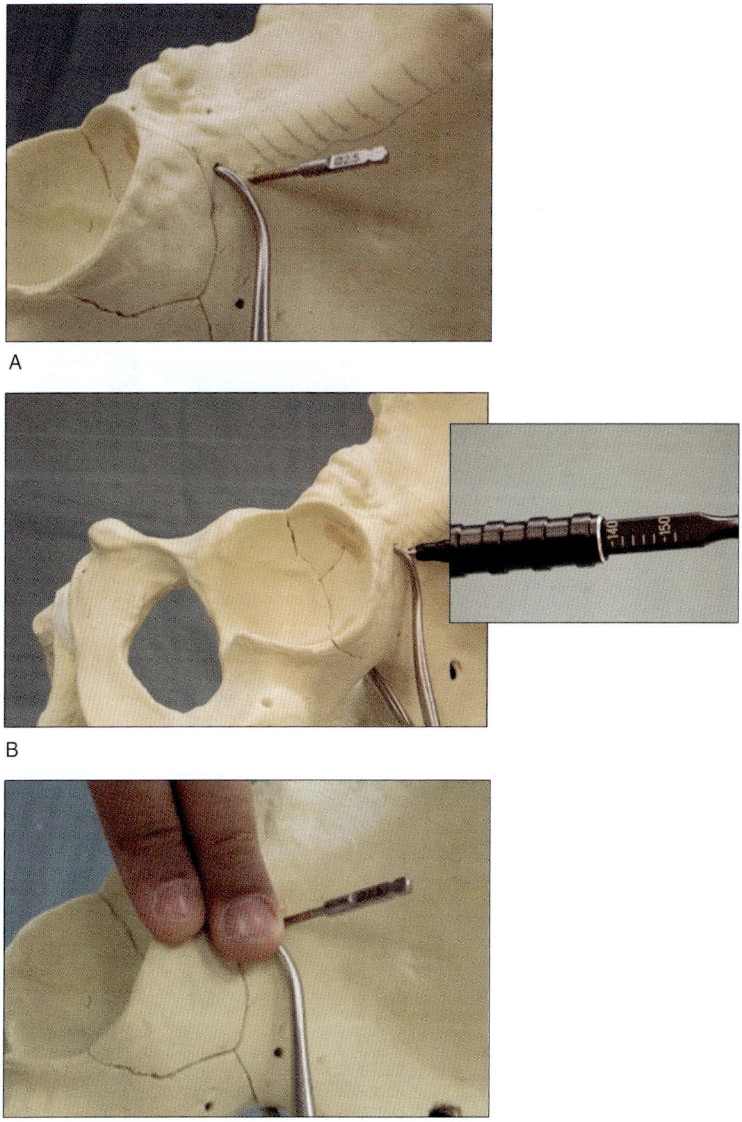


A
B
C

图17

## 要点

- 对于高位的横行骨折，与髋臼后方，从坐骨大切迹远端和前方置入前柱螺钉进而确保前柱复位及稳定。
- 当使用电钻钻孔时，术者要轻柔的“前进 - 后退”，这样可以协助术者“感觉”沿着髋臼柱钻孔，在钻透对侧皮质前，如果方向不佳允许较小调整。
- 横行骨折通常从骨盆侧面下方至内侧更向上的位置垂直穿过髋臼窝，这种情况下置入拉力螺钉是有效的，特别是后柱骨折。
- 对于复杂的后柱 + 后壁的骨折，如果拉力螺钉固定的质量较差或无法固定，可以应用后柱接骨板（图 21）。

- 有时需要经皮内固定技术。使用一枚 2mm 平滑克氏针，在钻头刺破皮肤进入前，将其标记在皮肤上。
- 在 X 线透视下进行应用一枚长 2.5mm 钻头。电钻与髋臼的前柱方向平行。触诊耻骨结节可有助于确认方向。
- 用 3.5mm 钻头再次扩钻。
- 测深尺测深（图 17B）。
- 如果患者个体较大，可沿长柱置入第二枚拉力螺钉。
- 如果髋臼前柱的骨折水平面较高，位于坐骨大切迹的上方部分，固定前柱螺钉的位置可以发生变化（图 18-A），可能从前柱切出（图 18-B）。

■ 完成前柱的切开复位内固定后，最后再固定后柱。
- 好的复位方法包括使用点状复位钳、将螺钉置于骨折块对面的骨质上（图 19-A），使用 Farabent 钳（图 19-B）、小号 Junbulth 钳（图 19-C）。

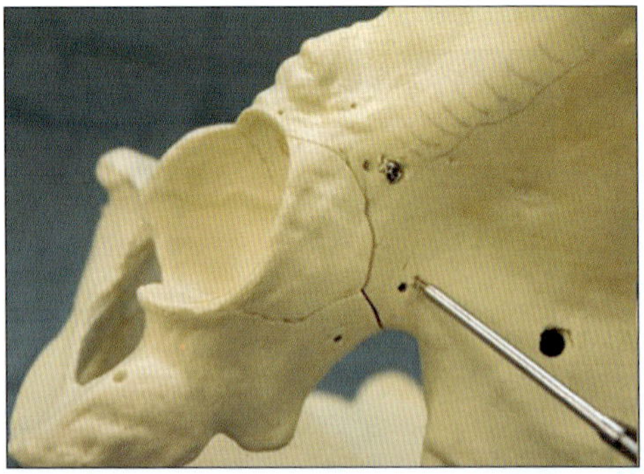

A

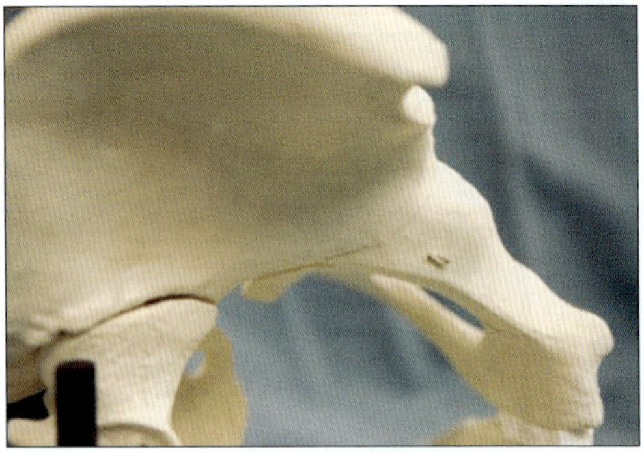

B

**图18**

## 注意事项

- 将一把长钳置于坐骨切迹上会对坐骨神经产生压力，要尽量避免这种情况发生。在放置长钳时，考虑打开一个计时器，长钳放置的时间< 2min。
- 术者很容易使用 2.5mm 钻头在髋臼上钻一个孔道。一旦电钻所钻出的孔道合适，一定要钻透对侧皮质。然而术者必须小心在同一个孔道内钻孔，避免螺钉找不到远端钉孔，因为在松质骨上很容易打出另外一个孔道。
- 如果进行了多次钻孔，再进行测深和置入螺钉时就很难找到正确的钉孔。让 C 臂机停留在电钻位于正确位置的最后一张 X 线片上有助于进行测深及拧入螺钉。
- 在置入螺钉以后，一定要拍摄两个 Judget 位和前后位 X 线片，要确保螺钉没有穿出髋关节或髋臼内侧壁。
- 注意，如果任何一个位置的 X 线片显示螺钉穿出了髋关节，那么很明确的一点是，螺钉肯定穿出了关节。为了显示螺钉长度，切线位要比 Barrel 位的 X 线片更好。(Barrel 位的 X 线片很容易进行拍摄，其对评估髋臼壁的螺钉更有帮助)

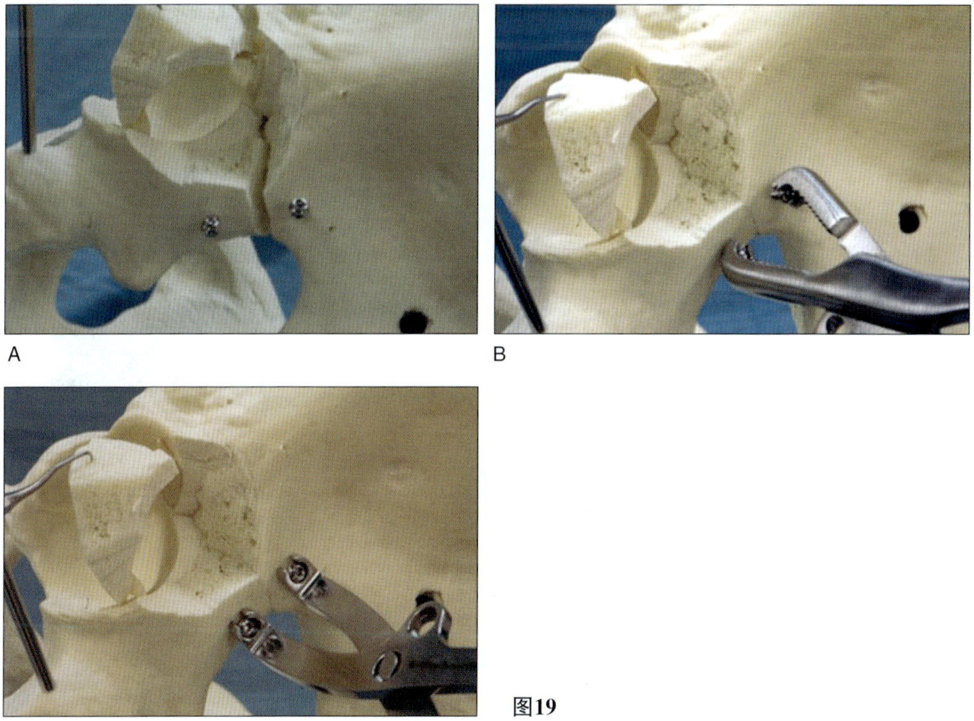

A B C

图19

- 后柱拉力螺钉固定
  - 通常将一枚短螺钉置于较垂直方向（图 20-A，B）。
  - 我们很少将一枚反转后柱螺钉自坐骨结节处置入。髋关节屈曲从而将坐骨结节置于皮下，进而有利于螺钉的置入，同时这样也可以减少坐骨神经损伤。

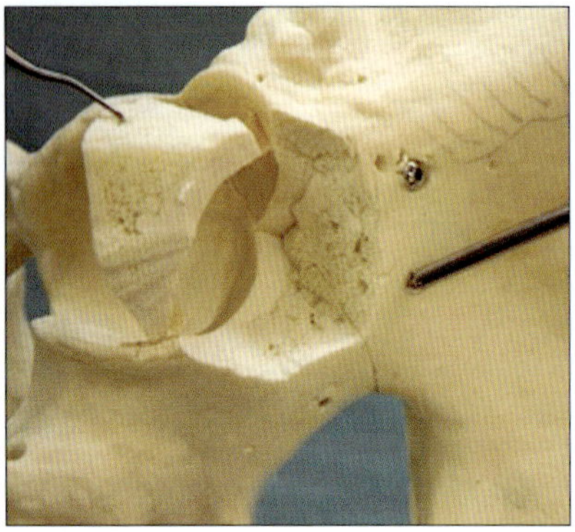

A

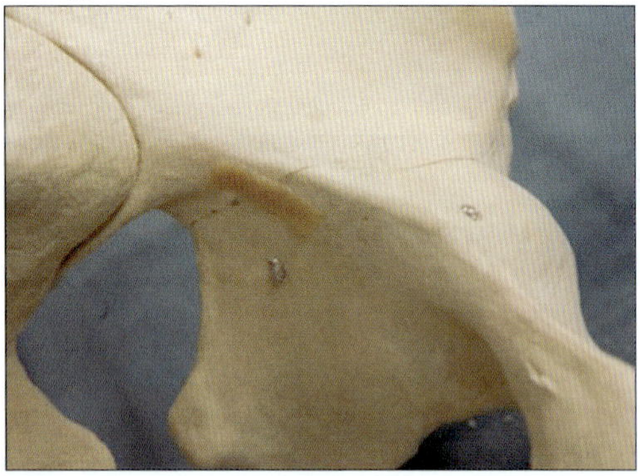

B

**图20**

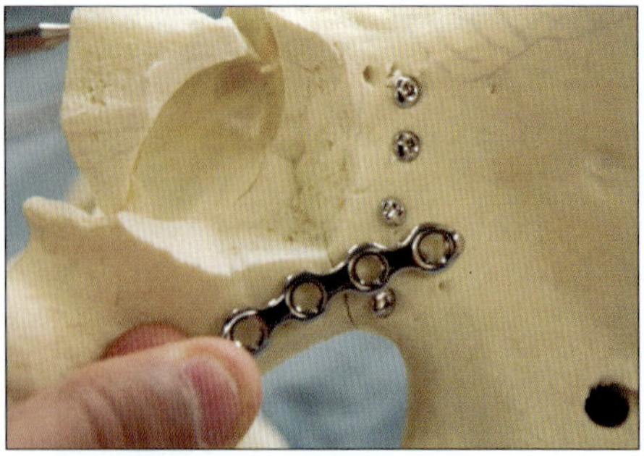

**图21**

### 器械 / 植入物

- 长 2.0mm 钢丝
- 长 2.5mm，3.5mm 钻头
- 长 3.5mm 螺钉（长约 150mm）
- 长测深尺
- 钻头
- 一套骨盆钳
- 骨盆顶棒

### 要点

- 当置入拉力螺钉时，螺钉穿过髋臼后壁，要考虑髋臼骨折类型，避免螺钉位于骨折线处，从而使拉力螺钉丧失拉力效果。
- 拔出螺钉后，用电刀在拉力螺钉的进入点进行标记，从而避免术中不能找到此孔，然后进行测深及置入螺钉。
- 将一个骨盆顶棒置入接骨板孔中，并用锤子轻柔敲打，有些髋臼后方的支撑接骨板在原位就可。

### 注意事项

- 由于骨块间拉力螺钉的原因髋臼壁拉力螺钉偏向进入关节。在复位时，一定要注意这些螺钉的位置，避免上述情况的发生。
- 如果应用钩板，一旦接骨板被压低，必须小心预防接骨板钩进入关节间隙，因为如果接骨板从下方向关节边缘压低，带钩的接骨板可能会进入被“延长”。支撑接骨板应当置入钩接骨板的边缘，一旦向钩板施加压力，支撑接骨板将向后移动。后壁切线位的 X 线片可以协助确定接骨板钩有无超出关节边缘。

## 步骤 2：后壁骨折切开复位内固定

■ 当髋臼前后柱稳定及所有骨折碎块被清走后，将髋臼边缘的压缩骨折（如果存在的话）翘起并固定。图 22A 显示髋臼边缘性骨折在被翘起前的状态。

- 利用一把小骨刀将关节软骨同时伴有较多的松质骨共同翘起，这样可以将关节软骨再骨折发生率降至最低并同时起到一定的支持作用。
- 可以应用自体骨或骨替代物置于被翘起骨块的下方进而起到一个支撑作用。
- 将 2.0mm 螺钉(较大骨折块可以使用直径更大一些的螺钉）通过被翘起骨块的基底松质骨钻入软骨下骨骨床中进而稳定骨折块。图 22-B 显示在被翘起的骨折块上标记螺钉的进钉点。

■ 对髋臼后壁骨折的主要骨折块部分进行复位、加压及接骨板固定。

- 首先，将主要骨折块进行复位并用骨盆顶棒或一把钳子进行维持。
- 拉力螺钉穿过后壁的骨折块(通常使用 2.7mm 或 3.5mm 螺钉)。
- 将支撑接骨板进行塑型并沿后柱骨折块进行放置(图 23-B)(通常是 3.5mm 六孔或八孔重建接骨板)。
    - ◆ 将接骨板的远端进行塑形使其与止于坐骨结节处的肌肉附着处相吻合。利用一枚螺钉，方向自坐骨结节指向耻骨下支稳定接骨板远端。
    - ◆ 一旦接骨板近端固定后，将接骨板轻微的再次塑形从而确保接骨板同髋臼壁贴附较好及更好行使其支撑作用。通常远近端各两枚螺钉已经足够。

■ 在髋臼后壁骨折中较小或较粉碎的骨折块不易使用拉力螺钉技术。可能要使用钩板（图 24-A），接骨板横向指向髋臼边缘进而稳定和支持骨折碎块。

- 通常将一个 3 孔或 4 孔 1/3 管型接骨板最后一个孔剪掉，将形成的“刺”或“钩”折向接骨板腹侧折弯 90°，这样一块钩板便形成了。
- 应当将接骨板进行塑形。这样在将支撑接骨板置于一个或多个钩板的上方时，接骨板挤压髋臼壁，钩板将表现出“弹性”。图 24B 显示三块钩板。

■ 缝合铆也可用于髋臼边缘撕脱骨折及关节盂损伤的治疗。

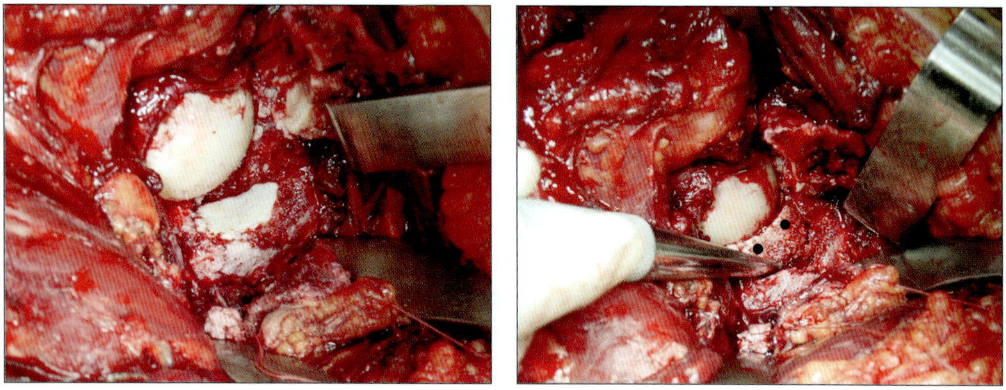

A　B

图22

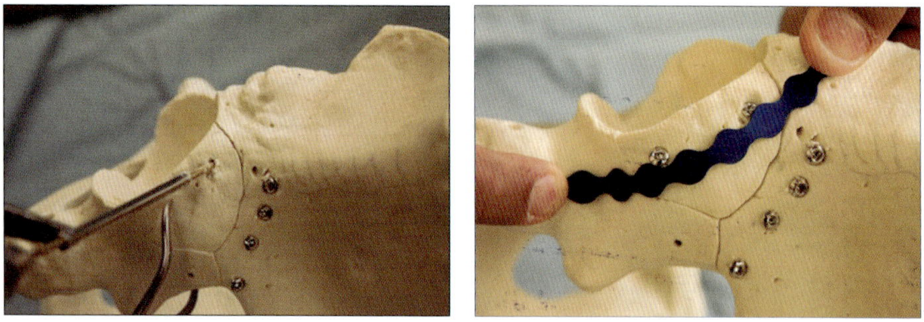

A　B

图23

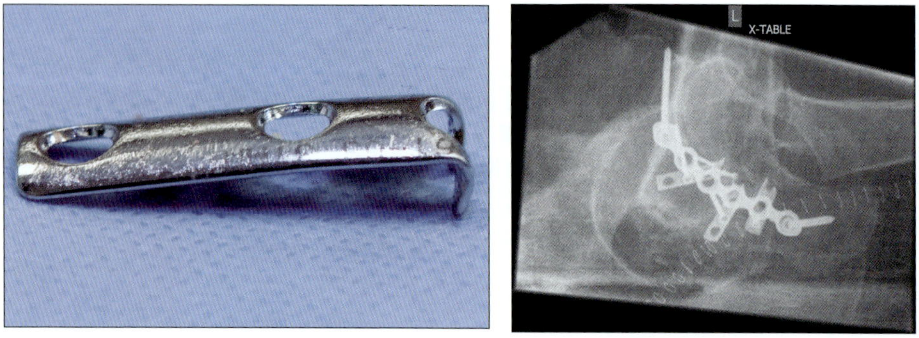


A　B

图24

**器械 / 植入物**

- 步骤 1 中所需使用的器械
- 长 2.7mm 螺钉
- “较硬”骨替代物

## 步骤 3：闭合伤口

- 将失去活力的组织祛除（特别是臀小肌下方部分）进而减少异位骨化和感染的发生率
- 拍摄 Judget 及前后位的 X 线片，了解内植物的位置
  - 图 25 显示术前（图 25-A）及术后（图 25-B）X 线片显示髋臼横行骨折 + 髋臼后壁骨折。
  - 图 26 显示皮质内螺钉。
  - 对于髋臼柱的螺钉，切线位的 X 线片有助于观察螺钉。经过螺钉轴线的“barrel 位”可以评估后壁拉力螺钉，评估其有无穿出关节。
  - 冲洗及闭合伤口

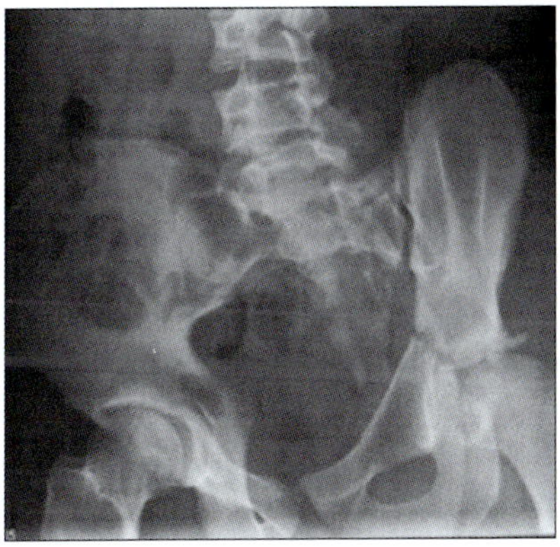

A

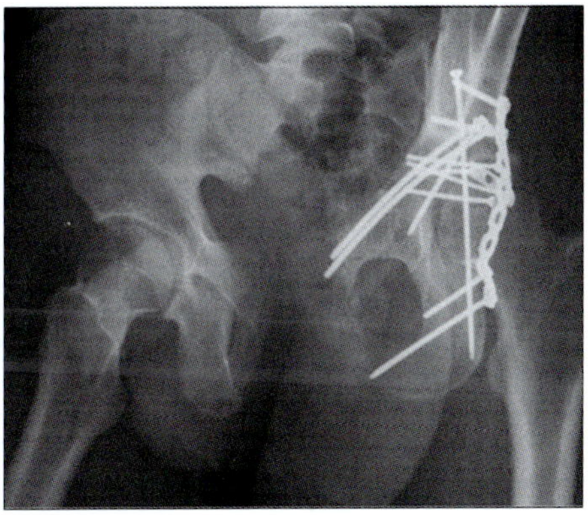

B

**图25**

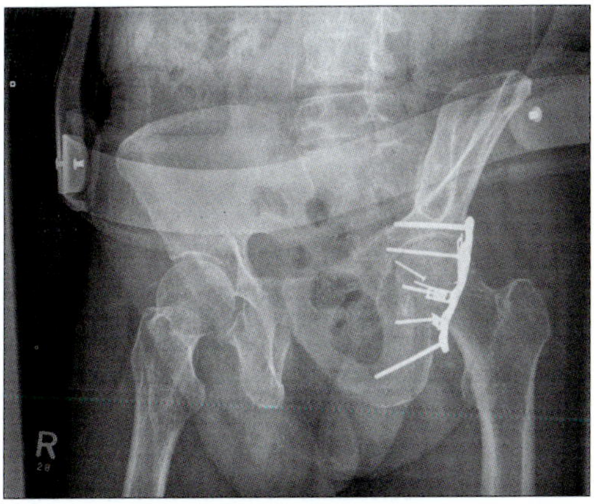


**图26**

## 争议

- 拉力螺钉紧靠在关节边缘置于支撑接骨板的后方还是接骨板置于关节边缘拉力螺钉位于其后，这存在争议。
- 髋臼边缘的压缩骨折仍是一个具有挑战性的工作。治疗方案包括自体植骨或坚硬骨替代物达到支撑作用，同时应用克氏针或拉力螺钉固定来确保骨折块位置。

## 争议

- 髋臼骨折包括明显关节软骨损伤。髋臼骨折术后如何进行合适的功能锻炼，关于这个方面的研究数据较少，没有指南，存在一些争议。有些医师限制患者终身进行“(关节软骨) 压缩量较大”活动，从而最大程度延长受损关节软骨生存期。

## 术后护理和预后

- 患者在步行器的辅助下进行活动。早期只允许患侧脚尖着地负重。
- 一些外科医师提倡“髋关节防范”，即在最初 6 周内限制髋关节活动度屈曲 $< 90^{\circ}$。
- 12 周后患者可以开始负重。

## 证据

Apaydin N, Bozkurt M, Loukas M, Tubbs RS, Esmer AF. The course of the inferior gluteal nerve and surgical landmarks for its localization during posterior approaches to hip. Surg Radiol Anta. 2009;31:415-8.

Giannoudis PV, Tzioupis C, Moed BR. Two-level reconstruction of comminuted posterior-wall fractures of the acetabulum. J Bone Joint Surg [Br]. 2007;89:503-9.

Moed BR, McMichael JC. Outcomes of posterior wall fractures of the acetabulum. Surgical technique. J Bone Joint Surg [Am]. 2008;90（Suppl 2）:87-107.

Olson SA, Matta JM. The computerized tomography subchondral arc: A new method of assessing acetabular articular continuity after fracture （apreliminary report）. J Orthop Trauma. 1993;7:402-13.

Siebenrock KA, Gautier E, Ziran BH, Ganz R. Trochanteric flip osteotomy for cranial extension and muscle protection in acetabular fracture fixation using a Kocher-Langenbeck approach. J Orthop Trauma. 1998;12:387-91.

Tornetta P. Non-operative management of acetabular fractures. The use of dynamic stress views. J Bone Joint Surg [Br]. 1999;81:67-70.

Vrahas MS, Widding KK, Thomas KA. The effects of simulated transverse, anterior column, and posterior column fractures of the acetabulum on the stability of the hip joint. J Bone Joint Surg [Am]. 1999;81:966-74.

# 46 颈椎

Rudolf Reindl

### 注意事项

- 在施行脊柱稳定技术之前，确定脊柱有良好的序列，小关节已经复位。如果闭合复位无效或不安全时，则要求首先行开放复位。

### 争议

- 后路提供了可预期实现的最理想的复位和最强的生物力学结构的方法，而前路手术允许患者有较舒适的体位和小范围的软组织剥离。椎间盘碎裂和后移的骨碎片需要前方入路。

### 治疗选择

- 对于有良好的颈椎序列且可以维持的大多数骨损伤患者和儿童病人群，非手术治疗是可以接受的。这可能要使用包括软领和Halo背心。在严重的韧带和软组织损伤患者中，这些方法的失败率更高。对于肥胖患者，支撑效果较差，而老年人可能难以忍受支架。

## 前路和后路稳定技术

### 适应证

- 导致急性颈椎不稳的急性骨折和脱位需早期稳定，以防止由于急性或渐渐移位造成脊髓压迫。
- 尽管采取了恰当的保守治疗，但是颈椎进行性畸形导致的创伤性病变可能还需要脊柱稳定手术。

### 检查/影像

- 一份详细的神经学检查是必要的，因为它可能影响手术治疗的时机和效果。
- 拍摄颈椎前后位（AP）、侧位和“游泳者位”的X线片。
  - 虽然在一些1级创伤中心重建CT已取代了这些标准位片，但对于诊断明显的颈椎病变它们仍然是标准的放射性检查。
  - 想得到满意的C7/T1的X线片，牵引应用于上肢。尽管在充分的牵引下，但是T1-4在标准的侧位下可能不被观察到。“游泳者位”将显示此区域的严重病变（图1）。
- CT扫描对于术前计划是最重要的，而且应在所有手术病例使用。扫描应包括整个颈椎，并达到T4尾端。
- MRI
  - MRI用于椎间盘和韧带的评估。对于无意识或昏迷的患者，它可能是显示严重软组织损伤的唯一检查手段。而且，脊髓可显示其他诊断方式不能发现的损伤（图2）。
  - 除非迟一点得到MRI结果对患者的诊疗结果是非决定性的或有特殊的MRI检查禁忌证，否则多数患者术前应进行MRI检查。

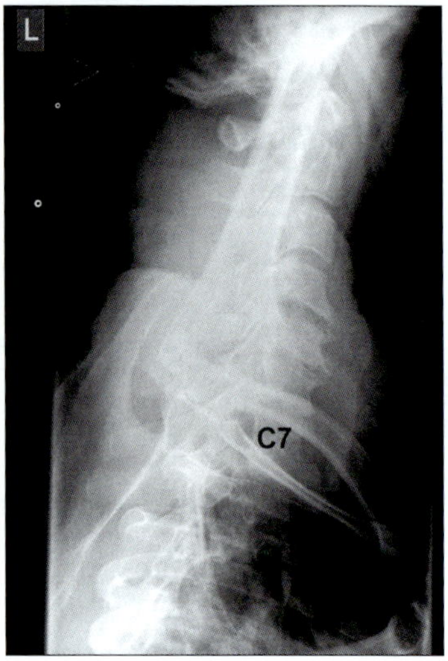


图1

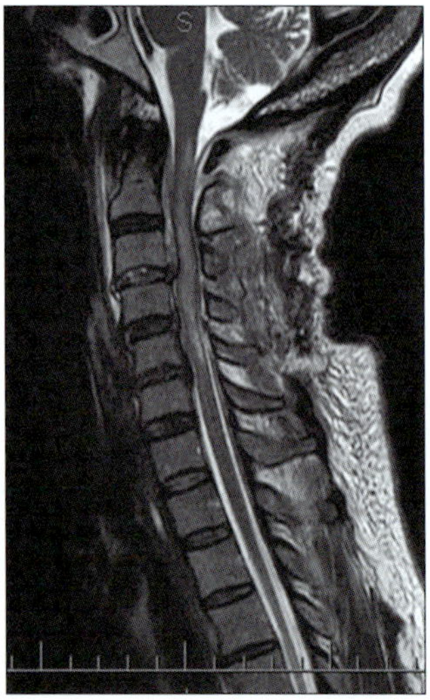


图2

## 要点

- 确认受累节段术前进行满意的透视观察。
  - 如果肩部阻挡使得颈椎影像模糊，那么略斜位下透视。
  - 前后位透视可判断 C7/T1 椎弓根螺钉位置。
- 胶带使用建议
  - 用透明液体喷雾型敷料（OpSite spray）喷在皮肤上，以增加皮肤的粘合力。
  - 使用手术泡棉胶带（3 米微孔胶带）防止手臂过度牵引。

## 外科解剖

- 前、后入路示意图（图 3）
- 危险结构区包括：
  - 颈动脉鞘—颈总动脉、颈静脉、迷走神经
  - 带状肌
  - 上、下甲状腺动脉
  - 喉返神经
  - 交感神经链
  - 椎动脉
  - 脊髓

## 体位

- 前入路（图 4A）
  - 患者仰卧位位于可透 X 线的手术台上。
  - 如果脊柱复位，可以轻微的延伸。
  - 应用 Mayfield 头架和 Gardner-Wells 牵引架
  - 设备安置于患者的一侧，并轻微牵引。
  - 髂嵴的暴露是可选的。
- 后入路（图 4B）
  - 患者俯卧位位于可透 X 线的手术台上。
  - 如果脊柱复位，可以轻微的延伸。
  - Mayfield 头架、Mayfield 环或者 halo 环的使用可以避免在手术过程中对眼睛的直接压力。牵引是可选的。
  - 设备安置于患者的一侧，并轻微轴向牵引。
  - 髂嵴的暴露是可选的。

## 器械

- Gardner-Wells 头环
- Mayfield 头环
- Mayfield 头架
- Halo 环
- X 线透射台
- 泡棉胶带

## 注意事项

- 一旦脊柱复位，需要采用牵引来维持术中头部的稳定和手臂的对抗牵引。在大多数的病人，5 ~ 10 磅的牵引重量是比较合适的。头部过度牵引，会使脊柱固定在分开的位置，可能会导致后期的不稳定和内固定失败。
- 长时间的过度手臂牵引可能会导致臂丛神经损伤。
- 护理需要注意预防任何压力施加于眼睛上，特别是在俯卧位时。在这种体位由于护理不当导致的失明已经有报道。Mayfield 头钳和 halo 环可以在俯卧位时提供稳定的位置而不会对眼睛造成压迫。

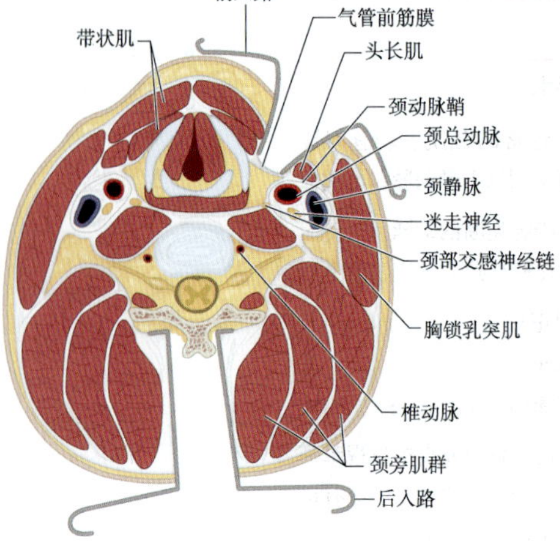
前入路
气管前筋膜
带状肌
头长肌
颈动脉鞘
颈总动脉
颈静脉
迷走神经
颈部交感神经链
胸锁乳突肌
椎动脉
颈旁肌群
后入路

图3

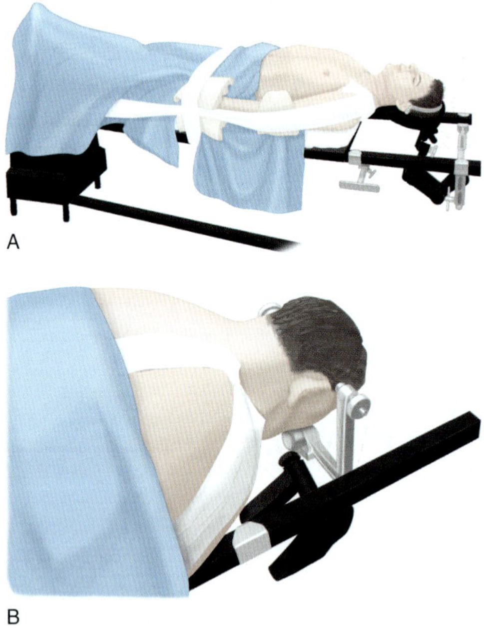
A

B

图4

### 注意事项

- 前路手术
  - 术中经常的触摸颈动脉以证实剥离平面位于颈动脉鞘的内侧。
  - 必须结扎切断的动脉以避免由于动脉血肿导致的气道阻塞。
  - 在颈正中线解剖颈长肌不要超过 2cm 以避免损伤位于颈长肌外侧缘前面的交感神经链。
  - 术中通过触摸或直接目视牵开器近端的颈动脉搏动以确保有足够的血循环，特别是在老年患者。
  - 在接近下颈椎时避免过度牵拉，由于右侧喉返神经穿过颈动脉鞘的内侧锁骨下动脉下方所以过度牵拉暴露椎体时容易损伤该神经。
- 后路手术
  - 在颈后正中线处剥离以避免位于脊柱旁肌肉静脉丛的出血。
  - 小心在椎板骨折处剥离肌肉，可能会无意中穿入脊髓。在这样的情况谨慎使用电刀。

## 入路 / 显露

- 前路手术（Smith & Robinson, 1958）
  - 胸锁乳突肌前缘容易触及，沿胸锁乳突肌前缘画一条线。这条线从颈静脉切迹外侧一直延伸到同侧耳垂。
  - 在这条线上做一个长 5cm 的切口。另一个选择是采用横切口。切口的三分之二应位于沿胸锁乳突肌划线的内侧。切口以受累椎体为中点。
  - 沿肌纤维方向劈开下面的颈阔肌。
  - 找到胸锁乳突肌与颈部带状肌内侧之间的间隙并钝性分离，分离过程中保持颈动脉鞘及其内容物始终位于外侧。
  - 肩胛舌骨肌在颈 5、颈 6 椎体水平通过此间隙，将此肌肉的内侧部分向上拉开外侧部分向下拉开。在少数病例，可将该肌肉横行切断可获得更充分的显露。
  - 甲状腺上、下动脉分别位于 C4 和 C7 水平，术中可能需要牵开或结扎。甲状腺上静脉与中静脉相遇汇合的位置变化不定，也可能需要接扎。
  - 将甲状腺、带状肌、气管 / 喉、舌骨和食管牵向内侧，将颈动脉鞘牵向外侧。（图 -5A）
  - 此时脊柱前正中线处完全清晰可见。将颈长肌从脊柱前方切开可充分的显露椎间盘和椎体。
- 后路手术
  - 画一条沿颈椎棘突的后正中线。
  - 在这条线上做一个长 10cm 的切口，以受累椎体为中点。
  - 将脊柱旁的肌肉从椎板上剥离并向两侧牵开显露小关节的外侧。（图 -5B）

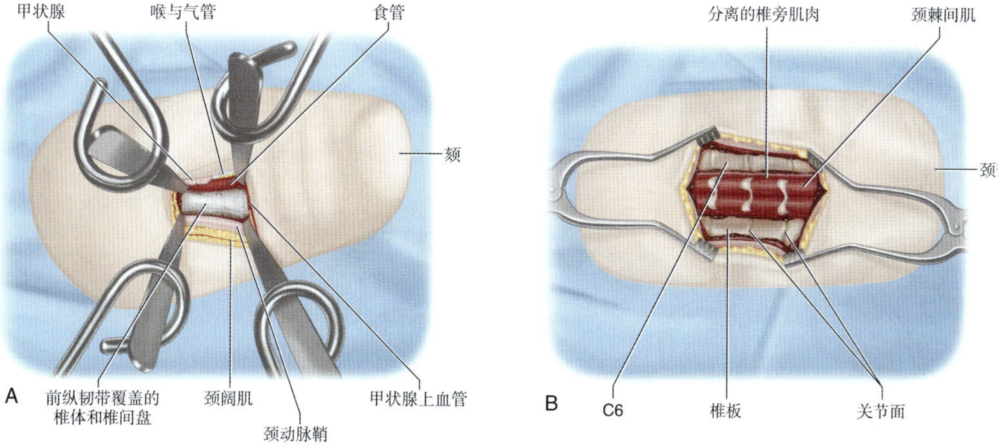


图5

## 器材

- 前路手术
  - 各种各样的牵开器系统。外科医生的爱好决定了其使用的种类。
  - 可透过射线的牵开器可以很容易通过术中透视观察内固定硬件。
- 后路手术
  - 有角度的后颅凹牵开器可以有效牵开椎旁肌肉。

## 争议

- 对于颈椎手术入路的选择，从理论上说，左侧入路可降低喉返神经损伤的风险，因其在主动脉弓前方处分出，比右侧喉返神经更偏内侧。

## 要点

- 前方入路：首先拉开重要的血管，充分暴露出椎管前方，去除椎骨可以起到止血作用。

# 手术步骤

## 步骤 1：准备和减压

- 前路手术
  - 切开前纵韧带及纤维环，从上、下终板摘除破裂的髓核。去除上段椎体的前下唇可能需要达到上终板。
  - 使用咬骨钳咬除椎体的前皮质骨，用刮匙将椎间盘和终板全部刮除。
  - 残留部分用小刮匙刮除。两终板间的所有软组织必须清除（图 6A），但要小心不要损伤终板，因为这样可以防止固定物下沉。
  - 如果脊髓减压并不是必需的，进行第 2 步。
  - 为了达到彻底减压，椎体撑开一些可能是必需的。
    - 后纵韧带在这种损伤中常常断裂，故须仔细操作以免损伤脊髓。
    - 显露硬脊膜后，用小咬骨钳要出多余的骨赘和椎间盘。
    - 如果为减压行椎体次全切除，则须连同病变部位上下相邻椎间盘切除，然后切除骨折椎体，充分显露硬脊膜。
- 后路手术
  - 为了实现对小关节复位，可以使用 Kerrison 咬骨钳切除下一椎体（图 6B）上关节突。这可使得上椎体不需过度用力就可后移到正确的位置。
  - 若存在脊髓压迫损伤或硬脊膜漏，则可以使用 Kerrison 咬骨钳和高速磨钻行椎板切除术。

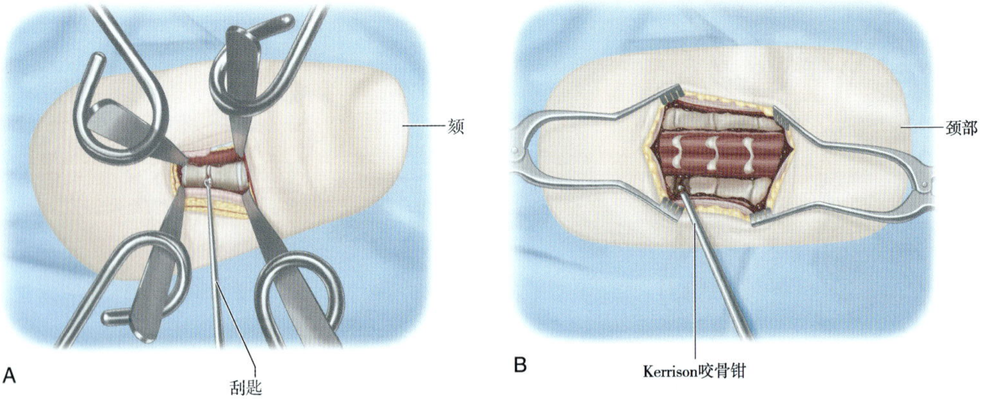

A　B

图6

### 注意事项

- 前方入路：
  - 要避免解剖外侧的钩椎关节。因为脊椎的血管从正好位于钩椎关节的旁边。
  - 硬膜外血管是横形走向的，这在扩大椎间孔切开术中常被损伤到。在大部分骨折中，椎间孔切开术并非是必需的。不暴露此区域，可以减少出血。
- 后方入路：
  - 过度的去除小关节，可能会利于手术但会制造很多额外的困难。因此只切除有必要切除的骨质。

### 器械 / 植入物

- 前方入路：
  - 如果骨骼牵引得不够理想，则可以使用卡斯帕拉钩使椎段复合（见图 9A）
  - 高速磨钻可以有效地去除硬化骨块。

### 器械 / 植入物

- 前方入路：
  - 自体骨或同种异体骨
  - 钛，多孔金属材料，或 PEEK 椎间融合器
- 后方入路：
  - 自体骨或同种异体骨
  - 移植替代材料

**步骤2：置入移植物**

- 前路手术
  - 骨移植物可从髂嵴处取。
    - 沿髂嵴取 5cm 切口，从后往前 10cm 到髂前上棘处，根据椎间隙用微型锯修整到适当厚度。
  - 选择合适的内植物、塑料和金属移植物因其可降低供区并发症而越来越多应用，尽管其骨不连率略高。
  - 移植物填充到椎间隙中（图 7）后牵引即可松开。
- 后路手术
  - 可以直接通过从髂后上棘作 5cm 长的切口，并用刮勺和骨凿，来获得自体骨。
  - 通常，在后路减压术中，可以获得足够的骨头，因此，并不经常需要从另外部位获得自体骨。

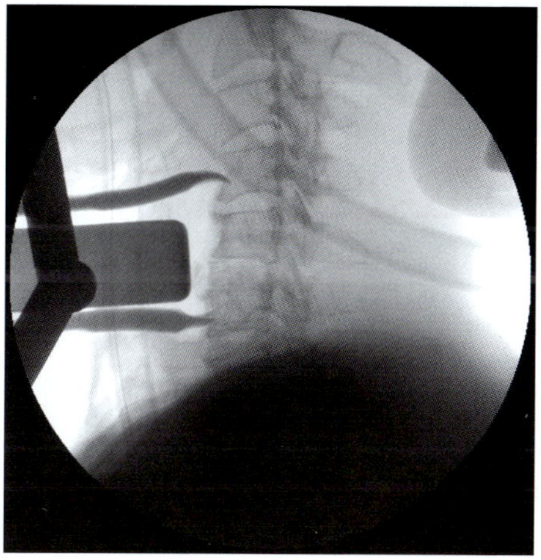

**图7**

### 要点

- 前方入路：用一把 2cm 长的纸制尺子，测量出安置移植物或间隔器的间隙。间隔器几乎都是小于 10mm。
- 后方入路：为了达到坚固融合效果，用一把带角度的小刮勺剥除椎间关节面并去除关节面的韧带。

### 注意事项

- 前方入路：对严重的脊椎骨折，过度撑开是经常犯的错误。它减少了椎间小关节的稳定性，导致结构上的薄弱。

### 争议

- 内植物的选择应基于患者的解剖特点及实际需要，自体骨移植的愈合率最高，其不利在于供区并发症。
- 多数情况下推荐前方接骨板横跨植入间隔器。

### 要点

- 前方入路：如果在标准侧位像上接骨板呈一线性不透亮影，正位像其应在中线位置。如果不确定，则再照正位像确认。
- 后方入路：用 Penfield 拉钩嵌入关节突关节面间。透视下相互重叠时，标准的侧位像用来引导螺钉的植入。

### 器械和植入物

- 前方入路：
  - 锁定接骨板
  - 动力稳定接骨板
- 后方入路：
  - 钉棒系统

## 步骤 3：脊柱器械

- 前方入路
  - 稳定复位的脊柱对跨越受损节段的成功愈合十分重要，可以由前路接骨板固定完成（图 8）。
  - 测量接骨板长度并置于椎体前方
  - 透视下核实接骨板长度和位置
  - 接骨板用于固定上下椎体（图 9A 和 9B），上下方的螺钉应该平行或岔开（图 9C）。
- 后方入路
  - 钉棒系统用于稳定颈椎后方，内植物的选择依赖于损伤的特点和手术医生对器械的熟悉程度。
  - 侧方螺钉的入针点在下关节突的中上四分之一，向外侧及头侧呈 20° 角倾斜左右，平行于关节突关节面。（图 10）（Jeanneret et al., 1991）。
  - 连接横杆、锁紧钉棒系统稳定整体构架（图 11A 和 11B）。

## 术后护理和预后

- 颈椎术后需用颈托或软垫圈固定 6 周。骨质良好且内固定牢固情况下，术后可以不予外固定。
- 对于单节段的且稳定固定术后 6 ~ 8 周开始行颈部物理治疗，骨质差者则延期至术后 3 个月。

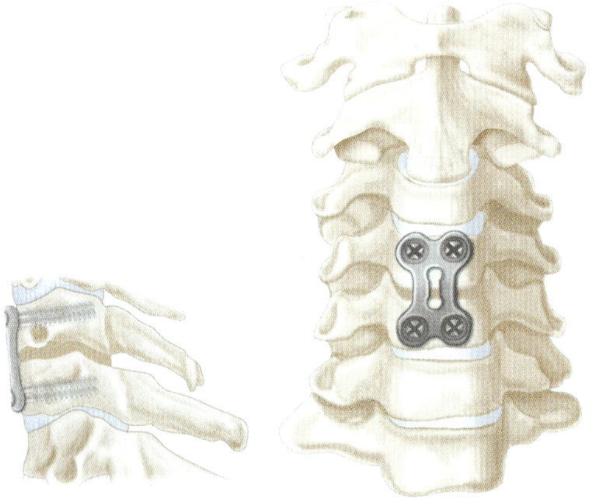

图8

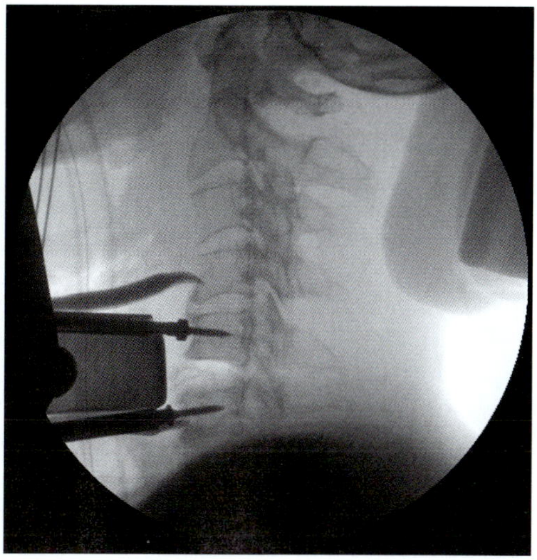
A

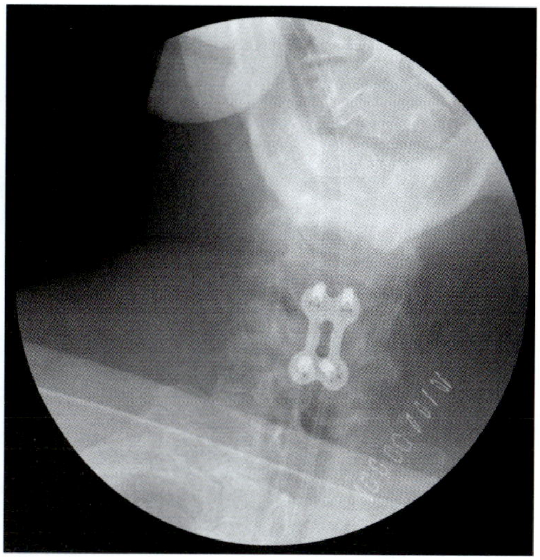
B

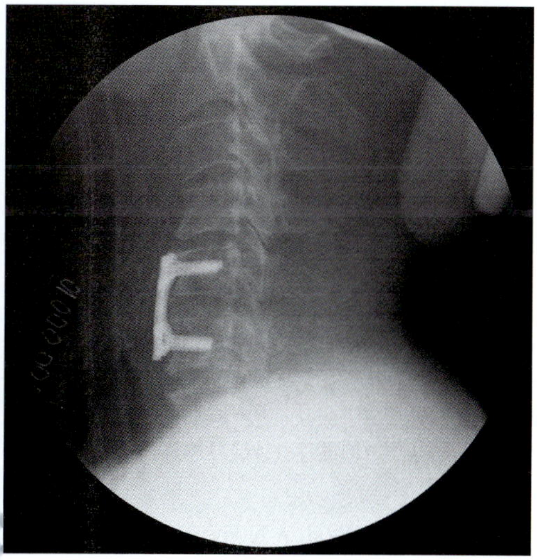
C

图9

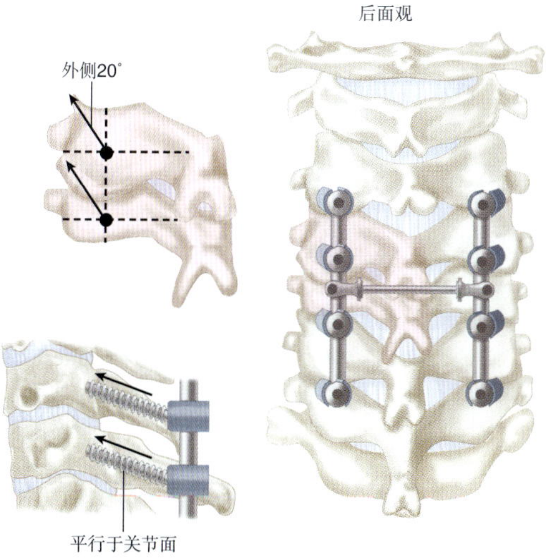


图10

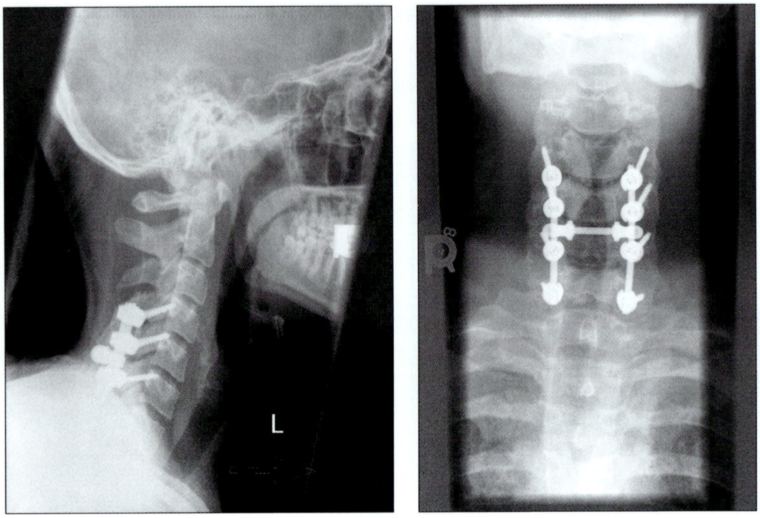


A　　B

图11

## 证据

An HS, Simpson JM, Glover JM, Stephany J. Comparison between allograft plus demineralized bone matrix versus autograft in anterior cervical fusion: a prospective multicenter study. Spine. 1995;20:2211-6.

This prospective multicenter study of 77 patients treated with either auto- or allograft looked at radiographic fusion rates after anterior surgery. （Ⅲ级证据）

这项前瞻性多中心研究包含77例进行自体或异体移植的患者，观察前路手术后的影像学融合率。

Do Koh Y, Lim TH, Won You J, et al. A biomechanical comparison of modern anterior and posterior plate fixation of the cervical spine. Spine. 2001;26:15-21.

In this biomechanical study of 10 cadaver specimens that were instrumented, the posterior fixation seemed more stable than the anterior. （Ⅲ级证据）

在这项生物机制研究中，在10例尸体上已经进行了操作。后方固定似乎比前方更加稳定。（Ⅲ级证据）

Jeanneret B, Nagel F, Wood EH, Posterior stabilization of the cervical spine with hook plates. Spine. 1991;16（Suppl）:556-65.

Silber JS, Anderson DG, Daffner SD, Brislin BT, Leland JM Hilibrand AS, Vaccaro AR, Albert TJ. Donor site morbidity after anterior iliac crest bone harvest for single-level anterior cervical discectomy and fusion. Spine. 2003;28:134-9.

This retrospective study of 187 patients investigated donor-site morbidity after anterior iliac crest autograft. The patients were surveyed with a mailed questionnaire. （Ⅳ级证据[retrospective cohort]）

这项回顾性研究对187名患者髂前上棘自体取骨后出现并发症的情况通过邮寄调查问卷的形式进行了调查。（Ⅳ级证据）

Smith GW, Robinson RA. The treatment of certain cervical spine disorders by anterior removal of the intervertebral disc and interbody fusion. J Bone Joint Surg [Am]. 1958;40:607.

This study focused on the anatomy of the anterior cervical spine approach. It described the technique of anterior cervical diskectomy and fusion. （Ⅳ级证据 [case series]）

这项研究关注前路颈椎入路解剖。描述了前路颈椎椎间盘切除术和融合术的技术要点。（Ⅳ级证据）

# 47 胸椎、胸腰椎、腰椎骨折稳定性的重建

*Henry Ahn*

### 注意事项

- 骨质疏松（须注意）
- 严重的内科合并症（须注意）
- 危及生命的合并损伤（须注意）

### 争议

- 后凸畸形大于 30°

### 治疗方案

- 骨折的治疗原则是（1）早期减压或早期减压结合骨折复位；（2）恢复脊柱稳定性；（3）早期活动。
- 手术入路包括前方入路、后方入路或前后入路结合。手术入路的选择取决于损伤类型、后方韧带复合体的完整性以及患者和神经功能状况（无损伤、不全损伤、完全损伤）。
  - 不同的手术医生对一些骨折类型的手术入路选择不尽相同。
  - 合并严重的肺部损伤时需避免采用经胸腔的前方入路。
  - 随后我们将对后方入路和前外侧入路中采用的手术技术分别予以讨论。
- 治疗方法包括甲强龙冲击疗法，但是在很多脊柱中心并不将其常规用于钝性脊髓损伤患者。这种治疗方法存在一些与大剂量激素相关的潜在副作用，包括早期感染率较高。
- 在一些脊柱中心在术中采用多通道神经监护进行监测。

## 适应证

- 神经损伤
- 后方韧带复合体不稳定，包括骨折脱位 / 半脱位，不稳定的爆裂骨折，屈曲牵张型损伤
- 合并强直性脊柱炎的胸椎、胸腰椎、腰椎骨折

## 检查 / 影像

- 遵循先进创伤生命支持方案（Advanced Trauma Life Support protocols ATLS）进行体格检查，包括全面的初次和再次体格检查、ASIA 评估以及详细的术前神经功能评估。
- 对于危及生命的合并损伤须确保患者生命体征平稳。
- 在患者处于仰卧位时进行的平片影像学检查包括前后位（AP）和侧位 X 线片摄影，投照部位应包括主要损伤部位之外的区域以排除可能存在的跳跃性骨折（非临近部位骨折）（胸腰椎骨折和腰椎骨折患者中大约有 20% 会出现跳跃性骨折）。
- CT 扫描结合轴向以及矢状面 / 冠状面三维重建影像有助于评估骨性结构形态以及椎管内骨折块的占位程度。
  - 在平片上评估颈胸椎部位较为困难，而 CT 则可做到这点。CT 扫描也可用对损伤部位以上和以下的结构进行评估以明确是否存在其他部位的骨折。除此之外，CT 还可用于评估椎弓根的大小以及椎弓根螺钉的植入轨迹。
  - 在病例 1 中，术前轴向（图 1A）和矢状位（图 1B）CT 扫描结果显示后方韧带复合体在关节突关节部位发生破坏。
  - 在病例 2 中，术前 CT 扫描结果显示 L2 爆裂骨折，椎体后壁后移，但是后方韧带复合体保持完整（图 2），患者出现马尾神经受压的症状。
  - 在病例 3 中，术前 CT 扫描显示严重的爆裂骨折且椎体后壁后移，后方韧带复合体断裂（图 3）。
- 对一些患者须进行磁共振成像（MRI）检查以评估脊髓信号和软组织结构对神经结构的挤压，例如创伤性椎间盘突出、硬膜外血肿，同时它还能用于评估后方韧带复合体是否断裂。

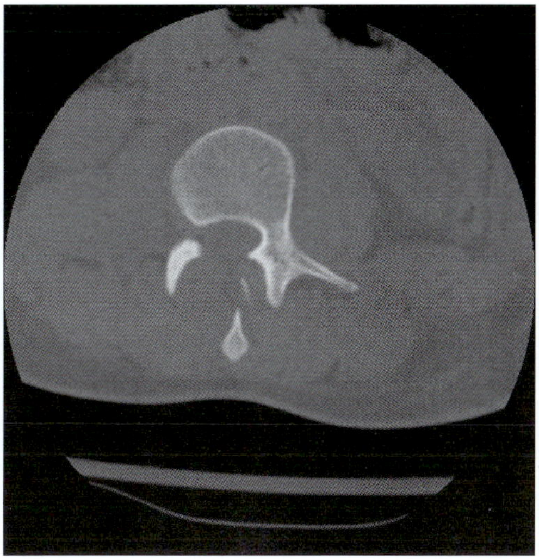

A

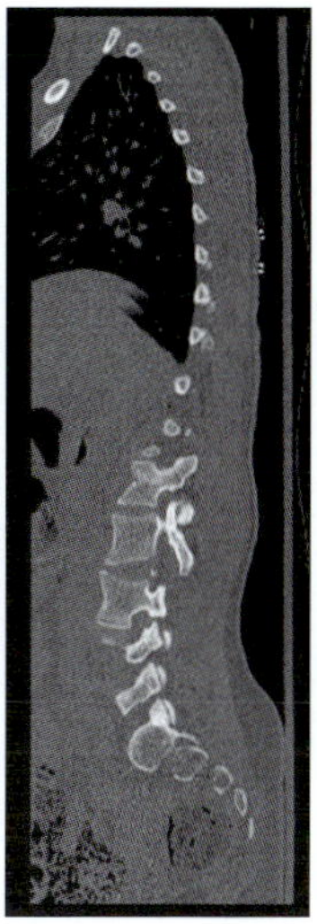

B

图1

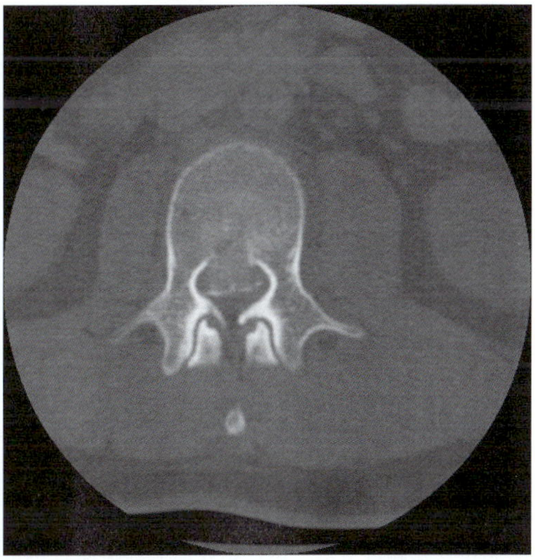

图2

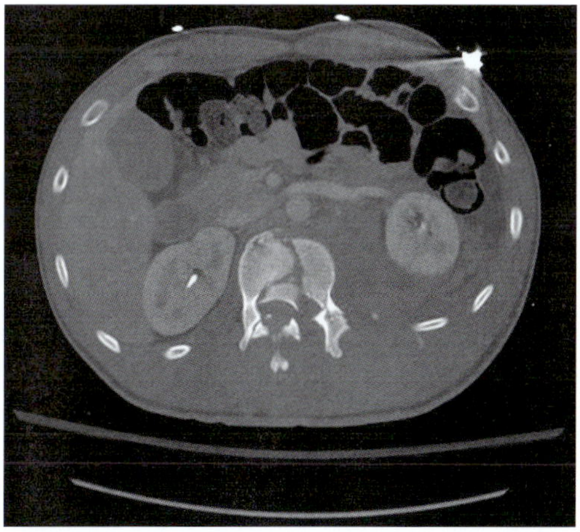

图3

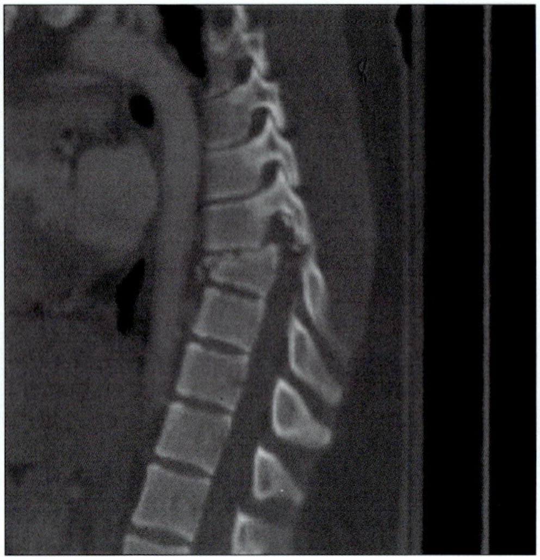

A

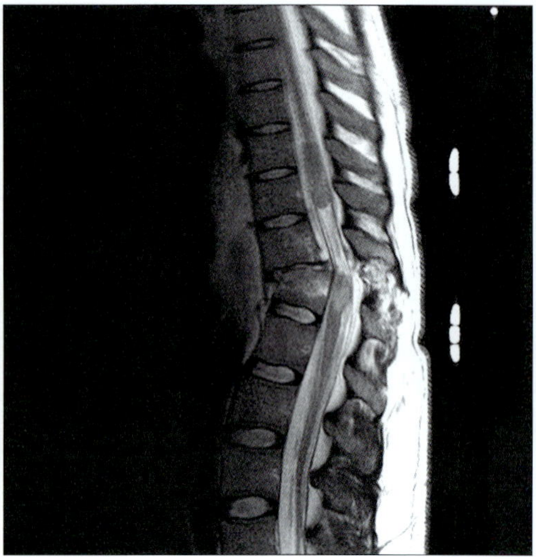

B

**图4**

- 在图 4.A 中，矢状位 CT 三维重建显示胸椎骨折脱位合并小关节嵌顿。
- 前述患者的矢状位的 T2 像（图 4.B）显示脊髓明显水肿。且在骨性结构损伤部位的近端存在脊髓挫伤。在临床上，患者的感觉损伤平面与骨性结构的损伤平面一致。

## 外科解剖

### 后方手术入路

- 手术医生应对术中使用的器械和植入椎弓根螺钉的定位标志十分熟悉，同时手术医生还应对从 T1 至 S 节段的椎弓根螺钉的不同植入通道和螺钉大小做到心中有数。
    - 图 5 显示的是在横断面（图 5A）和矢状面（图 5B）上椎弓根的直径的变化。在胸椎节段，椎弓根在横断面上的直径小于 9mm，最狭窄的部位为 T5 节段。在腰椎节段，横断面直径最窄的部位是 L1 节段。
    - 图 6 显示的是从 T1 至 L5 节段，椎弓根螺钉在横断面上的植入角度。在横断面的植入角度方面，内移程度最大的是 T1 和 L5，分别为 27° 和 30°；而内移程度最小的是胸腰椎交界的 T12 部位。

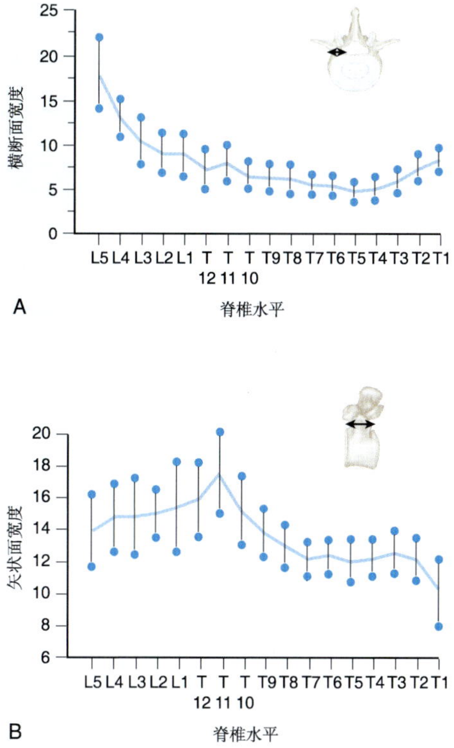
横断面宽度
25
20
15
10
5
0
L5 L4 L3 L2 L1 T12 T11 T10 T9 T8 T7 T6 T5 T4 T3 T2 T1
A
脊椎水平
矢状面宽度
20
18
16
14
12
10
8
6
L5 L4 L3 L2 L1 T12 T11 T10 T9 T8 T7 T6 T5 T4 T3 T2 T1
B
脊椎水平

图5

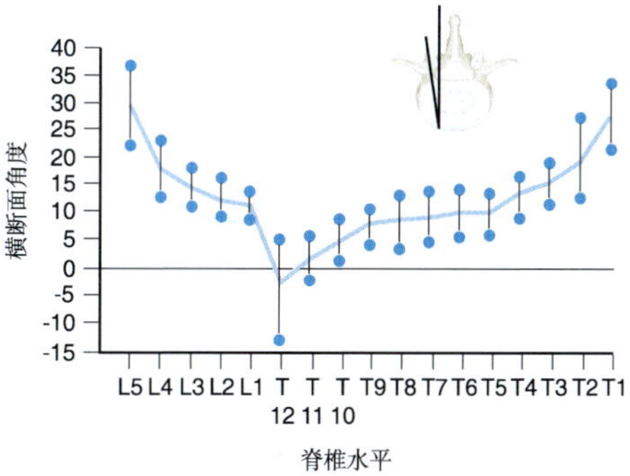
横断面角度
40
35
30
25
20
15
10
5
0
-5
-10
-15
L5 L4 L3 L2 L1 T12 T11 T10 T9 T8 T7 T6 T5 T4 T3 T2 T1
脊椎水平

图6

## 要点

- 后方手术入路
  - 对所有骨性隆起部位均采用泡沫垫枕进行保护，包括胸部、上臂、骨盆、膝关节以及足踝部。
  - Jackson 手术台的框架可透过 X 线，便于术中使用 C 臂进行成像和导航。
  - Jackson 手术台也可以便于术中对隆起的腹部进行悬空，从而有助于减少腹腔内压力、减少椎管减压时的静脉出血。同时还可以降低对肺部顺应性的影响，使肥胖患者在处于俯卧位时的呼吸更为顺畅。
- 前外侧手术入路
  - 在术中减压并向前方植入螺钉时，维持椎体后方骨皮质在垂直方向上的排列十分重要，这样可以避免损伤神经。

## 注意事项

- 尽管患者的重要部位得到了垫枕的充分保护，但是肥胖患者可能会在长时间手术后出现与俯卧体位相关的并发症，例如股前外侧皮神经炎。
- 在多发伤患者准备或调整手术体位时，也必须对植入的中心静脉导管、胸腔闭式引流管、鼻胃管以及各种穿刺管进行相应的梳理排列。

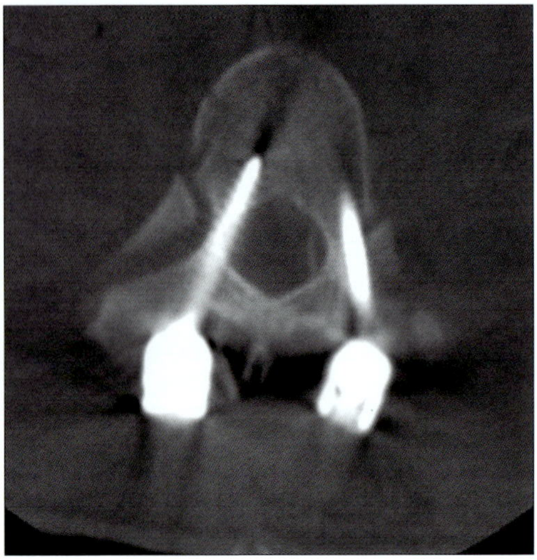

图7

- 椎弓根螺钉过度内倾可能会损伤脊髓。
  - 图 7 显示的是胸椎的右侧椎弓根螺钉内倾时的 CT 扫描结果。螺钉轻度内倾对患者的临床结果没有明显的影响，但是螺钉凸向下方会损伤神经根。
  - 朝向椎体前方的穿通伤会出现血管并发症，包括动脉破裂。
  - 血管穿通伤会呈现急性表现或由于紧邻螺钉尖端的血管存在一定的搏动和弹性而延迟出现临床表现。
- 胸椎椎管较为狭窄，相应的脊髓所占空间也较为有限，同时还有血供的分水岭。上述因素造成与其他脊髓节段相比，更小的椎管内突起就足以造成胸段脊髓损伤。

## 前方手术入路

- 根据手术入路平面的不同，术中重要结构也不尽相同，包括：胸椎、胸腰椎和腰椎。
- 在选用经胸手术入路或胸腰联合入路时，血管神经束位于肋骨下方，在术中切断骨和关闭切口时有可能会被伤及。
- 在选用经胸的前外侧手术入路时，可能伤及的结构不仅限于主动脉、肺、心脏、神经孔中的神经根以及节段血管，还包括脊髓的根髓动脉（The artery of Adamkewitz）。
- 在选用胸腰联合入路和腰椎前外侧入路时，可能伤及的结构包括膈肌（保留 1.5cm 的边缘）、主动脉、肺、输尿管、交感神经干、内脏、腰大肌表面的生殖股神经以及腹膜后结构，例如肾。

# 体位

## 后方手术入路

- 采用后方手术入路时患者置于俯卧位。
- 多人人工翻滚患者置于仰卧位是一种准备手术体位的方法。
- 对于脊髓不全损伤的胸椎或胸腰椎不稳定骨折患者而言，Jackson 手术台可以 360° 旋转，而与手术助手人工翻滚患者置于俯卧位相比，前者更为安全（图 8A）。
- 高位胸椎骨折患者术中处于俯卧位时，眼部承受的外来压力可能使患者术后发生失明。而与泡沫垫或泡沫枕头相比，Jackson 手术台结合 Mayfield 针（图 8B），可以使眼部承受的外力最小化，从而减少术后失明。

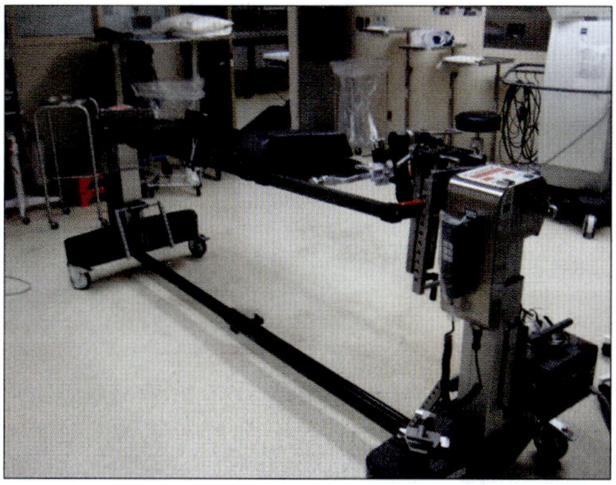

A

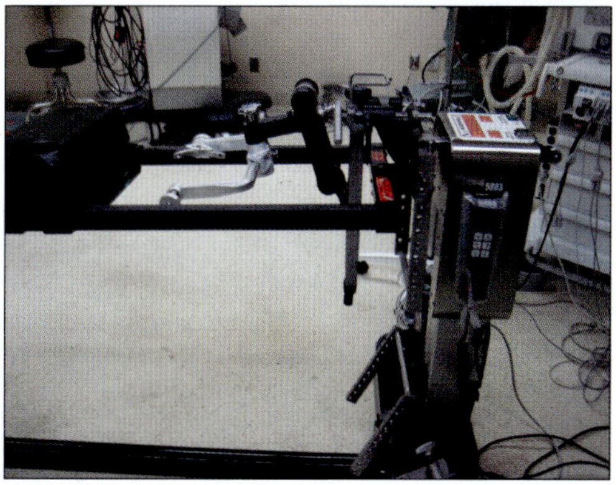

B

**图8**

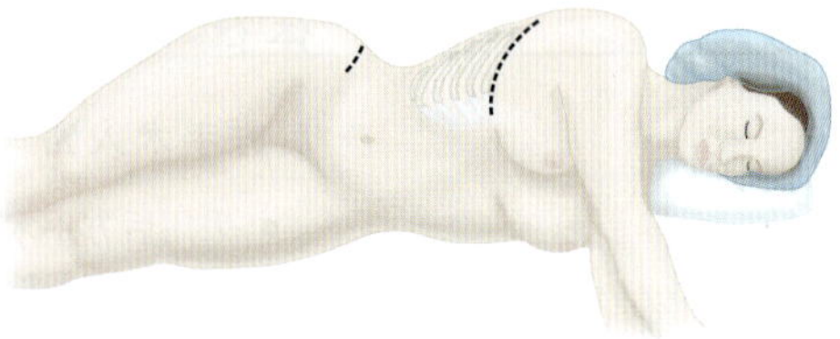

图9

### 前外侧手术入路

- 大多数腰椎腹膜后入路、胸腹联合入路以及经胸入路手术可以采用左侧向上的侧卧位（图 9）。
    - 在可透 X 线的手术台上，左侧向上（右侧卧位）并垫沙袋的体位主要用于显露 T5 及其以下部位的损伤。
    - 在 T5 以上平面，右侧向上（左侧卧位）的体位可以便于术中更好地显露主动脉弓。
- 患者置于有折弯的手术台上，在手术台弯折时可以使脊柱向侧方弯曲。
    - 对于腰椎腹膜后手术入路而言，应将腰椎直接置于手术台的弯折部。这样可以使手术台在向下折弯时，肋骨与骨盆之间的间隙增大。然而，在重建椎体前应保持手术台的弯折部处于平直。否则会造成植入的 Cage 与终板之间存在一定的倾斜角。
- 腋窝部垫枕或布卷，上肢置于枕头或上臂垫板上。
- 髋部和膝部垫枕并保持关节屈曲。
- 前方沙袋的位置不应超过耻骨联合，后方沙袋位置不应高过最低位的棘突。

**器械**

- 后方手术入路
    - Jackson 手术台的框架可透过 X 线，并可 360° 旋转，从而使得患者体位更加安全。
    - 高位胸椎骨折患者在钻孔和植入椎弓根螺钉过程中，手术医生施加的向下的挤压力可能使患者眼部也承受了较大的外来压力，而 Jackson 手术台结合 Mayfield 针以及 Mayfield 头架可以减少这种压力。
- 前外侧入路
    - 沙袋
    - 可透 X 线且可屈曲的手术台

## 入路 / 显露

- 术前需要确定的是该种损伤是单纯采用后路切口，还是前路切口，亦或是前后路联合应用。
    - 选择特定的手术切口时因基于以下几点因素：骨折类型、神经功能以及后纵韧带复合体的完整性。
    - 不同的手术医生在临床实际中采用的手术切口存在一定的变化。
- 对于后纵韧带复合体完整且神经完整或神经功能完整的患者可以单纯采用后路切口。

■ 选择前外侧手术入路的原因为：(1) 恢复前柱的生物力学支撑；(2) 需要对椎管进行减压。
  - 前外侧手术入路的主要作用是减压和稳定脊柱，如果患者的后纵韧带复合体是完整的，则无需采用后方入路。
  - 如果采用前外侧手术入路不足以使脊柱获得充分的稳定性（例如后纵韧带复合体破裂，诸如严重的爆裂性骨折或骨质量较差的患者），则需要通过后方入路固定骨折并回复后方韧带的稳定性。
  - 在完成后路手术后也可再进行前外侧手术以恢复脊柱前柱的支撑和改善减压效果（例如在一些移位的骨折中）。

■ 对于后纵韧带复合体破坏且神经功能不完整的患者，可能需要联合使用前路和后路手术切口。这种情况主要见于严重的爆裂性骨折、通过韧带的屈曲 - 牵张型损伤以及移位损伤。
  - 如果在这些病例中无法达到前方，例如存在合并症或合并损伤时，或者器械无法达到前方（L5、L4、T1、T2 节段）时，则可以选择通过后外侧进行减压并对后方进行稳定固定。
  - 如果对于移位型损伤且伴有神经功能不全的脊髓损伤患者需要采用前后联合入路时，可以首先进行后路手术对骨折移位进行复位，再对椎管后方进行减压。如果需要切除其他或残留的挤压椎管的骨折块时，则可再进行前路手术。尽管减压是主要目的，但是恢复脊柱排列也可通过恢复椎管方向从而间接地恢复受压的脊髓功能。
  - 相反地，对于严重的爆裂性骨折且神经功能和后纵韧带复合体均受损的患者，则应首先进行前路手术通过重建椎体以解除椎管受压，然后进行后路手术以恢复后纵韧带复合体的稳定性。

## 后方手术入路

■ 皮肤切口以骨折平面为中心。

■ 将椎板表面覆盖的肌肉剥向外侧，使其朝向胸椎和 / 或腰椎的横突。

■ 在骨折平面的上方和下方获得对脊柱的充分显露。
  - 根据手术区域的术中发现和术前影像学资料或术中 C 臂透视结果确认手术平面是否正确。
  - 手术医生必须确保椎弓根螺钉的标记获得充分显露。图 10 显示的是直视下可见的椎弓根标记得到广泛显露，包括：横突、关节突关节以及上下关节突区域。

## 前外侧手术入路

■ 皮肤切口根据胸椎和腰椎的损伤平面而有所不同（见图 9）。

■ 如果损伤平面位于胸椎或胸腰椎，则应沿损伤平面向上 1 至 2 个节段的肋骨做切口（例如，T12 节段的骨折手术切口应切除第 10 肋骨）。

### 要点

- 后方手术入路
  ■ 如果后方结构损伤严重，例如骨折 - 脱位，则后方会存在一定程度的临床“沼泽区”，或“台阶”或“间隙”。皮下组织会由于出血渗入而变红，筋膜已经由于创伤而撕开。
  ■ 使用电刀和双极电凝可以减少出血，自体血回收可以使血液得到重新利用。
  ■ 如果劈开椎板，则显露损伤平面的上、下节段更为安全，同时也便于完成损伤平面的组织剥离和显露。
- 前外侧手术入路
  ■ 在术前 X 线胸片上，从骨折平面画一条垂直于脊柱纵轴的线，直至这条线与某一根肋骨相交。这根肋骨即为术中显露时所需切除的肋骨。
  ■ 在切断肋骨前用金属物标记准备切除的肋骨，再用 C 臂透视加以确认。

- 显露出肋骨，并游离出下方的血管神经束。
- 用肋骨剪在前方剪断肋骨尖部，在后方剪断肋横突关节，从而切断肋骨。用骨蜡封闭断端以减少出血。保留肋骨以备后续植骨用。
  - 图 11 显示的是脊柱胸腰段的左侧外侧切口。在切除第 10 肋后，深面是腹外斜肌和腹内斜肌以及腹横肌。血管神经束位于切断的肋骨的深面，再向深面为膈肌和部分胸膜组织。
  - 切开胸膜，注意避免损伤肺。
  - 在胸腰椎节段，辨认出膈肌，钝性游离腹膜使其远离膈肌。
  - 将膈肌从外侧壁上松解下来，而在后方，切开内侧和外侧弓状韧带以及膈肌左脚，保留 1.5cm 的边缘以便后续进行修复。

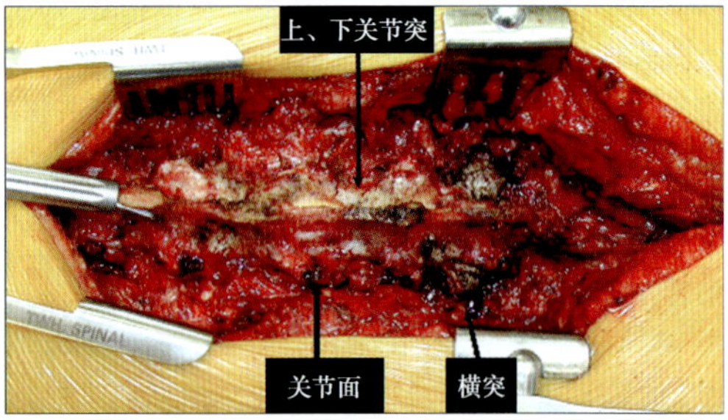


**图10**

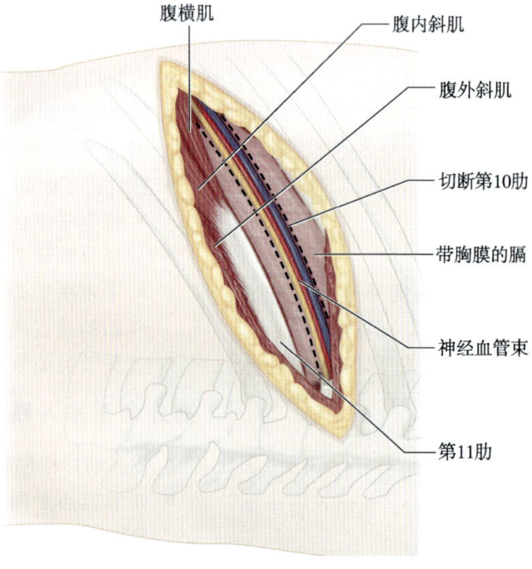


**图11**

### 注意事项

- 脊柱骨折患者术中显露时出血量可能大于其他脊柱手术。
- 在术中显露时需注意：如果椎板间隙扩大或椎体发生移位，则椎弓根标记可能会改变，应注意避免切开椎管和脊髓，造成不可逆损伤。

### 器械

- 前外侧手术入路
  - 使用诸如 Synframe（Synthes）的拉钩系统有助于获得理想的显露和术野光线。
  - 自体血液回收可最大限度减少输血需求。

  - 图 12 显示的是沿胸壁的附着部边缘的 2.5cm 距离切开膈肌，在腹膜后脂肪与膈肌之间进行钝性分离。用缝线标记膈肌以便手术结束阶段对膈肌进行修复。
- 如果需显露腰椎节段，则起自腋中线止于脐的斜行切口主要用于显露 L3 ～ 4 节段；上述切口上 1/3 的中分至脐和耻骨联合用于显露 L4 ～ 5 节段；从该切口中分至脐和耻骨联合主要用于显露 L5 ～ S1 节段。
  - 腹外斜肌平行于斜行的皮肤切口，而腹内斜肌则与皮肤切口呈 90° 垂直。腹横肌呈水平方向走行，而腹横筋膜位于其深面。
  - 将腹膜和腹膜后脂肪推向腹侧使其远离脊柱。
  - 向下剥离直至腰大肌平面。
  - 注意避免损伤位于内侧的交感干、腰丛以及表面的生殖股神经。术中可以通过观察其蠕动辨认出输尿管，它通常伴随腹膜走行并折向前方。
- 术中进行 C 形臂透视。
- 根据走行方向辨认出节段血管，并在尽量靠近主动脉的部位进行结扎，结扎部位应远离椎孔。
- 使用 Synframe 拉钩系统可以改善术中显露效果。
- 在胸腰段和腰椎手术中，将腰大肌牵向外侧。

### 争议

- 微创固定系统正在日益普及，但是这种固定系统主要局限地用于无明显移位或无严重畸形的脊柱骨折。

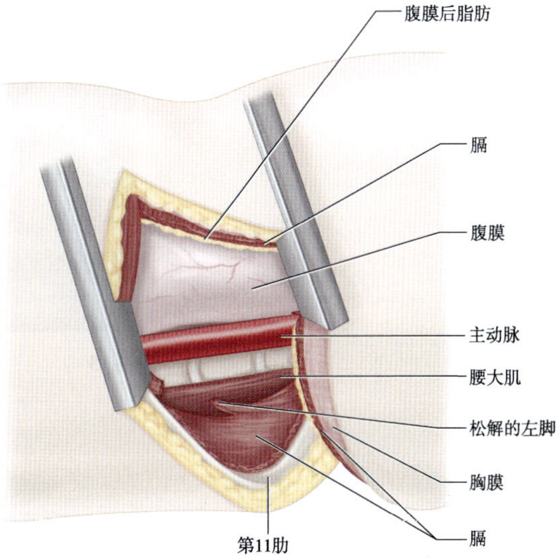


图12

## 要点

- 确保椎弓根螺钉的标记得到良好显露，包括关节突关节、横突以及上下关节突区域。
- 术前再次阅读脊柱的CT结果，以充分掌握椎弓根螺钉通道及直径大小等信息，同时通过模板测量螺钉长度。
- 在手术医生左手侧的椎弓根螺钉如果过长，则螺钉尖端可能会靠近主动脉，在这种情况下需要更换螺钉。椎弓根螺钉很少因过短而更换。
- 植入胸椎椎弓根螺钉时需使用“进入-拔出-再次进入”（“in-out-in”）技术，特别是在因可能过于狭窄而无法允许螺钉通过的区域。
- 基于椎弓根直径可以轻易植入L1或T5的螺钉，也可以顺利通过脊柱的其他节段，因为其他节段的椎弓根横断面直径比上述两个节段更大。

# 手术步骤：后方手术入路

## 步骤 1

- 使用椎弓根螺钉套件植入椎弓根螺钉。
  - 图13显示的是USS骨折组件配合使用Schanz钉。这些螺钉可作为操纵杆，用于对脊柱进行复位等操作。USS骨折组件也可用于牵开脊柱后方结构。当爆裂性骨折后方牵开机制受限时，USS骨折组件还可以单独对脊柱施加前凸的力量，从而通过间接韧带整复技术帮助骨折复位。
  - 通过准确的注册、使用诸如表面匹配技术等操作，术中三维无框架立体定向导航系统可以有助于精确植入椎弓根螺钉。图14显示的是Stryker导航系统单元（图14A），它具备三维无框架立体定向导航能力（图14B）。
- 根据损伤类型不同，有些可能需要使用长节段（3个或3个以上节段）固定器械，例如骨折-脱位，而另外一些可能需要使用短节段（单节段上下部位）固定器械，例如Chance骨折或一些爆裂性骨折。

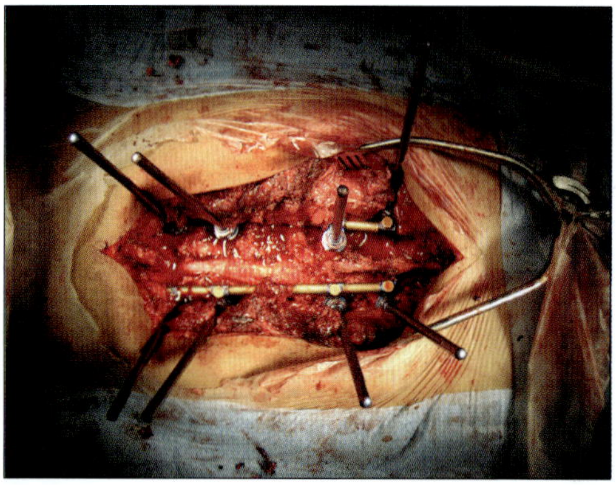

图13

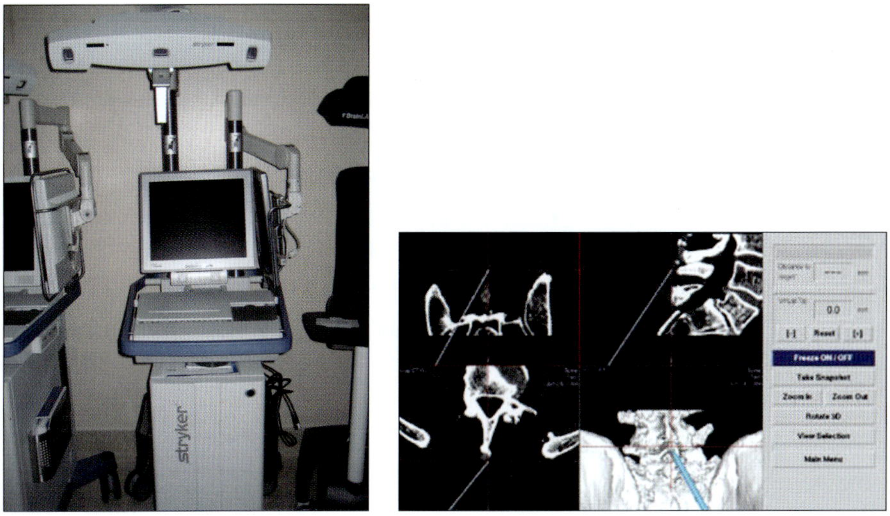


A　　B

图14

### 注意事项

- 不同节段的椎弓根直径粗细不一，椎弓根螺钉的直径也相应变化。
- 椎弓根最窄的部位为 L1 节段、T4、T5 以及 T6 节段。
- 在下腰段手术中，使用较厚的拉钩可能会使椎弓根螺钉内移程度不足，造成螺钉通道偏外侧。

### 器械 / 植入物

- 椎弓根螺钉套件可以使脊柱在不同平面上移位，从而使骨折复位更加容易，例如 USS 骨折组件或 USS Ⅱ双开门系统。

## 步骤 2

- 通过后方入路对椎管进行减压。
- 这一步可包括椎板切除术，而对于爆裂性骨折，可能需包括切除或磨削椎弓根，以显露出突向后方的椎体后壁。
  - 图 15 显示的是后外侧减压显露椎管所使用的技术（图 15A），随后即可显露出椎弓根平面的硬脊膜（图 15B）。
  - 用磨钻在椎弓根上磨出一个空洞，从而进入椎体后方，取出椎弓根内侧壁的骨折块（图 15C）。
  - 在硬膜囊的深面，小心地使用弯的 Epstein 刮匙将突入椎管的骨折块推向前方，使其远离椎管及脊髓并进入椎体内（图 15D）。可以在单侧或双侧进行这种操作（图 15E）。
- 有些类型的损伤需要先进行后路减压，以便在进行复位操作时可以直视椎管和脊髓。对于骨折 - 脱位的病例，对损伤结构进行复位就可以间接使椎管获得明显减压。

### 要点

- 术中使用显微镜可以便于照明和放大术野，同时还可使手术医生在使用放大镜和头灯进行操作时不必埋头。
- 将艾微停（译者注：Avitene：一种微纤维止血胶原）裹入纤丝速即纱（译者注：Surgicel：一种止血纱布），制成类似小馅饼样的止血物，同时复合明胶海绵和脑棉片用于术中止血。

### 要点—续

- 在硬膜囊的深面，使用弯的 Epstein 刮匙将突入椎管的骨折块推向前方，使其远离椎管及脊髓。
- 使用超声评估矢状面和轴向减压效果。
- 在术中应维持动脉血压在 90mmHg 以上，从而保持脊髓灌注，最大限度减少脊髓继发损伤。通过术中合理补液、给予升压药物以及必要时输入血液制品可以达到上述目的。
- 通常在椎管减压前完成螺钉的植入。此时椎管处于开放状态，而这样可以最大限度减少出血，并避免发生螺钉意外突入椎管，造成不可逆的损伤。
- 保留切下的骨组织，以备后续植骨用。

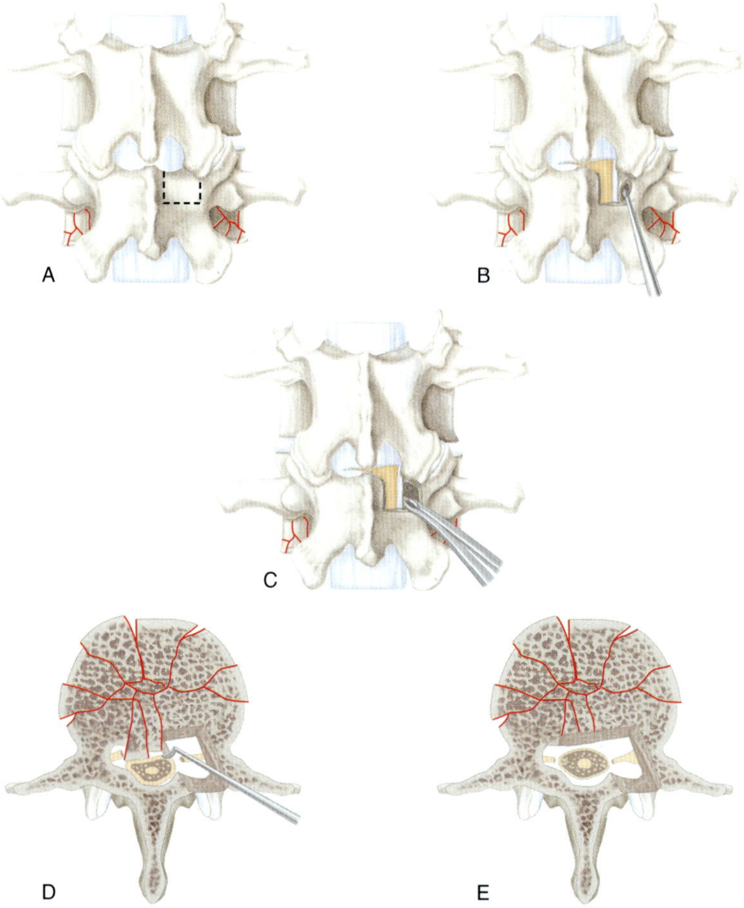


**图15**

### 注意事项

- 胸神经根相对较小，在对胸椎管进行广泛减压时容易伤及。
- 当爆裂性骨折合并椎板骨折时，在椎板弹回时有可能将硬膜囊卡压进椎管，从而造成在对椎管进行减压时撕裂硬脊膜。
- 在术中吸引时，平均动脉压可能会下降，增加脊髓的继发损伤。

### 器械 / 植入物

- 显微镜
- 各种型号的 Cloward 拉钩和用于椎管减压的刮匙。

### 争议

- 多通道神经监护仪主要用于大型的创伤中心，多数用于脊髓部分损伤患者的术中监护。

### 步骤 3

- 复位畸形后，植入固定棒并拧紧螺帽 / 固定帽，如病例 1 采用的短节段固定（图 16.A）。
- 在损伤节段上方和下方运用横连杆（图 16B）。
- 用数升生理盐水彻底冲洗伤口。
- 植入融合脊柱用的植骨块。
- 放负压封闭引流后逐层关闭胸膜、皮下组织以及皮肤。

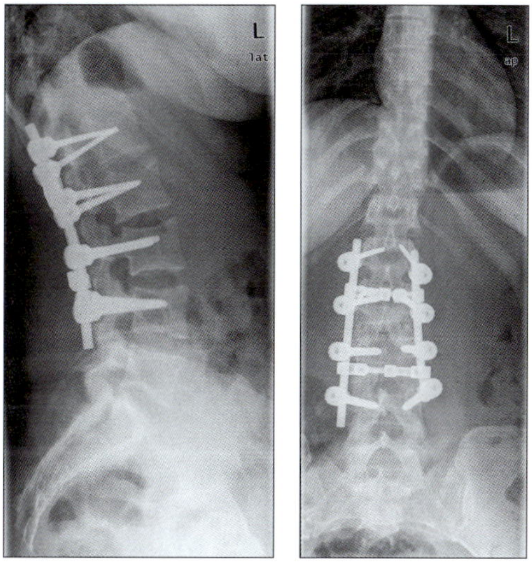


A　　B

图16

### 要点

- 通过韧带整复技术对爆裂性骨折进行畸形复位矫正。
- 对于爆裂性骨折，USS 骨折组件可以允许使用牵开装置拉伸后纵韧带[本质上这是一种脊柱后凸成形的操作方法]，然后通过脊柱前凸对成角畸形进行单独复位。
- 对于骨折 - 脱位的病例，使用 USS Ⅱ 双开门系统可以达到更有力的矢状面和冠状面矫形。通过螺钉上的棒可以直接对脊柱进行操作，以减少一定程度的移位。
- 通过部分预弯的棒可以复位脊柱畸形。
- 应尽量避免直接在损伤部位安置横连杆，以避免在损伤部位无法植入足够的骨量；还避免术后随访时在 MRI 轴向成像时形成伪影。

**注意事项**

- 骨质疏松会使内植物拔出，从而造成骨折复位困难。

**注意事项**

- 主动脉位于前方。手术操作时须十分小心并避免向前剥离。

## 手术步骤：前外侧手术入路

### 步骤 1：植入螺钉 / 椎体钉和切除椎间盘

- 一旦通过临床和影像学确定并证实了骨折平面后，就可以在进行椎管减压前植入螺钉 / 椎体钉。
  - 椎体钉用于椎体侧方，这样有助于锚定螺钉。
  - 在后方，螺钉直接平行于椎管或轻微远离椎管。
  - 在前方，螺钉轻微朝向背侧，使螺钉长度更长。
  - 所有螺钉均为双皮质固定。
  - 术前可用模板测量螺钉长度。
- 一旦植入螺钉后，就可开始切除椎间盘。
  - 切除骨折块上方和下方的椎间盘。
  - 切除椎间盘是整个手术的关键。
  - 剥离终板上的软骨以便准备融合椎体。

**要点**

- 再次阅读 CT 扫描结果以评估需要在椎管减压时切除的重要骨块。

**注意事项**

- 快速剥离骨折块上的硬膜会造成硬膜撕裂；最好采用轻柔的钝性剥离方式，将硬膜从骨折块上剥离，然后再切除骨折块。
- 出血是一个值得重视的问题，特别是新鲜的爆裂性骨折。

### 步骤 2：椎管减压

- 辨认出骨折平面的椎弓根；这样可以辨认出椎管入点并作为辨识椎管位置的标志。
- 使用大号刮匙刮除较大的骨折块（保留骨块准备植骨用）。使用显微镜可获得更好的光线和局部放大效果。
- 一旦骨折平面的腹侧（前侧）形成足够的间隙，就可以开始对后方进行减压。
  - 切除椎弓根时注意保护神经根。对于爆裂性骨折，保留突向后方的骨折块，使其位于椎弓根平面，如病例 2（见图 2）和病例 3（图 3）所示。
  - 用弯的 Epstein 刮匙将椎弓根下方的椎体后壁推向前方，使其远离椎管和脊髓。

**器械 / 植入物**

- 自体血液回收和 Floseal 止血胶有助于减少输血量。
- 对于需要大量输血的患者，重组凝血Ⅶ因子有助于快速恢复机体的凝血机制、改善术中视野。

**要点**

- 如果椎体内植物向前倾斜，则当患者站立时会造成倾斜程度加大，最终导致植入失败。

**注意事项**

- 如果在放置 Cage 前，未将手术床置于平直位置，则会造成 Cage 倾斜。

**器械 / 植入物**

- 目前有可延长的 Cage 和组配式的不可延长 Cage 可供选择。术中可以选择异体骨植骨，但是需测量植骨块并进行适当的修整、剪切。

    - 也可用 Cloward 椎板牵开器和 Penfield 4 拉钩去除突向后方的骨折块。在显微镜下剥离骨块和硬膜囊。
    - 也可用高速磨钻切除骨块。
- 将骨床连显微镜旋转，朝向患者的左侧，以便更好地直视对侧（右侧）。
- 沿椎弓根 - 椎弓根之间间隙进行椎管减压。
- 保留对侧椎体壁。通过对侧椎体壁进行减压有可能伤及右侧节段血管。

## 步骤 3：椎体重建和脊柱融合

- 在 Cage 面世以前，通常选用异体骨进行重建。
    - 在病例 3 中使用异体骨复合椎体次全切除术中采集的自体骨进行重建。
    - 然后，将患者置于仰卧位，从后方入路植入椎弓根螺钉以稳定后方韧带复合体。图 17 显示的是术后的前后位 X 线片（图 17A）和矢状位 CT 扫描结果（图 17B）。
- 目前推荐使用不可延长或可延长的 Cage 进行重建。
    - 在前方植入的螺钉头之间植入牵开器。
    - 用游标卡尺测量缺损长度。
    - 选择合适尺寸的 Cage。
        - 在 Cage 的直径和 Cage 末端保护盖的角度方面，大多数现代采用的内植物系统是组配式的假体，甚至有可延长的 Cage。与调节长度有限的其他种类的 Cage 相比，Stryker VLIFT cage（图 18A）有各种不同延长程度可供选择。
        - 现代的不可延长 Cage 也可以十分方便地剪切成合适的长度，这与老式的 Harms Cage 所采用的剪切方法是截然不同的。选用末端保护盖以便恢复脊柱前凸。
    - 将植骨块打压植入 Cage 中央（图 18B）。
    - 在植入 Cage 前确保骨床平整。
    - 沿与脊柱纵轴平行的方向植入 Cage，并尽可能地将其植入椎体中央。

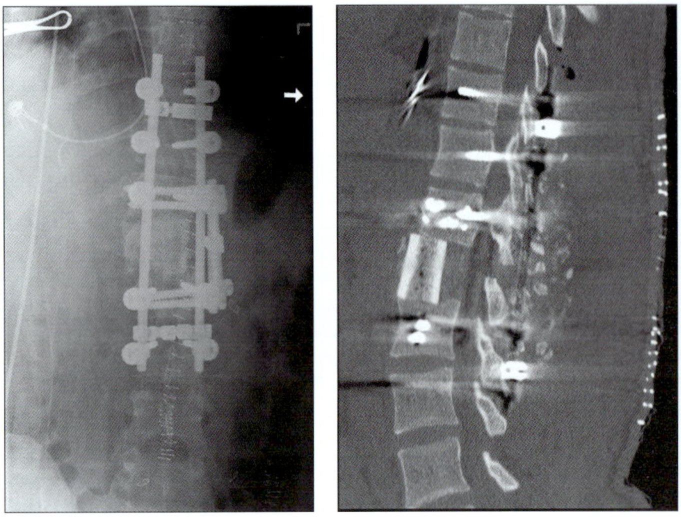


A　B

**图17**

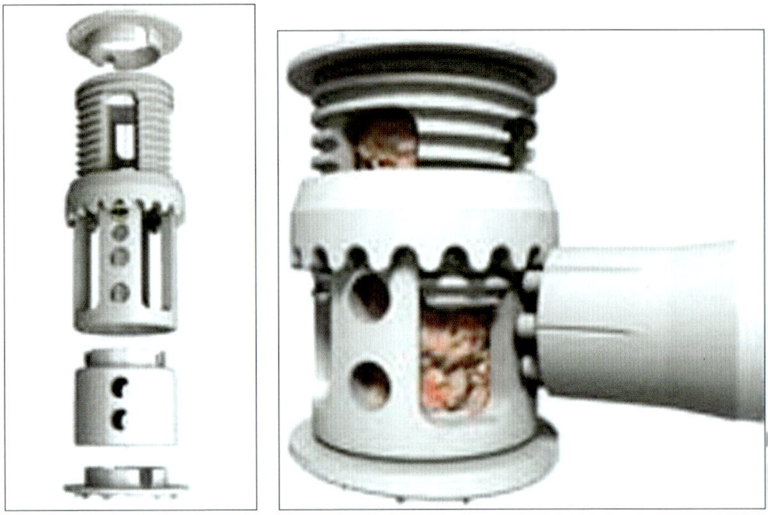

A　B

**图18**

- 如果采用的是可延长的 Cage，则将其延长，使其完全填满空隙。在矢状面可于直视下方便地植入 Cage。然而，这样则无法确保在冠状面上植入方向的准确性，而通过 C 臂透视可以确保植入方向的准确。此时，可以方便地调整 Cage 的方向。
- Cage 的尺寸不应过大，否则当患者站立时，会造成 Cage 移位或造成 Cage 通过椎体终板下沉。

- 取出牵开器。
- 植入前方和后方的固定棒，并轻微加压。植入锁定保护盖。
- 连接前方和后方的棒。
- 病例 2 的患者采用的是可延长的 Stryker VLIFT Cage 复合前方 Xia 螺钉以及椎体钉进行重建。此时无需采用后方手术入路。图 19 显示的是通过侧方对椎管进行减压后的侧位(图 19A)和前后位(图 19B)X 线片以及 CT 扫描(图 19C)结果。

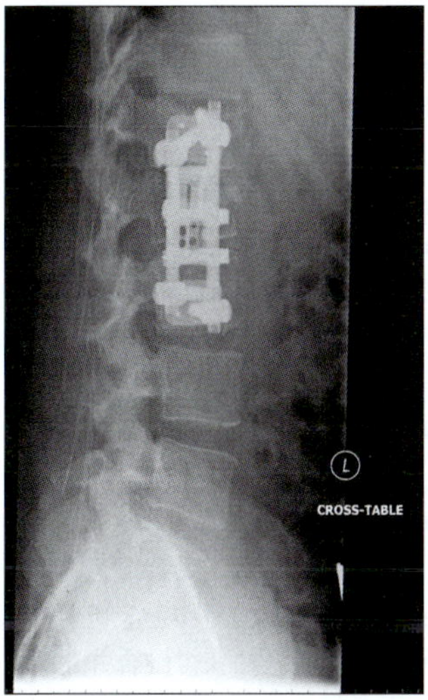


A

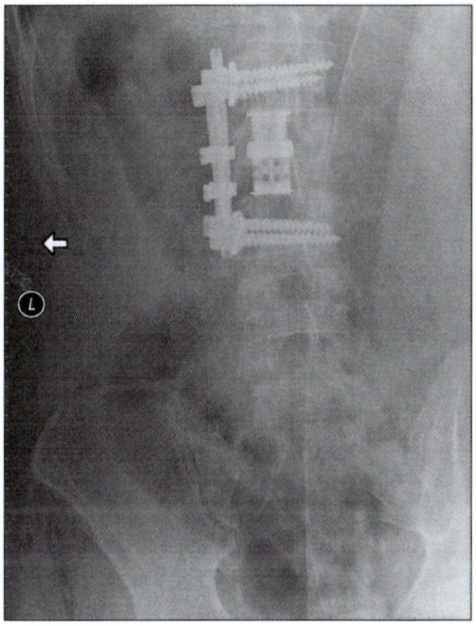


B

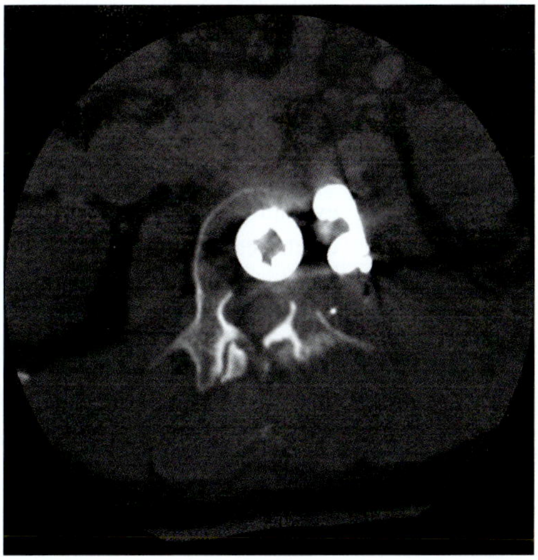

C

**图19**

### 要点

- 合理护理术后伤口十分重要。如果手术切口延长至腰椎和腰骶部位，而又采用尿垫进行术后护理时，则手术切口有可能被粪便中的细菌污染。每日更换敷料以保证伤口清洁，必要时可采用施乐辉（Smith & Nephew）的 OpSite 防水贴片以保持辅料干燥，这些方法尤其适用于肠道或膀胱功能障碍的患者。

### 争议

- 刺激骨愈合的治疗方式，例如磁性刺激和超声刺激，可能会缩短骨性愈合的时间、提高愈合率，但对其使用仍然存在争议。

- 如果使用经胸入路或胸腰联合入路，则应安置胸腔闭式引流管。
- 仔细逐层缝合隔膜和肌肉等组织以避免形成疝。

## 术后护理和预后

- 由于损伤的脊髓无法通过自身调节确保获得足够的血流灌注，所以合并脊髓损伤的患者在术后 48 小时内应将平均动脉压维持在 90mmHg 以上，从而确保脊髓获得足够的血流灌注。
- 术后反复进行常规的脊髓损伤评估是十分必要的。
- CT 扫描有助于评估脊髓减压程度、骨折复位情况以及椎弓根螺钉的植入方向是否正确。
- 当脊髓损伤患者的术后出血情况趋于稳定后，即可开始给予低分子肝素以预防深静脉血栓。对于术后即刻阶段必须注意患者的出血情况，尤其是这种出血可能进入硬膜外间隙，此时应该开始使用充气加压装置，预防深静脉血栓的形成。
- 术后应该积极采取措施预防压疮形成。通过经常性地定时改变患者体位（每 2 小时 1 次）、充气垫、物理治疗保持关节活动、足跟部垫枕以及经常检查压疮形成的高危部位这些措施可以避免患者出现压疮。
- 术后应给予必要的镇痛药物，包括必要时对神经源性疼痛给予药物处理。此时，最好按照急性疼痛进行专业处理。
- 在脊柱融合阶段，患者应避免使用尼古丁制品（即患者应戒烟、不能使用尼古丁贴片或尼古丁口香糖）。此外，非甾体类消炎药和双磷酸盐类药物也应避免使用。
- 一旦患者脊柱获得融合并达到稳定后，脊髓损伤患者即可被转送至专门从事脊髓损伤康复的医学中心进行康复治疗。
  - T5 节段以上的脊髓损伤患者在术后第 1 个月以及随后的长时间内都会面临出现自主神经反射异常的危险。

## 证据

Gunnarsson T, Krassioukov AV, Sarjeant R, Fehlings MJ. Real-time continuous intraoperative electromyographic and somatosensory evoked potential recordings in spinal surgery: correlation of clinical and electrophysiologic findings in a prospective, consecutive series of 213 cases. Spine. 2004;29:677-84.
B级推荐：这是一项联合使用多通道肌电图及体感诱发电位以预测胸腰椎手术术中神经功能损伤的回顾性队列研究。

Sayer FT, Kronvall E, Nilsson OG. Methylprednisolone treatment in acute spinal cord injury: the myth challenged through a structured analysis of published literature. Spine J. 2006;6:335-43.
A级推荐：该研究表明目前尚无充分的证据支持甲泼尼龙作为急性脊髓损伤治疗的标准方案。

Vale FL, Burns J, Jackson AB, Hadley MN. Combined medical and surgical treatment after acute spinal cord injury: results of a prospective pilot study to assess the merits of aggressive medical resuscitation and blood pressure management. J Neurosurg. 1997;87:239-46.

B级推荐：这是一项使用复苏原则确保脊髓损伤患者平均动脉压超过85mmHg的前瞻性研究，并对选择的病例实施手术。研究结果表明：早期的积极处理可以较好地保留急性脊髓损伤患者神经功能恢复的可能性。

图 9 和图 15 改绘自《Lee Y-P, Templin C, Eismont F, Garfin S. Thoracic and upper lumbar spine injuries. In Browner B, Jupiter J, Levine A, Trafton P,（eds）. Skeletal Trauma. Philadelphia: Saunders, 2002, 957, 961.》

# 48 开放骨折的治疗

*Kostas P. Panagiotopoulos, Piotr Blachut, and Pierre Guy*

### 争议

- 抗生素使用
- 手术时机
- 伤口冲洗技术等
- 固定技术
- 附加治疗

### 要点

- 一次性行冲洗、清创缝合骨折固定术是最为理想的。
- 最好在分隔的无菌台实施冲洗和清创操作，尤其是对感染严重的伤口。被污染过的器械决不能再用于骨折固定的操作中。

## 适应证

- Gustilo-Anderson 分型Ⅰ-Ⅲ型的开放骨折

## 检查 / 影像

- 紧急处理
  - 紧急治疗开始的越早越好。包括静脉滴注抗生素、预防性使用破伤风抗毒素（TAT）、无菌敷料以及肢体的夹板固定（图1）。
  - 争取尽早行手术治疗。
- 术前需要行标准的患肢正侧位检查以计划骨折固定手术（图2）。
- CT 检查对于计划手术也是必需的。

## 外科解剖

- 重点部位包括骨折端及需要清创的开放伤口。
- 术者需要熟悉骨折部位的局部解剖，尽量保护所有神经和血管。
- 开放骨折遵循 Gustilo-Anderson 分型
  - Ⅰ型骨折（图 3A 和 3B）
  - Ⅱ型骨折（图 4A 和 4B）
  - Ⅲ型骨折（图 5A 和 5B）

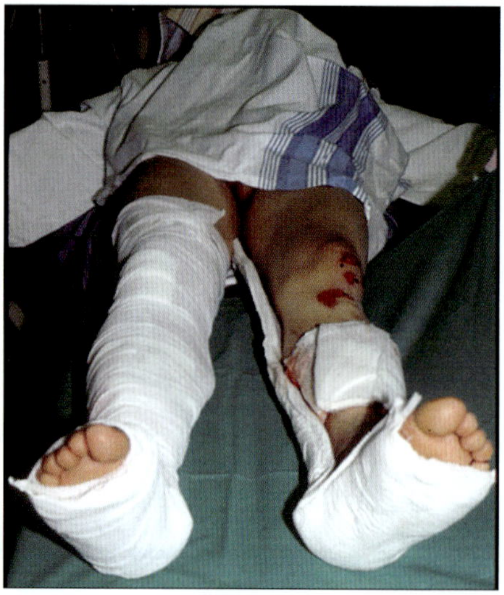

**图1**

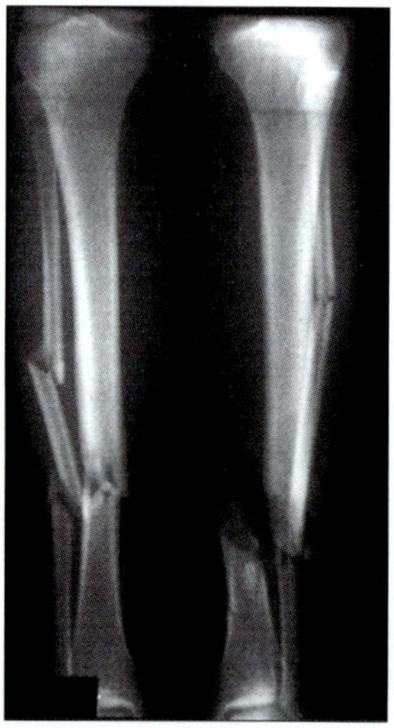

**图2**

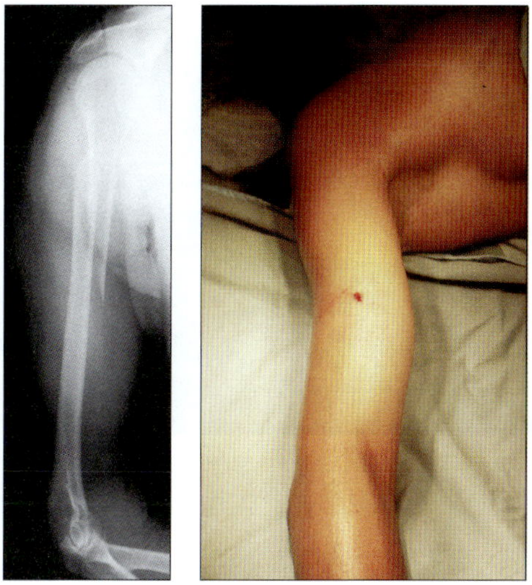

A B

图3

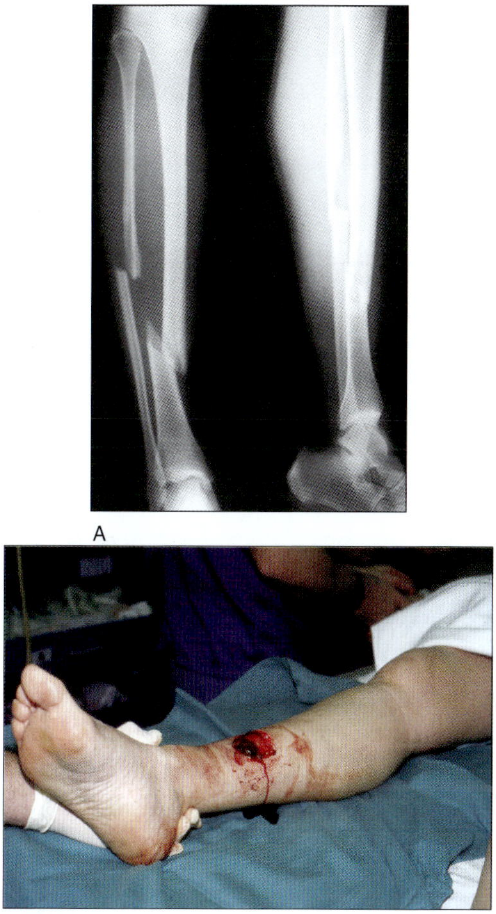

A

图4 B

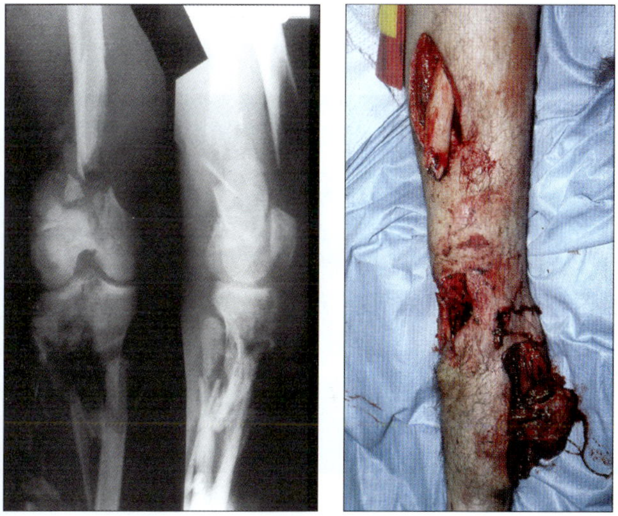

A B

图5

### 器械

- 术前做好计划，准备好牵引床或透光床。术前准备好透视设备(见图 6)。

### 注意事项

- 术中清创及暴露骨折时，切忌剥离每个骨块时完全游离骨块，尽量保护软组织对骨的血供。

### 争议

- 手术时间
  - 两项研究表明，手术在受伤后 6 小时内进行可有效地降低感染概率。

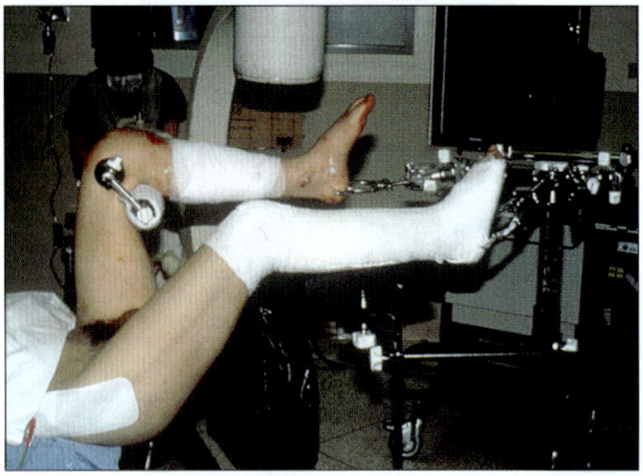

图6

## 体位

- 术中患者的体位取决于伤口位置及骨折类型。大多数患者取仰卧位。
- 特别是下肢长骨开放骨折手术，通常需要牵引床或透光床(图6)。

## 手术步骤

### 步骤 1：清创术

- 在正式对患肢清创和铺巾之前，伤口的刷洗可以有助于减少伤口和皮肤的大体污染（图 7）。
- 开放伤口需要向远近端延长，直到露出健康组织（图 8）。清创时延长的创口应尽量与标准手术入路类似，以便作为最终手术治疗的切口。

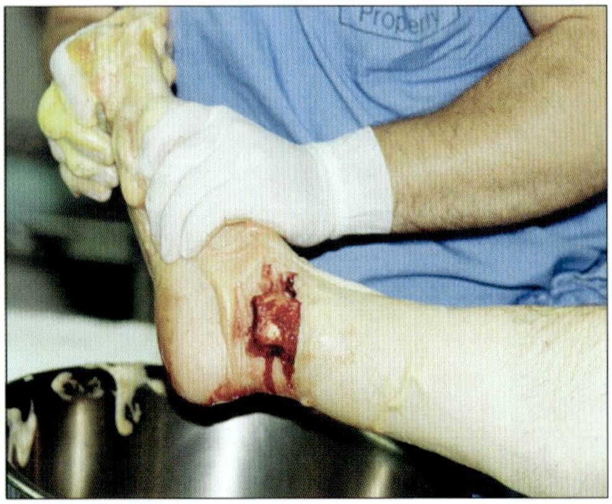

图7

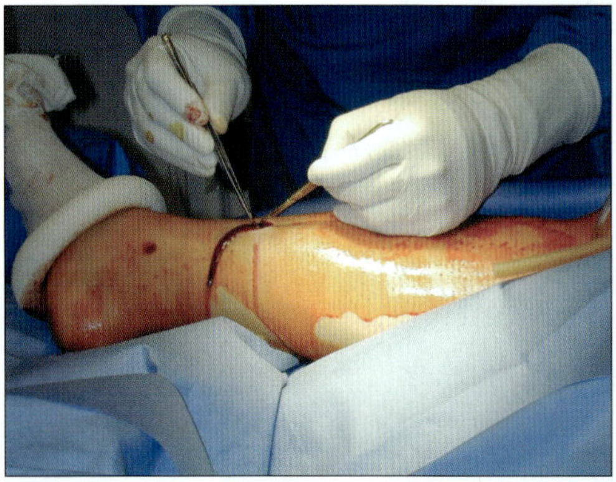

图8

- 伤口应当延长，以达到全部损伤都直视下可见，这样有利于彻底清创。
  - 受损或无活力的皮缘须锐性切除，直至清洁且有活力的皮肤（图 9A）。
  - 所有无活力的软组织都应锐性切除（图 9B）。
  - 术者应可以直视下看到骨折的远近端，以确保彻底清创（图 10）。

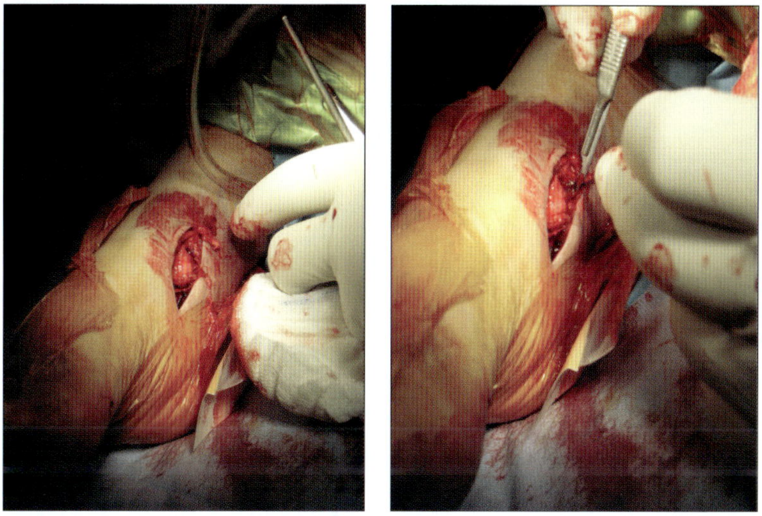

A B

**图9**

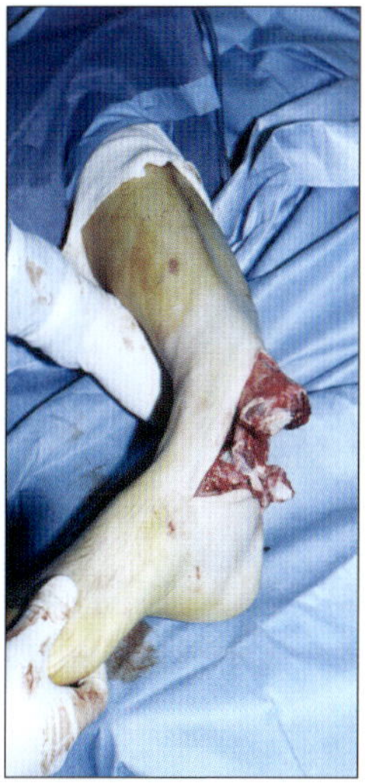

**图10**

### 争议—续

- 然而，一些研究结果提示，早期清创（伤后 6 小时以内）和延迟清创（伤后 6 小时以上）的感染率并无显著差异。当然，手术仍然越早越好。
- 全身使用抗生素、充分清创以及足够的软组织覆盖可能更为重要。

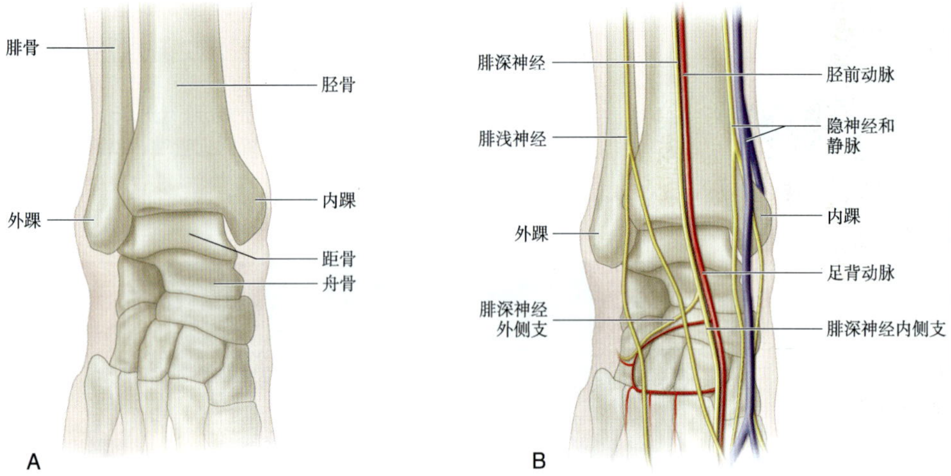


图11

- 当清创时，应当尽量避免形成远端蒂，所留的皮瓣越小越好。
- 术者须了解局部解剖以及神经血管结构。
  - 图 8-10 所示的患者，术者必须熟悉胫骨远端和踝关节近端的骨性结构（图 11A）和局部神经血管解剖（图 11B）。
- 只有少部分彻底清创形成的皮肤创面可以用来规划成最终的手术切口。清创时只要觉得某些组织可疑，就应将其切除。

### 步骤 2：伤口冲洗

- 某些作者建议 Gustilo-Anderson I 型开放骨折用 3L 液体冲洗，Ⅱ型用 6L，Ⅲ型用 9L 液体。但目前尚无有利证据支持此观点。
- 高压力冲洗系统（50 ~ 80 磅 / 平方英寸）能有效去除污染物，但是如此高的压力可能造成更多的骨损伤，且有可能将污染碎屑向上冲到髓腔中（图 12A 和图 12B）。
- 低压力冲洗也可能有效去除污染物：继发的骨损伤较少，但是对于延迟手术效果有限（图 13A 和图 13B）。
- 用于冲洗的其他药品
  - 生理盐水是用于冲洗开放伤口的标准液体。

#### 争议

- 用于冲洗的生理盐水的量仍然存在争议。用足够的液体冲洗伤口外部污染和无活力的组织。
- 冲洗时的压力也同样存在争议。评估伤口的污染程度有助于确定该压力。
  - 污染较轻或清创时间较早的，冲洗的压力可相对放低。
  - 但是，如污染程度高或延迟处理，冲洗的压力需相应提高。

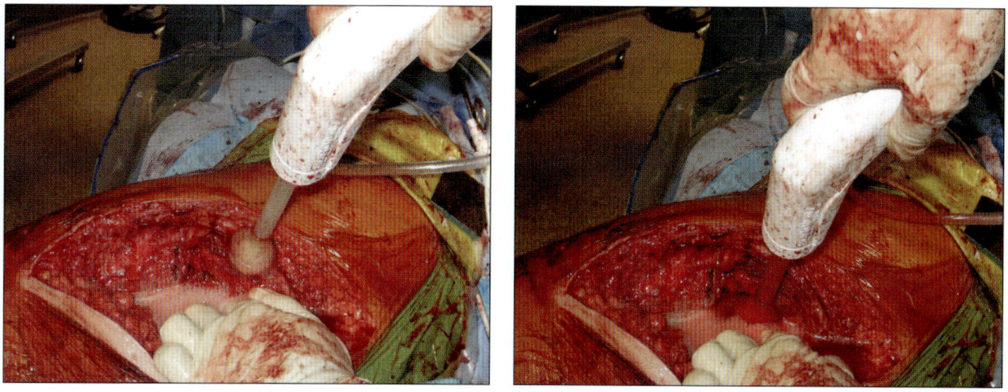

A B

图12

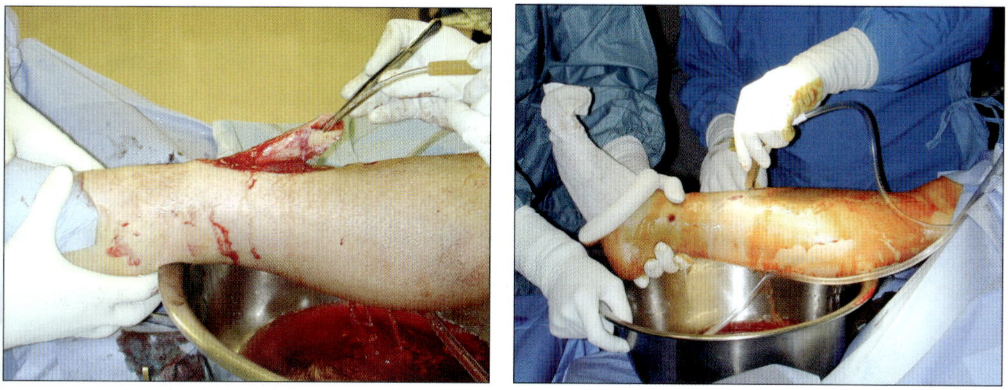

A B

图13

- 术者可以根据具体情况使用消毒剂、抗生素或肥皂达到更有效的去污效果。但其是否有效尚存争议。
- 上述措施可能有助于去除细菌，但也可能造成成骨细胞和破骨细胞的功能障碍。
- 肥皂液似乎对细胞功能的影响最小。

### 注意事项

- 许多医院不使用预制的抗生素骨水泥珠。通常使用骨水泥和抗生素粉末混合后自行制作珠链。并且需要药剂科会诊，确定适合的抗生素粉末剂量。

### 争议

- 目前抗生素的使用方法及疗程也存在争议。许多作者推荐在彻底清创手术后使用抗生素治疗 1 ~ 3 天。

## 步骤 3：抗生素治疗

- 抗生素的应用可以有效降低感染率，在伤后 3 小时内应用效果更佳。
- 术前或术中伤口培养并不能准确确定感染风险或感染的器官。因此，伤口的培养可不作为常规检查。
- 一代头孢类药物可用于大多数开放病例，如污染较重，可加用氨基糖甙类药物。
- 怀疑厌氧菌感染时（如农活时的外伤），应加用青霉素和氨苄西林。
- 局部抗生素使用
  - 局部使用抗生素（如抗生素骨水泥珠）可于创口局部产生较高浓度，而全身抗生素水平却较低。一些证据表明抗生素骨水泥珠可以降低感染率。
  - 在某些特定开放骨折，抗生素珠可以作为全身抗生素应用的辅助（图 14）。
  - 可通过向标准聚甲基丙烯酸甲酯（PMMA）骨水泥中混入抗生素粉末，在水泥变硬前于缝线或线缆上制作珠链（图 15）。抗生素骨水泥珠体积越小，越有利于抗生素的释放。也可以应用抗生素骨水泥成品。
  - 珠链应当放置于伤口内（图 16A 和图 16B），伤口表面用 OpSite 敷料覆盖，使血肿与抗生素在敷料下聚集接触（图 16C 和图 17）。

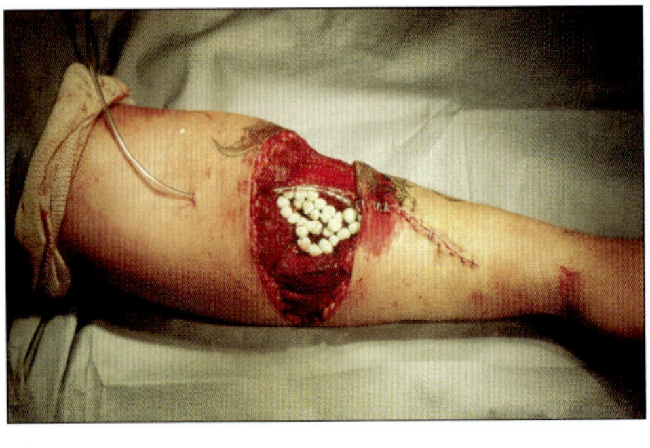

**图14**

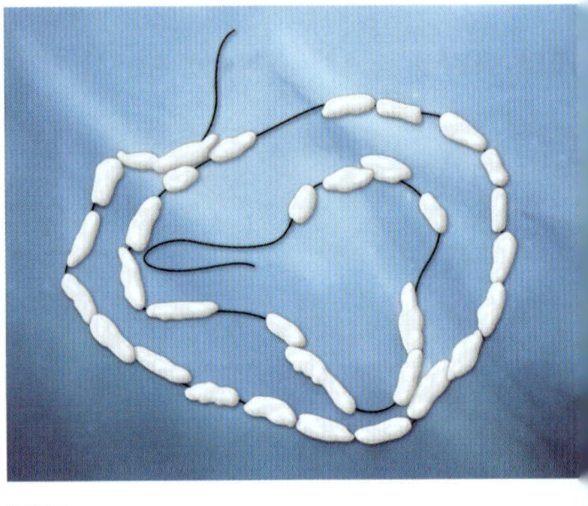

**图15**

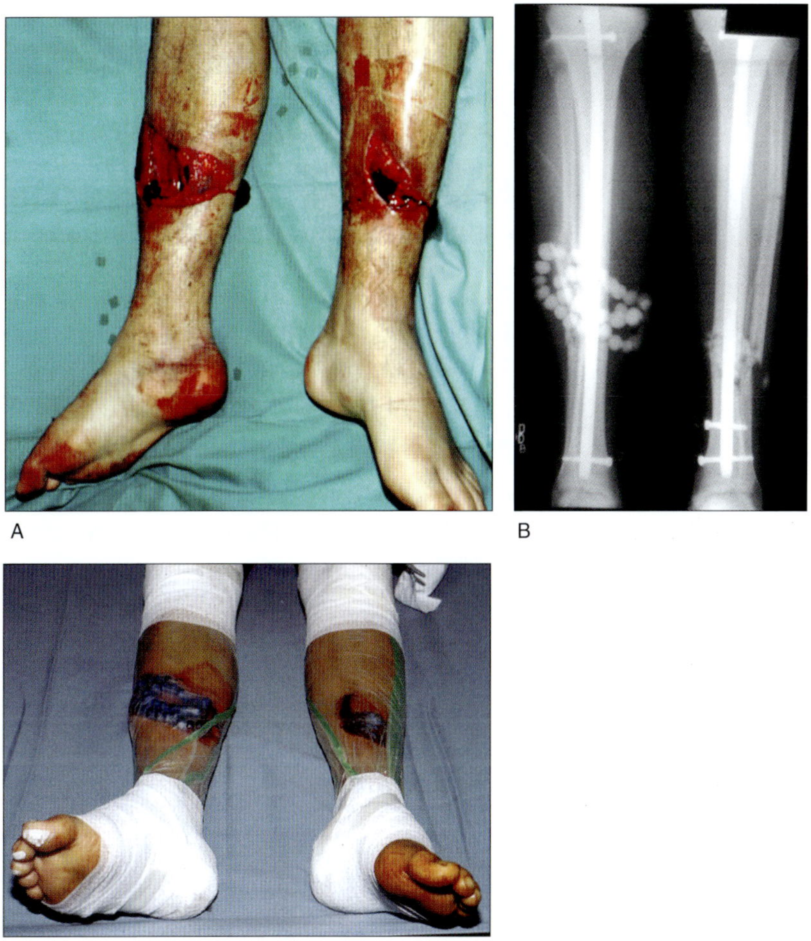

A B C

图16

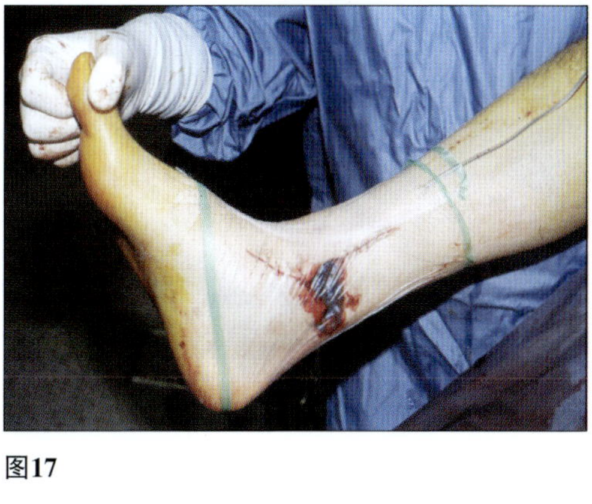

图17

### 步骤 4A：伤口覆盖

- 术者须于清创时评估伤口程度（根据 Gustilo-Anderson 分型）并预计是否需要二期植皮。
  - 对于较大的开放伤口，早期植皮有助于降低其感染的发生率，减少手术次数并缩短愈合时间（图 18）。
  - 如果确定需要植皮，应请整形外科医师做术前计划（图 19）。
- 某些开放伤口可以应用真空敷料（vacuum-assisted closure，VAC）（图 20）。
  - 真空敷料（VAC）可以降低水肿，增加局部血流并促进肉芽组织生成。在某些伤口，VAC 甚至可以代替肌瓣转移。
  - VAC 应在首次清创时使用。
  - 目前VAC并非治疗开放骨折的常规方法，相关研究仍需完善。

### 步骤 4B：骨折固定

- 骨折坚强固定对于急诊处理是十分重要的。可以重建肢体力线、减轻继发软组织损伤、降低肿胀、缓解疼痛、增加血运，并减少细菌播散。
- 如果一部分伤口无法一期闭合，在行敷料覆盖前，应尽量避免任何内固定物直接暴露。

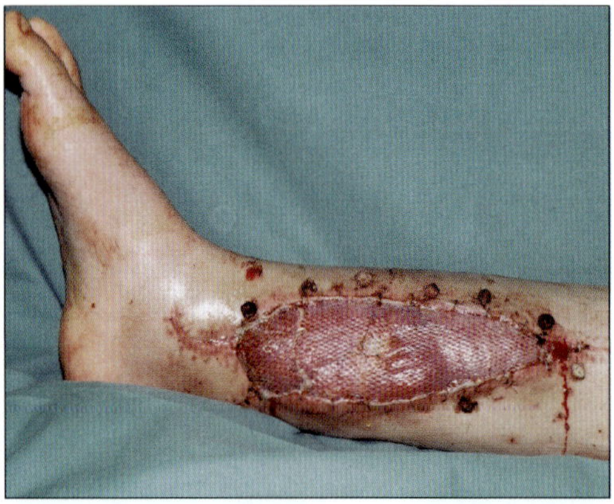

**图18**

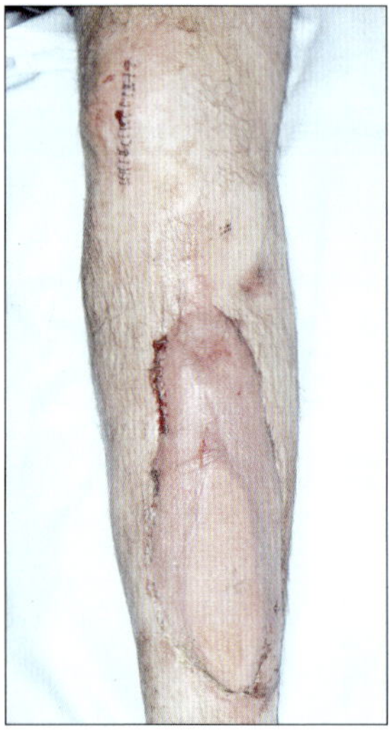

**图19**

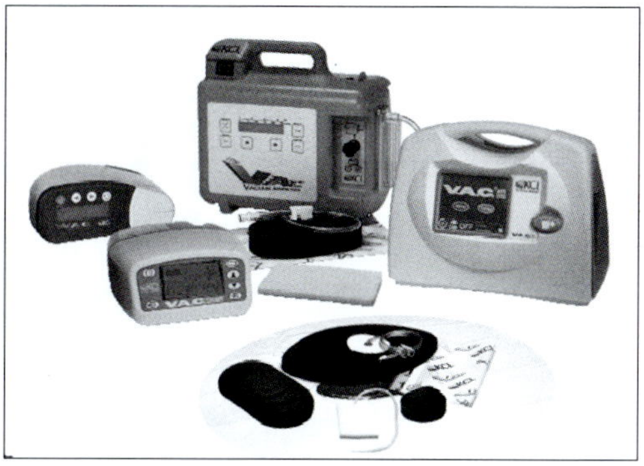

图20

- 对于复合胫骨骨折，原则上应避免行切开复位接骨板螺丝钉内固定术（图 21A-C）。内固定术可能会增加感染概率和骨折延迟愈合发生率。
- 长骨骨折通常使用髓内针固定，但是否扩髓仍有争议。
- 对于图 17 所示的患者，可能需要行植皮等治疗，此时可以使用外固定支架行临时固定，有时可以将其作为最终治疗（图 22）。

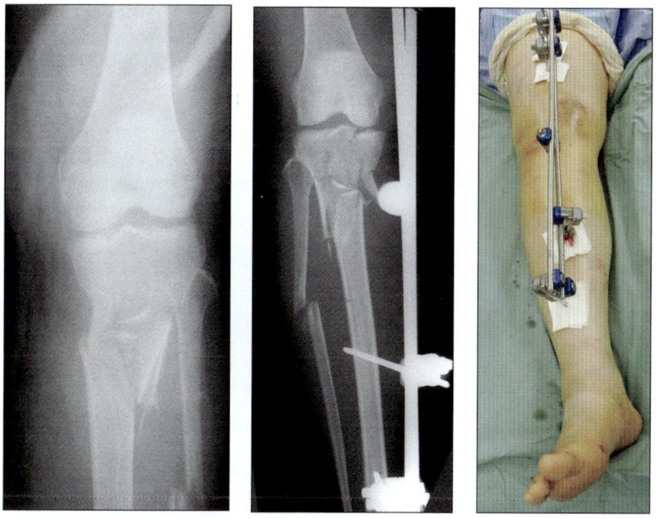

A B C

图21

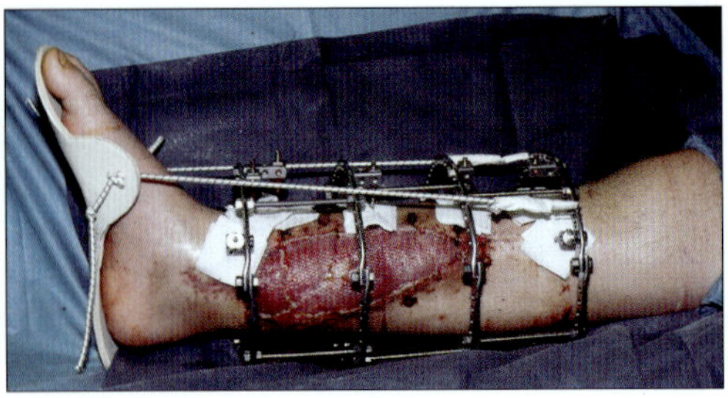

图22

### 步骤 5：伤口闭合

- 由于院内的微生物极易造成继发性感染，因此应当尽可能早期闭合伤口。
- 与延时闭合伤口相比，即刻闭合伤口似乎并不增加感染发生率，有些研究甚至发现其可使感染率降低。然而，若伤口污染严重，应保持其开放，并予以无菌敷料覆盖，有条件时尽快行伤口清创。
- 如图 14 中，患者伤口行抗生素骨水泥珠链置入术的患者，其伤口闭合时间应选择在局部软组织充分恢复且珠链取出后（图 23）。

### 步骤 6：辅助治疗

- 植骨术
  - 早期植骨术（12 周以内）主要应用于伤口恢复良好的骨缺损患者。采用植骨术前，医生必须确定伤口愈合良好，并且无任何感染迹象。
  - 早期植骨术可能使骨折愈合时间缩短。

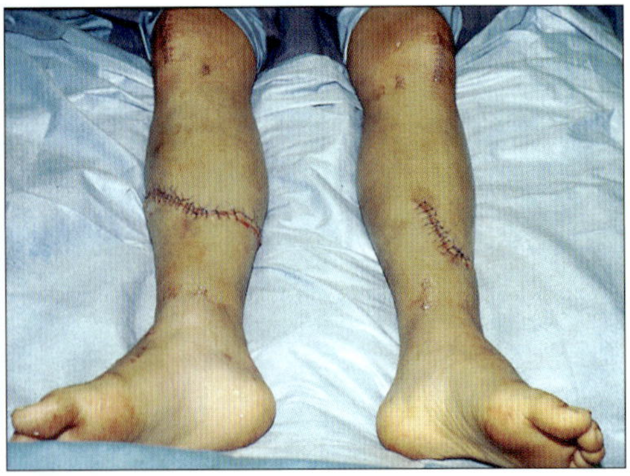

图23

- 骨形态发生蛋白
  - 使用重组人骨形态发生蛋白（例如 rhBMP-2）可减少手术次数，达到骨性愈合。
  - 在Ⅲ A 和Ⅲ B 型开放伤口，rhBMP-2 可降低感染率，避免反复的手术操作，还可能降低植骨的需要。但是，目前仍无充分证据支持骨形态发生蛋白作为促进骨折愈合的常规治疗。

## 术后护理和预后

- 在软组织充分愈合之前，都要对伤口进行适当的换药。
- 任何感染的迹象都必须格外重视，有时需要更加积极的治疗。
  - 各开放骨折类型的感染率：
    - I 型：0 ～ 2%
    - Ⅱ型：2% ～ 5%
    - Ⅲ A 型：5% ～ 10%
    - Ⅲ B 型：10% ～ 50%
    - Ⅲ C 型：25% ～ 50%
  - 如出现术后感染，应积极扩创，并确保骨折得到恰当的固定。
- 对于严重肿胀的软组织，可以应用夹板固定。但是根据骨折稳定程度，应尽早对关节进行活动。
- 在骨折类型、部位以及骨折固定的稳定性都允许的前提下，可以部分负重。
- 术后定期复查影像学检查，密切观察骨折愈合情况。如果发现愈合缓慢，医生应当尽快实施二次手术，以促进骨折愈合。

## 证据


Anglen JO. Comparison of soap and antibiotic solutions for irrigation of lower-limb open fracture wounds. J Bone Joint Surg [Am]. 2005;87:1415-21.

Anglen JO. Wound irrigation in musculoskeletal injury. J Am Acad Orthop Surg. 2001;9:219-26.

Bednar DA, Parikh J. Effect of time delay from injury to primary management on the incidence of deep infection after open fractures of the lower extremities caused by blunt trauma in adults. J Orthop Trauma. 1993;7:532-5.

BESTT Study Group, Govender S, Csimma C, Genant HK, Valentin-Opran A. Recombinant human bone morphogenetic protein-2 for treatment of open tibial fractures: J Bone Joint Surg [Am]. 2002;84:2123-34.

Bhandari M, Adili A, Schemitsch EH. The efficacy of low-pressure lavage with different irrigating solutions to remove adherent bacteria from bone. J Bone Joint Surg [Am]. 2001;83:412-9.

Bhandari M, Guyatt GH, Swiontkowski MF, Schemitsch EH. Treatment of open fractures of the shaft of the tibia: a systemic overview and meta-analysis. J Bone Joint Surg [Br]. 2001;83:62-8.

Charalambous CP, Siddique I, Zenios M, Roberts S, Samarji R, Paul A, Hirst P. Early versus delayed surgical treatment of open tibial fractures: effect on the rates of infection and need of secondary surgical procedures to promote bone union. Injury. 2005;36:656-61.

Crowley DJ, Kanakaris NK, Giannoudis PV. Irrigation of the wounds in open fractures. J Bone Joint Surg [Br]. 2007;89:580-5.

DeFranzo AJ, Argenta LC, Marks MW, Molnar JA, David LR, Webb LX, Ward WG, Teasdall RG. The use of vacuum-assisted closure therapy for the treatment of lower-extremity wounds with exposed bone. Plast Reconstr Surg. 2001;108:1184-91.

Giannoudis PV, Papakostidis C, Roberts C. A review of the management of open fractures of the tibia and femur. J Bone Joint Surg [Br]. 2006;88:281-9.

Gosselin RA, Roberts I, Gillespie WJ. Antibiotics for preventing infection in open limb fractures. Cochrane Database Syst Rev. 2004;（1）:CD003764.

Harley BJ, Beaupre LA, Jones CA, Dulai SK, Weber DW. The effect of time to definitive treatment on the rate of nonunion and infection in open fractures. J Orthop Trauma. 2002;16:484-90.

Hassinger SM, Harding G, Wongworawat MD. High-pressure pulsatile lavage propagates bacteria into soft tissue. Clin Orthop Relat Res. 2005;（439）:27-31.

Lee J. Efficacy of cultures in the management of open fractures. Clin Orthop Relat Res. 1997;（339）:71-5.

Moehring HD, Gravel C, Chapman MW, Olson SA. Comparison of antibiotic beads and intravenous antibiotics in open fractures. Clin Orthop Relat Res. 2000;（372）:254-61.

Okike K, Bhattacharyya T. Current Concepts Review: Trends in the management of open fractures. J Bone Joint Surg [Am]. 2006;88:2739-48.

Ostermann PA, Seligson D, Henry SL. Local antibiotic therapy for severe open fractures: a review of 1085 consecutive cases. J Bone Joint Surg [Br]. 1995;77:93-7.

Skaggs DL, Friend L, Alman B, Chambers HG, Schmitz M, Leake B, Kay RM, Flynn JM. The effect of surgical delay on acute infection following 554 open fractures in children. J Bone Joint Surg [Am]. 2005;87:8-12.

Swiontkowski MF, Aro HT, Donell S, Esterhai JL, Goulet J, Jones A, Kregor PJ, Nordsletten L, Paiement G, Patel A. Recombinant human bone morphogenetic protein-2 in open tibial fractures. J

# 49 用锁定接骨板和微创技术固定股骨假体周围骨折

*G. Yves Laflamme*

### 注意事项

- 许多 Vancouver 分型为 B1 型（股骨柄固定良好）的骨折实际上应该是 B2 型骨折伴假体松动，只是后者没有被发现（Lindahl et al., 2006）。
- 伴有骨缺损的假体周围骨折通常需要结构性同种异体骨植骨来修补骨缺损。

### 争议

- 对于骨水泥固定的股骨假体柄而言，用单皮质锁定螺钉固定会破坏骨水泥的覆盖，产生裂纹扩展，最终导致股骨假体柄的松动（Fulkerson et al., 2006）

### 治疗方案

- 除了高风险患者外，绝大多数有移位的骨折需要手术治疗。非手术治疗适合稳定的无移位骨折。由于近端骨折块常常出现问题，术中会用到许多种固定方式。使用两块支撑作用的同种异体骨或一块支撑作用的同种异体骨联合应用一块接骨板经测试被证明是最强的结构（Wilson et al., 2005）。
- 单用 Dall-Miles 接骨板和钢缆系统对于治疗股骨假体周围骨折而言是不够的（Tsiridis et al., 2003）。

## 适应证

- 固定牢靠的全髋关节假体置换术后合并股骨假体周围骨折。
  - 股骨假体柄末端周围的 Vancouver B1 型骨折。
  - 股骨假体柄远端的 Vancouver C 型骨折（Brady et al., 2000）。

## 检查 / 影像

- 术前应该检查髋关节活动度和膝关节活动度，评估患者局部软组织（瘢痕）情况，神经血管状况和下肢长度。
- 摄片检查要充分，必须包括整个骨折范围，评估假体的稳定性和患者的骨骼质量。
  - 标准的摄片包括低位的骨盆正位（前后位）片，患侧髋关节的蛙式位摄片或侧位片，股骨全长（包括膝关节）的正位和侧位片。
  - 图 1 显示的是一位 102 岁女性患者，她患有股骨假体周围骨折，Moore 假体固定良好。图 1A 是骨盆正位片，图 1B 是股骨正位片，图 1C 是股骨侧位片。
- 如果看见或者怀疑髋臼侧骨溶解，那么要拍摄骨盆 Judet 位摄片和 CT 扫描，用于准确评估骨缺损的范围。
- 术前模板测量是必需的，用于决定接骨板的长度、接骨板的塑形和螺钉的大致长度。

## 外科解剖

- 外侧入路是快速、容易的入路，需要劈开股外侧肌。
  - 没有神经支配界面或肌间界面。
  - 股四头肌在大腿近端接受股神经的神经支配，因此在肌肉的远端劈开肌肉进行暴露不会使之失神经支配（图 2）。
- 许多股深动脉穿支横行穿过股外侧肌，因此在手术暴露时会损伤到这些动脉。

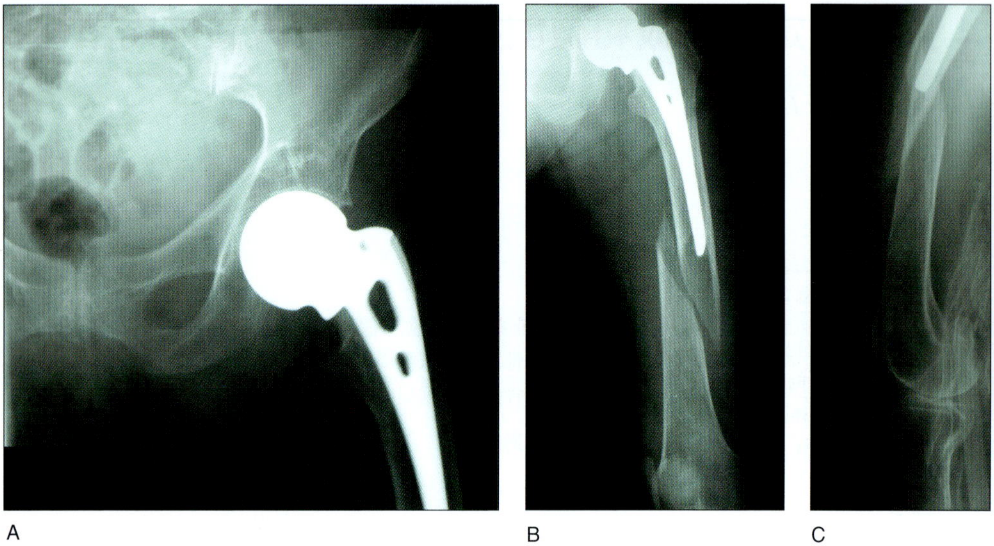


图1

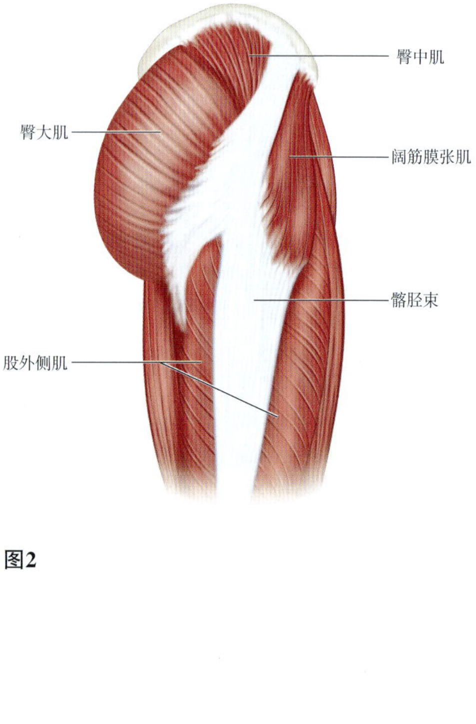


图2

■ 在膝关节水平，外侧膝关节上动脉也有损伤的风险，可能需要电凝结扎（图 3A and 3B）。

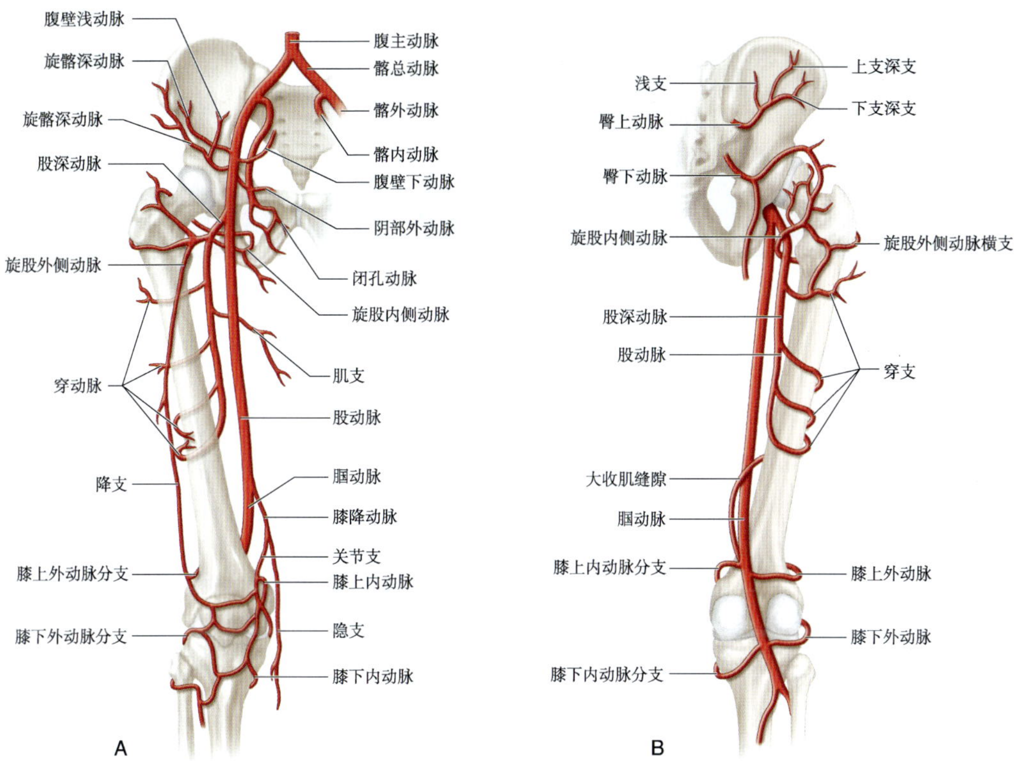


图3

**要点**

- 在手术铺巾前，必须确认能对股骨全长进行正位和侧位透视。

**注意事项**

- 在下肢旋转对位对线时必须要小心，因为垫枕会使髋关节处于外旋位。能充气 / 放气的垫枕可以解决这一问题（图 4B）。

## 体位

■ 患者仰卧于透光手术床上（图 4A）。

- 在同侧髋关节下方应放置小垫枕或豆袋（图 4B）。
- 患侧整个下肢和髋关节外侧区都应该进行消毒铺巾，这样在手术暴露时可以方便地进行近端切口延长。

■ 运用手法牵引或骨牵引可以获得大致的干骺部对位对线。

■ 透视 C 臂机置于手术对侧，透视机监视器置于手术对侧，靠近手术床尾侧。

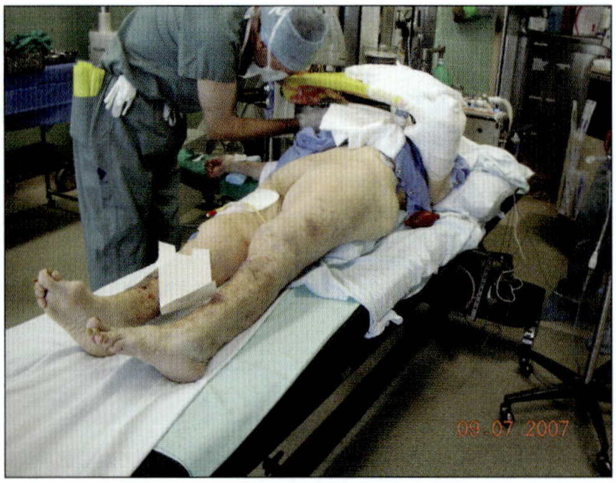

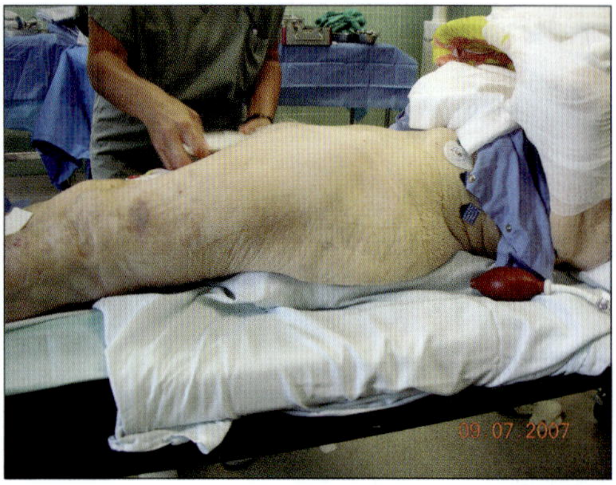

A B

图4

## 争论

- 患者也可侧卧于透光手术床上，患侧向上，尤其是那些还不清楚假体是否稳定牢靠的患者。切口向近侧延长可以暴露髋关节，允许术中测试判断假体的稳定性或对假体进行翻修。

## 入路/显露

- 我们先在膝关节股骨外髁做一 5cm 长的纵行小切口（远端窗口）（图 5A）。
  - 如果向远端延伸，可以切开髂胫束的前部纤维，接着切开关节囊和滑膜。
  - 必须小心辨认膝上外动脉，避免损伤外侧半月板（图 5B）。

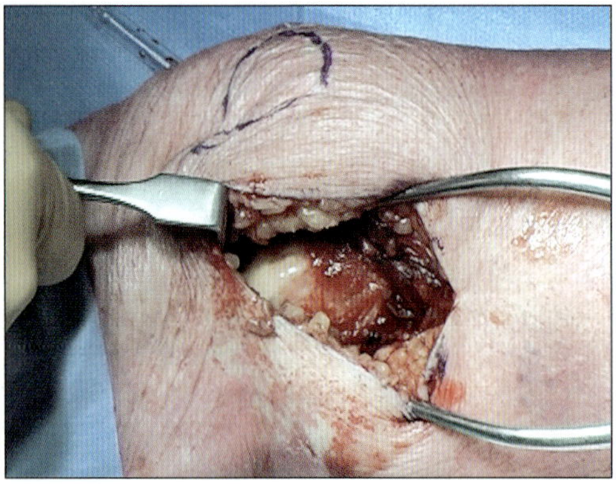

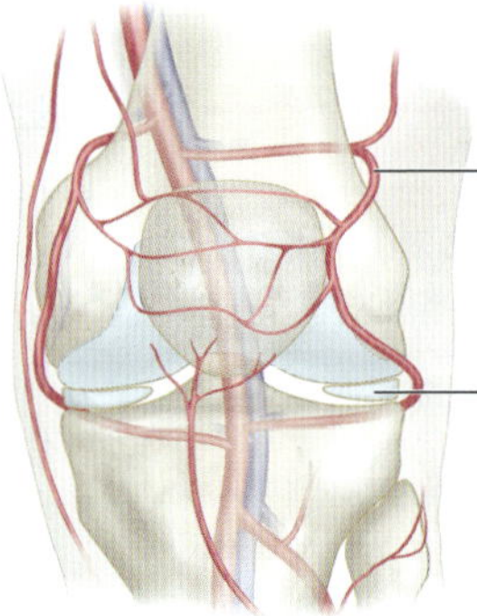


A B

图5

**要点**

- 为了使切口最小化，可以用透视来确认切口的位置。
- 暴露的切口仅限于放置和固定接骨板的区域。

**注意事项**

- 保护股骨的血供是至关重要的。避免进行内侧的解剖暴露，不要将软组织从股骨粗线上剥离。

- 第二个切口位于接骨板近端，在大腿近端外侧做一 5cm 长的直切口（近端窗口）(图 6A)。
  - 接着解剖髂胫束筋膜，并沿其纤维方向纵行切开
  - 小心地沿股外侧肌肌纤维方向进行解剖，劈开股外侧肌，小心地钳夹和电凝股深动脉的穿支 (图 6B)。
- 只要有可能，在骨折区尽量不要剥离、干扰肌肉，接骨板置于骨膜外肌肉深面。
- 为了去除骨折（螺旋形骨折）断端间嵌入的肌肉组织，可以直接暴露骨折处，这样有助于骨折复位和拧入螺钉。在这类病例中，可在骨折处皮肤上做一戳创来进行操作。

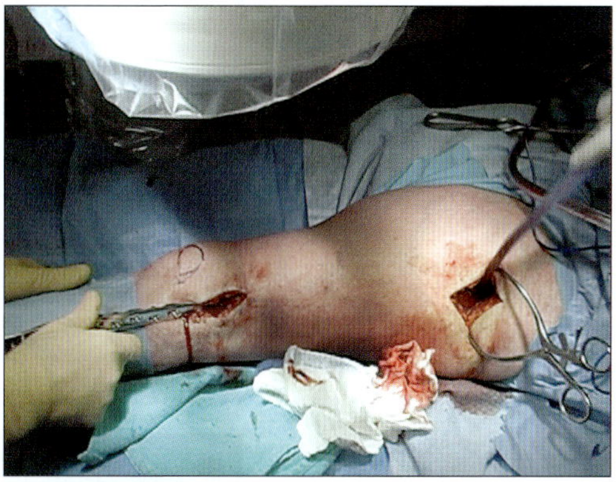

A

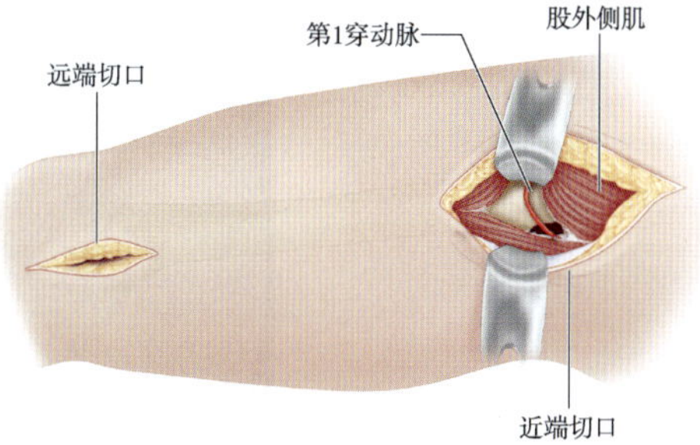


B

**图6**

### 要点

- 在接骨板插入前，先在锁定接骨板的远端拧上两个或更多个锁定螺钉的导引钻套筒当做把柄，这样有利于插入接骨板并调整接骨板位置。
- 根据股骨近端干骺部和粗隆部解剖形状，将接骨板塑形。

### 注意事项

- 为了股骨冠状面的正确对线，在前后位摄片上导引针必须与关节平行。

## 手术步骤

### 步骤 1：接骨板插入和放置

- 将锁定接骨板近端靠着股骨外侧皮质从远端向近端插入肌肉和骨膜的间隙（图 7A）。
  - 股骨远端锁定接骨板置于股骨外侧，使之与股骨外髁相匹配（图 7B）。

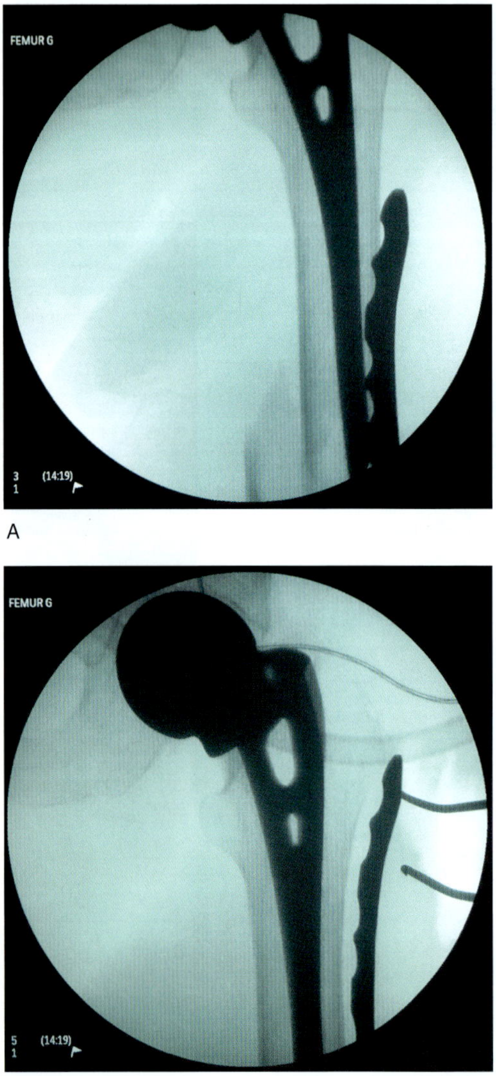


A

B

图7

- 导引针于接骨板远端中央的螺孔打入股骨髁，轴向要平行于股骨滑车，并且在前后位 X 线摄片上方向要平行于股骨髁远端关节面。这枚克氏针要不断调整方向，直到平行于膝关节（图 8A）。
- 从侧位 X 线摄片上我们可以获得和确认矢状位对线情况。接骨板的位置要参考 Blumensaat 线和滑车沟的软骨下缘（图 8B 和 8C）。

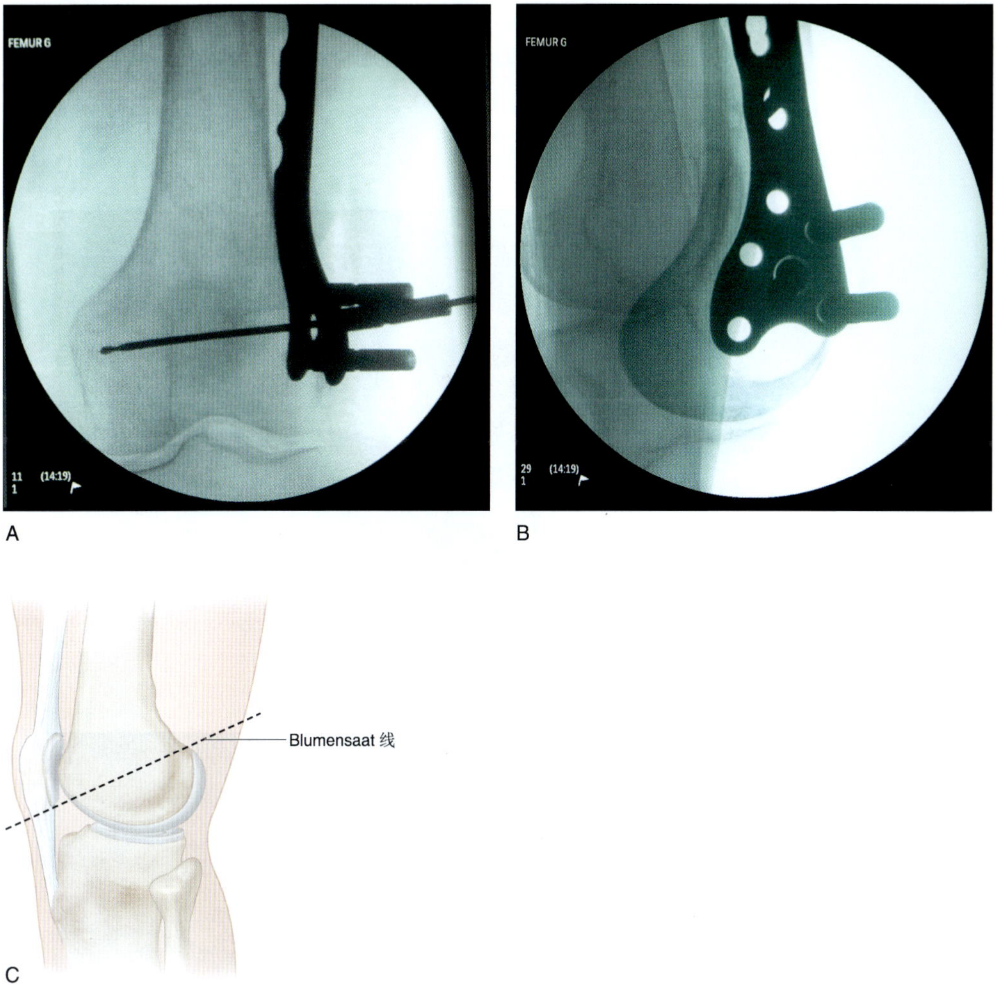


图8

■ 在调整接骨板位置满意后，打入第二根导引针做临时固定，防止接骨板旋转移位（图9）。

**器械 / 植入物**

- 4.5mm 股骨远端锁定接骨板（带或不带透光瞄准装置）。为了对近端骨折块进行牢靠地固定，要使用足够长的接骨板，这样螺钉就可以打入股骨粗隆部。
- 4.5mm 股骨近端锁定接骨板对于治疗有近端小骨块的股骨假体周围骨折也是一种选择。根据解剖塑形的接骨板可以很好地固定股骨粗隆。从近端切口顺行插入接骨板（图10）。

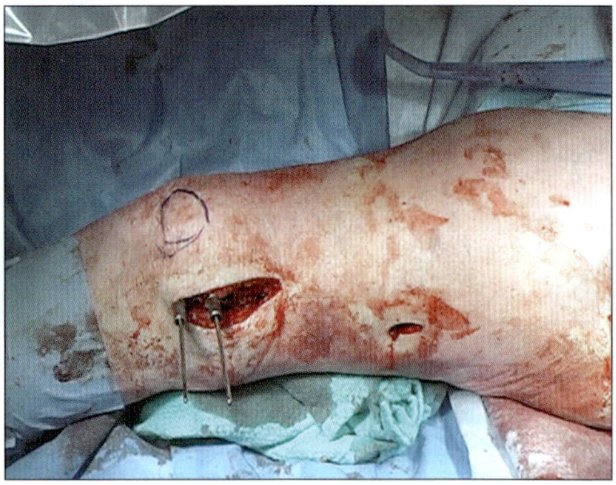

图9

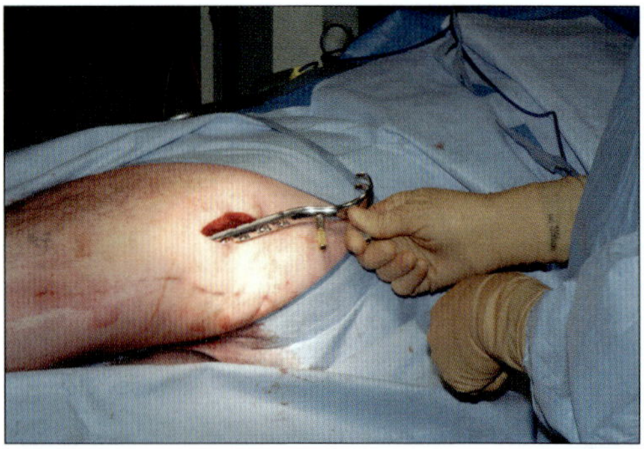

图10

### 步骤 2：骨折间接复位

- 用一枚非锁定空心螺钉通过导引针拧入接骨板，将接骨板与股骨外髁进行加压。
  - 对于 4.5mm 锁定加压股骨髁接骨板而言，这样有利于用 7.3mm 的螺钉作为第一枚螺钉进行固定（图 11A）。在膝关节水平要使螺钉尾部与接骨板匹配，以减小它对髂胫束的刺激。
  - 第二枚螺钉用 4.5mm 皮质骨螺钉打入远端骨折块，使得接骨板与股骨远端外侧骨皮质靠拢（图 11B 和 11C）。

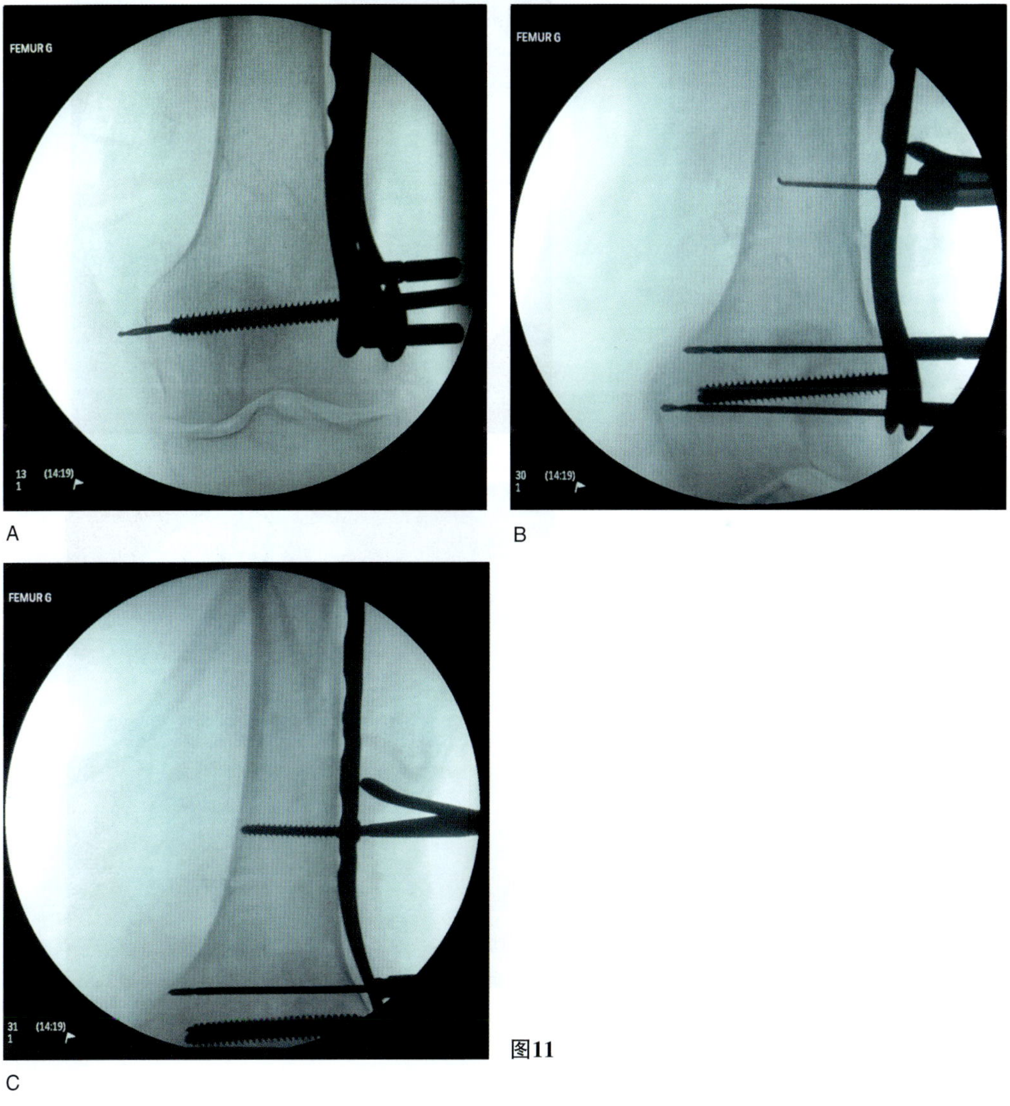


图11

- 接骨板置于股骨外侧的骨膜外，在骨干部用标准非锁定螺钉、临时克氏针、钢缆或复位钳将接骨板临时固定于近端骨折块上，且要保证接骨板位于股骨中央。收紧这些装置会将接骨板加压于股骨上，结合使用手法牵引，将获得骨折间接复位（图 12A）。
- 在股骨粗隆水平，螺钉可以向前、向后打入股骨干来获得牢靠的固定（图 12B）。

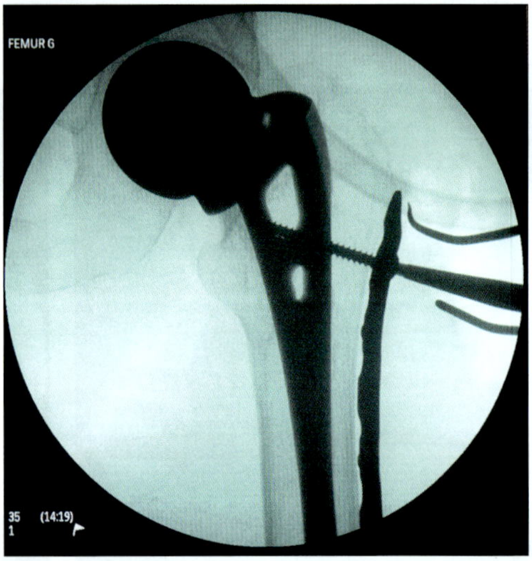


A

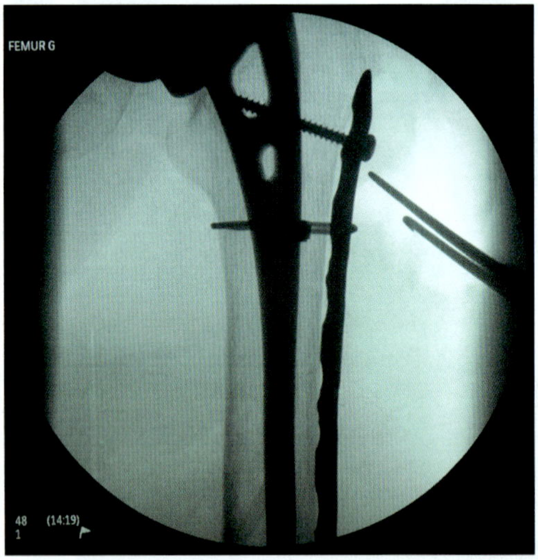


B

**图12**

### 注意事项

- 为了获得最佳冠状面对线，可能需要调整接骨板的外形。
- 要记住，为了将内翻/外翻的股骨重新对位良好，接骨板可以当做复位工具来使用。

### 要点

- 使用锁定螺钉不要干扰骨折的复位。所以在拧入锁定螺钉前，一定要将骨折复位。

- 建议在股骨干水平至少环扎一道钢缆，以在接骨板-骨界面产生最大摩擦力。
  - 为了维持接骨板上钢缆与接骨板螺孔间的相对位置，可以使用定位钉（图 12C）。
  - 要选择合适大小的钢缆导引器，这样在导引钢缆通过时不会损伤到周围的软组织（图 13）。
- 可选的另一种技术：对于长螺旋形骨折，可以使用拉力螺钉来获得骨折块间的加压（图 14）。
- 通过透视，一旦确认获得了满意的复位，就可使用锁定螺钉将接骨板最终固定于股骨上。

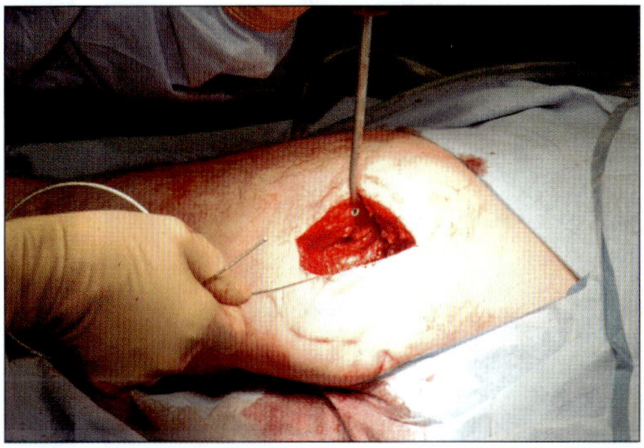

**图13**

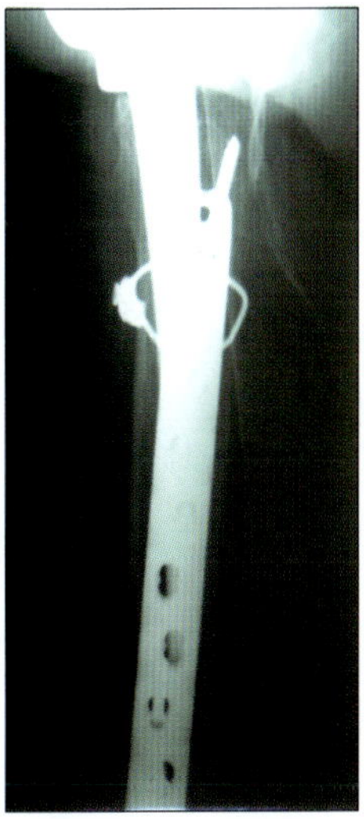

C

**图12续**

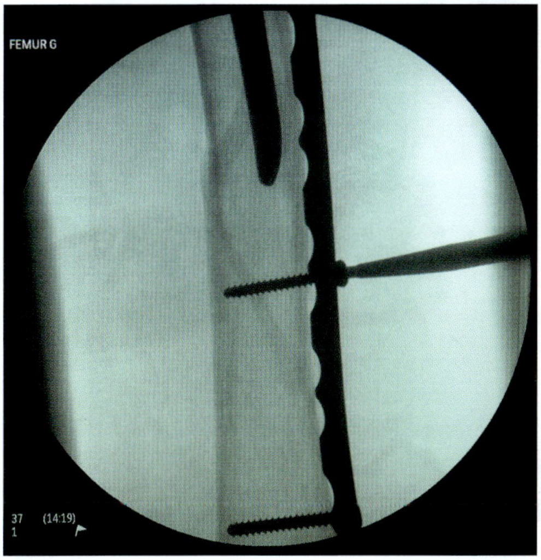


**图14**

## 步骤 3：最终的接骨板固定

- 接着，在股骨髁远端用锁定螺钉固定远端骨折块
  - 通常，在骨量减少的患者，至少使用 4 枚锁定螺钉。
  - 在完成骨折复位后，要用锁定螺钉来替换先前打入的 7.3mm 螺钉（图 15A）。
- 在髓内内植物的近端，在拧入单皮质锁定螺钉前，要收紧钢缆和拧紧标准螺钉。

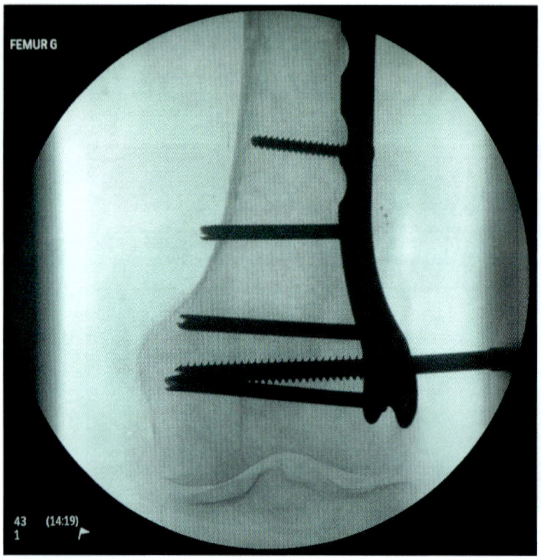


A

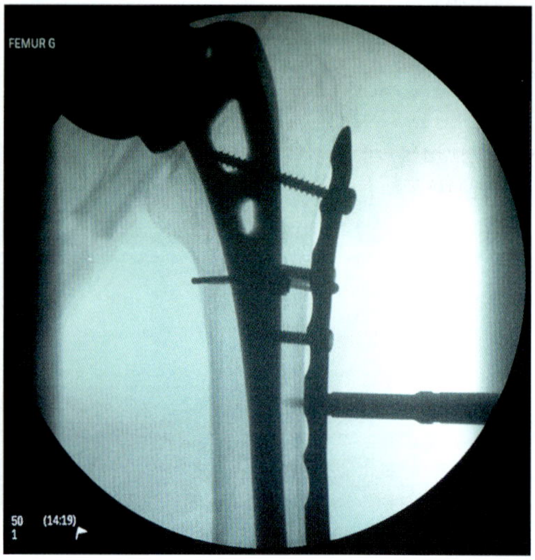


B

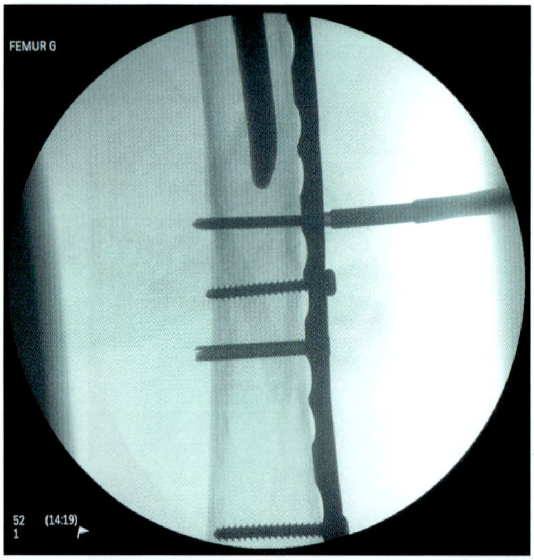


C

**图15**

## 要点

- 为了防止单皮质锁定螺钉的松动、拔出，在接骨板近端至少使用一道钢缆环扎或1枚标准非锁定螺钉是非常必要的。
- 运用桥接接骨板技术和间接复位技术可最大限度降低对骨折周围软组织的损伤程度（Erhardt et al., 2007）。

## 注意事项

- 避免使用较短的、不能桥接股骨全长的接骨板。
- 文献报道，使用复位与接骨板外形无关的内固定架系统（例如LISS接骨板），它的复位不良率介于6%~20%（Ricci et al., 2005）。

- 在股骨粗隆部和股骨假体柄尖部可以拧入双皮质螺钉。
  - 在最靠近骨折部和最远离骨折部拧入锁定螺钉是最有效的。
  - 我们建议至少需要3枚单皮质锁定螺钉固定（图15B）。
- 根据骨折形态，在假体柄的尖端部有可能获得双皮质固定，这样可以增加扭转稳定性（图15C）。
- 术后对股骨近端（图16A）和远端（图16B）进行摄片检查，确认接骨板和螺钉的最终位置。
- 关闭手术切口（图17）。

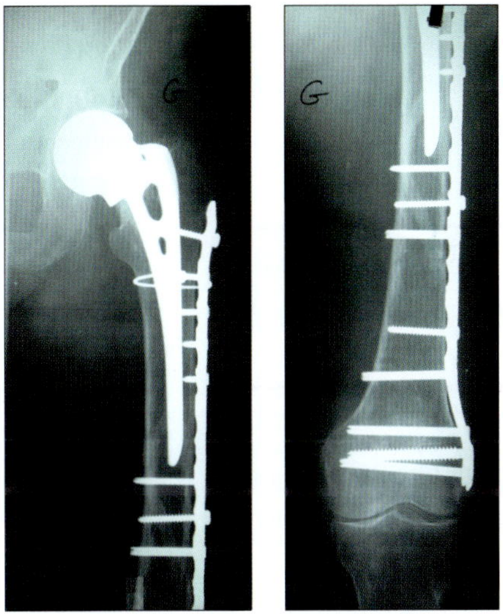


A　　B

**图16**

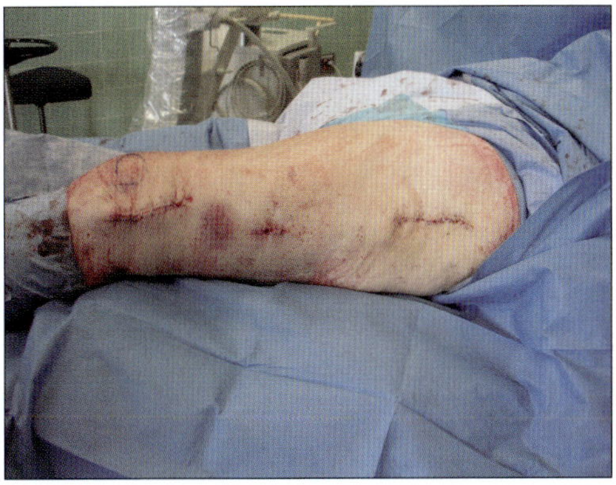

**图17**

## 器械 / 植入物

- 建议使用非锁定螺钉和锁定螺钉都能使用的锁定接骨板。这些接骨板的螺孔是“杂交”设计的，既可以用于帮助骨折复位，又可用于固定角度固定（Ricci et al., 2005）。

## 争议

- 我们仍然不知道锁定螺钉最佳使用数目到底是多少，也不知道最佳的使用部位在哪里。

## 要点

- 在出现骨折进一步愈合的证据后，开始进行肌肉的力量训练。

## 注意事项

- 所有患者都必须进行预防性抗血栓治疗，包括药物预防和机械预防，这至关重要。

## 术后护理和预期的结果

- 术后 6 周或直到骨痂形成，患侧下肢才可以部分负重，之前则不允许负重。
- 术后第 1 天开始膝关节物理治疗，包括主动活动（闭链式）和被动活动度操练。

## 证据

Brady OH, Garbuz DS, Masri BA, Duncan CP. The reliabilty and validity of the Vancouver classification of femoral fractures after hip remplacement. J Arthroplasty. 2000;15:59-62.

这项研究表明该项分类是可靠而有效的。kappa值为 0.78, 有效性分析说明是显著一致的。

Erhardt JB, Grob K, Roderer G, Hoffmann A, Forster TN, Kuster MS. Treatment of periprosthetic femur fractures with the non-contact bridging plate: a new angular stable implant. Arch Orthop Trauma Surg. 2008;128:406-16.

这项前瞻性队列研究说明用混合固定方法治疗的24例患者其结果是令人鼓舞的（证据级别 Ⅳ级）。

Fulkerson E, Koval K, Preston CF, Iesaka K, Kummer FJ, Egol KA. Fixation of periprosthetic femoral shaft fractures associated with cemented femoral stems: a biomechanical comparison of locking and conventional cable plates. J Orthop Trauma. 2006;20:89-93.

该项试验研究使用8对防腐剂保存的股骨做研究材料，结论是锁定接骨板比Ogden 结构（接骨板和钢缆）要坚强。但在负荷失败测试中，只有锁定接骨板结构才会出现灾难性的失败。

Lindahl H, Malchau H, Oden A, Garellick G. Risk factors for failure after treatment of a periprosthetic fractured femur. J Bone J Surg [Br]. 2006;88:26-30.

这项观察性研究包含从瑞典注册库中取得的1049例骨折，发现Vancouver B1型骨折的失败率较高（$P$ =0.0001）。鉴别B1型骨折还是B2型骨折是比较困难的，提示假体在被证明没有松动前我们还是暂且认为假体是松动的，在术中要探查关节假体是否有松动（证据级别 Ⅳ级）。

Ricci WM, Bolhofner BR, Loftus T, Cox C, Mitchell S, Borrelli J Jr. Indirect reduction and plate fixation, without grafting, for periprosthetic femoral shaft fractures about a stable intramedullary implant. J Bone Joint Surg [Am]. 2005;87:2240-5.

该项研究支持使用间接切开复位技术和使用单独骨膜外外侧接骨板进行内固定，而不使用同种异体骨材料来对髓内假体稳定的股骨干骨折进行内固定治疗（证据级别 Ⅳ级）。

Tsiridis E, Haddad FS, Gie GA. Dall-Miles plates for periprosthetic femoral fractures: a critical review of 16 cases. Injury. 2003;34:107-10.

该研究说明单独使用 Dall-Miles接骨板和钢缆系统对于假体周围股骨骨折的治疗是不够的（证据级别 Ⅳ级）。

Wilson D, Frei H, Masri BA, Oxland TR, Duncan CP. A biomechanical study comparing cortical onlay allografts struts plates in the treatment of periprosthetic femoral fractures. Clin Biomech. 2005;20:70-6.

该项尸体研究是为了阐述对于Vancouver B1型骨折而言，钢缆接骨板、同种异体骨植骨和联合使用接骨板-异体骨植骨固定的效果。

Figure 2 modified from Netter F. Surgical Anatomy: Atlas of Human Anatomy, ed 4. Philadelphia: Elsevier, 2006. Figure 3 modified from Smith RM, Giannoudis PV. Femoral shaft fractures. In Browner BD et al（eds）. Skeletal Trauma, ed 4, vol 2. Philadelphia: Saunders Elsevier, 2009:2035-72.

# 50 髋臼骨折中的急诊髋关节置换术

*G. Yves Laflamme*

### 注意事项

- 对具有行走功能且能耐受手术的老年患者，需考虑行急诊全髋关节置换术。

### 争议

- 对于老年髋臼骨折患者是否应该行急诊或择期的切开复位内固定术，目前仍存在争议。
- Anglen 等（2003）报道，尝试性的切开复位内固定术并不能使骨量减少并伴有上内侧臼顶压缩骨折 [“海鸥征”，见于一位 74 岁左髋臼骨折患者的闭孔斜位 X 线片（图 1）] 的患者受益。

### 治疗方案

- 非手术治疗适合于轻度移位的骨折和特殊类型骨折，包括低位横断骨折、小于 1/4 的髋关节稳定的后壁骨折和有二次复位的双柱骨折。
- 对于大部分身体健康的老年髋臼骨折患者，作者建议行切开复位内固定术。
- 微创固定方法可用于急需转送而无法耐受切开复位内固定术的患者（Starr 等，2002）。

## 适应证

- 老年患者髋臼骨折伴有
  - 严重的髋臼压缩 / 粉碎
  - 移位的股骨颈骨折
  - 范围较广的股骨头骨折或压缩
  - 明确的关节炎病史
  - 严重的骨质疏松
- 基本的原则，全髋关节置换的指征是髋臼和 / 或股骨头的不可恢复的损伤。
- 相对适应证，根据 Richmond 和 Helfet（2003）报道，为不能通过简单的非扩展切口复位的骨折或者手术时间预期过长（> 4 小时）。

## 检查 / 影像

- 病史特点包括患者是否吸烟、饮酒，有无合并疾病，髋外展肌功能是否减弱以及准确的神经学检查（坐骨神经）。
- 若采取后入路，臀部肌肉及大转子周围最易损伤。
- Morel-Lavalle 损伤具有高感染率，在骨折治疗前必须进行清创和减压处理。

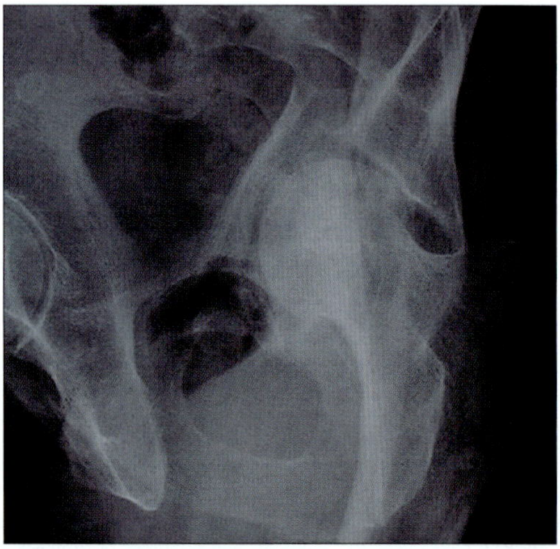

图1

- 骨盆和髋臼的放射学评估包括髂骨前后位（AP）、闭孔斜位和CT扫描。
    - 图2显示的是一髋臼前柱骨折伴四边体粉碎的前后位X线片。
    - 图3显示的是一髋臼骨折的CT扫描图像。
    - 矢状面和冠状面的CT图像能最佳显示股骨头压缩骨折（图4A、4B）。

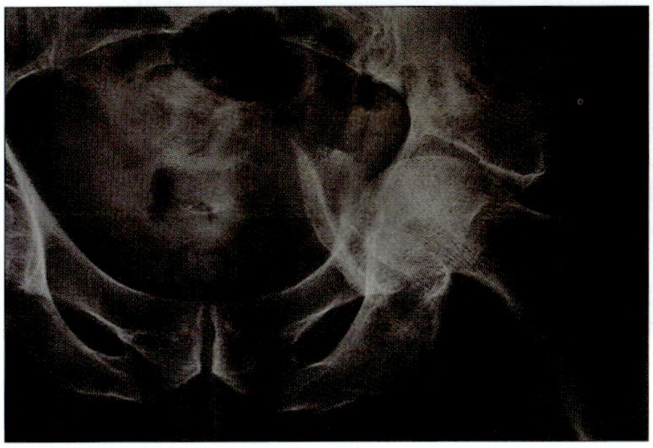

图2

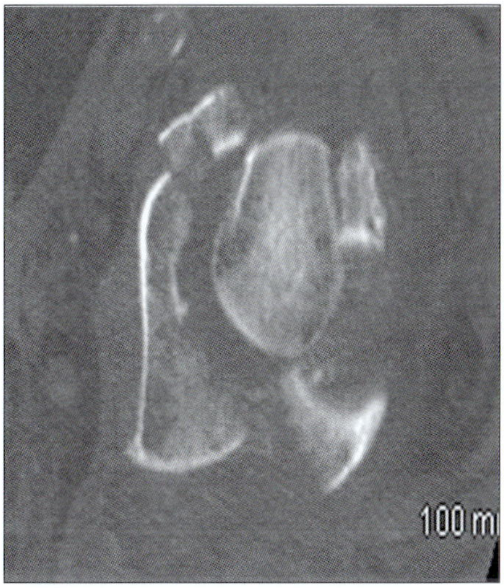


图3

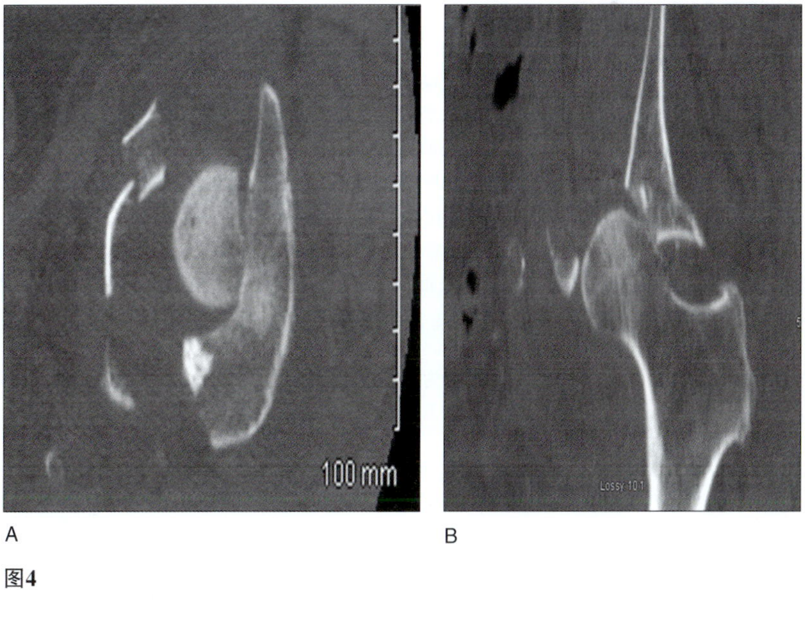


A　　B

图4

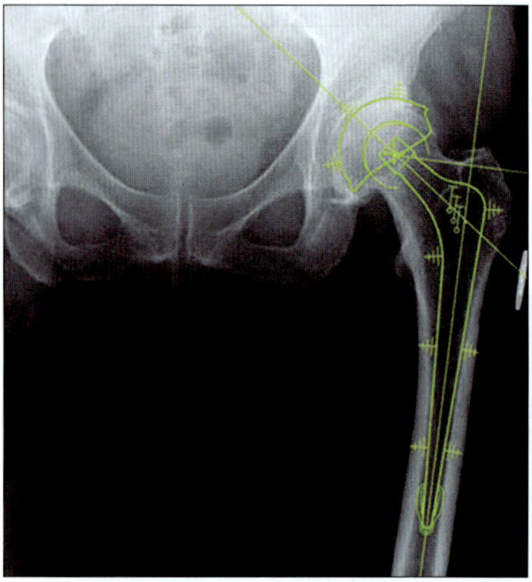
图5

■ 术前规划至关重要；对侧髋关节可作为选择合适内固定物、纠正移位和恢复下肢长度的参考（图5）。

## 外科解剖

■ 臀上神经血管束在暴露坐骨大切迹和支撑固定时容易损伤（图6）。
 - 为了更好地观察髂骨外侧壁而牵开臀中肌时，需注意避免牵拉动脉和神经。
 - 术者还必须避免在此区域使用血管夹，因为意外的结扎可导致髋外展肌的永久性瘫痪。

■ 坐骨神经具有高损伤率，时刻保持屈膝伸髋位，用特殊的牵开器并标记联合腱，以保护坐骨神经（图7）。

■ 在股骨止点处松解股方肌时，可损伤旋股内侧动脉及其分支。但若行全髋关节置换术，缺血性股骨头坏死并不是问题。

## 体位

■ 体位为以沙袋维持的侧卧位。

■ 同侧下肢消毒并包裹手术巾，且可自由活动（图8）。

**要点**

- 作者喜欢应用可透射线的石墨材质的手术床来增强术中拍照的效果。术中拍照可确定术中复位的准确度和显示钉道。

**注意事项**

- 髋臼各部分定位的精确性依赖于术中骨盆的位置。可透射线的沙袋并不能提供标准前后护垫所维持的骨盆侧位的稳定性。

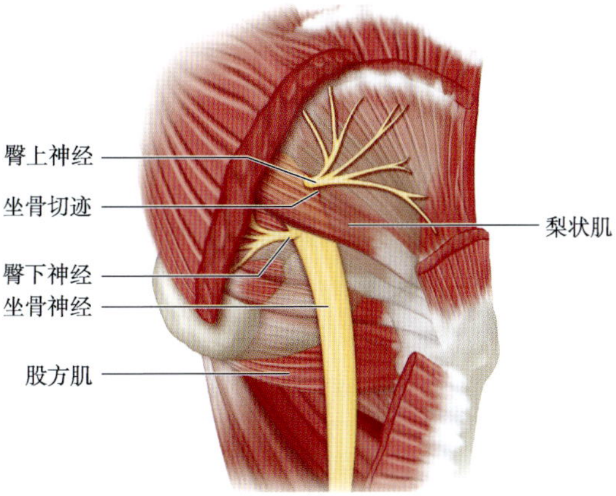
臀上神经
坐骨切迹
臀下神经
坐骨神经
股方肌
梨状肌

图6

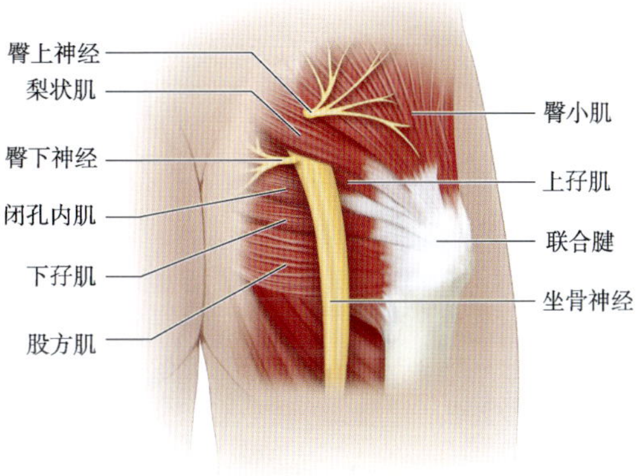
臀上神经
梨状肌
臀下神经
闭孔内肌
下孖肌
股方肌
臀小肌
上孖肌
联合腱
坐骨神经

图7

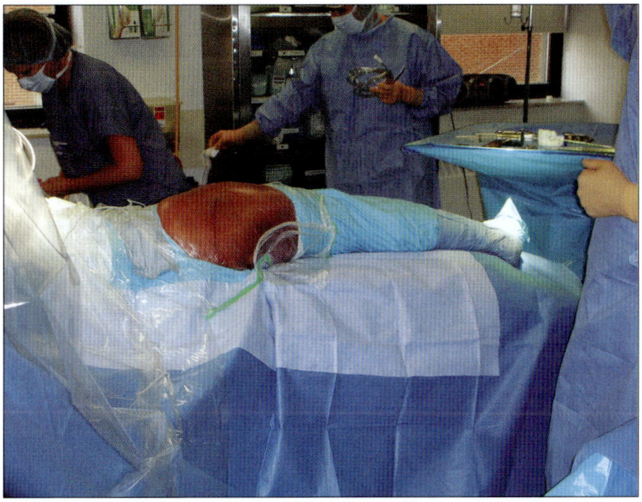

图8

## 入路 / 显露

- 推荐 Kocher-Langenbeck 入路和后外侧入路，能直接进入后柱或后壁，可间接触及四边体表面和骨盆边缘。
- 切口起于髂后上棘远端 5cm，绕过大转子，止于股骨外侧。髂胫束上的切口与纤维走行方向一致。
- 臀大肌肌纤维用两个手指朝髂后上棘方向钝性分开，接着切开转子囊，同时臀肌肌腱松弛增加了显露。
- 在坐骨水平需确定坐骨神经（图 9），它于坐骨切迹处相应的位置出骨盆。
- 梨状肌肌腱和联合腱（上 / 下孖肌和闭孔内肌）都从大转子处切断并标记（图 10）。联合腱可保护坐骨神经。股方肌也可从其股骨止点处松解。

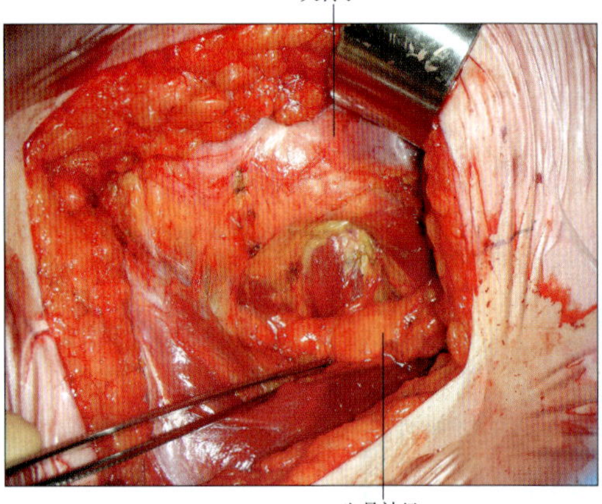


图9

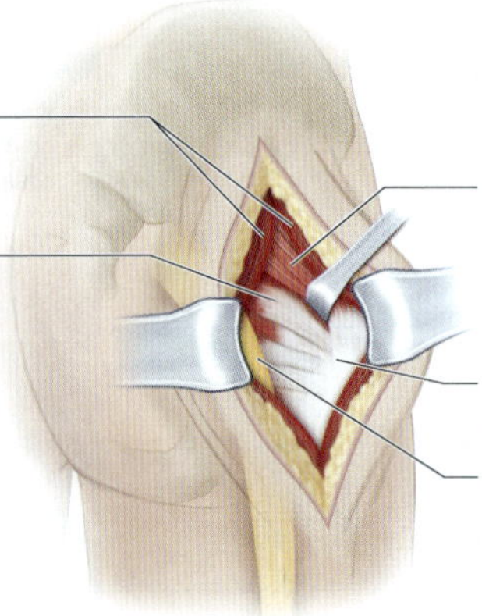


图10

**要点**

- 不必行大转子截骨和髋外展肌离断的单一非扩展入路是最理想的。

**注意事项**

- 对老年患者，像 Y 形切口和扩展的髂骨股骨切口等扩展入路应避免。

## 手术步骤

### 步骤 1：骨折复位

- 一旦决定置换髋关节，股骨颈可用截骨导向器指导下截骨。这样可暴露所有的关节骨折块。
- 根据不同的骨折类型复位。
- 前柱骨折
  - 前柱部分
    - 最常见的是合并四边体的粉碎骨折。
    - Mears 和 Velyvis（2002）描述，钢缆固定可起到间接复位和稳定的作用。
    - 可用 1 ～ 2 根钢缆复位和稳定四边体骨折块（图 11A–C）。
    - 可于髂前上棘水平做一前方小切口，显露骨盆内侧至坐骨切迹的钢缆路线（图 12A、12B）。

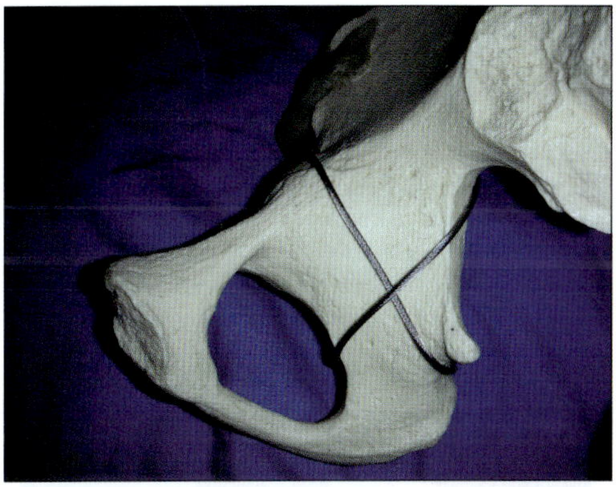

A

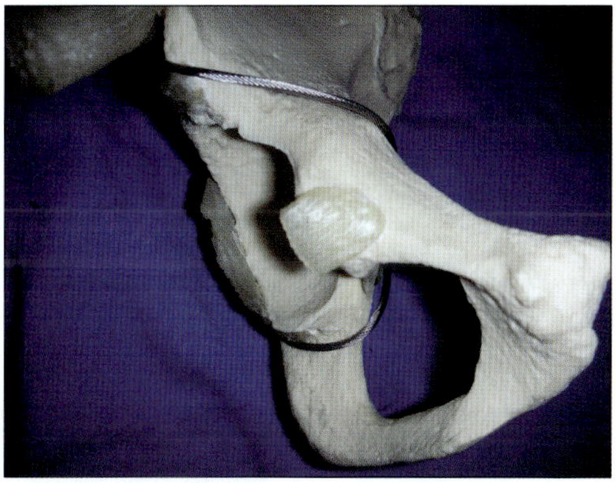

B

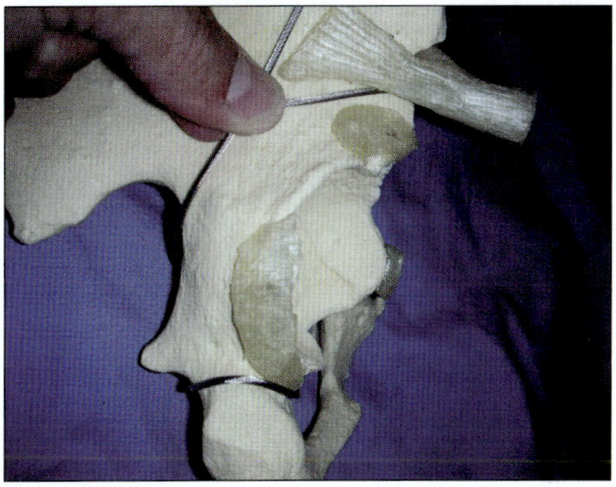

C

**图11**

## 争议

- Beaulé 等（2004）提出前方 Levine 入路，有利于复位和固定前壁 / 前柱和暴露股骨干便于髋关节置换。

## 要点

- 记得保留股骨头用来植骨。

## 注意事项

- 后柱的稳定性至关重要。多孔髋臼杯与骨性髋臼的融合要求有坚强的固定，从而获得绝对的稳定性。

## 器械 / 植入物

- 可使用专用的骨盆髋臼复位夹和钳及内固定物完成骨折的复位。

- 高位前柱骨折
  - 这种骨折常见于双柱骨折。需首先经皮或髂前上棘水平的小切口处理骨折块（图 13）。
  - 螺钉入点包括髂前上棘和髂前下棘。空心钉或标准螺钉可朝髂后上棘 [ 与 Starr 等（2002）描述的 LC—Ⅱ螺钉相似 ] 或与坐骨棘成角打入（图 14A 和 14B）。
  - 额外的螺钉可于髂嵴水平打入髂骨内。

■ 后壁 / 后柱骨折

- 后壁骨折
  - 大的后壁骨折块需复位并用 3.5mm 拉力钉固定。关节面不需要解剖复位时，小的骨折块可丢弃。
  - 超过 50% 的病例可见边缘压缩（Kreder 等，2006），需用骨刀撬开压缩骨折后方的松质骨并植骨。
  - 后壁骨块需用 3.5mm 重建接骨板沿坐骨至髂骨固定（图 15A 和 15B）。

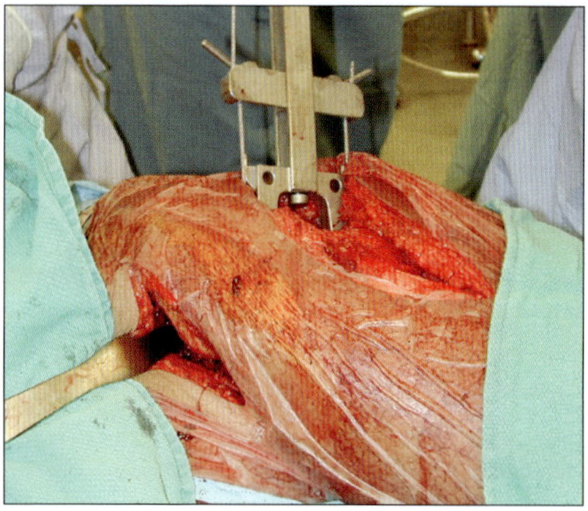

A

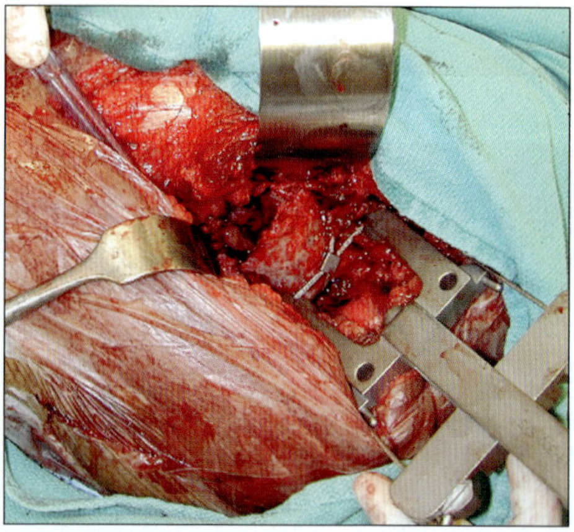

B

图12

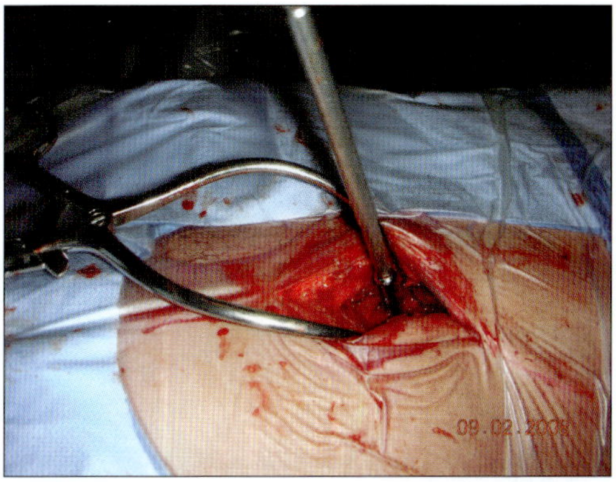

图13

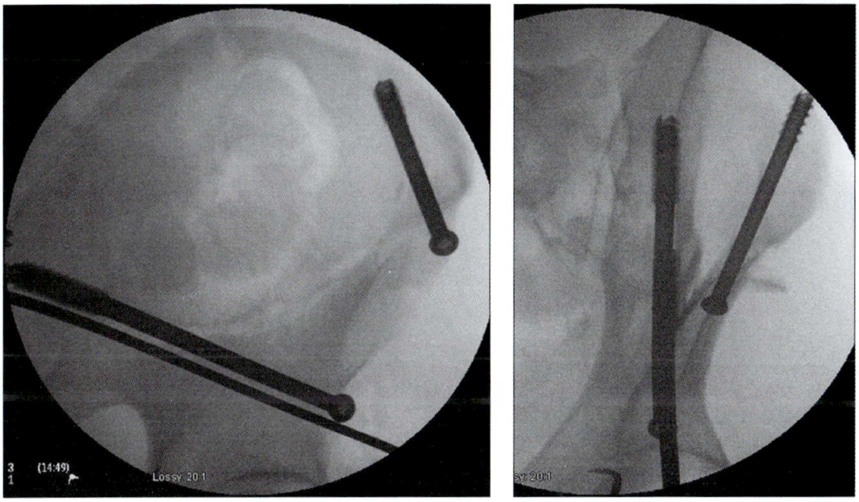


图14 A B

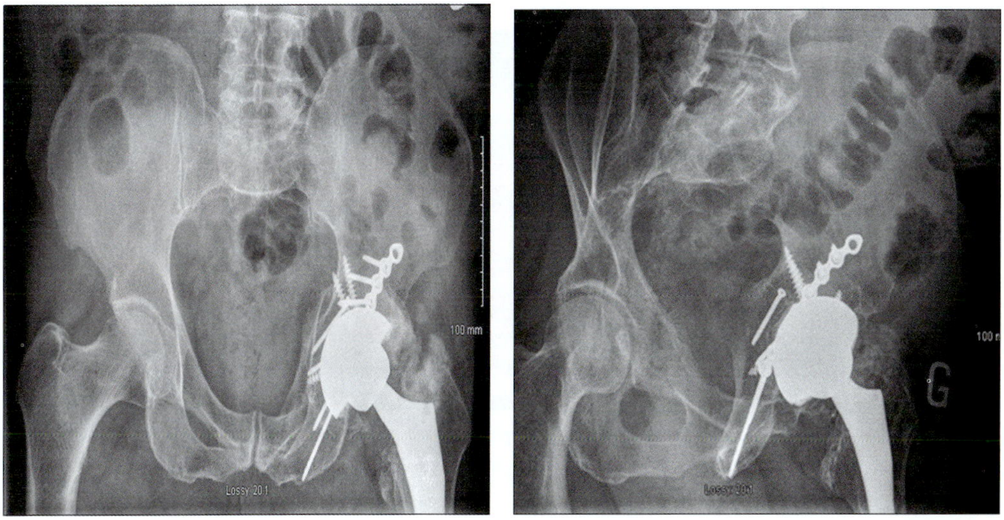


A B

图15

## 要点

- 细致评估髋臼的缺损程度及剩余骨质的支撑能力。

## 注意事项

- 施于髋臼锉的额外压力及可产生高扭转力，导致内固定失败和骨折块移位。

## 步骤 2：髋臼的准备

- 切除髋臼唇及滑膜组织，暴露髋臼。
- 开始用髋臼锉磨削髋臼床，同时尽可能保留更多的软骨下骨。注意避免臼底过度磨削（图 16）。
- 将切除的股骨头处理成颗粒松质骨，植入任何骨缺损的部位（图 17）。
- 可用球形打击器或髋臼锉对髋臼塑形。

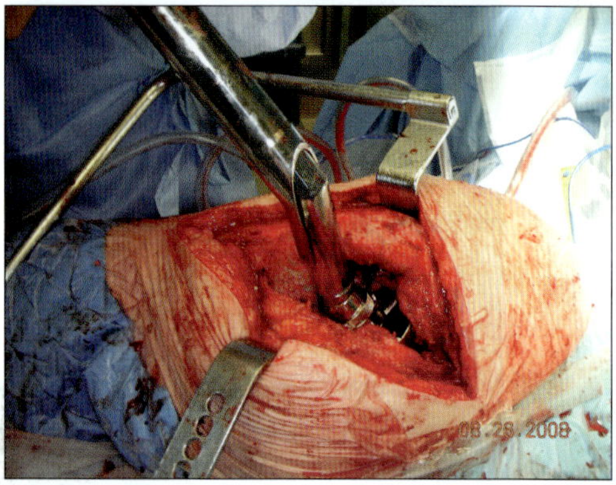

**图16**

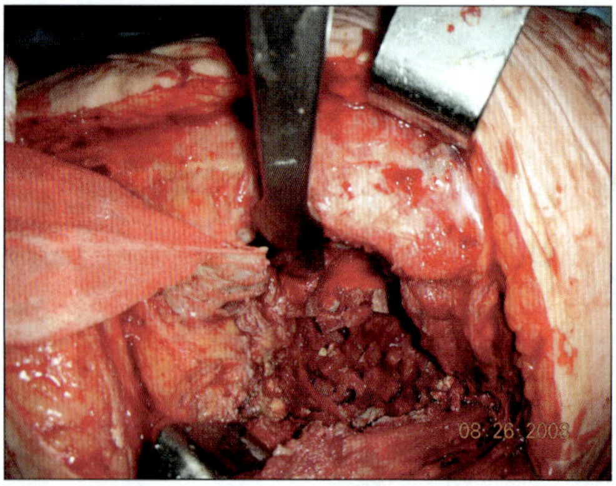

**图17**

## 注意事项

- 应用打击器细致敲打，使髋臼外杯贴附髋臼。

## 争议

- 作者对用假体外杯作为“球形接骨板”固定骨折持谨慎态度。需注意髋臼部件的原始移位（平均 2 ~ 3mm）。

## 步骤 3A：髋臼假体—多孔髋臼杯

- 若有限的骨缺损未影响到整体的稳定性，则更倾向于应用无骨水泥的锚定有多颗螺钉的髋臼假体。
- 作者建议使用骨小梁金属翻修杯（TM），它能在多孔隙合金最佳位置打入螺钉，实现多方位固定（图 18A-D）。
- 可于高孔隙率（75% ~ 80%）的 TM 上钻螺钉孔道。螺钉与骨水泥层结合，锁定于髋臼外杯上，增加了其角度稳定性。

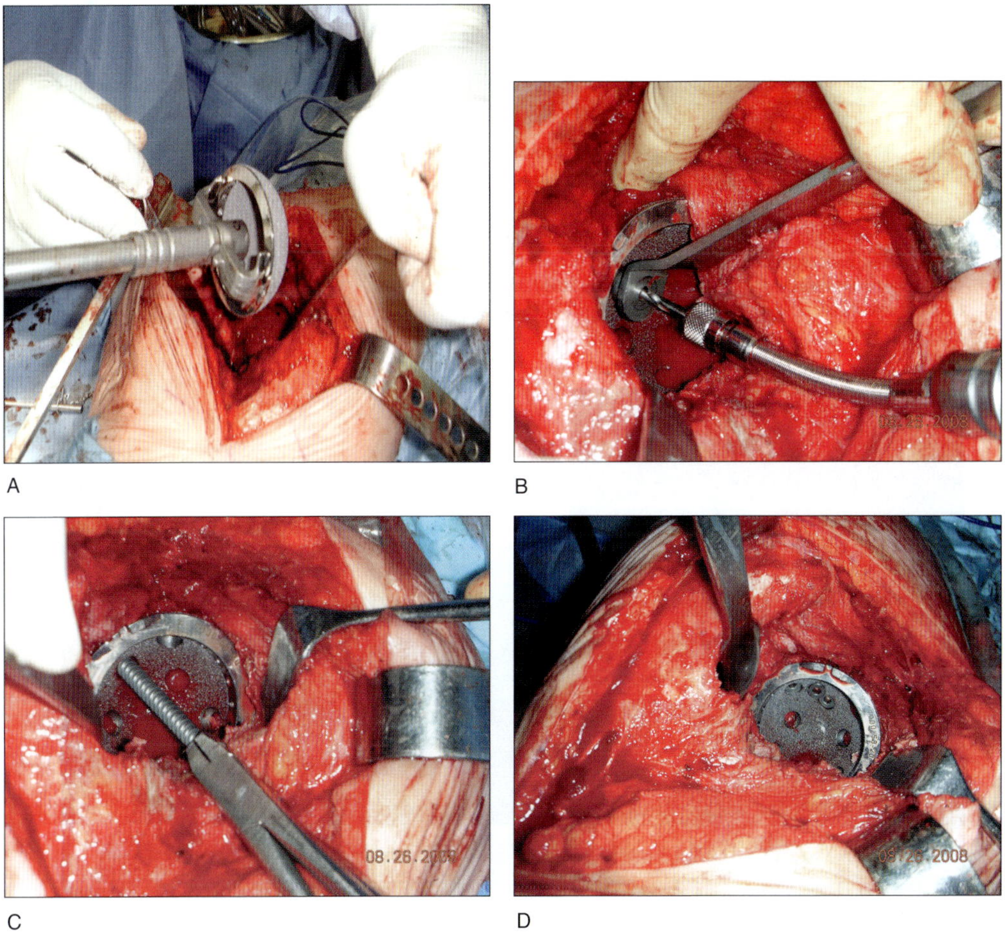


A B C D

图18

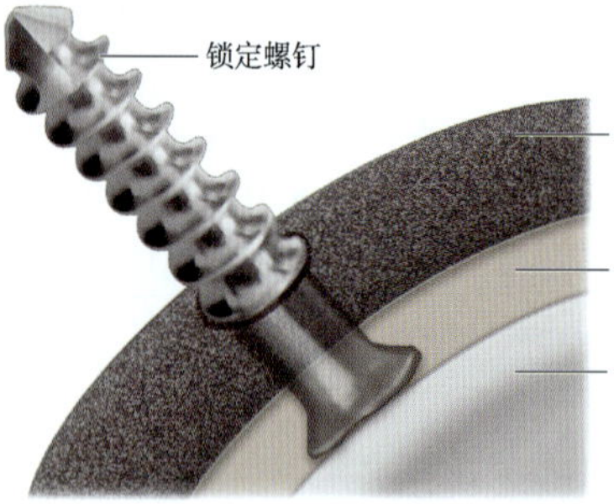


图19

## 注意事项

- 固定于坐骨上的髋臼重建球笼下翼可刺激到坐骨神经。

## 器械 / 植入物

- 应用折弯器可塑造出最合适的球笼形态，但应避免多次折弯（可导致球笼翼强度下降）。

- 聚乙烯内衬表面涂上骨水泥，可锁定髋臼上的螺钉，增加了整个假体的稳定性（Laflamme 等 , 2008）（图 19）。

## 步骤 3B：髋臼假体—球笼

- 如果有大块骨缺损，最佳的办法是应用 Burch-Schnider 型重建球笼。它越过髋臼可在骨折愈合前提供一定的机械稳定性（Tidermark et al., 2003）。
- 坐骨切迹上需固定重建笼的下翼。
  - 通过钻小孔和用弧形骨刀在坐骨上挖一凹槽，用来插于下翼。为了增加稳定性，也可将下翼固定于坐骨表面（图 20A、20B）。
  - 上翼通常需要弯向髂骨的外侧缘，以获得更好的贴附和固定。

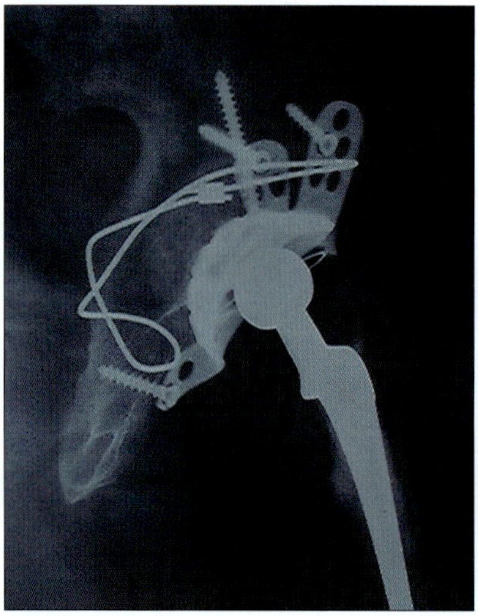

A

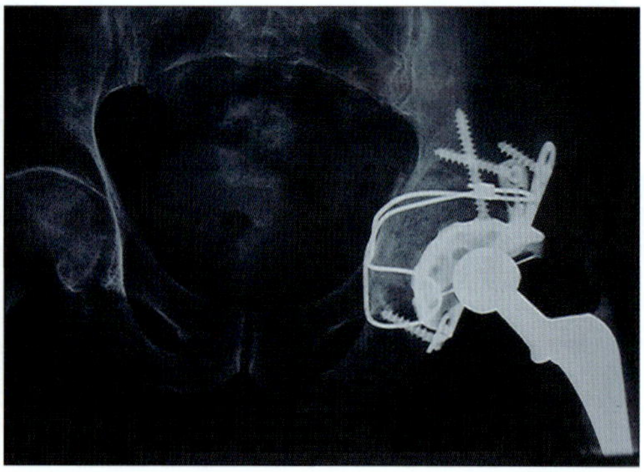

B

图20

- 球形打器增强球笼的贴附和固定于正确位置。球笼顶部及上翼各拧入 6.5mm 松质骨螺钉加强固定（图 21）。
- 抗生素骨水泥可填塞于球笼顶。
- 将具有编织状背面的聚乙烯内衬放置于目标位置（图 22）。
  - 内衬位置的调整是必需的。目标是达到 40° ~ 45° 的倾斜和 10° ~ 20° 的前倾，以获得良好的髋关节活动度及稳定性。

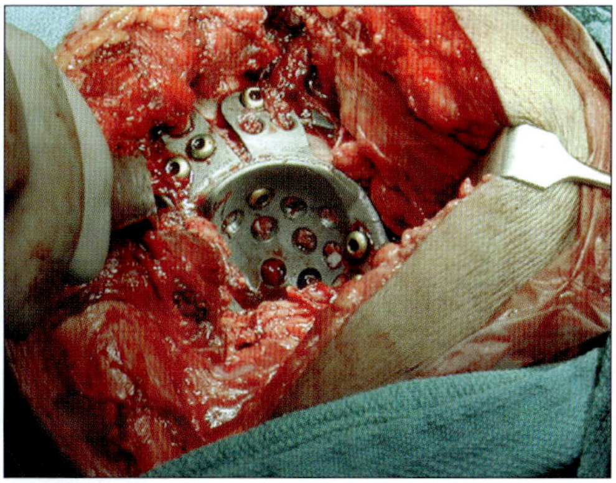

**图21**

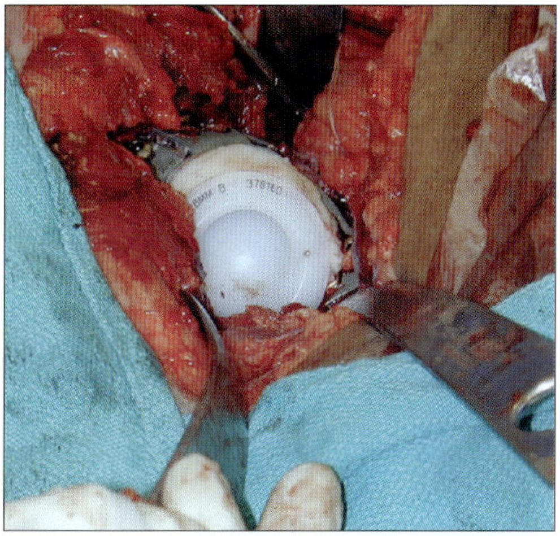

**图22**

## 要点

- 为了增加髋关节稳定性，作者建议使用大直径股骨头（32 或 36mm）及交链聚乙烯内衬以获得最佳的头颈比。有时也需用限制性内衬。

### 步骤 4：股骨假体

- 以标准过程准备股骨，术者自行选用水泥固定或无水泥固定股骨假体。
- 尝试性复位对高脱位风险的患者尤为重要。调整股骨偏心距和下肢长度可改善髋外展肌的张力和力量。
- 置入试件后评估髋关节的稳定性。髋关节前后稳定性测试很重要。髋关节需屈曲达 90°、内旋 45° 而不出现脱位（图 23）。
- 髋关节复位后，后关节囊和外旋肌群需用粗的不可吸收线缝于大转子的止点处以进行修复。
- 术后需做影像学检查以评估骨折复位效果、假体位置及稳定性（图 24A、24B）。

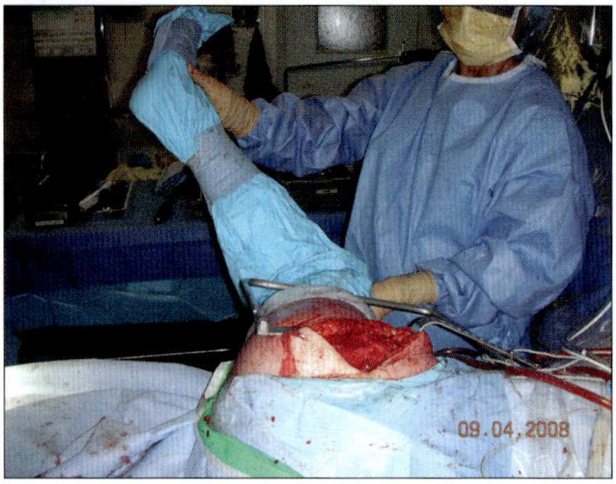


图23

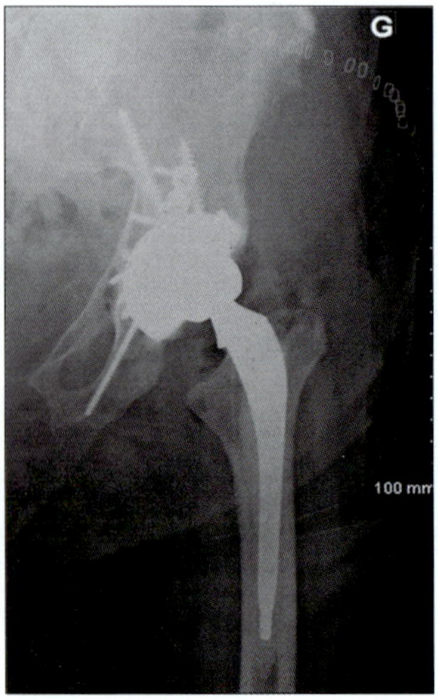


A

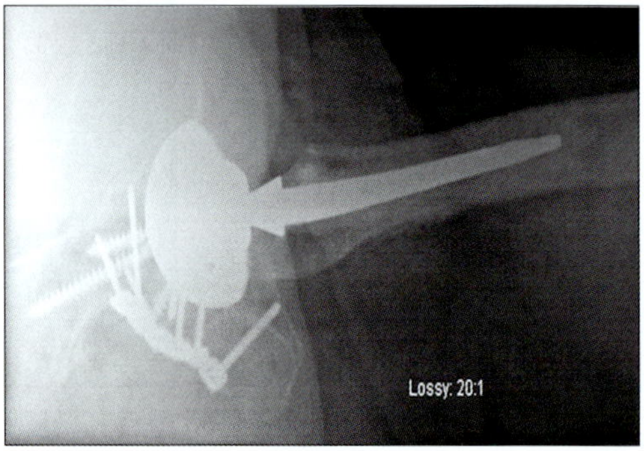


B

图24

## 要点

- 可行负压引流防止血肿形成，Morel-Lavalle 损伤及时清创，使用抗生素骨水泥降低术后感染率。

## 注意事项

- 后入路髋关节置换术的最主要并发症是股骨头假体发生后脱位。
- 后关节囊和外旋肌群的修复能限制髋关节内旋和提供额外的软组织覆盖。
- 最合适的头颈比（≥ 32mm）能提供额外的稳定性。
- 围术期髋关节稳定性试验有疑问可用限制性内垫。

## 争议

- 在我们未公布的 17 名急诊髋臼骨折行全髋关节置换术患者中，有 4 名出现了严重的异位骨化（Brooker Ⅲ 度）伴髋关节僵硬，最终需要行手术切除（图 25）。防止出现明显异位骨化的最有效的术后措施是术后预防性低剂量照射（Pakos 和 Ioannidis，2004）。

## 术后护理和预后

- 鼓励患者术后早期活动。术后 24 小时可坐轮椅、拄拐或借助步行器足尖点地负重 6 ~ 8 周，在第二个月，逐渐转为完全负重。
- 后入路手术术后异位骨化的预防非常重要，建议口服吲哚美辛每次 25mg，每日 3 次，持续 6 周。
- 术后使用低分子肝素常规抗凝 4 周，初期可合用弹力靴。
- 建议所有患者术后 24 小时静注头孢唑林预防感染。包含内固定物的全髋关节置换术与单纯的全髋关节置换术相比，深部感染是致命的，且具有较高发生率。

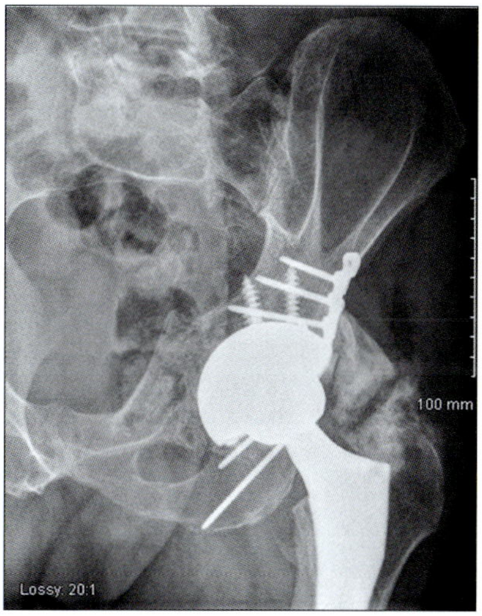


图25

## 证据

Anglen JO, Burd TA, Hendricks KJ, Harrison P. The "Gull Sign": a harbinger of failure for internal fixation of geriatric acetabular fractures. J Orthop Trauma. 2003;17:62.

In this retrospective review, a specific radiographic finding (superomedial dome impaction) predictive of failure was identified. This was designated the "gull sign." These patients had inadequate reduction and early fixation failure. Radiographic outcomes were 30% excellent, 30% good, 9% fair, and 23% poor. (Ⅳ级证据)

这篇回顾性研究提出了一种可预测失败的特殊影像学表现（上内侧臼顶压缩骨折），命名为"海鸥征"。这些病人复位不充分且出现早期固定失效。影像学结果显示30%优，30%良，9%中等，23%差（Ⅳ级临床证据）。

Beaulé PE, Griffin DB, Matta JM. The Levine anterior approach for total hip replacement as the treatment for an acute acetabular fracture. J Orthop Trauma. 2004;18:623-9.

This paper described the surgical technique and initial clinical experience with this approach for acute anterior wall/column acetabular fractures. In this case series of 10 patients with a mean follow-up of 36 months (range, 24–53 months), all fractures united, and all acetabular components remained fixed, with a 10% dislocation rate. (Ⅳ级证据)

这篇文章描述了髋臼急性前壁或前柱骨折中，这个手术入路的一些技巧及初步的临床经验。对10位患者平均约36个月（24～53个月）的随访结果显示，所有骨折端均无移位，髋臼假体均固定牢靠，伴有10%的脱位率（Ⅳ级临床证据）。

Kreder HJ, Rosen N, Borkhoff CM, Laflamme YG, McKee MD, Schemitsch EH, Stephen DJ. Determinants of functional outcome after simple and complex acetabular fractures involving the posterior wall. J Bone Joint Surg [Br]. 2006;88:776-82.

Retrospective review of 128 patients with posterior wall fractures. The fracture pattern, marginal impact and residual displacement of >2 mm were associated with the development of arthritis and poor function. Acute total hip replacement should be considered in patients aged >50 years since 54% required early total hip arthroplasty after failed ORIF. (Ⅳ级证据)

这是一篇有关128名后壁骨折患者的回顾性分析。骨折的类型、边缘压缩骨折和移位大于2mm这些因素与关节炎的发生和关节功能不良有关。对于年龄超过50岁的患者，应考虑一期行全髋关节置换术，因其中54%的患者在切开复位内固定术后早期仍需行全髋关节置换（Ⅳ级临床证据）。

Laflamme GY, Alami G, Zhim F. Cement as a locking mechanism for acetabular screws in revision hip surgery: a biomechanical study. Hip Int. 2008;18:29-34.
生物力学研究表明，骨水泥能有效地将螺钉帽锁定于骨小梁金属翻修杯上。将螺钉拧入事先打好的孔道，使螺钉帽固定于骨水泥层中。

Mears DC, Velyvis JH. Acute total hip arthroplasty for selected displaced acetabular fractures: two to twelve-year results. J Bone Joint Surg [Am]. 2002;84:1-9.
文章评估了急诊全髋关节置换术在所选的57名移位的髋臼骨折患者中的术后效果。45位患者（79%）术后效果优良。髋臼杯向内侧移位约3mm，垂直方向上下陷约2mm。所有臼杯均固定牢靠，在随访过程中并未发现松动（IV级临床证据，病例报道）。

Pakos EE, Ioannidis JP. Radiotherapy vs. nonsteroidal anti-inflammatory drugs for the prevention of heterotopic ossification after major hip procedures: a meta-analysis of randomized trials. J Int J Radiat Oncol Biol Phys. 2004;60:888-95.
对7篇有关放射治疗（RT）与NSAIDs在大多数髋关节手术中预防异位骨化效果的随机对照试验的A级meta分析均显示，RT比NSAIDs在预防Brooker 3度或4度异位骨化（风险比, 0.42；95% 置信区间，0.18～0.97）更有效。虽然绝对差异可能不明显，但整体上术后RT比NSAIDs预防异位骨化更有效，且效果是剂量依赖性的。

Richmond J, Helfet DL. The elderly patient with an acetabular fracture. In Tile M （ed）. Fractures of the Pelvis and Acetabulum, ed 3. Philadelphia: Lippincott Williams & Wilkins, 2003:756-69.
这些作者指出对预期髋关节功能丧失的老年患者应行急诊髋关节置换术。他们建议使用常规的接骨板和螺钉固定骨折，不十分赞同将假体外杯当作“球形接骨板”固定（专家观点）。

Starr AJ, Reinert CM, Jones AL. Percutaneous screw fixation of fractures of the ilia wing and fracture dislocation of the sacro-iliac joint. J Orthop Trauma. 2002;16:116-23.
（Ⅳ级临床证据）

Tidermark J, Blomfeldt R, Ponzer S, Söderqvist A, Törnkvist H. Primary total hip arthroplasty with a Burch-Schneider antiprotrusion cage and autologous bone grafting for acetabular fractures in elderly patients. J Orthop Trauma. 2003;17:193-7.
这是一篇有关10名应用加强网（Burch-Schneider抗前突笼）行急诊全髋关节置换术患者的回顾性研究，在平均约38个月的随访过程中，并未在任何病人身上发现髋臼假体松动的征象（IV级临床证据，病例报道）。

# 51 股骨粗隆间骨折的全髋关节置换

*Hans J. Kreder*

**注意事项**

- 髋关节置换术比骨折固定手术创伤大，不适于以下情形：
  - 卧床或轮椅患者
  - 出门或家庭活动很少或患者要求不高
  - 病人有主要的心血管疾病或其他手术危险因素
  - 病人有病理性骨折且生存期预计少于 6 周（预计置换手术后生存期不超过早期恢复阶段，因而置换手术预计也不能改善生存期限）

## 适应证

- 所有指征都是相对的，因为股骨粗隆间骨折实施全髋置换术仍存在争议
- 患者前提条件：
  - 不合并严重心血管疾病（即在这些情况下，不能安排一期全髋关节置换术）
  - 患者至少有能力在社区范围内活动
- 与创伤有关的相对手术适应证（存在粗隆间或粗隆下骨折）：
  - 伤前存在有症状的髋关节炎
  - 复杂近端股骨骨折且骨质疏松严重（固定可能导致骨折畸形愈合可能性大增，包括股骨颈缩短、力弱和社区活动功能下降）
  - 病理性骨折
  - 以往接受过内固定手术，出现骨不连或畸形愈合并且力弱或功能丧失

**争议**

- 对股骨粗隆间骨折实施全髋关节置换术仍然是有争议的治疗选择。下述问题尚无可靠证据阐明，因此争论尚未解决：
  - 全髋关节置换相对于骨折固定，相对死亡率和致残率是多少？
  - 不同程度的股骨近端骨折畸形愈合对病人疼痛和功能有怎样的影响？
  - 一期采用全髋置换的效果优于固定手术失败后进行全髋关节置换术么？
  - 应该使用什么类型的假体：骨水泥型还是非骨水泥型？单极、双极，还是全髋置换？包含股骨距置换 / 短柄置换 / 长柄置换吗？采用何种转子固定方法？

### 治疗方案

- 骨折固定
  - 髓内固定
  - 髓外固定
  - 加入或不加入骨增加物—骨水泥或骨替代物
- 置换（植入和固定）
  - 股骨侧和髋臼侧
  - 双极
  - 单极
  - 短柄或长柄假体
  - 骨水泥型或非骨水泥型股骨侧假体
  - 转子固定：连于股骨的爪形器械、用钢缆固定短爪，还是用钢缆和螺钉固定长爪 / 接骨板

## 检查 / 影像

- 必须认真进行模版测量，以避免髋关节不稳和双下肢不等长。由于骨折明显改变了伤侧影像标志，因此最好用健侧做模板测量。因此，下面的 X 线平片是必要的：
  - 低位骨盆前后位片（AP）显示髋关节和伤侧和正常侧的股骨近端，如图 1 所示为复杂的骨质疏松性的股骨近端骨折。
  - 伤侧髋部侧位片。
  - 包括膝关节的股骨全长正位片和侧位片，需要观察：
    - 注意有无骨性畸形和内植物。
    - 如果可能采用长柄股骨侧假体，要特别注意股骨弓的形态。
    - 处理病理性骨折时要寻找有无合并其他损伤（图 2）。
- 病理性骨折需要全面局部和全身的检查，发现局部的其他损伤或其他身体部位的损伤，并给疾病程度分期（用药和全身治疗的要求）。

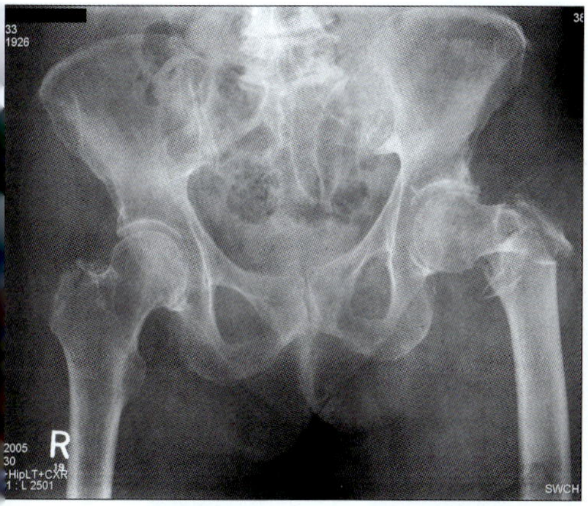


图1

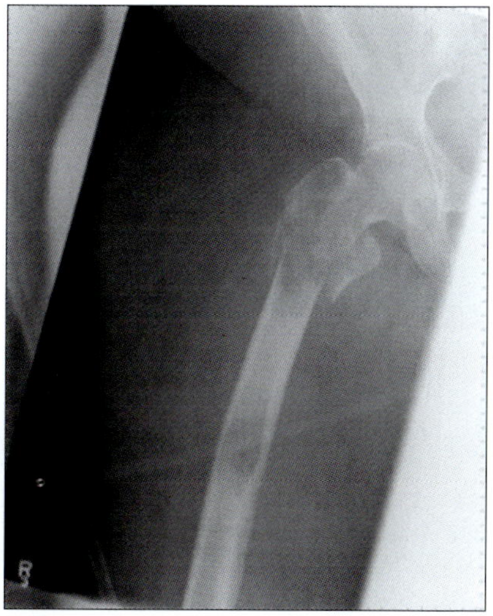

图2

**要点**

- 消毒范围包括患肢，并直至髂嵴上缘，弹力袜从患肢穿到腹股沟下 10cm。
- 无菌胶带将手术单和术区皮肤封闭，确保腹股沟区妥善隔离。

## 外科解剖

- 骨性标志（图 3）
  - 大转子
  - 小转子
  - 股骨距
- 肌肉（图 4）
  - 臀中肌
  - 股外侧肌
  - 髂腰肌腱
  - 骨折移位畸形（图 5A 和 5B）

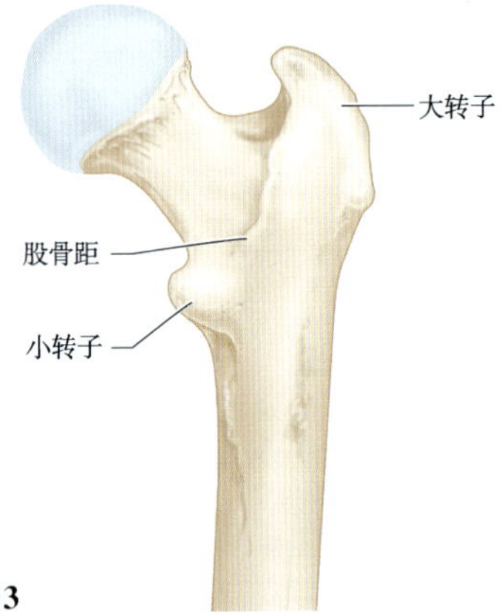

图3

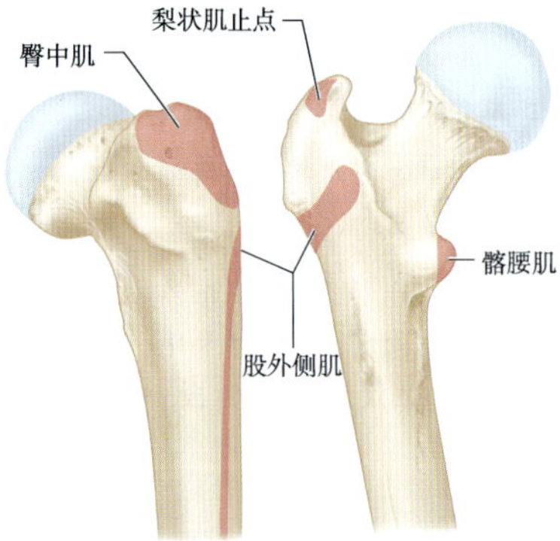

图4

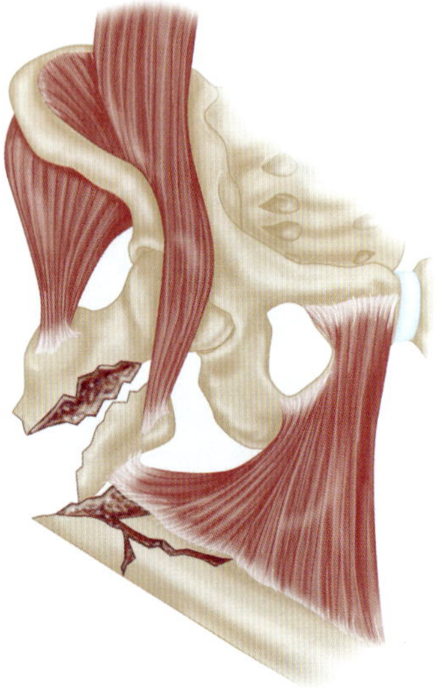
A

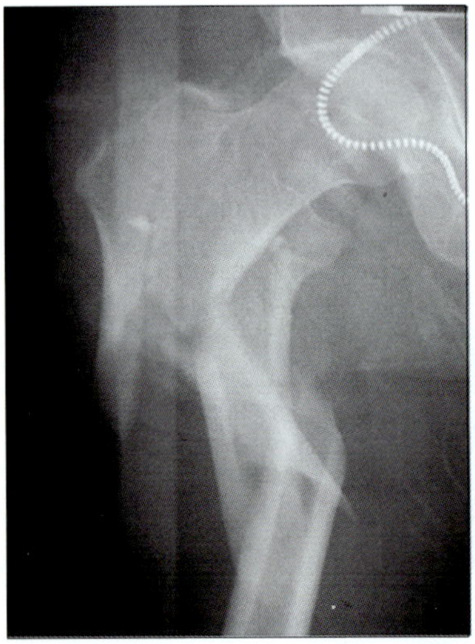
B

图5

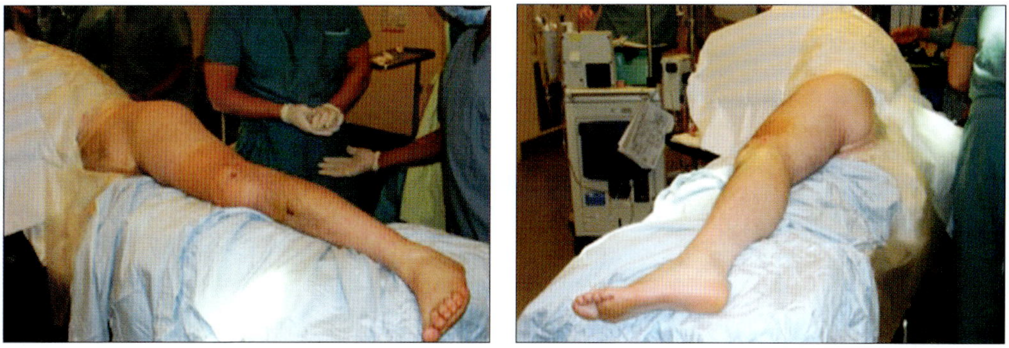

图6

## 体位

- 常规手术台
- 侧卧位（体位需要维持稳定，以防止术中由于体位异常导致臼杯位置不良）（图 6）
- 健侧膝关节下方垫软垫以保护腓总神经
- 两腿之间也要垫软垫

## 入路 / 显露

- 可以选用改良 hardinge 入路或外侧入路。
- 切口起自大粗隆顶点上方 2~5cm 的偏后部（大粗隆后缘），斜向前下 8~10cm（图 7）。视病人体型大小，如果需要的话，切口可向近端和远端延伸。
- 从远端向近端切开髂胫束，一直延伸到阔筋膜张肌和臀大肌之间的间隙或到臀大肌外侧（图 8）。

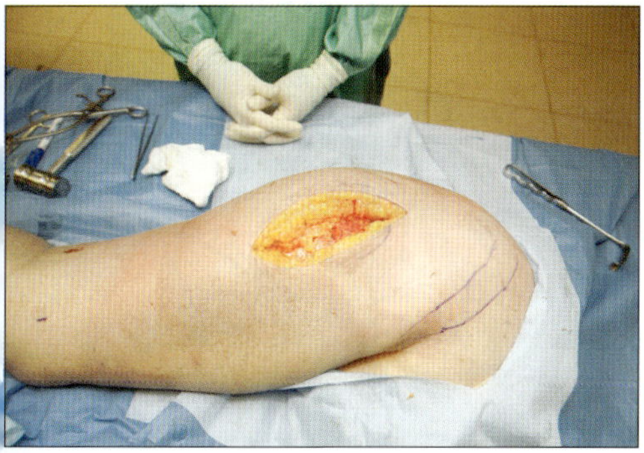

图7

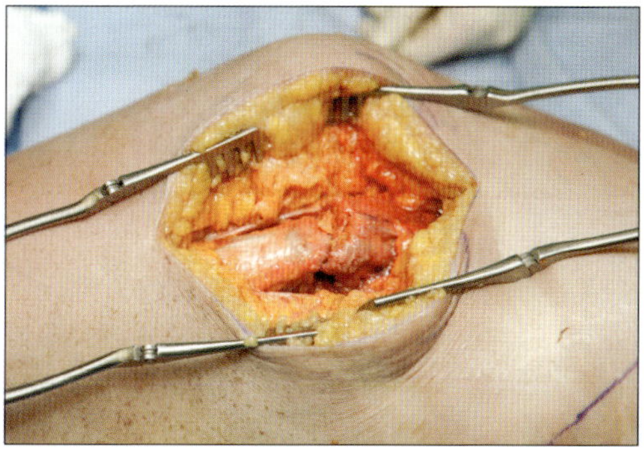

图8

**注意事项**

- 对于体型大的患者，使用沙袋固定侧卧位的效果有可能不理想，在术中活动下肢时会导致患者身体与地面不平行，容易导致髋臼假体位置不良。因此，对大体型患者，侧卧位牢固的固定非常重要。
- 年老体弱的病人肩肘可能不灵活，在摆体位的时候要注意避免损伤。上肢都要细心垫衬垫。患侧上肢可以用枕头或臂板支撑。在两腿中间放置一层薄的法兰绒作为衬垫，以利于手术中测量肢体长度时便于触诊。

**要点**

- 沿着臀中肌纤维分离，可以减少对肌肉的损伤。由于股骨近端向上移位，因此臀中肌的纤维方向可能是横向的。

**注意事项**

- 开始分离髂胫束时注意从远端中点（由后向前）或中点稍前的地方开始，以避免进入臀大肌深部。
- 向上向前牵拉股直肌相对安全。注意避免损伤下面的血管。使用Cobb剥离器协助分离关节囊，然后实行关节囊切开或切除术。

- 深部结构的显露取决于骨折的性质。原则如下：
  - 医生在分离软组织前需要花些时间认真分析骨折特点和软组织附着情况。确定臀中肌和臀小肌。注意肌肉损伤和转子骨折块的关系，如果可能的话，可以采用经肌肉损伤部位进入（采用经转子入路，但不要从转子上分离后面附着的软组织）。
  - 通常损伤已经造成大转子部分或全部从转子间或转子下区域分离。尽可能保留附着其上的软组织，并将大转子骨折块向后、向上牵开（图9）。
  - 如果需要，用改良Hardinge法以类似于常规全髋关节置换术的方式分离臀中肌的前部。
- 将臀中肌的前部、臀小肌和股外侧肌从关节囊上掀起。
  - 离断点最近处通过触诊大转子上的小切迹或前方外展肌下股骨颈的最前端来确定。
  - 沿着臀肌纤维的方向向近端分离至少2cm。
  - 触及大转子前外侧的骨性突起，在此位置使用电烧掀起远端软组织，直至股外侧肌肌束被切开1cm。
- 在髂前下棘下方，沿股骨颈放置小而尖锐的Hohmann拉钩，以便于从髋关节囊和股直肌纤维之间开始分离。
- 然后，使用关节囊剪或手术刀从关节囊处分离股直肌。用木槌将另一个Hohmann拉钩插入髋关节边缘的髂骨翼里。
- 此时，关节囊完全暴露处于直视下。
- 施行关节囊切开术或关节囊切除术。
  - 从前方开始切开关节囊，尽量从最下方开始切开关节囊，但要保证是在直视下操作（下方常常导致出血）。
    - 手术刀向上绕股骨头，向后到外展肌下继续切开关节囊。将患肢外展并向后牵拉外展肌，以利于安全切开关节囊后部。
    - 然后，沿着股骨颈向下切开关节囊，直至关节囊在股骨颈止点，形成向下开口的U形关节囊瓣，将切开的关节囊瓣从远端剥离。注意避免切断附带软组织中的血管（图10）。

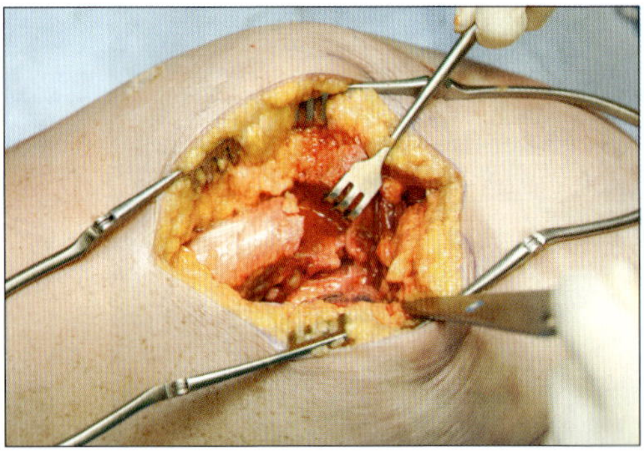

图9

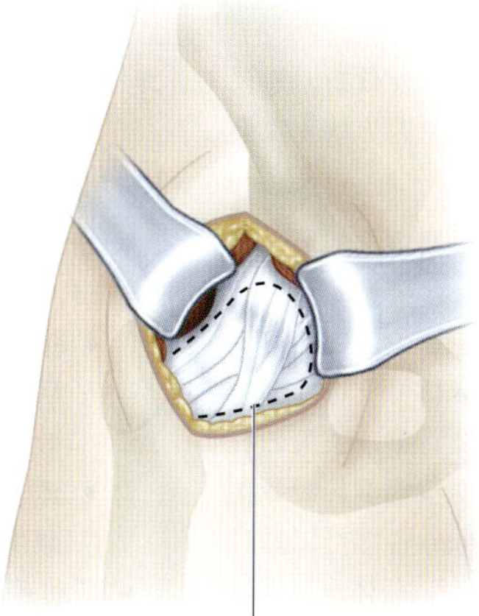


**图10**

## 争议

- 其他入路包括后路和前路。
- 传统后路手术的脱位率更高。然而，现在采用的微创后路手术的脱位率与其他方法接近。
- 传统前外侧入路手术对于臀中肌的支配神经损伤的风险更大（臀上神经）。然而，现在采用的微创前外侧入路没有神经损伤危险。

- 将前部Hohmann拉钩放在股骨颈中部。沿股骨颈切开关节囊。在股骨颈侧止点从前向后切开关节囊，形成倒T形切口（图11）。
    - T形切口的横臂是手术刀在关节囊里沿股骨颈止点向外切开的。
    - 将患肢外展，并向后拉开外展肌，这样有利于安全切开关节囊上部。避免损伤外展肌。
- 使用锥形螺纹的取头器取出股骨头。

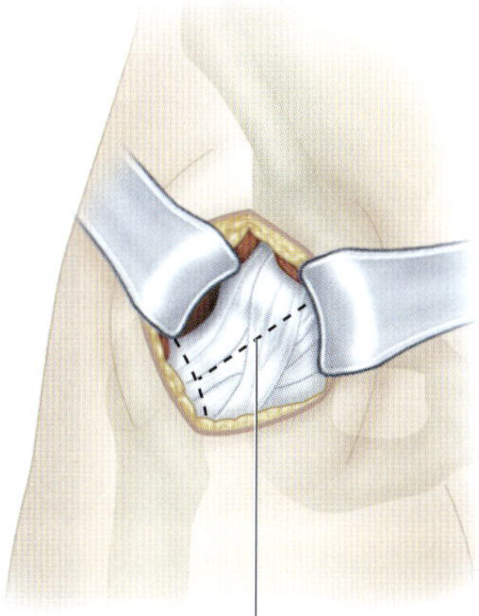


**图11**

## 要点

- 对股骨近端的病理性骨折，建议使用骨水泥假体，因为放化疗会阻碍新骨的长入。
- 必须做出允许早期负重的股骨距支撑平台。有一些罕见的骨折延伸到小转子以下部位，此时需要特定地假体或异体骨支撑物，通过金属或者异体骨重建丢失的股骨矩（除了最严重病例，股骨距缺损不超过70mm者都可以通过假体重建股骨距）。假体也可通过骨水泥固定。
- 与翻修手术类似，髋关节稳定性可以通过选用大的股骨头和上外侧衬垫加宽获得。

## 注意事项

- 使用假体试模复位时，由于大转子还没有修复，不要试图通过延长肢体长度获得关节稳定。髋关节只有在转子修复以后才能稳定。Shuck试验不用于这种情况。轴向牵拉患肢检查关节稳定性。

- 如果施行全髋关节置换术，将4个小的Hohmann拉钩放于髋臼周围，牵拉肌肉和关节囊（如果存在的话），暴露髋臼。

## 手术步骤

### 步骤1

- 如果选择全髋关节置换手术（比如选用双极假体），首先准备髋臼。
  - 按标准方式准备髋臼，插入髋臼假体。即便是在骨质疏松的病人，非水泥的髋臼假体（如果必要，可使用固定螺钉）的效果也很好。
  - 建议选择内径较大的、带有前外侧唇边的衬里，以最大限度减少脱位的风险。
- 股骨侧的准备要认真仔细，保证下肢长度合适以及正确的前倾角。
  - 如果骨折累及小转子，将小转子复位，使用夹钳或者钢缆临时固定后，仍可作为良好的解剖标志。大转子骨折有时也可同样处理并作为解剖标志。
  - 经常需要选用带领股骨假体来重建股骨距的支撑功能，以允许患者早期负重（图12）。这就需要股骨颈截骨平面要低，并插入长柄假体。
  - 一旦股骨假体被正确放置于骨髓腔内，通过股骨头试模复位估计下肢长度和稳定性。
  - 下肢长度的确定部分参考术前模板测量截骨，也需要在术中与健侧肢体比较。
    - 把双侧膝盖并在一起，因为患侧下肢内收，患侧下肢应该比健侧短几毫米；
    - 将患肢放置于外展中立位，两下肢应该等长，但有时很难保证膝盖和脚踝都在同一位置。

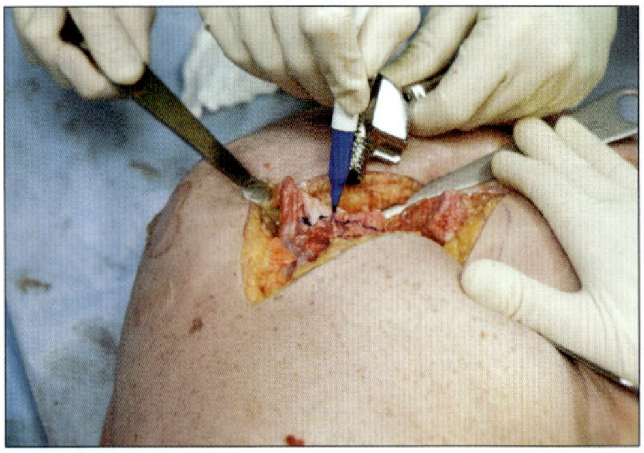

图12

## 争议

- 骨水泥型和非骨水泥型假体
  - 骨水泥假体可以获得即刻稳定，并且可以在其中加入抗生素。然而，加压注入骨水泥可导致血液向肺部分流，年长体弱的病人更容易发生。填充到股骨干和转子碎片间的骨水泥可预防转子骨不连。骨水泥的结构完整性会随着时间的延长而衰退，如果出现摔倒或者其他损伤，骨水泥的衰退会加速，并最终因固定失效而需要翻修。
  - 非骨水泥假体出现肺部损害的可能性减小，而且，一旦获得骨长入，假体失效只缘于假体的磨损。要认真挑选假体（带领，长柄），以保证年长病人能够在术后即刻负重，以最大限度避免卧床的并发症。
- 转移瘤所致股骨近端病理性骨折选择长柄还是短柄假体
  - 传统上建议使用长柄骨水泥假体,以保护更多的骨干。然而，短柄假体可以减少脂肪栓塞的风险，而且短柄以下的病理损害或骨折可以通过髓外固定来治疗。

## 器械 / 植入物

- 必须准备好髋关节翻修器械。只在少数情况下，需要采用新的髋关节假体。
- 使用两个大号的点状复位钳将大小转子复位（用来测量植入物的位置）。
- 此时，很少需要使用钢丝或钢缆重构完整的股骨髓腔。
- 很少采用异体骨来构建稳定的股骨矩平台。如果使用，必须用钢缆将异体骨捆扎在股骨距平面的自体骨外面。尽可能采用低位截骨，选用长柄带领金属股骨假体重建股骨距的支撑。

- 当评估稳定性时，必须考虑到大转子对稳定性所发挥的作用
  - 首先，轴向牵引评估稳定性（再现完整大转子功能），然后评估旋转、屈曲和内收功能。
  - Shuck 试验在这里没有用。必须在无标志情况下，判断股骨相对于膝的位置的旋转功能（图 13）。髓针柄相对于膝的位置垂直于地板定位。

## 步骤 2

- 通过将转子复位，恢复髋外展肌功能，这对于髋部稳定性和正常步态是必要的。转子的固定必须满足术后即刻负重的要求。
- 可以使用长的转子钩或者转子接骨板。
  - 如果可能，转子接骨板的最远端螺钉要超过假体的尖端。当然，如果选择的是长柄假体，这点难以做到。此时，可以使用数个钢缆进行固定。

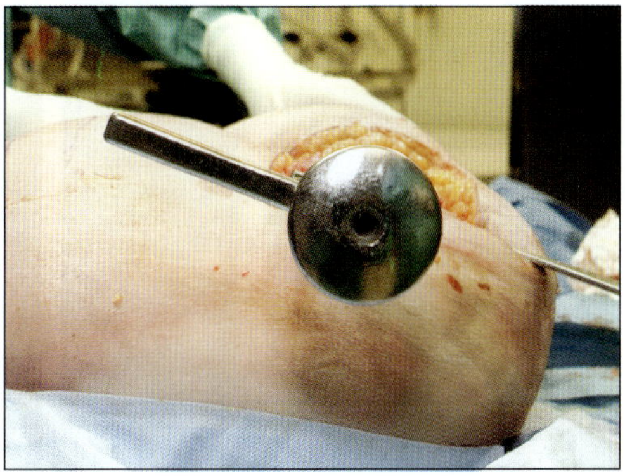

**图13**

- 如果选用短板，近端钢缆又放在小转子近端，容易导致固定失效（图 14）。更换为长板可使转子钩或板固定更加可靠（图 15A 和 15B）。

- 首先，将板沿股外侧肌下方插入（见视频 1）。
- 将转子钩打入大转子骨折块中。

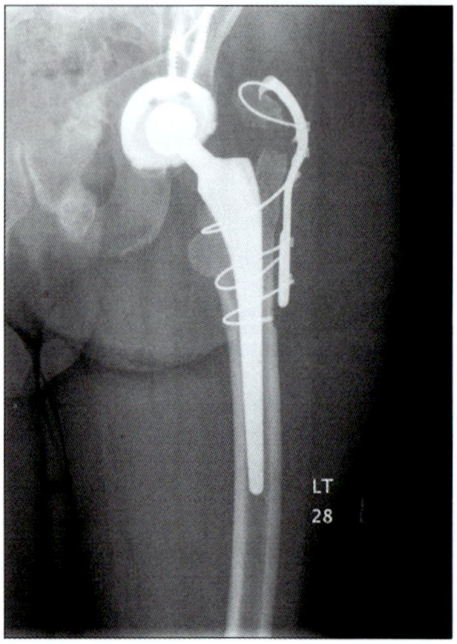


图14

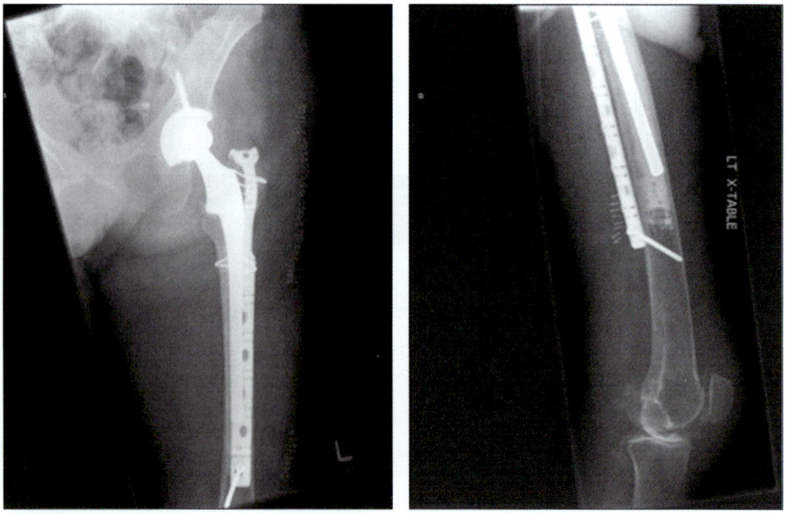


A　B

图15

### 要点

- 髋关节外展有利于大转子和股骨干间的接触，对于避免纤维愈合或者不愈合是必要的。
- 应使用线缆（而不是钢丝）进行牢固持久的固定，使转子骨折愈合。
- 如果可能的话，螺钉应该经接骨板固定到股骨假体下方的股骨上。如果在假体植入以前小心测量了假体相对于骨性标志的长度，则打这枚螺钉时就不需要透视。
- 大多数线缆仪器包括两个或两个以上直径的穿线器。应该选择可以放在股骨周围的直径最小的穿线器，其易于在骨头上直接穿线，从而避免对神经血管结构的损伤。

### 器械 / 植入物

- 长的转子钩 / 接骨板，最好选可使钢缆固定在接骨板上的。
- 穿线器和钢缆。

- 通过一根线环绕大转子和转子钩，固定转子骨折块。一些植入物的板和钩上有特殊设计的沟槽或孔洞，可以保证钢缆不会滑脱，但只要细心捆扎，没有专门的沟槽也可以获得良好的固定。
- 髋关节外展有利于将大转子复位到股骨。也可以同时使用大号点状复位钳协助复位。
- 当转子骨折块正确固定后，首先用斜线缆从小转子下方到接骨板钩的上部捆扎固定。
- 如果可能的话，在接骨板远端用螺钉或多根线缆固定。沿着股骨干至少需要使用 4 根线缆。
- 有的髋关节翻修假体允许缝线穿过侧翼，这样更有利于获得转子骨折块的牢固固定。
- 当转子固定好以后，按照常规髋关节置换，分层缝合手术切口。
- 不必放置引流管。

### 注意事项

- 如果大转子和股骨干没有接触，有可能会发生骨折不愈合。
- 如果在大转子和转子钩之间未进行钢缆捆扎固定，大转子会从内植物下面脱出，导致骨折不愈合和外展功能丧失。
- 避免将全长的股内侧肌从股骨干上剥离。只在肌肉下方进行有限的暴露。选择穿线位置的时候，重要的是注意从后面暴露该位置，确定可能遇到的穿行血管。通常可以不必结扎血管而在其周围操作。盲目穿线可能损伤血管，导致其后不可控制的大出血。
- 注意避免损伤坐骨神经，坐骨神经非常脆弱。在小转子处过线和股骨干远端过线时，都有损伤坐骨神经的风险。
- 少数情况下，在股骨干最远端部位过线可能损伤动脉。

## 术后护理和预后

- 术后护理
  - 在可耐受的情况下早期负重。
  - 在术后 6 周内不要进行外展抗阻力练习。
  - 实施髋手术所采用的预防措施取决于外科大夫的慎重程度，一般应遵循常用的翻修方案。
  - 静脉血栓预防方案应该遵循医院对于髋关节翻修患者的方案进行。
- 潜在并发症

### 要点

- 老年病人在可耐受情况下应尽早负重。术中固定强度须满足这一要求。

### 注意事项

- 没有做到在可耐受的情况下早期负重，会导致住院时间延长和卧床等多种并发症。

### 争议

- 转子的固定需要满足早期负重的要求。
- 单独使用钢缆、短或长的转子钩，与内植物直接缝合都是可以的。尚无针对二者的比较性研究。远端固定的长的转子钩给即刻承重提供足够的稳定性。
- 一些人建议选择锁定植入物。没有研究比较锁定和非锁定植入物的优劣。然而，锁定植入物已成功用于假体周围骨折患者。

- 术后即刻足下垂是由于钢缆损伤坐骨神经。应该立即返回手术室探查。
- 少数情况下，由于过线而导致的血管损伤表现为术后足缺血。在这种情况下，需要紧急血管会诊，血管造影（以确定损伤部位）和外科探查，并修复血管。
- 其他并发症和常规髋关节翻修术类似。

## 证据

Berend KR, Hanna J, Smith TM, Mallory TH, Lombardi AV, Jr. Acute hip arthroplasty for the treatment of intertrochanteric fractures in the elderly. J Surg Orthop Adv. 2005;14:185-9.

Parker MJ, Handoll HHG. Replacement arthroplasty versus internal fixation for extracapsular hip fractures in adults. Cochrane Database of Systematic Reviews. 2006;(2):CD000086.

Pieringer H, Labek G, Auersperg V, Böhler N. Cementless total hip arthroplasty in patients older than 80 years of age. J Bone Joint Surg [Br]. 2003;85:641-5.

Pitto RP, Blunk J, Kößler M. Transesophageal echocardiography and clinical features of fat embolism during cemented total hip arthroplasty: A randomized study in patients with a femoral neck fracture. Arch Orthop Trauma Surg. 2000;120:53-8.

Waddell JP, Morton J, Schemitsch EH. The role of total hip replacement in intertrochanteric fractures of the femur. Clin Orthop Relat Res. 2004;429:49-53.

# 52 骨折围术期最佳处理

*Dominique M. Rouleau, Marie-Ève Rouleau, and G. Yves Laflamme*

### 注意事项

- 年轻患者可以代偿严重的失血并保持正常的生命体征。
- 老年患者可能由于心脏药物的原因导致心率不会增加。
- 中毒的患者可能会由于痛觉缺失和缺少外伤史而致使误导。
- 骨科医生不能独自处理不稳定的外伤患者。团队工作更有效率，在可能的情况下尽量分清主次。高级创伤生命支持应包括急诊科、重症监护、麻醉科、普通外科的医生。

### 要点

- 尽可能在患者到达时成立好完整的创伤团队。
- 在遇到不稳定或重症创伤患者的情况下，以下三种医疗支持必须在第一时间到达：
  - 供氧
  - 两个大直径的静脉通道
  - 监测
- 必须进行全面的血液检查及血液配型。全面检查生命体征。
- 压额抬颌法可以保持气道通畅。
- 通过经口气管插管或环状软骨切开确保气道通畅要由适当的医生施行，同时徒手制动保持颈椎中立位。

- 本章主要介绍一些围术期创伤患者医疗处理的重要原则和技术。目的是综合相关信息，使骨科医生能给他们的患者提供有确实文献依据的最佳的全面的医疗处理。
- 选择的主题有高级创伤生命支持、创伤肢体的早期医疗处理、血栓预防、抗生素预防性应用、创伤的心理反应以及继发性损伤的预防。

## 高级创伤生命支持

### 适应证

- 任何遭受中到高能量伤害的患者必须进行高级创伤生命支持程序的评价
- 其他高级创伤生命支持评价的指征：
  - 骨盆骨折
  - 股骨骨折
  - 意识水平降低或中毒
  - 多发性创伤

### 检查 / 影像

- 目前“黄金小时”的理论是各级医疗机构（下至小的乡镇医疗机构，上至一级创伤中心）标准医疗处理的一部分。
- 高级创伤生命支持评价按以下步骤实施：
  - A——气道（同时保护颈椎）
  - B——呼吸
  - C——循环：包括止血
  - D——失能：神经系统功能情况
  - E——暴露（除去衣物）/ 环境（温度控制）

### 手术步骤

#### 步骤 1：气道

- 在初次检查时，首先检查气道情况。
  - 初次检查，医生要按照 ABCDE 的顺序评价并处理（见体格及影像检查）。

*Portions of this section are adapted from American College of Surgeons. Advanced Trauma Life Support for Doctors—Student Course Manual, ed 7. Chicago: American College of Surgeons, 2004.

### 注意事项

- 胸锁关节后脱位可能会导致气道梗阻。这种少见的情况可以在检查颈部和气管时通过触诊胸锁关节来发现。在同时需要进行胸部手术的特殊情况下，可以采用巾钳牵引进行闭合复位治疗。后脱位在30%的患者中伴随胸腔内损伤。这类患者的死亡率达12.5%，这种合并发生的情况要在进行复位前排查出来。

### 要点

- 必须进行望诊、触诊及听诊来发现张力性气胸、连枷胸、严重的血胸、开放性气胸、气管或支气管破裂或横隔破裂。必要时进行限制通气和胸腔引流。

  - 创伤要按生命体征和受伤机制，合情合理地一步步处理及治疗。
- 医生评价气道要检查口中是否有异物或烧伤。
- 如果患者能说话及 Glasgow 评分大于 8 分不太可能发生气道堵塞。

## 步骤 2：呼吸

- 呼吸是高级创伤生命支持的步骤 2。
- 血氧饱和度（正常大于 95%）及呼吸频率（正常 15~20 次 / 分）超出正常范围是通气不足的红色警报。
- 正常通气需要胸壁肌肉、膈肌和肺功能正常。

## 步骤 3：循环

- 循环及出血的控制是步骤 3。
- 心率增加、血压降低、皮肤苍白及意识水平降低都是循环障碍的表现。
- 迅速扩容必须从 2L 晶体溶液开始。对于无反应的重度休克，随时准备好使用全血、胶体溶液及成分血（血小板和血浆）。
- 彻底检查可能导致出血的原因，包括外出血、胸腔出血、腹腔出血、盆腔出血及长骨骨折周围的内出血。
  - 骨折后迅速制动可减少出血、疼痛并延缓炎性反应。
  - 骨盆骨折可以通过简单的环绕绑定大转子和膝关节来制动（图 1）。

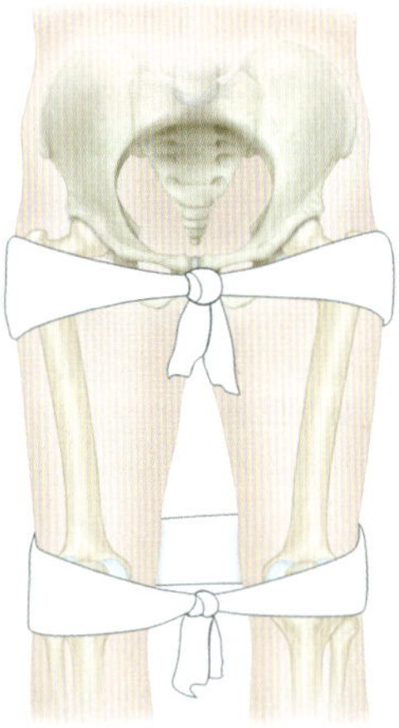

图1

### 注意事项

- 直接的人工压迫是外出血最安全的止血方法。急诊室中，如在不恰当部位使用止血夹会导致神经损伤。
- 在肢体可挽救的情况下一定不能使用充气止血带，因为止血带造成的肢体缺血是不可逆的。

### 要点

- 骨科医生要特别关注肢体的外出血、不稳定的骨盆骨折和股骨骨折。

**器械 / 植入物**

- 在创伤中心应备有多种型号的特制的骨盆带。
- 长骨骨折可使用皮肤纵向牵引和良好衬垫的夹板固定。
- 外出血必须通过徒手压迫止血。

**要点**

- 该评定方法在使用镇静剂和插管后不适用，尽可能在插管前快速完成神经系统检查。

**注意事项**

- 医生要意识到脊髓或头部损伤的患者可发生神经性休克。典型表现是心动过缓及低血压，可能与这种休克有关。

**要点**

- 低体温是创伤常见的并发症，因此，接治创伤患者房间的室温要根据患者的需要来调节。

**注意事项**

- 导尿的禁忌证是可疑尿道损伤。
- 如果有颅骨筛板骨折，应经口插入胃管，以避免经过颅部的通路。

### 步骤 4：失能（神经系统情况）

- 在初次检查的最后，要通过检查瞳孔大小及反射、偏侧体征和脊髓损伤水平来评价神经功能障碍的程度。
- 使用 Glasgow 评分来定量昏迷的程度。共检查三项反应，各项的得分加在一起：
  - 睁眼反应
    - 自由睁眼：4
    - 呼唤时睁眼：3
    - 疼痛刺激睁眼：2
    - 不睁眼：1
- 肢体运动反应
    - 听从语言命令运动：6
    - 指出疼痛部位：5
    - 正常屈曲（躲避疼痛）：4
    - 异常屈曲（去皮层状态）:3
    - 伸展（去大脑强直）：2
    - 无反应：1
  - 言语反应
    - 对答切题：5
    - 可交谈、语言混乱：4
    - 不确切、不能交谈：3
    - 不理解、无意识发音：2
    - 无反应：1

### 步骤 5：暴露 / 环境

- 最后将患者完全除去衣物，进行全面检查。
- 要做到控制好患者的体温。
- 此时，可以做心电图，并留置尿管和胃管。

### 步骤 6：再次检查并确定转送

- 在第二次评价之前，要明确患者血液检查和动脉血气分析的结果。
- 要进行必要的 X 线拍片和腹部查体。
  - 病情不稳定的患者，胸部及骨盆 X 线正位片可提供重要信息。此时，还可以拍颈椎侧位片。

## 要点

- 对威胁生命或肢体的创伤的最初抢救可与高级创伤中心协调，在转移前进行
- 在转移前，全部骨折都应夹板或牵引固定
- 骨盆骨折的患者在转移时必须有固定装置

## 注意事项

- 普通或不当的 X 线片不能排除脊柱损伤。当怀疑脊柱损伤时，要持续保护全脊柱
- 骨科团队必须确保患者没有任何威胁肢体的损伤表现。这类损伤在多发性创伤和意识不清患者中容易漏掉
- 无移位骨折或单一的脱位亦容易忽略。如果在检查过程中或由于受伤机制产生任何对骨折、脱位的怀疑，要全面检查 X 线片、血管多普勒超声并监测骨筋膜室的压力

  - 在有经验医生的操作下，腹部超声波检查和诊断性腹腔灌洗是非常有用的工具。
- 在初次检查后，负责医生已经能掌握足够的信息来确定是否需要把患者转送至创伤中心。转送的标准有：
  - Glasgow 评分低于 13 分
  - 收缩压低于 90mmHg
  - 呼吸频率低于 10 次 / 分钟或超过 29 次 / 分钟
  - 连枷胸
  - 多发的长骨骨折
  - 断肢
  - 头、颈、躯干或肢体肘、膝关节近端的穿透伤
  - 开放或凹陷性颅骨骨折
  - 肢体瘫痪
  - 不稳定骨盆骨折
  - 严重烧伤
  - 受伤机制严重
  - 既往严重合并症
  - 儿童伤员
- 在初次检查和复苏阶段过后，可以开始进行第二次检查。只有在患者病情平稳、生命体征正常以后，才能开始进行第二次检查。
  - 从头到脚每一部位都要检查。
  - 此时要得到既往病史及既往受伤机制的信息。可以用 AMPLE 记忆法来获得全面的病史：
    - A——过敏史
    - M——用药史
    - P——既往病史 / 妊娠史
    - L——最后一次进食
    - E——与创伤有关的事件 / 环境
- 骨科医生在第二次检查中的任务是通过受伤机制和能量水平引导，发现所有明显的骨骼肌肉损伤。
  - 第 1 步是查找畸形、红肿、伤口或任何钝伤的表现。要检查身体的每一部位。
  - 小心地整体移动患者，检查背部、臀部及腿的后面（见下面轴向转移技术）。

- 发现骨盆及股骨骨折是非常重要的，因为其中任何一个都会导致严重的失血。
- 骨科医生还必须仔细检查，以发现会导致肢体受威胁的损伤
  - 血管损伤
    - 脉搏减弱或消失
    - 肢体冷
    - 肢体苍白
    - 毛细血管再灌注缓慢
    - 开放创口的严重出血
  - 骨筋膜室综合征
    - 张力性水肿
    - 拉伸试验阳性
    - 严重的疼痛
    - 感觉异常
    - 麻痹
  - 开放性骨折
    - 开放性创口
    - 肛门或阴道出血（盆腔骨折）

**注意事项**

- 轴向转移一名不稳定骨盆骨折的患者时会增加出血，导致血压下降。对这种患者，在轴向转移前必须给予静脉补液。
- 必须根据患者的创伤情况选择轴向转移一侧。创伤严重的一侧必须保护
- 必须使用适当的镇痛药来防止转移过程中过度疼痛。

**要点**

- 负责移动患者的 3 个人应该协调一致。

## 轴向转移技术

### 适应证

- 所有脊柱损伤风险高的患者转移时都应采用轴向技术
- 该技术应用于每次患者的转移中，直到完成全面的脊柱评定，确定没有脊柱损伤

### 体位

- 小心地整体移动患者，检查背部、臀部及腿的后面。在移动患者的技术中，主要的是减少脊柱的活动。
- 需要三名人员。
  - 一名人员固定头颈部。他必须指挥患者转移中的每一个步骤
  - 另外两名一起站在患者创伤轻的一侧。
    - 第二个人立于躯干的位置，一只手在其肩外缘，另一只手放于大转子。
    - 第三个人立于骨盆的位置，一只手放在 T12 水平，另一只手放在大腿。
- 所有移动均要在合作下完成，尽可能保持患者的脊柱平直。

> **要点**
>
> - 负责固定头颈部的人员必须下达清楚的指令，使整个搬运小组协同工作，把患者转回到仰卧位：“跟着我的口令，在我数到 3 的时候我们把患者转回到仰卧，慢慢来：1,…2,…3，转。”

> **要点**
>
> - 必须有第 4 个人员负责检查患者的背部，移走所有异物或更换铺巾。

## 手术步骤

### 步骤 1

- 扶住患者头部的人要确定所有人在进行轴向转移时已经就位。
- 图 2A 展示了轴向转移起始的姿势。
  - 注意，在创伤患者中，必须使用硬质颈托。

### 步骤 2

- 扶住患者头部的人协调大家将患者轴向转至受伤较轻的一侧（图 2B）。

### 步骤 3

- 当患者于受伤较轻一侧卧稳后，检查患者背部、臀部和大腿后面。

### 步骤 4

- 扶住患者头部的人协调大家将患者轴向转回至仰卧位。

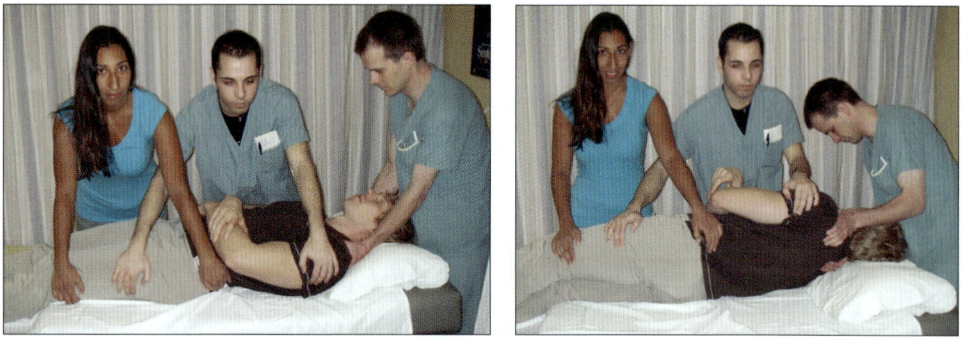

A　　B

图2

**要点**

- 负责固定头颈部的人员必须下达清楚的指令，使整个搬运小组协同工作，把患者转回到仰卧位："跟着我的口令，在我数到 3 的时候我们把患者转回到仰卧，慢慢来：1,…2,…3，转。"

**注意事项**

- 开放性骨折患者可能会发生严重感染，在夹板下难以进行评定
- 夹板可能会掩盖血管损伤的表现
- 夹板可能会导致骨筋膜室综合征
- 必须经常检查夹板下的软组织情况

**治疗方案**

- 下肢损伤时还可以采用牵引

# 受伤肢体的初步处理

- 这部分内容非常简单易懂。良好的制动、充分的镇痛以及提供步行辅助器具是很容易做到的三件事。
- 不过在我们中心进行的一项涉及一线医生和骨科手术医生的研究中，医疗质量显示出值得警惕的低水平。研究对 166 名骨折的肢体创伤的患者进行了 4 个月的评价（Rouleau 等，2009）。
  - 经过初诊医生后，30% 因骨折需要制动的患者没有得到及时制动。
  - 在进行骨科评定的过程中，50% 的患者感到 5/10 分或更重的疼痛，30% 的患者没有得到镇痛药，但表示他们需要。21% 得到镇痛药的患者认为药量不足以让他们平静入睡或休息。未得到有效镇痛的患者疼痛水平（6/10）会明显高于充分镇痛的患者（平均 4/10）（$P < 0.05$）。
  - 32% 需要行走辅助器具的患者没有得到相关的交代。这些患者的疼痛程度（6/10）较采用适当行走辅助器具的患者（4/10）明显增高（$P < 0.05$）。

## 肢体制动

- 骨折或脱位的肢体初步处理包括：
  - 在恰当进行对位和血管神经检查后，必须进行良好制动。
  - 在初步处理中推荐使用夹板，因为它可以很好地容纳早期肿胀。

### 步骤 1

- 良好的夹板固定必须要固定骨折部位的远近端关节或不稳定关节的远近端骨的部分。夹板制作必须包括三层
- 第一层是衬垫（图 3A）

**要点**

- 所有开放性伤口都要首先进行清创并用无菌敷料覆盖
- 棉花卷是一种简单的衬垫，可以保护压力部位的皮肤

**注意事项**

- 骨突处必须使用额外的衬垫，如跟部、踝部和鹰嘴部位

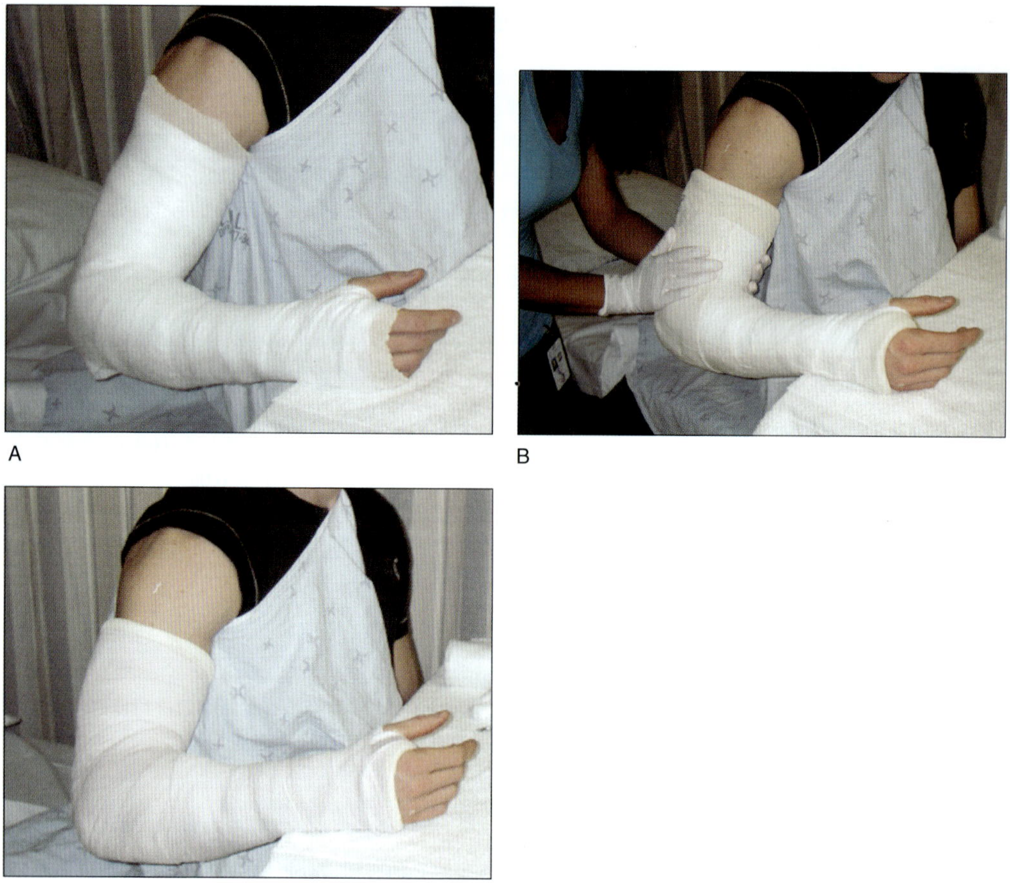

A B C

图3

## 步骤 2

- 第二层是固定材料
- 可采用常规的石膏夹板（图 3B）或玻璃纤维

### 要点

- 覆盖肢体周径的 50% 通常就可以提供足够的稳定性。通常固定后侧或背侧。

### 注意事项

- 硬质材料的塑形对保护压力部位和提供足够的稳定性是非常重要的
- 多于 12 层会增加石膏内部的温度，导致烫伤
- 浸水温度超过 24℃会增加夹板内的温度，导致烫伤

**要点**

- 在使用了夹板后，必须重复进行神经血管的检查
- 重复进行 X 线片评价也是必要的
- 使用弹力绷带的标准方法是由远及近

**注意事项**

- 最后一步是至关重要的。绷带绑太紧会导致神经血管的损伤
- 在常规 Paris 石膏管型外再使用玻璃纤维会增加夹板内的温度，导致烫伤
- 在干燥过程中把肢体放在枕头上休息会使皮肤温度升高，导致危险

**要点**

- 必须定时检查是否发生骨筋膜室综合征
- 在压力部位采用特殊的衬垫是很重要的
- 脊柱损伤患者每次移动时都要采用轴向移动（见轴向转移技术）

### 步骤 3

- 最后一层是固定夹板所必需的
- 采用弹力绷带（图 3C）或无弹力的绷带宽松包扎

## 其他损伤的制动

- 肩部创伤不能通过常规夹板来固定。悬带和外展枕是两种肩部创伤固定的有效方法
- 骨盆和股骨骨折有特殊的要求。用皮牵引和骨盆带来固定这种创伤
- 脊柱损伤不能使用夹板固定
  - 颈椎骨折时采用半硬式颈托
  - 背部和腰部脊柱损伤的初步制动可以采用卧床

## 疼痛控制

- 疼痛控制是肢体创伤初步治疗的第二个重要部分
- 所有骨科损伤患者都必须进行疼痛的评定和控制

**注意事项**

- 在选择适当的药物和剂量前必须先考虑药物相互作用风险、合并症、药物过敏、年龄、体重和脑外伤表现
- 大剂量麻醉性镇痛药只能在充分的医疗监测下采用
- 与损伤不相称的疼痛可能是骨筋膜室综合征、神经损伤、血管受累或严重感染的表现

### 方案

- 我们推荐阶梯止痛方案
  - 步骤 1：制动，休息，步行辅具，冰敷
  - 步骤 2：根据需要，口服对乙酰氨基酚 650mg 至 1g，每日 4 次
  - 步骤 3：如不存在危险因素，使用抗炎药
  - 根据需要，口服萘普生每 12 小时 250 ~ 500mg
  - 步骤 4：非麻醉性镇痛药
    - 根据需要，口服曲马朵 / 对乙酰氨基酚每 4 小时 1 ~ 2 片
  - 步骤 5：麻醉性镇痛药（中度疼痛）
    - 根据需要，口服或皮下注射可待因每 4 小时 30 ~ 60mg
    - 根据需要，口服羟考酮 / 对乙酰氨基酚每 4 小时 1 ~ 2 片
  - 步骤 6：麻醉性镇痛药（重度疼痛）

- 根据需要，口服吗啡每 3 小时 0.2mg/kg；成人每次 5 ～ 10mg（最大每次 20mg）
- 根据需要，皮下注射吗啡每 3 小时 0.1mg/kg；成人 2 ～ 5mg（最大每次 10mg）
- 根据需要，口服氢吗啡酮每 3 小时 0.04mg/kg；成人 1 ～ 2mg（最大每次 4mg/ 次）
- 根据需要，皮下注射氢吗啡酮每 3 小时 0.015mg/kg；成人每次 0.5 ～ 1mg（最大每次 2mg）

## 步行辅助器具

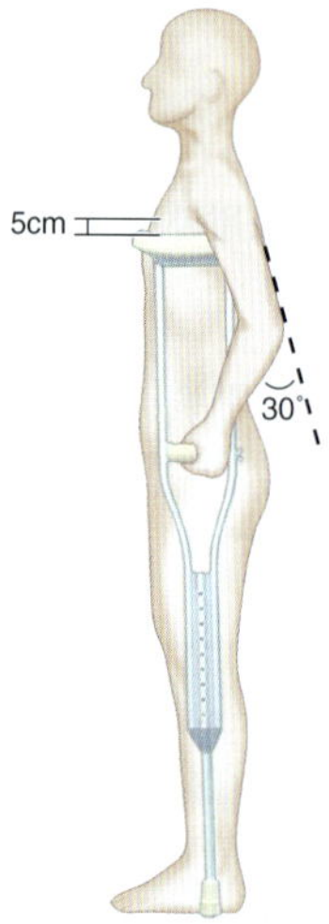

图4

- 最后，肢体创伤的初步处理必须包括为下肢损伤患者提供步行辅助器具。
- 步行辅助器具根据患者的状态和功能来调整。
  - 部分负重安全时，使用手杖。
  - 腋杖需要良好的平衡和上肢力量，推荐年轻患者使用。调整腋杖对于有效地活动很重要。
    - 患者站立位，腋杖的长度应调整到距腋窝下 5cm（图 4）。
    - 腋杖手柄应调整到手肘屈曲 30° 的位置。
  - 老年患者要求更好的稳定性，可以使用助行器或轮椅。

## 血栓预防和骨折

- 在治疗骨科创伤患者时，首要任务是预防静脉血栓形成。
- 髋关节或股骨近端骨折患者有 46% ～ 60% 的可能发生深静脉血栓，3% ～ 11% 的可能发生肺栓塞。
- 在骨盆骨折或脊柱骨折伴神经损伤的患者中，这些数字更高。

## 已知的骨科创伤患者血栓危险因素

- 60 岁以上
- 患癌症
- 既往静脉血栓史
- 分子高凝状态（遗传病）
- 严重外伤
- 肥胖
- 手术时间超过 2 小时
- 卧床超过 72 小时

## 当前建议

- 对于骨盆、髋关节或股骨近端骨折患者的血栓预防，推荐（一级）在医疗介入后使用低分子肝素至少 10 天，最长可至 28 天。
- 对于单纯性膝关节以下下肢骨折，使用低分子肝素的收益尚不确定。
- 脊柱骨折患者伴有神经损伤、既往手术史和相关癌症者更易发生深静脉血栓。

- 除了骨盆至膝关节骨折或多发创伤的患者，骨科医生必须通过自己的判断来识别患者是否有深静脉血栓的高风险，因为文献中没有明确的证据可供参考。
- 此外，使用低分子肝素的收益必须要平衡出血风险，特别是在创伤患者中。

## 预防感染和破伤风

- 骨折固定术后感染可能成为一个非常严重的并发症。
- 尽管现在的外科无菌技术很先进且使用了抗生素，但是感染的发生率仍然显著。一项针对 2195 名患者的全面研究显示，闭合性骨折术后感染率仍约为 2%。

## 一般性建议

- 文献中尚无Ⅰ级循证医学证据指导骨折手术患者抗生素的具体用法。
- 由于缺少明确的科学依据，我们总结了一些专家的做法和建议。
  - 一项对于髋关节骨折手术的 meta 分析发现，静脉应用抗生素可以降低术后感染风险（Southwell-Keely，2004）。同时，此研究还发现术后多次应用抗生素并不优于单次应用抗生素（A 级）。
  - Schmidt 和 Swiontkowski（2000）的综述建议闭合性骨折固定术后 24 小时内可以静脉应用第一代头孢菌素（B 级）。
  - 通过一项文献翔实的系统性综述发现，所有开放性骨折患者必须尽快接受静脉抗生素治疗（A 级）。但最有利于患者的精确抗生素用量并不明确。
    - 专家建议开放性骨折患者的第一代头孢菌素使用时间应该持续到皮肤闭合后 24 小时（B 级）。
    - 对于 Gustilo Ⅲ型骨折患者，须应用庆大霉素，根据患者体重和肌酐清除率调整用量（C 级）。
    - 我们建议对 Gustilo Ⅲ型骨折患者的伤口进行临床评估，以决定静脉抗生素的使用时长（C 级）。
  - 在农场受伤或有明显污染的损伤须应用青霉素。

## 创伤后的心理反应

- 骨科医生在治疗患者创伤的同时，也要习惯去处理患者创伤后的情绪反应。
- 有时患者的情绪反明显超出了正常范围，因此正确做出判断很重要，因为患者的心理状态会影响其接受治疗的合作程度。
- 心脏外科文献显示创伤后应激障碍会延长患者的住院时间。

## 创伤后应激障碍

- 创伤后应激障碍（PTSD）是一种严重创伤事件后的显著的生理 -

心理 - 情绪状态。

- 典型症状包括：
  - 幻觉重现
  - 经常性的噩梦
  - 麻木感和情绪低落
  - 脱离他人
  - 不理睬人
  - 恐惧并躲避提及创伤事件者
  - 觉醒过度和警觉过度
- 这些症状持续一个月以上，而且对患者的功能状态造成明显影响时，才能诊断为 PTSD。如果这些症状持续时间不足 1 个月，但对患者的功能状态造成了显著的影响，则称之为急性应激障碍。
- PTSD 的发病率较高。
  - 一项针对 400 名经受轻微骨科创伤后儿童的队列研究显示，33% 的患者存在 PTSD。
  - 还有一项针对 580 名成人的类似研究显示，PTSD 的发生率为 51%。作者提出了一个关键问题以甄别容易出现 PTSD 的高危患者："创伤后的情绪问题已经较之躯体问题更加难于处理"。研究发现，如果患者出现了这种情况，那么其出现 PTSD 的几率为 78%。

## PTSD 的危险因素

- 伴发头部损伤
- 住院
- 脱离社会以及创伤中亲人丧生

## 骨科医生的职责

- 骨科医生必须引导 PTSD 患者恢复正常的心理状态。
- 一项针对心理疗法的系统性综述显示，早期认知行为治疗对于降低创伤后心理障碍的时长和严重程度是很有效的。
- 目前对于骨折治疗结果的大多数研究都会使用标准化问卷观察患者的功能状态和缺陷。很重要的一点是 PTSD 患者常会有情感偏离，而且他们常会回忆起许多负面事件。

## 二级预防

- 患者受伤以后才来就医，已经来不及预防此次创伤事件的发生了。但是文献中提到我们还是要采取一些措施来预防以后的骨折或意外。这被称作二级预防。
- 二级预防可以中断、预防或最大限度减少疾病或伤害早期的进展。
- 骨科医生对于预防运动损伤和交通事故损伤、家庭暴力损伤以及骨质疏松症，都可发挥重要作用。

> **要点**
>
> - 社会服务干预对于减少危险行为和再次损伤效果明显。

## 运动和交通事故相关损伤的预防

- 文献中列举了一些再次损伤的重要危险因素。骨科医师必须要了解这些危险因素。
- 面对危险因素，要引导患者进行正确处理。

### 再次损伤的危险因素

- 不合理用药或者酗酒
  - 一些研究显示入住一级创伤中心的患者中有48%与饮酒有关。
- 存在精神或心理疾病
- 参加非法活动
- 无家可归

### 可以降低损伤风险的方法

- 最近一项循证数据综述强调了佩戴头盔可以有效减少自行车骑行者的头部损伤。
- 滑雪板运动中护腕的应用可以显著减少腕部骨折的发生。
- 踝扭伤后进行本体感觉训练可以降低再次损伤的风险。

## 家庭暴力

- 家庭暴力是影响女性健康的重大事件。
  - 在美国，家庭暴力是导致女性非致命性损伤的最常见原因。
  - 40% 的女性都曾遭受过家庭暴力。
  - 在美国，30% 被谋杀的女性是被其丈夫或男朋友所为。
  - 使子女遭受家庭暴力的母亲有一半也是家庭暴力的受害者。
- 家庭暴力最常见的损伤部位是头部和颈部。这类损伤见于 40% 的女性。
- 其次常见的损伤类型是肌肉骨骼系统的损伤，见于 28% 的女性。

### 女性遭受攻击的危险因素

- 低龄
- 社会地位低下
- 怀孕
- 短期关系
- 药物或酗酒

### 家庭暴力不良预后的指征

- 头部外伤
- 多发性损伤
- 受伤史叙述不清
- 受伤愈合阶段不同和延迟就诊

### 建议

- 骨科医生可以通过这样的提问来开始同患者的讨论：“你是被熟

人伤害的吗？”

- 我们必须告知女性一些求助方式。
- 我们必须帮助女性如何向警察陈述事情的经过。社工和社区服务机构可以提供很大的帮助。
- 对于某些极端的情况，住院可以更好地保护患者。

## 骨质疏松症

- “脆性骨折”由低创伤事件导致，比如从站立高度的跌倒，会影响半数 50 岁以上女性及 1/3 的男性。
- 50 岁以上的女性发生骨折的风险约为 1/2，男性为 1/3。
- 在加拿大，有 140 万人患有骨质疏松症（www.osteoporosis.ca）。

### 定义和评估

- 世界卫生组织将骨质疏松症定义为骨矿物质密度低于正常成人均值 2.5 个标准差以上。
- 美国骨科医师学会提出了针对脆性骨折的建议。
  - 骨质疏松症是患者发生脆性骨折的可能性因素。
  - 建议发生脆性骨折的患者进行骨质疏松评估，进而进行相应治疗，可以降低进一步发生骨折的风险。
  - 启动一项调查明确骨质疏松症是否是患者发生脆性骨折的潜在原因。骨科医生可以指导这项评估，或将患者转诊于其他医疗服务提供者。
  - 在医疗和护理部门之间建立合作机制，这样便于对脆性骨折患者进行评估和治疗。
  - 推进医院和行政部门建立医疗通道，以保证发生脆性骨折的患者可以得到最佳服务。

### 治疗性建议

- 药物
  - 对于所有 50 岁以上的女性和每一个发生过脆性骨折的患者，一定要补充钙剂和维生素 D。
    - 钙的推荐剂量为 1500mg/d，而枸橼酸钙的吸收率更佳。
    - 维生素 D 的剂量为每天 800 单位。
  - 骨质疏松症或骨量减少以及脆性骨折患者必须开始服用二磷酸盐制剂。
    - 二磷酸盐制剂可以将发生脆性骨折的风险降低 50%。
- 除了药物，其他一些方法对于减少脆性骨折的发生也很有前景。
  - 随机研究证实负重训练可以增加骨密度。
  - 针对性的训练方案和家庭护理预防措施可以降低 73 岁以上女性的跌倒次数。

## 证据

### 高级创伤生命支持

American College of Surgeons. Advanced Trauma Life Support for Doctors—Student Course Manual, ed 7. Chicago: American College of Surgeons, 2004.

Carmont MR. The Advanced Trauma Life Support course: a history of its development and review of related literature. Postgrad Med J. 2005;81:87–91.

这篇综述显示相关常规进行修改4年以后，有关高级创伤生命支持的知识仍有显著缺失。“最初黄金时间”原则目前已经成为所有医疗中心标准救治的一部分，无论是在乡村的小型医疗中心，还是一级创伤中心。“ABCDE”原则是高级创伤生命支持序列评估和干预的基础（B级推荐）。

Kuzak N, Ishkanian A, Abu-Laban RB. Posterior sternoclavicular joint dislocation: case report and discussion.Can J Emerg Med. 2006;8:355–7.

这篇文章对胸锁关节后方脱位的文献进行了综述，报告了这组损伤中有30%的患者会出现相关胸部损伤，其中12.5%的患者有死亡风险（Ⅳ级证据）。

Shakiba H, Dinesh S, Anne MK. Advanced Trauma Life Support training for hospital staff. Cochrane Database Syst Rev. 2004;(3):CD004173.

这项2003年的循证综述评估了高级创伤生命支持培训可以提高受训者相关知识的有效性。作者总结到：“其实并没有明确的证据表明高级创伤生命支持训练可以影响创伤后的预后，尽管有一些证据表明这些培训措施可以提高受训者的急救知识。而且，也没有证据表明包含高级创伤生命支持培训内容的创伤管理系统可对创伤结局产生积极影响。将来的研究应该采用严密的研究方案，在医院及各级医疗中心内，着重评估包含高级创伤生命支持培训内容的创伤系统。”（B级推荐；Ⅱ级证据）。

Styner JK. The birth of Advanced Trauma Life Support (ATLS). Surgeon. 2006;4:163–5.

1976年高级创伤生命支持是随着一位骨科医生的个人遭遇而产生的。J. K. Styner医生的孩子在一次飞行事故后在一个地区医疗服务中心得到了不合理的救治。透过这个事件的背后，缺少明确的事件处理方法导致了无组织性的救治。美国医师创伤学会已经创建了创伤患者合理救治指南。高级创伤生命支持组织对创伤后患者救治的基本原则进行了修订。

van Olden GD, Meeuwis JD, Bolhuis HW, Boxma H, Goris RJ. Clinical impact of vanced trauma life support. Am J Emerg Med. 2004;22:522.

本研究显示两所教学医院高级创伤生命支持部门处理后的患者死亡率显著下降。我们建议所有骨科医生都应该遵循高级创伤生命支持原则，因为他们是这个多学科创伤团队的一部分［B级推荐；Ⅱ级证据（队列研究）］

## 肢体制动

Halanski MA, Halanski AD, Oza A, Vanderby R, Munoz A, Noonan KJ. Thermal injury with contemporary cast-application techniques and methods to circumvent morbidity. J Bone Joint Surg [Am]. 2007;89:2369–77.

作者研究了石膏应用技术中发生烫伤的危险因素。所用石膏超过12层、水温度超过24℃以及在石膏干燥过程中将肢体放在一个枕头上休息，这些都是导致皮肤表面温度升高的危险因素。

Rouleau DM, Feldman DE, Parent S. Delay to orthopaedic consultation for isolated limb injury: cross-sectional survey in a level 1 trauma centre. Can Fam Physician. 2009;55:1006-7.

此队列研究描述了一个公共健康服务系统中如何引导单纯肢体损伤患者到骨科进行就诊的流程，并且明确了影响患者就诊的因素。这项前瞻性研究共涉及166名成年患者（平均年龄48岁）。这些单纯性肢体损伤患者均被介绍到骨科就诊，治疗周期为4个月（Ⅱ级证据）。

Payne R, Kinmont JC, Moalypour SM. Initial management of closed fracturedislocations of the ankle. Ann R Coll Surg Engl. 2004;86:177–81.

此文章中几乎没有提及应用制动及如何正确制动的内容。作者只介绍了两位踝关节骨折脱位患者没有采取制动措施，从而导致再次脱位的案例。而这两位患者是来自于一项包含23位接受了初步救治患者的队列研究（Ⅱ级证据）。

## 血栓预防及骨折

Bagaria V, Modi N, Panghate A, Vaidya S. Incidence and risk factors for a development of a venous thromboembolism in Indian patients undergoing major orthopaedic surgery: results of a prospective study. Postgrad Med J. 2006;82:136–9.

明确了相关危险因素的B级推荐，有助于修正预防性用药处方（Ⅱ级证据）。

Geerts WH, Pineo GF, Heit JA, Bergqvist D, Lassen MR, Colwell CW, Ray JG. Prevention of venous thromboembolism: The Seventh ACCP Conference on Antithrombotic and Thrombolytic Therapy. Chest. 2004;126;338–400.

这一系统性综述总结了目前可以查到的最新、最广泛的信息资源。

## 预防感染及破伤风

Boxma H, Broekhuizen T, Patka P, Oosting H. Randomised controlled trial of singledose antibiotic prophylaxis in surgical treatment of closed fractures: the Dutch Trauma Trial. Lancet. 1996;347:1133–7.

A级推荐：比较了头孢曲松和安慰剂对于预防闭合性骨折术后感染的效果（Ⅰ级证据）。

Gillespie WJ, Walenkamp G. Antibiotic prophylaxis for surgery for proximal femoral and other closed long bone fractures. Cochrane Database Syst Rev. 2000;(2):CD000244.

本研究找到了支持抗生素应用的证据，尽管还不明确具体应该应用哪一种抗生素。作者总结到："闭合性骨折固定术后患者应该预防性应用抗生素。从伦理层面上讲，针对于闭合性骨折术后预防性应用抗生素有效性的进一步安慰剂随机对照研究很难实施。针对于不同的有效抗生素用法的成本效益研究可能会很庞大，因此不具有可行性。"（Ⅰ级证据）。

Gosselin RA, Roberts I, Gillespie WJ. Antibiotics for preventing infection in open limb fractures. Cochrane Database Syst Rev. 2004;(1):CD003764.

这一系统性综述证实了开放性骨折需要使用Ⅳ代抗生素。但是Ⅳ代抗生素的最佳用量并不明确（A级推荐）。

Gustilo RB, Merkow RL, Templeman D. The management of open fractures. J Bone Joint Surg [Am]. 1990;72:299–304.

这篇文章介绍了开放性骨折的Gustilo分型（Ⅳ级证据）。

Okike K, Bhattacharyya T. Trends in the management of open fractures: a critical analysis. J Bone Joint Surgery [Am]. 2006;88:2739–48.

这篇重要的综述给出了针对开放性骨折的不同治疗方法的建议。其中一个A级推荐是系统应用抗生素治疗。同时根据他们研究所当前的经验推荐了应用抗生素的种类（B级推荐）。

Schmidt AH, Swiontkowski MF. Pathophysiology of infections after internal fi xation of fractures. J Am Assoc Orthop Surg. 2000;8:285–91.

这篇综述支持骨折术后预防感染时使用Ⅳ代抗生素。同时根据他们研究所当前的经验推荐了应用抗生素的种类（B级推荐；Ⅳ级证据）。

Southwell-Keely JP. Antibiotic prophylaxis in hip fracture surgery: a metaanalysis. Clin Orthop Relat Res. 2004;(419):179–84.

这项meta分析支持髋关节骨折术后使用Ⅳ代抗生素。单剂量给药似乎与多剂量给药并无差异，但是由于本文作者所使用的meta分析方法，使得本文的可信度很低。单剂量应用抗生素为B级推荐。（Ⅰ级证据）

## 创伤后心理反应

Ehlers A, Clark DM, Hackmann A, McManus F, Fennell M, Herbert C, Mayou R. A randomized controlled trial of cognitive therapy, a self-help booklet, and repeated assessments as early interventions for posttraumatic stress disorder. Arch Gen Psychiatry. 2003;60:1024–32.

这篇文章支持PTSD后心理支持的有效性。作者总结到："认知疗法对于新发PTSD是一种有效的干预措施。而自助手册是无效的。对于有早期PTSD症状的患者，增高的初始症状得分和自我调节失败预示着其必须通过干预治疗才能恢复。"（A级推荐；Ⅰ级证据）。

Levi RB, Drotar D, Yeates KO, Taylor HG. Posttraumatic stress symptoms in children following orthopaedic or traumatic brain injury. J Clin Child Psychol. 1999;28: 232–43.

这一研究表明头部损伤患者PTSD的发生率很高（无推荐；Ⅱ级证据）。

Moore K, Thompson D. Posttraumatic stress disorder in the orthopaedic patient (continuing education credit). Orthop Nurs. 1989;8(1):11–9.

这篇文章给出了一个PTSD的定义（无推荐；Ⅳ级证据）。

Oxlad M, Stubberfi eld J, Stuklis R, Edwards J, Wade TD. Psychological risk factors for increased post-operative length of hospital stay following coronary artery bypass graft surgery. J Behav Med. 2006;29:179–90.

这项病例系列研究共纳入了119名心脏术后患者，结果显示在控制其他医疗因素的情况下，心理反应会延长住院天数（无推荐；Ⅱ级证据）。

Sanders MB, Starr AJ, Frawley WH, McNulty MJ, Niacaris TR. Posttraumatic stress symptoms in children recovering from minor orthopaedic injury and treatment. J Orthop Trauma. 2005;19:623–8.

这项研究显示儿童患者PTSD的发生率高（无推荐；Ⅱ级证据）。

Starr AJ, Smith WR, Frawley WH, Borer DS, Morgan SJ, Reinert CM, Mendoza-Welch M. Symptoms of posttraumatic stress disorder after orthopaedic trauma. J Bone Joint Surg [Am]. 2004;86:1115–21.

此研究显示了骨科创伤后PTSD的发生率高（无推荐；Ⅱ级证据）。

Sutherland AG, Alexander DA, Hutchison JD. The mind does matter: psychological and physical recovery after musculoskeletal trauma. J Trauma. 2006;61:1408–14.

此研究发现骨骼肌肉创伤应激后的PTSD与患者的功能障碍有很强的相关性。（无推荐；Ⅱ级证据）

Vythilingam M, Blair KS, McCaffrey D, Scaramozza M, Jones M, Nakic M, Mondillo K, Hadd K, Bonne O, Mitchell DG, Pine DS, Charney DS, Blair RJ. Biased emotional attention in post-traumatic stress disorder: a help as well as a hindrance? Psychol Med. 2007;37:1445–55.

此研究发现PTSD患者对负性事件会出现记忆偏差（无推荐；Ⅱ级证据）。

## 二级预防：损伤的预防

Caufeild J, Singhal A, Moulton R, Brenneman F, Redelmeier D, Baker AJ. Trauma recidivism in a large urban Canadian population. J Trauma. 2004;57:872–6.

一项针对13 057名创伤患者的回顾性研究显示，再伤率为0.38%。危险因素已经被明确，并且在文中有提及。此研究用到的数据库覆盖了1976—1999年多伦多的两级创伤中心，[无推荐；Ⅱ级证据（描述性研究）]。

Gentilello LM, Rivara FP, Donovan DM, Jurkovich GJ, Daranciang E, Dunn CW, Villaveces A, Copass M, Ries RR. Alcohol interventions in a trauma center as a means of reducing the risk of injury recurrence. Ann Surg. 1999;230:473–80.

A级推荐赞同创伤患者应用酗酒干预。作者总结到："酗酒干预会减少饮酒，并且降低创伤再发的风险。考虑到创伤中心患者的饮酒问题很突出，因此对此进行筛查、干预和劝告应该成为常规。"（Ⅰ级证据）

Machold W, Kwasny O, Eisenhardt P, Kolonja A, Bauer E, Lehr S, Mayr W, Fuchs M. Reduction of severe wrist injuries in snowboarding by an optimized wrist protection device: a prospective randomized trial. J Trauma. 2002;52:517–20.

在这个研究中，9名严重腕部损伤患者被纳入未被保护的对照组，而只有1名患者被纳入被保护组。作者建议使用护腕，尤其对于这项运动的初学者来说。

Macpherson A, Spinks A. Bicycle helmet legislation for the uptake of helmet use and prevention of head injuries. Cochrane Database Syst Rev. 2007;(2):CD005401.

关于自行车头盔立法的A级推荐。作者总结到："自行车头盔立法对于增加头盔的使用，减少头部损伤是很有效的。但目前尚缺乏高质量的研究来对结果进行评价，而且也没有研究数据显示自行车的使用率可能会因此而有所下降。"（Ⅰ级证据）。

Mohammadi F. Comparison of 3 preventive methods to reduce the recurrence of ankle inversion sprains in male soccer players. Am J Sports Med. 2007;35:922–6.

相对于没有任何干预措施，本体感觉训练对于降低踝关节损伤的男性足球运动员再发踝关节扭伤几率是一种很有效的方法（A级推荐；Ⅰ级证据）。

Rønning R, Rønning I, Gerner T, Engebretsen L. The effi cacy of wrist protectors in preventing snowboarding injuries. Am J Sports Med. 2001;29:581–5

这是一项针对5029名参与滑雪板运动人员的随机研究，报告指出绷带保护组发生了8例腕关节损伤，而对照组出现了29例。初学者是高危人群。骨科医生应该推荐使用护腕（A级推荐；Ⅰ级证据）。

Toschlog EA, Sagraves SG, Bard MR, Schenarts PJ, Goettler CC, Newell MA, Rotondo MF. Rural trauma recidivism: a different disease. Arch Surg. 2007;142:77–81.

此队列研究强调了药物滥用对于创伤再发的影响。D级推荐应该对药物和酒精滥用进行干预（Ⅱ级证据）。

Wan JJ, Morabito DJ, Khaw L, Knudson MM, Dicker RA. Mental illness as an independent risk factor for unintentional injury and injury recidivism. J Trauma. 2006;61:1299–304.

这项回顾性研究覆盖了一所一级创伤中心2003—2004年的1709名意外伤患者。其中20%的病例也同时伴有心理问题。他们发现这些病例中20%有再发损伤。这些有心理问题的患者中42%会再发损伤，而心理健康的患者再发损伤的几率为10%［Ⅱ级证据（描述性研究）］。

## 二级预防：家庭暴力

Bhandari M, Dosanjh S, Tornetta P 3rd, Matthews D, for the Violence against Women Health Research Collaborative. Musculoskeletal manifestations of physical abuse after intimate partner violence. J Trauma. 2006;61:1473–9

此队列研究纳入了263名女性患者，都是因为家庭虐待而到社区服务中心寻求帮助的患者。其中躯体暴力是最常见的虐待形式，比例为43%，共有144人受其伤害。其次常见的虐待形式是肌肉骨骼系统，仅次于头颈部，比例为28%。躯体暴力的危险因素有低龄、短期关系以及物质滥用和依赖等其他形式。对于伴发头部及骨科损伤而就诊的女性患者，一定要询问其有关家庭暴力的问题。［Ⅱ级证据（描述性研究）］。

Kyriacou DN, Anglin D, Taliaferro E, Stone S, Tubb T, Linden JA, Muelleman R, Barton E, Kraus JF. Risk factors for injury to women from domestic violence against women. N Engl J Med. 1999;341:1892–8.

此病例对照研究纳入了256名肠损伤女性患者和659名对照者。对照组为因其他原因而急诊就诊的女性患者，包括：434例挫伤、89例裂伤和41例骨折和脱位。伴侣遭受暴力的危险因素：药物滥用、行走困难、高中学历以下、曾经有过伴侣关系（Ⅲ级证据）。